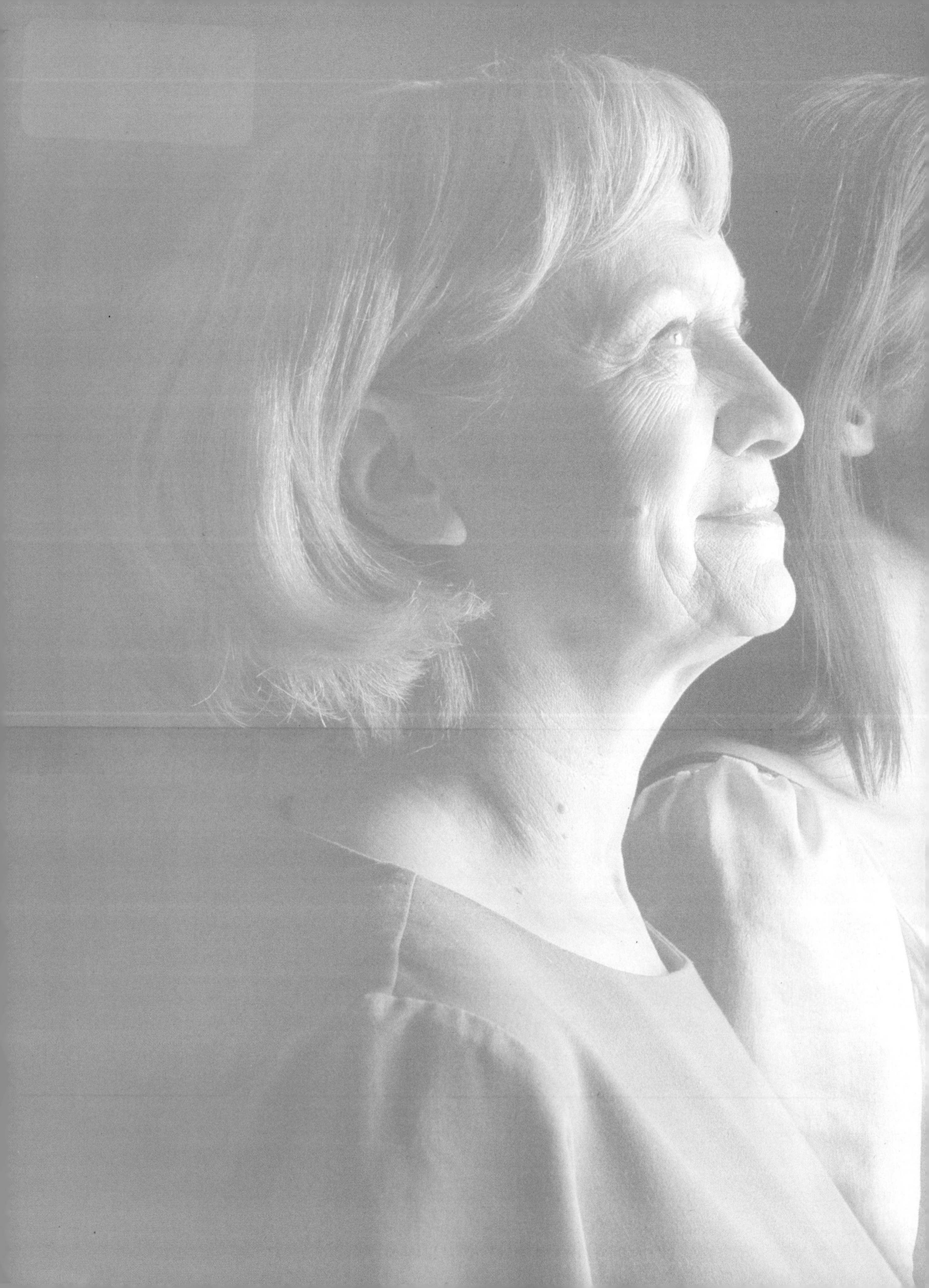

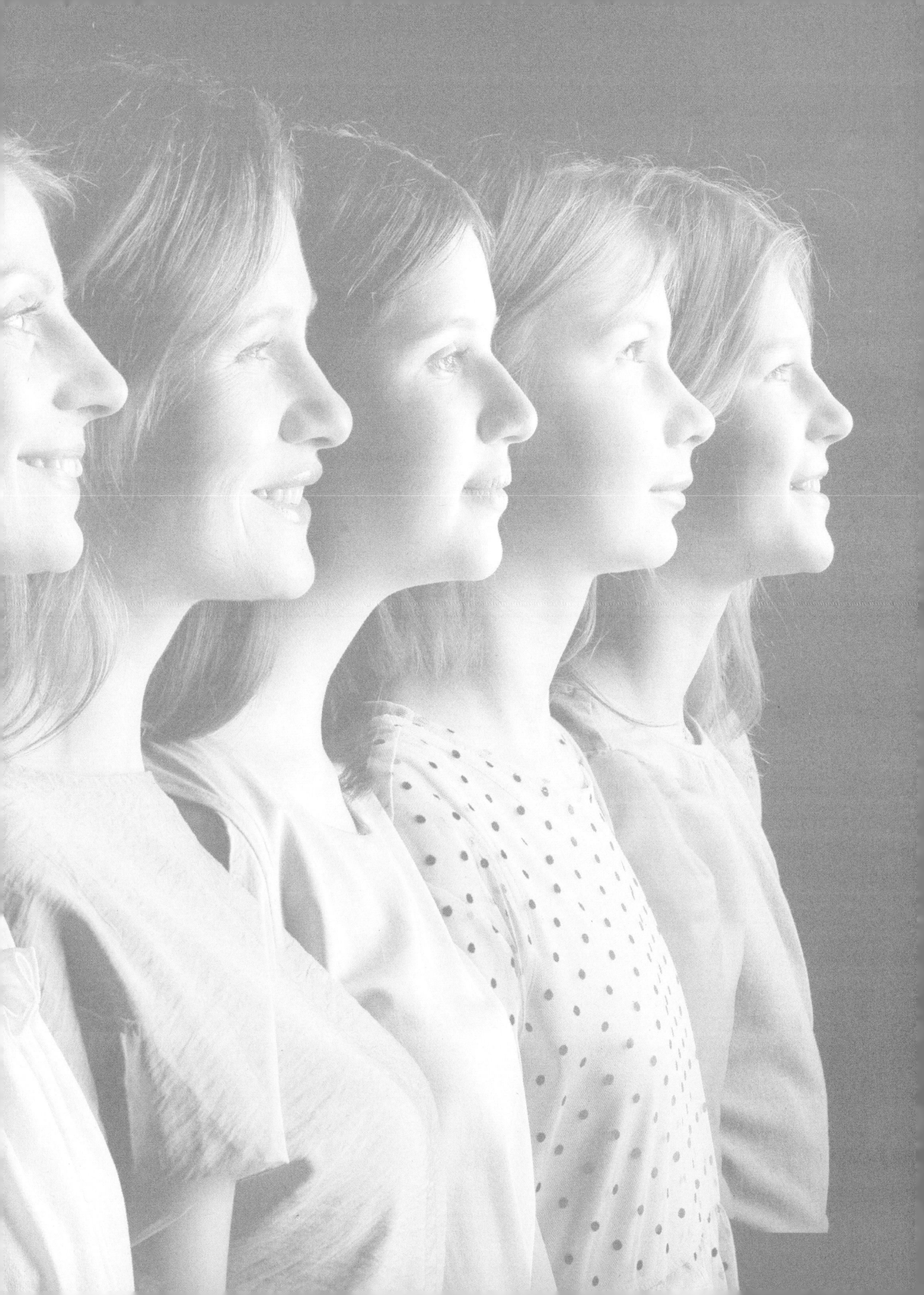

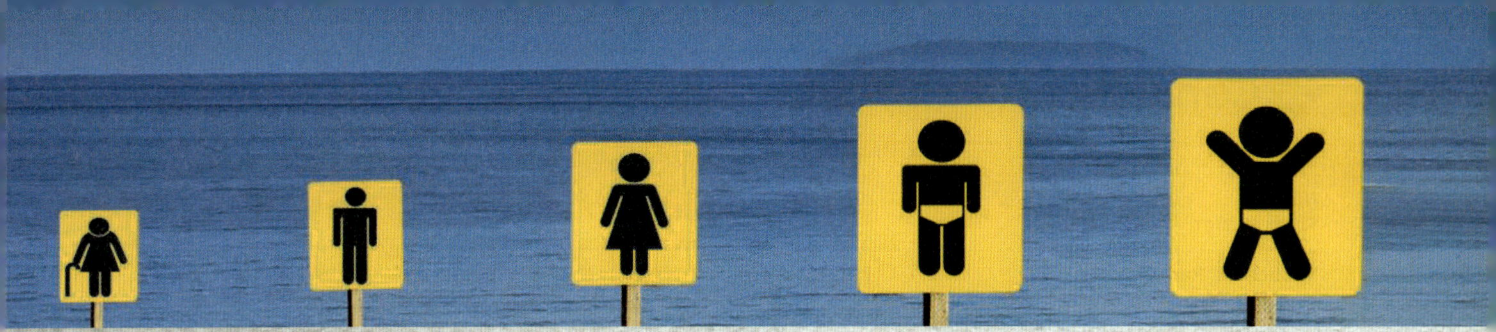

HDEV6 HUMAN LIFESPAN DEVELOPMENT

인간의 성장과 발달

SPENCER A. RATHUS

메디시인

Cengage

Australia • Brazil • Canada • Mexico • Singapore • United Kingdom • United States

Cengage

***HDEV*, Sixth Edition**

Spencer A. Rathus

For product information and technology assistance, contact us at **asia.infokorea@cengage.com**

For permission to use material from this text or product, please email to **asia.infokorea@cengage.com**

ISBN: 979-11-90839-40-2

Cengage Learning Korea Ltd.
14F YTN Newsquare 76 Sangamsan-ro
Mapo-gu Seoul 03926 Korea

Cengage is a leading provider of customized learning solutions with employees residing in nearly 40 different countries and sales in more than 125 countries around the world. Find your local representative at: **www.cengage.com**.

To learn more about Cengage Solutions, visit **www.cengageasia.com**.

Every effort has been made to trace all sources and copyright holders of news articles, figures and information in this book before publication, but if any have been inadvertently overlooked, the publisher will ensure that full credit is given at the earliest opportunity.

Printed in Korea
Print Number: 01 Print Year: 2022

머리말

오늘날 지구촌은 경제성장과 평균수명의 연장, 그리고, 우리나라를 비롯한 전 세계의 COVID-19로 인한 팬더믹 상황으로 인간의 건강에 대한 관심을 더욱 증폭시켰습니다. 인간의 건강에 대한 이해는 각 연령에 따른 정상적인 성장과 발달 과정을 확인하는 것이 선행되어야 하겠습니다.

인간의 성장과 발달은 신체적인 면뿐 아니라, 인지, 사회, 정서적인 측면의 종합적인 이해가 필요합니다. 이에, 인간의 건강을 다루는 모든 학문(간호, 의학, 보건, 심리, 사회, 경영, 경제 등)에서는 기본적인 인간을 이해하기 위한 교양 · 기초 융합 학문으로서, 기본을 충실히 습득해야 할 과목으로 인간성장과 발달에 대한 교과목을 운영하고 있습니다.

이 책은 인간의 출생에서부터 성장과 발달에 따른 정신분석학 및 의학적 · 교육학적 · 사회심리학적 관점에서 생애의 각 발달 단계별로 신체적 · 인지적 · 사회 · 정서적 발달 내용을 다루고 있습니다. 아울러 성장과 발달에 영향을 미치는 건강과 질병, 노화이론, 가족, 또래 및 동료, 사회 · 문화적 환경 등에 대해 많은 전문가들의 임상연구 사례를 인용하여 심층적으로 구성하였습니다.

또한 인간의 출생에서부터 유전, 태아기, 출생과 신생아, 영유아기, 아동기, 청소년기, 청년기, 중년기, 장년기, 노년기, 죽음에 과정 및 단계에 이르기까지 19개 장으로 나누어 각 단원마다 다음의 특성으로 기술하고 있습니다.

첫째, 학습목표를 제시하여 학생들이 그 장에서 학습해야 할 내용에 대한 개념을 제시하였습니다.

둘째, 복잡한 이론을 쉽게 접근할 수 있도록 영화, 소설, 기사 등의 스토리텔링 형식으로 흥미롭게 접근하였습니다.

셋째, 주요 용어와 해당 주제에 관련한 심리학자들을 소개하여 이해를 돕도록 편성하였습니다.

넷째, 각 단원 끝에 자가 테스트를 할 수 있는 코너와 핵심 문제를 다시 한 번 정리할 수 있도록 구성하였습니다.

이 책의 원서인 HDEV_6이 교양적이면서도 전공적 특성을 갖추고 있는 책으로 판단하여 이 분야의 경험이 풍부한 교수들이 번역에 참여, 원문에 충실하는 한편, 우리 언어에 맞게 번역하여 이 학문을 처음 만나는 학생들에게 접근성을 높이고 새로운 시야를 제시할 수 있을 것입니다. 또한 학생의 이해를 돕기 위해 끊임없이 노력하시는 교수님들도 재미있게 강의하실 수 있으리라 기대합니다.

끝으로 여러 교수님들의 지도와 성원에 감사드리며, 이 책 발간에 애써주신 ㈜지구문화/메디시언 임직원들의 노고에도 감사드립니다.

임인년 새 봄에

역자 일동

차례

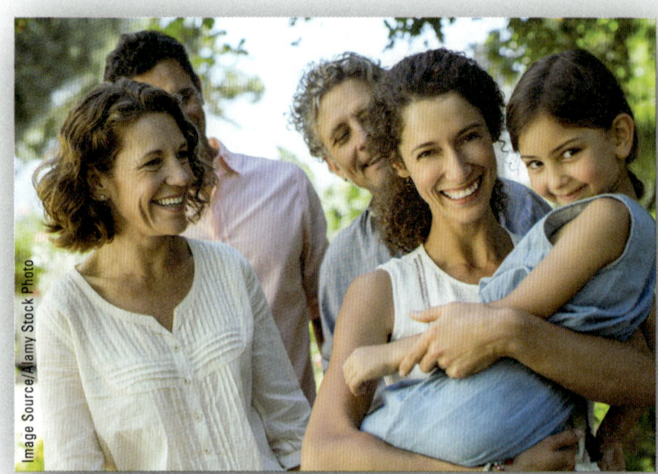

Image Source/Alamy Stock Photo

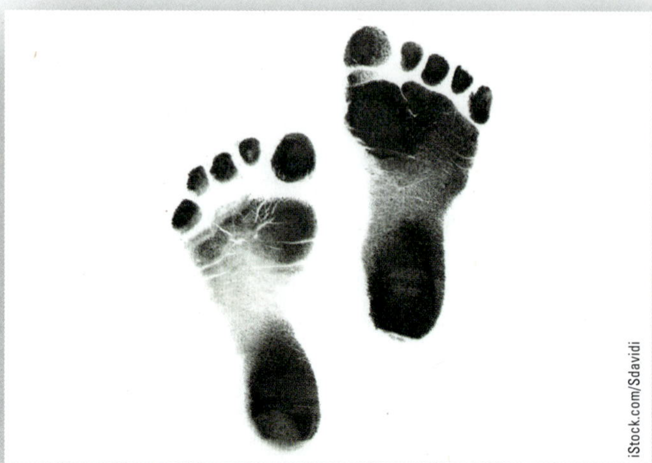

iStock.com/Sdavidi

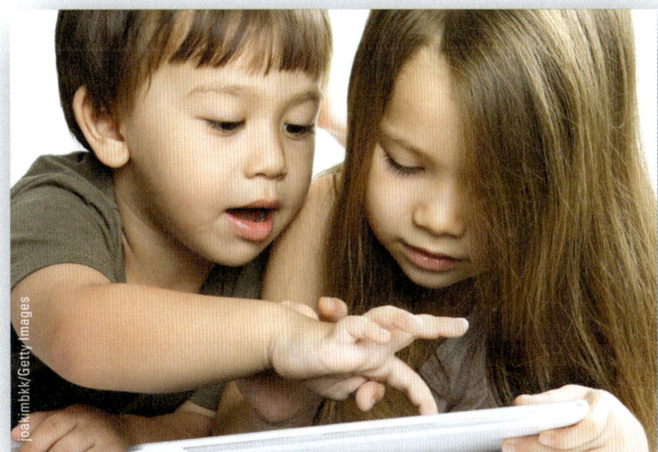
joakimbkk/Getty Images

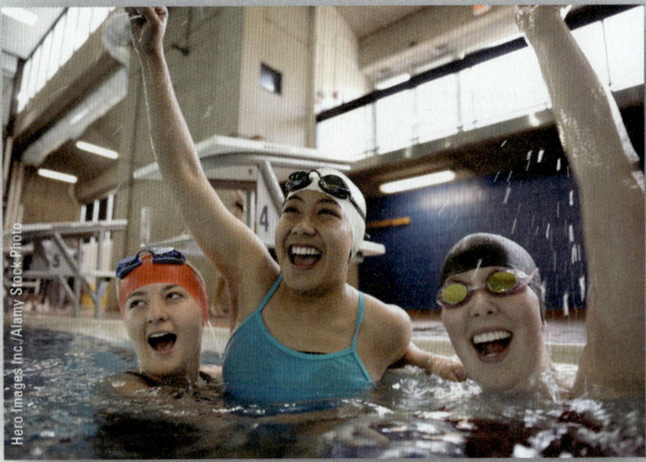

11 청소년기: 신체 및 인지 발달

12 청소년기: 사회성 및 정서 발달

13 성인 초기(청년기): 신체 및 인지 발달

14 성인 초기(청년기): 사회성 및 정서 발달

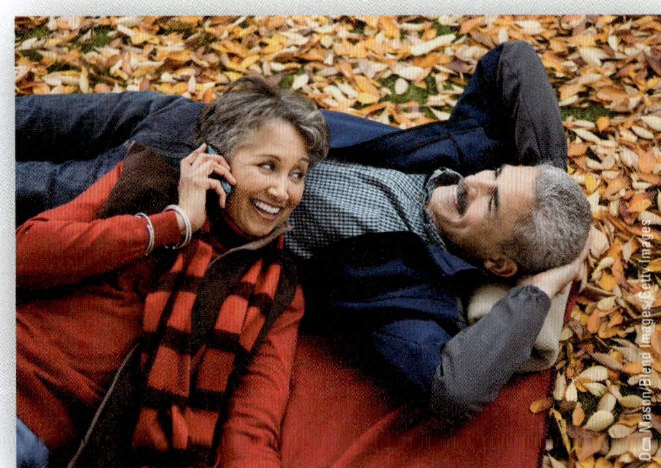

15 성인 중기(중년기): 신체 및 인지 발달

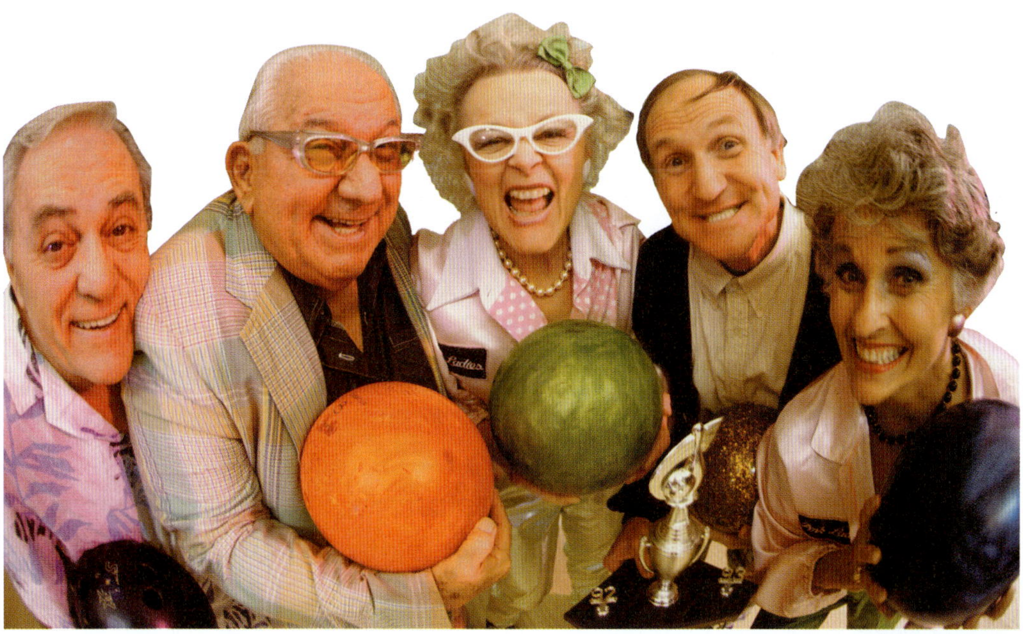

1 History, Theories, and Methods
인간의 성장 발달-역사, 이론 및 방법

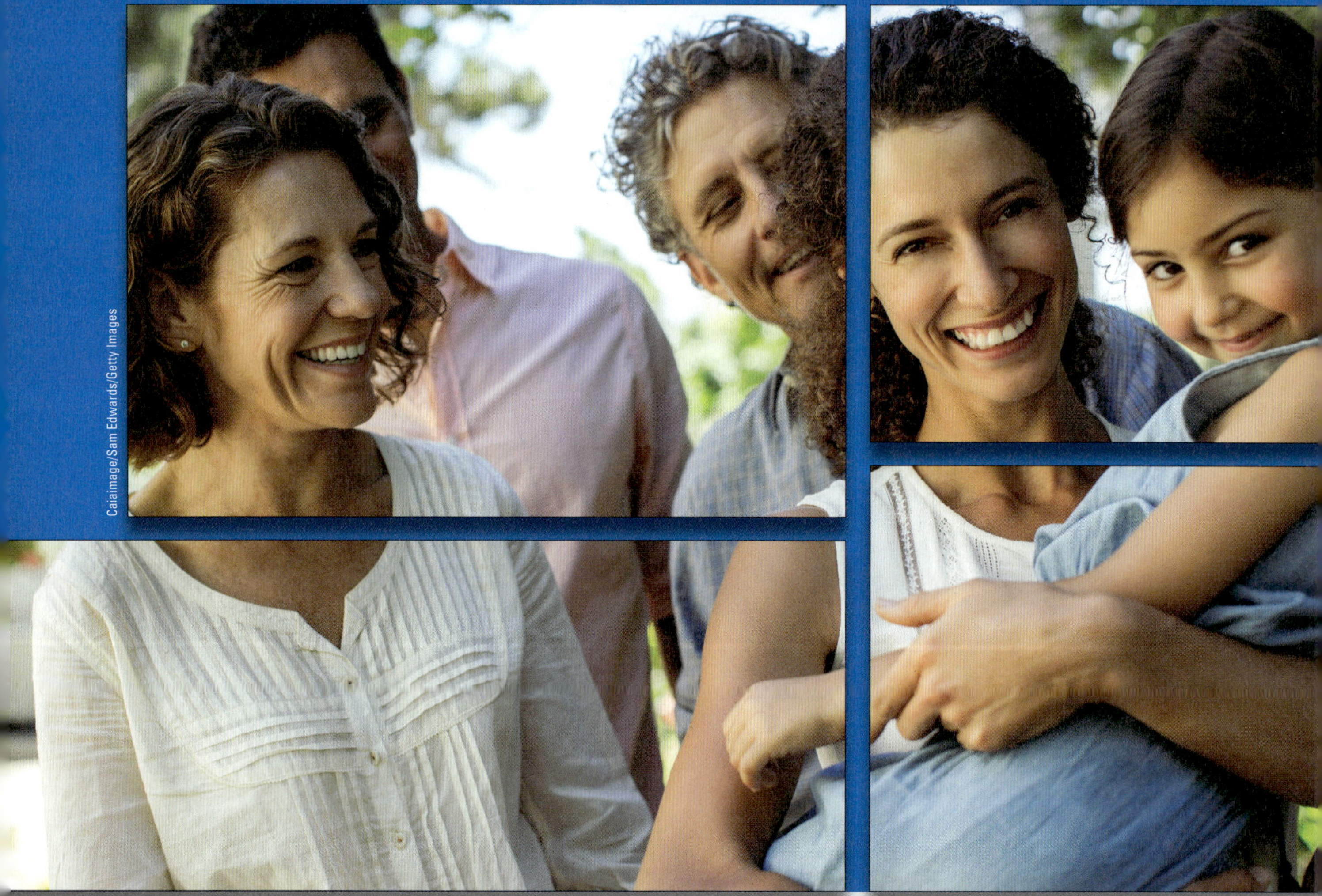

Caiaimage/Sam Edwards/Getty Images

학습 성과

이 장의 성취 목표

1-1 인간 발달 연구의 역사를 말할 수 있다.

1-2 인간 발달의 이론을 비교 및 대조할 수 있다.

1-3 인간 발달의 주요 논쟁을 열거할 수 있다.

1-4 인간 발달을 연구하는 방법을 기술할 수 있다.

이 책은 아주 특별한 이야기를 다룬다. 지금 우리의 이야기이고 우리가 지나온 어린 시절의 놀라운 경험과 바람직한 성인으로의 성장과정을 이야기한다. 사람들은 태어나고 성장하며 이 과정을 여행해 왔다.

우리는 아주 특별한 존재입니다.
그리고 앞으로의 시간은 이전에 경험할 수 없었던 '나만의 일'이 일어날 것입니다.

사람들은 서로 많은 공통점을 가지고 있지만, 인생의 경험은 모두 다르다. 그리고 앞으로의 미래에는 저마다 또다른 일들이 펼쳐질 것이다.

1-1 인간 발달의 연구

발달 심리학(developmental psychology)은 인간의 신체, 인식, 사회적, 그리고 정서적 발달을 오랜 시간에 걸쳐 연구하여 왔다. 즉 개인의 신체적 · 사회적 · 문화적 환경에 초점을 맞추고, 이러한 요소들이 오랜 시간에 걸쳐 나타나는 발달 과정과 상호작용을 연구해 왔다.

인간 발달에 대한 과학적 탐구의 역사는 한 세기가 조금 넘었다. 서양의 고대와 중세 시대에 아이들은 태어날 때부터 교활한 존재로 여겨져서 가혹하게 훈육했다.

법적으로 중세 어린이들은 재산이나 하인으로 취급되었다. 그들은 수도원으로 보내지고 어린 나이에 강제로 결혼하거나 범죄를 저지르면 성인과 똑같은 처벌을 받았다. 유럽에서 아이들은 7살 이후에는 어른과 같이 집이나 일터에서 일을 하게 되었다.

서양에서 아이들에 대한 관점이 근대적 사고로 전환된 것은 존 로크(John Locke, 1632 ~1704)와 장 자크 루소(Jean-Jacques Rousseau, 1712~1778)부터 시작된다. 영국인 존 로크는 어린이들이 tabura rasa(비어있는 알약, 깨끗한 백지) 상태로 이 세상에 태어나 경험을 통해 자신만의 인생 이야기를 만든다고 믿었다.

로크는 선과 악의 타고난 성향이 아이들에게 중요한 역할을 한다고 믿지 않았다. 대신 그는 환경이나 경험의 역할에 초점을 맞추었다. 로크는 사회적 승인과 비승인은 행동을 형성하는 중요한 동기가 된다고 믿었다. 하지만 스위스-프랑스 철학자 장 자크 루소는 아이들은 선천적으로 선하기 때문에 아이들이 자연적으로 선한 충동을 표현함으로써 관대하고 도덕적인 사람으로 발전한다고 주장하였다.

18세기 후반부터 19세기까지 수작업을 대체한 기계 생산이 산업혁명을 일으키면서, 가족은 대가족에서 부모와 자녀로 구성된 핵가족화 되었으며 아이들의 존재가 더 부각되었다. 이에 따라 어린 시절 양육의 중요성을 깨닫고 이 시기를 삶의 특별한 시간으로 여기기 시작했다. 그러나 20세기 초반까지도 여전히 많은 아이들이 새벽부터 해질 무렵까지 공장에 노동인력으로 투입되었다.

20세기 후반에 이르러, 고된 노동으로부터 아이들을 보호할 법률이 제정되었고 특정 연령이 될 때까지 학교를 다니도록 하며, 어린이들을 강제 결혼이나 성적 착취에서 보호하기 위한 법이 통과되었다.

한때 아이를 부모의 재산으로 생각했던 과거와 다르게, 법은 부모와 다른 성인들의 학대로부터 아이들을 보호했다. 소년 법정은 법을 어긴 아이들이 연령에 적절한 처벌을 받을 수 있는 사법 제도를 만들었고, 19세기와 20세기에 걸쳐 인간 성장 발달에 대한 다양한 의견은 과학 연구의 한 분야로 발전했다.

발달 심리학 인간의 신체적 · 인지적 · 사회적 · 정서적 발달을 연구하는 학문

TRUTH OR FICTION?

어떻게 생각할까? 민속 전통문화, 상식 또는 넌센스에서 골라 '진실이면 T', '허구의 경우 F'를 고른다. 문항을 읽으면서 정확히 답변한다.

T	F	중세시대에 아이들은 종종 작은 성인으로 취급되었다.
T	F	어린 시절 손톱을 물어 뜯고 빠는 행동은 갈등의 징후이다.
T	F	원숭이에 대한 연구는 심리학자들이 인간의 애착에 대한 지식 이해에 도움을 준다.
T	F	한 사람이 평생 동안 어떻게 발전하는지 밝히려는 연구자들은 50년 이상 표본의 사람들을 추적, 관찰했다.

스탠리 홀(G. Stanley Hall, 1844~1924)은 아동 발달에 대한 학문적 원리를 창립하였고 청소년기를 주목하여 과학적 관심을 불러일으킨 학자로 유명하다. 20세기 초 프랑스 심리학자 알프레드 비네(Alfred Binet, 1857~1911)와 시몽(Theodore Simon, 1872~1961)은 최초의 표준화된 지능 테스트를 개발했다. 그들의 목적은 학업 성취도에서 동료들보다 뒤처져 낙제 위험에 처한 공립학교 어린이를 식별하는 데 있었다.

20세기 초에 아동 발달은 과학 분야로 부상했다. 이어서 아동 발달의 주요 이론은 지젤(Arnold Gesell), 프로이트(Sigmund Freud), 왓슨(John B. Watson) 및 피아제(Jean Piaget)에 의해 제안되었다.

발달 심리학자들은 전통적인 어린 시절과 청소년기를 주목했다. 왜냐하면 청소년기에는 신체적 및 인지적 변화가 드라마틱하기 때문이었다. 하지만 20세기에 이르러 심리학자들은 그들에게 보여지는 인간 발달이 개인의 일생을 통하여 나타나는 것이기 때문에 **생애 관점(life-span perspective)**으로 눈을 돌리기 시작했다. 예를 들어, 페리(William Perry)와 라부비-비에프(Gisela Labouvie-Vief)는 청소년기부터 성인 후기까지 인지적 발달의 복합성을 연구했다. 샤이(K.W. Schaie) 등의 학자들은 중년과 성인 후기에 나타나는 다양한 정신적 능력의 특성을 연구하였다. 일부 능력은 중년 및 성인 후기에 감소하지만 수십 년간 축적된 지식은 노년기까지 발전한다. 해비거스트(Robert Havighurst), 폴 발티즈(Paul Baltes) 및 마가렛 발티즈(Margaret Baltes)와 같은 연구가들은 '성공적인 노화'에 대한 연구에 불을 지폈다. 청년기는 신체 발달이 최고조에 이르는 때이긴 하지만 사람들은 중년기에 지적인 업무에서 최고의 능력을 발휘하고 성인 후기(노년기)에 가장 잘 적응하는 모습을 보인다.

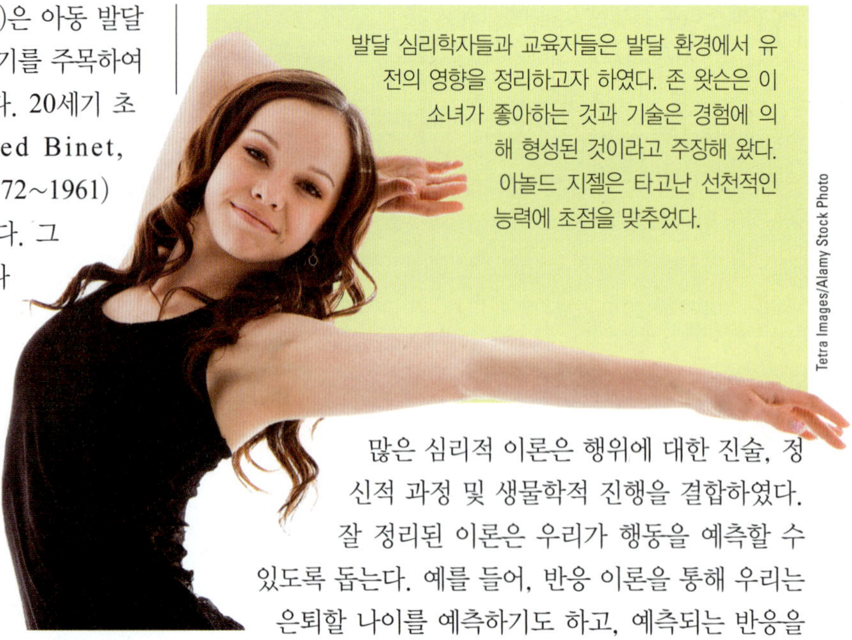

발달 심리학자들과 교육자들은 발달 환경에서 유전의 영향을 정리하고자 하였다. 존 왓슨은 이 소녀가 좋아하는 것과 기술은 경험에 의해 형성된 것이라고 주장해 왔다. 아놀드 지젤은 타고난 선천적인 능력에 초점을 맞추었다.

Tetra Images/Alamy Stock Photo

많은 심리적 이론은 행위에 대한 진술, 정신적 과정 및 생물학적 진행을 결합하였다. 잘 정리된 이론은 우리가 행동을 예측할 수 있도록 돕는다. 예를 들어, 반응 이론을 통해 우리는 은퇴할 나이를 예측하기도 하고, 예측되는 반응을 의도적 행동으로 대체하기도 한다.

TRUTH

Ⓣ F 중세 시대의 어린이들은 종종 '작은 성인'으로 취급되었다.

사실이다. 중세 시대의 어린이들은 때로는 '작은 성인'으로 취급되었다. 이것은 그들에게 특권을 부여했다는 의미가 아니라 그들에게 더 많은 것을 기대했다는 의미이다.

1-2 발달 이론

이론은 관찰된 사건들 사이에서 나타나는 분명한 관계를 공식화한 것이다. 이론을 통해 예측과 설명이 가능하다.

생애주기 관점 심리학자들은 인간 발달이 개인의 평생 동안 발생하는 것으로 간주함

행동 관점 왓슨의 관점–과학은 관찰 가능한 행동만 조사하고 자극 간의 관계 및 응답을 조사하는 것

미국의 행동주의 창시자인 존 왓슨(John B. Watson, 1878~1958)은 학습 이론의 **행동 관점(behaviorism)**에서 발달을 예견하였다. 그는 아이들의 생각이나 선호도, 기술은 경험에 의하여 형성된다는 로크의 이론에 동의하였다. 아동 연구에서 오랫동안 지속되어 온 자연 성장과 양육 논쟁에서 양육의 편에 손을 든 것이다(부모의 훈육과 승인에 대한 것이 그 예이다).

왓슨은 1930년에 행동주의자의 도전을 명시하였다.

> 저에게 10여명의 건강한 아이를 맡겨 주십시오. 그들을 잘 훈육하여 특별한 환경으로 데려갈 것입니다. 그들을 내가 구상하는 특별한 인재로 훈련할 것을 보장합니다. 그리하여 그들의 재능, 성향에 관계없이 능력, 직업, 조상의 인종을 불문하고 내가 구상하는 의사, 변호사, 사업가, 리더, 성공하지 못한 사람이 될 수도 있습니다.

반대 의견으로 지젤은 생물학적 **성숙(maturation)**이 발달의 주요 원칙이라는 의견을 제시했다. “모든 것을 고려해보면, 어린 시절 초기 발달의 가장 인상적인 특징은 성숙의 필연성과 확실성입니다. 그것은 유아 각 개인의 성장을 보존하고 안정시키는 유전적 기반입니다”(Gesell, 1928).

왓슨은 아이들이 발달하는 행동패턴을 이야기한 반면, 지젤은 생물학적(육체적) 성장과 발달 양상에 초점을 맞추었다. 발달 이론가들은 행동 이론이나 성숙 이론과 같은 이론으로 자신이 연구한 분야를 설명하고 예측한다.

오늘날 대표적인 발달 이론을 살펴보자.

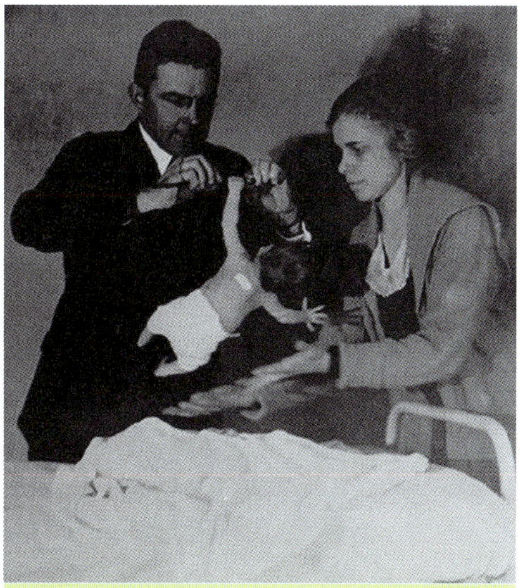
Courtesy of the Ferdinand Hamburger Archives of The Johns Hopkins University

미국 행동주의의 창시자, 왓슨(John B. Watson, 1878~1958)에 따르면 반사에 관한 이론은 우리가 은퇴할 나이를 예측하거나 의도적 행동을 예측할 수 있다. 위 사진에서 왓슨은 신생아의 파악 반사를 시연하고 있다.

1. 정신분석학적 관점

많은 이론들이 정신분석학의 관점 범위에 있다. 이들의 기원은 지그문트 프로이트이며, 아이들이 자라면서 갈등에 휘말린 상태에 놓여있다고 보았다.

프로이트에 의하면 발달 초기의 갈등은 아이와 외부 세상 사이에 존재한다. 성행위나 공격성과 같은 기본 욕구의 표현은 부모의 기대와 충돌, 사회규칙, 도덕규범, 심지어 법률의 위반 사이에서 갈등을 일으킨다. 그러나 외부 한계, 즉 부모의 요구와 사회적 규칙은 기본 욕구들을 무의식으로 가져오거나 내면화시킨다. 한번 내면화가 되면 반대되는 내적 힘과 갈등이 발생한다. 관찰되는 아이의 행동, 생각, 감정, 힘 등은 이러한 숨겨진 내부 갈등에 대한 결과이다.

프로이트의 **심리성적(性的) 발달** 이론과 에릭 에릭슨의 심리 사회적 이론 발달은 아이들을 삶의 특정 단계마다 뚜렷이 발달되는 존재로 보는 **단계 이론(stage theory)**이다. 초기 단계에서 아동의 경험은 그 시기의 사회적이고 정서적인 삶에 영향을 미치고 생애주기 동안 영향을 미친다는 것이다.

프로이트의 심리성적 발달 이론

프로이트(Sigmund Freud, 1856~1939)의 심리성적 발달 이론은 정서적이고 사회적인 발달에 초점을 맞추고, 독립성, 강박적인 단정함과 허영심 등 심리 특성의 기원을 다루었다.

프로이트는 성격을 원초아(id), 자아(ego), 초자아(superego)의 세 부분으로 나누었다. 원초아는 출생 당시의 상태 또는 무의식 상태이다. 그것은 생물학적 본능이고 아이의 울음에서 내재된 것처럼 순간적인 만족감을 요구한다.

자아 또는 자아의식의 깨달음은 울부짖거나 소리 지르지 않고 의식적으로 만족감을 획득하는 방법을 배우는 단계이다. 자아는 원초아의 식욕을 억제한다. 그리고 사회적 반감을 피하고 사람들이 합의한 사회적 관습을 지킬 수 있는 계획을 세운다.

초자아는 영아기와 유아기에 발달하며, 보호자나 공동체 구성원의 도덕과 바램을 아이의 내부로 가져온다. 어린이의 삶을 되새기며 초자아는 자아의 의도와 행동을 모니터하여 옳고 그름에 대해 판단한다. 만일 사람들의 판단이 부정적이라고 느끼게 되면 죄책감이나 부끄러움의 감정을 만들어 행동에 영향을 주려고 시도한다.

지그문트 프로이트의 심리성적 발달이론

지그문트 프로이트(Sigmund Freud. 1856~1939)의 심리성적 발달(psychosexual development) 이론은 정서적 · 사회적 발달에 초점을 맞춘다. 그리고 심리적 특성의 기원은 의존, 강박적 단정함, 그리고 허영심이다.

프로이트에 따르면 심리성적 발달 단계에는 다섯 개의 단계가 있다.

- 구강기
- 항문기
- 남근기
- 잠복기
- 생식기

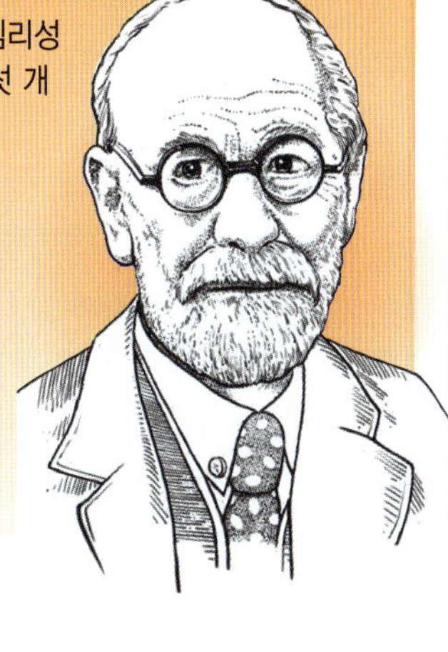

성숙 유전적으로 결정된 형질의 구조 및 기능이 발현되는 것

심리성적 발달 각 발달 단계마다 서로 다른 자아가 갖는 리비도(성 에너지)에 의해 수행되는 발달 과정

단계 이론 삶의 각 단계마다 뚜렷한 특징을 갖는다는 발달 이론

프로이트의 심리성적 발달에는 구강기, 항문기, 남근기, 잠재기, 생식기 등의 5단계가 있다. 어떤 단계에서 만족감이 너무 작거나 너무 크면, 그 단계에 집착할 수 있다.

예를 들어, 프로이트는 생애 첫 해인 구강기(oral phase)에 주먹을 빠는 활동은 입으로 무는 즐거움과 만족감을 주는 행위로 보았다. 그래서 아기가 일찍 젖을 떼거나(불만족) 너무 오래 모유를 먹으면(과도한 만족) 아이가 손톱을 물어뜯거나 빨아들이기 같은 구강 활동에 집착하게 된다.

FICTION

T (F) 손톱을 물어 뜯고 빠는 행동은 어린 시절에 경험하는 갈등이다.

사실 손톱을 물어 뜯고 빠는 등의 행동이 어린 아동기의 갈등이라는 증거는 없다. 따라서 이 사실은 허구이다.

둘째로, 항문기에서는 배설물을 통제하고 제거하면서 만족감을 얻는다. 지나치게 엄격하거나 지나치게 너그러운 화장실 훈련은 완벽주의나 지나치게 깔끔한 항문 보유형(항문애 성격)으로 발전할 수 있고, 또한 게으르고 더러운 항문 배출형이 될 수 있다.

셋째, 남근기 단계에서는 부모와 자녀 간의 갈등이 자위를 통해 나타날 수 있다. 대부분의 부모들은 벌을 주거나 야단을 치기 때문에 갈등이 일어난다. 남근기의 자녀가 성별이 다른 부모에게 강한 성적 애착을 느끼는 것과 사랑의 라이벌로서 동성의 부모를 바라보기 시작하는 것은 정상적인 것이다.

넷째로, 프로이트는 아이들이 5, 6세가 되면 성적 감정이 무의식에 남게 되는 잠재기가 된다고 하였다. 이 시기의 아이들은 전형적으로 동성 친구와의 놀이를 좋아하고 학교 공부를 한다.

마지막 심리성적 발달단계는 청소년기로 안내하는 생물학적 변화가 시작되는 생식기이다.

이때의 청소년은 일반적으로 이성과 성교를 통해 성적인 만족을 원한다. 프로이트는 구강 또는 항문 자극, 자위, 그리고 동성간 성 행위는 초기 발달 단계에서 고착되어 나타나는 미성숙한 형태의 성 행동이라고 보았다.

심리 사회적 발달 사회적 관계 중요성을 강조하는 에릭슨의 이론. 8단계 발달을 통한 의식적인 선택

평가(evaluation) 항문기에 대한 프로이트의 견해는 보육기관의 종사자들이 화장실 훈련을 너무 일찍 시작하거나 가혹하게 처벌하지 않도록 하는 것에 영향을 미쳤다. 교육자들이 아동의 잘못된 행동 뒤에 숨겨진 정서적 원인에 더욱 민감하도록 하였다.

프로이트의 연구작업에 대한 비판도 있다. 그는 아이들을 직접 관찰하는 것보다 어른들(대부분 여성)과의 접촉을 바탕으로 이론을 발전시켰다는 점도 비판의 대상이었다(Henley, 2019). 프로이트가 무심코 자신의 견해를 확인하는 생각을 환자들이 표현하도록 유도했을 수도 있다. 에릭슨을 포함한 프로이트의 제자들은 프로이트가 기본적인 본능과 무의식적인 동기에 너무 많은 무게를 두었다고 꼬집었다.

에릭슨은 사람들이 섹스나 공격성 같은 욕구뿐만 아니라 사회적 관계에 의해서, 또는 성취하고 싶고 예술적 경험을 갖고 싶은 욕구에 의해서, 그리고 타인을 돕고자 하는 의식적인 욕구에 의해서도 동기가 부여된다고 주장한다.

에릭 에릭슨의 심리 사회적 발달 이론

에릭슨은 프로이트의 이론을 수정하여 성인까지 확장하였다. 에릭슨의 이론은 프로이트와 마찬가지로 정서적 삶과 심리적 발달에 중점을 두었다. 하지만 에릭슨은 성적 또는 공격적인 본능보다 오히려 사회적 관계에 중점을 둔다. 따라서 에릭슨은 심리성적 발달보다는 **심리 사회적 발달(psychosocial development)**에 대해 말한다. 또한, 에릭슨은 자아 또는 자기 인식을 강조하였다.

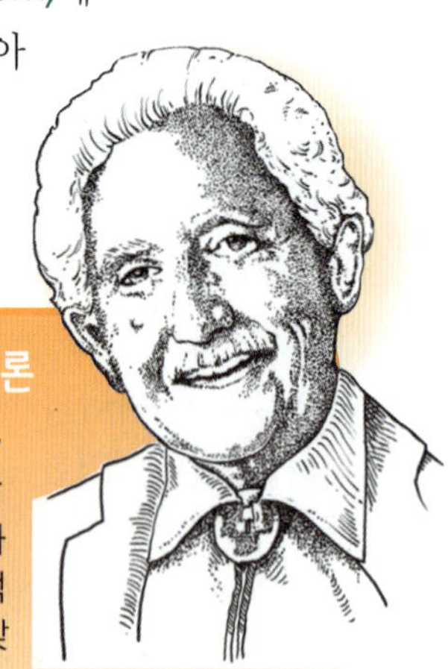

에릭슨의 심리 사회적 발달 이론

에릭 에릭슨(Erik Erikson, 1902~1994)은 프로이트의 심리성적 발달 이론을 수정하여 성인기까지 확장하였다. 프로이트와 마찬가지로 정서적 삶의 발달과 심리적 특성에 초점을 맞추었다.

하지만 에릭슨은 성적 또는 공격적인 본능보다는 사회적 관계에 중점을 둔다. 프로이트의 5단계의 발달을 성인 발달 단계를 포함하여 8단계로 확장하였다.

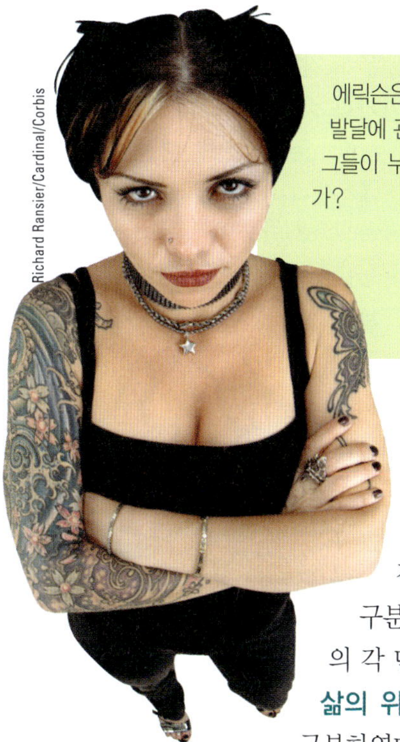

Richard Ransier/Cardinal/Corbis

에릭슨은 특별히 청소년의 정체성 발달에 관심을 두었다.
그들이 누구인가, 무엇을 상징하는가?

에릭슨(1963)은 프로이트의 5단계 성인기를 포함하여 8단계로 확장하였다. 각 단계는 신체에 따라 구분짓지 않고 사람들이 삶의 각 단계에서 마주쳐야 하는 **삶의 위기(life crisis)**에 따라 구분하였다.

에릭슨은 사회적 관계와 육체적 성숙으로 각 단계의 성격을 부여한다. 예를 들면, 부모–자녀 관계 및 유아의 의존성과 무력감은 초기 단계의 성격을 나타낸다.

초기 경험(어린 시절의 경험)은 미래의 발전에 영향을 미친다. 대부분의 어린이는 부모의 지원으로 어린 시절의 위기를 해결한다. 각 위기의 성공적인 해결은 그들의 정체성(그들이 누구이며 무엇을 상징하는가)과 미래의 성공에 대한 기대치를 강화한다.

프로이트와 마찬가지로 에릭슨의 견해 역시 어린이의 양육과 조기 아동 교육, 아동 치료요법 등에 영향을 주었다. 예를 들면, 청소년의 **정체성 위기(identity crisis)**에 대한 에릭슨의 견해는 많은 부모와 교사가 10대들을 대하는 방식을 변화시켰고 대중 문화에 녹아들었다.

일부 학교는 학생들이 생활 적응 과정을 통해 위기를 극복하도록 돕고 사회와 문학 수업에서 자기 이해에 관한 단원을 학습하도록 한다.

평가 에릭슨의 견해는 인간의 의식과 선택의 중요성을 강조한다. 또한 프로이트가 인간을 이기적이고 사회 규칙을 따를 필요가 있는 존재로 묘사한 반면, 에릭슨은 사람들을 친사회적이고 도움이 되는 존재로 묘사한다는 점에서 매력적이다.

어린 시절 위기 사건을 긍정적으로 해결한 경험이 긍정적인 발전을 위한 길이라는 에릭슨 등의 견해는 실증적인 근거들이 뒷받침 된다(Gfellner & Cordoba, 2017; Marcia, 2010).

2. 학습 관점 : 행동과 사회 인지 이론

1930년대의 심리학자들은 행동적 관점에서 야뇨증이 있는 5세와 6세 아동을 위해 창의적인 방법을 고안했다. 대부분 이 나이의 아이들은 방광이 가득 차면 일어나서 화장실에 간다. 그렇지만 오줌싸개들은 잠을 자는 동안에 방광 긴장을 느끼면 반사적으로 침대에서도 오줌을 싼다.

이 문제를 해결하기 위해 심리학자들은 잠자는 아이 밑에 특별한 패드를 넣었다. 패드가 젖게 되면 전기 회로를 차단하여 벨이 울리고 잠자는 아이를 깨운다. 여러번 이 과정이 반복되면 대부분 아이들은 패드를 적시기 전에 일어나는 법을 배웠나.

어떻게 이런 일이 가능한 것일까? 우리가 이 장에서 설명하고자 하는 '고전적 조건화'라는 기술을 통해 배운 것이다.

야뇨증을 위한 소위 패드와 종 울리기(bell-and-pad) 방법은 인간 발달에 적용될 학습 이론의 복잡한 예이다. 대부분 학습 이론을 응용한 예는 간단하고 일상적인 사건에서 발견할 수 있다. 이 섹션에서 우리는 두 가지 학습 이론 : 행동주의 및 사회적 인지 이론을 고려한다.

행동주의(Behaviorism)

왓슨은 발달에 대해 과학적으로 접근하기 위해서 관찰 가능한 행동에만 초점을 두고, 생각이나 환상, 그 밖에 정신적 이미지는 고려하지 말 것을 제안하였다.

미국 행동주의의 창시자

존 왓슨(John B. Watson, 1878~1958)은 20세기 초 주요한 심리학자로서, 심리학자들은 생각, 환상 및 기타 정신 이미지가 아닌 관찰 가능한 행동만 연구해야 한다고 주장했다.
그는 학습 이론의 관점에서 발달을 보았으며, 일반적으로 아이들의 아이디어, 선호도, 기술은 경험에 의해 형성된다는 로크의 주장에 동의했다.
자연과 양육에 관한 아동 연구에서 논쟁을 일으켰지만 그의 이론적 이해에 대한 접근은 양육의 측면으로 계승되어 왔다.

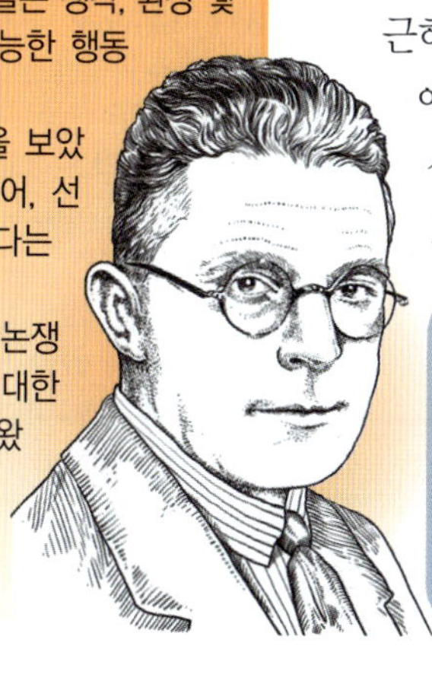

삶의 위기 심리 사회적 발달의 각 단계에 나타나는 내부 갈등 심리

정체성 위기 에릭슨에 의하면 자신의 삶의 역할에 대하여 자신의 가치와 결정을 시험하는 내적 갈등의 시기

그림 1.1 패드와 종 울리기 방법의 고전적 조건화(길들이기)

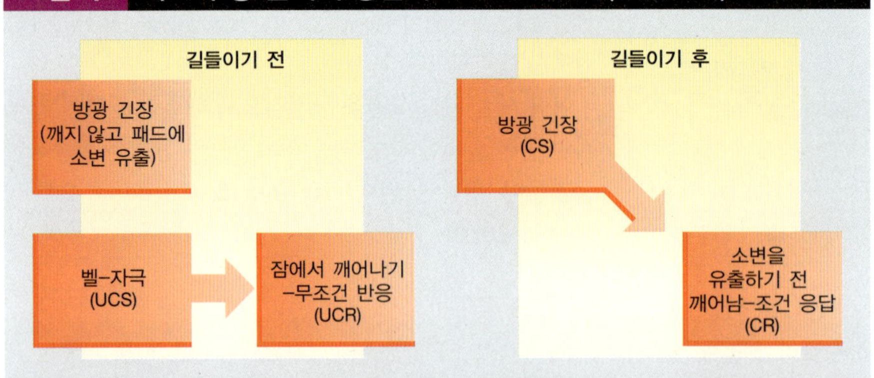

벨은 학습되지 않거나 조절되지 않은 자극(UCS)이다. 벨이 울리면 잠에서 깨어나게 하는데, 이는 학습되지 않거나 무조건 반응(UCR)이다. 방광 긴장은 깨어나지 않는 것이 문제이므로, 조건(길들이기) 중 절차, 방광 긴장이 반복적으로 배뇨에 선행하여 벨이 울린다.
여러 번 반복하면 방광 긴장이 학습된 또는 조절된 자극(CS)으로 만들어 아이가 깨어난다. 방광 긴장에 대한 반응으로 깨어나는 것은 조건 응답(CR)이다.

고전적 조건화(classical conditioning)는 원래 중립적인 자극이 두 번째 자극과 반복적으로 짝을 이룬 결과 두 번째 자극에 의해 발생하는 반응을 이끌거나 유도해 내는 간단한 형태의 학습이다.

침대를 적시는 패드와 종 울리기 방법에서 심리학자들은 반복적으로 아이들에 방광의 긴장은 그들을 깨우는 자극(종 울리기)과 짝을 지었다. 아이들은 방광의 긴장에 마치 종 울리기처럼 반응하는 법을 배운다. 그리하여 잠에서 깨어난다(그림 1.1 참조).

행동주의자들은 많은 감정적 학습이 고전적 조건화를 통해 얻어진다고 주장한다. **조작적 조건(operant conditioning)**에서, 아이들은 조건의 효과(길들이기)로 무언가를 배운다. 스키너는 **강화(reinforcement)**의 핵심 개념을 소개하였다. 강화(보상)는 그들이 따르는 행동의 빈도를 증가시키는 자극이다. 대부분의 아이들은 그들의 부모와 교사로부터 관심과 인정 등 보상을 얻기 위해 사회에 부합하는 코드와 규칙에 맞게 그들의 행동을 조정하고 적응하는 법을 배운다.

아이러니하게도 어떤 아이들은 잘못된 행동이 주의를 끌기 때문에 잘못 행동하는 법을 배운다. 어떤 행동에 대한 사전 반응의 빈도를 증가시키는 모든 자극은 보상의 역할을 한다.

스키너는 긍정과 부정의 강화를 구별하였다. **긍정적 강화제(positive reinforcers)**는 그것을 적용할 때 행동 빈도가 증가한다. 음식과 인정은 늘 긍정적 강화제로 작용한다. **부정적 강화제(negative reinforcers)**는 그것이 제거되었을 때 행동의 빈도가 증가된다. 두려움은 그것이 없어질 때 그 이전의 행동 빈도를 증가시킨다는 점에서 부정적 강화제 역할을 한다. 그림 1.2는 긍정적 강화와 부정적 강화를 비교한다.

소멸(extinction) 강화(보상) 없이 반복적으로 조작적 행동을 수행하게 되면 결국은 행동(반응)이 소멸된다. 수많은 시도를 한 후에 조작적 행동은 더 이상 나타나지 않는다. 아이들이 잠잘 때 떼를 쓰거나 우는 것은 대개 부모가 아이를 재운 후 침실에 남아 있으면 끝이 난다. 처벌은 그들이 따르는 행동을 억제하거나 빈도를 감소시키는 부정적인 사건이다(그림 1.3 처벌의 부정 강화로 인한 비교).

많은 학습 이론가들은 처벌이 양육에 바람직하지 않다는 데 동의한다.

처벌은 분노와 적대감을 만든다. 그리고 처벌이 따른다는 보장이 있을 때에만 행동이 억제된다.

고전적 조건화 하나의 자극이 두 번째 자극과 쌍을 이루어 동일한 반복적 반응을 불러 일으키는 간단한 형태의 학습(길들이기)

조작적 조건 유기체가 강화를 통해 행동에 참여하는 법을 배우는 간단한 형태의 학습

강화 과정 반응에 따른 자극을 제공하는 과정. 그 반응의 빈도를 증가시킴.

긍정적 강화제 강화제를 적용할 때 행동의 빈도가 증가함.

부정적 강화제 강화제를 제거할 때 행동의 빈도가 증가됨.

소멸 강화(보상)가 없는 상태에서 수행하는 반응의 중단

스키너와 행동주의

스키너(B. F. Skinner, 1904~1990)는 왓슨으로부터 행동주의적인 권한을 부여받았다. 행동주의자들은 많은 정서적 학습이 조건화를 통해 얻어진다고 주장한다. 스키너는 조작적 조건에서 긍정적 강화와 부정적 강화의 핵심 내용을 소개하였다. 그는 심리학에 대한 그의 견해를 대중화하는 데 관심이 있었고, 그의 견해를 지지하고 추종하는 사람들을 만든 소설 "Walden Two"를 집필했다.

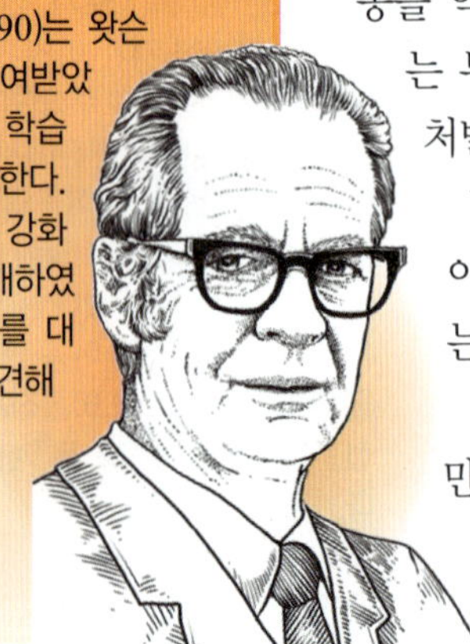

그림 1.2 긍정적인 강화제 vs 부정적인 강화제

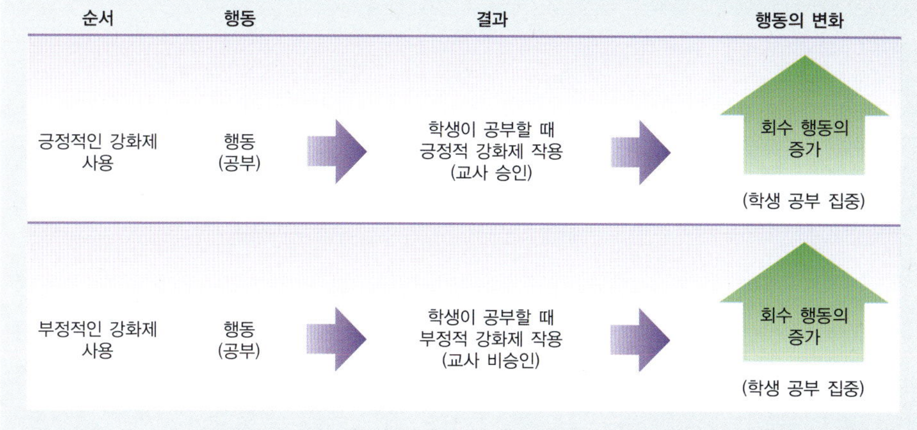

강화제는 정의에 따라 행동의 빈도를 증가시킨다. 이 예에서 교사가 인정하는 행동의 빈도를 증가시키기 때문에 긍정적인 강화제가 된다. 보상과 처벌에 따라서 교사의 비 인정은 적용을 제거하기 때문에 부정적인 강화로 작용하게 되며, 다른 아이들이 놀 때 공부하는 행동을 증가시키게 된다. 그러나 교사가 인정하지 않는 경우 일부 학생들은 교사에게 순종하지 않는 학생을 더 인정할 수도 있다.

교사가 적절한 행동을 칭찬하고 관심을 가지며 잘못된 행동을 무시하면 학생의 태도와 학업 분위기가 향상되고, 과격적이거나 이탈 행동은 줄어들게 된다(Jenkins et al., 2015; Stefan, 2018).

이탈 행동을 무시하거나 긍정적인 강화에서 타임 아웃(시간 초과)을 사용함으로써, 우리는 이탈된 행동을 줄어들도록 할 수 있다. 타임 아웃(시간 초과)을 사용하면, 수업에 방해되는 행동을 하는 아이들은 특정한 시간 동안 지루하고 제한적인 환경(교실의 조용한 구석)에 있게 된다.

그림 1.3 부정적인 강화제 vs 처벌

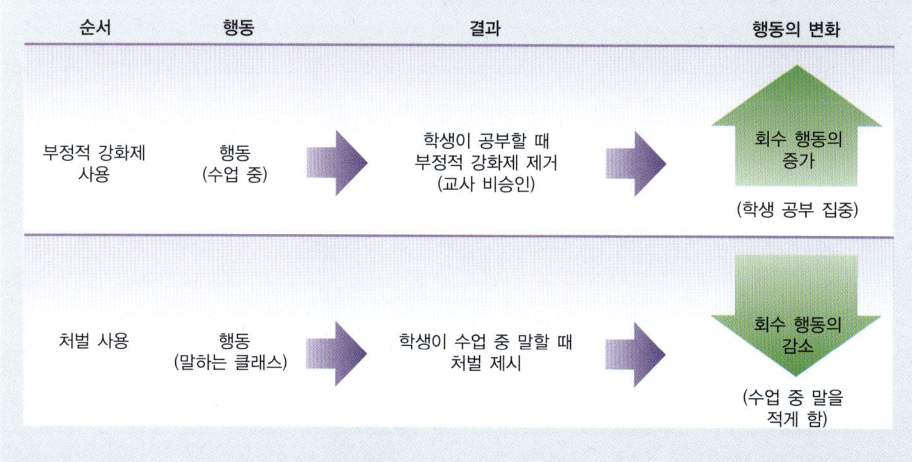

부정적인 강화제와 처벌은 모두 혐오적인 자극이 되는 경향이 있다. 그러므로 강화제는 행동의 빈도를 늘려주고, 처벌은 그 빈도를 감소시킨다. 부정적 강화제가 제거될 때 행동 빈도를 증가시킨다.

조작적 조건은 어린 아이들의 사회화를 위해 매일 사용된다. 부모와 또래들은 보상과 처벌을 정교하게 사용하며 아이들이 성별에 적합하다고 생각하는 행동 패턴을 습득하도록 영향을 미친다.

남자 아이들은 인형과 소꿉놀이 장난감을 가지고 노는 남자 아이들은 무시하지만, 자동차나 기차 장난감을 가지고 노는 남자 아이들과는 어울리게 된다. 이런 종류의 통제는 아이들의 개인적인 욕구와 맞지 않을 경우 그 효과가 제한적이고 아이에게 나쁜 효과를 갖게 한다.

사회 인지 이론(social cognitive theory)

행동주의자들은 학습에 대한 관점을 조건화로 제한한다. 알버트 반 두라(1986, 2011) 같은 **사회적 인지 이론가**들은 다른 사람들에 대한 관찰, 읽기 및 미디어 캐릭터 보기 등에서 많은 학습이 이루어진다고 하였다. 사람들은 자신의 기술을 발전시키기 위해 연습할 필요가 있지만 관찰을 통해 기본적인 노하우를 습득할 수 있다.

관찰 학습은 부모가 어떻게 요리하고 청소하는지 또는 기구를 어떻게 수리하는지 아이들이 관찰하면서 생긴다. 성인의 경우, 상급자가 칠판에 판매 전략을 짜는 것을 보거나 그들이 외국어로 말하는 것을 들을 때 관찰 학습이 나타난다.

사회 인지 이론에서 우리 자신의 행동을 패턴화한 사람들을 자신의 행동모델이라고 말한다.

사회 인지 이론 관찰 학습을 강조하는 인지 지향 학습 이론

반두라와 사회 인지 이론

대표적인 사회 인지 이론가인 반두라(Albert Bandura, 1925)는 학습 이론의 핵심 요소로서 사회적 학습의 역할, 즉 다른 사람을 관찰함으로써 학습하는 것을 강조했다. 그는 어린이와 어른으로서의 행동을 본받아야 할 대상을 '모델'이라고 불렀다. 행동주의자들은 그들의 관점을 조건으로 배우는 것에 제한하는 경향이 있으며, 사회 인지 이론가들은 행동의 모델링에 중점을 둔다.

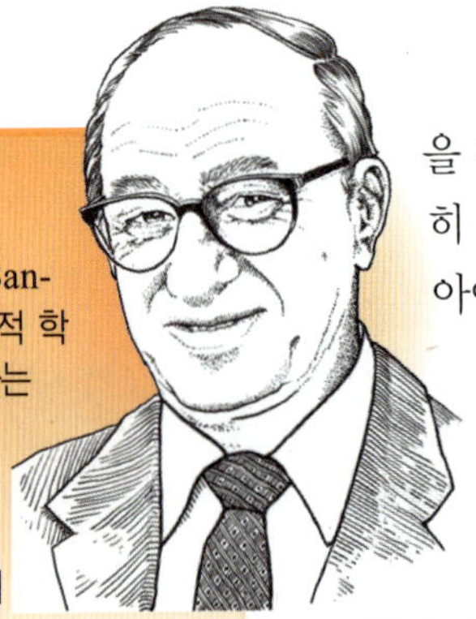

학습 이론의 평가

학습 이론을 통해 우리는 많은 것을 설명하고 예측하며 행동의 여러 측면에 영향을 미칠 수 있다. 오줌싸개에 대한 패드와 종 울리기(bell-and-pad) 방법은 이 학습 이론에서 추출된 방식이다. 교육방송에서 활용하는 여러 교수법은 이러한 학습 이론에 근거하고 있다.

3. 인지적 관점

인지 이론가들은 사람들의 사고 과정에 초점을 맞춘다. 사람들이 세계를 정신적으로 상징화하고 인식하는 방법, 그들의 사고와 논리, 문제 해결 능력을 발달시키는 방법을 조사한다. 그 중 하나가 스위스 생물학자 장 피아제와 많은 이론가들이 발전시킨 **인지 발달 이론**이며 다른 하나는 정보처리 이론이다.

인지 발달 이론(cognitive developmental theory)

피아제는 청소년기에 철학, 논리, 수학을 공부했다. 하지만 그 후 생물학을 공부하여 박사학위를 취득하였다. 1920년에는 지능 검사 연구를 하는 파리 비네 연구소에 취직했다. 피아제는 연구를 통해 아이들이 질문에 답변을 잘못하는 경우 그 답변이 비논리적일지라도 여전히 사고 과정에 반영된다는 것을 알았다. 피아제는 아이들을 적극적으로 배우고 그들의 세계를 지적으로 충전하는 자연 물리학자로 여겼다.

피아제 학설의 관점에서는, 식욕을 억누르고 열정적으로 웃는 아이들은 신진 과학자로 활동한다는 것이다. 그들은 그 행위에 대한 부모의 반응뿐만 아니라 음식의 질감과 일관성을 모두 연구한다.

피아제는 인지 발달을 설명하기 위해 **도식**(스키마, schemes), 적응(adaptation), 동화(assimilation), 조절(accommodation), 평형(equilibration)의 개념을 사용했다. 그는 도식을 지식, 행동 유형을 획득하고 조직하는 인지 구조를 포함한 패턴으로 정의한다. 도식은 사건이나 자극을 인식하고 그것에 대응하여 사용하는 기본적인 이해의 틀이고, 환경 속에서 경험하며 알게 된 지식들을 머리 속에 저장하여 생긴다.

예를 들어, 신생아는 입에 넣은 것들을 "내가 빨 수 있는 것", "내가 빨 수 없는 것"으로 대응하여 빠는 계획(다른 사람들은 이것을 반사라고 부른다)을 세우게 된다.

적응(adaptation)은 유기체와 환경 간의 상호작용으로 언급된다. 피아제에 의하면 모든 유기체는 그들의 환경에 적응한다. 적응은 동화와 조절이라는 두 과정으로 구성된다. **동화(assimilation)**는 이미 갖고 있던 도식에 맞게 새로운 대상에 응답하는 과정으로 외부 사물이나 사건을 인지할 때 기존의 개념 범위 안에서 인지하는 것이다.

두 살짜리 아이가 말을 보고 '개'라고 말하는 것은 말을 개의 도식에 동화시키는 것이다. 새로운 정보(말)를 기존의 도식 혹은 사고 구조(개) 안에 통합하는 과정이다. 때로는 새로운 물건이나 사건을 기존 도식에 맞출 수 없다. 이 경우, 새로운 사건을 통합하기 위해 도식을 변경하거나 새로운 도식을 만들 수 있다. 이 과정을 **조절(accomodation)**이라고 한다.

피아제의 인지 발달 이론

인지 이론가들은 아이들이 세상을 어떻게 인식하고 정신적 세상을 어떻게 표현하며, 사고와 논리를 발전시키고 문제 해결 능력을 키우는지 조사하였다. 인지적 관점 중 하나는 스위스 생물학자 장 피아제(Jean Piaget, 1896~1980)가 발전시킨 인지 발달 이론이다. 피아제는 처음에 생물학자로 교육받았기 때문에 아이들을 환경에 적응하고 정신적으로 동화되는 존재로 보았다. 그는 인지 발달을 설명하기 위해 계획, 적응, 동화, 조정, 평형의 개념을 사용했다. 피아제는 1963년에 어린이의 인지 과정이 질서있게 순서대로 발전하고, 일련의 단계가 있다는 가설을 세웠다. 그는 인지 발달의 네 가지 주요 단계, 즉 감각 운동기, 전조작기, 구체적 조작기, 형식적 조작기를 확인하였다.

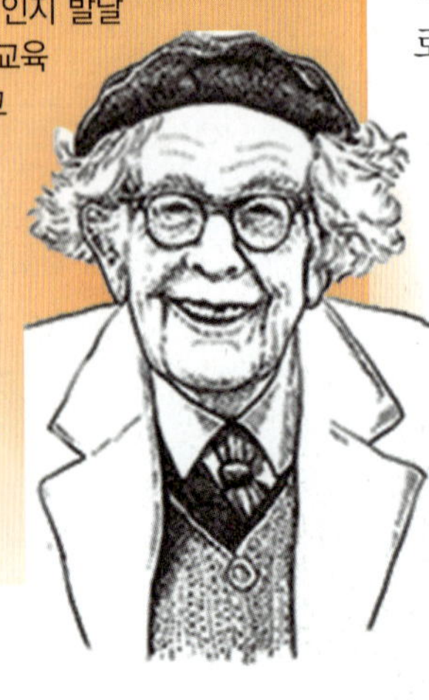

인지 발달 이론 신경 구조의 성숙과 경험의 상호작용으로 문제를 해결하고 정신적 세상을 나타내는 어린이의 능력을 인정하는 단계 이론

도식 지식의 조직과 획득을 포함하는 행동 패턴이나 정신 구조

적응 유기체와 환경과의 상호작용이며, 동화와 협상으로 구성됨.

동화 새로운 이벤트 또는 지식을 기존 계획과 통합

빨기 반사를 생각해보자. 영아는 너무 크거나, 맛이 없거나, 질감이나 온도가 잘못된 물건을 거부함으로써 조절한다. 피아제는 아이들이 새로운 사건을 기존의 계획에 동화시킬 수 있을 때, 그들은 인지적 조화, 즉 평형 상태에 있다는 이론을 세웠다. 기존의 인지 구조와 맞지 않는 일이 일어나면, 그들의 균형 상태가 흐트러지고 다시 평형의 상태로 돌아가기 위해 적응하려고 노력할 것이다. 이 때 균형을 회복하는 과정을 **평형화(equilibration)**라고 한다. 피아제는 평형의 시도가 아이의 자연스러운 호기심의 핵심이라고 믿었다.

피아제의 인지 발달 단계

피아제(1963)는 어린이의 인지 과정이 질서있게 순서대로 또는 일련의 단계로 발전한다고 가정했다.

피아제의 인지 발달 주요 4단계

- 감각 운동기
- 전조작기
- 구체적 조작기
- 형식적 조작기

(이 단계는 다음 장에서 설명할 예정이다.)

피아제의 이론은 인지 발달에 초점을 맞추고 있기 때문에 주로 교육환경에서 응용된다. 피아제의 견해를 따르는 교사는 문제를 해결하는 아이에게 적극적으로 참여하여 아동의 발달 수준을 파악하고 다음 단계로 나아가도록 활동을 제공한다.

형식적 조작 사고를 넘어서 : 생애주기 관점

피아제의 이론은 청소년기에 완성되는 형식적 조작 사고 단계로 끝맺는다. 페리(William Perry)와 같은 생애주기 이론가는 대학생들이 대학에서 복잡한 사상에 노출되면서 그들이 알고 있는 것을 어떻게 알 수 있는지에 대한 생각이 더욱 복잡해진다는 점에서 성인기 이후에도 인지 발달이 된다고 지적한다.

라부비-빌트는 '인지적으로 건강한' 성인은 자기중심적인 청소년과 달리 기꺼이 타협하고 세상에 대처하려 노력한다는 측면에서 피아제의 이론을 지적하였다.

평가 많은 연구자들은 피아제가 아이들의 인지 능력을 과소평가했다고 지적한다. 또한, 인지 능력 중 많은 부분에서 별도의 단계없이 서서히 발전이 나타나는 것도 비판의 대상이 되었다. 그럼에도 불구하고 피아제는 연구자들에게 인지 발달의 순서에 대한 강력한 이론적 토대를 제공했다.

정보처리 이론

또 다른 인지적 관점은 정보처리이다(Dodge, 2014; Lachman et al., 2015). 많은 심리학자들과 교육자들에 의하면 사람들은 단기 기억과 장기 기억(저장소)을 사용하고 있다. 만약 정보가 장기 기억 저장소에 자리하고 있다면 우리는 일을 하기 전에 분명히 검색했을 것이다. 우리 자신의 장기 기억에서 정보를 검색하려면 특정 단서가 필요하며, 그렇지 않으면 정보가 손실될 수 있다. 이것을 유동적 지능이라고 부르며 지식의 열쇠이다(Salthouse, 2016a)

따라서 많은 인지 심리학자들은 사람들의 정보처리 과정-정보를 인코딩(입력), 저장(장기적으로 기억), 회수(단기 기억에 배치), 문제를 해결하기 위해 조작하는 과정-에 초점을 맞추고 있다. 우리는 솔루션을 위한 전략으로 우리의 정신적 프로그램 또는 소프트웨어를 참조한다. 컴퓨터로 비유하자면 두뇌는 우리의 정신 프로그램을 실행하는 하드웨어이다. 뉴런이라 불리는 수십억 개의 뇌세포가 있는 우리의 뇌는 가장 '개인적인' 컴퓨터이다. 정보처리 분야를 연구하는 심리학자는 인간의 단기 기억 메모리를 크기의 관점에서 말하기도 하고, 한 번에 가동시킬 수 있는 프로그램의 숫자로 이야기할 수도 있다.

지시 적용이 과정은 교육에서 가장 분명하게 볼 수 있다. 예를 들어, 정보-처리 모델은 아이들이 정보를 얻고 문제를 해결하기 위해 메모리에 저장하고 검색하는 단계의 순서를 교사들에게 알려준다. 이 순서를 이해함으로써 선생님들은 학생들에게 각 단계를 연습할 수 있도록 교육할 수 있다.

4. 생물학적 관점

생물학적 관점은 키와 몸무게의 증가, 뇌의 발달, 호르몬, 생식, 유전발달 등 신체 발달과 직접적인 관련이 있다. 이제 생물학적 관점을 가진 두 가지 발달 이론, 진화론적 심리학과 동물행동학을 살펴보자.

진화론적 심리학과 동물행동학 : '자연적인 발생대로 행함'

진화론적 심리학과 동물행동학은 19세기 찰스 다윈의 작품과 20세기 생태학자 콘라드 로렌츠와 니코 틴베르겐의 영향을 받았다. **동물행동학(ethology)**은 본능적이거나 타고난 행동 패턴과 관련이 있다.

조절 새로운 사건이나 지식을 통합하기 위해 기존 계획을 수정하는 것

평형화 동화와 협상 사이의 균형, 즉, 균형의 창조

동물행동학 종의 특정한 행동들에 대한 연구

진화론에 따르면 다양한 종과 개인은 생존을 위해 제한된 자원을 차지하려고 싸웠다. 부모들의 유전적 지시가 결합되면 개인 간의 차이가 생긴다. 또한, 돌연변이라고 불리는 유전 물질의 갑작스러운 변화로 부모들과 더 뚜렷한 차이가 생긴다. 개인의 특성이 환경에 더 잘 적응할수록 살아남을 가능성이 더 높다(즉, 자연적으로 선택됨).

생존한 개체는 성적으로 성숙해지고, 짝을 선택하며, 번식을 통해 그들의 특성을 다음 세대에 전달한다. 사소한 변형이나 돌연변이가 생존하게 되면 다음 세대에 걸쳐 점점 더 많은 개인에게 내재되어 세대로 전파된다.

진화(론적) 심리학(evolutionary psychology) 분야는 적응과 자연 선택이 사고 과정 및 행동과 연결되는 방법을 연구한다. 진화론적 심리학의 관점에서 신체적 특성뿐만 아니라 사회적 행동을 포함한 행동 패턴도 진화하며 유전적으로 대대로 전달된다. 즉, 번식과 생존을 돕는 행동 패턴이 다음 세대로 전달될 가능성이 높다는 것이다. 이 행동은 공격성, 짝 선택 전략, 심지어 이타주의(가족을 영속시키기 위해 개인을 희생하는 것)까지 포함된다. 행동 패턴은 본능적 또는 종별이라 언급된다. 왜냐하면 그들은 특정한 종들 안에서 진화했기 때문이다.

대부분의 동물들 신경계는 어떤 상황에 특수한 방식으로 대응하기 위해 미리 연결되어 있다. 예를 들면, 다른 새의 둥지에서 혼자 길러진 새도 짝짓기 계절이 되면 둥지를 본 적이 없어도 새 둥지를 짓는다.

둥지를 짓는 것은 배워서 되는 게 아니다. 혼자 자란 새도 그들의 전형적인 노래를 부른다. 이러한 행동은 내장된 것 또는 본능적이다. 이를 타고난 **고정 행동패턴(fixed action patterns, FAP)**라고 부른다.

태아기 동안 성호르몬과 유전자는 남성 또는 여성으로 생식기 구조를 발달시킨다. 많은 연구자들은 성호르몬이 초기 배아의 뇌에서 남자를 더 남성답게, 여자를 더 여성답게 만들어 남성 또는 여성의 전형을 창조하도록 만든다고 믿는다. 남성 호르몬인 테스토스테론은 자신감, 높은 활동수준, 공격성 등 더 높은 감정수준과 관련된다고 보여진다(Dalton & Ghosal, 2018; Nguyen et al., 2016; Spencer et al., 2017; Welker et al., 2017).

진화론적 심리학은 짝짓기 전략과 같은 일부 성별 행동 유형이 여성과 남성 사이에서 평균적으로 다를 수 있음을 시사한다. 그러나 특정한 행동 유형에 대해 여성이나 남성에서 바람직하거나 바람직하지 않은 것으로 분류하는 것은 문화적 조건뿐만 아니라 평균적인 신체적 차이가 관찰되기 때문이다. 신체의 구조와 행동 유형의 차이가 여성과 남성 모두에게 이용 가능한 기회를 제한하는 것이 되어서는 안 된다(Reich, 2018).

5. 생태학적 관점

생태학(ecology)은 생물학의 한 분야로서 개인이나 유기체가 경험하는 환경이나 개인과 직·간접적으로 연결된 환경 상황을 다룬다. **생태 시스템 이론**은 사람과 그들이 사는 환경 사이에 상호작용이 인간의 발달에 영향을 준다는 것이다(Bronfenbrenner & Morris, 2006).

유리 브론펜브레너(Urie Bronfenbrenner, 1917~2005)에 의하면, 인간의 자연적인 성숙이나 양육만을 중요하게 여길 것이 아니라, 아이와 부모 사이에서 나타나는 양방향의 상호작용에 초점을 맞출 필요가 있다.

인간 발달의 구조나 맥락은 많은 시스템들을 구성하고, 각 맥락들은 다음의 더 큰 맥락에 포함된다(Bronfenbrenner & Morris, 2006). 이 시스템은 5단계로 구분하며, 미시체계 → 중간체계 → 외체계 → 거시체계 → 시간체계로 갈수록 넓어진다는 것이다(그림 1.4).

미시체계(microsystem)는 가정, 학교, 또래 집단처럼 밀접한 환경에서 생기는 아이와 다른 사람들의 상호작용이다. 처음에는 미시체계가 작아서 보통 가정에서 부모나 다른 사람의 보살핌을 받는 상호작용에 그치지만, 나이가 많아질수록 더 많은 장소에서 더 많은 사람들과 더 많은 상호작용을 하게 된다.

중간체계(mesosystem)는 미시체계의 다양한 맥락들 간의 관계를 포함한다. 즉, 둘 이상의 환경들 간의 상호관계로 이루어진다.

진화 심리학 공격적 행동과 짝짓기 선택에 초점을 두고 진화에 대한 인간의 역사적 적응이 행동과 정신적 과정에 영향을 미치는 방법을 다루는 심리학 분야

고정 행동 패턴(FAP) 심각한 자극에 의해 유발되거나 세대에 걸친 틀에 박힌 행동 패턴; 본능

생태학 살아있는 유기체와 그들의 환경 사이의 관계를 다루는 생물학 분야

생태 시스템 이론 아이들과 환경 간의 상호작용으로 아동 발달을 설명하는 견해

미시체계 가정, 학교, 친구와 같이 즉시 자녀가 사용하는 환경에서의 상호작용

중간체계 학교와 더 큰 지역사회처럼 아이에게 영향을 미치는 환경에서 나타나는 상호작용

그림 1.4 브론펜브레너의 발달에 대한 맥락

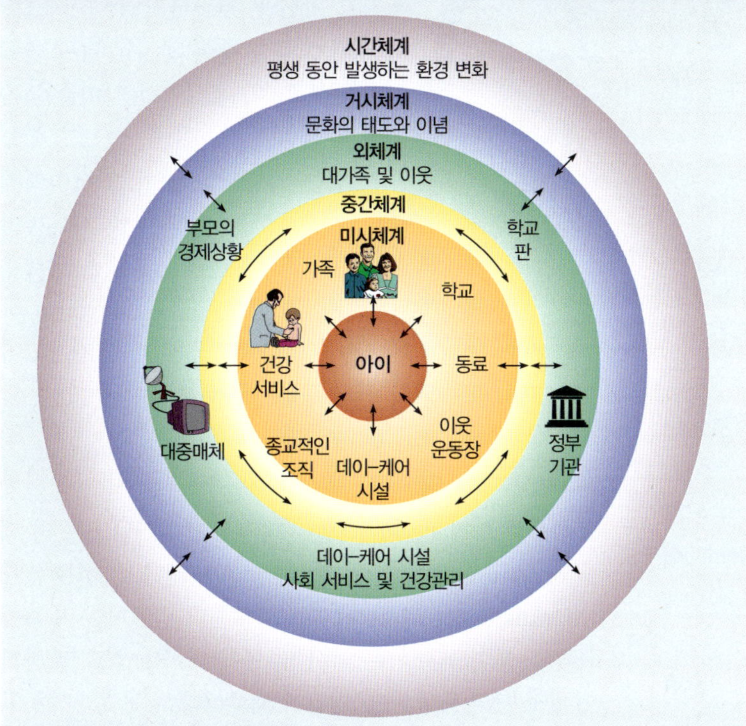

심리학자와 교육학자는 발달에 대한 사회적, 환경적 영향을 다양한 방식으로 설명한다. 유리 브론펜브레너는 다양한 방식으로 발달에 영향을 미치는 생태 시스템의 중요성을 언급하였다. 예를 들어, 자녀의 가족, 또래 및 탁아소 시설은 아동의 미시체계의 일부이며 엄청난 영향을 받는다고 하였다. 그러나 미시체계의 요소는 아동에게 영향을 미치는 다른 체계와 상호작용한다. 예를 들어 부모의 경제상황은 아동의 외체계 일부로 간주되며, 그것은 특정한 것을 가능하게 하고 다른 것은 배제하게 만든다.

예를 들면, 학부모 상담이나 학부모 협의회를 통해 가정과 학교 간 상호작용이 일어나고, 학생들의 현장학습에서 학교와 지역사회의 상호작용이 생긴다.

외체계(exosystem)는 아이가 직접 참여하지는 않지만 아이에게 간접적인 영향을 주는 기관을 포함한다. 예를 들어, 학교운영위원회는 어린이의 외체계 중 하나이다. 왜냐하면 학교운영위원회의 회원들이 아동 교육을 위한 프로그램에 참여하고 어떤 교과서를 채택할지 결정하는 등 아이에게 영향을 주기 때문이다.

부모의 직장이나 경제 상황도 외체계의 일부로 볼 수 있는데, 아이들을 위해 시간을 쓸 수 있는지를 결정하기 때문이다. 일부 부모는 아이와 함께 시간을 보내기 어려우며, 자녀가 집이나 학교에서 비행을 저지를 가능성이 많을 수 있다(Hong & Eamon, 2012; Tisdale & Pitt-Catsuphes, 2012).

거시체계(macrosystem)는 개인이 현재 살고 있는 문화적 환경이다. 세대 간에 전해지는 신념, 가치, 기대, 행동유형 및 생활 방식은 개인의 발달에 영향을 준다. 즉, 집단 특성을 가진 문화와 어린이의 상호작용이라 할 수 있다. 다문화 연구는 거시체계와 어린이들의 상호작용을 연구한다. 거시체계는 특정한 문화 내에서 존재한다. 예를 들어, 맞벌이 가족, 저소득인 한부모 가정, 아버지가 유일한 생계 수단인 가족을 서로 다른 세 거시체계로 여긴다(Andrews, 2018; Bronfenbrenner & Morris, 2006; Losike-Sedimo, 2018).

각 거시체계마다 각자의 라이프 스타일, 가치관, 기대치를 가지고 있다(Andrews, 2018; Bronfenbrenner & Morris, 2006; Losike-Sedimo, 2018).

시간체계(chronosystem)는 시간이 지남에 따라 발생하는 변화를 고려한다. 예를 들어, 이혼이 아동에게 미치는 영향은 이혼 첫해 동안 가장 크고, 딸보다 아들에게 더 많은 영향을 미친다. 이혼 후 1년이 지나고 나면 아이들은 안정을 찾기 시작한다.

생태학적 접근은 10대 임신, 아동학대 예방, 약물 사용을 포함한 청소년 범죄와 같은 문제를 중재하는 전략으로 확장된다(Latkin et al., 2013; Teti et al., 2017).

6. 사회 문화적 관점

사회 문화적 관점에서 사람들은 사회적 존재로서 그들이 살고 있는 문화의 영향을 받는다. 발달주의자들은 두 가지로 사회 문화의 용어를 사용한다. 하나는 러시아 심리학자 레프 비고츠키(Lev S. Vygotsky, 1896~1934)가 특별히 사회 문화이론에서 언급한 것이고, 다른 하나는 인종이나 성별 등 인간의 다양성이 사람들에게 미치는 영향이다.

비고츠키의 사회 문화 이론

유전학이 세대에서 세대로 생물학적 특성을 전달하는 것을 의미한다면, 비고츠키(1978)의 이론은 세대간의 인지 능력(기술)과 정보의 전달에 대한 것이다.

외체계 간접적으로 학교와 같은 아동에게 영향을 미치는 커뮤니티, 학교 운영위원회, 부모의 직장

거시체계 아이에게 영향을 미치는 제도와 이념 등 문화적 환경

시간체계 시간이 지남에 따라 학생에게 영향을 주는 모든 환경 변화

비고츠키의 사회 문화적 이론

비고츠키(Lev Semenovich Vygotsky, 1896~1934)는 주로 세대 간의 정보 전달에 관심을 가졌다. 그는 사회적 요소가 아이들의 지식과 기술의 발달에 미치는 영향을 근접발달 영역의 비계(발판)의 용어로 설명했다.
근접발달영역(ZPD)은 작업 견습생에서 나타나는 것처럼, 자녀가 도움을 받으면 해결할 수 있는 영역이다. 비계는 작업자가 건물 등을 제작할 수 있도록 돕는 임시 골격 구조이다. 비고츠키의 이론에서 교사와 부모는 인지 능력의 발판 역할을 하여 문제 해결방법을 제공함으로써 아이가 독립적으로 기능할 수 있는 능력을 얻도록 한다.

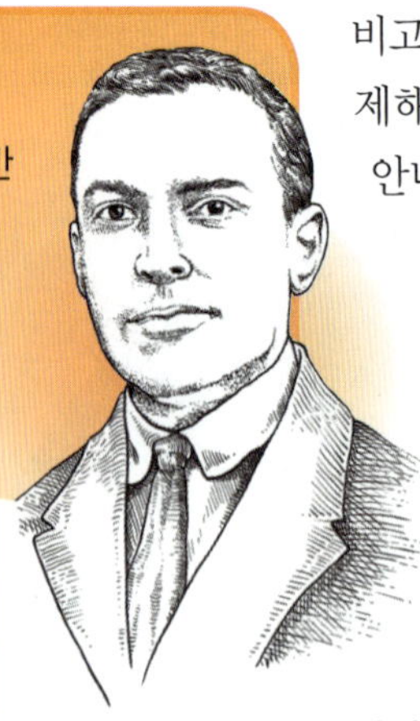

비고츠키의 이론에서 교사와 부모는 문제해결 방법을 제공하기 위해 적절한 안내나 도움을 주어 인지적 발판 역할을 하고, 이 과정에서 아이들은 독립적으로 기능할 수 있는 능력을 얻는다. 예를 들어, 어린이에게 손가락이나 발가락을 사용하여 간단히 계산하는 방법을 알려주는 것이 비계(발판)의 역할을 하는 것이다. 결국 비계가 제거되어도 인지 구조는 홀로 서있을 수 있다.

인지 능력의 전달은 배움과 교육을 말하지만, 비고츠키는 학습을 조건의 관점으로 보지 않았다.

그는 가정에서 아이와 어른의 사회적 상호작용이 어떻게 아이의 학습 경험을 조직하는지에 초점을 두었다. 예를 들면, 아이가 부모에게 계산이나 읽기 등의 기술을 배워서 그것을 정보를 얻는 데 사용하는 것이다.

피아제와 마찬가지로 비고츠키도, 아이는 사회 · 문화적 상호작용에 적응하며, 이 과정에서 기능 발달이 일어나는 것으로 보았다. 비고츠키 이론의 주요 개념에는 근접발달영역과 비계가 포함된다. **근접발달영역(zone of proximal development, ZPD)**은 일부 도움을 받으면 수행할 수 있는 견습생처럼 아이가 자신보다 기술이 나은 사람의 도움으로 해결할 수 있는 영역이다. 다른 사람들과 함께 배우면서 필요한 기술에 대한 대화와 설명으로 발달이 내면화된다(Poehner, 2012; Thompson et al., 2016; Vygotsky, 1962).

비계(scaffolding)는 작업자가 건물이나 또는 영구적인 구조물을 제작하도록 하는 임시 골격 구조를 일컫는 말이다.

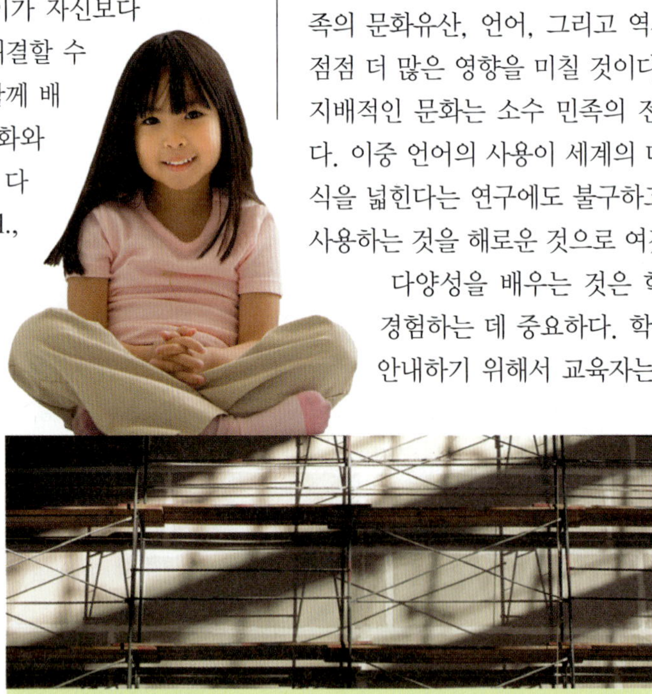

Brand X Pictures/Jupiter Images.

비고츠키의 이론에 따르면 교사와 부모는 인지 능력의 발판 역할을 하여 아이들에게 문제 해결 방법을 제공한다.

7. 인간의 다양성

사회 문화적 관점은 개인의 다양성이 얼마나 많은지 깨닫지 않고서는 개인을 이해할 수 없다고 설명한다(Markus,2016; Tatto et al., 2017). 사람들마다 민족성(문화유산 단계, 인종, 언어 및 공통 역사), 성별 및 사회경제적 지위 등이 서로 다르기 때문이다.

미국에서는 이민과 출산 패턴의 결과로 인한 인구 변동이 나타나고 있다. 2044년까지 미국 인구의 절반 이상이 아프리카, 아시아, 라틴, 아메리카 원주민(Colby & Ortman, 2015)의 소수 집단으로 구성될 것이다. 소수 민족의 문화유산, 언어, 그리고 역사는 미국의 문화생활에 점점 더 많은 영향을 미칠 것이다. 그러나 아직도 미국의 지배적인 문화는 소수 민족의 전통과 언어를 폄하해 왔다. 이중 언어의 사용이 세계의 다양한 사람들에 대한 지식을 넓힌다는 연구에도 불구하고 어린이가 이중 언어를 사용하는 것을 해로운 것으로 여겼다.

다양성을 배우는 것은 학생들이 적절한 교육을 경험하는 데 중요하다. 학생들을 가르치고 학습을 안내하기 위해서 교육자는 그 가족의 가치와 문화적 기대를 이해할 필요가 있다. 다문화로 발생하는 문제는 이중 언어의 사용, 민족들 간 지능의 차이, 다른 문화적 배경을 가진 사람들의 자살률, 다양한 문화의 자녀 양육 패턴 등이 있다.

근접발달영역(ZPD) 비고츠키의 용어-더 숙련된 누군가의 도움으로 아이가 가지고 있는 문제를 해결하는 상황

비계 비고츠키의 용어-자녀가 독립의 기능을 배우도록 돕는 발판 역할의 일시적인 인지 구조 또는 문제를 해결하는 방법

성별은 인간의 다양성을 나타내는 또 다른 요소이다. 젠더는 성별에 따른 행동의 개념이 문화의 영향을 받는 것처럼, 자신을 남성 또는 여성이라고 여기는 심리상태이다.

여성과 남성에 대한 기대는 문화적 기대에 의해 양극화될 수 있다. 남성은 여성과 어떤 면에서는 다를 수 있다.

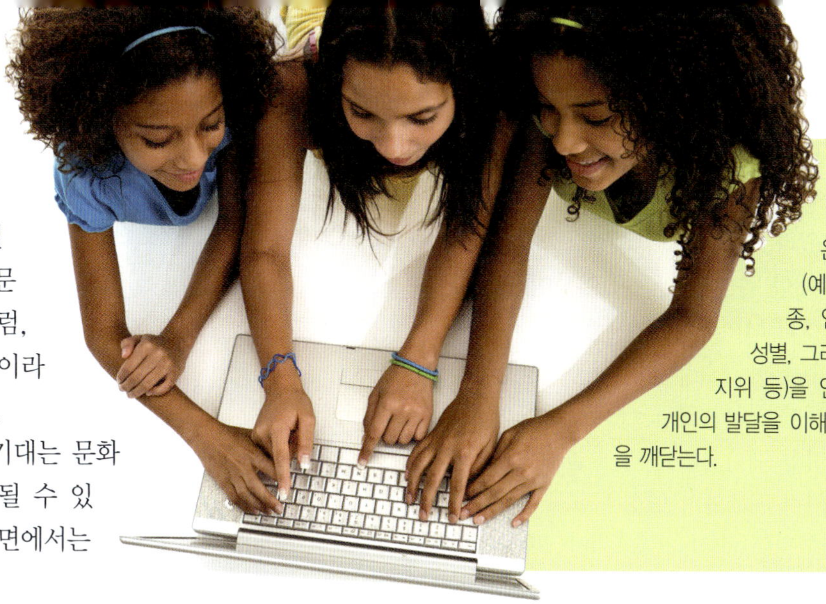

현대 심리학자 및 교육학자들은 인간의 다양성(예 : 문화유산, 인종, 언어, 공통 역사, 성별, 그리고 사회 경제적 지위 등)을 언급하지 않고는 개인의 발달을 이해할 수 없다는 것을 깨닫는다.

Derek Latta/E+/Getty Images

표 1.1 인간 발달에 대한 이론적 관점

원근법	이론	핵심 개념	인간 발달에 대한 핵심요인에 관한 주장
정신 분석학적 관점	심리성적 발달 이론 개발 (지그문트 프로이트)	출생시부터 원시적 충동이 내재되어 있고, 이것이 무의식적인 갈등을 초래한다.	자연과 양육의 상호작용 : 성숙은 사회적 영향에 반응하는 단계를 설정한다.
	심리 사회적 이론 개발 (에릭 에릭슨)	사람들은 사회적 관계, 기회, 기대 등에 의해 크게 삶의 위기를 겪는데, 에릭슨은 이를 단계라 보고 각 단계를 거쳐 성인으로 발전한다고 보았다.	자연과 양육의 상호작용 : 성숙은 사회적 영향과 기회에 반응하는 난계를 설정한다.
학습적 관점	행동주의 (John B. Watson, Ivan Pavlov, BF Skinner)	행동은 고전적이고 조작적인 조건에 의해 학습된다.	양육 : 아이들은 흰 도화지 같은 존재
	사회적 인지 이론 (알버트 반두라 외)	조건(길들이기)이 발생하지만 사람들도 다른 사람을 관찰하여 배우고 선택과 학습된 응답을 표시한다.	양육을 강조하지만 자연스러운 경향의 표현
인지적 관점	인지 발달 이론 (장 피아제)	아이들은 기존 정신구조의 동화를 통해 환경에 적응하고 수용한다.	자연을 강조하지만 경험의 영향
	정보처리 이론	인간의 인지기능 비교 컴퓨터의 입력 방식, 정보를 조작 · 저장 및 출력한다.	자연과 양육의 상호작용
생물학적 관점	생태학과 진화 (찰스 다윈, 콘라드 로렌츠, 니코 틴베르겐)	생물체는 특정 적응 반응을 개발하기 위해 민감한 기간 동안 생물학적으로 '사전 배정' 되어 있다.	자연을 강조하지만 각인이 발생하는 경험 또한 중요하다. 민감한 기간 동안 경험한 각인의 대상을 결정한다.
생태학적 관점	생태 시스템 이론 (유리 브론펜브레너)	어린이의 발달은 연동 시스템, 개발은 이러한 시스템에 의하여 향상된다.	자연과 양육의 상호작용 : 아이들의 성격과 기술은 그들의 발전에 기여한다.
사회 문화적 관점	사회 문화 이론 (레프 비고츠키)	아이들은 문제 해결능력 개발과 함께 사회문화적 대화를 내면화한다.	자연과 양육의 상호작용 : 양육은 사회문화적 용어로 논의된다.
	사회 문화적 관점과 인간의 다양성	개발은 문화유산, 인종, 언어, 공통 역사, 성별, 사회 경제적 지위 등의 영향을 받는다.	양육

하지만 역사는 남성보다 여성에게 더 많은 부담을 요구해 왔다. 역사적으로 여성은 과학, 정치 및 경영 분야의 업적에서 뒤처져 왔다.

오늘날 여성은 대학 졸업자의 절반 이상이 생물학, 화학, 수학의 소위 STEM이라 불리는 분야에서 종사한다(Cheryan et al., 2017). 오늘날에는 전통적인 남성의 영역이었던 의학, 법률, 공학 및 군사 분야에도 진출하고 있다. 미국에서 여성 대학생은 흔하게 볼 수 있다. 그러나 아직도 세계 여러 지역에서 여성의 교육 기회는 동등하게 보장되지 않는다(Yousafazi & Lamb, 2013).

1-3 발달 이론에서의 논쟁점

발달 이론에 대한 논쟁은 발달 이론가들이 다양한 견해를 가졌다는 것을 보여준다. 그 중 가장 많이 언급되는 세 가지 쟁점에 대해 살펴보자.

1. 자연적인 성숙 vs 양육

연구자들은 인간의 행동이 **자연**(유전)에 의한 것인지 **양육**(환경 영향)의 결과였는지 분류하고 싶어한다.

최소한의 영양 공급과 극소의 사회적 경험을 하고도 시간이 지나면 나타나도록 생물학적으로 계획된 유전적 행동 양상은 무엇인가? 영양과 학습처럼 환경의 영향을 추적할 수 있는 행동 양상은 무엇인가?

과학자들은 신경 시스템의 기능과 같은 유전적 전달과 성숙에서 발달의 자연적 원인을 찾는다. 그리고 어린이의 영양 발달, 환경, 문화 및 가족의 배경, 인지자극을 포함하여 유아기와 정규 교육기간 동안 세상에 대한 배움의 기회에서는 발달의 환경적 원인을 찾는다.

일부 이론가(예 : 인지 발달 및 생물학 이론가)는 다른 이론가들(예 : 학습 이론가)이 발달에 대한 환경 설명에 치우친 것과는 달리 발달의 이유를 자연적 설명에 의존한다. 하지만 오늘날 대부분의 연구자들은 자연적인 성숙과 양육은 거의 모든 분야에서 중요한 역할을 한다는 데 동의한다.

언어의 발달을 생각해 보자. 언어는 뇌의 특정 영역에 기반하기 때문에 생물학적 특성(자연)은 필수적인 역할을 한다. 아이들은 보호자가 사용하는 언어로 말하게 된다. 이 때 부모-자녀 어휘 악센트의 유사성은 학습이 언어 발달에 중요한 역할을 한다는 증거가 된다.

자연(nature) 유전 암호에 따라 발달하도록 안내하는 유기체 내부의 프로세스

양육(nurture) 발달에 영향을 미치는 환경 요인

2. 연속성 대 불연속성

일부 발달 이론가들은 인간 발달이 급격하게 나타나는 질적 변화가 아니라 점진적으로 학습 효과가 증가하는 지속적인 과정이라고 보았다. 반면에 다른 이론가들은 급격하게 나타나는 질적 변화가 새로운 발달 단계로 안내한다고 하였다.

자연적인 성숙의 관점을 가진 이론가들은 풍요로운 환경을 제공한다고 해도 준비가 되거나 충분히 성숙해질 때까지는 발달을 거의 할 수 없다고 하였다. 예를 들면, 부모가 아주 명확하고 정교하게 말을 한다고 해도 신생아가 부모의 언어를 모방하지는 못한다. 출생 후 처음 몇 달 동안 걷는 데 도움이 되는 연습을 한다 해도 혼자 걷는 일이 금방 되지는 않는다. 아기는 아직 이런 준비가 되어 있지 않은 것이다.

프로이트, 피아제와 같은 단계 이론가들은 발달을 불연속적인 것으로 간주하였다. 그들에 따르면 생물학적 변화가 심리적 변화의 잠재성을 만든다. 프로이트는 생물학적 발달은 성격 발달의 기초가 된다고 생각했고, 피아제는 신경계의 성숙이 인지 발달을 가능하도록 한다고 하였다.

신체 발달의 일부는 단계별로 이루어진다. 예를 들어, 2세부터 사춘기까지 아이들의 성장은 점진적이다. 그러다가 사춘기가 되면 생식기관의 발달처럼 구조와 기능의 급격한 생물학적 변화가 생기듯 급성장 한다.

심리학자들은 단계적 인지 발달에 동의하지 않는다.

3. 능동적 발달 대 수동적 발달

좋게 말하면 장난스럽고 나쁘게 보면 거칠게 행동할지라도 통제가 어려운 고의적 행동을 하는 아동에 대해 일반적으로 활동적 성향의 아이로 여겼었다. 존 로크는 아이들을, 인격과 도덕적 미덕의 특징들을 '쓰기' 경험을 하는 수동적 존재(빈 알약, 흰 도화지)로 보는 견해를 소개했다.

아이를 수동적 관점으로 보는 교육학자들은 아이들이 교육자에 의해 동기부여가 된다고 생각한다. 이러한 교육학자들은 문제 해결을 촉진하는 보상과 처벌의 강력한 시스템을 제공하였을 것이다.

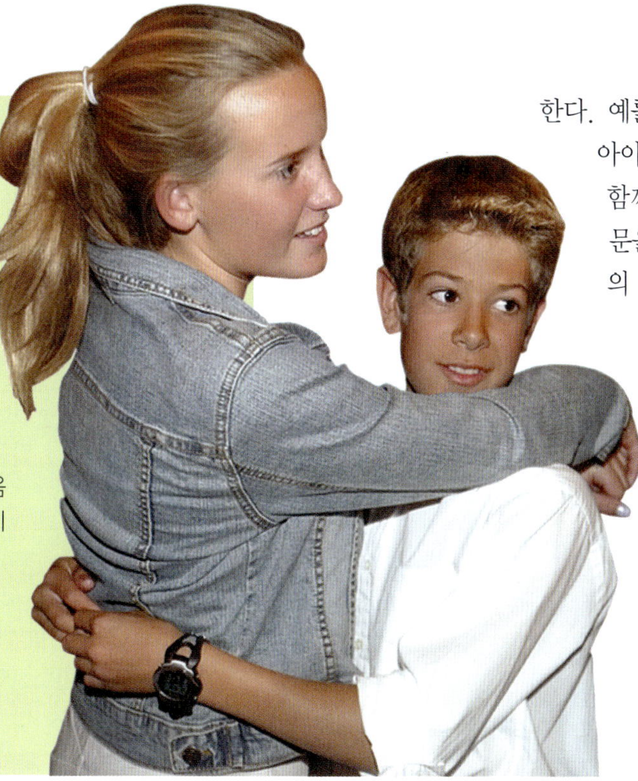

Mark Richard/PhotoEdit

인간 발달에서 성숙의 중요성에 대한 사례

대부분의 유년기 동안 점진적으로 키와 몸무게가 성장하는 패턴을 보이다가 청소년기에 이르러 이 패턴이 변하면서 키와 몸무게가 급증하게 된다. 여자 아이들이 남자 아이들보다 이런 경향이 빨리 나타난다.

사진 속의 소년과 소녀는 나이가 같음에도 불구하고 남학생보다 여학생이 우월하게 크다. 그러나 이는 일시적이다. 남자 아이들이 갑자기 급증하기 시작하면 여자 아이들의 성장을 따라잡고 결국은 더 크게 성장할 수 있다.

아이들을 능동적 관점으로 보는 다른 이들은 아이들이 자연적으로 배움을 좋아한다고 가정한다. 이들은 열린 교육에 대해 논쟁하고 아이늘이 탐구하며 그들의 독특한 취향과 재능을 추구하도록 격려한다.

이러한 논쟁은 이론적이다. 과학자들은 여러 관찰들을 연결하여 이론에 가치를 부여하고 새로운 연구 영역을 제안하기도 하지만 대체로 **실증적(empirical)** 접근 방식을 따른다. 과학자들은 이론적 지위에 대한 증거를 찾기 위해 여러 연구 방법을 사용한다.

1-4 어떻게 발달을 연구할 것인가?

성취와 지능의 관계는 무엇인가? 임신부가 아스피린과 알코올 물질을 사용하는 것이 태아에게 어떤 영향을 주는가? 부모의 이혼이 자녀에게 어떤 영향을 주는가? 조기 퇴직의 영향은 무엇인가?

우리는 이런 질문에 대한 의견을 이야기해 본 적이 있다. 그러나 과학자들은 이러한 질문에 대한 답변을 연구를 통해 제시한다. 강한 권위자의 언급이나 주장은 증거가 아니다. 과학적 증거는 잘 수집된 정보 및 연구 수행의 수집을 통해서만 얻을 수 있다.

1. 정보 수집

연구자들은 정보를 수집하기 위해 다양한 방법을 사용한다. 예를 들어, 교사나 부모에게 아이들의 행동에 대해 어른과 함께 작성하는 인터뷰나 질문을 사용한다거나 공공기관의 통계자료를 사용하거나 실험실, 놀이터, 교실에서 아이들을 직접 관찰하기도 한다.

정보를 수집하는 두 가지 방법으로 자연주의적 관찰 및 사례 연구에 대해 살펴보자.

자연주의적 관찰

이 연구는 현장에서 실시한다. 즉, 자연이나 실제 생활, 관찰하고자 하는 행동이 나타나는 장소에서 관찰한다. 현장 연구에서는 조사자가 어린이의 가정, 놀이터, 교실 같은 환경에서 자연스러운 행동을 관찰한다. 아이들의 놀이와 행동을 방해해서는 안 된다. 연구자는 교실 뒤에서 조용히 앉아 또는 한 곳의 거울을 통해 수업을 관찰한다.

자연주의 관찰 연구는 다문화 아이들에게 진행되어 왔다. 5장에서 더 자세히 다루도록 한다.

사례 연구

사례 연구는 개인의 행동을 주의깊게 그려낸다. 부모가 자녀의 활동 일기를 보관하는 것은 비공식 사례 연구에 해당한다. 사례 연구는 다양한 종류의 정보를 사용한다. 직접 관찰 외에도 설문지, **표준화된 검사**와 인터뷰 방법 등을 사용할 수 있다. 공공기록에서 수집된 정보도 포함된다.

사례 연구 방법을 사용하는 학자는 한 사람의 행동에 관련된 모든 요소들을 기록하려고 하고, 기록된 자료를 근거로 신중하게 결론을 도출한다.

실증적 관찰과 경험에 근거한 실험

자연주의적 관찰 개인의 행동이나 특성을 자연스러운 환경에서 관찰하는 과학적 방법

사례 연구 신중하게 그려낸 개인의 전기

표준화된 검사 개인의 특성을 유사한 그룹들과 비교한 점수

2. 상관법 : 함께 하기

연구자들은 상관관계를 이용하여 행동이나 특성 중 관련성이 있는 행동이나 특성이 있는지 또는 다른 특성들끼리 관련성이 있는지 확인한다. 지능과 성취도를 생각해보자. 이 변수들을 조사하기 위해 지능 점수와 평균 성적들을 확인해 보면, 지능 점수들과 성적들의 숫자가 수학적인 관계가 있고 이것을 −1부터 +1까지 **상관계수(correlation coefficient)**로 표현할 수 있다. 일반적으로 지능에 대한 점수가 높을수록 시험, 학업 성적(또는 수입)이 더 좋다. 지능 테스트에서 얻은 점수는 (약 +0.60～+0.70 에 대한) 전반적인 학업 성취도(및 수입)와 분명한 관계(약 0.6~0.7의 상관계수)가 있다.

청소년에서 학년과 비행 행위 간에는 부정적 상관관계가 있다. 학년이 높을수록 성적 범죄 행동에 가담할 가능성이 적다. 그림 1.5는 긍정과 부정의 상관관계를 보여준다.

상관성 정보에 대한 제한

상관성에서 얻은 정보로 두 변수들 간의 관계를 밝혀낼 수 있다. 그러나 원인과 영향을 보여주지는 않는다. 예를 들면, 폭력적인 미디어에 노출되는 사람들이 더 폭력적인 성향을 보일 수 있다고 가정하는 것은 논리적으로 보일 수 있다. 하지만 공격적인 사람들이 더 폭력적인 미디어를 선택할 수도 있다.

이러한 연구 편향(bias)을 **선택적 편향**이라고 한다. 이와 같은 연구에 따르면 이혼한 가정의 어린이(특히 소년)는 온전한 가정의 아이들보다 더 많은 문제 행동을 보이는 경향이 있다(Daryanani et al.,2016; Velez et al., 2011). 그러나 이것으로 이혼이 적응 문제의 원인이 된다는 것을 보여주는 것은 아니다. 부모의 갈등이 이혼의 원인이 될 수 있는 데 부모의 갈등으로 적응 문제가 생기기도 하기 때문이다(Hetherington, 2006). 따라서 원인과 영향을 조사하기 위하여 연구자들은 **실험적 방법**으로 전환한다.

3. 실험 : 시도해 보기

실험은 원인과 결과에 대한 질문을 해결하기 위해 선호되는 방법이다. **실험군(experiment)**은 치료를 받고 다른 그룹은 치료를 받지 않는다. 그런 다음 피험자들은 치료가 행동을 바꾸는지 확인한다.

일반적으로 가설을 테스트하기 위해 실험을 한다. 예를 들면, 연구자는 TV가 어린이에게 공격적인 행동을 유발한다는 **가설(hypothesis)**을 세우고 이에 대한 실험을 하는 것이다.

그림 1.5 긍정과 부정의 상관관계의 예

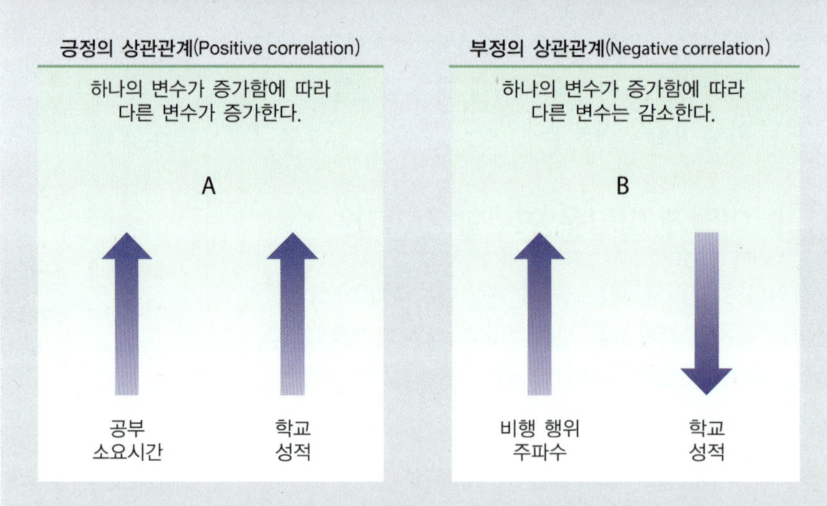

두 변수가 긍정의 상관관계를 가질 때 한 변수는 다른 변수와 함께 증가한다. 파트 A는 공부 시간과 학교 성적 사이에 긍정의 상관관계가 있음을 보여준다. 반대로 두 변수가 부정의 상관관계가 있으면, 하나는 다른 하나가 증가함에 따라 감소할 수도 있다. 파트 B에서와 같이, 청소년의 불량한 행동이 늘어날수록 학교 성적은 떨어질 수 있다.
그러나 상관관계가 원인과 효과를 보여주지는 않는다. 10대 청소년이 비행 행동을 많이 하는 것이 성적 저하의 원인이 되는가? 많은 비행 행동은 성적 저하로 이어지는가? 아니면 성적 하락과 비행 행동의 빈도 증가를 설명해 줄 수 있는 다른 요인이 있는가?

상관계수 두 변수 사이의 관계정도를 숫자 +1.00에서 −1.00까지 방향(긍정적 또는 부정적)으로 나타낸 것

선택적 편향(selection factor) 피험자가 무작위로 참여를 선택하거나 비참여를 선택할 수 있을 때 발생하는 편향성

긍정의 상관관계 두 변수 사이에서 하나의 변수가 증가함에 따라 다른 변수도 증가함.

부정의 상관관계 두 변수 사이에서 하나의 변수가 증가함에 따라 다른 변수는 감소함.

실험적 방법 독립변수를 관찰하고 종속변수에 대한 영향을 관찰하여 원인과 효과 관계를 찾는 과학적인 방법

가설(hypothesis) 테스트 할 명제

독립변수와 종속변수

TV의 폭력이 공격적인 행동을 유발하는지 확인하는 실험에서 실험군은 폭력성이 포함된 TV 프로그램을 보게 된다. 그리고 그것이 행동에 미치는 영향을 측정한다.

TV 폭력은 **독립변수**(independent variable)로서, 실험자들이 변수의 효과를 결정할 수 있도록 조작되는 변수이다. 이 경우 아동의 행동과 같이 측정된 결과는 **종속변수**(dependent variable)이다. 종속변수의 유무나 정도는 독립변수에 달려 있다.

실험 및 통제 그룹

실험은 실험군과 대조군을 사용한다. **실험군**(experimental group)의 참여자들은 어떤 처치를 받지만, **대조군**(control group)의 참여자들은 처치를 받지 않는다. 그 밖에 모든 조건은 두 그룹 모두 동일하다. 따라서 우리는 실험 결과가 우연히 발생한 것이 아니라 처치를 반영한 것임을 알 수 있다.

무작위 배치(random assignment)

참여자들은 실험군과 대주군에 우연히 또는 무작위로 할당된다. 폭력적인 TV 영향에 대한 실험에서, 아이들이 TV 폭력을 시청하는 그룹에 속할 것인지, 시청하지 않는 그룹에 속할 것인지를 선택할 수 있다면 이 실험을 통해 많은 결론을 내릴 수 없다. 처치보다 선택적 편향이 실험 결과에 영향을 미칠 수 있을 것이다.

이혼이나 아이를 양육하는 방식과 같이 윤리적이거나 실제적인 고려 사항은 다양한 생활 환경의 효과를 연구하는 데 장애가 된다. 우리가 어떤 가족은 임의적으로 이혼하도록 배정하거나 갈등하도록 할 수 없듯이 다른 가족을 모두 행복하도록 할 수도 없다. 또 권위주의적이거나 관대하게 자녀를 양육하는 부모를 할당해 줄 수도 없다. 일부 조사 영역에서 우리는 상관관계의 증거에 만족해야 한다.

> **TRUTH**
>
> (T) F 원숭이 연구는 심리학자가 인간의 애착 형성을 이해하는 데 도움이 되었다.
>
> 사실이다. 연구자들은 인간을 이용하면 비윤리적일 수 있는 조건에 대해 인간이 아닌 원숭이나 다른 동물을 사용해 왔다.

실험을 윤리적으로 수행할 수 없는 경우 연구자들은 동물에게 실험을 진행하고 그 결과를 인간에게 일반화하기 위해 시도한다. 어떤 연구자도 유아와 부모간의 고립이 발달에 미치는 영향을 연구하고자 직접 유아를 고립시키지 않았다. 대신 태어난 원숭이에게 초기 사회적 경험을 박탈했다. 이러한 연구들은 심리학자들의 부모와 자녀간의 애착관계 연구에 도움이 되고 있다.

4. 종단적 연구 : 시간 경과에 따른 발달

발달 과정은 시간이 흘러가면서 나타난다. 연구자들은 특정 나이의 어린이를 다른 어린이나 어른과 짝짓기(matching) 위해 다양한 전략을 고안했다. **종단적 연구**에서는 동일한 사람이 시간의 흐름에 따라 반복적으로 관찰된다. 그 사이 키나 심리 상태, 정신 능력 등 참여자의 발달 상태가 변화한다.

횡단적 연구(cross-sectional research)에서는 서로 다른 연령대의 아이들을 관찰하여 비교한다. 많은 아이들이 무작위로 선택될 때 그 중에서 나이가 많은 아이들의 그룹에서 발견되는 차이점은 어린 아이들이 그 시간 동안 얼마나 성장하는지를 반영한다고 가정할 수 있다.

종단적 연구(hongitudinal studies)

1920년대에 시작한 터먼의 천재성(Terman Studies) 연구에서(예 : Subotnik et al., 1989) 지능 점수(IQ)가 높은 어린이를 50년간 추적해 왔다. 여성 참여자를 제외하고 남성 참여자들은 전문직에서 높은 업적을 이루고 있었다.

왜 이런 결과가 나온 것일까? 여성에 대한 현대의 연구는 지능이 높은 여성들이 일반적으로 남성의 성취와 일치한다는 것을 보여주며, 예전의 여성들이 전통적인 성 역할의 기대치에 의해 억제되었다는 것을 시사한다.

가장 장기간에 걸친 연구는 수십 년이 아니라 수개월 또는 몇 년간에 걸쳐 진행되었다.

> **독립변수** 효과를 관찰하기 위해 조작한 과학적 연구의 조건(변수)
>
> **종속변수** 독립변수의 가정된 효과를 측정하는 척도(결과)
>
> **실험군** 실험에서 치료(처치)를 받는 참여자 그룹
>
> **대조군** 실험에서 치료(처치)를 받지 않지만 다른 모든 조건은 실험 대상과 동일한 비교 실험 그룹
>
> **종단적 연구** 다양한 발달 단계에서 동일한 참가자 그룹을 반복적으로 측정하는 발달 과정 연구
>
> **횡단적 연구** 여러 연령대의 참여자들을 동시에 조사하는 발달 과정 연구

예를 들어, 부모의 이혼을 겪은 아이들은 이혼 후 몇 개월 동안 아주 심각한 적응 문제가 나타나고 1년이 될 즈음에 정점에 도달했다. 2~3년 후 많은 아이들이 평정을 찾고 학업 성취도와 사회적 행동이 향상되었다(Hetherington, 2006; Moon, 2011). 반면 이혼한 가정의 대학생들은 적응하는데 짧은 시간이 걸리며 제 때 맞추어 졸업할 가능성이 높다(Soria et al., 2018).

종단적 연구에는 단점이 있다. 예를 들면, 평생 지속되는 연구에 참여할 자원자를 모집하는 것이 어려울 수 있다. 또한 많은 참여자가 세월이 지나면서 탈락하거나 죽는다.

연구자는 인내심을 가지고 있거나 다음 세대가 참여할 수 있도록 준비를 해야 한다.

TRUTH

(T) F 한 사람이 일생 동안 어떻게 발전하는지를 밝히려는 연구자들은 50년 이상 표본의 사람들을 추적, 관찰했다.

연구자들은 사람이 평생 동안 어떻게 발전하는지를 연구하기 위해 50년 이상 표본으로 택한 사람들을 추적한 것이 사실이다. 터먼(Terman)의 연구가 그 예이다. 이러한 종단적 연구가 횡단적 연구와 비교했을 때 장점과 단점은 무엇인지 고려해 보도록 한다.

예를 들어, 오늘날 80세인 사람들은 TV 없이 어린 시절을 보냈다. 반면 오늘날 대부분의 아이들은 당연히 컴퓨터와 인터넷을 접하며 자라난다.

이전 세대의 아이들은 성 역할과 사회적 규범에 따른 행동에 대해 오늘날과는 다른 기대 속에서 자랐다. 터먼 연구의 여성들은 일반적으로 직업보다 양육을 선택했다. 왜냐하면, 시대의 규범 때문이다.

오늘날의 소녀들은 우주 비행사와 고위공직자인 여성의 역할 모델들을 보며 성장하고 있다. 종단적 연구에서, 우리는 그들이 5년, 25년, 심지어 50년 혹은 그 이상 동일한 개인의 발달을 알 수 있다. 단면적 연구는 단지 관찰된 자료들 간에 비교가 가능하다.

교차 순서 연구(cross-sequential research)

교차 순서 연구는 종단적 연구와 단면적 연구의 단점을 극복하기 위해 두 연구를 결합한 형태이다. **교차 순서 연구**에서 종단적 연구의 이상적인 기간은 각 연구에 적합하게 편의에 따라 나누게 된다(그림 1.6 참조).

코호트 효과 구성원들이 같은 시기에 태어났다는 사실로 도출되는 집단간 행동의 유사성

교차 순서 연구 단축된 기간 동안 다른 연령대의 사람들을 추적하면서 종단적 방법과 단면적 방법을 결합한 접근법

단면적 연구(교차 연구, cross-sectional studies)

종단적 연구의 문제점 때문에 연령대가 다른 아이들에 대한 연구는 대부분 단면적 연구이다. 다시 말하면, '전형적인' 6개월 된 아기의 행동에 대한 데이터를 모으기 위해 오늘 생후 6개월 된 아기들을 찾는다. 그들이 그들의 연구를 12개월 된 아기들의 행동으로까지 확장하면, 그들은 다른 그룹의 아기들을 찾게 된다.

단면적 연구에 대한 주요 도전은 **코호트 효과(cohort effect)**이다. 이 때 코호트는 거의 동시에 태어난 사람들의 그룹이다. 결과적으로 그들은 문화적 경험 및 고유한 사건의 경험을 같은 연령대 사람들과 함께 경험한다. 즉 다른 연령대의 사람들은 그들과 비슷한 문화적 배경을 공유하지 않았을 가능성이 높다.

그림 1.6 교차-순서 연구의 예

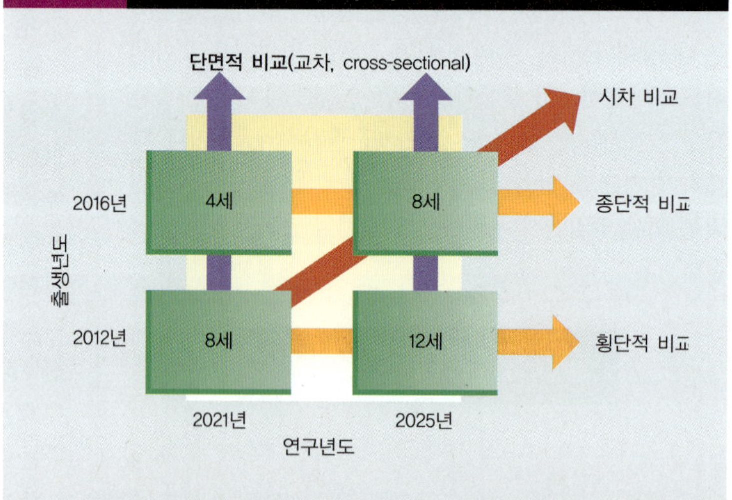

교차 순서 연구는 종단적 · 단면적, 시간 흐름의 세 가지 방법을 결합한다. 검사 당시 아동의 연령을 상자에 표시한다. 세로 열은 단면 비교를 나타내고 가로 행은 종단적 비교를 나타낸다. 대각선은 시차 비교를 나타낸다.

4세부터 12세까지의 성 역할에 대한 아이들의 태도를 관찰한다고 추정하자. 일반적인 종단적 연구 방법에서는 8년이 걸릴 것이다. 그러나 우리는 하나의 표본 대신 4살과 8살의 두 집단의 표본을 얻을 수 있다. 그런 다음 2021년(연구시작 시기)과 4년 후인 2025년에 각 그룹을 인터뷰, 테스트하고 관찰한다.

이 단축된 방법의 분명한 이점은 연구가 8년이 아니라 4년 만에 완료된다는 것이다. 그럼에도 불구하고, 표본의 시험과 재시험을 통해 종단적 연구의 연속적인 측면을 볼 수 있다. 또한, 8세 때 두 표본을 관찰함으로써(**시차 비교**), 실제로 비교 가능한지 또는 생년월일의 4년 차이가 코호트 효과와 관련이 있는지 여부를 결정할 수 있다.

5. 윤리적 고려 사항

연구자는 개인의 존엄성을 높이고 인간의 복지를 증진시키며 과학적 무결성을 유지하기 위해 윤리적 기준을 고수한다. 이러한 표준은 피험자에게 해가 되는 방법이나 치료법을 사용하지 않도록 보장한다.

- 연구자는 신체적 또는 심리적 피해를 줄 수 있는 방법을 사용해서는 안 된다.
- 참가자(및 참가자가 미성년자인 경우 부모)에게 연구의 방법과 목적에 대해 설명해야 한다.
- 참가자는 연구 참여에 대한 자발적 동의를 제공해야 한다.
- 참가자는 언제, 어떤 이유로든 연구에서 탈퇴할 수 있다.
- 참가자는 연구 결과에 대한 정보를 제공 받아야 한다.
- 참가자의 신원과 기밀은 유지되어야 한다.
- 연구자는 자신의 연구 계획을 동료들과 위원회에 알려야 한다. 그리고 연구를 진행하기 전에 승인을 받아야 한다.

이러한 지침은 연구자들이 그들의 연구를 진행하기 전, 수행하면서 극복해야 할 장애물을 제시하고 참여자의 복지를 보호해 주기 때문에 소중한 가치를 지닌다.

이 장에서 우리는 발달 심리학을 정의하고, 발달 심리학의 역사와 이론을 탐구했으며, 발달 심리학자와 교육학자들이 인간 발달에 대한 연구를 어떻게 수행하는지 살펴보았다.

다음 장에서, 우리는 인간 발달의 진정한 시작인 유전과 태아 발달로 돌아간다.

시차 비교 연구 각기 다른 시간의 같은 연령대를 측정하는 발달 과정 연구

점검하기

빈칸 채우기

책 뒷편에서 답을 찾을 수 있습니다.

1. _________은 아이가 tabula rasa(흰 도화지) 상태로 세상에 왔다고 믿었다.

2. 프로이트는 성격이 원초아(id), 자아(ego), _________의 세 부분으로 구성되어 있다는 이론을 세웠다.

3. 에릭슨은 심리성적 발달보다는 _________발달을 강조했다.

4. 어린이의 야뇨증 치료를 위한 벨 앤 패드 방법에서 심리학자들은 그들을 깨우는 자극으로 _________을 사용한다

5. 피아제에 따르면 _________는 사람이 기존에 존재하는 새로운 물건이나 사건에 반응하는 과정이다.

6. 진화 심리학자들에 따르면, 유기체는 _________특정 행동을 물려받을 수 있다.

7. 생태학적 관점에 따르면 _________는(은) 그 사람이 직접 참여하지 않으나 그 사람에게 간접적인 영향을 미치는 기관을 포함한다.

8. 천재의 _________연구는 높은 지능 점수를 가진 어린이를 50년 이상 추적해 왔다.

9. 일반적으로 공부하는 시간과 학교 성적 사이에는 _________의 상관관계가 있다.

10. 교차 _________연구는 횡단적 연구, 종단적 연구 및 시차 비교 연구를 결합한다.

선다형 문항

1. 심리성적 발달 단계의 올바른 순서는?
   a. 항문기, 구강기, 생식기, 남근기, 잠재기
   b. 구강기, 항문기, 남근기, 잠복기, 생식기
   c. 생식기, 남근기, 항문기, 구강기, 잠복기
   d. 남근기, 잠복기, 구강기, 생식기, 항문기

2. 조작적 조건화에서 소멸은 _______없이 조작된 행동을 반복적으로 수행한 결과이다.
   a. 조건 자극 b. 처벌
   c. 시간 초과 d. 보상(강화)

3. 부정적 강화가 처벌과 다른 점은?
   a. 부정적 강화는 제거했을 때 행동 빈도가 증가한다.
   b. 처벌은 제거될 때 행동의 빈도를 증가시킨다.
   c. 부정적 강화는 제거했을 때 행동 빈도가 감소한다.
   d. 처벌은 제거될 때 행동의 빈도를 줄인다

4. 브론펜브레너(Bronfenbrenner)에 따르면 가정, 학교, 또래 그룹과 같이 밀접한 환경에서 아이와 다른 사람의 상호작용을 포함하는 것은?
   a. 중간체계 b. 외체계
   c. 매크로 시스템 d. 마이크로 시스템

5. 다음 분류 중 발달을 지속적으로 보는 관점을 가진 이론가는?
   a. 정신 분석 이론가 b. 행동 주의자
   c. 인지 발달 이론가 d. 심리 사회 이론가

6. 다음 중 불연속적으로 발생하는 발달은?
   a. 청소년 성장 급증 b. 발판(비계)
   c. 사회적 기술 습득 d. 새로운 어휘

7. 표본의 각 참여자가 실험에 참여할 똑같은 기회를 갖는다는 의미의 단어는?
   a. 무작위 b. 선택
   c. 계층화 d. 비어 있는

8. 더 공격적인 사람들이 폭력적인 TV를 시청할 가능성이 높다는 진술에 대해 맞는 것은?
   a. 폭력적인 TV 쇼가 공격적인 행동의 원인이다.
   b. 공격적인 행동은 폭력적인 TV쇼를 선호하게 만든다.
   c. 공격적인 행동과 폭력적인 TV쇼 사이의 관계를 보여준다
   d. 알려지지 않은 요인을 포함하여 여러 가지 원인과 결과를 보여준다

9. 다음 중 모든 실험에서 해당하는 것은?
   a. 참가자는 자신이 받은 치료(처치)에 대해 알 수 없다
   b. 실험자는 참가자를 속인다
   c. 실험군과 대조군에 동일한 수를 배정한다
   d. 독립변수와 종속변수가 있다

10. Dr. Liu는 여섯 살짜리 아이들에게 폭력적인 TV 프로그램의 효과를 연구하려 한다. 한 그룹은 파워레인저의 폭력적인 방송분을 보여주었고, 다른 그룹은 비폭력적인 스펀지 밥을 보여주었다. 그 후 놀이터에서 각 그룹의 행동을 관찰했다. 이 연구에서 종속변수는?
    a. 스폰지 밥
    b. 폭력적 또는 비폭력적 TV 쇼
    c. 놀이터에서의 행동
    d. TV 시청 시간

2 Heredity and Prenatal Development
유전과 태아기 발달

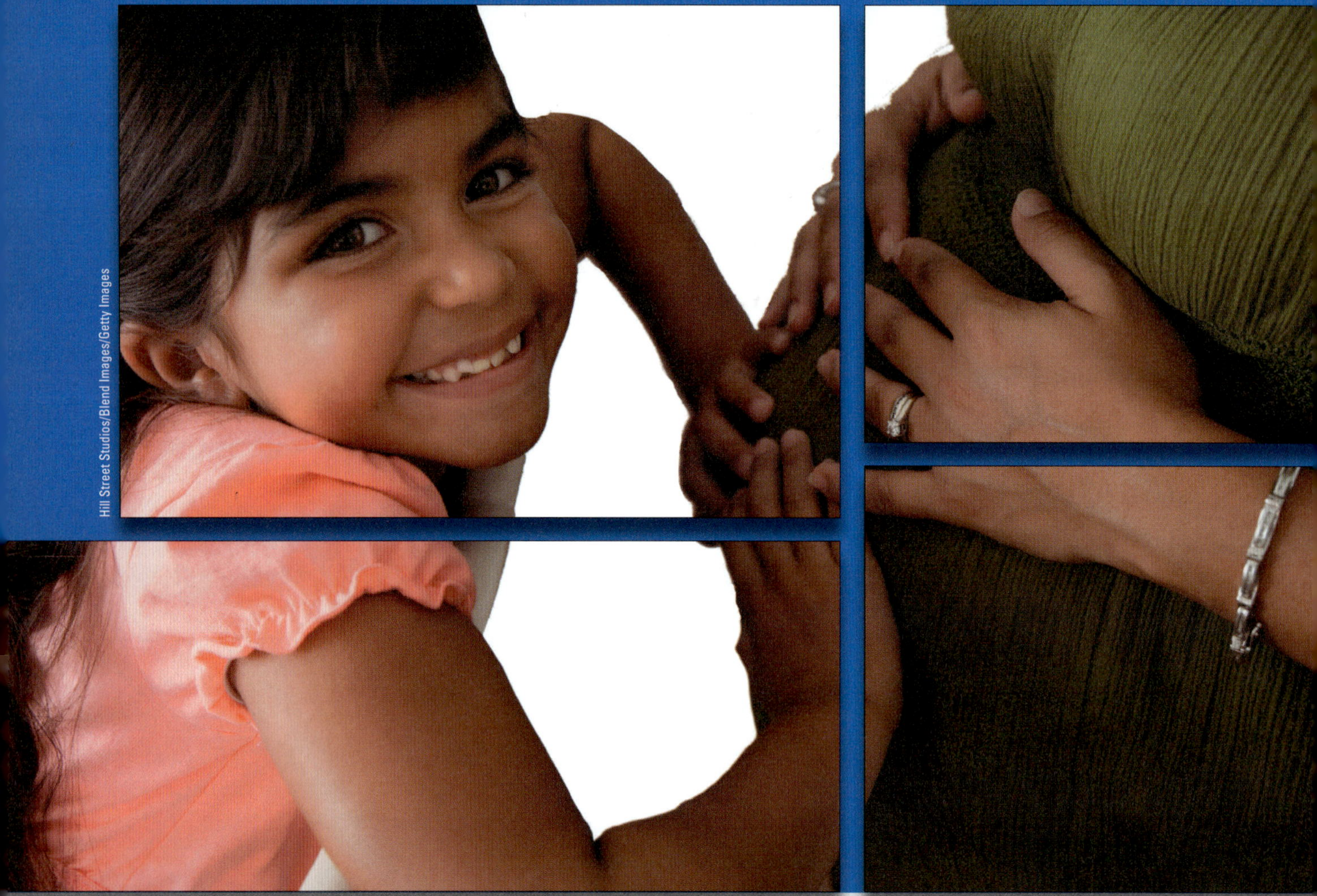

Hill Street Studios/Blend Images/Getty Images

학습 성과

이 장의 성취 목표

- 2-1 유전이 발달에 미치는 영향을 서술할 수 있다.
- 2-2 환경이 발달에 미치는 영향을 서술할 수 있다.
- 2-3 임신 과정에서 일어나는 일을 설명할 수 있다.
- 2-4 태아기 발달의 주요 상황을 말할 수 있다.

사람은 특수 장비 없이 물 속에서 숨을 쉴 수 없고, 특수한 장비 없이 하늘을 날 수도 없다. 만약 당신이 물고기를 아주 좋은 환경에서 자라게 하고 우수한 교육을 시킨다 하더라도, 물고기는 외국어를 배울 수 없고, 춤을 출 수도 없다. 사람은 아가미나 날개가 유전되지 않았기 때문에 물 속에서 숨을 쉬거나 하늘을 날 수 없는 것이다. 마찬가지로 물고기도 그들의 유전에 의해서 여러 가지 제한이 있다. 유전은 인간에게 모든 것을 가능하게 한다. 즉, 우리가 물려받은 구조들은 우리의 행동을 가능하게 하고 제한하기도 한다. 생물학 분야에서는 이를 유전학이라고 부른다.

인간 배아에서 날개보다는 팔을, 아가미보다는 폐를, 비늘보다는 머리카락을 자라도록 결정하는 것은 모두 인간의 유전에 의한 것이다.

> 인간이 물려받은 유전적 구조는 인간의 행동을 가능하게 하고, 그 행동을 제한하기도 한다.

2-1 발달 과정에서 유전의 영향

유전적 영향은 키, 머리결, 눈 색깔과 같은 신체적 특징이 전달되기 위한 기본 요소이다. 유전은 인간의 행동, 성격 및 정신 과정의 거의 모든 측면에서 주요 요인이라 할 수 있다(Loehlin & Martin, 2018; Plomin & Haworth, 2009; Polderman 등, 2015).

예를 들면 사회성, 불안, 사회적 지배력, 리더십, 부모로서의 역할, 행복, 심지어 예술과 공예에 대한 관심도 유전적 영향을 받는다(Blum et al., 2009; Ebstein et al., 2010; Lubke et al., 2018; Sirgy, 2012).

또한 조현병(정신분열병), 우울증, 니코틴 의존, 알코올 및 기타 물질에 대한 의존과 같은 심리학적 문제도 유전과 관련이 있다(Leonardo & Hen, 2006; Ripke et al., 2013; Viding et al., 2013).

1. 염색체와 유전자

형질은 염색체와 유전자에 의해 전달된다. **염색체**는 세포에서 발견되는 막대 모양의 구조이며, 일반적인 인간의 세포는 23쌍으로 구성된 46개의 염색체를 포함한다. 각각의 염색체는 유전자라고 불리는 수천 개의 분절들을 포함한다.

유전자는 형질의 발달을 조절하는 생화학적 물질이다. 혈액형과 같은 일부 형질은 한 쌍의 유전자에 의해 전달되는 것으로 보이며, 그 중 하나는 각 부모로부터 파생된다. 다른 특징들은 **다유전학**, 즉 여러 쌍의 유전자에 의해 결정된다.

우리의 유전은 20,000개에서 25,000개의 유전자에 의해 지배된다.

유전자는 **디옥시리보핵산(DNA)** 가닥의 한 부분이다. DNA는 뒤틀린 사다리와 비슷한 이중 나선형 또는 나선형의 형태를 보인다(그림 2.1).

사다리의 막대기는 두 쌍 중 하나로 구성되는데, 아데닌과 티민(A with T), 사이토신과 구아닌(C with G)이다. 막대기의 짝은 발달 중인 유기체가 팔이나 날개, 피부 또는 비늘을 자라게 하는 유전 암호이다.

유전학(genetics) 유전을 연구하는 생물학의 한 분야

염색체(chromosomes) 막대 모양의 유전자로 구성된 구조, 세포핵에서 발견됨

유전자(gene) 유전의 기본 단위. DNA로 구성됨

다유전자(polygenic) 여러 유전자의 결과물

디옥시리보핵산(DNA) 유전 물질로 구성된 인산염, 당 및 염기의 이중 나선의 형태

TRUTH OR FICTION?

T	F	아버지의 유전자로 여성과 남성이 결정된다.
T	F	여아가 100명 출생할 때 남아는 120~150명이 출생한다.
T	F	정자는 여성의 생식기관 내에서 아무 방향이나 무작위로 이동한다. 난자에 도달하는 것은 우연히 나타나는 행운이다.
T	F	시험관 아기는 임신 9개월 동안 실험실의 시험관에서 성장한다.
T	F	새로 수정된 수정란은 어머니로부터 어떠한 영양공급 없이 일주일 이상 생존해 있다.
T	F	태아는 때때로 몇 시간 동안 엄지 손가락을 빨기도 한다.
T	F	임신 당시 아버지의 나이는 태아의 발달에 영향을 미칠 수 있다.

2. 유사분열과 감수분열

우리는 단세포, 즉 반복적으로 분열하는 접합자로 생을 시작한다. 세포분열에는 유사분열과 감수분열이라는 두 가지 유형이 있다. **유사분열(Mitosis)**에서는 DNA 가닥이 분리되고(그림 2.2), 그 다음 이중 나선이 복제된다. DNA는 세포의 양쪽에서 분할되어 두 개의 형체를 형성한다. 각 사다리의 불완전한 막대기는 적절한 '파트너'(즉, G와 C, A와 T)와 결합되어 새로운 완전한 사다리를 형성한다. 세포가 분열될 때 DNA 가닥의 동일한 형체 두 개가 분리된다. 각각은 새롭게 형성된 세포의 구성원이 되며, 결과적으로 그 유전 코드는 방사선이나 다른 환경적 영향을 통해 **돌연변이**가 발생하지 않는 한 새로운 세포에서도 동일하다. 돌연변이는 우연한 기회에 발생하지만 흔하지는 않다.

정자와 난자는 **감수분열(Meiosis)**을 통해 생성된다. 감수분열에서는 세포핵 내 46개의 염색체가 먼저 23쌍으로 정렬된 후 DNA 사다리는 양쪽으로 갈라지고, 짝이 되지 않은 반쪽의 염색체를 남긴다. 세포가 분열할 때, 각 쌍의 구성 중 하나가 새로 형성된 각각의 세포로 간다. 즉, 각각의 새로운 세포핵은 46개가 아닌 23개의 염색체만을 포함하고 있다.

정자 세포가 난자와 수정될 때, 아버지의 정자 세포로부터 23개의 염색체를 받고 어머니의 난소에서 23개의 염색체를 받아서, 결합된 염색체 23쌍이 형성된다(그림 2.3 참조). 그 중 22쌍은 외형상 유사하고 동일한 형상에 관한 유전 정보를 가지고 있는 **상염색체**이다. 23번째 쌍은 다른 염색체와는 다르게 보이고 우리의 성을 결정하는 **성염색체**이다.

우리는 모두 어머니로부터 X 염색체(X자형 모양)를 받는다. 아버지는 Y염색체나 X염색체 중 하나를 제공한다.

유사분열(mitosis) 세로로 분리되며 각 염색체가 두 배로 되는 세포 분열의 형태. 각 염색체의 절반은 원래의 형태를 되찾기 위해 화학물질과 결합하고 새로운 세포로 이동한다.

돌연변이(mutation) 우연히 유전자 구성에 영향을 미치는 유전자 특성의 갑작스런 변화

감수분열(meiosis) 각 염색체 쌍이 분열하여 각 쌍의 한 구성원이 새로운 세포로 이동하는 세포 분열의 형태. 그 결과, 각각 새로운 세포는 23개의 염색체를 가지고 있다.

상염색체(autosome) 성 염색체를 제외한 염색체의 쌍

성염색체(sex chromosome) 해부학적으로 아이의 성별을 결정하는 Y(남성)나 X(여성) 형태의 염색체

그림 2.1 DNA의 이중 나선

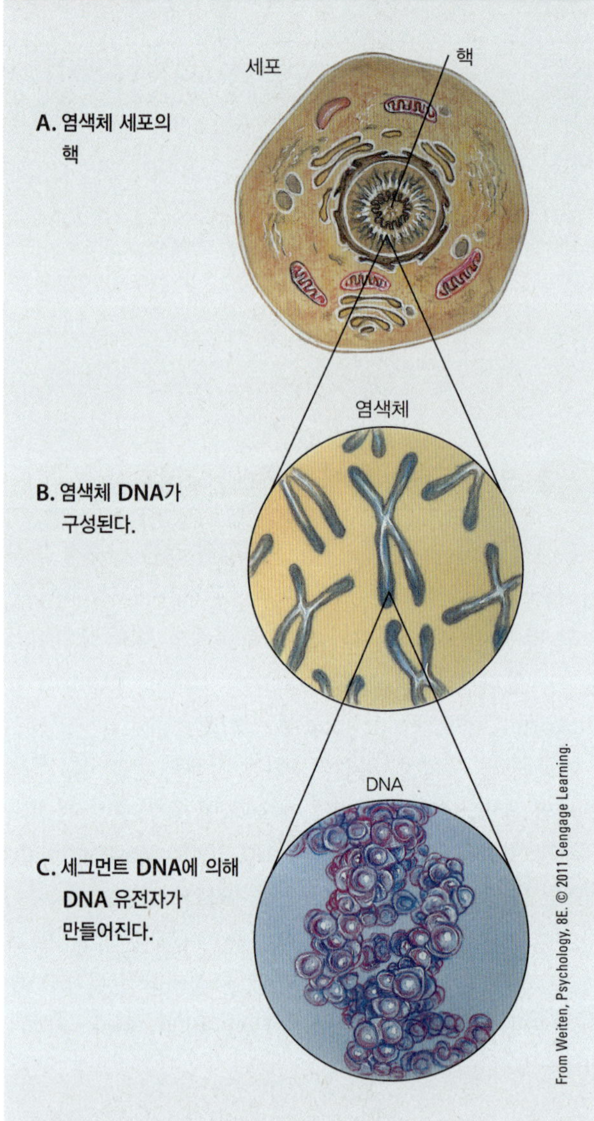

인간의 유전자 코드는 눈 색깔부터 사회성과 음악적 재능과 같은 심리 특성과 능력들에 이르기까지 전달받을 수 있는 모든 특성과 인간의 종을 결정한다.

만약 우리가 아버지로부터 또 다른 X 염색체를 받으면, 우리는 여성으로 태어나게 되고, Y 염색체(Y자형 모양)를 받으면 남성으로 태어난다.

TRUTH

(T) F 아버지의 유전자로 여성과 남성이 결정된다.

사람은 여성이든 남성이든 아버지(父性)가 결정한다는 것이 사실이다.

그림 2.2 유사분열(Mitosis)

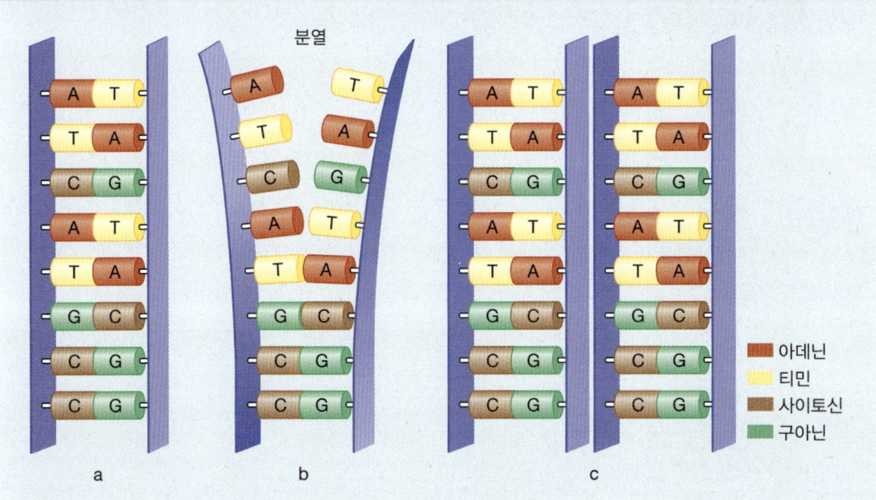

(a) 유사분열 전 DNA 가닥의 한 부분. (b) 유사분열 동안 염색체 DNA 가닥을 분리함 (c) 불완전한 막대기는 적절한 분자와 결합하여 이중 나선이 세포에서 재건됨.

여성이 가임기가 끝나가면 **배란(ovulation)**이 불규칙하게 되고, 몇 달은 두 개 이상의 난자가 방출될 수 있다. 그래서 부모 연령에 따라 쌍둥이의 가능성이 높아진다(Fellman, 2017). 난임 치료를 위한 약물은 여성의 월경주기 동안 한 개 이상의 난자를 숙성시켜 배란함으로써 다태아를 임신할 가능성을 높인다(Fellman, 2017).

3. 일란성 및 이란성 쌍둥이

때때로, 접합체는 두 개의 세포로 나뉘어서 각각 동일한 유전적 구성을 가진 개체로 발전한다. 즉 **일란성 쌍둥이(monozygotic twins, MZ)**가 된다. 여성이 같은 달에 두 개의 난자를 생산하면 그들은 각각 다른 정자와 수정된다. 이 때는 **이란성 쌍둥이(dizygotic twins, DZ)**가 된다. 이란성 쌍둥이는 집안 내력이라서 어머니가 쌍둥이이거나 이전에 쌍둥이를 낳았다면, 그 딸도 쌍둥이를 잉태할 가능성이 높아진다.

4. 우성인자와 열성인자

개인의 형질은 유전자 쌍에 의해 결정된다. 각 유전자 쌍의 구성은 **대립 유전자**로 나타난다. 머리카락 색깔과 같이 형질에 대립 유전자가 같을 때, **동형접합(homozygous)**이라고 한다. 형질에 대한 대립 유전자가 다르면 **이형접합(heterozygous)**이 된다. 일부 특성은 부모로부터 물려받은 유전적 지시들의 '평균화'에서 비롯된다. 두 대립 유전자의 효과가 모두 나타날 때 불완전 우성 또는 공동우성이라 한다.

만약 **우성 대립 유전자**와 **열성 대립 유전자**가 짝을 이루면 우성 대립 유전자에 의해 결정되는 특성은 자손에게 나타난다.

그림 2.3 인간 유전자의 짝

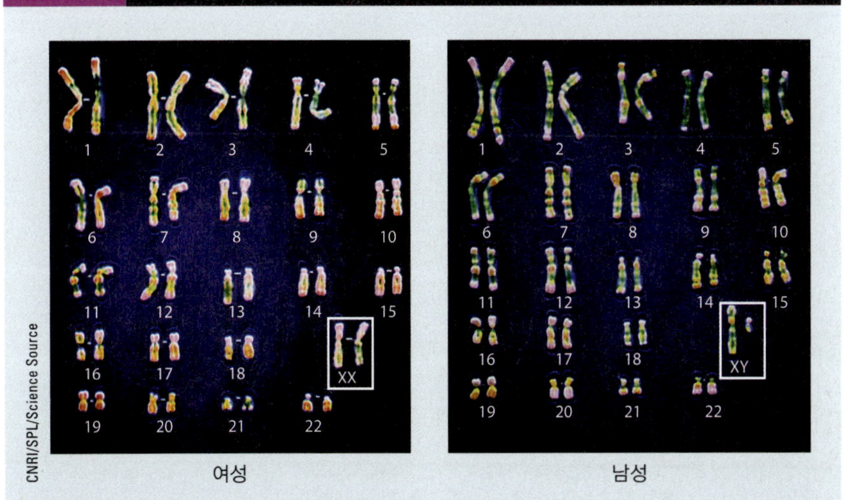

사람들은 일반적으로 23쌍의 염색체를 가지고 있다. 여성은 두 개의 X 염색체를 가지고 있으며, 남성은 X와 Y 성 염색체를 가지고 있다.

일란성 쌍둥이 분할된 단일 접합체에서 파생된 일란성 쌍둥이. 각 일란성 쌍둥이는 동일한 유전 암호를 갖는다.

이란성 쌍둥이 두 개의 접합체에서 파생되는 쌍둥이

배란 난소의 난자 방출

대립 유전자 유전자 쌍의 구성원

동형접합체 동일한 두 개의 대립 유전자를 가짐

이형접합체 두 개의 다른 대립 유전자를 가짐

우성 형질 표현되는 특성

열성 형질 관련 유전자가 우성 유전자와 짝을 이룰 때 표현되지 않는 유전자

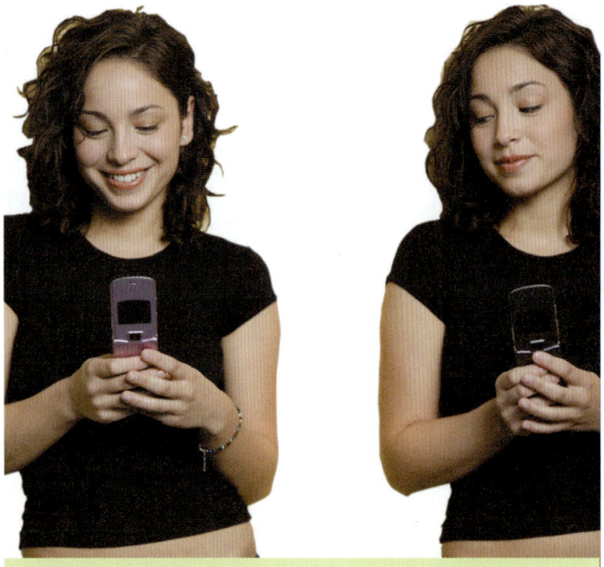
rubberball/Getty Images

일란성 쌍둥이

일란성 쌍둥이는 유전자의 100%를 공유하는 반면에 이란성(dizygotic) 쌍둥이는 유전자의 50%를 공유한다. 일란성 쌍둥이는 외모가 매우 흡사하고 많은 심리적 특성을 공유하는 경향이 있다.

예를 들어, 파란 눈과 갈색 눈의 자손은 갈색 눈을 가지고 있다. 갈색 눈은 우성이고 파란 눈은 열성의 특성을 갖고 있기 때문이다.

만약 한 부모가 갈색 눈의 유전자만 가지고 있고 다른 부모가 파란 눈의 유전자만 가지고 있다면 아이들은 변함없이 갈색 눈을 가질 것이다. 하지만 갈색 눈을 가진 부모는 파란 눈의 열성 유전자를 가지고 있을 수 있다(그림 2.4).

만약 부모로부터 열성 유전자를 받은 사람이 다른 부모로부터 열성 유전자를 받은 사람과 결합하면 열성 형질이 표시된다. 그림 2.4에서 나타난대로 갈색의 눈동자를 가진 부모 중 대략 25%의 아이들은 열성인 파란색 눈으로 나타난다. 표 2.1은 인간의 다양한 우성과 열성 형질을 보여준다.

어떤 형질에 대한 우성인자와 열성인자를 가진 사람들을 열성 유전자의 전달자라고 한다. 질병을 일으키는 열성 유전자의 경우, 그 유전자의 전달자들은 다행스럽게도 열성의 효과를 무력화시키는 우성 유전자를 가지고 있다.

일란성 쌍둥이 일란성 쌍둥이는 유전자의 100%를 공유한다. 반면에 이란성 쌍둥이는 유전자의 50%를 공유한다. 일란성 쌍둥이는 외모가 매우 비슷하고 많은 심리적 특성을 공유하는 경향이 있다.

유전자 전달자 특성을 전송하는 사람, 그러나 본인은 그 특성이 발현되지 않는다.

표 2.1 다양한 우성 형질과 열성 형질

지배적 우성 특성	열성 특성
검은 머리카락	금발
검은 머리카락	빨강 머리
곱슬머리	직모
정상적인 색각	적 녹색 색맹
정상적인 시력	근시 (근시)
원시	정상적인 시력
정상적인 색소 침착	피부, 모발의 색소 결핍 및 망막(백색증)
접촉에 대한 일반적인 감도	매우 연약한 피부
정상적인 청력	일부 형태의 난청
보조개	보조개 없음
A형 혈액	O형 혈액
B형 혈액	O형 혈액
유당의 내성	유당 불내성

그림 2.4 우성인자와 열성인자의 전달

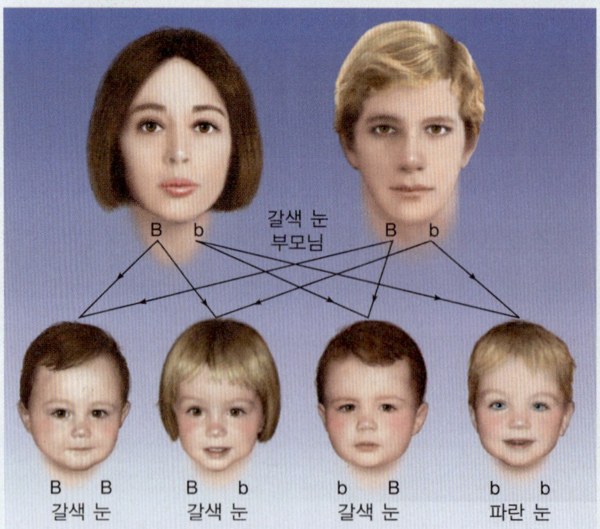

갈색 눈을 가진 사람이 청색 또는 녹색 눈의 유전자를 가질 수 있다는 것을 알고 있는가? 갈색 눈의 유전자가 우성이므로, 갈색 눈동자로 나타난다. 그리고 파란 눈의 유전자는 열성이다. 여기에 각각 부모는 갈색 눈 유전자를 가지고 (둘 다 갈색 눈) 청색 유전자는 열성으로 남아있거나 숨겨져 있다. 그들의 자녀는 우연히 갈색 또는 파란 눈의 유전자를 물려받게 된다. 따라서 자녀 4명 중 3명의 아이는 갈색 눈, 3명 중 2명의 아이는 청색 열성 유전자를 지닌다. 네 번째 아이만 파란 유전자를 모두 물려받아 실제로 파란 눈을 가질 것이다.

5. 염색체 및 비정상 유전

염색체 또는 유전적 이상은 건강 문제를 유발할 수 있다. 일부 염색체 장애에는 22쌍의 상염색체(예 : 다운증후군)와 비정상적 성염색체의 이상(예 : XYY 증후군)처럼 선천성 문제를 유발하기도 한다.

낭포성 섬유종 같이 한 쌍의 단일 유전자에 의해 질병이 나타날 수도 있다. 몇 개의 **유전자 조합**의 문제로 생기는 선천성 질환도 있다. 당뇨, 뇌전증 및 위궤양은 여러 요인의 문제로 나타나며 유전적 소인과 환경적 소인 모두 이 질병들에 영향을 미칠 수 있다.

그림 2.5 다운증후군

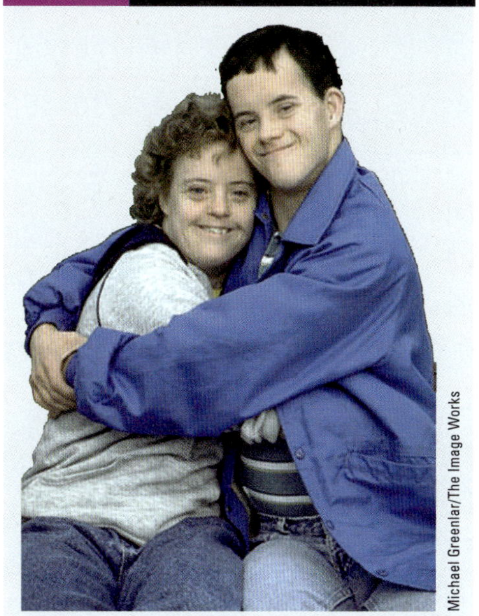

다운증후군의 신체적 특징인 둥근 얼굴, 튀어나온 혀, 넓고 납작한 코, 눈 안쪽 구석의 주름 등이 있다.

6. 비정상 염색체 (Chromosomal Abnormalities)

인간은 46개의 염색체를 가지고 있다. 염색체 수가 더 많거나 적으면 건강에 문제가 생기거나 이상 행동을 보일 수 있다. 이러한 염색체 이상은 부모 나이가 많을수록 증가한다(ACOG, 2017; Sherbahn, 2017).

다운증후군(Down's syndrome)

다운증후군은 21번째 염색체 쌍에 추가 염색체가 있어서 결과적으로 47개의 염색체를 가져서 생기는 질환이다. 다운증후군의 발생 확률은 부모의 나이와 함께 증가한다. 신체적 특징으로 둥근 얼굴, 튀어 나온 혀, 넓고 납작한 코, 눈의 내측 사이에 경사진 주름이 발견된다(그림 2.5 참조).

또한, 인지 발달과 운동 기능에도 결함이 있다(Sigman et al., 2018). 일반적으로 중년기에 이르면 심혈관 문제로 사망하지만, 현대 의학의 발달로 이전보다 수명이 많이 연장되었다.

성 연관 염색체 이상(Sex-Linked Chromosomal Abnormalities)

비정상적인 성염색체 이상을 **성 연관 염색체 이상**이라 하며, 대부분 생식 능력이 없다. 또한 '남성' 또는 '여성'의 성과 관련된 특징에서 문제가 나타난다.

700~1,000명당 1명의 남성이 추가된 Y 염색체를 가지고 있다. 추가적으로 존재하는 Y염색체는 2차 성징과 키에 영향을 미친다.

예를 들면 XYY 남성은 평균보다 키가 더 크고 풍성한 턱수염을 볼 수 있다. 그래서 한 때 XYY 성염색체 구조를 가진 남성을 '슈퍼 남성(supermale)'이라고 부르기도 했다. 그러나 XYY '슈퍼 남성'은 XY 염색체를 가진 남성보다 건강 문제가 생길 확률이 높은데 그 중 한 예가 언어 발달의 지연이다.

클라인펠터 증후군(Klinefelter syndrome)은 정상보다 X 염색체의 수가 많아 XXY 성염색체를 가지고 있다. 발생률은 약 500명당 1명에게 나타난다. XXY 남성은 일반 남성보다 남성 호르몬인 **테스토스테론**을 적게 생산한다.

그 결과 남성 1차 성징 및 2차 성징(굵은 목소리, 근육 발달, 남성형 체모 등)이 제대로 발달하지 못한다. XXY 남성은 일반적으로 유방 비대(여성형 유방)와 지적 장애가 있으며 특히 언어 기술이 부족하다(Skuse et al., 2018).

일반적인 치료 방법은 테스토스테론 대체요법으로 치료 후 테스토스테론의 성장 촉진이나 기분을 고양시키는 효과가 있으나 불임의 문제는 그대로 남게 된다.

터너증후군(Turner syndrome)은 여자 2,500명당 1명에게 생기며, 한 개의 X 염색체를 갖는다. 이들의 외생식기는 정상이지만 난소가 제대로 발달하지 않기 때문에 **에스트로겐**을 거의 생산하지 못한다. 평균키보다 작고 불임의 문제가 있다.

다발성 요인의 건강 문제 유전과 환경 요인의 상호작용으로 발생하는 문제

다운증후군 21번째 쌍에서 여분의 염색체로 나타나며 지적 장애의 특징을 갖는 염색체 질환

반성 유전 성염색체에 의해 전달되며 다음 세대에 나타나는 염색체 이상

클라인펠터 증후군 남성에게 여분의 X 염색체로 발생하며 경미한 지적 장애와 불임 문제가 있음

테스토스테론(testosterone) 고환에서 생산되는 남성 호르몬

터너 증후군 하나의 X염색체로 인한 여성의 염색체 질환으로 불임의 문제가 생김

에스트로겐(estrogen) 난소에서 생성되는 여성 호르몬

연구자들은 이들에게 낮은 에스트로겐 수준으로 인한 인지 결함의 패턴을 발견했는데, 공간지각능력, 수학 능력, 비언어적 기억 영역의 결함이다(Skuse et al., 2018).

한편, 아직 소수만이 참여한 결과이지만, 국립보건원(NIH)의 연구에 따르면 터너증후군을 앓고 있는 여성이 같은 나이의 일반 여성보다 학사 학위를 받고 취업할 가능성이 더 높았다(Gould et al., 2013).

트리플 X 증후군은 1,000명당 1명에게 발생하며 XXX 성염색체가 나타난다. 이들은 외견상 문제는 없으나 최근 사건에 대한 기억력이 떨어지고 평균 이하의 언어 능력을 보인다. 외부 성기의 발달은 충분히 정상적으로 보이나 불임 발생률은 증가하고 있다(Lee et al., 2011).

비정상적 유전질환

- 페닐 케톤뇨증
- 헌팅턴 병
- 겸상 적혈구 질환
- 테이 삭스 병
- 낭포성 섬유증
- 혈우병
- 근이영양증(근위축증)

© Image ideas/Jupiter Images

7. 유전자 이상(Genetic Abnormalities)

유전자 문제로 생기는 여러 질병에 대해 살펴보자.

페닐 케톤뇨증(phenylketonuria, PKU)

효소 장애인 페닐 케톤뇨증(PKU)은 열성 유전자에 의해 전달되는 질환으로 약 8,000명 중 1명의 어린이에게 영향을 미친다. PKU가 있는 소아는 페닐알라닌이라는 아미노산을 대사할 수 없으므로 신체에 축적된다. 그 결과 중추신경계 기능을 손상시켜 지적 장애, 심리적 장애 및 신체적 문제가 나타난다.

질환에 대한 치료법은 없지만 PKU가 있는 어린이는 출생 후 3~6주 이내에 페닐알라닌 제한 식이요법을 시작하면 정상적으로 발달할 수 있다(Casey, 2013; Dawson et al., 2011).

헌팅턴 병(hunting's disease, HD)

헌팅턴 병(HD)은 치명적이고 진행성이며 퇴행적인 질환으로 18,000명당 1명의 미국인에게 나타나는 우성 유전질환이다. 통제 불가능한 근육의 움직임이 나타나며, 심리적으로는 지적기능 상실과 성격의 변화를 보인다(Bouwens et al., 2014).

발병 시작이 성인 중반기까지 지연되기 때문에 증상이 나타나지 않은 시기에 자녀를 낳게 되고 그 이후에 자녀의 절반이 불가피하게 HD가 나타나는 것을 알게 된다. 의약품으로 일부 증상들을 관리할 수 있다.

겸상 적혈구 질환(sickle cell disease)

겸상 적혈구 질환은 열성 유전자에 의해 전달되는 질환이다. 아프리카계 미국인에게 흔히 발생하며 아프리카계 미국인 10명 중 1명, 라틴 아메리카인 20명 중 1명이 보균자에 해당한다. 낫 모양의 적혈구가 서로 뭉쳐서 작은 혈관을 막고 산소 공급을 감소시킨다. 산소 공급이 감소하면 인지 능력과 학업 능력이 손상될 수 있다(Sickle Cell Disease, 2017).

관절의 통증과 부종, 황달이 나타나고 폐렴, 뇌졸중, 심장 및 신부전과 같은 잠재적인 치명적 상태가 나타날 수 있다.

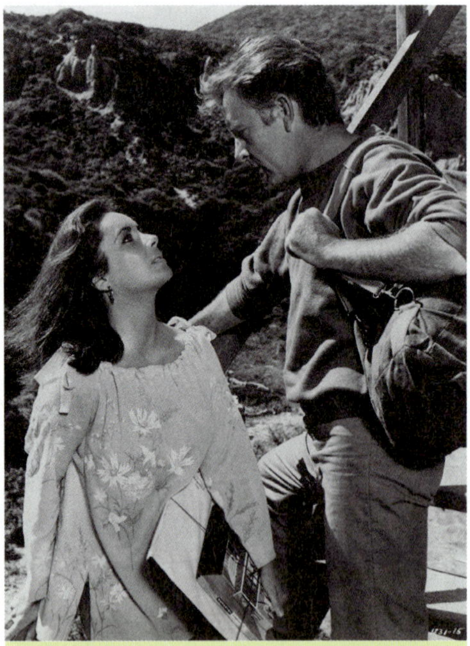

Heritage Image Partnership Ltd/Alamy Stock Photo

영화 클레오 파트라의 주연배우인 리처드 버튼과 엘리자베스 테일러의 모습. 리처드 버튼은 혈우병 진단을 받았다.

테이 삭스 질병(Tay-Sachs disease)

테이 삭스 질병은 열성 유전자에 의해 발생하며, 중추신경계를 퇴화시켜 사망에 이르게 한다. 이 장애는 동유럽에서 출생한 유태인 가정의 어린이들에게 가장 흔하게 발견되어 30명 중 1명은 테이 삭스의 열성 유전자를 가지고 있다.

페닐 케톤뇨증 페닐알라닌이 축적되어 지적 장애를 일으키는 유전적 이상

헌팅턴 병 중년에 발병하는 치명적인 유전적 신경 장애

겸상 적혈구 질환 산소를 운반하는 혈액 용적을 감소시키는 장애

테이 삭스 병 치명적인 유전 신경 장애

낭포성 섬유증 점액이 폐와 췌장을 막는 치명적인 유전 장애

이들은 점진적으로 근육에 대한 통제력이 상실되고 지적장애와 감각상실이 나타나며, 마비 증상이 나타나 보통 5세 정도에 사망한다.

낭포성 섬유증(cystic fibrosis)

낭포성 섬유증도 열성 유전자에 의해 유발되며 유럽계 미국인들 사이에서 가장 흔하게 나타나고 치명적인 유전병이다. 약 30,000명의 미국인이 이 질환을 앓고 있고, 1,000만 명(31명당 1명)이 보균자이다(Cystic Fibrosis Foundation, 2018). 질환이 있는 경우 췌장과 폐를 막는 두꺼운 점액이 과도하게 생성되고, 대부분 20대에 호흡기 감염으로 사망한다.

반성 유전(성염색체 연관 유전질환)

혈우병과 같은 유전질환은 X염색체에만 전달된다. 이렇게 성염색체에 따라 질환 발생의 차이가 있는 질환을 성염색체 연관 유전질환이라 지칭한다. 이러한 결함에는 열성 유전자도 포함된다. X염색체가 두 개인 여성은 X 염색체가 하나인 남성보다 성염색체 연관 유전질환이 나타날 가능성이 적다.

질환을 유발하는 유전자가 X 염색체 모두에 있어야 장애가 발현되기 때문이다. 남성은 하나의 X염색체를 가지고 있기 때문에 성염색체 연관 유전질환은 여성 보균자가 출산한 아들에게 문제가 될 가능성이 더 높다.

근이영양증(근위축증, muscular dystrophy) 중 한 유형인 뒤셴(Duchenne) 근이영양증은 성염색체와 연관된 유전질환이다. 주요 특성은 근육의 약화이며 근육이 소모되어 걸을 수 없게 되고 결국 사망으로 이어질 수 있다. 이 밖의 성염색체와 연관된 유전질환은 당뇨, 색맹, 야맹증의 일부 유형이 있다.

8. 유전 상담 및 산전 검사

유전자의 이상은 많은 질병의 원인이 된다. **유전 상담사**는 부부의 유전자 정보를 수집하여 자녀가 유전적 이상을 일으킬 수 있는지 조사한다. 유전적 결함이 자녀에게 전달될 위험이 높은 부부는 자신이 임신하기보다 자녀를 입양하거나 혹은 아예 낳지 않는 것을 선택하기도 한다. **산전 검사**로 배아 또는 태아가 유전적 이상을 가지고 있는지 확인할 수 있다.

혈액 검사와 초음파 검사가 염색체 및 유전적 이상의 증거를 제공하고 배아와 태아에 대한 명확한 이미지를 제공하는 이점이 있기 때문에, 오늘날 여성은 이 검사들을 시행한 이후에 양수천자를 선택하게 된다.

양수천자(amniocentesis)

일반적인 양수천자 시행 시기는 임신 14~16주이다. 의료 전문가는 주사바늘을 삽입하여 양막에서 액체(양수)를 수집한다. 여기에는 태아에게서 탈락한 세포가 포함되어 있다.

이 세포를 양수에서 분리하고 배양하여 유전적 및 염색체 이상을 현미경으로 검사한다. 양수천자는 35세 이후에 임신한 여성들에게 권장되는데, 임신한 여성이나 배우자가 35세보다 더 많을수록 다운증후군이나 기타 염색체 이상 질환의 가능성이 급격히 증가하기 때문이다.

양수천자를 통해 부모는 태아의 성별에 대한 정보를 얻을 수 있다. 양수천자 후 **유산(miscarriage)**의 위험이 있지만 아직 그 위험도가 어느 정도인지는 명확하지 않다.

융모막 융모 채취 (Chorionic villus sampling, CVS)

융모막 융모 채취는 임신 9~12주 사이에 시행된다. 질을 통해 작은 주사기를 **자궁**에 삽입하여 태아가 있는 공간의 외막에서 실 모양의 돌기(융모)를 흡인한다. 검사 결과는 며칠 이내로 확인할 수 있다. CVS는 양수천자만큼 자주 사용되지 않았는데, 그 이유는 유산의 위험이 더 증가하기 때문이다.

양수천자와 CVS가 유산에 미치는 영향에 대해서는 논란이 있기 때문에 담당 의사에게 최신 정보를 문의할 필요가 있다.

혈우병(hemophilia) 혈액이 제대로 응고되지 않는 유전 질환

성염색체 연관 유전질환 X염색체에서 발견되는 유전자 이상. 대개 여아보다 남아(두 번째 X염색체에 빈대 유전자가 존재하지 않는)에게 나타날 가능성이 높음

근이영양증(근위축증) 점진적인 근육 소모를 특징으로 하는 만성질환

유전 상담사(genetic counselors) 부부의 유전적 정보를 수집하여 자녀에게 유전적 이상이 생길 수 있는지를 조언하는 건강 전문가

산전(prenatal) 출생 이전의 시기

양수천자 다양한 질환의 정보를 확인하기 위해 양수에서 얻은 태아 세포를 검사하는 방법

유산 배아 또는 태아가 스스로 생명을 유지하기 전에 퇴화하는 것, 대부분의 경우 발달 결함으로 인해 발생

융모막 융모 채취(CVS) 양막과 태아를 둘러싸고 있는 외막을 채취하여 유전적 이상을 태아기 전에 검출하는 방법

자궁 배아와 태아가 발달하는 속이 비어 있는 여성의 내 생식기관

초음파 태아 또는 내부 장기에서 고주파음이 반사되는 파동을 이미지로 생성하여 정보를 제공하는 방법

그림 2.6 초음파 검사를 이용한 검사도

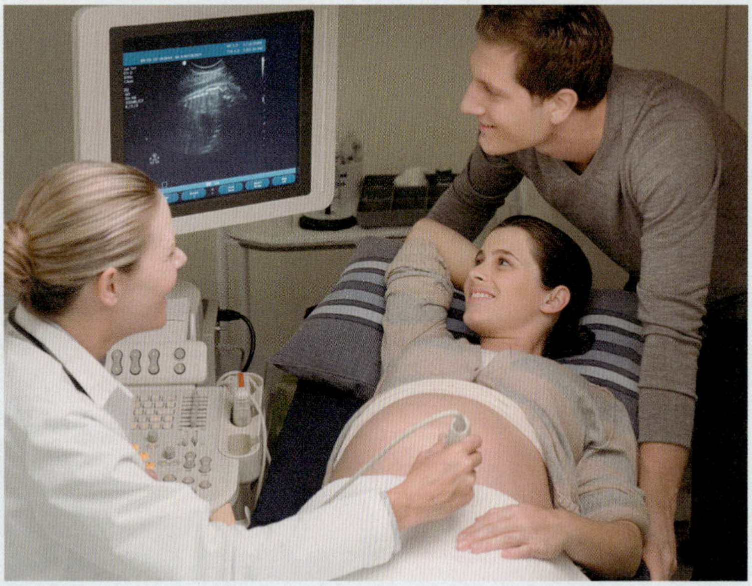

초음파 기술은 사람의 귀로 들을 수 없는 높은 음파가 태아에게 반사되어 돌아오면 이 정보를 이용하여 컴퓨터로 이미지를 조합하는 방법이다. 이 영상으로 다양한 이상을 감지할 수 있다. 태아가 일정 재태기간에 도달하면 해부학적인 성별 구분도 가능하다.

초음파(ultrasound)

사람이 들을 수 없는 높은 주파수(초음파)를 사용하여 태아에 대한 정보를 얻는 방법이다.

태아에게 반사되는 초음파를 반영하여 컴퓨터를 통해 태아의 이미지를 생성한다. 그림 2.6의 모니터 영상이 초음파 영상이다. 초음파로 태아의 위치를 확인하여 양수천자와 CVS 시술에서 바늘을 삽입할 위치를 안내하기도 한다. 또한 태아의 성장과정을 추적하고, 재태 연령과 태아 성별을 확인하며, 임신 확인 및 기형 여부를 검사하는 데 사용된다. 임신 4~5개월에 시행하는 정밀 초음파 검사는 일반적으로 완전한 해부학적 구조를 스캔한다.

주파수(초음파) 음파에 의해 생성된 이미지로 배아 또는 태아의 이미지를 생성함.

알파 태아 단백 분석(AFP) 산모의 혈중 알파 태아 단백물질 농도를 평가하는 혈액 검사. 태아 신경관 결함과 관련이 있다.

유전자형 유전에 의해 결정되는 사람의 유전적 형태 또는 구조

표현형 유전 및 환경 요인에 의해 결정된 사람의 실제 형태 또는 체질

혈액 검사(blood tests)

부모의 혈액 검사를 통해 겸상 적혈구 질환, 테이 삭스 질병 및 낭포성 섬유증과 같은 유전질환의 존재를 확인할 수 있다. **알파 태아 단백**(alpha-fetoprotein, AFP) 분석은 척추 이분증이나 특정 염색체 이상의 신경관 결함을 감지하는 데 사용된다. 신경관 결손이 있으면 산모의 혈액에서 AFP 수치가 상승된다. 또한, 상승된 AFP 수치는 태아 사망 위험이 증가하는 것과 관련이 있다. 혈액 검사로 염색체 이상을 검사할 수 있으며 임신 3~4개월에는 태아의 성별을 확인할 수 있다.

2-2 유전 및 환경

각 개인의 특성 발달은 유전뿐만 아니라 영양, 학습, 운동, 그리고 불행히도 사고와 질병의 영향을 받는다. 만일 셰익스피어가 빈곤한 환경에서 자랐고 읽거나 쓰는 법을 배우지 못했다면 잠재적 능력을 보유했다 할지라도 햄릿과 같은 명작을 창작하지 못했을 것이다.

그러므로 우리의 특성과 행동은 유전과 환경이 상호작용한 결과물이라 할 수 있다. 이 중 우리가 부모에게서 물려받은 일련의 특성을 **유전자형**(genotype)이라 한다. 실제 우리가 나타내는 특성들은 **표현형**(phenotype)이다. 우리의 표현형은 유전과 환경의 영향을 모두 반영하며, 유전과 환경이 발달에 미치는 영향을 분류하는 여러 방법들은 다음과 같다.

1. 친족 연구

유전적 근접 정도가 다른 친척들 간의 특성과 행동 분포에 대해 연구하는 방법이다. 유전적으로 더 근접한 관계일수록 유전자의 공통성이 더 많아진다. 부모와 자녀 사이에는 유전적 자질이 50%가 중복되며 형제자매 관계에서도 유전자 특성이 50%가 겹친다. 이모, 삼촌과 조카의 관계, 조부모와 손자의 관계에서는 25%가 중복된다.

잠재력이 있는 셰익스피어라 할지라도 가난한 환경에서 자라서 읽기나 쓰기를 배우지 못했다면 '햄릿'을 창작하지 못했을 것이다.

사촌끼리는 유전적 특성의 12.5%를 공유한다. 유전자로 나타나는 형질은 근접한 관계의 친척일수록 그 특성을 공유할 가능성이 높아진다.

2. 쌍둥이 연구 : 유전의 거울 보기

일란성 쌍둥이들은 유전자의 100%를 공유하지만, 이란성 쌍둥이들은 다른 형제자매와 마찬가지로 50%를 공유한다. 일란성 쌍둥이들은 이란성 쌍둥이보다 특징이나 행동에서 더 많은 유사점이 보이는 것은 그 특성과 행동에 대한 유전적 근거가 연루된 것이다.

일란성 쌍둥이들은 신체와 심리의 여러 가지 특성들이 이란성 쌍둥이들보다 닮아있다(Bouchard & Loehlin, 2001). 이들은 외모도 서로 닮았고 키와 몸무게도 비슷할 가능성이 높다(Dubois et al., 2012; Plomin et al., 2016). 커피나 차에 대한 선호도 역시 서로 비슷하다(Luciano et al., 2005).

일란성 쌍둥이의 경우 지능과 성격 특성에서도 이란성 쌍둥이에 비해 유사점이 많다(Hur, 2005; McCrae et al., 2000; Shakeshaft et al., 2015). 또한 **자폐증(autism)**, 우울증, 정신분열증과 같은 심리적 장애와 알코올 중독에 대한 취약성도 공유할 가능성이 더 높다(Belmonte & Carper, 2006; Haworth et al., 2017; Plomin et al., 2016; Ronald et al., 2006).

그러나 일란성 쌍둥이들은 양육과정에서 종종 비슷하게 양육되고 취급되기 때문에 이런 것들이 서로 매우 가깝게 닮은 것이 아닌지 의문이 생길 수 있다. 여기에 답하는 한 가지 방법은, 각각 떨어져서 자란 일란성 쌍둥이를 찾아 비교하는 것이다. 자궁 환경을 제외하고, 떨어져 자란 일란성 쌍둥이에게 보이는 유사성은 유전의 결과로 볼 수 있다.

미네소타 쌍둥이 연구(McGue & Christensen, 2013)에서 연구자들은 유아기에 분리되어 다른 가정에서 자라 성인이 된 일란성 쌍둥이 56쌍의 생리적 특성과 심리적 특성을 조사해 왔다.

각기 다른 환경에서 떨어져 자란 일란성 쌍둥이들은 지능, 성격, 기질, 직업 및 여가 시간 관심사, 사회적 태도가 한 가정에서 자란 일란성 쌍둥이와 거의 비슷하게 나타난다. 그리고 이 유사성은 평생 동안 지속된다(McGue & Christensen, 2013). 따라서 이러한 특성은 유전적 토대를 갖는 것으로 보인다.

3. 입양 연구

어릴 때 생물학적 부모와 분리되어 양부모에 의해 양육된 이들에 대한 연구를 통해 개인의 본성과 양육의 영향을 선별할 수 있다. 오랫동안 양부모가 양육했음에도 불구하고 입양아들의 특성이 생물학적 부모(친부모)와 더 비슷하다는 것은, 그 특성이 나타남에 있어 유전적 역할이 강력하게 작용한다는 것이다. 인간의 형질은 유전자 쌍에 의해 결정되고, 각 쌍을 구성하는 성분은 수정 과정을 통해 각 부모로부터 나온다.

2-3 수정 : 모든 역경을 통과하는 과정

수정(conception)은 난자와 정자 세포의 결합이며 새로운 삶의 시작이다. 그러나 다른 관점에서 보면 임신은 여성이 생산한 수십만 개의 난자 중 하나가 남성이 사정한 수억 개의 정자 중 하나와 결합하는 신비로운 여행의 끝이기도 하다.

1. 난자(Ovum)

여성은 출생할 때 각 난소에 300,000~400,000개의 난자를 가지고 있지만, 일생 동안 500개 정도만 배란하게 된다(Adhikari & Liu, 2014). 난소에서는 여성 호르몬인 에스트로겐과 프로게스테론이 생성된다. 난자는 미성숙한 상태에서 사춘기에 이르러 호르몬의 명령에 반응하여 일부가 성숙하기 시작한다. 매달 월경주기의 중간 시기에 난소의 난포에서 난자(때로는 둘 이상)가 방출되어 가까운 나팔관(난관)으로 들어간다(그림 2.7 참조).

작은 솜털같은 구조를 가진 섬모와 난관벽의 수축으로 난자가 이동하며, 몇 인치 정도의 난관을 따라 자궁까지 도달하는데 3~4일이 걸릴 수 있다. 정자와 다르게 난자는 스스로 움직이지 않는다. 만일 난자가 수정되지 않는다면, 배아를 지원하기 위해 형성되었던 **자궁내막**과 함께 자궁과 질을 통해 월경혈로 배출될 것이다.

난자는 정자보다 훨씬 크다. 조류의 경우 닭이나 타조 역시 정자는 매우 작지만 달걀이나 6인치 타조알은 하나의 난자 세포로 매우 크다.

> **자폐성** 타인과의 관계맺기의 실패, 의사소통 문제, 변화에 대한 편협함, 의식적 행동이 특징인 발달 장애
>
> **수정** 각 세포의 염색체가 결합하여 23개의 새로운 쌍을 형성하는 정자 세포와 난자 세포의 결합
>
> **자궁내막(endometrium)** 자궁의 안쪽 벽을 구성하는 막

그림 2.7 여성 생식기관

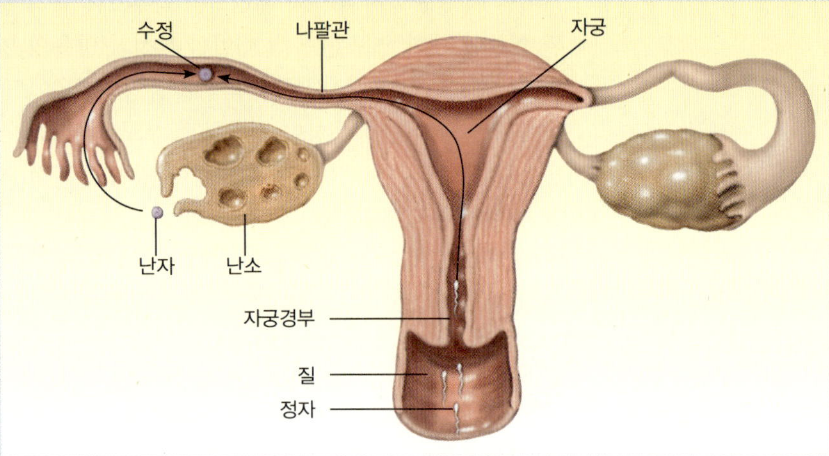

난소는 난자 세포(난자)를 방출하여 나팔관(난관)으로 들어가는 방법을 찾는다. 정확히 어떻게 들어가는지 알려지지는 않았지만 수정은 대개 나팔관에서 이루어진다. 수정된 난자는 난관을 통해 자궁으로 이동하면서 자궁 벽에 이식되어 만삭이 될 때까지 자란다.

인간의 난자는 가까스로 보이는 정도이지만 정자 세포와 비교하면 수천 배 더 크다.

TRUTH

Ⓣ F 여아가 100명 출생할 때 남아는 120~150명이 출생한다.

여아 100명당 약 120~150명의 남자 아이가 잉태되는 것은 사실이다. Y 염색체를 가진 정자는 더 빨리 헤엄치기 때문에 여아보다 남아가 많이 잉태된다.

2. 정자 세포(Sperm Cells)

정자 세포는 여러 단계를 거쳐 발달한다. 그들은 각각 46개의 염색체로 시작하지만 감수 분열 후에 각 정자는 23개의 염색체를 가지는데, 절반은 X 염색체이고 절반은 Y 염색체이다. 각 정자 세포의 길이는 약 1/500 인치로 신체에서 가장 작은 세포 중 하나이다. Y 염색체를 가진 정자는 X 염색체를 가진 정자보다 빠르게 헤엄친다. 이 차이는 여아 100명당 남아 120~150명이 수정되는 결과를 낳는다. 그러나 종종 임신 첫 달에 여성보다 남성 태아가 유산률이 더 높다.

출생 시점이 되면 남아 대 여아의 비율은 106 대 100으로 여전히 남아 비율이 높다. 그런데 남아는 유아 사망률이 더 높기 때문에 결국 남아와 여아의 수는 동등하게 된다.

한 번 사정할 때 1억 5천만 개 가량의 정자가 체외로 나오고 그 중 하나의 정자만이 난자와 수정할 수 있다는 것은 낭비적인 투자로 보일 수 있다. 그러나 정자 1,000개 중 한 개의 정자만이 난자에 접근할 수 있다. 질에 퇴적된 수백만 개가 중력 때문에 여성의 몸 밖으로 흘러나오기 때문이다. 또한, 정상 상태의 질은 약산성 상태라서 많은 정자가 죽는다.

여기까지 살아남은 많은 정자는 자궁 경부에서 나오는 액체의 흐름에 맞서 헤엄쳐야 한다(그림 2.7 참조).

이러한 초기 장애에서 살아남은 정자는 사정 후 60~90분 후에 나팔관(난관)에 도달할 수 있다. 이때 정자의 절반 이상이 나팔관에 들어가지만 난자를 만나지는 못한다.

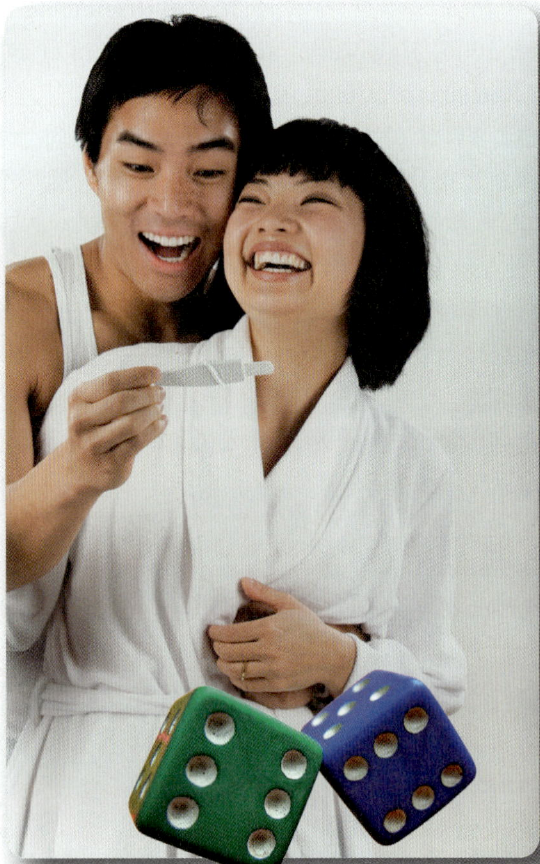

Hill Street Studios/Getty Images; iStock.com/Joan Coll

대략 정자 2,000개가 양 쪽의 나팔관 중 난자가 있는 올바른 관으로 들어간다. 나팔관을 감싸는 섬모에 의해 발생하는 전류에 대항하여 마지막 2인치를 헤엄치는 정자는 극소수이다. 정자가 여성의 생식기관 내에서 아무 방향이나 무작위로 이동하는 것은 아니다. 정자 세포는 난자가 방출될 때 발생하는 칼슘 이온의 변화를 감지하여 정확하게 난자의 방향으로 향한다(Lishko & Mannowetz, 2018).

FICTION

T (F) 정자는 여성의 생식기관 내에서 아무 방향이나 무작위로 이동한다. 그래서 난자에 도달하는 것은 우연히 나타나는 행운이다.

정자가 여성의 생식관 내부를 무작위로 이동한다는 것은 사실이 아니다. 정자가 이동하는 방향은 난자가 방출될 때 발생하는 칼슘 이온의 변화에 의해 영향을 받는다.

난자 주변에 흩어져 있는 모든 정자 중에서 한 개의 정자가 난자에 침투한다(그림 2.8 참조). 난자는 젤라틴 층으로 둘러싸여 있다. 난자로의 여정을 마친 많은 정자는 젤라틴층을 잠깐 얇게 만드는 효소를 분비하지만, 하나의 정자만 들어간 후에 층이 두꺼워져 다른 정자가 들어오는 방법을 막는다. 정자 세포의 염색체는 난자 세포의 해당 염색체를 가로 질러 정렬된다. 그리고 나서 독특한 유전 지침 세트로 23개의 새로운 쌍을 형성한다.

그림 2.8 인간의 정자가 나팔관 주변의 난자에 동시 다발적으로 달려들고 있다.

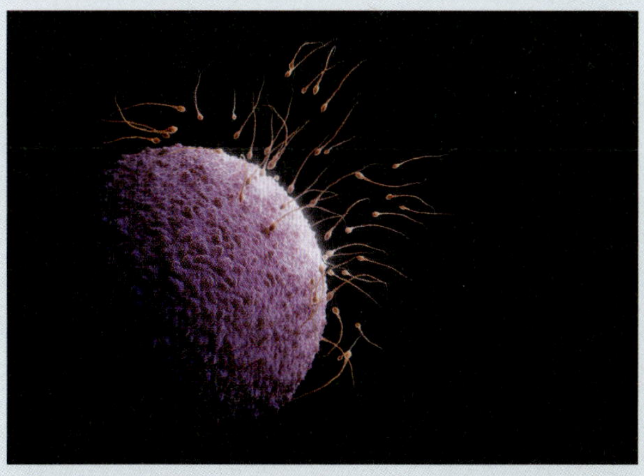

Science Picture Co/Alamy Stock Photo

성 관계 중 수억 개의 정자가 여성에 들어간다. 이 중 수천 개의 정자가 함께 나팔관에 도착한다. 많은 정자들이 난자로 들어가려고 시도하지만 난자의 표면이 다른 정자들을 투과할 수 없게 하기 때문에 한 개의 정자만 수정에 성공한다. 정자는 본능적인 후각을 통해 난자를 찾는 것으로 보인다.

3. 난임, 그리고 부모가 되는 대안 방법

북미와 유럽에서는 약 15%의 부부가 난임 문제를 가지고 있다(Agarwal et al., 2015). 난임이라는 진단은 일반적으로 부부가 1년 동안 스스로 임신하지 못할 때 적용할 수 있다. 이전에는 난임이 여성의 문제로 여겨졌지만 여성과 남성 모두 난임에 거의 동일하게 문제가 될 수 있다는 것이 밝혀졌다(Agarwal et al., 2015).

남성 **난임의 원인(causes of infertility)**에서 가장 흔한 것은 정자 수 감소 또는 정자 부족이다. 남성의 난임 문제에는 유전적 요인, 유해한 환경, 당뇨병, 성병(STI), 높은 온도에 노출된 고환(예: 장거리 달리기 선수와 같은 운동선수 사이에서 발생), 안장대가 좁은 자전거를 사용해서 생기는 압력, 노화, 특정 처방약 및 불법 약물, 비만 등 다양한 원인이 있다(Path2Parenthood, 2018).

전립선 또는 호르몬 문제, 변형된 정자 또는 정자의 **운동성** 박탈 등도 원인이 된다. 성병과 같은 감염으로 생긴 흉터 조직은 운동성을 손상시킬 수 있다.

여성의 가장 흔한 난임 문제는 불규칙한 배란 또는 배란 장애이다. 배란 조절 호르몬의 불규칙성, 스트레스 및 영양실조 등이 영향을 미친다. 소위 난임치료약(예 : 클로미펜 및 퍼고날)은 여성의 배란을 유발하는 호르몬으로 구성된다. 이러한 약물은 한 달에 한 개 이상의 난자가 성숙하도록 자극하여 다태 임신이 될 수 있다(Path2Parenthood, 2018).

감염은 난관과 다른 조직에 상처를 주어 정자나 난자의 통과를 방해할 수 있다. **골반 염증성 질환(Pelvic Inflammatory Disease, PID)**이 대표적인 감염이다. PID는 성병(STI), 임질 및 클라미디아를 포함한 세균 또는 바이러스 감염 등으로 인해 발생할 수 있다. 보통 항생제가 박테리아 치료에 도움이 되지만 난임 문제는 계속될 수 있다.

(정자의) 운동성(motility) 스스로 움직임을 만들어 나아가는 능력

골반 염증성 질환(PID) 생식력을 손상시킬 수 있는 복부 부위의 감염으로 다양한 원인이 있음

자궁내막증(endometriosis)

자궁내막증은 수정이 이루어지는 장소인 나팔관을 폐쇄할 수 있는 질환으로, 출산이 늦어지는 여성들에게 흔해지고 있다. 매달 여성의 신체는 임신할 경우에 대비하여 자궁내막을 발달시킨다.

이 조직(자궁내막)은 월경 동안 탈락하여 질 밖으로 배출된다. 하지만 일부 조직이 나팔관을 통해 복부로 역류하여 축적되면 복통을 유발하고 임신 가능성을 감소시킨다. 일시적으로 월경을 예방하는 호르몬이나 수술로 자궁내막증을 치료할 수 있다.

난임 부부의 임신을 위해 사용되는 방법을 살펴보자.

자궁내막증 월경 중 자궁내막 조직이 몸 밖으로 빠져나가는 것이 아니라 복강으로 떨어져 나옴. 복통과 난임이 발생할 수 있음

인공수정(IUI) 난자를 수정하기 위해 자궁에 정자를 주입함

체외수정(IVF) 실험실 접시에서 진행되는 난자의 수정 과정

인공수정(artificaial insemination)

정자 수가 적은 남성이 여러 번의 사정으로 정자를 수집하여 급속 냉동할 수 있다. 그런 다음 배란 시기에 맞추어 여성의 자궁에 정자를 주입하는 방법이다. 이 방법 중 하나는 운동성이 떨어진 정자를 배우자의 자궁에 주입하여 정자가 나팔관에 더 가깝게 여행을 시작하게 하는 것이다.

남성이 정자가 없거나 정자 수가 극히 적은 경우에는 남성과 신체적 특성이 닮은 기증자의 정자를 주입하여 인위적으로 수정할 수 있다. 아기를 원하지만 배우자가 없는 일부 여성도 인공수정을 사용한다.

체외수정

이른바 "시험관 아기"를 일컫는데, 실제로 시험관에서 자라는 것이 아니라 숙성된 난자를 엄마에게서 외과적으로 수집해서 실험실 용기에 넣는 임신 방법으로 **체외 수정**(In-vitro fertilization, IVF)을 통하여 이루어진다.

성 소수자들이 가족을 만드는 법(LGBT Family Building)

이성애 커플만이 아이를 원하는 것은 아니다. 싱글도 마찬가지이다. 그리고 동성애자, 양성애자, 트랜스젠더 커뮤니티의 구성원도 마찬가지이다.

일부 성 소수자들은 이전 결혼이나 기타 관계에서 자녀가 있을 수 있다. 이 경우 외에 자녀를 원하면 그 방법을 결정해야 한다. 생식기 수술을 포함한 성전환 수술은 불임 상태가 되기 때문에 아버지가 되거나 자녀를 출산하는 것이 불가능하다.

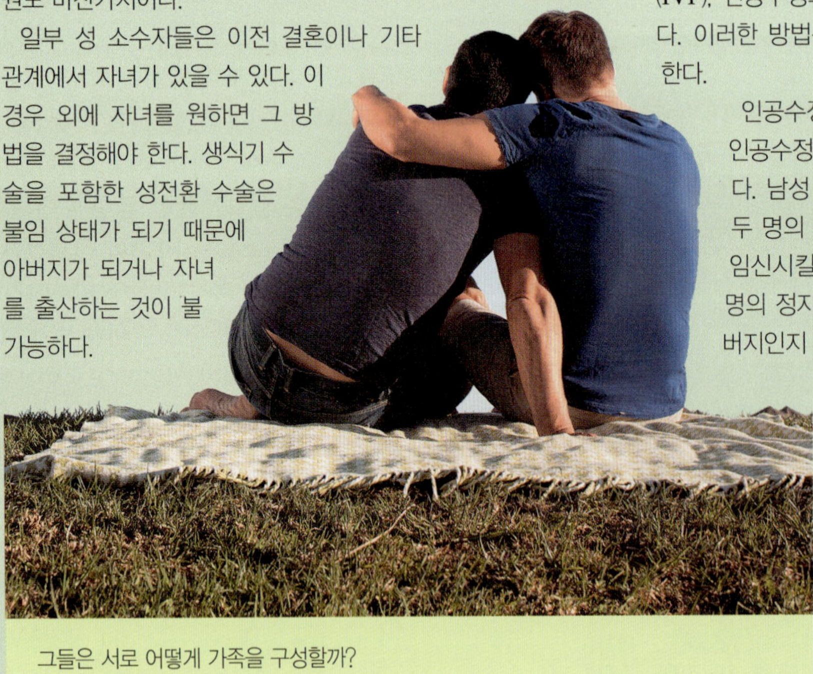

Gary John Norman/Cultura/Getty Images

그들은 서로 어떻게 가족을 구성할까?

물론 여성 커플은 성교를 통해 임신할 수 있다. 그러나 다수는 그렇게 하지 않는다. 이들은 인공수정(IUI) 및 체외수정(IVF), 인공수정과 같은 보조 생식 기술을 통해 임신할 수 있다. 이러한 방법은 익명의 정자나 지인의 정자를 기증받아야 한다.

인공수정은 정자를 자궁에 직접 주입하는 기술이다. 인공수정이 효과가 없으면 여성은 IVF를 고려할 수 있다. 남성 커플은 임신을 하기 위해 대리모가 필요하다. 두 명의 잠재적인 아버지의 정자를 분석하고 대리모를 임신시킬 가능성이 가장 강한 정자를 선택하거나, 두 명의 정자를 혼합하여 실제로 어떤 파트너가 아이의 아버지인지 알지 못하도록 할 수 있다. 물론 누가 아버지인지는 일반적으로 시간이 지남에 따라 아이의 외모와 행동 측면에서 충분히 명확해진다.

미국난임협회(http://www.path2parenthood.org)는 난임 문제가 있는 모든 사람, 이성애자 커플, 편부모, 동성애자, 양성애자 등에게 정보를 제공한다.

FICTION

T (F) 시험관 아기는 임신 9개월 동안 실험실 시험관에서 성장한다.

'시험관 아기'가 임신 9개월 동안 실험실 시험관에서 자란다는 것은 사실이 아니다. 실험실 용기에서 배아는 임신을 위해 어머니의 자궁에 이식되어 소위 '시험관 아기'가 태어난다.

아버지의 정자도 실험실 용기에 넣는다. 하나 이상의 난자가 수정된 후 어머니의 자궁에 주입되어 이식된다.

체외수정은 나팔관 튜브가 막혀 있어 난자가 통과할 수 없을 때 사용된다. 아버지의 정자가 운동성이 낮으면 난자에 직접 주입되기도 한다. 어머니가 난자를 생산할 수 없을 때에는 **기증된 난자를 이용한 체외수정**(donor IVF)을 하기도 한다. 다른 여성의 난자로 수정한 후에 산모의 자궁에 주입하는 방법이다.

체외수정 중 소수만이 출산으로 이어지기 때문에 임신을 달성하기 위해 여러 번의 시도가 필요할 수 있다. 착상 가능성을 높이기 위해 여러 개의 배아를 한 번에 자궁에 주입한다. IVF는 비용이 많이 드는 방법이지만 여러 배아를 한 번에 자궁에 주입하여 배아 중 하나가 착상될 가능성을 높인다. 이러한 IVF는 다른 일반적인 방법으로 수정되지 않을 때 시행된다.

대리모(surrogate mothers)

대리모는 불임 여성의 아이를 만삭까지 자궁 안에 품게 된다. 대리모는 불임 여성의 파트너에 의해 인공적으로 수정될 수 있으며, 이 경우 아기는 아버지의 유전자를 가지고 있다.

60세의 싱어 송 라이터 제임스 테일러와 54세인 아내의 경우처럼 생물학적 어머니로부터 외과적으로 추출된 난자와 생물학적 아버지의 정자를 체외수정하여 다른 여성의 자궁에 이식하기도 한다. 대리모는 일반적인 비용을 지불받고 만삭이 된 아기를 양도하는 계약에 서명한다.

입양(adoption)

입양은 사람들이 자녀를 갖는 또 다른 방법이다. 간혹 자녀를 포기하기로 했던 친부모가 마음을 바꾸는 문제로 갈등이 생기기도 하지만, 대부분의 입양은 사랑하는 새로운 가족을 형성한다. 미국에서는 특별한 도움이 필요한 아이나 외국의 아이를 입양하는 것이 어렵지 않다.

자녀의 성 선택

수정란이 착상하기 전에 태아의 성별을 선택하는 방법이 착상 전 유전진단(PGD)이다. PGD는 유전적 장애를 파악하기 위해 개발되었지만 배아의 성별도 알 수 있다. 우선 난자를 시험관 내에서 수정한다. 세포가 분열되면 며칠 후, 각각에서 세포를 추출하여 성염색체 구조를 현미경으로 검사하면 성별을 알 수 있다. 원하는 성별의 배아가 여성의 자궁에 이식되어 만삭까지 자랄 수 있다. 그러나 성공적인 이식은 보장할 수 없다.

2-4 태아기 발달

인간의 가장 빠르고 극적인 발달은 문자 그대로 자궁에서 발생하는 '눈에 띄지 않는' 성장이다. 태아는 9개월 이내에 미세한 세포에서 약 50cm 길이의 신생아로 성장하고 무게는 수십억 배 증가한다.

우리는 임신 전 마지막 월경이 시작된 시점부터 임신 날짜를 정하며, 정상적인 임신 기간은 280일이다. 또한, 일반적으로 여성의 마지막 월경주기가 시작된 후 2주 뒤 발생하는 추정 수정일로부터 임신 날짜를 지정할 수 있다. 이 계산법을 사용하면 임신 기간은 266일이다.

산전 발달 단계는 수정란기(대략 첫 2주), 배아기(3~8주) 및 태아기(9주부터 출생까지)의 세 기간으로 나뉜다. 의료인들은 일반적으로 태아기도 3개월씩 3분기에 걸쳐 이루어진다고 말한다.

체외수정 기증자(donor IVF) 기증자의 난자를 실험실 용기에서 수정한 후 다른 여성의 자궁으로 옮긴다.

TRUTH

(T) F 새로 수정된 수정란은 어머니로부터 어떠한 영양공급 없이 1주일 이상 생존해 있다.

새로 수정란이 된 세포는 어머니의 영양분 없이 일주일 이상 생존하게 된다. 그 때문에 이 시기에 수정된 세포의 질량이 증가하지 않는다.

1. 수정란기

수태 후 36시간 이내에 정자와 난자가 수정된 수정란(zygote)은 두 개의 세포로 나뉜다. 그런 다음 3~4일 동안 자궁으로 이동하면서 세포가 반복적으로 분열해서 36시간 만에 32개의 세포가 된다. 세포의 덩어리는 자궁벽에 착상을 시작하기 전 3~4일 동안 자궁 주위를 돌아다닌다. 자궁 벽에 이식되기까지는 일주일 정도가 걸린다. 임신에서 착상까지의 기간을 **수정기(germinal stage)**라고 부른다. 수정기로 며칠이 지나면 분열하던 세포 덩어리는 액체로 채워진 공의 형태인 **배아세포(blastocyte)**가 된다.

배아세포는 서로 다른 구조를 갖는 두 개의 그룹으로 분리된다. 배아세포의 내측에는 두 개의 구별된 층이 있고 이는 세포를 두껍게 하는 **배아원반(embryonic disk)**이다. 이 세포가 배아가 되고 결국 태아가 된다. 배아세포의 외측 또는 **영양막(trophoblast)**은 처음에는 단일 세포층으로 구성되어 있지만 배아를 보호하고 영양을 공급하는 4개의 막으로 빠르게 분화한다. 1개의 막은 혈액을 생성하며 배아의 간이 발달하여 그 기능을 인수받게 되면 그 이후 사라진다. 다른 세포막은 **탯줄**과 **태반**의 혈관으로 발전한다. 세 번째 막은 양막으로 발전하고 네 번째는 융모막이 되어 태반을 형성한다.

배아와 태아가 될 세포 덩어리는 초기에 세포의 난황에 의해서 영양을 공급받는다. 배아세포는 외부에서 영양분을 공급받아야 질량을 얻는다. 그러기 위해서는 자궁벽에 이식되어야 하며, 이 과정에서 소량의 출혈이 동반될 수 있다. 그러나 출혈은 유산의 징후일 수도 있지만 착상 출혈을 경험하는 대부분의 여성은 정상적으로 임신을 유지한다.

유산은 일반적으로 발달 과정의 이상으로 인해 생긴다. 확인된 임신의 약 10~20%는 유산으로 종결되며, 임신을 알기 전에 유산을 하는 경우가 많기 때문에 실제 수치는 더 높다(Miscarriage, 2016).

수정기 수정부터 배아의 착상 사이의 발달 시기

배아세포 접합체가 체액으로 구성된 공간을 둘러싸고 구체(ball) 형태가 되는 생식세포 시기

배아원반 배세포의 내측에 접시같은 판 형태로 배아의 외배엽 중배엽 및 내배엽으로 분화하는 부분

영양막 양막, 태반 및 탯줄이 발달하는 배세포의 바깥 부분

탯줄 태아와 태반을 연결하는 튜브

태반 탯줄로 자궁벽과 태아에 연결된 기관. 태반은 영양분과 노폐물을 교환하기 위해 산모와 태아 사이의 중계 역할을 함.

배아기 임신 3주에서 8주까지 산전 발달단계, 신체 주요 기관이 발달하는 단계

두미 머리에서 꼬리의 방향

근원 몸의 안쪽(또는 축)에서 바깥쪽으로

외배엽 피부와 신경계가 발달하는 배아의 가장 바깥 쪽 세포층

신경관 신경계가 발달하는 배세포의 속이 텅 빈 구역

2. 배아기(Embryonic Stage)

착상과 배아기는 처음 두 달 동안 진행되며, 이 시기에 주요 장기가 분화된다. 발달 과정은 **두미 발달**(cephalocaudal – '머리에서 꼬리방향')과 **근원 발달**(proximodistal – '가까운 곳부터 먼 곳으로')의 특징이 있다. 머리가 하체보다 먼저 성장한다(그림 2.9 참조).

척수를 몸의 중심축으로 생각할 때 척추에 가까운 기관은 사지보다 일찍 발달한다. 척추에 근접한 기관과 뇌의 조기 성숙이 향후 발달에 중요한 역할을 하게 된다.

배아기 동안 배아판의 세포 외층, 또는 **외배엽(ectoderm)**이 신경계, 감각기관, 손톱, 머리카락, 치아 및 피부 외층으로 발전한다. 약 21일이 지나면 두 개의 융기가 배아에 나타나고 접혀서 신경관, 신경계가 발달한다.

안쪽 층 또는 **내배엽(endoderm)**은 소화기, 호흡기, 간 및 췌장을 형성한다. 그리고 세포의 중간층인 **중배엽(mesoderm)**이 분화된다. 중배엽은 배설, 생식 및 순환계, 근육, 골격 및 피부 내층으로 발달된다.

수정 후 3주에 머리와 혈관이 형성되기 시작한다. 심장이 뛰기 시작할 때의 심장 크기는 길이가 6.35mm에 불과하고 무게는 28g 이하이다. 수정 후 첫 두 달 동안 주요 장기 구조가 발달한다.

그림 2.9 7주 인간 배아

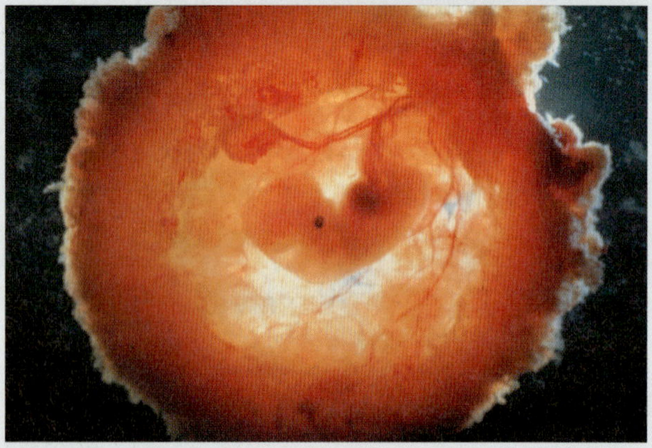

Petit Format/Nestle/Science source

이 시기에 배아의 심장은 한 달 전부터 뛰고 있다. 일주일이 지나면 모든 주요 기관이 형성되고 배아가 태아 단계로 들어간다.

팔과 다리의 시초는 첫째 달 말에 나타나기 시작한다. 눈, 귀, 코, 입이 모양을 갖추기 시작한다. 이때 뇌를 포함한 **신경계**도 발달하기 시작한다.

두 번째 달에는 신경계의 세포가 '발화'하기 시작한다. 즉, 서로 간에 메시지를 보낸다. 이런 세포의 발화는 임의적이며 이 '메시지'의 '내용'으로 신체 어느 부분인지 추측할 수 있다. 두 번째 달 말이 되면 배아는 인간의 형태를 지닌다. 머리는 자신만의 사랑스럽고 둥근 얼굴의 특징이 뚜렷해진다.

이 모든 세부 사항이 길이가 2.54cm에 불과하고 9.35g 배아에 새겨져 있다. 배아기가 끝날 무렵에는 치아의 싹이 형성된다. 배아의 신장은 혈액에서 산을 여과하고 간은 적혈구를 생성한다.

성의 구분(sexual differentiation)

5~6주가 되면 배아의 길이는 1/4~1/2 인치가 된다. 이 시기의 내부 및 외부 생식기는 원시 여성 구조와 비슷하다.

약 7주가 되면 유전자 코드(XY 또는 XX)가 자신의 성을 두드러지게 나타내면서 성기가 분화된다. Y 염색체의 유전적 활동으로 인해 고환이 분화되기 시작한다. Y 염색체가 없다면 난소로 분화한다. 수태 후 약 3개월에는 남성과 여성의 뚜렷한 외부 생식기 구조가 보인다. 일단 고환이 발달하면 남성 호르몬인 **안드로겐**을 생성하기 시작하며, 그 중 가장 중요한 것은 테스토스테론이다.

배아가 여성인 경우에도 소량의 안드로겐을 생성하지만 남성의 성적 분화를 유발할 정도로 충분한 양이 아니다.

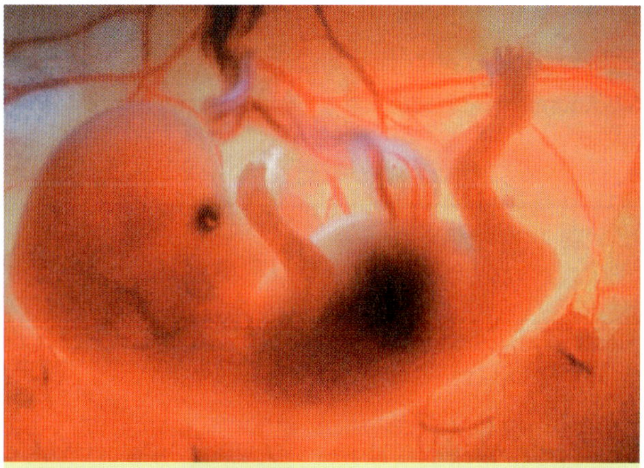

Claude Edelmann/Science source

12주차 태아 머리는 몸의 나머지 부분과 관련이 있고 머리가 신체에서 가장 크다.

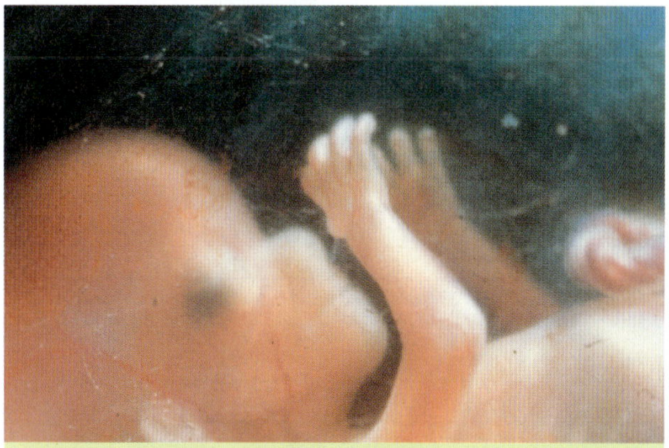

Claude Edelmann/Science source

4개월 반의 태아 신체기관이 성숙해지고 있으며, 태아의 크기가 급격히 증가하여 인간의 형태가 나타난다.

양막(amniotic sac)

배아와 태아는 자궁 안의 양막에서 보호받으며 성장한다. 이 주머니는 투명한 막으로 둘러싸여 있으며 **양수**로 차 있다. 양수는 일종의 천연 에어백으로 충격 흡수장치 역할을 하여 배아와 태아가 부상 없이 움직이도록 하며, 균일한 온도를 유지하는 데 도움이 된다.

태반(placenta)

태반은 배아(그리고 나중에 태아)가 영양분과 노폐물을 모체와 교환하는 팬케이크 모양의 조직 덩어리이다. 태반의 기원은 독특하게도 어머니와 배아 모두에 의해 공급되는 물질에서 자란다. 태아는 탯줄에 의해 태반에 연결된다. 산모는 자궁벽의 혈관을 통해 태반과 연결되어 있다.

어머니와 배아는 분리된 순환 시스템을 가지고 있다. 태반에는 산소와 영양소를 산모로부터 배아에게 통과시킬 수 있는 막이 있다.

이산화탄소와 노폐물은 배아에서 어머니에게 전달되어 어머니의 폐와 신장을 통해 제거된다. 매독이나 홍역 등 다양한 세균이나 일부 유해 물질이 태반을 통해 태아에게 들어갈 수 있지만, HIV(AIDS를 유발하는 바이러스)는 출산 시 발생하는 출혈을 통해 전염될 가능성이 더 높다(태아에게 전파될 위험을 최소화하는 방법에 대해 의사와 상의해야 한다).

내배엽 폐와 소화기가 발달하는 배아의 내부층

중배엽 뼈와 근육이 발달하는 태아의 중간층

안드로겐(androgens) 남성 호르몬

양막 태아를 포함하는 주머니

양수 태아를 보호하고 유지하는 양막낭의 액체

태반 태아에게 영양을 공급하고 노폐물을 제거하는 자궁 내벽에 형성된 기관 일부 약물(아스피린, 마약, 알코올, 진정제 등)도 태반을 통과하여 태아에게 영향을 미친다.

태반은 또한 임신을 유지하고, 수유를 위해 유방을 준비하고, 출산을 촉진하기 위해 자궁 수축을 자극하는 호르몬을 분비한다. 궁극적으로 태반은 아기를 출산한 후에 산도를 통과하여 배출된다. 이런 이유로 태반의 배출 이후를 산후라고도 한다.

3. 태아기(Fetal Stage)

태아기는 수정된 지 9주부터 출생까지의 기간이다. 태아는 약 9~10주에 몸을 돌려 외부 자극에 반응하기 시작한다. 제1분기 말까지 대부분 주요 장기 구조가 형성된다. 손가락과 발가락이 완전히 형성되고 태아의 눈과 성별을 명확하게 볼 수 있다.

제2분기에는 태아의 신체기관들이 계속 성숙해지고 크기가 극적으로 증가한다. 뇌 발달이 계속되어 기본적인 신체 기능을 조절하는 데 기여한다. 태아 체중은 28g에서 약 900g으로 늘어나고 길이는 약 7.6cm에서 35.5cm로 4~5배 성장한다.

제2분기가 끝날 무렵의 태아는 눈을 감고 떴다가 엄지 손가락을 빨기도 하며 수면과 깨어나기를 번갈아가며 한다. 그리고 빛과 소리를 감지한다.

제3분기 동안 태아의 장기들은 더 성숙한다. 태아의 몸무게는 2.49kg 증가하고 길이는 두 배로 늘어난다. 7개월 동안 태아는 일반적으로 자궁에서 위 아래가 거꾸로 되며 출산 시에는 머리가 아래 쪽으로 내려가 먼저 나오게 될 것이다.

7개월 말까지 태아의 체중은 거의 두 배가 된다. 지금 태어나도 생존 확률은 거의 90%이며 8개월 말에 태어나도 생존 가능성이 압도적으로 유리하다. 남아 신생아는 평균 약 3.4kg, 여아 신생아는 약 3.2kg이다.

태아기 임신 3개월부터 출산까지의 시기. 태아의 장기가 점점 성숙해지고 크기가 증가함

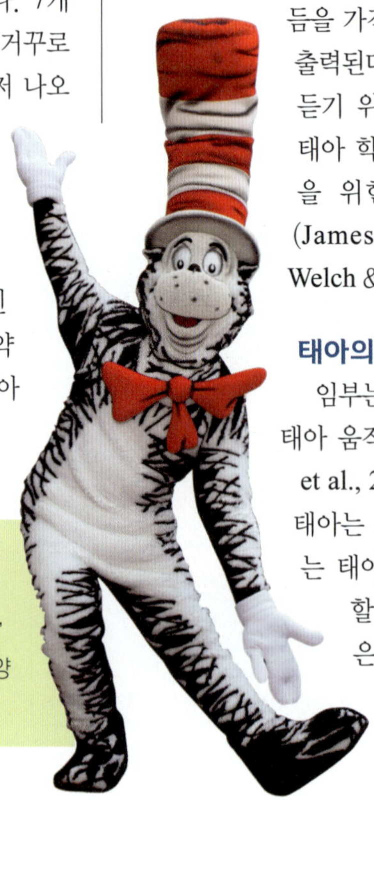

Vince Bucci/Getty Images

출생 전 태아시절부터 '모자 속의 고양이'에게 관심을 가졌을까?

임신 마지막 달에 하루 두 번 큰 소리로 '모자 속의 고양이'를 읽어준 후 태어난 신생아는 다른 책보다 '모자 속의 고양이'에 대한 선호도를 보였다는 흥미로운 실험결과가 있다.

TRUTH

Ⓣ F 태아는 때때로 몇 시간 동안 엄지 손가락을 빨기도 한다.

태아는 사실 몇 시간 동안 엄지 손가락을 빨기도 한다.

태아 자각(fetal perception)

임신 13주가 되면 태아는 소리에 반응한다. 손탁(Sontag)과 리차드(Richards)(1938)는 임부의 복부 가까이에 종을 울려 태아의 반응을 살펴보았는데, 태아는 출생 후에 깜짝 놀랄 때 나타나는 반사와 유사한 움직임으로 반응했다. 제3분기에 태아는 다양한 움직임과 심박수 변화를 통해 서로 다른 주파수의 소리에 반응하여 음의 높낮이를 구별할 수 있음을 시사한다(Gervain, 2018).

앤서니 드캐스퍼(Anthony DeCasper)와 윌리엄 파이퍼(William Fifer)(1980)의 실험은 훨씬 더 흥미롭다. 이 연구에서 여성들은 임신 마지막 달에 매일 큰 소리로 두 번씩 닥터 수스(Dr. Seuss)의 '모자 속의 고양이' 책을 읽었다. 그리고 출생한 뒤 아기에게는 특별한 젖꼭지가 제공되었다. 이 젖꼭지를 한 가지 방법으로 빨면 어머니의 '모자 속의 고양이' 독서를 녹음한 자료가 나오게 되고, 다른 방법으로 젖꼭지를 빨면 매우 다른 리듬을 가진 어머니 목소리로 녹음한 독서가 출력된다. 신생아는 '모자 속의 고양이'를 듣기 위해 '선택'을 한다. 이런 방식으로 태아 학습은 어머니에 대한 애착의 발달을 위한 하나의 기초가 될 수 있다(James, 2010; Persico et al., 2017; Welch & Ludwig, 2017).

태아의 움직임(fetal movements)

임부는 보통 임신 4개월 중반에 첫 번째 태아 움직임을 느낀다(Raynes-Greenough et al., 2013). 재태기간 29~30주가 되면 태아는 사지를 너무 세게 움직여서 임부는 태아가 발로 차는 것에 대해 불편해 할 수 있다. 태아가 성장하면서 자궁은 수축하게 되고 움직임이 제한될 수 있다.

임신 마지막 달에는 태아의 활발한 움직임이 현저히 줄어들 수 있다(그러나 태동은 출산 전까지 계속된다).

4. 태아 발달에 대한 환경 영향

발달 중인 태아는 많은 환경적 위험에 노출된다. 과학의 발전으로 태아에게 유해한 환경과 위험을 예방하는 방법도 밝혀졌다.

영양물 섭취(nutrition)

태아가 어머니로부터 '필요한 것을 가져 간다'는 것은 일반적인 오해이다. 그러나 어머니의 영양실조 상태는 신생아의 저체중, 미숙아, 뇌 발달 지연, 인지결핍, 행동문제, 심지어 심혈관 질병과 관련이 있다(Grove et al., 2017; Winiarski et al., 2018). 태아가 영양실조에 걸리지 않도록 어머니에게 돌봄과 지원이 필요하다. 심각한 영양실조로 고통받는 아이들에게 영양공급을 충분히 제공한 결과 5세경에 지적 발달과 사회적 기술이 향상되었다는 연구결과가 있다(Ramey et al., 1999).

> 어머니의 영양실조는 저체중, 미숙아, 뇌 발달 지연, 인지결함, 행동 문제와 심지어 심혈관 질병과도 관련이 있다.

칼로리와 단백질 섭취가 부족한 임산부는 식이를 보충하면 영유아의 운동 발달에 긍정적인 결과를 가져올 수 있다(de Souza et al.,2011).

다른 한편으로는 임산부의 비만 역시 태아 발달에 문제가 될 수 있다. 모성 비만은 **사산**(Dudley & Thorsten, 2017)과 신경관 결함에 관련되어 있다. 임신 기간 동안 식단을 제한하지 않는 여성은 체중이 11.5~16kg 정도 늘어난다.

과체중 여성은 임신 중 체중이 덜 증가할 수 있고 마른 여성은 더 많이 증가하기도 한다. 임신 전반기에는 주당 약 0.2~0.3kg, 그 이후에는 주당 0.45kg의 규칙적인 체중 증가가 바람직하다.

기형유발 물질과 어머니의 건강 문제

기형유발 물질(teratogen)은 배아나 태아에게 해로운 환경 물질이다. 여기에는 마리화나 및 알코올과 같이 임산부가 복용한 약물과 Rh 양성 항체와 같이 임산부의 신체에서 생성되는 물질이 포함된다.

납이나 수은과 같은 중금속도 배아에게 독성이 있다. 호르몬은 임신 유지에 도움이 되는 등 건강에 긍정적 영향을 미치지만, 과도한 호르몬은 배아에게 해롭다.

방사선에 노출되는 것도 배아에 해를 끼칠 수 있다. 마지막으로, 박테리아나 바이러스와 같은 병원균이라 부르는 질병 유발 유기체도 기형유발물질이다.

태아 기형에 취약한 기간

기형유발 물질의 노출은 태아 기형에 영향을 미치는 **결정적 시기**가 있다. 즉, 각 장기가 발달하는 특정한 시기에 가장 해롭다. 예를 들어, 심장은 임신 후 3~5주에 빠르게 발달한다. 그림 2.10과 같이 심장은 이 시기에 기형발생 물질에 가장 취약하다. 심장보다 나중에 발달하는 팔과 다리는 4~8주 사이에 기형유발물질에 가장 취약하다.

주요 기관의 구조는 배아 단계에서 분화되기 때문에 일반적으로 배아기가 기형유발물질에 가장 취약한 시기이다. 그래도 많은 기형유발물질이 태아 발달의 전 과정에서 해롭게 작용한다.

어머니의 다양한 건강 문제가 아기에게 영향을 미치는 성 매개성 감염(STIs)부터 살펴보자.

성 매개성 감염(sexually transmitted infections, STI)

매독(Syphilis) 박테리아는 **선천적 매독**이나 **사산(stillbirth)**, 유산을 일으킬 수 있다. 임신 초기에 정기적인 혈액검사를 통해 매독을 진단할 수 있다. 매독 박테리아는 항생제에 취약하다. 감염된 임산부가 임신 4개월이 되기 전에 항생제 치료를 받으면 태아에게 감염되는 것을 막을 수 있다(Mani et al., 2017).

만일 임산부가 치료를 받지 않으면 자궁 안에서 감염되어 선천성 매독이 발생할 수 있다. 감염된 사람들의 약 12%가 사망한다.

사산 죽은 태아를 출산하는 것

기형유발 물질 배아 또는 태아를 손상시킬 수 있는 물질이나 환경적 영향

결정적 시기 배아가 특정 기형발생 물질에 특히 취약한 기간

매독 질병이 진전되면 주요 기관을 공격하는 성병

선천성 문제 출생시 존재하는 문제, 유전적 또는 염색체 이상이나 산전 환경에 대한 노출로 인해 발생

HIV/AIDS HIV는 인간면역결핍바이러스를 의미하며 신체의 면역체계를 마비시킴. AIDS는 후천성면역결핍증후군을 의미하며, 면역체계가 약화되어 싸울 질병에 취약함

그림 2.10 태아 발달의 중요한 시기

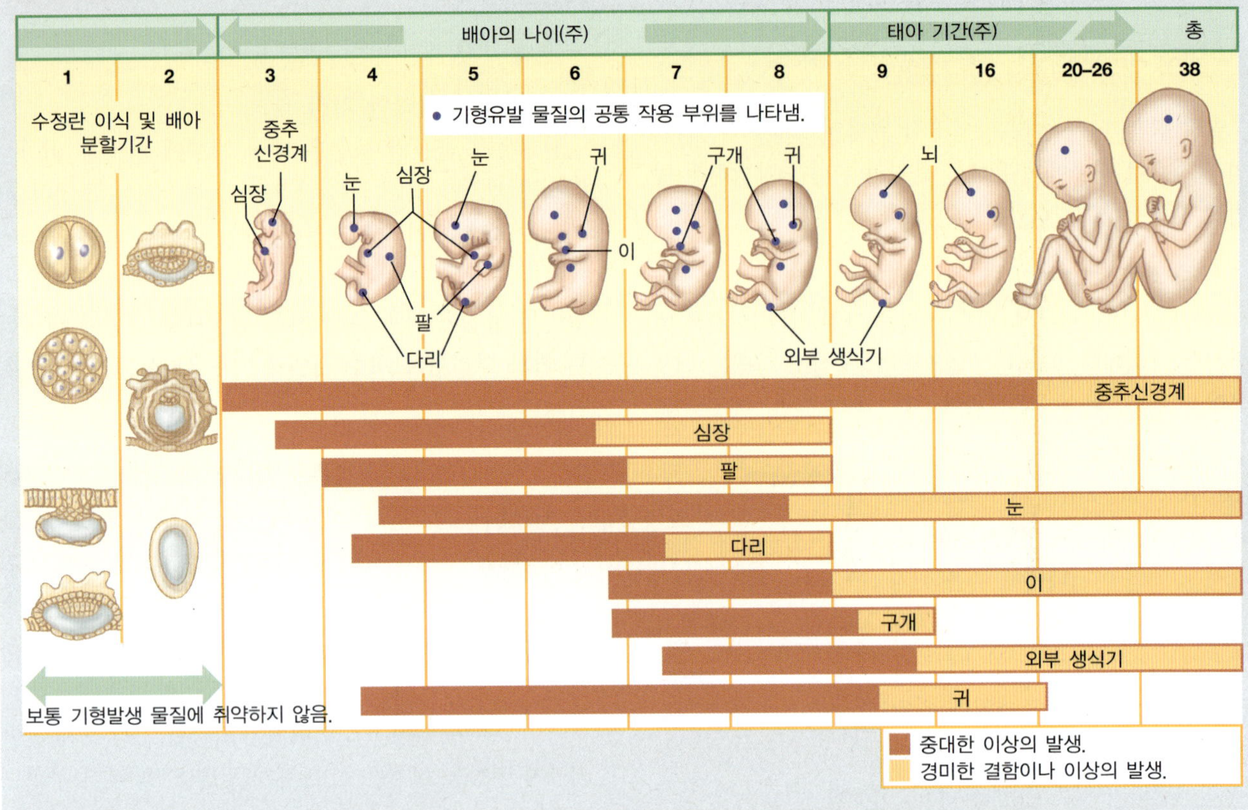

특정 기형발생 물질은 배아기에 가장 해롭다.

인간면역결핍바이러스/후천성면역결핍증후군(HIV/AIDS)은 신체의 면역체계가 기능하지 못하게 되고 호흡기 질환을 포함한 다양한 치명적인 질병에 이르게 된다. HIV / AIDS는 반드시 항바이러스 약물의 "칵테일 요법"으로 치료해야 한다. 그럼에도 불구하고 약물이 모든 사람에게 효과가 있는 것은 아니며 결과는 불확실하다.

HIV는 성관계, 수혈, 주사바늘 공유, 출산, 모유 수유를 통해 전염될 수 있다. 출산 중에는 산모와 아기의 혈관이 파열되어 혈액이 교환되고 HIV를 전염시킬 수 있다. HIV는 모유에서도 발견된다. 여성은 트루바다(Truvada)(Zahedi-Spung & Badell, 2018)와 같은 항바이러스 약물을 정기적으로 사용하여 아기가 HIV에 감염될 위험을 줄일 수 있다.

풍진 배아에게 지적장애와 심장병을 일으킬 수 있는 바이러스 감염. 독일 홍역이라고도 함

자간전증(또는 임신중독증) 임산부의 생명을 위협하는 질병으로 고혈압이 특징적으로 나타남

조기출산 임신 37주 전에 태어나는 것. 조산이라고도 함

의학적 중재 없이 HIV에 감염된 산모에게서 태어난 아기 중 약 4분의 1이 감염된다. 임산부의 항바이러스 약물의 사용은 바이러스 전염의 가능성을 낮춘다. 태아를 감염으로부터 안전하게 지키는 치료 방법과 출산 방법에 대해 의사와 상의가 필요하다.

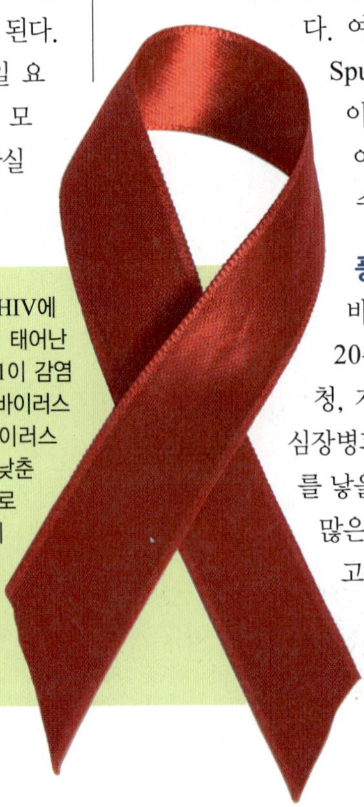

Ablestock.com/Getty Images

풍진(rubella) **풍진**(독일 홍역)은 바이러스 감염이다. 여성이 임신 첫 20주 이내에 풍진에 감염된다면, 난청, 지능저하, 실명을 포함한 시력장애, 심장병과 같은 선천적 결함을 가진 아이를 낳을 확률이 20% 이상이다.

많은 사람들이 어렸을 때 풍진을 앓았고 자연적으로 면역을 갖게 되었다. 면역력이 없는 여성은 임신 전에 예방접종을 하는 것이 가장 좋다.

자간전증(preeclampsia) 자간전증(또는 **임신중독증**, toxemia)은 고혈압을 특징으로 하며 생명을 위협하는 질병으로 임신 2기 또는 3기 초반에 나타난다. 자간전증이 있는 여성은 **조기출산(premature birth)**이나 저체중아를 낳을 수 있다. 미국에서 약 300,000명당 한 명이 자간전증으로 사망한다(Joseph et al., 2017). 자간전증은 영양실조와 관련성이 있지만 원인은 불분명하다. 산전 진료를 받지 않는 여성은 자간전증으로 사망할 가능성이 훨씬 높다.

Rh 부적합증(Rh incompatibility) Rh 부적합증이 있으면 어머니가 생산한 Rh에 대한 항체가 신생아나 태아에게 전달되어 뇌 손상이나 사망을 야기한다. Rh는 일부 사람의 적혈구에서 발견되는 혈액 단백질이다. Rh 부적합증은 Rh 양성인 아버지와 Rh 인자가 없는(Rh 음성) 어머니 사이에서 임신한 Rh 양성 태아에게 Rh 항체가 전달될 때 발생한다.

Rh 음성-양성의 조합은 미국 부부의 약 10%에서 발생하며 임신에 문제가 될 수 있다. Rh 음성인 여성은 평상시 Rh 항체를 형성하지 않기 때문에 첫 아이에게는 Rh 부적합증이 영향을 미치지 않는다. 어머니와 태아 간 혈액 교환의 가능성은 출산 중에 가장 크다. 혈액 교환이 발생하면 산모는 아기의 Rh 양성 혈액을 감지하여 Rh 양성 항체를 생성한다. 이러한 항체는 나중에 분만할 때 태아의 혈류로 들어가 빈혈을 유발할 수 있다.

Rh 음성 산모의 경우 Rh 양성 아기를 출산한 후 72시간 이내에 Rh 면역 글로불린을 주사하면 항체의 발생을 막을 수 있다. Rh 부적합증의 위험이 있는 태아 또는 신생아는 어머니의 항체를 제거하는 수혈을 받을 수 있다.

5. 부모의 약물이 자녀에게 미치는 영향

많은 물질이 태아와 신생아에게 해로운 영향을 미칠 수 있다. 아스피린과 같이 일반적으로 사용되는 약물조차도 태아에게 해로울 수 있다. 여성이 임신 중이거나 임신 가능성이 있다고 생각되면 처방약을 포함하여 모든 약물을 복용하기 전에 산부인과 의사와 상담하는 것이 좋다. 의사는 일반적으로 태아에게 잠재적으로 해를 끼칠 수 있는 약물을 안전하고 효과적인 대체 약물로 추천할 수 있다.

탈리도마이드(thalidomide) 탈리도마이드는 1960년대에 임신한 여성에게 불면증과 입덧 치료제로 판매되었으며, 기형 발생 물질을 결정적인 시기에 복용했을 때 태아에게 심각한 결과가 발생함을 보여주는 대표적 사례다. 태아의 사지는 임신 2개월 동안 빠르게 발달한다(그림 2.10 참조).

이 기간 동안 복용한 탈리도마이드는 거의 사지 결손 또는 사지의 성장 저해와 같은 선천적 결함을 유발한다. 현재 이 약은 더 이상 임산부에게 처방되지 않는다.

Rh 부적합증 임산부가 생산한 Rh 항체가 아이에게 전달되어 뇌 손상이나 사망을 초래할 수 있는 상황

탈리도마이드 1960년대에 사용된 진정제로서 선천적 결함, 특히 사지 기형이나 사지 결여와 관련이 있음

프로게스틴 임신을 유지하는 데 사용되는 합성 호르몬. 태아에게 남성화를 일으킬 수 있음

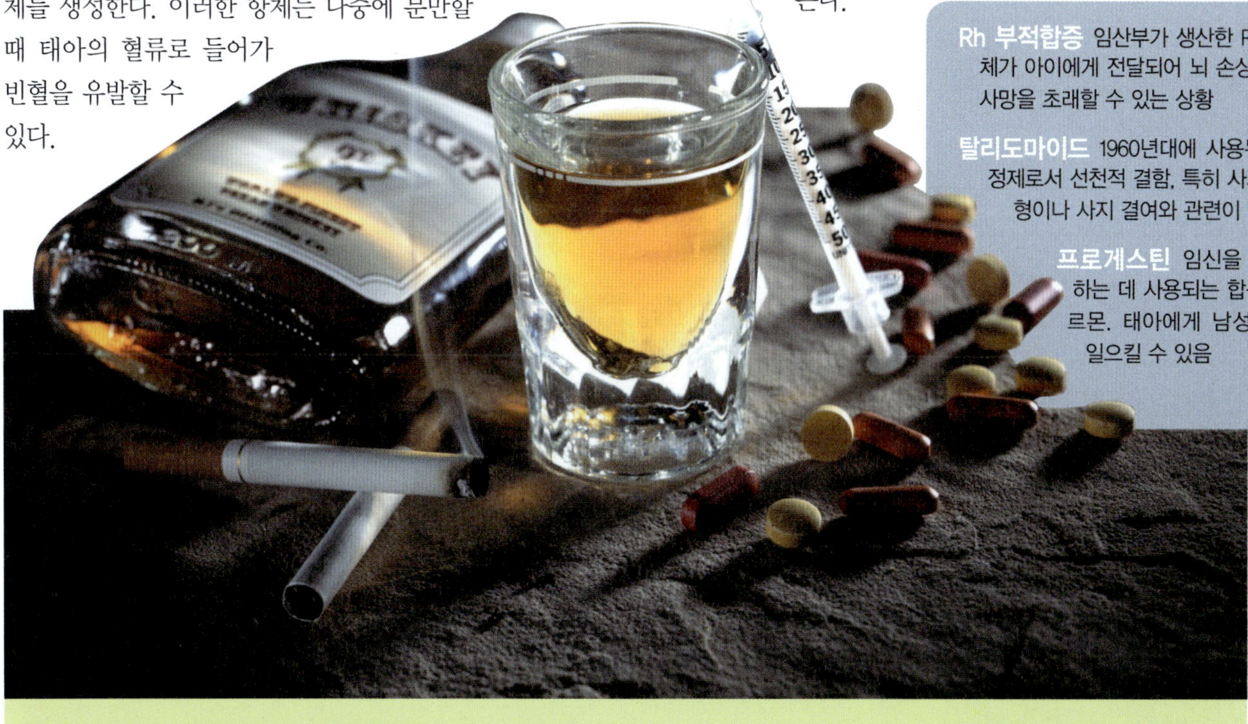

Noble Stock/Jupiter images

부모가 복용하는 약물은 배아와 태아에 해로울 수 있다. 과음은 태아 알코올 증후군(FAS)과 관련이 있으며, 소량의 알코올이라도 안전을 보장할 수 없다. 담배는 태아에게 산소를 박탈한다. 그 밖에 다른 약물들도 각기 다른 영향을 미친다.

호르몬(hormones) 유산의 위험이 있는 여성은 임신을 유지하는 데 도움이 되는 호르몬을 처방받을 수 있다.

프로게스틴(progestin)–자연적으로 발생하는 프로게스테론의 합성 화학물이다. 남성 호르몬과 화학적으로 유사하며, 여성 배아의 외부 성기를 남성화 할 수 있다. DES(1940년대와 1950년대에 유산을 예방하기 위해 처방되었던 강력한 에스트로겐인 diethylstilbestrol의 줄임말)는 일부 자손에서 자궁경부암, 질암 및 고환암을 유발한 것으로 나타났다.

DES를 사용한 임산부의 딸 중 약 2~3%는 생식기관에 암이 발생한다(Troisi et al., 2017).

비타민(vitamins) 임산부는 자신의 건강을 유지하고 태아의 발달을 촉진하기 위해 종종 종합 비타민제를 처방받지만, 고용량의 비타민 A와 D는 중추신경계 손상, 작은 머리 크기 및 심장 결함과 관련이 있다(Gleason & Juul, 2018).

헤로인과 메타돈(heroin and methadone) 임산부가 헤로인 또는 메타돈을 사용하면 저체중, 미숙아 및 자간전증을 유발할 수 있다. 헤로인과 메타돈과 같은 마약은 태반 막을 쉽게 통과하기 때문에 마약을 정기적으로 사용하는 여성의 태아는 중독될 수 있다.

중독된 신생아는 심각한 금단 증상을 겪지 않도록 출생 직후 마약 또는 대체물을 투여할 수 있다. 그런 다음 약물 용량을 점차적으로 줄여 나간다. 중독된 신생아는 12개월에 운동 및 언어발달 지연과 같이 행동 문제가 나타날 수 있다(Dow-Edwards, 2018).

코카인(cocaine) 코카인을 남용하는 임산부는 사산, 저체중 출생 및 선천적 결함의 위험을 증가한다. 출생 전에 코카인에 노출된 영아는 종종 흥분하고 짜증을 내거나 무기력하며, 수면을 방해 받는다(Dow-Edwards, 2018). 사춘기 이전의 아이에게도 인지 발달이 지연될 수 있다는 의견이 있다(Dow-Edwards, 2018).

> **DES(diethylstilbestrol)** 합성한 여성 호르몬 에스트로겐, 임신 중 호르몬을 사용하면 딸(여성 자녀)의 생식기관에 암이 발생할 수 있음
>
> **태아 알코올 스펙트럼 증후군(FASD)** 임신 중 과음한 여성의 아이에게 나타나는 얼굴의 특징과 지적장애를 포함한 증상들

출생 전 코카인에 노출되면 나중에도 문제가 나타날 수 있다. 한 연구에서는 자궁에서 코카인에 노출된 4세 어린이 189명과 그렇지 않은 4세 어린이 185명을 비교했다(Lewis et al.,2004). 그 결과 코카인에 노출된 아이들은 수용력과 표현력이 훨씬 낮았다.

알코올(alcohol) 알코올은 태반을 통과하기 때문에 임산부의 음주는 배아와 태아에게 위험성을 지닌다. 과음은 치명적일 수 있으며 기형과 관련이 있다. 과음자의 일부 아이들은 태아 알코올 스펙트럼 장애(Fetal alcohol spectrum disorder FASD)가 나타난다(Nulman et al., 2018; 그림 2.11 참조). FASD가 있는 아기는 대개 체구가 정상보다 작으며 뇌도 작다. 그들은 넓은 간격의 눈, 발달되지 않은 윗 턱, 납작한 코 등 뚜렷한 얼굴 특징을 가지고 있으며, 뇌 기능 장애로 인한 심리적 특성이 나타난다.

FASD로 인한 안면 기형은 아동이 청소년기에 접어들면서 줄어들고 대부분의 아동은 키와 몸무게를 따라 잡지만 FASD의 지적, 학업 및 행동적 결함은 지속된다. 잘못된 판단, 산만함, 사회적 단서 인식의 어려움과 같은 부적응적 행동들이 대표적인 증상이다(Nulman et al., 2018). 일부 건강 전문가는 임산부에게 저녁 식사와 함께 와인 한 잔을 허용하지만 안전한 최소 알코올 양이란 없다(Mamluk et al., 2017).

카페인(caffeine) 많은 임산부는 커피, 차, 청량음료, 초콜릿 및 비처방약의 형태로 카페인을 섭취한다.

그림 2.11 태아 알코올 스펙트럼 장애(FASD)

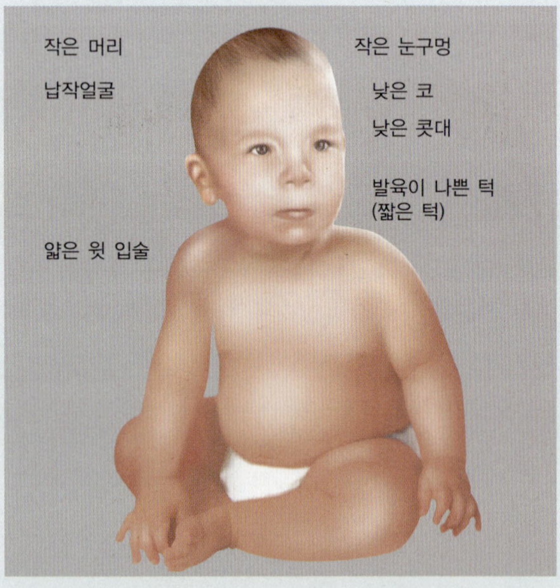

임신 중 알코올을 섭취한 어머니가 낳은 아이는 FASD가 나타날 수 있다. 이 증후군은 발육이 나쁜 턱, 낮은 코, 넓은 눈 사이 간격의 얼굴 특성과 발달 지연이 특징적으로 나타난다.

마리화나(대마초)-마리화나를 계속 피운다면 자궁 속 태아에게 어떤 일이 일어날까?

몇 년 동안 미시간대학의 미래 모니터링 연구에서는 마리화나 사용을 '불법 약물'의 범주에서 추적해 왔다. 시대가 바뀌어 많은 주에서 암에 대한 화학요법 치료 중 있을 수 있는 통증, 메스꺼움 및 구토를 치료하는 데 의료용 마리화나를 사용하고 있다(Volkow et al., 2017).

오락용 목적으로 사용되는 마리화나는 점점 더 많은 주에서 합법화되어 마리화나의 사용이 안전하다는 인상을 주고 마리화나의 전국적인 사용량이 증가하고 있다(Metz & Stickrath, 2015; Ryan & Ammerman, 2017; Volkow et al. , 2017).

마리화나는 임산부가 가장 일반적으로 사용하는 (이전에는 불법 약물에 포함되었던) 약물로, 여성이 속한 지역 환경과 문화 집단에 따라 3%에서 30%까지 사용하는 것으로 추정된다(Metz & Stickrath, 2015). 술과 담배와 마찬가지로, 임신 중에 모든 의심스러운 물질을 삼가하기로 결정한 여성조차도 임신 사실을 알기까지 몇 주의 시간이 걸릴 수 있다. 그래서 임산부가 마리화나를 사용하여 그들의 태아에게 잠재적 위험에 노출시키는 것은 어리석은 것이다. 이 문제를 논의할 때 발생하는 문제 중 하나는, 고전 영화 마리화나의 광기(Reefer Madness)에서와 같이 마리화나 사용에 대한 많은 끔찍한 이야기들이 선정적이고 과장되게 그려졌다는 것이다. 이로 인해 마리화나에 대한 경고가 건강 문제라기보다는 도덕적 문제처럼 보일 수 있다.

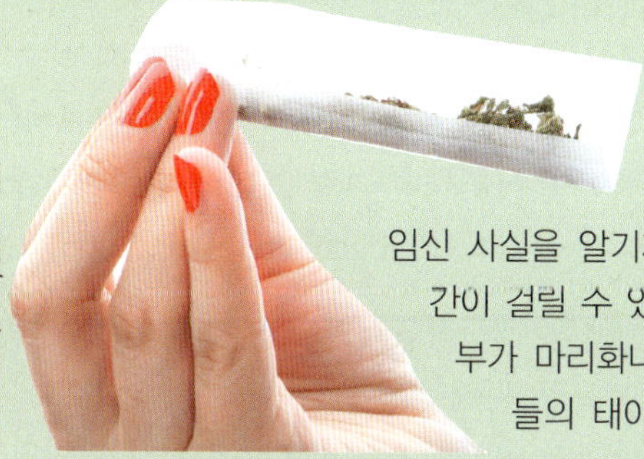

Zoonar GmbH/Alamy Stock Photo

마리화나가 태아에 미치는 영향에 대한 진실은 무엇일까?

테트라 히드로칸 나비놀(Tetrahydrocannabinol, THC) 및 기타 칸나비놀 화합물은 태반을 쉽게 통과하며 모유에서도 발견된다. 이 화합물들은 분명히 태아에 영향을 미친다. 한 연구는 임신 중 마리화나 사용의 영향에 대한 24개의 다른 연구 결과를 분석했다(Gunn et al., 2016). 마리화나를 사용하는 산모는 마리화나를 사용하지 않는 산모보다 빈혈이 더 많이 생겼다. 빈혈은 적혈구 수의 결핍으로 적혈구는 산소를 신체 조직으로 운반하기 때문에 빈혈 환자는 피곤하고 쇠약해질 수 있다.

마리화나를 사용한 산모의 신생아는 출생 시 체중이 더 낮았으며 신생아 집중 치료가 더 필요했다(Goldschmidt et al., 2000; Mark et.,al 2016). 골드슈미트(Goldschmidt)와 동료들의 연구(2000)는 또한 임신 중에 어머니가 마리화나를 피운 10세가 공격적으로 행동하고 청소년 비행에 가담할 가능성이 더 높다는 것을 발견했다.

카페인이 태아 발달에 미치는 영향에 대한 연구 결과가 일관성이 없다는 주장도 있다(Signorello & McLaughlin, 2004).

그러나 일부 연구에 따르면 카페인을 많이 섭취하는 임산부는 유산, 저체중아 또는 과잉 행동 및 행동 장애가 있는 아이를 가질 가능성이 더 높다(Bakker et al., 2010; Mikkelsen et al., 2017; Sengpiel et al., 2013).

담배 담배 연기에는 자극제인 니코틴, 일산화탄소 가스 및 발암 물질인 탄화수소('tars')를 비롯한 많은 성분이 포함되어 있다. 니코틴과 일산화탄소는 태반을 통과하여 태아에 도달한다. 니코틴은 태아를 자극하며, 장기적인 영향은 불확실하다. 일산화탄소는 태아가 이용할 수 있는 산소의 양을 줄인다. 산소 부족은 운동발달 장애, 학업지연, 학습 및 지적장애, 과잉 행동과 관련이 있다(Minnes et al., 2011).

흡연하는 임산부는 비 흡연자보다 작은 아기를 출산할 가능성이 높다(Abrahamet al., 2017). 또한, 아기가 사산되거나 출생 직후 사망할 가능성이 더 높다(Johansson et al., 2017). 담배를 피우는 아버지의 아기는 선천적 결함, 영아 사망률, 출생 체중 감소, 심혈관 문제의 발생률이 더 높다(Misra et al., 2010).

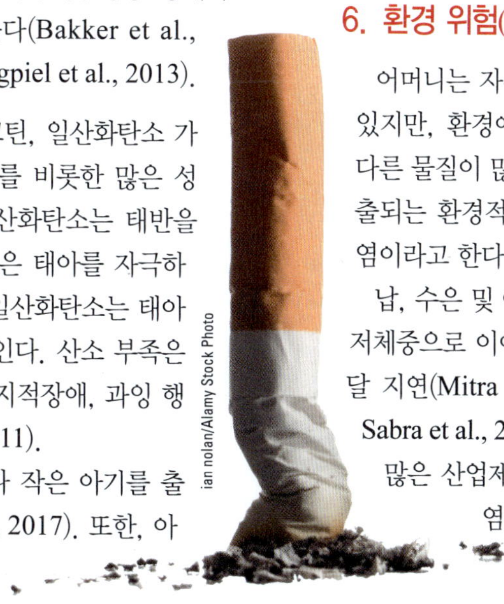

ian nolan/Alamy Stock Photo

6. 환경 위험(Environmental Hazards)

어머니는 자신이 언제 약물을 섭취하는지는 알고 있지만, 환경에는 자신이 모르는 사이에 흡수되는 다른 물질이 많다. 이러한 물질이 우리 모두에게 노출되는 환경적 위험 요소이며 이를 종합적으로 오염이라고 한다.

납, 수은 및 아연 같은 중금속에 대한 산전 노출은 저체중으로 이어질 수 있으며, 1세와 2세의 인지 발달 지연(Mitra et al., 2017; Oliveira et al., 2018; Sabra et al., 2017)을 가져올 수 있다.

많은 산업제품에 사용되는 폴리염화비페닐은 오염된 물에서 양식하는 어류에 축적된다.

미시간 호수에서 PCB로 오염된 어류를 섭취한 어머니에게서 태어난 신생아는 더 작았고 운동기능과 기억장애가 더 안 좋은 결과를 보였다.

쥐를 대상으로 한 실험에 따르면 태아가 고선량 방사선에 노출되면 눈, 중추신경계 및 골격이 손상될 수 있다(Buratovic et al., 2016; Hossain et al., 2005). 제2차 세계대전에서 히로시마와 나가사키의 폭격으로 원자 방사선에 노출된 임산부들은 육체적 기형뿐 아니라 지적장애를 가진 아기를 낳았다(Sadler. 2005). 임산부는 불필요한 x-ray 노출을 피하는 것이 좋다(x-ray가 아닌 초음파는 태아에게 해를 끼치지 않았다.).

7. 부모의 나이

부모의 나이는 태아 발달에 어떠한 영향을 끼치는가? 나이가 많은 아버지는 비정상적인 정자를 생성할 가능성이 더 높다. 어머니의 나이도 중요하다. 생물학적 관점에서 보면 20대는 여성이 아이를 낳기에 이상적인 연령일 수 있다. 10대 산모는 영아 사망률과 저체중아 비율이 더 높다(Lisonkova et al., 2017). 10대 초반에 임신한 여아는 임신과 출산을 감당할만큼 적절한 성숙이 이루어지지 않았기 때문에 신체에 부담을 주게 된다(Lisonkova et al., 2017).

여성의 생식력은 30대 중반까지 점진적으로 감소하다가 그 이후에는 더 빠르게 감소한다. 여성은 출생 시 모든 난자를 미성숙한 형태로 소유한다. 30년 동안 이 세포들은 독성 폐기물, 화학 오염 물질 및 방사선의 환경 오염에 노출되어, 다운증후군과 같은 염색체 이상 위험을 증가시킨다.

30대 또는 40대까지 아이를 갖기를 기다리는 여성도 유산 가능성이 높아진다(Khalil et al., 2013). 그러나 적절한 산전 관리를 받게 되면 나이가 많은 첫 산모라 할지라도 임신 중 나타나는 문제의 위험을 비교적 줄일 수 있다(Williams et al., 2011).

남자는 정말 삶의 모든 시간이 기회일까? 예술가 파블로 피카소는 70대에 아이들을 낳았다. 오랫동안 미국 상원의원이었던 스트롬 더몬드는 90대에 아이를 낳았다. 여성의 임신 가능성은 대개 나이가 들면서 감소하게 된다. 그래서 "여성 여러분, (임신을) 서둘러야 합니다. 남자, 당신은 어느 시기라도 가능합니다."라는 것이 전통적인 메시지이다.

그러나 분명히 나이가 많은 아버지는 비정상적인 정자를 생산할 가능성이 더 높기 때문에 생식력 문제가 발생한다. 그러나 그것은 빙산의 일각일 뿐이다. 퀸즐랜드 대학교 연구원들은 약 33,000명 어린이의 자료를 분석하여 다음과 같은 결과를 발표했다. 임신할 때 아버지 나이가 많을수록 태어난 어린이의 읽기 능력, 추리력, 기억력 및 집중력 테스트 점수가 낮아질 수 있다는 것이다. 29세와 30세는 남성에게 전환점이다.

TRUTH

Ⓣ F 임신 당시 아버지의 나이는 태아의 발달에 영향을 미칠 수 있다.

임신 당시 아버지의 나이가 태아의 발달에 영향을 미칠 수 있다는 것은 사실이다. 아버지의 나이가 많을수록 염색체 이상 위험이 커진다.

이 연령대를 넘어 임신한 어린이는 정신 분열증과 양극성 장애의 심리적 장애가 있을 위험이 더 많다. 40세 이상 남성에게서 태어난 아이들은 그림 2.12에서 볼 수 있듯이 자폐증 위험이 더 크다(Reichenberg et al., 2006).

이러한 발견은 생식기의 '전성기'를 지난 남성에게서 태어난 아이의 대부분이 문제를 갖는다는 의미는 아니다. 하지만 남성의 나이가 여성의 나이와 마찬가지로 아이의 위험성과 관련이 있음을 의미한다. 어머니와 아버지의 나이에 관계없이 출산이라는 사건은 부모의 삶에서 가장 기억에 남는 순간을 제공한다.

그림 2.12 아버지의 나이에 따른 자폐 위험 증가

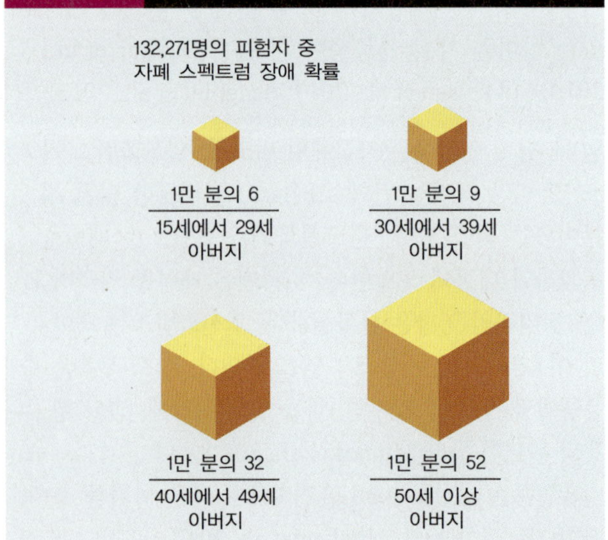

점검하기

빈칸 채우기

책 뒷편에서 답을 찾을 수 있습니다.

1. _______은(는) 발달 특성을 조절하는 생물학적 물질이다.

2. 이란성 쌍둥이는 유전자의 _______%를 공유한다.

3. "슈퍼 남성"은 _______의 성염색체 구조를 가지고 있다.

4. _______의 세포 질환은 아프리카계 미국인에서 가장 흔하다.

5. 정자는 _______ 이온의 변화에 의해 난자로 향하게 된다.

6. 일부 여성은 나팔관을 막을 수 있는 _______ 때문에 불임이 생긴다.

7. 배세포의 바깥층은 _______이다.

8. _______는 배아와 태아가 어머니와 영양분 및 노폐물을 교환할 수 있는 팬케이크 모양의 조직 덩어리다.

9. _______는 고혈압을 특징으로 하는 생명을 위협하는 질병으로, 임신 2기와 임신 3기 초반에 나타난다.

10. 임산부가 담배를 피우면 태아가 사용할 수 있는 _____의 양이 줄어들기 때문에 태아에게 해롭다.

선다형 문항

1. 부모의 나이와 아동의 건강상 위험에 대해 옳은 내용은?
   a. 어머니의 나이만 문제가 될 수 있다.
   b. 여성이 어릴수록 긍정적인 임신 결과를 얻을 가능성이 더 커진다.
   c. 아버지의 나이만 문제가 된다
   d. 어머니와 아버지의 나이 모두 문제가 될 수 있다.

2. 팔과 다리는 _______의 기형 유발물질에 가장 취약하다.
   a. 수정 후 1~4주 b. 수정 후 4~8주
   c. 수정 후 8~12주 d. 수정 후 12~16주

3. 태반을 통한 태아 전파의 가능성이 적은 것은?
   a. HIV b. 아스피린
   c. 마약 d. 알코올

4. 불임 사례의 약 _______%는 아버지가 원인이다.
   a. 10 b. 25
   c. 50 d. 75

5. 반성 유전질환에 해당하는 것은?
   a. 테이 삭스 병 b. 헌팅턴 병
   c. 혈우병 d. 낭포성 섬유증

6. _______이 있는 소녀는 불임 문제를 갖게 되며, 난소 발육이 나쁘고, 평균 신장보다 작다.
   a. 클라인 펠터 증후군 b. 슈퍼 남성 증후군
   c. 트리플 X 증후군 d. 터너 증후군

7. 우성 형질에 해당하는 것은?
   a. 직모 b. O형 혈액
   c. 원시 d. 유당 불내성

8. 임신에서 착상까지의 기간을 태아 발달의 _______단계(시기)라 한다.
   a. 잠재적 b. 수정기
   c. 태아기 d. 배아기

9. _______는 유산을 방지하기 위해 1940년대와 1950년대에 종종 처방되었던 강력한 에스트로겐이다. 시간이 지나면 일부 자손에서 자궁경부암, 질암 및 고환암을 유발하는 것으로 나타났다.
   a. DES b. 프로게스틴
   c. 비타민 A d. 탈리도마이드

10. _______에서는 산모가 생성한 항체가 태아 또는 신생아에게 전염되어 뇌 손상 또는 사망을 유발한다.
   a. 자간전증 b. Rh 부적합증
   c. 척추이분증 d. FASD

3 Birth and the Newborn Baby: In the New World
출생과 신생아: 새로운 세계

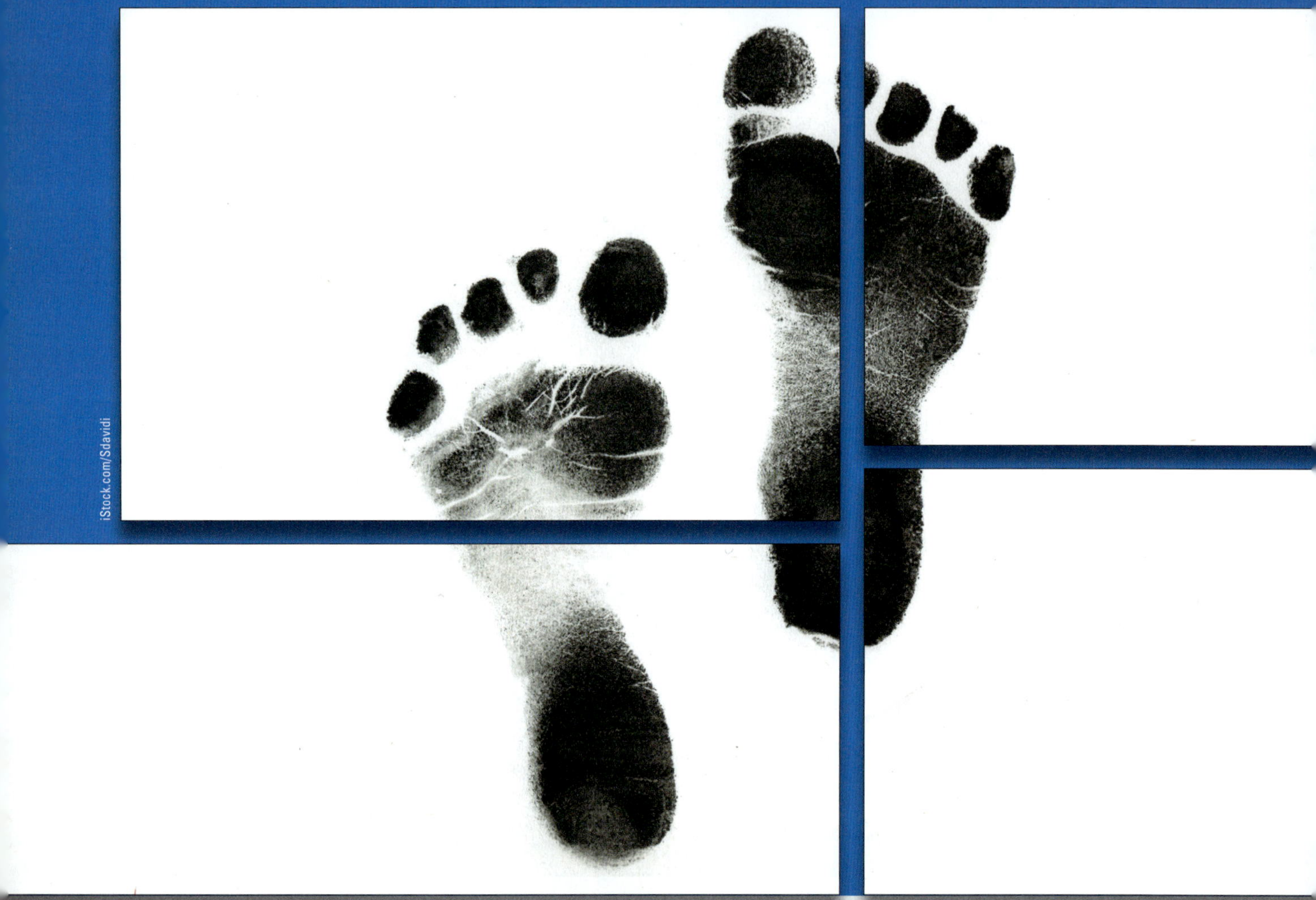

iStock.com/Sdavidi

학습 성과

이 장의 성취 목표

- **3-1** 출산 단계를 파악할 수 있다.
- **3-2** 다양한 출산 방법을 검토할 수 있다.
- **3-3** 출산과 관련된 잠재적인 문제에 대해 논의할 수 있다.
- **3-4** 산후 기간을 설명할 수 있다.
- **3-5** 신생아의 특성 검사를 실시할 수 있다.

출산 전 마지막 몇 주 동안에 대해 미셸은 이렇게 설명했다. "나는 임신기간 동안–내가 리사를 출산했을 때 무슨 일이 벌어질까 하는 생각 때문에–마음을 놓을 수 없었다. 나는 혈액검사와 초음파 검사를 받았고, 그 결과 아이가 여자 아이이고 모든 손가락과 발가락이 정상이라는 것을 알았지만, 여전히 모든 것이 잘 되기를 바라고 기도하고 있었다. 솔직히 분만에 대해서도 걱정되었다. 나는 항상 A 평가를 받는 학생이었기에 출산에서도 A 학점을 받고 싶었던 것 같다. 남편은 이해심이 있었고, 심지어 도움이 되기도 했지만, 알다시피, 임신을 하고 분만을 하는 것은 나이기 때문이었다."

> 이 세상의 거의 모든 어머니가 임신 마지막 주 동안 더욱 힘들어하며, 분만과정에 대해 걱정한다.

이 세상의 거의 모든 어머니는 임신 마지막 주 동안 더욱 힘들어하며, 분만과정에 대해 걱정한다. 물론 출산은 자연스러운 과정이지만, 많은 사람들이 자연스럽게 진행되는 과정에서 어떻게 대처해야 하는지를 배우기 위해 수업에 참여한다.

그들은 병원이나 조산원에 제시간에 도착할지에 대해 걱정한다. ("차 안에 기름이 충분한가요?", "눈이 오나요?"). 그들은 아기가 정상적으로 호흡을 할지에 대해서도 걱정한다.

그들은 자연분만을 할 것인지 아니면 제왕절개가 필요한지에 대해서 궁금할 수도 있다. 그들은 또한 분만과정이 아플지 안 아플지, 또 아프다면 얼마나 많이 아플지, 진통제를 언제 요청해야 하는지, 그리고 A 학점과 같이 좋은 평가를 받는 방법에 대해서도 궁금할 수 있다.

임신 말기가 가까워지면서, 미셸과 다른 여성들은 만삭으로 인해 앞쪽에 짐을 들고 있는 것 같고, 등이 앞으로 구부러져 있다고 느낀다. 태아의 몸무게도 요통을 유발할 수 있다. 그들이 아기를 낳는 것일까, 아니면 아기가 –태어남으로 인해– 그들을 불편함에서 구하는 것일까? 미셸은 나중에 이렇게 말하였다. "리사를 뱃속에 품고 있는 것은 멋진 경험이었어요. 하지만, 남편인 매트가 감당했어야 한다고 생각해요."

출산의 임박

임신 마지막 달 초에는 태아의 머리가 골반쪽으로 향하여 내려온다. 이 과정을 하강감이라 한다. 하강감은 횡경막에 가해지는 압력을 감소시키기 때문에 실제로 산모는 더 가벼워졌다고 느낀다.

첫 번째 자궁 수축을 **브락스톤 힉스(braxton-hicks) 수축**, 또는 가진통이라고 한다. 상대적으로 통증이 없고, 빠르면 임신 6개월 이전에도 경험할 수 있다. 이러한 수축은 임신이 진행됨에 따라 빈도가 증가하고 분만에 사용될 근육을 조율하는 역할을 할 수 있다. 진통은 더 고통스럽고 규칙적이며 일반적으로 걷기에 의해 강화된다.

진통이 시작되기 하루 정도 전에, 태아에 의한 골반 압력이 증가하면 혈관이 파열되어 혈액이 질 분비물에 나타날 수 있다.

자궁 경부(cervix)를 막아서, 감염으로부터 자궁을 보호했던 점액은 떨어져 나간다. 이때, 10명 중 1명의 여성이 질에서 따뜻한 액체가 흐르는 것을 경험한다. 이 액체는 양수이며, 그것의 배출은 양막이 터졌다는 것을 의미한다. 나중에 설명하겠지만, 보통 출산의 첫 번째 단계 끝까지 양막은 파열되지 않는다.

진통이 시작되고 있는 다른 징후로는 소화불량, 설사, 허리통증, 경련 등이 있다.

임신기간 임신에서 출산까지 전형적인 9개월의 기간

브락스톤 힉스 수축(Braxton-Hicks contractions) 일반적으로 통증이 없는 초기의 진통

자궁 경부 아기가 질에 도달하기 위해 통과하는 자궁의 좁은 아랫부분

TRUTH OR FICTION?

T	F	태아는 태어날 준비가 되면 산모에게 신호를 보낸다.
T	F	출생 후 아기의 독립적인 호흡을 자극하기 위해 아기를 거꾸로 안고 엉덩이를 때린다.
T	F	라마즈 방법에 따라 출산하는 여성은 통증을 경험하지 않는다.
T	F	미국에서는 10명의 출산 중 대략 3명 정도가 제왕절개 수술을 한다.
T	F	출산 후 우울증을 느끼는 것은 비정상이다.
T	F	적절한 유대감을 형성하려면 부모가 신생아와의 조기 접촉시간을 더 많이 허용해야 한다.
T	F	미국에서는 암, 심장병, 폐렴, 아동학대, 에이즈, 낭포성 섬유증, 근육위축증에 의해 사망한 어린이를 모두 합친 것보다 영아돌연사증후군(SIDS)으로 인해 사망하는 어린이가 더 많다.

실제로 태아는 태어날 준비가 되었을 때, 태반과 자궁을 자극하는 호르몬인 **프로스타글란딘**을 분비하여 산모에게 신호를 보낼 수 있다(Mendelson et al., 2017).

프로스타글란딘은 여성이 월경 전이나 월경 중에 느낄 수 있는 경련을 유발할 뿐만 아니라 진통에 관계되는 자궁의 근육을 자극한다. 진통이 진행되면서, 뇌하수체는 옥시토신 호르몬을 방출하는데, 그것은 아기를 밀어 낼만큼 강력한 자궁의 수축을 자극한다.

> **TRUTH**
>
> (T) F 태아는 태어날 준비가 되면 산모에게 신호를 보낸다.
>
> 태아는 태반과 자궁을 자극하는 호르몬인 프로스타글란딘을 분비함으로써 태어날 '준비'가 되면 산모에게 신호를 보낼 수 있다. 프로스타글란딘은 여성이 월경 전 또는 월경 중에 느낄 수 있는 경련을 유발할 뿐만 아니라 자궁 근육을 자극하여 자궁 수축에 관여한다.

3-1 출산의 단계

규칙적인 자궁 수축은 출산의 시작을 의미한다. 출산은 세 단계로 이루어진다. 첫 번째 단계에서는 자궁 수축으로 인한 자궁 경부의 **소실**과 **확장**인데, 이는 아기가 통과할 수 있도록 약 4인치(10 센티미터)까지 확장되어야 한다. 자궁 경부의 확장은 출산 시 통증의 대부분을 야기한다(그림 3.1 참조).

첫 번째 단계는 가장 긴 단계이다. 초산모인 경우, 이 단계는 수 시간에서 하루 이상까지 지속될 수 있다. 이후 임신에서는 시간이 덜 걸린다. 첫 번째 수축은 일반적으로 그다지 고통스럽지 않으며 10~20분 간격으로 발생한다.

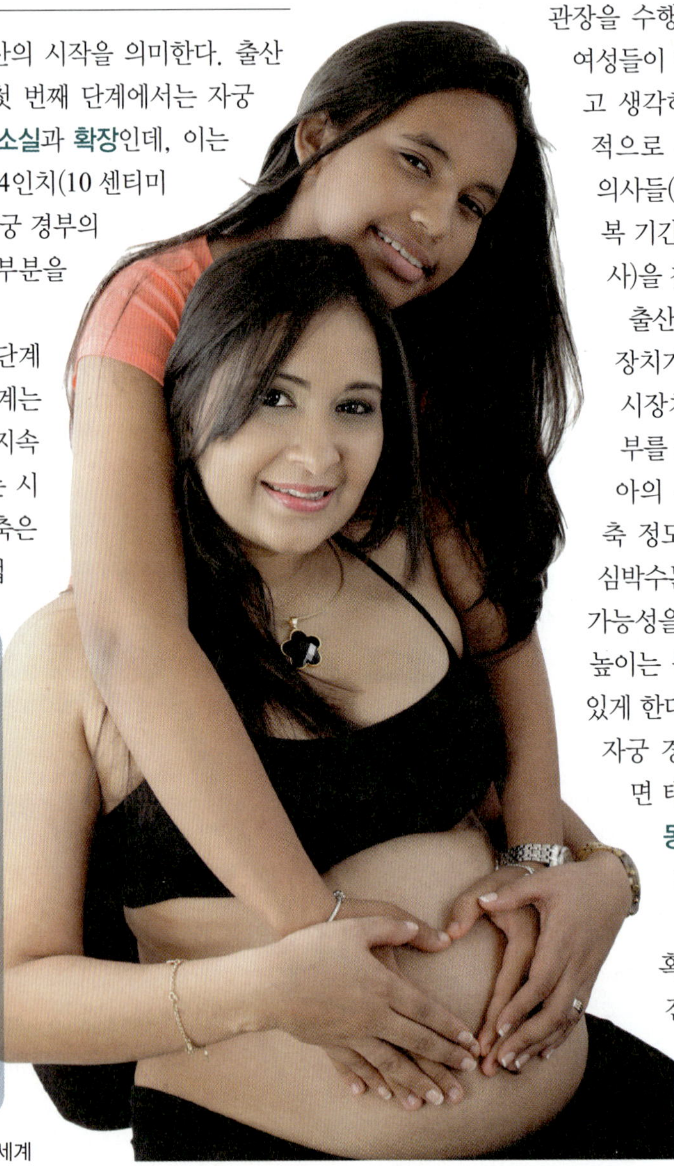

각각의 수축은 20~40초 동안 지속될 수 있다. 과정이 지속됨에 따라, 수축은 더 강력해지고, 빈번해지며, 규칙적이게 된다. 여성들은 일반적으로 수축이 4~5분 간격으로 진행될 때, 병원이나 조산원에 가는 것이 좋다. 분만 첫 단계가 끝날 때까지 산모는 대개 진통실에 있게 된다.

여성이 분만 준비를 할 때, 음모를 면도한다. 이러한 준비과정은 분만 중 감염될 가능성을 낮추고, **회음절개술(episiotomy)**의 수행을 용이하게 하기 위한 것이다. 또한, 분만 중 **불수의적인** 배변을 방지하기 위해 여성에게 관장을 수행할 수 있다. 그러나 많은 여성들이 면도와 관장을 모멸적이라고 생각하여, 이러한 과정을 일상적으로 수행하지 않는 산부인과 의사들(임신, 분만 및 출산 후 회복 기간 동안 여성을 치료하는 의사)을 찾는다.

출산의 첫 단계 동안 태아감시장치가 사용될 수 있다. 태아감시장치의 한 종류는 여성의 복부를 묶는 전자 장치 형태로, 태아의 심박수와 산모의 자궁 수축 정도를 측정한다. 비정상적인 심박수는 의료진에게 태아의 고통 가능성을 알려주므로 분만 속도를 높이는 등 적절한 조치를 취할 수 있게 한다.

자궁 경부가 거의 완전히 확장되면 태아의 머리가 **질 안으로 이동(transition)**하기 시작한다.

이러한 과정은 약 30초 혹은 그 이하의 시간 동안 진통이 지속되는데, 이러한 자궁의 수축은 보통 더 자주, 강하게 진행된다.

프로스타글란딘(prostaglandins) 자궁 수축을 자극하는 호르몬

옥시토신(oxytocin) 분만을 자극하는 호르몬

소실(efface) 자궁경관이 얇아짐

개대(dilate) 자궁경관이 넓어짐

회음절개술(episiotomy) 질 입구를 넓히는 산도와 항문 사이의 외과적 절개

트랜지션(transition) 태아의 머리가 질로 이동함.

그림 3.1 분만의 단계

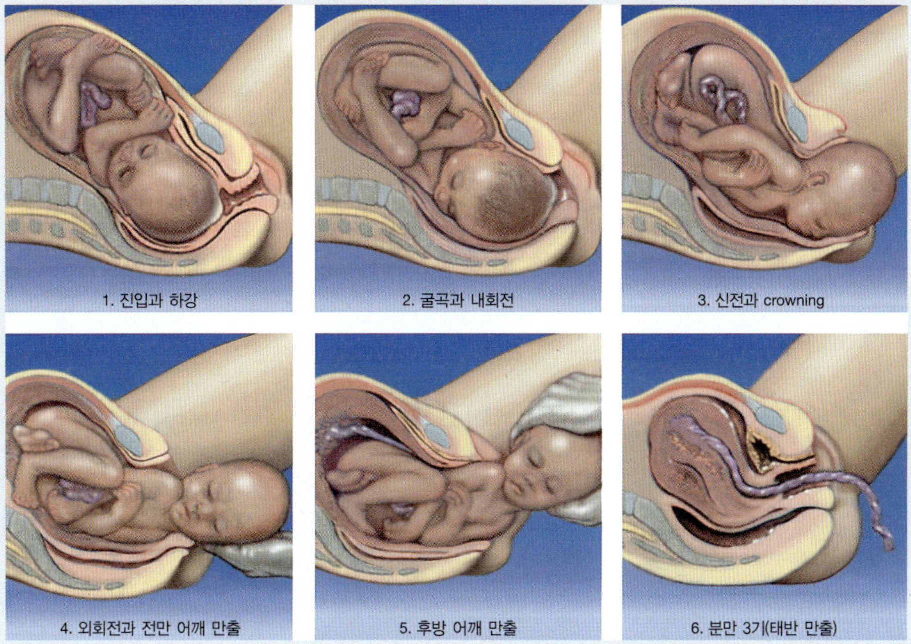

첫 번째 단계는 자궁 수축으로 인한 자궁 경부의 소실과 확장이다. 두 번째 단계는 아기가 산도로 이동하는 것으로 시작하여 아기가 태어나면서 끝난다. 세 번째 단계는 태반이 자궁벽에서 분리되어 산도를 통해 배출된다.

두 번째 출산의 단계는 아기가 질(분만 통로라고 불리는)의 입구에서 보일 때부터 시작된다. 두 번째 단계는 첫 번째보다 짧고, 아마도 수 분에서 수 시간 지속되며, 아이의 출생으로 끝나게 되는 단계이다. 산모는 두 번째 단계 동안 분만실에서 머물게 된다.

2단계의 진통은 산도(출산 통로)를 둘러 싸고 있는 피부가 당겨지면서 아기가 산도를 따라 나아가게 한다. 아기의 머리가 산도에서 나오기 시작했을 때 왕관을 썼다(crowning)고 한다. 일단 크라우닝이 진행되면, 아기는 일반적으로 몇 분 안에 완전히 나오게 된다.

의사 또는 간호사는 크라우닝이 발생하면 회음절개술을 수행할 수 있다. 회음절개술의 목적은 산도와 항문 사이의 영역이 심하게 늘어날 때 무작위로 찢어지는 것을 방지하는 것이다. 크라우닝 시 아기 머리가 가하는 압력은 질과 항문 사이의 영역을 마비시키는 경향이 있기 때문에, 여성은 회음절개술 시 절개감을 느낄 가능성이 낮다. 면도와 관장과 같이 회음절개술은 논란의 여지가 있으며, 유럽에서는 시행하지 않는다. 절개 부위는 치유될 때 가려움과 불편함을 유발할 수 있다.

미국에서는 회음절개술이 예방할 수 있는 이점만큼 많은 문제를 야기할 수 있다는 연구결과들이 발표되면서, 사용빈도가 감소되고 있다. 몇몇 건강 전문가들은 회음절개술이 아기의 어깨가 넓거나 아기의 심박수가 긴시간 감소하는 경우 시행해야 한다고 강력히 주장한다. 의사가 회음절개술을 선택할지에 대한 가장 강력한 예측인자는 산모나 아기의 상태가 아니라 오히려 의사가 정상적으로 회음절개술을 수행할 수 있는지의 여부이다.

아기의 머리가 산도에서 나올 때, 기도를 깨끗이 하기 위해 아기 입에서 점액을 제거한다. 아기가 스스로 적절하게 호흡하면, 아기의 탯줄을 클램프(조임쇠)로 막고 절단한다(그림 3.2).

엄마와 아기는 이제 각기 다른 개체로 분리되는 것이다. 탯줄의 잘린 부분은 일주일이나 열흘 뒤 저절로 말라 떨어진다.

그림 3.2 탯줄 자르기

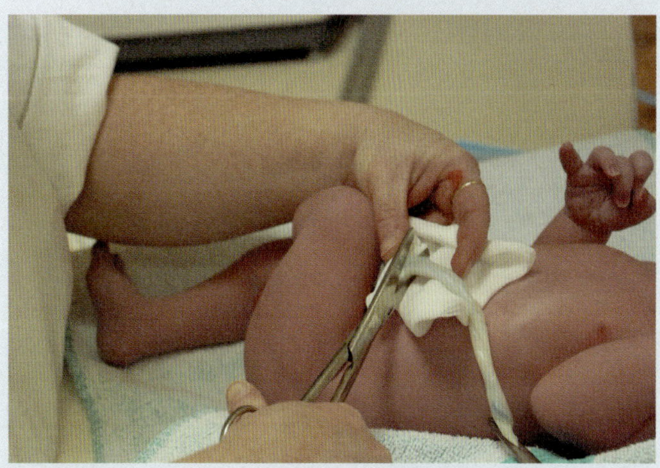

BSIP/Science Source

탯줄의 잘린 부분은 일주일이나 열흘 뒤 말라 떨어진다.

이제 아기는 간호사에 의해 여러 가지 절차를 받게 된다. 즉, 발자국 찍기, 신분증 팔찌 채우기, 세균 감염을 막기 위해 눈에 항생제 연고나 **질산은($AgNo_3$)** 점적하기, 출혈 시 응고할 수 있도록 비타민 K 주사(신생아는 비타민 K가 충분하지 않음) 등이 제공된다. 이러한 절차가 진행되는 동안 산모는 분만의 세 번째 단계에 있게 된다.

FICTION

T (F) 출생 후 아기의 독립적인 호흡을 자극하기 위해 아기를 거꾸로 안고 엉덩이를 때린다.

현재 출생한 아기의 독립적인 호흡을 돕기 위함이 아니라, 아기가 산도에서 나올 때 아기의 코와 입에 흡입한 점액을 제거하기 위함이다.

태반 만출 단계라고도 하는 세 번째 분만 단계는 수 분에서 30분 이내로 완료된다. 이 단계에서 태반은 자궁벽에서 분리되어 산도를 통해 배출된다. 이때 어느 정도의 출혈은 정상이다. 회음절개술이 수행된 경우, 산부인과 의사는 재봉합을 시행한다.

3-2 출생의 방법

출산은 한때 **조산사**와 가족에 의해 산모의 집에서 행해지는 보다 친밀한 절차였다. 이 패턴은 오늘날에도 많은 **저개발국가**에서 볼 수 있지만, 미국과 다른 선진국에서는 드물다. 현재 미국에서의 출산은 일반적으로 병원에서 이루어지는데, 그곳에서 의사는 합병증과 불편함으로부터 엄마와 아이를 보호하기 위해 정교한 도구와 마취제를 사용한다.

현대 의학은 생명을 구했지만, 출산과정은 더 비인간적이 되었다. 어떤 사람들은 현대의 방법들이 여성의 신체에 대한 통제권을 빼앗는다고 주장한다.

그들은 대부분의 여성들이 '조용한' 출산경험에 대해 감사하게 생각한다는 것을 인정하지만, 마취제 때문에 많은 여성들이 출산 경험을 거부하게 되었다고 주장한다.

조산사(midwife) 출산하는 산모를 돕는 개인

마취제(anesthetics) 통증을 줄이는 약제

전신마취(general anesthesia) 사람을 잠들게 함으로써 고통을 제거

국소 마취제(local anesthetic) 신체 어느 한 부분의 통증 감소

신생아(neonate) 출생부터 4주까지의 영아

자연분만(natural childbirth) 마취 없는 출산

라마즈 방법(Lamaze method) 임산부에게 출산에 대해 교육하고, 출산 중 통증을 완화하는 패턴으로 호흡하도록 하며 코치가 상주하는 출산방법

1. 마취(Anesthesia)

역사적으로 고통스러운 출산이 여성의 표준으로 여겨졌지만, 오늘날 어느 정도의 **마취**는 대부분의 출산에 사용되고 있다.

출산과 관련된 고통을 줄이기 위해 두 가지 종류의 마취제가 사용된다. **전신마취**는 **바르바튜레이트**를 주사하여 산모를 잠들게 함으로써 마취 효과를 나타낸다.

신경안정제와 마약류는 잠을 자지 않고도 불안과 고통의 인식을 줄이는 데 사용될 수 있다. 전신마취는 출생 직후 아기의 민감성을 떨어뜨리지만 장기적인 부정적 영향이 있는지에 대한 증거는 엇갈린다(Eger et al., 2014; Rollins & Rosen, 2018).

부분 또는 **국소 마취제**는 산모를 재우지 않고 통증을 없애준다. 국소 주사를 통한 음부신경차단술은 산모의 외부 생식기 감각을 마비시킨다. 척추관이나 척수에 마취제를 주입하는 경막외차단술과 척수차단술은 허리 아래 몸을 일시적으로 마비시킨다. 국소 마취는 출생 직후 신생아에게 경미한 **우울증상(neonates)**을 나타낼 수 있지만, 그 효과가 지속되지는 않았다(Rollins & Rosen, 2018).

자연분만이라고 불리는 방법에서, 여성은 마취제를 사용하지 않는다. 대신, 산모는 생물학적 측면의 생식과 분만에 대해 교육받고, 신체 건강을 유지하도록 격려받으며, 이완과 호흡 운동을 배우게 된다.

2. 최면(Hypnosis) 및 바이오 피드백(bio feedback)

최면술은 고객이 다이어트를 유지하고, 금연과 치과 치료를 받을 때 불편감을 줄이기 위해 사용되었으나, 출산 중 마취의 대안으로 사용되고 있다(Beevi et al., 2017; Waisblatt et al., 2017).

바이오 피드백은 진통 중인 산모에게 다양한 신체기능에서 어떤 일이 일어나고 있는지 지속적인 정보를 제공하는 방법이다. 근육의 긴장과 혈압은 그 대상이 될 수 있는 기능이다.

연구에 따르면, 산모의 근육 긴장을 이완하도록 돕는 것은 초기 진통 과정에 긍정적인 효과가 있을 수 있지만, 현재까지 더 큰 이점은 아직 확립되지 않았다(Narita et al., 2018).

아기가 HIV에 감염되지 않도록 예방하기

HIV 또는 기타 성병에 감염된 임산부는 의사와 상의해야 한다. HIV는 일반적으로 태반을 통과하지 않으므로 모체-영아 감염의 가능성이 가장 높은 경로는 출산과 모유 수유이다. 전염을 예방하기 위한 현재의 권장 사항에는 항레트로바이러스 요법(ART), 제왕절개, 분유공급 등이 있다.

ART는 혈류 내 HIV의 양을 줄이는 세 가지 약물의 조합이다. 제왕절개술은 혈관이 파열되는 질 분만기에 비해 아기가 산모의 혈액에 덜 노출되기 때문에 전염을 막는 데 도움이 된다. 이러한 조치를 통해 전염 가능성이 1% 미만으로 감소한다(HIV의 모자 전염 예방, 2017).

3. 출산 준비(prepared childbirth)

라마즈 방법 또는 출산 준비과정에서, 여성들은 공포와 고통을 줄이고 불편함으로부터 주의를 분산시키는 호흡과 이완 운동에 집중하게 된다.

임산부는 '코치'–주로 그녀의 파트너–와 함께 라마즈 수업에 참여하는데, 코치는 그녀에게 마사지를 해주고, 수축 시기를 맞추며, 사회적 지지를 제공하고, 호흡과 휴식의 패딘을 지도하는 등의 역할을 한나. 라마스 방법을 사용하는 임산부들은 보통 통증이 적고 약물치료가 덜 필요하다(Rollins & Rosen, 2018).

FICTION

T (F) 라마즈 방법에 따라 출산하는 여성은 통증을 경험하지 않는다.

그들도 고통을 겪게 되지만, 통증이 적고, 약물치료가 덜 필요하다.

4. 제왕절개(cesarean section)

제왕절개는 의사(physician)가 수술로 아기를 분만하게 하는 것이다. 의사가 산모의 복부와 자궁을 절개하고 의학적으로 아기를 꺼낸다.

정상적인 분만이 산모나 아이를 위협하거나, 질 분만이 기대하는 것보다 더 어렵다고 생각될 때 의사들은 제왕절개를 선호한다. 현재 미국 출생아의 거의 1/3(31.9%)이 제왕절개로 태어난다.

다른 관점으로 보기 위해 1989년에 제왕절개 방법이 출생의 23%만을 차지했다는 점에 주목하자(그림 3.3 참조).

약간 증가되는 양상은 의학적 진보 때문이기도 하지만, 일부 여성은 그들이 분만 시간을 조절하기 위해서 제왕절개를 요청하기도 한다. 그리고, 어떤 의사들은 질 분만 중 실수했을 경우, 의료과실 소송을 피하기 위해 제왕절개를 수행한다.

또한, 제왕절개는 질 분만 중 정상적인 출혈이 있을 때 생길 수 있는 산모와 아기의 순환계가 섞이는 것을 예방하기 위해서 의사가 선택하기도 한다.

이러한 경우 제왕절개는 생식기 헤르페스와 AIDS를 유발하는 바이러스의 전염을 방지하는 데 도움이 된다. 그리고, 제왕절개는 저산소증의 위험을 줄이는 것으로 나타났다(Roberts et al., 2015).

제왕절개(C-section) 복부 수술로 아기를 분만하는 방법

그림 3.3 제왕절개, 미국 1989~2016

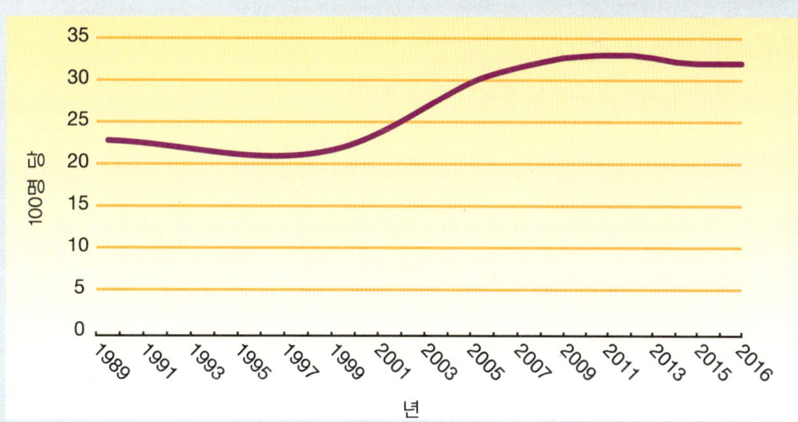

1996년 이후 제왕절개를 받은 미국 여성의 비율은 21%에서 33%로 급증했으며, 약 32% 수준으로 평준화된 것으로 보인다.

출처: 미국국립보건통계센터(2017년 3월 31일 마지막 업데이트 페이지).
http://www.cdc.gov/nchs/fastats/delivery.htm. (2018년 3월 25일 접속).

TRUTH

Ⓣ F 미국에서는 10명의 출산 중 대략 3명 정도가 제왕절개 수술을 한다.

미국에서 신생아 출산 10명 중 거의 3명이 제왕절개를 하는 것은 사실이다. 실제 수치는 32%이다.

3-3 출생 문제

대부분의 분만은 의학적 관점에서 볼 때 주목할 만한 것이 아니다(부모의 관점에서 볼 땐, 모든 분만이 가장 주목할 만한 것일 수 있을지라도). 그러나 여전히 많은 문제들이 발생할 수 있고 일어날 수도 있다.

1. 산소 부족(Oxygen Deprivation)

연구자들은 산소 부족을 논의하기 위해 '무산소증과 저산소증' 용어를 사용한다.

무산소증은 '산소 없음'이라는 의미의 근원에서 유래한다. **저산소증**은 'under'와 'oxygen'라는 의미의 근원에서 유래하는데, 다시 말하면 아기가 자궁에서 제대로 성장할 만큼 충분한 산소를 공급받지 못한다는 것이다. 태아기 산소 부족은 태아의 인지능력에 문제를 발생시킬 수 있는 중추신경계 발달을 손상시킬 수 있는데, 특히 기억력과 공간적 관계, 운동 문제 및 심리적 장애가 이에 속한다(Rennie & Rosenbloom, 2011).

분만 중 아기의 산소 공급이 장시간 끊기면, 조기 발현되는 조현병, 뇌성마비와 같은 심리적 · 신체적 건강 문제가 발생할 수 있다(Kotlicka-Antczak et al., 2017). 산소 결핍은 당뇨병과 같은 산모 장애, 아기 호흡기관의 미성숙, 그리고 출생 중 탯줄 압박이 수반되는 사고에 의해 야기될 수 있다. 아기가 지나가는 산도는 좁아서, 탯줄은 보통 이 과정에서 압박된다.

이러한 과정이 일시적이면, 잠시 숨을 참는 것과 같은 효과가 나타나 어떤 문제도 발생하지 않게 된다. 그러나 탯줄이 압박되는 시간이 길어지면 문제가 발생할 수 있다. 태아가 **역위(둔위)**일 경우 산도를 통과하며 탯줄이 눌릴 수 있기 때문에, 탯줄 압박시간이 길어질 가능성이 더 높다.

무산소증(anoxia) 산소의 부재

저산소증(hypoxia) 필요량보다 적은 산소

역위(breech (bottom-first) presentation) 태아가 거꾸로 위치한 상태, 둔위

조산(preterm) 임신 37주 이전 출생

재태연령 대비 저체중아(small for gestational age) 재태 나이에 비해 작은 신생아

2. 미숙아와 저체중 영아

아기는 정상적인 40주에 비해 임신 37주 이전에 출산이 일어날 때, **미숙 또는 조산(premature or preterm)**인 것으로 간주된다. 아기의 몸무게가 5.5파운드(약 2,500g) 미만일 때, 저체중으로 생각한다. 아기가 만삭아로 태어났을지라도 출생 체중이 적을 때는 **재태연령에 비해 저체중**이라고 한다. 담배를 피우거나, 약물을 남용하거나, 영양실조가 있는 산모의 아기는 재태연령에 비해 저체중일 위험이 있다. 재태연령에 비해 저체중인 아기는 같은 연령대 아이들에 비해, 작고 가벼운 경우가 많고, 학습이 약간 지연되고 주의력 문제를 보이는 경향이 있다(Heinonen et al., 2011). 미숙아는 재태연령 대비 저체중아보다 정상적인 키와 몸무게를 달성할 가능성이 더 높다. 미숙아는 쌍둥이를 포함하여 다태 출산의 경우 더 흔하다(Kurosawa et al., 2012; Campbell, 2018).

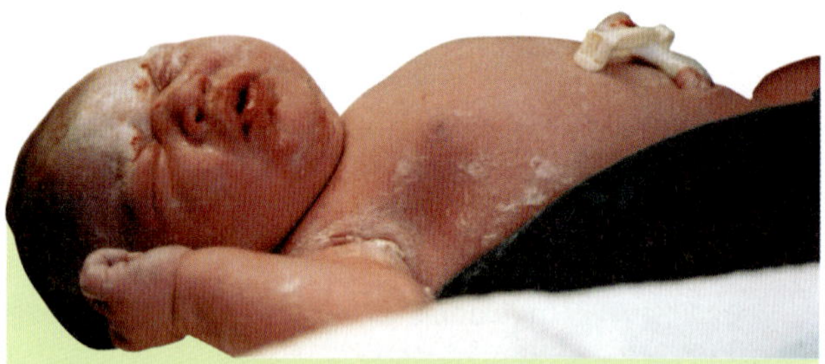

이 신생아는 미숙아의 특징인 솜털(lanugo)과 태지(vernix)를 보여 준다.

SPL/Science Source

미숙 및 저체중과 관련된 위험 약 1,500~2,500g 사이의 신생아는 출생 시 정상 체중의 영아보다 사망할 확률이 7배 더 높지만, 체중이 약 1,500g 미만인 영아는 사망할 확률이 거의 100배 더 높다(Save the Children, 2015; Strunk et al., 2012). 대체로, 아이의 출생 체중이 낮을수록, 학령기 동안 신경학적 발달과 인지 기능의 측정치에 대해 더 낮은 평가를 받는다(Miller et al., 2018).

운동 발달에 대한 위험도 있다. 한 연구에서는 6, 9, 12 및 18개월의 정상 만삭 아동과 96명의 극소저체중 출생아(VLBW)를 비교하여 출산 예정일에 따라 연령을 수정했다(Jeng et al., 2000).

만삭아가 걷기 시작한 평균 연령은 12개월이었고, 극소저체중 출생아는 14개월이었다. 18개월까지 모든 만삭 출생아들은 걷기가 가능했지만, 극소저체중아는 약 89%만 걷기가 가능해졌다.

미성숙의 징후 미숙아는 만삭아들의 둥글고 튼튼해 보이는 외모를 나타내는 지방층이 형성되지 않았기 때문에 비교적 말랐다. 그들은 종종 가늘고 솜털 같은 머리카락을 가지고 있다. 그들은 종종 **솜털(lanugo)**이라고 불리는 곱고 부드러운 털과 **태지(vernix)**라고 알려진 기름진 흰색 물질을 가지고 있다.

재태기간이 만삭아보다 6주 이상 전에 태어난 아기라면 젖꼭지가 나오지 않았을 것이다. 이렇게 일찍 태어난 남자 아기들의 고환은 아직 음낭으로 내려오지 않았을 것이다. 태어날 당시 내려가지 않은 고환을 가진 남자 아기들은 나중에 고환암에 걸릴 위험이 더 높다.

미숙아들은 근육이 미성숙하기 때문에 빨고 호흡하는 반사신경이 약하다. 게다가 아기들이 아직 폐포의 벽을 윤활하는 물질을 분비하지 않기 때문에 그들의 폐에 있는 작은 공기주머니의 벽은 서로 달라붙는 경향이 있을 수 있다. 결과적으로, 만기가 되기 한 달 이상 전에 태어난 아기들은 불규칙하게 호흡하거나 호흡이 갑자기 멈출 수 있는데, 이는 **호흡곤란증후군(respiratory distress syndrome)**을 의미한다.

호흡곤란증후군을 가진 미숙아는 생후 2년 동안 만삭아에 비해 인지, 언어, 운동능력 등에서 발달이 저조한 것으로 나타났다. 미숙아를 출산할 위험이 있는 임산부에게 코르티코스테로이드의 투여는 아기의 생존 가능성을 증가시키는 것으로 나타났다(Travers et al., 2018).

미숙아 치료 신체적인 취약성 때문에, 미숙아들은 보통 병원에 남아서 **인큐베이터**에 있게 되는데, 그것은 온도가 조절된 환경을 유지하고, 질병으로부터 어느 정도 보호될 수 있는 장치이다. 아기들에게 산소가 공급될 수 있지만, 과도한 산소는 영구적인 눈 부상의 원인이 될 수 있다.

부모와 미숙아 부모들은 종종 만삭아를 치료하는 것처럼 미숙아를 치료하지는 않는다. 우선, 미숙아들은 보통 많은 만삭아들에게 나타나는 튼튼해 보이는 외모를 가지고 있지 않다. 그들의 울음소리는 더 높고, 귀에 거슬리며, 그들은 더 예민하다(Gardner 등, 2018; Kaye & Shah, 2015). 미숙아를 돌보는 것은 부모들을 우울하게 만들 수 있다(Cheng et al., 2016; Welch et al., 2016). 미숙아의 엄마들은 아기로부터 소외감을 느끼고 패배감, 죄책감, 낮은 자존감을 느낀다고 자주 보고되고 있다(Baum et al., 2011; Lau, 2018).

미숙아에게 상처를 주는 것에 대한 두려움은 부모들이 아이들을 다루는 것을 더욱 좌절시킬 수 있지만, 엄마들이 미숙아에게 마사지를 하도록 격려하는 것은 그들이 이러한 두려움에 대처하는 데 도움이 될 수 있다(Feldman et al., 2014). 일단 그들을 병원에서 집으로 데려오면, 미숙아는 만삭아들보다 더 수동적이고 사회적 반응도 덜 하다(Korja et al., 2012). 미숙아는 잘 반응하고, 잘 돌봐주는 부모와 함께 있을 때 더 좋아진다.

중재 프로그램 미숙아에게는 만삭아와 같이 포옹, 흔들림, 대화, 노래 부르기, 녹음 된 엄마 목소리 들려주기, 아기의 시야에 있는 모빌, 환경 내 라이브 및 녹음된 음악 등의 조기 자극이 이롭다(Haslbeck & Stegmann, 2018).

다른 형태의 자극으로는 마사지와 캥거루 케어(Johnston et al., 2011)가 있는데, 캥거루 케어는 아기를 피부와 피부, 가슴과 가슴을 접촉한 상태로 매일 부모와 함께 누워 시간을 보내는 방법이다. 대체로 자극받은 미숙아는 대조군의 미숙아보다 체중 증가가 더 빠르고, 호흡기 질환이 더 적으며, 운동, 인지 및 신경 발달에 더 큰 진전을 보이는 경향이 있다(Cunningham et al., 2017).

3-4 산후 기간

산후 기간은 분만 후 몇 주를 가리키지만 특별한 제한은 없다. 아기와의 분리는 종종 행복한 경험이다. 가족의 오랜 기다림은 끝났다. 임신과 진통에 대한 걱정은 끝났고, 손가락과 발가락은 확인되었으며, 부분적인 불편함에도 불구하고, 산모는 말 그대로 그녀의 '부담'이 가벼워졌다는 것을 알게 된다.

그러나 2013년 미국 정신의학협회(American Psychological Association, 2013년)에 따르면, 새롭게 엄마가 된 여성들의 약 70%는 눈물이 나고, 슬프며, 짜증이 나는 시기를 지나게 되며, 이를 협회는 'baby blues(**산후 우울감**)'라고 부른다.

솜털 미숙아의 가늘고 솜털같은 털

태지(vernix) 미숙아의 피부에 기름진 흰색 물질

호흡곤란증후군 미숙아의 전형적인 약하고 불규칙한 호흡

인큐베이터 미숙아를 위한 아기를 따뜻하게 보호할 수 있는 장치

산후 출산 직후의 기간

전 세계의 모성 및 아동 사망률

현대 의학은 산모와 영아 사망률을 줄이는 데 큰 진전을 이루었지만 그 발전은 전 세계에 똑같이 적용되지 않는다. 비영리 구호 및 개발 기관인 세이브 더 칠드런(Save the Children)은 여성이 출산 중 사망할 가능성과 유아가 첫 해에 죽을 가능성을 조사하고 있다.

산모와 영아 사망률은 세이브 더 칠드런(Save the Children)이 말하는 모성지수(Mothers' Index)와 관련이 있는데, 여기에는 임신과 분만 중 모성 사망률, 5세 미만 아동 사망률, 산모의 정규 교육 기간, 경제적 지위(1인당 국민소득 기준), 그리고 여성의 국가 정부 참여– 한 사회가 여성에게 권한을 부여하는 정도를 나타내는 척도– 등의 요인이 포함된다.

그림 3.4는 '세계 엄마들의 상태(State of the World's Mothers)' 최신호에 실린 아이들이 사망에 이르는 다양한 이유를 보여주고 있다(Save the Children, 2015).

산모지수 1위는 노르웨이로 모성 사망률은 14,900명 중 1명 정도이며, 처음 5년간 1,000명 중 3명의 영아만 사망한다(표 3.1 참조). 여성은 평균 17년 동안 정규 교육을 받고(미국과 동일), 1인당 소득은 102,610달러이며, 국가 정부 의석의 40%를 여성이 차지한다(미국은 단지 19%에 불과함). 33위인 미국에서는 여성 1,800명 중 1명이 평생 임신이나 출산 중 사망할 위험이 있으며, 5세 미만 아동의 사망 확률은 1,000명 중 6.9명이다.

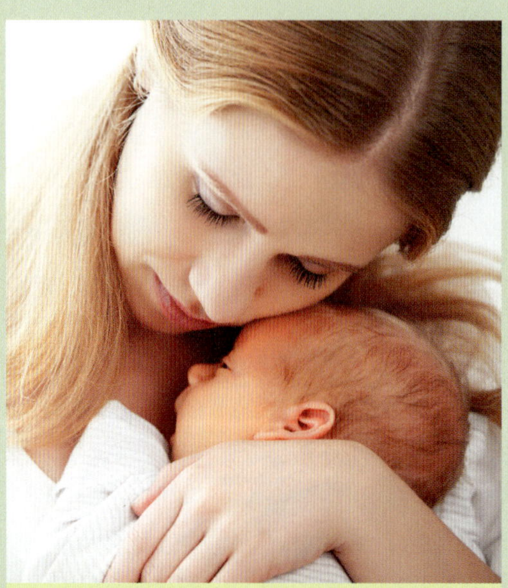
Evgeny Atamanenko/Shutterstock.com

유럽에서 모성 및 영아 사망률이 왜 낮은가?

세계 절반의 국가들은 미국보다 국가 정부 내 여성의 비율이 더 높다. 순위에서 미국의 성적은 '국가 내 국가'의 수가 많은 것과 관련이 있다. 예를 들어, 부에 큰 차이가 있고, 부유한 미국인들이 가난한 미국인들보다 순위에서 더 낮다.

일부 지역에서는 다른 지역보다 양질의 의료 개입이 가능하다. 지역 아동이 자유로운 많은 미국인들은 부분적으로 그들의 거주지를 좋은 약의 이용 가능성에 근거하여 결정한다.

그림 3.4 어린 아이들은 왜 죽는가?

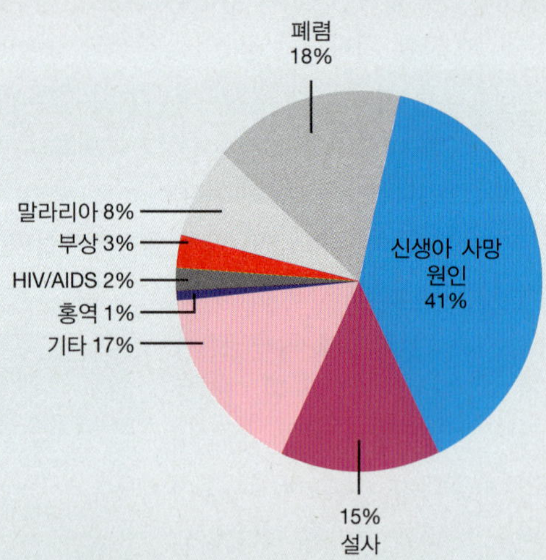

출처: 세이브 더 칠드런. (2015). 세계의 어머니의 상태. 페어 필드, 코네티컷 : 세이브 더 칠드런.

추정에 따르면 폐렴, 설사, 말라리아가 전 세계 5세 미만 아동의 주요 사망 원인으로 남아 있다. 그들은 아동 사망의 41%를 차지한다. 전체 5세 미만 사망자의 40% 이상이 생후 첫 달에 발생한다.

이러한 아동 대부분은 알려져 있고, 저렴하며, 효과적인 치료에 대한 보장을 높임으로써 구할 수 있었다. 영양실조가 전체 아동 사망의 3분의 1 이상을 초래하기 때문에 적절한 영양을 확보하는 것은 예방의 중요한 측면이다.

표 3.1 소득 수준 및 여성의 지위와 관련된 일부 국가의 모성 및 아동 사망률

독자들은 미국이 왜 이 목록에서 그렇게 낮은 순위를 차지하는지 의아해할 것이다. 한 가지 답은 평균 이상의 빈곤율, 많은 농촌 인구, 평균 이하의 교육수준을 가진 주의 경우 산모와 유아 사망률이 가장 높다는 것이다.

다니엘 엘리(Danielle Ely)와 그의 동료들이(2017년) 최근 발표한 자료에 따르면, 아프리카계 미국 여성의 유아 사망률은 1,000명 당 13.60명으로, 쿠바계 미국 여성의 1,000명당 4.55명인 것과 비교하여 가장 높다.

유럽계 미국인 여성들은 1,000명당 5.66명의 유아 사망률을 보였고, 미국 원주민의 경우 8.45명, 푸에르토리코인 7.82명, 멕시코계 미국인 5.47명, 아시아계 미국인 4.67명, 중남미인 4.65명이었다. 이 민족적 차이를 어떻게 설명할 것인가?

국가	평생 산모 사망 위험 (표시된 숫자로 1개)	5세 미만 사망률 (1,000명당)	여성의 평균 정규 교육 기간	1인당 국민소득 (미국 달러)	여성의 정부 정책 참여 (여성의 좌석 비율)	모성지수 순위
노르웨이	14,900	2.8	17.5	102,610	39.6	1
아일랜드	5,500	3.8	18.6	43,110	19.9	22
이탈리아	17,100	3.6	16.0	35,860	30.1	12
프랑스	4,300	4.2	16.0	43,460	25.7	23
독일	11,000	3.9	16.5	47,270	36.9	8
폴란드	19,800	5.2	15.5	13,240	22.1	28
일본	12,100	2.9	15.3	46,330	11.6	32
멕시코	900	14.5	13.1	9,940	37.1	53
스웨덴	13,600	3.0	15.8	61,760	43.6	5
캐나다	5,200	5.2	15.8	52,200	28.2	20
영국	6,900	4.6	16.2	41,680	23.5	24
미국	1,800	6.9	16.4	53,470	19.5	33
러시아	2,600	10.1	14.7	13,850	14.5	56
중국	1,800	12.7	13.1	6,560	23.6	61
쿠바	970	6.2	13.8	5,890	48.9	40
이스라엘	17,400	4.0	16.0	33,930	22.5	18
나이지리아	31	117.4	9.0	2,710	6.6	166
인도	190	52.7	11.7	1,570	12.2	140
아프가니스탄	49	97.3	9.7	690	24.8	152

출처: 세이브 더 칠드런. (2015). 세계의 어머니의 상태. 페어 필드, 코네티컷 : 세이브 더 칠드런.

1. 산모에 영향을 주는 가능한 심리적 문제

이른바 "산후 우울감(baby blues)"은 대다수의 새로운 산모가 경험한다는 점에서 정상적인 것으로 간주될 수 있다(American Psychiatric Association, 2013). 연구자들은 종종 임신과 출산 후 동반되는 호르몬 변화 때문이라고 생각한다(McCabe-Beane & O'Hara, 2017). 그러한 과정은 약 10일 동안 지속되며 일반적으로 산모의 기능을 손상시킬 만큼 심각하지는 않다.

7, 8명 중 약 1명의 여성이 산후 우울증이나 산후 불안을 경험한다. **산후 우울증(postpartum depression)**은 분만 후 약 한 달 후에 시작되며 몇 주 또는 몇 달 동안 지속될 수 있는 심각한 기분 장애이다.

출산 전후에 발생하는 주요 산후 우울증은 심각한 슬픔, 절망, 무력감, 무가치함, 집중의 어려움, 기분의 두드러진 변화, 식욕(대개 식욕 상실)과 수면 패턴(자주 불면증)의 큰 변화로 특징지어진다. 일부 여성들은 아기의 건강에 대해 강박관념을 보이기도 하는데, 이는 산후 불안의 증상이기도 하다.

산후 우울증(postpartum depression) 출산 후 뒤 따르는 진지한 산모 우울증. 슬픔, 무력감, 무가치한 느낌이 특징이다.

많은 연구자들은 출산 전후에 발병하는 주요 우울증은 에스트로겐의 급격한 감소에 의해 발생한다고 제안한다(McCabe-Beane & O'Hara, 2017).

이러한 의견의 중점은 임신 중과 후에 신체 화학적인 면에서 큰 변화가 있기 때문이고, 전 세계 여성들이 미국에서 발견된 것과 전혀 다른 삶의 경험과 지원 시스템에서도 유사한 기분 장애를 경험하는 것 같기 때문이다(McCabe-Beane & O'Hara, 2017).

그러나 스트레스가 출산 전후 발병하는 주요 우울증 증상을 증가시킬 수 있다는 점도 유의해야 한다(Hilleer et al., 2012).

미국정신의학회(American Psychiatric Association, 2013)에 따르면, 더욱 심각한 산후 정신질환(postpartum psychosis)은 1,000명 중 약 1명의 여성에게 발생한다. "정신질환"은 현실과의 단절을 의미할 수 있다. 이 장애가 있는 산모는 신생아가 부상이나 사망의 위험에 놓여있다는, 영아에 대한 망상에 사로잡힐 수 있다.

아빠 호르몬을 찾았나요?

옥시토신(oxytocin)과 바소프레신(vasopressin)이 "아빠 호르몬"일까? 아마도 꼬리가 없는 생쥐의 일종인 프레리 들쥐와 양의 경우에는 그렇다. 이 호르몬은 양의 모아 유대, 일부일처제 들쥐의 쌍 유대, 그리고 들쥐의 아버지와 새끼 사이의 애착 유대와 관련이 있다.

실험적 연구에 따르면 바소프레신 수치가 증가하면 무관심한 남성이 배려하고 일부일처제가 되며, 보호하려고 하는 짝이자 아버지로 변한다(Sadino & Donaldson, 2018).

옥시토신과 바소프레신은 뇌하수체에서 분비되는데 이곳에서는 번식 및 새끼 양육에 관련된 많은 호르몬이 분비된다. 예를 들어, 프로락틴(prolactin)은 하등 포유류의 모성 행동을 조절하고 여성의 모유 생산을 자극한다.

옥시토신은 진통을 자극하지만, 사회적 인식과 유대감에도 관여한다. 바소프레신은 체액 내 낮은 수준일 때, 소변 생성을 억제하여 신체가 수분을 보존할 수 있도록 한다. 그러나 일부 포유류의 부계 행동 패턴과도 관련이 있다.

예를 들어, 수컷 프레리 들쥐는 짝짓기 한 후 암컷 프레리 들쥐와 쌍을 이룬다(Prounis et al., 2018). 짝짓기는 바소프레신의 분비를 자극하고, 바소프레신은 이전에 문란했던 수컷이 "당신만을 사랑해요"라고 노래하게 한다.

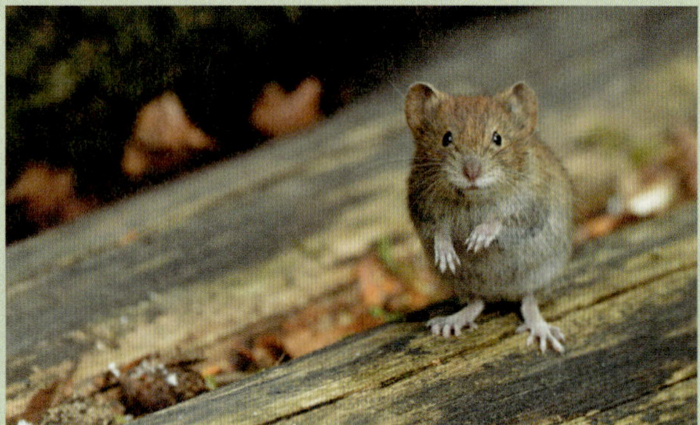

imageBROKER/Alamy Stock Photo

옥시토신과 바소프레신 호르몬은 들쥐의 애착으로 인한 결합을 자극한다. 인간에게도 비슷한 역할을 하게 될까?

이러한 두 호르몬이 들쥐에 미치는 영향에 대해 알게 된 후, 우리는 옥시토신과 바소프레신이 남성과 여성 사이, 남성과 어린이 사이의 유대 형성과 어떻게 연결될 수 있는지 궁금하게 된다. 그러면 향수 제조사들은 곧 호르몬이 포함되는 새로운 향수를 섞게 될 수도 있을까?

어떤 산모들은 영아가 악마에게 홀렸다는 망상을 경험한다. 몇몇 여성들은 명령하는 듯한 환각을 느끼기도 하는데, 바깥에서 들리는 소리로 영아를 죽이라는 명령이 들리는 것을 경험한다.

출산 전후 발병하는 주요 우울증을 경험하는 여성은 일반적으로 사회적 지원과 상담을 통해 증상이 개선될 수 있다. 에스트로겐 수치를 높이거나 항우울제로 작용하는 약물도 도움이 될 수 있다.

FICTION

T (F) 출산 후 우울증을 느끼는 것은 비정상이다.

산후 우울증을 느끼는 것은 비정상적이지 않다. 산후 기분 변화는 너무나 흔해서 원하지 않더라도 예상이 되는 일이고, 정상으로 여겨진다.

2. 유대감 형성

유대감(bonding), 즉 부모와 자식 간의 유대관계 형성은 아이들의 생존과 복지에 필수적이다. 1970년대에 마샬 클라우스(Marshall Klaus)와 존 케넬(John Kennell)에 의해 논란이 된 연구가 출판된 이후, 많은 사람들은 모아 유대감을 기르기 위해 산후 첫 시간 동안 모아 간 접촉시간이 더 많이 필요한지 궁금해했다(Klaus & Kennell, 1978). 그들의 연구에서, 한 그룹의 엄마들은 출생 직후 그들의 아기가 신생아실로 급히 옮겨지는 병원의 표준 절차에 무작위로 배정되었다. 병원에 체류하는 남은 기간 동안 아기들은 충분한 모유를 먹일 수 있을 만큼의 시간 동안만 엄마와 함께 있었다. 다른 그룹의 아기들은 모유를 준 후에도 남아서 하루에 총 5시간을 엄마와 함께 보냈다.

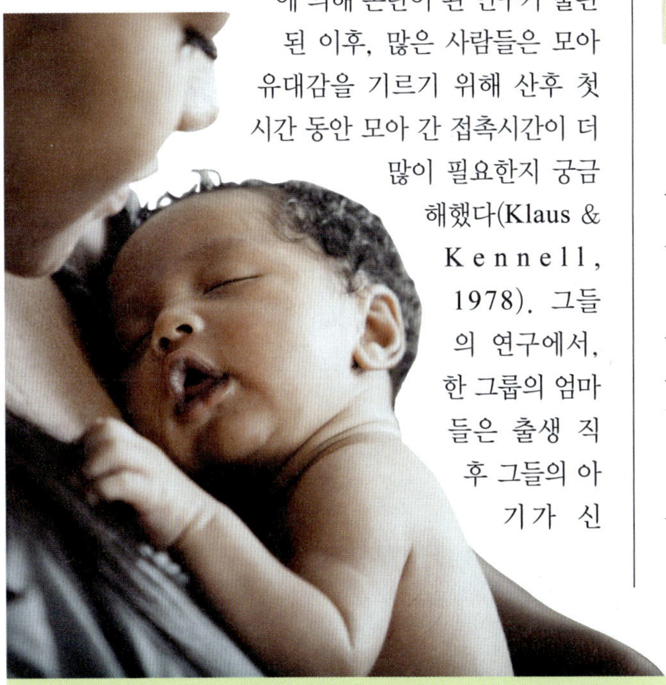

Blend Images - Mike Kemp/Brand X Pictures/Getty Images

모아 유대가 일어나기 위해 영아와의 연장된 조기 접촉이 필요한지에 대해 논의되어 왔다. 오늘날의 합의는 유대 과정이 클라우스와 케넬의 1970년대 연구가 제안한 것보다 더 융통성이 있는 것으로 보인다.

병원 직원들은 아기와 함께 보내는 시간이 많은(확장된 접촉) 그룹의 엄마들을 격려하고 안심시켰다. 2년 이상 추적 관찰한 결과 '확장된 접촉'에 배정된 엄마는 통제군의 엄마보다 아기를 껴안고 울 때 달래주고 교감할 가능성이 높은 것으로 나타났다. 비평가들은 클라우스와 케넬의 연구가 그들이 특별한 그룹에 속해 있다는 부모의 인식에 기인한 이점과 병원 직원의 각별한 관심으로 인한 혜택의 영향과 분리하지 않았다는 점을 언급하였다.

FICTION

T (F) 적절한 유대감을 형성하려면 부모가 신생아와의 조기 접촉시간을 더 많이 허용해야 한다.

적절한 유대감을 형성하려면 부모가 신생아와의 조기 접촉시간을 연장해야 한다는 것은 사실이 아니다. 예를 들어, 많은 부모가 더 나이든 연령의 아이들을 입양하고, 그들과 친밀한 유대감을 형성하고 있다.

모아 유대감은 아이를 갖고 싶은 욕망, 모아 간의 소리, 냄새, 취향에 대한 친숙함, 보살핌을 포함하는 복잡한 과정으로 나타났다. 한편, 심각한 산모의 우울증은 신생아와의 애착을 지연시킬 수 있지만(Klier, 2006년),

네덜란드의 한 연구에서 모아 애착은 14개월까지 정상으로 보인다는 사실이 밝혀졌다(Tharner 등, 2012년). 부모에 의한 거절의 경험은 여성이 자신의 자녀와 유대감을 형성하는 데 방해가 될 수 있다(Brockington, 2011).

1970년대에 잠깐 주목을 받았던 클라우스와 케넬의 연구에도 불구하고, 부모들이 그들의 갓 태어난 아이들과 적절한 유대감을 얻기 위해 조기 접촉을 연장할 필요는 없다. 예를 들어, 많은 부모가 더 나이든 연령의 아이들을 입양하고, 그들과 친밀한 유대감을 형성하고 있다.

유대감(bonding) 모아 간 애착 형성

3-5 신생아의 특성

많은 신생아들에게 세상은 처음에는 약간 흐릿해 보이지만, 다른 사람에게 전적으로 의존하고 있음에도 불구하고, 그들은 아마도 당신이 상상했던 것보다 그들의 주변 환경을 더 잘 알고 있을 것이다. 신생아들은 또한 그들 주변의 세상에 빠르게 적응한다.

1. 신생아의 건강사정

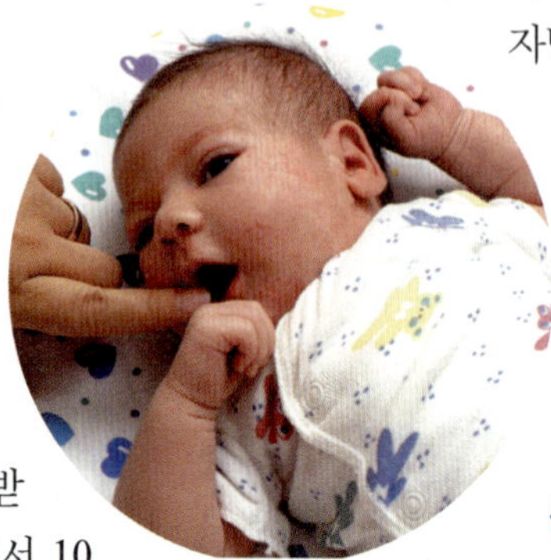

Cathy Melloan Resources/PhotoEdit

신생아의 전반적인 건강 수준은 일반적으로 출생 시 **아프가(apgar) 점수**(표 3.2 참조)에 따라 평가된다. 아프가 점수는 외모, 맥박, 찡그린 얼굴, 활동 수준 및 호흡 노력의 다섯 가지 건강 징후를 기반으로 한다. 신생아는 각 증상에 따라 0, 1, 2점을 받을 수 있다. 따라서, 총 아프가 점수는 0에서 10까지 다양할 수 있다. 7점 이상은 일반적으로 아기가 위험하지 않음을 나타낸다. 4점 미만의 점수는 아기가 위독한 상태에 있고 의료 조치가 필요함을 시사한다. 생후 1분 후에, 대부분의 정상적인 아기는 8~10점으로 평가된다.

브라젤톤 신생아 행동 평가 척도는 신생아의 반사 및 기타 행동 패턴을 측정한다. 이 테스트는 신생아의 운동 행동, 스트레스에 대한 반응, 적응 행동, 생리학적 상태에 대한 제어의 네 가지 행동 영역을 평가하여 행동 및 신경학적 문제를 검진한다.

아프가 점수(apgar sca) 외모, 맥박, 찡그린 얼굴, 활동 수준 및 호흡 노력을 사정하는 신생아 건강 척도

브라젤톤 신생아 행동 평가 척도 신생아의 운동 행동, 스트레스에 대한 반응, 적응 행동 및 생리적 상태 제어를 측정

반사 자극에 대한 학습되지 않은 정형적인 반응

근저 반사 입과 머리를 뺨이나 입가를 쓰다듬는 쪽으로 돌리는 행동

모로 반사(moro reflex) 갑작스러운 소음이나 자세 변화에 반응하여 등을 아치형으로 만들고, 팔과 다리를 내밀고, 가슴으로 다시 끌어 당기는 동작

2. 반사(reflexes)

반사는 특정 유형의 자극에 의해 유도되는 단순하고 자동적인 정형화된 반응이다. 이러한 반사는 생각 없이 일어난다. 반사운동은 신생아들이 보여주는 가장 복잡한 운동활동이다. 이러한 반사 작용 중 대부분은 출생 직후 신생아에 의해 나타나서, 몇 개월 내에 사라지며, – 여전히 그러한 행동이 목적에 부합하는 경우 – 일치되는 자발적 행동으로 대체된다.

소아과 의사들은 반사를 테스트함으로써 신생아의 신경 기능을 알게 된다. 반사 작용의 부재나 약한 반응은 미성숙(미숙아와 마찬가지로), 반응 속도 저하(출산 시 사용되는 마취제에서 비롯될 수 있음), 뇌 손상 또는 인지기능 장애를 의미할 수 있다. **근저 반사(rooting reflex)**와 빨기 반사(sucking reflex)는 생존의 기본이다.

근저 반사에서 아기는 볼, 턱, 입꼬리를 자극했을 때 그 방향으로 머리와 입을 돌린다. 근저 반사는 젖을 빨기 위해 엄마의 젖꼭지를 찾는 것을 용이하게 한다. 아기들은 입술에 닿는 거의 모든 물체를 빨 것이다. 빨기 반사는 출생 후 첫날 동안 더 강해지고 자극을 받지 않으면 없어질 수 있다. 몇 달이 지나면서, 반사적인 빨기는 자발적인 빨기로 대체된다.

놀람 반사나 **모로 반사(moro reflex)**는 등 아치와 다리와 팔을 밖으로 내던졌다가 다시 가슴 쪽으로 가져와서 팔을 포옹하는 동작을 한다. 모로 반사는 아기의 위치가 갑자기 바뀌거나 머리와 목에 대한 지지가 갑자기 없어졌을 때 발생한다. 그것은 또한 시끄러운 소리, 아기의 침대를 부딪히거나 아기의 이불이 확 잡아당겨졌을 때 유발될 수 있다.

모로 반사는 보통 태어난 후 6개월에서 7개월 이내에 사라진다. 모로 반사 작용이 없으면 미성숙이나 뇌 손상을 의미할 수 있다.

표 3.2 아프가 점수

점수	0	1	2
외관: 색깔	파란색, 창백한	바디 핑크, 사지 파란색	완전히 분홍색
맥박: 심박수	부재 (감지 불가능)	느리게–분당 100회 미만	쾌속–분당 100~140회
찡그린 표정: 반사 과민성	응답 없음	찡그린 표정	울음, 기침, 재채기
활동 수준: 근육 긴장도	완전히 이완되고 절뚝 거림	약함, 비활성	구부러진 팔과 다리; 확장에 저항한다.
호흡 노력: 호흡	없음 (유아는 무호흡)	얕고 불규칙하고 느림	규칙적인 호흡; 활기찬 울음

모로 반사

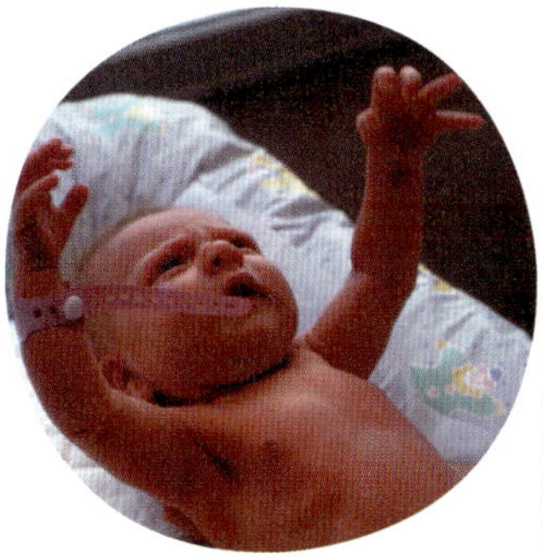

ASTIER/BSIP/Superstock

잡기 반사

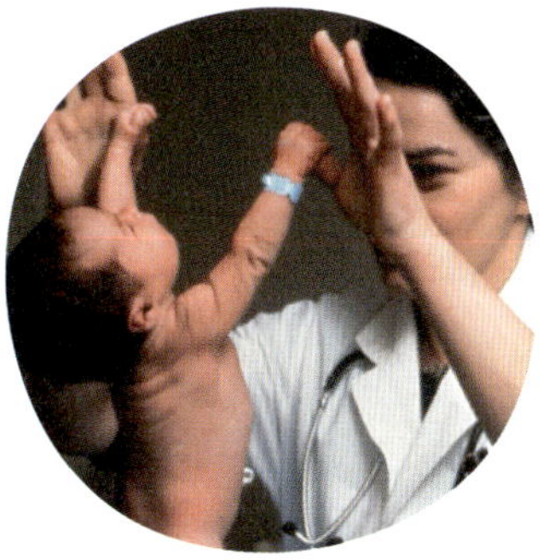

Petit Format/Science Source

보행 반사

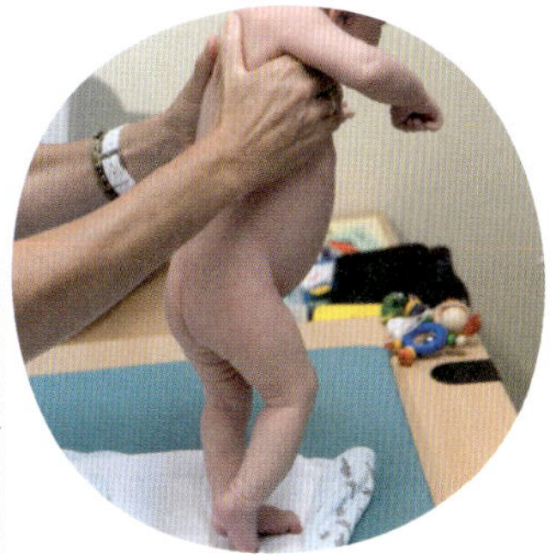

PICTURE PARTNERS/Science Source

긴장성 경반사

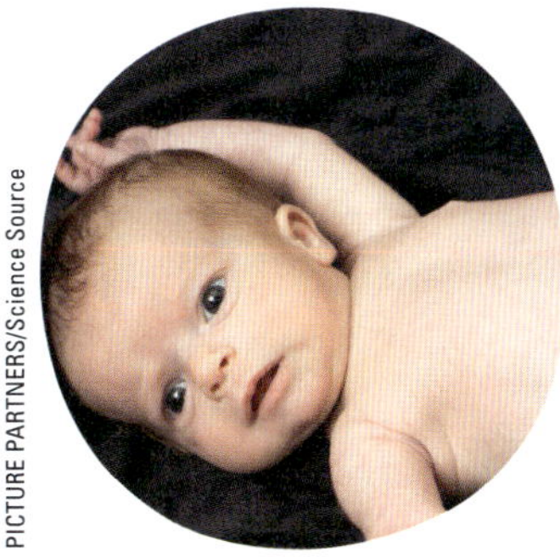

Edward Hattersley/Alamy Stock Photo

출생 후 처음 몇 주 동안, 아기들은 손바닥에 눌린 손가락이나 다른 물체를 반사적으로 잡는 경향이 증가한다. 이 **잡기 반사** 또는 손바닥 반사에서, 그들은 4개의 손가락만 사용한다(엄지는 포함되지 않는다). 잡기 반사의 부재는 신경계의 활동 저하를 의미할 수 있는데, 이는 출산 중 마취제의 사용으로 인해 발생할 수 있다. 잡기 반사는 보통 생후 3~4개월 내에 사라지며, 아기는 일반적으로 5~6개월 내에 자발적인 잡기행동을 보인다.

출생 후 1~2일 이내에, 아기들은 걷는 것을 흉내내는 반사를 보인다. 팔 아래를 잡고 발이 단단한 표면에 닿도록 앞으로 기울이면 아기가 발을 차례차례 전진하는 **보행 반사** 현상을 보인다. 만삭아의 걷기는 발꿈치에서 발끝으로 진행되는 반면, 조산아는 발끝으로 남아 있을 가능성이 더 높다. 보행 반사는 보통 생후 3~4개월 정도 되면 사라진다.

바빈스키 반사(babinski reflex)는 발 뒤꿈치부터 발가락까지 발 밑을 쓰다듬는 것에 반응하여, 신생아 발가락이 부채처럼 펴지는 반응이다. 바빈스키 반사는 보통 생후 첫 해 말쯤에 사라지는데, 이는 발가락의 아래쪽으로 굽는 것으로 대체된다.

긴장성 경반사는 아기가 등을 대고 머리를 한쪽으로 돌릴 때 관찰된다. 머리를 돌린 쪽의 팔과 다리는 뻗고 반대쪽의 팔다리는 구부리는 양상이 나타난다.

규칙적으로 호흡하고 공기가 쏟아지면 눈을 깜빡이는 것과 같은 일부 반사는 평생 동안 우리와 함께 남아 있다. 빨기 및 잡기 반사와 같은 다른 반사들은 수개월 후 점차적으로 자발적인 빨기와 잡기로 대체된다.

모로(moro) 반사 및 바빈스키(babinski) 반사와 같은 또 다른 반사는 사라지게 되는데, 이는 신경계가 정상적으로 성숙하고 있음을 나타낸다.

3. 감각 능력(sensory capabilities)

1890년, 현대 심리학의 창시자인 윌리엄 제임스는 신생아가 세상을 "하나의 커다랗고 엄청난, 활기가 넘치는 혼란"으로 감지한다고 하였다. 다시 제임스의 말에 따르면, 이 신생아는 온도로 제어되는 환경에서 문자 그대로 '눈, 귀, 코, 피부, 내장을 한 번에 괴롭힘을 당하며 떠 있는 것으로 알려졌다. 이제 우리는 제임스가 신생아의 감각 능력을 설명할 때 그의 유창한 언변으로 신생아들의 혼란을 과장했다는 것을 알 수 있다.

시각(vision) 신생아들은 볼 수 있지만 근시이다. 그들은 그들의 눈에서 약 7~9인치(약 17.8~22.9cm) 떨어져 있는 물체를 가장 잘 볼 수 있다(Heinmiller & Levin, 2017). 그들은 또한 나이 든 아이들이 가지고 있는 주변 시야를 가지고 있지 않다. 신생아들은 움직임을 시각적으로 감지할 수 있고, 많은 신생아들은 출생 후 첫 날에 움직임을 시각적으로 따라가거나 추적할 수 있다.

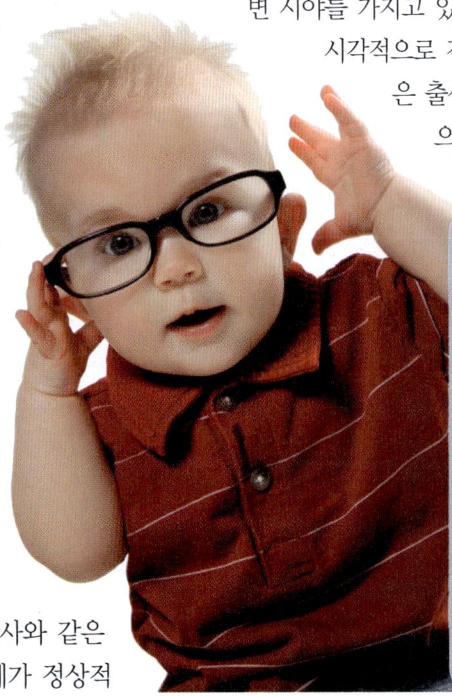

Design Pics/Leah Warkentin

잡기 반사(grasping reflex) 손바닥에 닿는 물체를 잡는다.

보행 반사(stepping reflex) 팔 아래를 잡고 앞쪽으로 기울이면 아기의 발이 땅을 밟는다.

바빈스키 반사(Babinski reflex) 발바닥을 쓰다듬을 때, 발가락을 부채처럼 편다.

긴장성 경반사(tonic-neck reflex) 머리를 한쪽으로 향하게 하면, 머리 돌린 쪽의 팔과 다리는 뻗고, 반대쪽의 팔다리는 구부린다.

사실, 그들은 정지해 있는 물체보다 움직이는 물체를 더 선호하는 것으로 보인다.

원근 조절은 사물의 초점을 맞추기 위해 눈의 수정체가 스스로 조절하는 것을 말하는데, 신생아들은 원근 조절에 거의 또는 전혀 반응하지 못하고 오히려, 고정 초점 카메라를 통해 보는 경향이 있다.

위에서 지적한 바와 같이, 대부분의 신생아에게 약 7~9인치(약 17.8~22.9cm) 떨어진 곳에 위치한 물체는 가장 뚜렷하게 초점이 맞춰져 있다. 하지만, 생후 첫 두 달 동안 원근 조절은 극적으로 향상된다(Arterberry & Kellman, 2016).

신생아들은 가까이 있는 물체에 두 눈을 집중시킬 수 있는 근육 조절 능력을 가지고 있지 않다. 이러한 이유로 한쪽 눈은 정면에 있는 물체에 고정되는 반면 한쪽 눈은 옆을 응시하고 있을 수 있다. 가까운 물건의 경우 생후 7, 8주가 지나야 **양안의 집중**이 이루어진다(Arterberry & Kellman, 2016).

> 신생아들은 다른 여성들보다 어머니의 목소리를 선호하지만, 아버지의 목소리에 대해서는 비슷한 선호도를 보이지 않는다.

신생아들이 색을 인식하는 정도는 여전히 미해결 문제로 남아 있다. 그러나 4개월까지는 모든 것은 아니더라도 대부분의 가시 스펙트럼 색상을 볼 수 있다(Kimura et al., 2010).

태어날 때도 아기는 시각적인 것에 수동적으로 반응하지 않는다. 절대 어둠 속에 놓인 아기들은 눈을 크게 뜨고 주위를 탐색한다(Heinmiller & Levin, 2017).

청각(hearing) 태아는 태어나기 몇 달 전부터 소리에 반응한다. 비록 출생 전에 뇌의 청각 경로가 완전히 발달하지는 않았지만, 태아의 중이 및 내이는 일반적으로 출생 전에 성숙한 모양과 크기에 도달한다. 정상적인 신생아는 양수로 중이가 막히지 않는 한 잘 듣는다(Jung et al., 2017). 대부분의 신생아는 딸랑이를 흔드는 소리와 같은 평소와 다른 소리에 고개를 돌린다.

신생아들은 다른 **진폭**과 **음조**의 소리에 반응할 수 있는 능력을 가지고 있다. 그들은 저음보다 고음에 반응할 가능성이 더 높다(Arterberry & Kellman, 2016). 대조적으로, 상대적으로 낮은 음조의 목소리로 영아들에게 부드럽게 말하거나 노래하는 것은 진정 효과를 가져올 수 있다.

원근 조절(visual accommodation) 물체에 초점을 맞추기 위한 렌즈의 자동 조정

집중(convergence) 가까이 다가오는 물체에 초점을 맞추는 내향 운동

진폭(amplitude) 음파의 음량

음조(pitch) 음파의 주파수에 의해 결정되는 소리의 높낮이

청각은 모아 애착 관계의 형성에 있어서, 엄마들의 목소리에 담긴 아기 달래는 잠재력을 훨씬 뛰어넘는 역할을 담당할 수 있다. 신생아들은 다른 여성들보다 어머니의 목소리를 선호하지만, 아버지의 목소리에 대해서는 비슷한 선호도를 보이지 않는다(DeCasper & Prescott, 1984; Freeman et al., 1993). 이 선호도는 산모가 만들어내는 소리에 대한 산전 노출을 반영하는 것일 수 있다.

신생아들은 특정한 언어에 대한 선호도를 보여주지는 않지만, 특히 말소리와 리듬에 반응한다. 신생아들은 서로 다른 음성 소리를 구별할 수 있고, 이전에 들은 것과 새로운 음성 소리를 구별할 수 있다(Gervain, 2018).

후각(smell)-코는 미리 안다. 신생아는 양파와 감초 같은 독특한 냄새를 구별할 수 있다. 그들은 강력한 냄새에 반응하여 더 빠른 호흡 패턴과 신체 움직임의 증가를 보여준다. 암모니아와 식초 등 불쾌한 냄새도 빠르면 출생 첫날부터 멀리한다(Forestell & Mennella, 2017). 신생아의 냄새 선호도는 나이든 어린이와 성인의 선호도와 비슷하다(Forestell & Mennella, 2017).

후각은 청각과 마찬가지로 모아 인식 및 애착을 위한 매개체가 될 수 있다(Lee et al., 2011). 신생아들은 젖 냄새에 민감할지도 모른다. 왜냐하면, 엄마가 안고 있을 때, 그들이 엄마의 젖꼭지를 보거나 만질 기회를 갖기도 전에 엄마 젖꼭지 쪽으로 돌아서는 경향이 있기 때문이다. 한 실험에서, 맥팔레인(Macfarlane, 1977)은 간호용 패드를 신생아 머리 위와 옆면에 배치했다.

한 패드는 엄마 젖을 흡수했고, 다른 패드는 깨끗했다. 태어난 지 1주일도 안 된 신생아들은 새 패드를 보는 것보다 엄마의 패드를 보는 데 더 많은 시간을 보냈다.

모유를 먹인 15일 된 영아들도 다른 모유 생산 여성과 다른 여성이 생성하는 냄새보다 엄마의 겨드랑이 냄새를 더 좋아한다. 젖병으로 먹는 영아는 이러한 선호도를 나타내지 않는다(Cernoch & Porter, 1985; Porter 등, 1992). 겨드랑이 냄새는 가슴 분비물 냄새와 함께 인식과 애착의 초기 발달에 기여할 수 있다.

그림 3.5 단맛, 신맛, 쓴맛 용액에 의해 유도되는 얼굴 표정

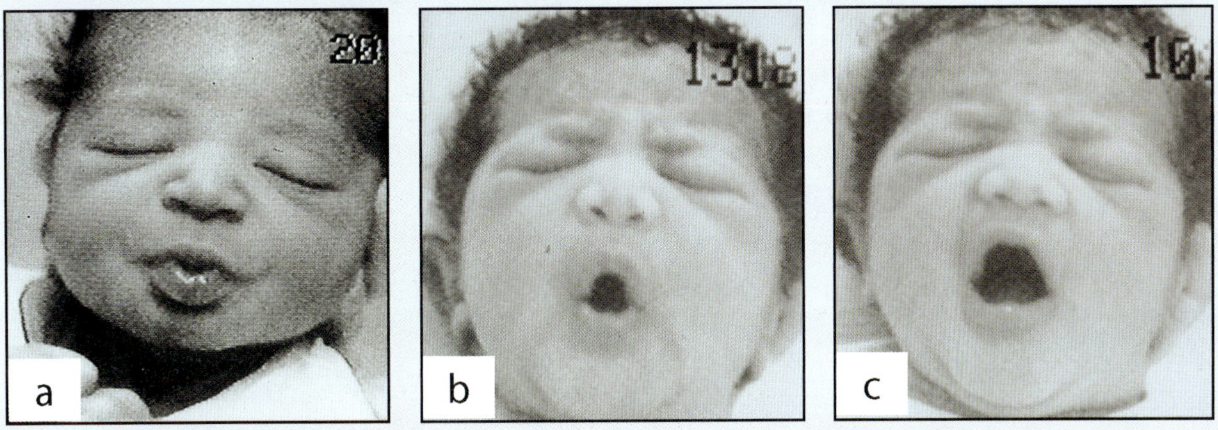

Courtesy of Rosenstein, D. S. and Oster, H. (1988)

신생아들은 (a) 단맛, (b) 신맛, (c) 쓴맛을 느낄 때 얼굴 표정에서 알 수 있듯이 서로 다른 맛에 민감하다.

미각(taste) 신생아는 다양한 맛에 민감하며, 다양한 체액에 반응하는 표정에서 알 수 있듯이 그들의 선호도는 성인과 비슷하다(Beauchamp & Mennella, 2011). 신생아는 증류수를 혀에 놓았을 때 긍정적이거나 부정적인 반응을 암시하는 표정을 보이지 않고 삼킨다.

그림 3.5a(Rosenstein & Oster, 1988)에서와 같이 달콤한 액체는 미소 짓고, 핥고, 열심히 빠는 행동으로 나타난다. 신생아는 얼굴 아랫부분의 반응에서 알 수 있듯이 짠맛, 신맛, 쓴맛이 있는 용액을 구별한다(Rosenstein & Oster, 1988). 신맛이 나는 액체는 입술의 움푹 들어간 곳, 코 주름, 눈 깜박임을 유발한다(그림 3.5b 참조).

쓴 용액은 침을 뱉고, 구역질을 하고, 혀를 내밀도록 자극한다(그림 3.5c 참조).

달콤한 용액은 신생아에게 진정 효과를 준다(Fernandes et al., 2011). 한 연구는 단 용액들이 심박수를 증가시키고, 각성을 높이지만 또한, 빨기 속도를 늦춘다는 것을 발견했다(Crook & Lipsitt, 1976). 연구자들은 이 결과는 단맛을 음미하고, 맛을 지속시키기 위한 노력이라고 해석하였다.

촉각(touch) 촉각은 아기들에게 학습과 의사소통의 매우 중요한 수단이다. 피부 감각은 외부 세계에 대한 정보를 제공할 뿐만 아니라, 영아와 보호자 간 애착 관계 형성의 주요 요인이 될 수 있는 편안함과 안정감을 제공하는 것으로 보인다. 근저 반사, 빨기 반사, 바빈스키 반사, 잡기 반사 등 여러 이름의 많은 반사들은 피부에 대한 압력에 의해 활성화된다.

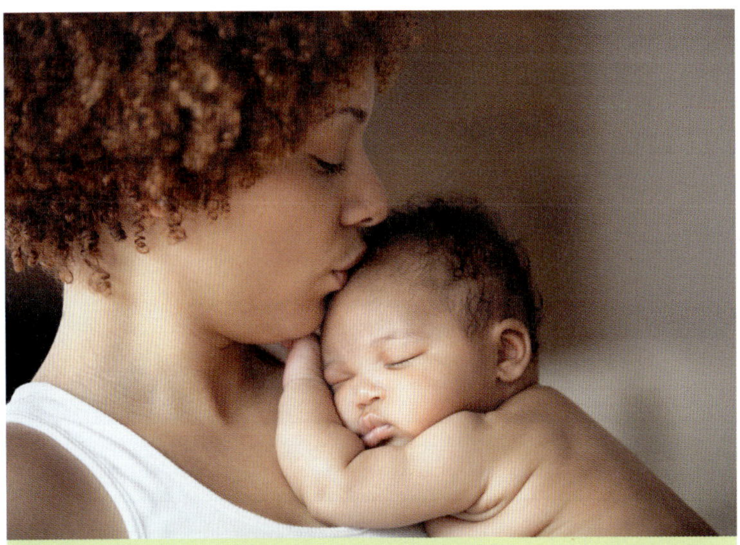

Ariel Skelley/Getty Images

피부에 대한 감각은 영아와 모성 간 애착 관계 형성에 기여하는 편안함과 안정감을 제공하는 것으로 보인다.

4. 학습 : 정말 이른 아동기의 '교육'

신생아들의 감각 능력이 다소 제한되어 있다는 것은 그들이 나이 든 아이들만큼 빨리 배우지 못할 수도 있다는 것을 암시한다.

결국, 우리는 우리가 배워야 할 것들을 분명히 감지해야 한다. 그러나 신생아들은 그러한 것들에 잘 길들여질 수 있는 것처럼 보인다.

신생아의 고전적 조건화 신생아의 고전적 조건화에서, 무의식적인 반응은 새로운 자극에 대해 조건화된다. 대표적인 연구(Lipsitt, 2002년)에서, 신생아들은 신호음에 반응하여 눈을 깜빡이는 법을 배웠다. 깜빡임(무조건 반응)은 유아의 눈을 향하게 하는 공기 분사(무조건 자극)에 의해 유도되었다. 공기 분사가 전달되자 신호음이 울렸다(조건적 자극). 이러한 과정을 반복한 후에 신호음을 울리자 신생아에게 눈 깜박임이 유발되었다(조건적 반응).

신생아의 조작적 조건화 고전적 조건화와 같이 조작적 조건화가 신생아에게 적용될 수 있다. '모자 속의 고양이(The Cat in the Hat)'를 읽는 엄마의 녹음된 목소리를 들려주는 방법(DeCasper & Fifer, 1980; DeCasper & Spence, 1991)으로 신생아가 노리개 젖꼭지 빠는 법을 배우는 2장의 실험은 조작적 조건화의 대표적인 예이다

5. 수면과 깨기(sleeping and waking)

성인인 우리는 약 3분의 1의 시간을 잠을 자는데 소비한다. 신생아들은 우리를 능가하는데, 그들은 그들 시간의 3분의 2 또는 하루에 약 16시간을 잠을 자며 보낸다. 그리고 신생아들은 16시간을 연속으로 자지 않으므로 부모의 일상생활을 어렵게 할 수 있다.

표 3.3과 같이 신생아와 영아에서 다양한 수면 및 기상 상태가 확인되었다. 비록 각각의 아기들이 각 지역들에서 보내는 시간의 양에 차이가 있지만, 삶의 초기 몇 일에서 몇 주 동안은 잠자는 시간이 깨어있는 시간보다 확실히 많다.

영아마다 수면량이 다르고 각각의 수면 패턴을 따르지만, 사실상 모든 영아는 일련의 낮잠을 통해 밤과 낮으로 수면을 분배한다. 일반적인 영아는 24시간 동안 약 6번의 수면과 기상을 한다. 가장 긴

렘 수면(빠른 안구 운동) 빠른 눈의 움직임에서 알 수 있듯이, 꿈이 일어날 가능성이 있는 수면 시간

비렘 수면(빠르지 않은 안구 운동) 꿈이 있을 것 같지 않은 수면 시간

표 3.3 영아기 수면과 각성 상태

상태	설명
조용한 수면 (비 REM)	규칙적인 호흡, 눈 감음, 움직임 없음
활동적인 수면 (REM)	불규칙한 호흡, 눈 감음, 빠른 눈 움직임, 근육 경련
졸음	규칙적이거나 불규칙한 호흡, 눈을 뜨거나 감고, 약간의 움직임
비활성 경보	규칙적인 호흡, 눈을 뜨고, 주위를 둘러보고, 약간의 신체 움직임
활동 경보	불규칙한 호흡, 눈 뜨기, 활발한 신체 움직임
울음소리	불규칙한 호흡, 눈을 뜨거나 감고, 팔다리를 버둥거리며 울음

낮잠은 일반적으로 4시간 반에 가깝고, 신생아는 매 주기 동안 1시간 조금 넘는 시간 동안 깨어 있는다.

한 달 정도 지나면, 영아는 더 적은 주기지만 더 긴 수면을 하게 되고, 보통 밤에 더 긴 수면을 하게 된다. 생후 6개월에서 1년이 되면, 많은 영아들은 밤새 잠을 자기 시작한다. 어떤 영아들은 더 일찍 잠을 자기 시작한다. 많은 영아들은 일주일 정도 밤 내내 잠을 자고, 그 후에는 잠시 동안 다시 깨는 상태로 돌아간다.

렘 및 비렘 수면(REM and Non-REM sleep) 수면은 빠른 안구운동(REM) **수면**과 빠르지 않은 안구운동(**비 REM) 수면**(그림 3.6 참조)으로 나눌 수 있다.

그림 3.6 렘과 비렘(REM) 수면

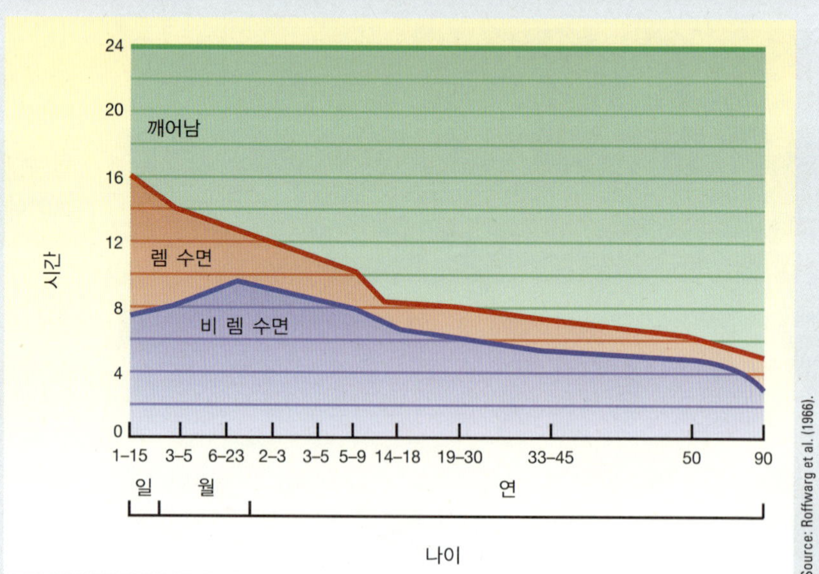

렘 수면시간의 비율은 사람들이 나이가 들어감에 따라 감소한다.
출처: Roffwarg et al. (1966).

REM 수면은 닫힌 눈꺼풀 아래에서 빠른 눈 움직임을 관찰할 수 있다는 것이 특징이다.

REM 수면 중에 깨어나는 성인들은 그 시간의 약 80%는 꿈을 꾸었다고 보고한다. 신생아도 마찬가지일까?

그림 3.6에서 신생아는 REM 수면으로 수면 시간의 약 절반을 소비한다. 그들이 발달함에 따라 REM 수면에 소비되는 수면 시간의 비율은 감소한다. 6개월 정도가 되면 REM 수면이 아기 수면의 약 30%만을 차지한다. 2~3년이 지나면 REM 수면은 약 20~25%로 떨어지게 된다(Salzarulo & Ficca, 2002). 아기가 성장함에 따라 수면에 소요되는 총 시간 수가 급격히 감소한다(Ferri et al., 2017).

신생아들에게 REM 수면의 기능은 무엇일까? 인간과 새끼 고양이, 새끼 쥐를 포함한 다른 동물을 대상으로 한 연구에 따르면, 뇌는 뉴런과 시냅스의 발달을 포함하는 단백질 생성을 위해 일정량의 자극을 필요로 한다(Blumberg & Seelke, 2010).

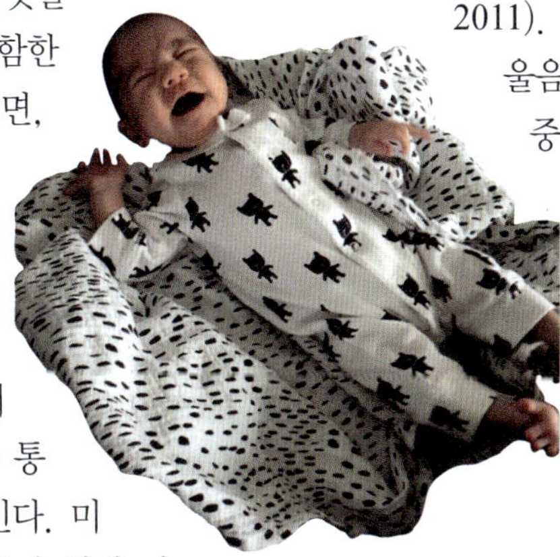

Allyn Rathus

아마도 신생아는 뇌파 측면에서 깨어 있는 상태와 가장 유사한 REM 수면을 통해 이러한 자극을 생성하는 것으로 보인다. 미숙아는 전체 수면 중 REM 수면의 비율이 훨씬 더 증가하는데, 이는 상대적으로 더 많은 뇌 자극이 필요하기 때문일 것이다.

울음(crying) 울음을 언급하지 않고는 신생아의 수면과 깨어있는 상태에 대한 어떤 토론도 완성될 수 없을 것이며, 부모들은 이를 과소평가한다고 생각할 것이다. 아기가 우는 주된 이유는 간단해 보인다. 연구들은 '고통'이라는 하나의 단어로 된 대답을 제안한다(Out et al., 2010). 우는 것이 건강에 좋은가 하는 것은 여전히 미해결의 문제이지만, 아기들 사이에서 우는 것은 보편적인 것 같다.

부모가 되기 전, 많은 사람들이 아기의 울음소리의 의미를 인식할 수 있을지 궁금해하지만, 대개는 오래 걸리지 않는다. 부모들은 일반적으로 배고픔, 분노, 고통을 나타내는 울음소리를 구별하는 법을 배운다. 유아 울음소리는 정보를 제공하는 것으로 보인다(Out et al., 2010). 성인들은 높은 음의 울음소리가 낮은 음의 울음보다 더 긴급하고, 괴롭고, 병든 소리라고 생각한다(Out et al., 2010; Zeifman, 2004).

다리를 구부리고 발로 차는 것과 관련된 갑작스럽고 크고 끈질긴 외침은 산통, 즉 가스나 소화관의 다른 괴로움에서 비롯되는 고통을 나타낼 수 있다. 산통으로 인한 울음은 심각하고 지속적일 수 있으며, 몇 시간 동안 지속될 수 있다(Gardner 등, 2018; Gudmundson, 2010).

부모들에게 위안이 되는 것은, 이러한 산통이 아기의 소화기관이 성숙함에 따라 3개월에서 6개월 사이에 대부분 사라진다는 점이다.

어떤 고음의 울음소리가 길어지면 건강상의 문제를 나타낼 수 있다. 만성적으로 괴로워하는 영아의 울음소리는 리듬과 음조 모두에서, 그렇지 않은 영아의 울음소리와 다르다. 우는 패턴은 염색체 이상, 감염, 태아 영양실조 및 마약 노출을 나타낼 수 있다(Douglas & Hill, 2011).

울음 최고점은 늦은 오후와 이른 저녁에 집중된 것으로 보인다(McGlaughlin & Grayson, 2001). 비록 어떤 울음소리는 처음에는 극단적이고 무작위적으로 보일지라도, 그것들은 인식 가능한 패턴으로 정착하는 경향이 있다. 영아들은 처음 9개월 정도 동안 거의 같은 수준의 울음소리를 내는 것처럼 보이지만, 이 기간 동안 울음소리의 지속시간은 줄어든다(van Izzendoorn & Hubbard, 2000). 아기를 돌보는 사람의 반응은 울음소리에 영향을 준다. 엄마들이 첫 9주 동안 영아의 울음소리를 무시하는 빈도가 증가할수록, 이후 9주 동안 영아가 우는 빈도는 줄어든 것으로 나타났다(van Ijzendoorn & Hubbard, 2000). 하지만, 이러한 결과가 영아의 울음에 대처하는 최선의 방법이 무시하는 것이라는 의미로 해석되어서는 절대 안 된다. 적어도 처음에는 우는 것이 고통과 배고픔을 전달하는 것일 수 있고, 이는 문제를 해결해 주는 것이 바람직한 상태이다. 지속적인 울음은 모아 관계에 부담을 줄 수 있다(Out et al., 2010).

달래기(soothing) 빨기는 몸에 내장된 안정제인 것 같다. **노리개 젖꼭지**를 빨면 배고픈 신생아의 울음소리와 불안한 움직임이 줄어들지만, 노리개 젖꼭지가 얼굴 구조를 해칠 수 있다. 기능성/교정용 노리개 젖꼭지는 기존 노리개 젖꼭지보다 더 바람직하다.

노리개 젖꼭지 인공 유두나 고리모양의 물리개와 같은 형태로, 빨았을 때 아기들이 진정되는 장치

달콤한 용액을 빠는(먹이는)것도 진정 효과가 있는 것으로 보인다(Stevens et al., 2005).

부모들은 영아를 안고, 쓰다듬고, 어루만지고, 조금씩 흔들고, 단단히 싸매고(자궁 안에 있는 것과 같이 담요로 아기를 감싸고), 낮은 목소리로 말을 건네며 그들을 달래준다. 그런 다음 부모들은 보통 젖병이나 노리개 젖꼭지를 제공하거나 기저귀를 점검함으로써, 아기가 우는 명확한 원인을 찾으려고 노력한다.

부모는 시행착오를 통해 어떤 유형의 포옹과 움직임이 자녀를 달래줄 수 있는지 배우고, 영아가 울고 있으면, 부모가 안아주거나 다른 중재가 뒤따라온다는 것을 금방 배우게 된다. 때때로 부모들은 우는 아기를 빨리 안아주면 아기의 울음을 강화시키는 것이라고 걱정한다.

이런 방식으로, 그들은 아이가 응석받이가 될 수 있고, 잠이 들기 위해 스스로 조용해지는 것이 점차 더 어려워질 수도 있다고 믿는다.

다행히도 영아들이 성장하고 배우면서, 울음은 덜 화난 구두 요청으로 대체되는 경향이 있다. 물론, 성인들 사이에서 달래기 기술은 논쟁이 될 만큼 매우 다른 형태를 취한다.

6. 돌발적인 영아사망과 영아돌연사증후군

돌발적인 영아사망(SUID)은 첫 해 동안 겉으로 보기엔 건강한 신생아의 갑작스럽고 예상치 못한 죽음을 말한다. SUID는 아이가 수면 중에 질식하는 **영아돌연사증후군(SIDS)**을 포함한다.

그리고 암, 심장병, 폐렴, 아동학대, 에이즈, 낭포성 섬유증, 근육위축증 등으로 사망하는 어린이의 합보다 영아돌연사증후군(SIDS)으로 사망하는 어린이가 더 많다(About SUID and SIDS, 2018). 아기침대 죽음으로도 알려진 영아돌연사증후군(SIDS)은 아기가 자는 동안 누가봐도 갑자기 발생하는 영아기 장애이다. 전형적인 경우, 아기는 완전히 건강해 보이는 상태로 잠을 자고 다음 날 아침에 죽은 채로 발견된다. 아기가 몸부림치거나 고통스러워한 흔적은 없다.

돌발적인 영아사망 첫 해 동안 갑자기 일어난 뜻밖의 아동 죽음

영아돌연사증후군 잠자는 동안 질식사하는 건강한 아기들의 죽음

연수(medulla) 호흡과 수면-각성 주기와 같은 필수적이고 자동적인 기능을 조절하는 뇌간의 일부

영아돌연사증후군(SIDS)은 2~5개월 아기, 배쪽으로 엎어 재우거나 옆으로 재우는 아기(엎드려 자는 것은 뇌에 산소 공급을 감소시킴), 미숙아와 저체중아, 남자 아기, 사회경제적 지위가 낮은 가정의 아기, 젖병으로 먹는 아기, 아프리카계 미국인 아기, 10대 엄마의 아기, 임신 중 또는 임신 후 흡연하는 엄마의 아기, 임신 중 마약을 사용한 엄마의 아기, 호흡기 감염이 있는 아기들에게 더 흔하게 발생한다.

영아돌연사증후군(SIDS)의 발생은 감소하고 있는데, 이는 일부 SIDS의 경우 우발적인 질식으로 인해 재분류되었기 때문이다. 그럼에도 불구하고, 미국에서 약 3,500명의 영아들이 매년 영아돌연사증후군(SIDS)으로 사망한다. 첫 해 동안 가장 흔한 사망 원인이며, 이러한 사망의 대부분은 생후 2~5개월 사이에 발생한다(About SUID and SIDS, 2018).

새로운 부모들은 종종 영아돌연사증후군(SIDS)을 두려워하며 살고 그들의 아기가 숨쉬고 있는지 알기 위하여 밤새도록 규칙적으로 확인한다. 그런데, 아기들이 가끔 호흡을 잠시 중단하는 것은 비정상적이지 않다.

TRUTH

(T) F 미국에서는 암, 심장병, 폐렴, 아동학대, 에이즈, 낭포성 섬유증, 근육위축증에 의해 사망하는 어린이를 모두 합친 것보다 영아돌연사증후군(SIDS)으로 인해 사망하는 어린이가 더 많다.

미국에서는 다른 모든 원인을 합친 것보다 영아돌연사증후군(SIDS)으로 사망하는 어린이가 더 많다는 것은 사실이다.

보스턴 아동 병원 연구 지금까지 영아돌연사증후군(SIDS)의 원인에 대한 가장 설득력 있는 연구는 보스턴 아동 병원의 보건 전문가들에 의해 진행되었다(Paterson et al., 2006). 이 연구는 **연수(medulla)**라고 불리는 뇌간 부위에 초점을 두었는데, 이 부위는 호흡과 수면-각성 주기와 같은 기본적인 기능에 관여하는 기관이다. 연수는 우리가 산소가 필요할 때 숨을 쉬게 한다.

연구자들은 영아돌연사증후군(SIDS)으로 사망한 아기의 연수와 다른 원인으로 인해 같은 나이에 사망한 아기의 연수를 비교했다. 그들은 영아돌연사증후군(SIDS)으로 죽은 아기들의 연수는 뇌 화학물질인 세로토닌에 덜 민감하다는 것을 발견했는데, 이 세로토닌은 연수의 반응을 유지하는 것을 돕는 화학물질이다.

그 문제는 특히 남자 아기들의 뇌에서 두드러졌는데, 이는 영아돌연사증후군(SIDS) 발생의 성별 차이를 설명할 수 있는 근거가 된다.

영아돌연사증후군(SIDS)을 줄이기 위해 무엇을 해야 할까? 다음은 미국 소아과학회(2016b)의 권장 사항이다.

- ▶ 임신 중 흡연과 신생아의 흡연 노출을 피한다.
- ▶ 임신 중이나 출산 후 알코올 및 불법 약물 사용을 피한다.
- ▶ 임신 중 정기적인 산전 관리를 받는다.
- ▶ 유아의 과열 및 머리 덮개를 피한다.
- ▶ 아기를 항상 등이 바닥에 닿는 누운 자세(앙와위)로 재운다.
- ▶ 가능하면 모유 수유한다.
- ▶ 신생아는 부모의 방에서 부모 침대와 가깝지만, 영아용으로 설계된 분리된 바닥에서 자도록 한다.
- ▶ 부드러운 물체와 느슨한 침구는 유아의 수면 공간으로부터 멀리하여 질식, 끼임, 목졸림 등의 위험을 줄인다.
- ▶ 낮잠 시간 및 취침 시간에 노리개 젖꼭지를 제공하는 것을 조심해야 한다. 신생아에게 노리개 젖꼭지를 강제로 물려서는 안 되며, 모유 수유가 잘 될 때까지 사용해서는 안 된다.
- ▶ 미국 소아과학회 및 질병통제예방센터의 권고에 따라 신생아에게 예방접종을 실시한다.
- ▶ 가정용 심폐감시기를 포함하여 영아돌연사증후군(SIDS)의 위험을 감소시킨다고 주장하는 상업적 장치에 주의한다.
- ▶ 아기가 깨어 있을 때 'tummy time(아기의 상체 힘을 길러주기 위한 엎어 놓기)'을 잘 관찰하는 것이 바람직하다.
- ▶ 아기를 단단히 싸매는 것은 권장하지 않는다.

아마도 몇 년 안에, 우리는 영아돌연사증후군(SIDS)에 대한 선별 검사와 이를 예방하거나 통제하는 방법을 알게 될 것이다. 이어서 4장에서도 우리는 처음 2살이 될 때까지 아동의 신체적 발달을 다룰 것이다.

점검하기

빈칸 채우기

책 뒷편에서 답을 찾을 수 있습니다.

1. 가진통은 기술적으로 _______ 수축이라고 한다

2. a(n) _______블록에서는 마취제가 척추관에 주입된다.

3. 미숙아의 징후 중 하나는 피부에 있는 진성의 백색 물질인 _______이다.

4. 모성 사망 위험이 가장 낮은 대륙은 _______이다.

5. 출산 전후 발병하는 주요 우울증은 _______의 변화와 가장 관련이 있다.

6. 클라우스(Klaus)와 케널(Kennell)은 _______을 증진하려면 광범위한 조기 접촉이 필요하다고 주장했다.

7. 신생아의 건강은 5점 _______를 사용하여 평가한다.

8. _______반사 작용에서 아기는 머리와 입을 볼, 턱, 입꼬리를 두드리는 자극 쪽으로 돌린다.

9. 15일 된 모유 수유 영아는 다른 여성의 냄새보다 어머니의 _______냄새를 선호한다.

10. 분만 후 가장 흔하지 않은 산모 우울증의 종류는 _______이다.

선다형 문항

1. 미국에서 제왕절개수술 비율은?
   a. 11%　b. 22%
   c. 32%　d. 44%

2. 미숙아를 출산할 가능성이 있는 임산부에게 주사하여 아기의 생존 가능성을 높이는 것은?
   a. 코르티코 스테로이드　b. 감마글로불린
   c. 테트라 싸이클린　d. 생리식염수

3. 출산 중 모성 사망 위험이 높은 나라는?
   a. 중국　b. 이집트
   c. 쿠바　d. 아프가니스탄

4. 새로운 엄마들이 "baby blues"를 경험할 가능성은?
   a. 2/10　b. 4/10
   c. 7/10　d. 9/10

5. 신생아가 발 밑부분을 쓰다듬을 때 발가락을 부채 모양으로 펴는 반사는?
   a. 보행 반사　b. 모로 반사
   c. 바빈스키 반사　d. 긴장성 경반사

6. 신생아 시각에 대해 맞는 것은?
   a. 원근 조절　b. 근시
   c. 파란색을 선호　d. 눈의 집중

7. 신생아는 어떤 소리를 좋아하는가?
   a. 그들의 어머니의 목소리　b. 그들의 아버지의 목소리
   c. 개짖는 소리　d. 음악

8. 본문에 따르면 신생아는 (　　) 용액에 대한 취향을 선호한다.
   a. 신맛　b. 짠맛
   c. 단맛　d. 쓴맛

9. 신생아는 하루에 (　　) 시간을 수면으로 보낸다.
   a. 6　b. 8
   c. 12　d. 16

10. SIDS는 어떤 상황에서 잘 일어나는가?
    a. 여성 아기　b. 엎드려 자고 있는 아기
    c. 20대 엄마의 아기　d. 유럽계 미국인 아기

4 Infancy: Physical Development
영유아기: 신체 발달

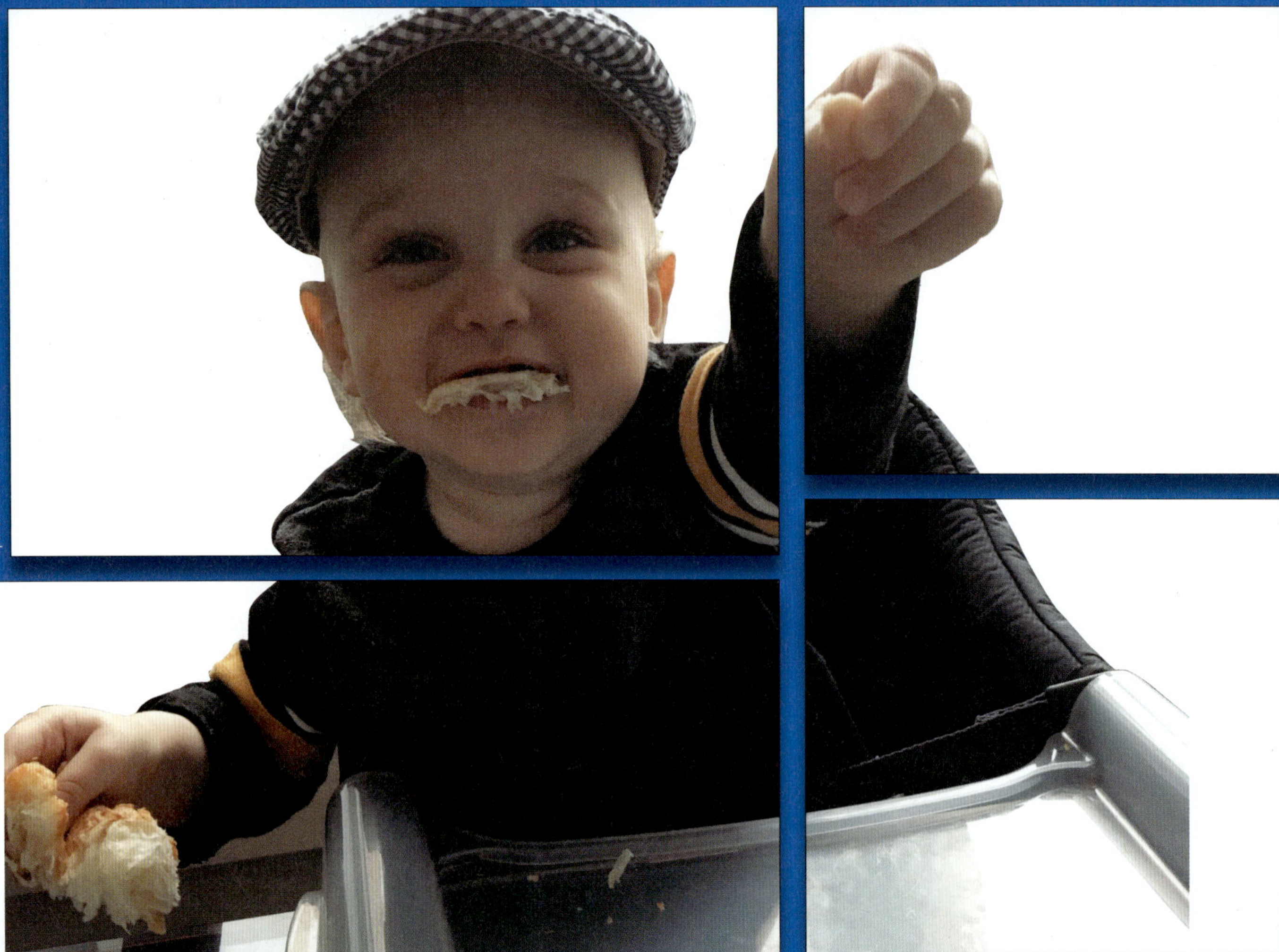

Spencer Rathus

학습 성과

이 장의 성취 목표

4-1 영유아의 신체 발달 과정을 설명할 수 있다.

4-2 뇌와 신경계의 물리적 발달에 대하여 설명할 수 있다.

4-3 영유아 운동 발달의 주요 사건을 설명할 수 있다.

4-4 영유아기의 감각 및 지각 발달 패턴을 설명할 수 있다.

신생아란 얼마나 매력적인 존재인가: 작고, 섬세하며, 겉보기에는 주변 환경을 잘 모르지만, 완벽하게 형성되어 있고, 배고프거나, 목이 마르거나, 불편할 때 보호자들에게 알릴 수 있는 능력이 있다. 그리고 이 아이의 2년 후의 모습도 얼마나 매혹적인 존재인지 모른다. 즉, 뛰고, 놀고, 말하고, 껴안고, 뽀뽀할 수 있게 된다.

> 영유아가 불과 2년이라는 짧은 기간 동안 이렇게 많은 변화를 가져온다는 것은 믿기 어렵다.

영유아가 2년이라는 짧은 기간 동안 이렇게 많은 변화를 가져온다는 것은 믿기 어렵다. 거의 매일 새로운 성과를 가져오는 것 같다. 하지만 모든 영유아들에게 이러한 급작스런 발달이 똑같이 이루어지는 것은 아니다. 따라서 우리는 몇 가지 발달상 문제와 그에 대하여 무엇을 할 수 있는지 배우게 될 것이다.

4-1 신체적 성장 및 발달

처음 2년 동안 아이들은 신체적 성장과 발달에서 엄청난 발전을 이룬다. 이 단원에서는 신체적 발달, 키와 체중의 변화, 영양의 변화를 차례로 설명할 것이다. 다음에서 볼 수 있듯이, 발달은 "머리"부터 시작된다.

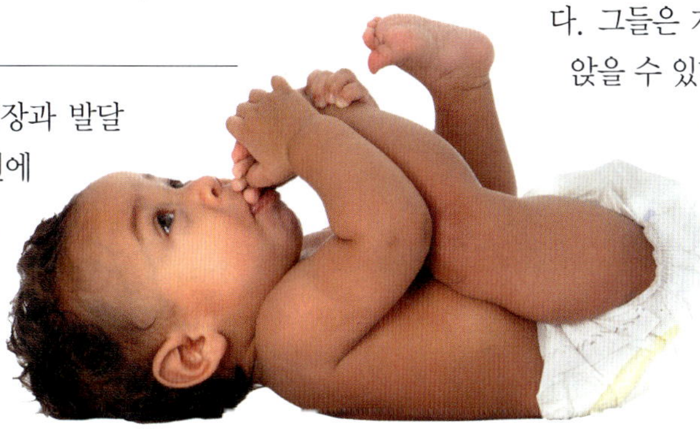

1. 신체 발달의 순서

신체 발달의 세 가지 주요 순서는 두미식 발달, 근원위식 발달 그리고 세분화이다.

두미식 발달(cephalocaudal development) 발달은 머리의 윗부분에서 몸의 아랫부분으로 진행된다. 우리가 두개골 안에 들어 있는 뇌의 중추적 역할을 고려할 때, 두미식 발달의 순서는 매우 논리적으로 보인다. 뇌는 심장 박동과 같은 필수 기능을 조절한다. 또한, 뇌는 호르몬 분비를 통해 몸의 성장과 발달을 조절하고 배고픔과 갈증과 같은 기본적인 기능에 영향을 주기도 한다.

머리는 배아 단계에서 신체의 나머지 부분보다 더 빠르게 발달한다. 수정 후 8주가 되면 머리는 배아 전체 길이의 절반을 차지한다. 뇌는 척수보다 더 빠르게 발달한다. 팔의 돋움이 다리 돋움보다 먼저 형성된다.

대부분의 신생아는, 비록 그들의 다리가 약한 막대와 같고, 신나거나 불안할 때 팔을 앞뒤로 흔드는 정도의 움직임만 있지만, 강하고 잘 발달한 빨기 반사를 가지고 태어난다. 영유아들은 그들의 팔, 그들의 몸통, 그리고 마지막으로 그들의 다리를 통제하기 전에 머리를 들 수 있다. 그들은 기거나 걸을 수 있기 전에 앉을 수 있다.

하체의 발달은, 나중에 시작되기 때문에, 어른의 크기에 도달하기 위해 더 많이 자라야 한다.

머리는 출생 이후 성장하면서 길이가 두 배로 증가하지만, 몸통, 팔, 다리는 각각 세 배, 네 배, 다섯 배씩 증가한다.

근원위식 발달(proximodistal development) 성장과 발달은 또한 몸통의 중심축에서 바깥쪽으로, 몸의 중심축에서 주변으로 진행된다.

TRUTH OR FICTION?

T	F	갓 태어난 신생아의 머리는 성인이 되면 두 배로 늘어나지만 다리 길이는 다섯 배 늘어난다.
T	F	영아는 생후 1년 이내에 출생 시 체중의 3배가 된다.
T	F	신생아의 뇌 무게는 성인 뇌 무게의 약 25%이지만 첫 번째 생일에는 성인 뇌 무게의 70%까지 자란다.
T	F	인간의 사고와 추론에 필수적인 뇌의 외층인 대뇌피질은 두께가 3.2cm에 불과하다.
T	F	아메리카 원주민 호피족의 영유아는 생후 첫 해를 요람판에 묶이어 보내지만 다른 문화에서 자란 아이들과 거의 같은 시기에 걷기를 한다.

근원위식 원칙도 의미가 있다. 뇌와 척수는 신체를 통해 중심축을 따라 아래쪽으로 발달하며, 영유아가 팔과 다리를 제어하기 전에 신경이 제자리를 잡는 것이 필수적이다. 또한 신생아의 생명 기능(심박동, 호흡, 소화 및 노폐물 제거)은 모두 중심축에 가까운 기관 계통에 의해 수행된다는 점을 기억하자.

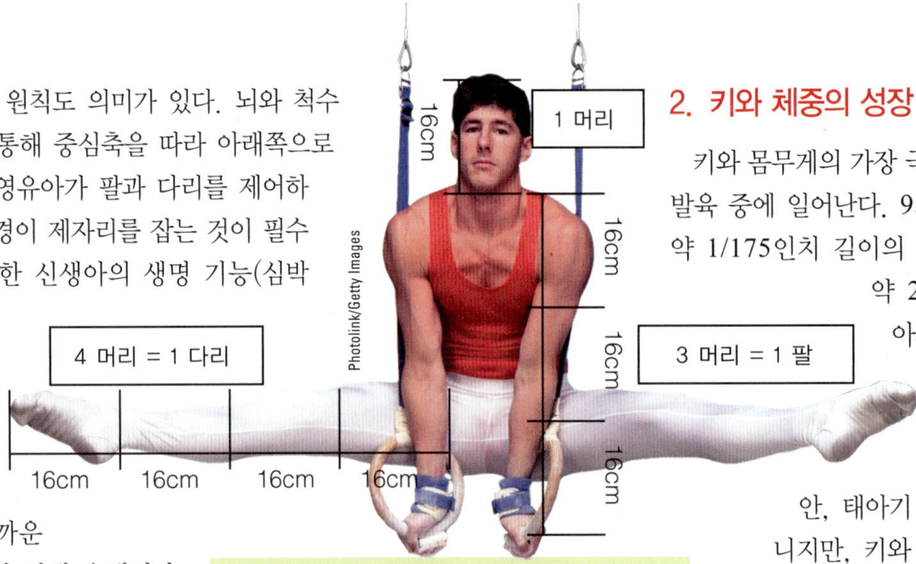

성장함에 따라 우리의 신체 비율이 변화한다.

TRUTH

Ⓣ F 갓 태어난 신생아의 머리는 성인이 되면 두 배로 늘어나지만 다리 길이는 다섯 배 늘어난다.

갓 태어난 아이의 머리는 성인이 되면 두 배로 늘어나고 다리는 약 5배 늘어나는 것이 사실이다. 몸통은 약 3배, 팔은 4배 증가한다.

이러한 기능은 아이가 태어날 때 작동 중이거나 작동 준비가 되어 있어야 한다.

운동 발달 측면에서 영유아는 팔, 손 및 손가락을 제어하기 전에 몸통과 어깨를 제어할 수 있다. 마찬가지로, 영유아는 다리 하부, 발, 발가락을 제어하기 전에 엉덩이와 다리의 상부를 제어할 수 있다.

세분화(differentiation) 아이들이 성숙함에 따라 그들의 행동은 느슨하지 않고 전반적이 되며, 더 구체적이고 뚜렷해지는, **세분화**라고 불리는 경향이 나타난다. 신생아의 손가락이 찔리거나 화상을 입었을 경우 손가락을 빼내기도 하지만 몸부림치고 울며 일반적인 고통의 징후를 보이기도 한다. 유아는 울거나 괴로움을 나타내거나 손가락을 뺄 수도 있지만, 걷잡을 수 없이 뛰어다닐 가능성은 적다. 즉, 통증에 대한 반응이 더욱 구체화 된다.

나이가 많은 아이나 어른도 손가락을 뺄 가능성이 높지만, 심하게 울고 전반적인 고통을 표현하는 것은 덜해진다.

세분화 행동과 물리적 구조가 구체화, 전문화되는 과정.

2. 키와 체중의 성장 패턴

키와 몸무게의 가장 극적인 증가는 태아의 발육 중에 일어난다. 9개월 안에, 아이들은 약 1/175인치 길이의 수정란(zygote)에서 약 20인치 길이의 신생아까지 발달한다. 몸무게는 십억 배까지 증가한다.

출생 후 첫 해 동안, 태아기 때의 증가만큼은 아니지만, 키와 몸무게의 증가 또한 극적으로 나타난다. 영아는 보통 약 5개월경에 출생 체중의 두 배까지 체중이 증가되고, 생후 1년이 되면 출생 시 체중의 세 배로 증가한다(World Health Organization, 2010b, 2018). 그들의 키는 첫 해에 약 50% 증가하므로, 출생 당시 길이가 20인치(50.8cm)였던 아이는 12개월에 약 30인치(76.2cm)가 될 가능성이 있다.

TRUTH

Ⓣ F 영아는 생후 1년 이내에 출생 시 체중의 3배가 된다.

영아가 1년 안에 출생 체중의 3배가 된다는 것은 사실이다. 영아는 보통 태어난 지 5개월 만에 몸무게가 두 배로 증가한다.

영아기의 성장은 오래 전부터 느리고 꾸준한 과정으로 여겨져 왔다. 소아과 전문의 사무실의 성장 차트는 그림 4.1에서 볼 수 있는 매끄럽고 연속적인 곡선과 유사하지만, 연구결과에서는 영아들이 실제로 급성장하고 있음을 나타내고 있다. 그 시간들의 약 90~95%는 전혀 성장하지 않고 있다. 한 연구는 첫 21개월 동안 영유아의 키를 측정했다(Lampl et al., 1992). 연구원들은 이 아기들이 2일에서 63일 동안 같은 크기를 유지하다가, 그 뒤 24시간 안에 1/5인치(0.5cm)에서 1인치(2.54cm)까지 자랄수 있다는 것을 발견했다.

영유아들은 생후 두 번째 1년 동안 키가 4인치(10.16cm)에서 6인치(15.24cm) 정도 더 자라고, 몸무게는 4파운드에서 7파운드(1.8~3.2kg)까지 더 증가한다. 남자 아이들은 보통 두 번째 생일이 되면 어른 키의 반이 된다.

그림 4.1 출생 시부터 2세까지의 키(신장) 및 체중에 대한 성장 곡선

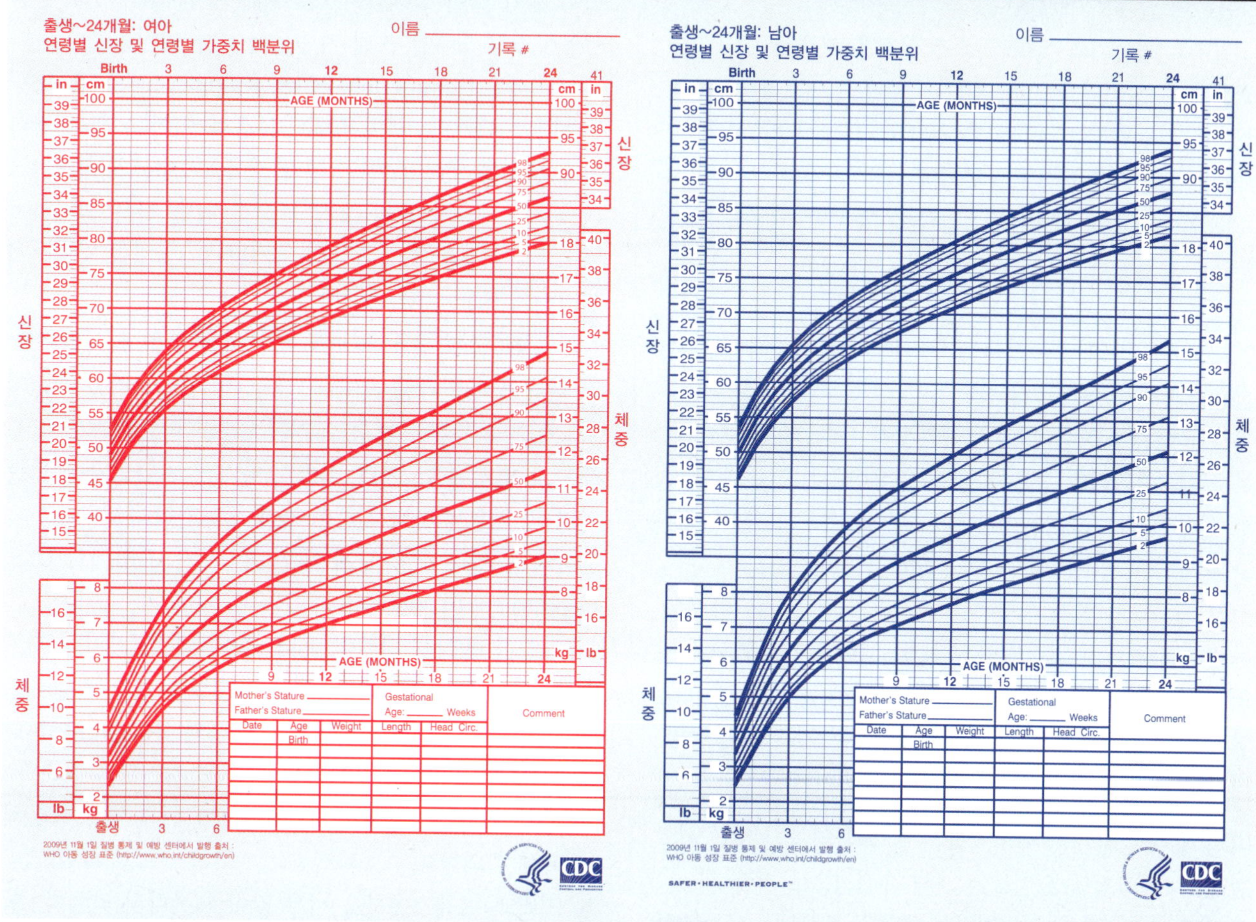

Source: Kuczmarski et al. (2000, Figures 1–4).

곡선은 연령대에 따른 체중과 신장의 백분위 수를 나타낸다. 97번째로 표시된 선은 특정 연령의 어린이의 97%보다 키와 몸무게가 더 큰 어린이의 키와 몸무게를 나타낸다. 50번째 선은 주어진 연령의 평균 어린이의 키와 몸무게를 나타낸다.

그러나 소녀들은 소년들보다 더 빨리 성숙하고 18개월에 성인 키의 절반에 도달할 가능성이 있다(World Health Organization, 2018). 집단 내의 평균보다 키가 큰 영아들의 성장률은 둔화하는 경향이 있다. 또한, 집단 평균보다 작은 영아의 경우 성장속도가 빨라지는 경향이 있다. 해당 연령의 또래에 비해 키가 큰 영아는 키가 작은 영아보다 키가 커지지만, 대부분의 경우 영아기의 키 차이에 비해 크지 않은 것으로 보인다.

신체 비율의 변화 앞서 언급했듯이 발달은 두미식으로 진행된다. 수태 이후 몇 주 뒤 배아는 거의 머리부분이 된다. 태아기가 시작될 때, 머리는 태아 길이의 약 절반 정도가 된다. 신생아의 경우 머리는 신체 길이의 약 1/4을 차지한다. 성인이 되면서 머리의 크기는 두 배가 되지만, 나머지 신체에 비례하여, 머리가 차지하는 비율은 점차적으로 줄어든다.

일반적으로 성인의 팔은 머리 길이의 거의 3배이다. 다리 길이는 머리 길이의 약 4배이다. 신생아의 팔과 다리는 길이가 거의 같다. 각각은 머리 길이의 약 1.5배에 불과하다. 첫 번째 생일까지 목도 길어진다. 처음에는 팔이 다리보다 더 빨리 자란다. 두 번째 생일까지 팔은 실제로 다리보다 더 길지만, 곧 다리의 길이는 팔을 따라잡고, 그 길이를 능가한다.

성장장애(failure to thrive) 헤일리는 생후 4개월된 아기이다. 헤일리의 어머니는 아기가 체중이 증가하지 않기 때문에 '항상' 모유 수유를 하고 있다. 한동안 살이 찌지 않는 것은 정상이지만, 헤일리는 짜증을 내고 모유를 잠깐씩만 빨다가 마는 식으로 먹으며, 때로는 모유 수유를 완전히 거부한다.

> **성장장애(FTT)** 변화가 심한 식습관과 부적절한 체중 증가를 특징으로 하는 영아기와 유아기의 장애

소아과 의사는 헤일리를 **성장장애(FTT) 증후군**이라고 판단하여 살펴보기로 했다.

FTT는 영아기와 유아기 동안 성장을 저해하는 심각한 장애이다. 그러나 FTT의 진단은 때때로 모호하다. 역사적으로 연구원들은 생물학적 기반 FTT 대비 비생물학적 기반('비유기적인') FTT를 언급해 왔다.

유기적 FTT에서는 근본적인 건강 문제가 FTT를 의미한다고 설명한다. 비유기적 FTT(Nonorganic FTT)는 분명히 심리적 원인, 사회적 원인 또는 둘 모두를 가지고 있다(Jaffe, 2011). 두 경우 모두 신생아의 체중과 크기가 정상적으로 증가하지 않는다.

원인 때문에 혹은 원인과 관계없이, 먹는 문제는 핵심이 된다. 헤일리의 경우와 같이, 영유아들이 먹는데 변화가 심한 것으로 묘사될 가능성이 더 높고, 배고파 보인다고 묘사되는 경우는 적다(Llewelln, 2011).

FTT는 느린 신체 성장뿐만 아니라 인지, 행동, 정서적 문제와도 관련이 있다(Lewis et al., 2017). 한 연구에서 영아기에 FTT 진단을 받은 아이들은 8세 때 다른 아이들보다 작고 인지적으로 덜 발달했으며 정서적으로 더 불안정한 것으로 나타났다(Dykman et al., 2001).

따라 잡기 성장 아이의 성장은 질병과 영양실조를 포함한 많은 유기적인 요인들에 의해 유전적으로 미리 결정된 과정으로부터 늦춰질 수 있다. 문제가 완화되면, 아이의 성장 속도는 종종 정상 코스에 가깝게 가속화된다(Lewis et al., 2017). 유전적으로 결정된 성장 패턴으로 되돌아가는 경향을 **수로화(canalization)**라고 한다. 일단 헤일리의 부모가 상담을 받고 헤일리의 FTT가 극복되면 헤일리는 빠르게 살이 찌고 나이에 맞는 규범을 거의 따라잡을 것이다.

3. 영양(nutrition) : 발달을 위한 연료 공급

미국에서 대부분 어린이의 영양 상태는 개발도상국 어린이의 영양 상태에 비해 양호하다(Save the Children, 2015). 그러나, 저소득층 영유아들은 빈혈(적혈구 수가 줄어 창백함과 허약함을 유발)과 FTT와 같은 영양실조의 징후를 보일 가능성이 다른 아이들보다 높다(Besarab & Hemmerich, 2018; Kalpatthi et al., 2018).

수로화(canalization) 환경적으로 유발된 변화를 겪은 후 성장률이 정상으로 돌아가는 경향

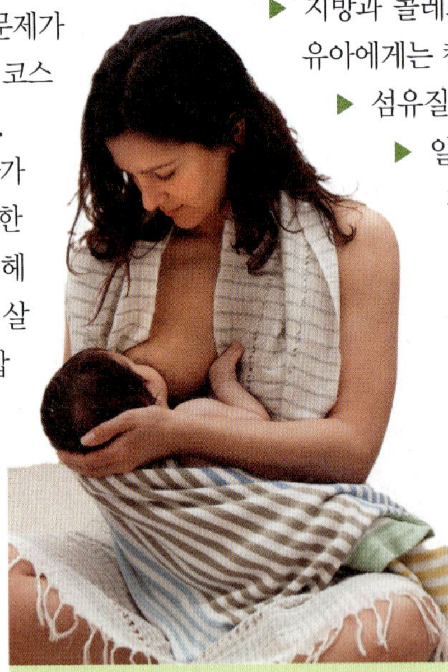

RooM the Agency/Alamy Stock Photo

모유 수유는 오늘날 미국과 캐나다의 산모들에게 중요한 표준으로 간주된다. 모유 수유의 장점은 무엇일까? 여성이 자녀에게 모유 수유를 하지 않기로 결정할 수 있는 상황이 있을까?

태어날 때부터, 영아에게는 모유나 영아용 철분 강화 조제 분유를 먹여야 한다. 미국 소아과학회는 영아에게 1년 이상, 가능하면 더 오래 모유를 먹일 것을 권장하지만, 고형 식품의 도입은 생후 4개월에서 6개월 정도까지 권장하지 않는다(Meek, 2011).

첫 번째 고형 음식은 보통 철분이 풍부한 시리얼이고, 그 다음으로는 과일, 야채, 고기, 가금류, 그리고 생선이다. 젖소의 우유는 보통 아기가 9개월에서 12개월이 될 때까지 연기된다. 치발 비스킷(아기의 치아발달을 돕는 과자)과 같은 손가락 식품은 첫해 후반기에 준다.

다음은 영유아 영양에 대한 몇 가지 지침이다(U.S. Department of Agriculture, 2017).

- 다양한 음식을 만들어 본다. 한 번에 한 가지씩 새로운 음식을 소개한다. 영유아는 새로운 음식에 알레르기가 있을 수 있으며 한 번에 하나씩 음식을 도입하면 음식에 대한 아기의 반응을 확인하는 데 도움이 된다.
- 영양의 과다 또는 부족을 예방하기 위해 영유아의 식욕에 주의한다.
- 지방과 콜레스테롤을 너무 많이 제한하지 않는다. 영유아에게는 칼로리와 약간의 지방이 필요하다.
- 섬유질이 많은 음식을 과도하게 주지 않는다.
- 일반적으로 설탕과 소금이 첨가된 품목은 피한다.
- 철분이 많은 음식을 섭취하도록 권장한다. 영유아에게 철분은 성인과 똑같이 필요하다.

심혈관 질환, 암, 그리고 다른 건강 문제를 피하기 위해 저지방, 고섬유질 식사를 하는 부모들은 같은 식단이 유아들의 건강에 좋다고 생각해서는 안 된다.

4. 모유 수유와 인공 수유

많은 개발도상국의 어머니들은 모유 수유를 한다. 분유를 쉽게 구할 수 있는 선진국에서도 대부분의 의료 전문가들은 모유를 '의학적 최선의 기준'으로 간주한다(Karasahin, 2016).

모유에는 다양한 이점이 있다(USDHHS, 2010, 2018):

- 모유는 인간의 소화 과정에 적합하다. (즉, 영유아의 배탈을 일으키지 않을 것이다.)
- 처음 6개월 동안은 모유만으로 충분하다. 출생 후 1년까지 다른 식품들은 단지 모유를 보충하는 영양이다.
- 영유아의 발달에 따라 모유의 성분도 변화하여 영유아의 변화하는 요구에 부응할 수 있다
- 모유에는 산모의 항체가 포함되어 있어서, 영유아가 귀 감염, 폐렴, 천명음(쌕쌕거림), 세기관지염, 세균성 수막염 및 장티푸스, 파상풍에서 수두까지의 건강문제를 이겨내도록 도움을 준다.
- 모유는 소아 림프종(림프선 암)으로 알려진 암의 유형을 예방하는 데 도움이 된다.
- 모유 수유는 심각한 설사가 생길 가능성을 줄여 준다.
- 모유로 영양을 공급받는 영유아는 알레르기 반응과 변비가 생길 가능성이 낮다.
- 모유 수유 영유아는 성인 이후 비만이 발생할 가능성이 낮다. 모유 수유는 SIDS(영아돌연사증후군)의 위험을 감소시킨다.
- 모유 수유는 신경섬유 수초화를 촉진하는데, 그것은 영유아가 신경과 행동을 더욱 효과적으로 조직화하는 것과 연관된다.

지난 수십 년 동안 모유 수유는 건강상의 이점에 대한 지식이 증가했기 때문에 더 인기를 얻고 있다(U.S. Department of Health and Human Services, 2010).

현재 70%가 넘는 대부분의 미국 엄마들은 적어도 잠시 동안은 아이에게 모유를 먹이고 있다. 하지만, 6개월 후에도 모유를 계속 먹이는 여성은 5명 중 2명 정도이며, 1년 후에는 5명 중 1명만이 모유 수유를 하고 있다(Centers for Disease Control and Prevention, 2018).

많은 여성들이 출산 후 직장에 복귀하면 모유 수유를 할 수 없기 때문에, 젖병 수유를 한다.

그들의 파트너, 대가족, 보모, 또는 육아 종사자들은 낮 시간 동안 그들의 아이들에게 젖병 수유를 하게 된다.

어떤 엄마들은 그들이 없을 때 사용하기 위해 모유를 유축하고 병에 담아둔다. 어떤 부모들은 두 부모가 함께 먹일 수 있도록 하기 위해 젖병 수유를 진행한다.

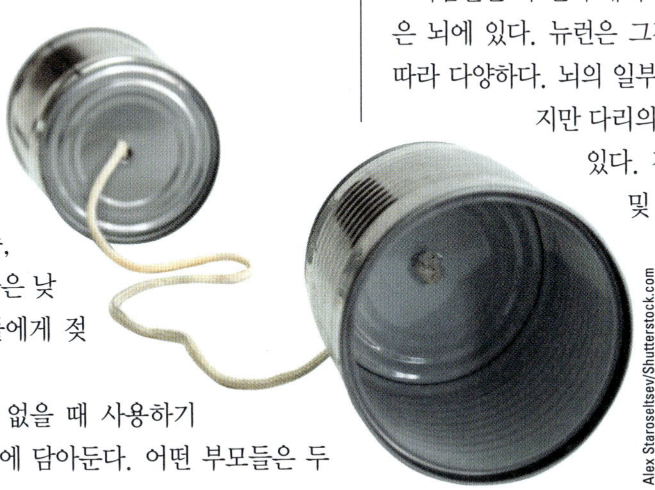

Alex Staroseltsev/Shutterstock.com

모유 수유는 산모에게도 건강상의 이점이 있다. 조기 유방암과 난소암의 위험을 줄이고 뼈의 강도를 높여 폐경기 후의 골다공증(osteoporosis)으로 인한 고관절 골절의 가능성을 줄일 수 있다. 또한, 모유 수유는 분만 후 산모의 자궁 수축에 도움이 된다.

모유 수유에는 단점도 있다. 예를 들어, 모유는 HIV를 전염시키는 체액 중 하나이다(USDHHS, 2018). 알코올, 많은 약물 그리고 폴리염화비페닐(PCB) 같은 환경적 위험 요소도 모유를 통해 전달될 수 있다.

더욱이 모유에 필수 영양소가 포함되려면, 산모는 스스로 충분한 영양을 섭취해야 한다. 산모는 모유를 생산하고 배출해야 하고, 모유를 먹이면서 유방이 아픈 경험도 하게 되며, 영유아들의 먹는 욕구를 충족시키기 위해 지속적으로 노력해야 하는 불편도 감수해야 한다.

4-2 뇌와 신경계의 발달

신경계는 심장 박동, 시각-운동 조정, 사고와 언어 등과 관련된 **신경 체계(nervous system)**이다.

1. 뉴런의 발달

신경계의 기본 단위는 **뉴런(neurons)**이다. 뉴런은 신체의 한 부분에서 다른 부분으로 메시지를 수신하고 전송한다. 이러한 메시지는 반사작용, 모기에게 물려서 가려운 것에 대한 인식, 스키어의 시각-운동 조정, 협주곡의 연주, 그리고 수학 문제의 해결과 같은 현상들이 포함된다.

사람들은 약 천억 개의 뉴런을 가지고 태어나며, 대부분은 뇌에 있다. 뉴런은 그것의 기능과 신체에서의 위치에 따라 다양하다. 뇌의 일부 뉴런은 길이가 1인치에 불과하지만 다리의 뉴런은 몇 피트 길이로 자랄 수 있다. 각 뉴런에는 세포체, 수상 돌기 및 축삭이 있다(그림 4.2 참조).

신경 많은 뉴런의 축삭 다발

뉴런 메시지를 전달하는 신경계의 세포

수상돌기 다른 뉴런으로부터 자극을 받는 뉴런의 뿌리와 같은 부분

그림 4.2 신경세포의 해부학적 구조

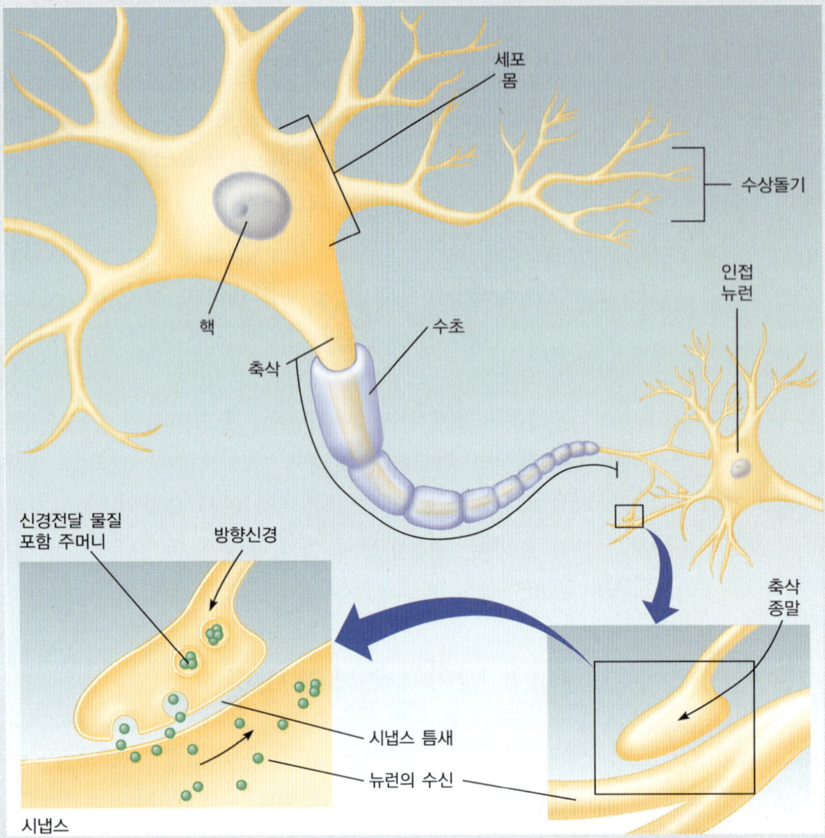

"메시지"는 수상 돌기를 통해 뉴런으로 들어가는 축삭을 따라 전달되며 축삭 종말을 통해 근육, 샘 및 기타 뉴런으로 전달된다. 뉴런은 수상 돌기 및 축삭 종말의 증식과 수초화를 통해 발달한다.

수상 돌기(dendrites)는 세포체에서 확장되어, 인접한 최대 1,000개의 뉴런에서 전송되는 메시지를 수신하는 짧은 섬유(fibers)이다. **축삭(axon)**은 세포체에서 몸통 모양으로 확장되며 뉴런 길이의 대부분을 차지한다. 발가락에서 척추로 메시지를 전달하는 경우 축삭의 길이는 최대 몇 피트까지도 될 수 있다.

축삭 축삭 종말이라고 하는 분지 구조를 통해 다른 뉴런으로 충격을 전달하는 뉴런의 길고 가는 부분

신경전달 물질 한 뉴런에서 다른 뉴런으로 시냅스를 통해 신경자극을 전달하는 화학 물질

수초 축삭을 감싸고 있으면서 절연시키는 지방이 많은, 흰 물질

수초화 축삭이 수초로 둘러싸이는 것

다발성 경화증 단단한 섬유 조직이 수초를 대체하여 신경전달을 방해하는 장애

메시지는 **신경전달 물질(neurotransmitters)**이라 불리는 화학 물질의 형태로 축삭 말단에서 방출된다. 이 메시지는 인접한 뉴런, 근육 또는 땀샘의 수상 돌기에 의해 수신된다.

아동이 성숙함에 따라 축삭이 길어지고 수상 돌기와 축삭 종말이 증식한다.

수초 많은 뉴런들은 하얀 지방질의 **수초(myelin)** 피복으로 단단히 싸여 있고, 그것은 그들에게 줄지어 늘어선 흰 소시지처럼 보인다. 미엘린 피복의 높은 지방 함량은 신경계를 감싸고 있는 체액 안에 있는 전하를 띤 원자로부터 뉴런을 절연시킨다.

이러한 방법으로 축삭을 따라 전달되는 전류의 누설을 최소화하고 메시지를 보다 효율적으로 전달할 수 있게 된다.

수초화(myelination)라는 용어는 축삭이 미엘린으로 코팅되는 과정을 말한다. 수초화는 태어날 때 완전하지 않지만, 출생 후 첫 해 동안 기어가고 걸을 수 있는 능력으로 이어지는 성숙 과정의 일부이다. 뇌의 전두엽 물질의 수초화는 20년 동안 계속되며 작업, 기억 및 언어 능력의 발달과 관련이 있다(Burgaleta, et al. 2016).

미엘린의 분해는 나중에 시작되는 인지 저하의 원인인 알츠하이머병과 관련이 있는 것으로 여겨진다.

다발성 경화증(multiple sclerosis)이라는 질병에서는 미엘린이 단단한 섬유질 조직으로 대체되는데, 이는 신경전달의 타이밍을 방해하고 근육 조절을 방해하게 된다(Zhang et al., 2016). 페닐 케톤뇨증(PKU)은 뇌에서 수초 형성을 억제하여 지적 장애를 유발한다(Sklirou & Lichter-Konecki, 2018).

TRUTH

Ⓣ F 신생아의 뇌 무게는 성인 뇌 무게의 약 25%이다. 그러나 아이의 뇌는 첫 일 년 동안 성인 뇌 무게의 약 70%까지 자란다.

신생아의 뇌의 무게는 성인 뇌 무게의 약 25%이며, 1년이 되면 성인 뇌 무게의 약 70%까지 자라는 것이 사실이다.

그림 4.3 신체 기관의 산후 성장률

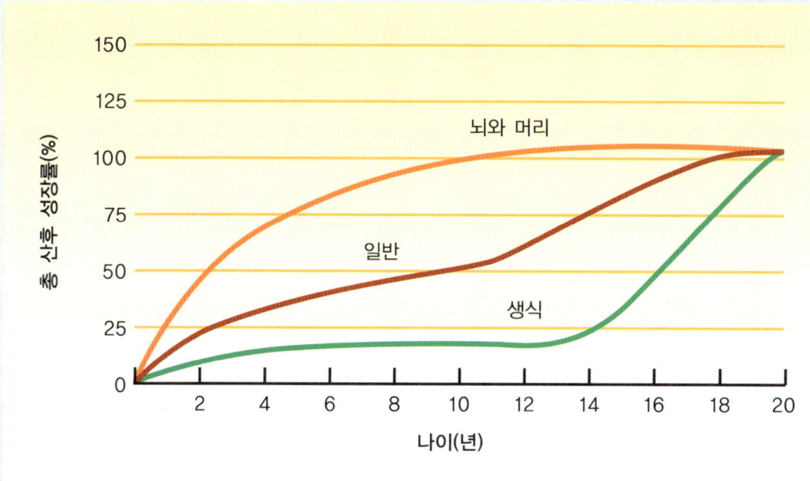

영아가 출생후 첫번째 생일이 되면, 뇌의 무게는 출생시보다 3배 증가하여 성인 뇌 무게의 거의 70%에 도달한다.

2. 뇌의 발달

신생아 뇌의 무게는 약 1파운드(약 453g)도 되지 않으며 성인 뇌 무게의 4분의 1에 가깝다. 두뇌 성장의 원리에 따라 생후 1년이 되면, 영유아의 뇌는 무게가 3배로 증가하고, 성인 뇌 무게의 약 70%에 도달한다(그림 4.3 참조). 그림 4.4와 같이 뇌를 살펴보고, 내부 구조의 발달에 대해 논의하고자 한다.

그림 4.4 뇌의 구조

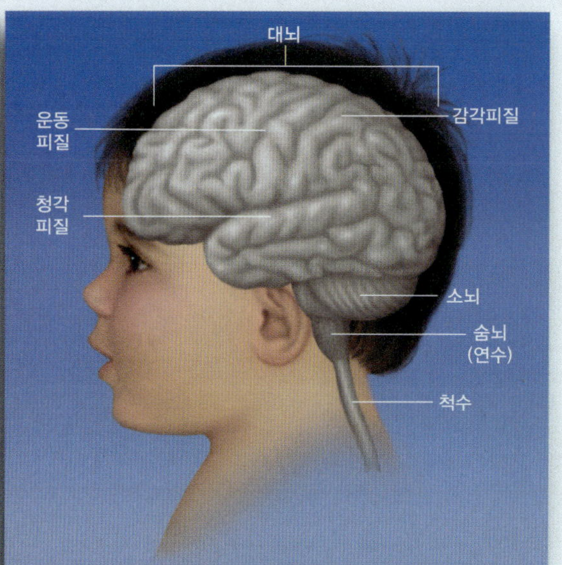

뇌의 구조 척수를 더 높은 수준의 뇌에 연결하는 많은 신경이 **숨뇌(연수, medulla)**를 지나간다. 뇌간이라고 하는 영역의 일부인 숨뇌는 심장 박동 및 호흡과 같은 기본적인 기능을 조절하는 데 필수적이다. 숨뇌 위에는 **소뇌(cerebellum)**가 위치한다. 소뇌는 아이가 균형을 유지하고, 운동을 조절하며, 신체 감각과 눈의 움직임이 조화되도록 도와준다.

대뇌(cerebrum)는 뇌의 대부분을 차지한다. 그것은 인간의 학습, 생각, 기억 및 언어와 같은 두뇌활동의 너비와 깊이를 확장할 수 있게 한다. 대뇌의 표면은 아이가 자라면서 점점 주름이 지는 두 개의 반구로 이루어져 있으며, 반구에는 틈새(열)라고 불리는 이랑과 고랑이 나타나게 된다. 이 표면은 대뇌피질이다.

대뇌피질은 두께 3.2cm에 불과하지만, 생각과 추론의 영역이다. 여기에서 우리는 외부 세계로부터 감각 정보를 받고 근육이 움직이도록 명령한다.

TRUTH

(T) F 대뇌피질-뇌의 외층은 인간의 생각과 추론에 매우 중요하지만, 두께는 3.2cm에 불과하다.

대뇌피질인 뇌의 외층은 인간의 생각과 추론에 중요한 영역이고, 두께는 1/8 인치에 불과하다. (자를 보고 그 두께에 대해 잠시 생각해 보라.)

뇌의 급성장 뇌의 첫 번째 주요 성장은 태아 발달의 4~5개월 동안 발생하는데, 이때 뉴런이 증식한다. 뇌의 두 번째 급성장은 태아 발달 25주부터 출생 후 2년 말까지의 기간 동안 일어난다. 뇌의 첫 번째 성장은 뉴런의 형성에 기인하는 반면, 두 번째 성장은 수상돌기와 축삭의 증식이 주로 진행된다(그림 4.5 참조).

숨뇌(연수) 심장 박동과 호흡에 관여하는 뇌의 아래쪽, 뒷부분 영역

소뇌 조정과 균형에 관여하는 뇌의 아래쪽 뒷부분 영역

대뇌 학습, 사고, 기억 및 언어를 담당하는 두뇌의 가장 크고 둥근 부분

그림 4.5 뇌의 신경 연결 증가

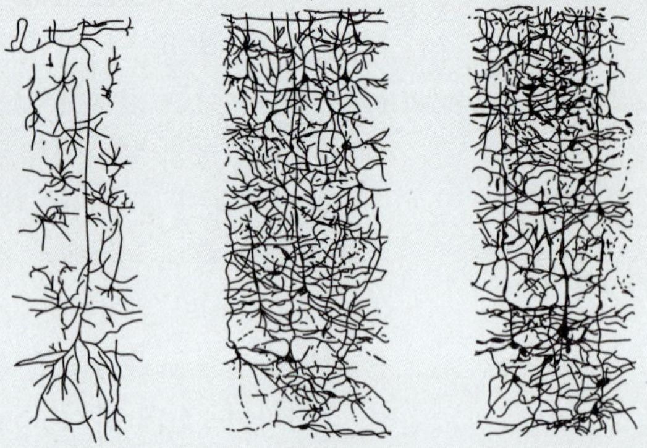

주요 급성장은 주로 수상 돌기와 축삭 종말의 증식으로 인해 출생 전 25주부터 발달, 출생 후 2년 말 사이에 발생한다.

영아기의 뇌 발달 영아가 할 수 있는 일과 수초화 사이에는 연관성이 있다. 출생 시 심장 박동과 호흡, 수면 및 각성, 반사 활동에 관여하는 뇌 부분은 상당히 잘 수초화되어있고 기능을 잘 한다. 운동 경로의 수초화는 신생아가 고정된 반사작용을 보일 수 있게 하지만, 그렇지 않으면 신생아의 신체 활동이 무작위적이고 체계적이지 않게 될 것이다. 수초는 임신 마지막 달 동안 대뇌피질의 주요 운동 경로를 따라 빠르게 발달하고 출생 후에도 계속 발달한다.

의도적인 신체 활동의 발달은 수초화와 일치하는데, 예를 들어, 수초화가 진행되면서 조직화되지 않은 신생아의 움직임이 점점 의도적인 움직임으로 변해간다. 근육에 대한 신경의 수초형성은 주로 2세까지 발달하지만, 수초화는 청소년기까지 어느 정도 계속된다.

비록 신생아가 촉감에 반응하고, 비교적 잘 보고 들을 수 있지만 시각, 청각, 피부 감각에 관여하는 피질의 영역은 태어날 때 수초화의 진행이 미숙하다. 수초화가 진행되고 피질의 다양한 영역 간의 상호 연결이 깊어짐에 따라, 아이들은 복잡하고 통합된 감각운동 활동을 점점 더 할 수 있게 된다(Kolb, 2018).

청각과 관련된 뉴런의 수초화는 임신 6개월경에 시작된다. 이러한 경로의 수초화는 만삭이 되면서 빠르게 발달하게 되고, 약 4세까지 계속된다. 시력에 관여하는 뉴런은 임신 말기 직전에 수초화되기 시작하지만, 그 후 수초화 과정이 빠르게 완성된다. 시력은 출생 후 5~6개월 이내에 우세한 감각이 된다.

3. 뇌 발달의 자연적 과정과 양육되는 과정

감각과 움직임을 제어하는 뇌 영역의 발달은 성숙의 결과로 시작되지만, 영유아기의 감각 자극과 신체 활동도 이러한 영역의 발달을 촉진한다(Kolb, 2018; Walker, 2016).

동물을 대상으로 한 연구는 감각 자극이 어떻게 대뇌피질의 성장을 촉진하는지 보여준다. 연구원들은 풍부한 환경의 효과를 보여주기 위해 사다리, 플랫폼, 상자와 같은 장난감이 있는 '놀이 공원'을 쥐에게 제공하였다.

이 연구에서 더 복잡한 환경에 노출된 쥐는 대조군 동물보다 뇌가 더 무겁게 발달되었다. 이러한 무게 차이는 뉴런 당 더 많은 시냅스가 있음을 반영한다(Anderson, 2011). 반면에 어둠 속에서 자란 동물은 시각 피질의 수축, 시각 장애 및 시각-운동 조정 장애가 있는 것으로 나타났다(Anderson, 2011; Talaei & Salami, 2013). 즉, 사용하지 않으면 그 기능을 잃게 되는 것이다.

또한, 뇌도 경험의 영향을 받는다. 영유아는 실제로 성인보다 뉴런 연결이 많다. 경험에 의해 활성화된 연결은 살아남지만 다른 연결은 그렇지 않게 된다(Awasaki & Ito, 2016).

뇌의 뛰어난 적응력은 양날을 가진 예리한 검(sword)과 같다. 적응성은 서로 다른 환경에서 필요한 다른 패턴의 신경 연결을 발달할 수 있게 해주지만, 특별히 발달 초기 중요한 시기에 자극이 부족하면 적응에 문제가 발생할 수 있다.

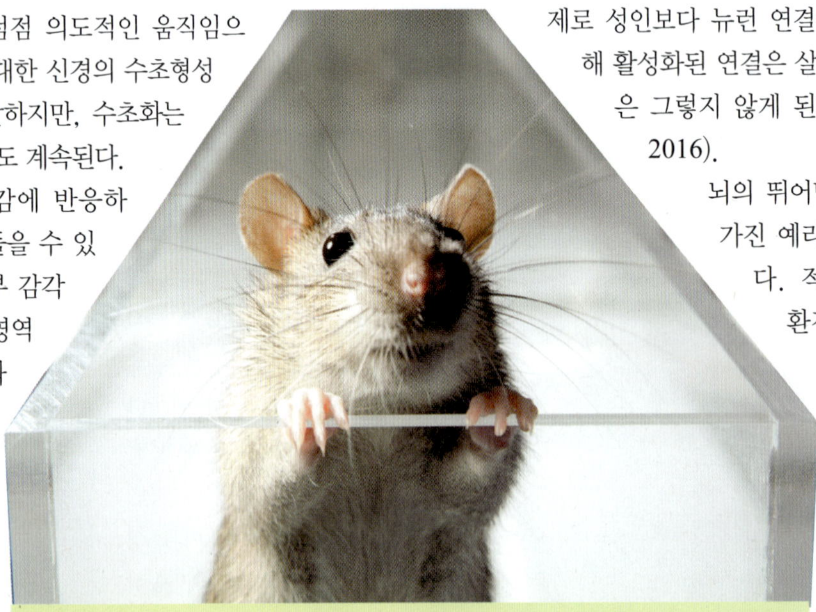

동물 연구는 감각 자극이 어떻게 피질의 성장을 촉발하는지 보여준다.

4-3 운동 발달

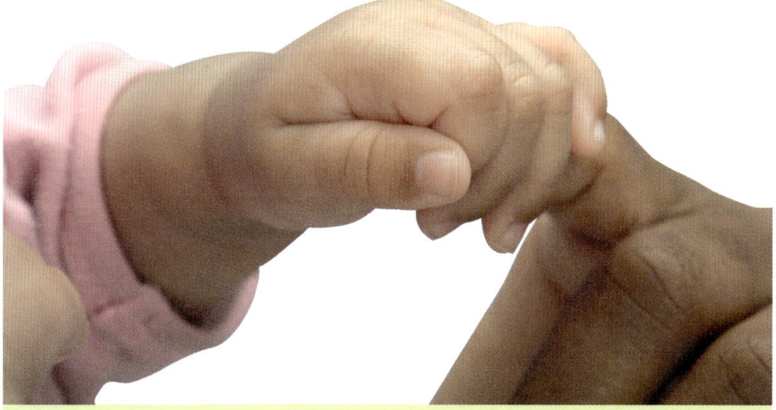

신생아의 움켜쥐기는 반사적 행동이다. 1년이 되면 영아는 작은 물체를 집을 수 있다.

Corbis

운동 발달은 근육의 활동과 함께, 영아의 발달하고 있는 감각 기관에 따른 운동 조절, 자세와 움직임이 변화되는 것을 포함한다. 운동 발달은 영유아에게 가장 흥미로운 변화이다. 왜냐하면 많은 변화가 너무 빨리 일어나기 때문이다.

신체 발달과 마찬가지로 운동 발달도 머리에서 꼬리쪽으로(두미의 원리), 몸의 중심에서 말초쪽으로의(근원의 원리) 패턴 및 분화과정을 따른다. 영아는 그들의 팔을 효과적으로 사용하기 전에 머리와 상반신을 제어할 수 있게 된다. 이 경향은 두미의 발달 원리를 보여준다. 영아는 또한 손과 손가락을 사용하기 전에 몸통과 어깨를 제어할 수 있는데, 이는 근원의 발달 원리를 의미한다.

1. 몸통과 머리 들어올리기 및 유지하기

신생아는 머리를 약간 옆으로 움직일 수 있다. 따라서 엎드린 상태에서 코나 입이 침구로 막혀 있으면 질식을 피할 수 있다. 약 한 달이 지나면 영아는 고개를 들 수 있다. 약 2개월이 되면 영아는 엎드려 있는 동안 가슴을 들어 올릴 수도 있다.

신생아를 안을 때는 머리를 받쳐야 한다. 그러나 생후 3~6개월이 되면 영아는 일반적으로 머리를 잘 가눌 수 있다. 그래서 더 이상 머리를 받치고 있을 필요가 없다. 안타깝게도 머리를 정상적으로 가눌 수 있는 영아일지라도, 갑자기 들어 올리거나 움직일 때는 머리를 가눌 수 없다. 그래서 부주의하게 다루어지는 영아는 목에 부상을 입을 수 있다.

2. 손의 조절 : 움켜쥐기

손 기술의 발달은 근원 원리의 한 예이다. 영아는 출생 직후 눈으로 천천히 움직이는 물체를 추적하지만, 손이 닿지 않는다. 자발적으로 손을 뻗고 잡으려면 시각–운동 조정이 필요하다. 약 3개월이 되면 영아는 물체를 향해 서투르게 팔을 휘두른다. 4~6개월 정도의 영아는 물건을 더 잘 잡을 수 있게 된다(Daum et al., 2016). 하지만, 그들은 어떻게 손을 놓아야 할지 모르고, 그들의 주의가 분산되어 손이 우연히 열릴 때까지 물체를 무한정 잡고 있을 수 있다. 4~6개월 영아는 잡을 수 있지만 입에 들어가도 무해한 아동용 딸랑이, 큰 플라스틱 숟가락, 모빌, 그리고 다른 밝은 색의 매달아 놓는 장난감들을 주기에 좋은 나이이다.

처음에 움켜쥐기는 반사적인 반응이다. 3~4개월 정도가 되면, 반사적 움켜쥐기는 자발적인 잡기로 대체된다. 영아는 먼저 **손바닥 잡기(ulnar grasp)**를 사용하는데, 이는 손가락과 손바닥 사이에 서투르게 물건을 잡고 있음을 의미한다. 영아가 4~6개월이 되면 손 사이에서 물건을 앞뒤로 옮길 수 있다. 약 9~12개월에는 엄지손가락을 보다 효율적으로 움직일 수 있고, 그래서 영아는 작은 물체를 손가락으로 잡아 집어 올릴 수 있게 된다(**손가락 잡기, pincer grasp**). 약 11개월이 되면 영아는 양손에 물건을 들고 교대로 관찰할 수 있다.

시각–운동 조정의 또 다른 측면은 블록 쌓기에서 볼 수 있다. 평균적으로 아이들은 15개월에 두 블록, 18개월에 세 블록, 24개월에 다섯 블록을 쌓을 수 있다(Wentworth et al., 2000).

3. 보행(Locomotion)

보행은 한 곳에서 다른 곳으로 이동하는 것이다. 아이들은 몸을 뒤집고, 배밀이를 하고, 앉고, 기어다니고, 걷고, 달리는 일련의 활동을 통해 몸을 움직일 수 있는 능력을 획득하게 된다(그림 4.6 참조). 영아가 이러한 자발적 움직임을 처음 시작하는 연령에는 많은 차이가 있다. 즉, 순서는 거의 동일하게 유지되지만 일부 영아는 한 단계를 건너뛰기도 한다. 예를 들어, 영아는 배밀이를 하지 않고 기어 다닐 수 있다.

손바닥 잡기(ulnar grasp) 손가락과 손바닥 사이로 물건을 잡음

손가락 잡기(pincer grasp) 손가락과 엄지 사이로 물건을 잡음

보행 한 곳에서 다른 곳으로 이동함

그림 4.6 영유아기의 운동 발달

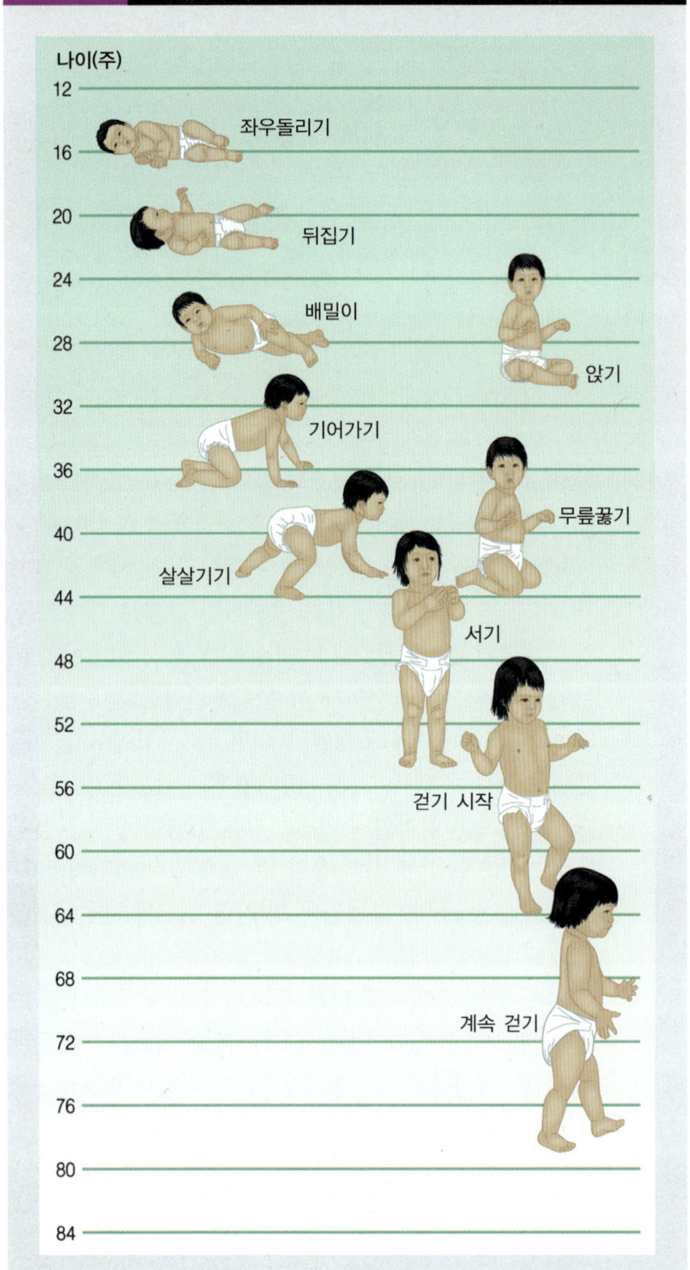

운동 발달은 순서대로 진행되지만 발달적 이벤트의 시기에는 상당한 차이가 있다.

대부분의 영아는 약 6개월이 지나면 뒤에서 앞으로, 앞에서 뒤로 뒤집기를 할 수 있다. 약 7개월이 지나면 영아는 보통 스스로 앉기 시작한다. 약 8~9개월이 되면 대부분의 영아는 배밀이가 가능해지는데, 이는 배로 누워서 (엎어진 자세에서) 팔을 사용하여 스스로의 몸을 끌어당기며 움직이는 것이다. 영아가 손과 무릎으로 스스로 움직이는 기어가기(crawling)는 일반적으로 배밀이를 시작한지 한 달 정도 후에 나타난다.

유아(toddler) 짧고 불안정하게 걷는 아기

서기는 배밀이와 기기의 시기와 겹친다. 대부분의 영유아는 8~9개월이 되면 무언가를 붙잡고 서 있는 자세를 유지할 수 있다. 이 나이에, 그들은 또한 지지를 받으며 조금 걸을 수 있을지도 모른다. 약 두 달 후, 그들은 아기침대 옆이나 다른 물건들을 붙들고 서 있는 자세를 취할 수 있고, 붙잡지 않고 잠시 서 있을 수 있다. 12개월에서 15개월 정도가 되면, 그들은 스스로 걸으며 **유아(toddler, 짧고 불안정하게 걷는 아기)**라고 불리게 된다.

유아들은 곧 뛰어 다니게 되는데, 이때 다리를 내반슬 방식으로 벌려서 상대적으로 무거운 머리와 몸통을 지탱하게 된다. 그들은 머리가 무겁고 경험이 없기 때문에 자주 넘어진다. 많은 유아들이 경사면을 다니는 것이 능숙하다(Adolph & Franchak, 2017).

그들은 완만한 경사면은 걸어 내려가지만, 가파른 경사면은 미끄러지며 갈지 기어 내려갈지 신중하게 선택한다. 걷기는 아이들에게 새로운 자유를 제공한다. 이를 통해 빠르게 이동할 수 있고, 이전에는 손이 닿지 않았던 물체를 잡을 수 있다. 유아에게 던져서 따라다닐 수 있는 큰 공은 가장 즐거운 장난감이 된다.

아이들이 성숙함에 따라 근력, 골밀도, 균형 및 협응력이 향상된다. 2살이 되면 한 번에 하나씩 계단을 올라갈 수 있으며 각 계단에 두 발을 얹을 수 있다. 그들은 잘 뛰고, 뒤로 걷고, 큰 공을 차고, 몇 인치씩 점프할 수 있다.

자연적 성숙과 경험(양육과정)은 모두 운동 발달과 관여한다. 어떤 자발적인 운동은 뇌가 수초화되고 피질 운동 영역이 분화될 때까지는 불가능하다. 신생아는 걷기 반사와 수영 반사를 보이지만 이러한 행동은 뇌의 더 원시적인 부분에 의해 조절된다. 즉, 이러한 원시 반사는 피질 발달이 뇌 하부의 일부 기능을 억제하면서 사라진다.

영아는 또한 앉아서 걷기와 같은 중요한 발달 단계에 도달하기 전에 경험할 기회가 필요하다. 그럼에도 불구하고 이러한 발달의 대부분은 분명히 자연적인 성숙과정의 하나일 수 있다.

고전적인 연구에서 웨인 데니스(Wayne Dennis)와 마르세나 데니스(Marsena Dennis, 1940)는 요람 판에 묶인 채 첫 해를 보낸 아메리카 원주민 '호피족' 영아의 운동 발달에 대해 보고했다. 호피족은 1년 동안의 이동 경험이 불가능했지만, 다른 또래 아이들이 걷기가 가능할 때쯤인 두 번째 해의 초기에 걸을 수 있는 능력을 얻었다.

훈련이 운동 기술의 출현을 가속화 할 수 있을까? 일란성 쌍둥이를 대상으로 한 고전적 연구에서 아놀드 지젤(Arnold Gesell, 1929)은 한 쌍둥이에게 초기 영아기부터 손 조정, 블록 쌓기 및 계단 오르기에 대한 광범위한 훈련을 제공했다. 다른 쌍둥이는 이러한 훈련없이 스스로 성장할 수 있도록 하였다. 이 연구 결과 처음에는 훈련받은 쌍둥이가 더 나은 기술을 가졌지만, 시간이 지날수록 훈련받지 않은 쌍둥이도 마찬가지로 숙련되는 모습을 보여주었다.

운동 기술의 발달은 훈련을 통해 가속화 될 수 있다. 하지만 그 효과는 미미(slight)해 보인다.

TRUTH

① ㅏ 아메리카 원주민 호피족의 영유아는 인생의 첫 해는 요람 판에 묶여 있지만 다른 문화권에서 자란 아이와 같은 시기에 걷기 시작한다.

아메리카 원주민 호피족의 영유아는 인생의 첫 해를 요람 판에 묶여 보내지만 다른 문화에서 자란 아이들과 거의 같은 시기에 걷기 시작하는 것은 사실이다. 이 발견은 성숙과정의 강한 영향에 대한 중요한 증거이다.

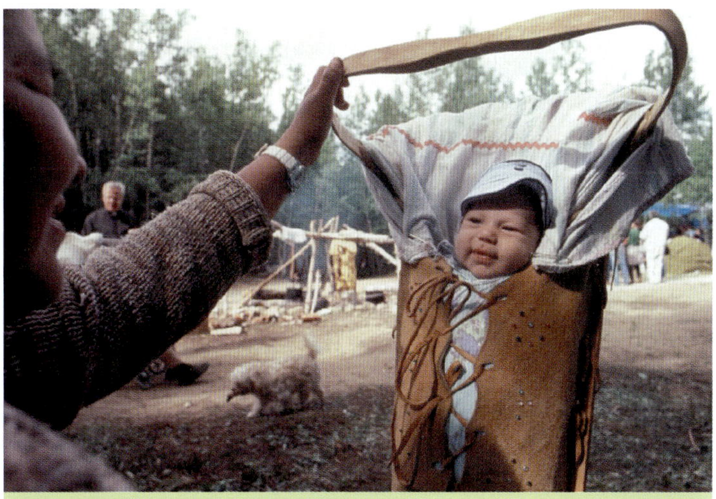

Mike Greenlar / 이미지 작품

아메리카 원주민 호피족 아이들은 전통적으로 생후 첫 해 동안 요람 판에 묶여 있다. 다양한 운동을 실험할 수 있는 기회는 박탈당했지만, 묶여 있지 않으면 빠르게 걷기 시작한다.

요람 판에 묶여 있어도 호피족 영유아의 운동 발달을 영구적으로 막지는 못했지만, 웨인 데니스(1960)는 사회적, 신체적 경험이 극도로 결핍된 이란 고아원의 영유아는 운동 발달이 상당히 지연되었다고 보고했다. 그들은 무관심하고 모든 측면에서 발달에 어려움을 겪었다. 그러나 이와 대조적으로 레바논 고아원에서 관찰한 유사한 영유아의 운동 발달은 영유아용 침대에 눕히고 다채로운 장난감 몇 개를 주는 것과 같은 최소한의 개입으로 드라마틱하게 가속화 되었다(Sayegh & Dennis, 1965).

자연은 유전 형질의 표현에 대한 한계인 '반응 범위'를 제공한다. 양육은 아이가 범위의 상한선에 도달하는 기술을 개발하도록 한다. 운동과 같은 근본적인 기술도 성숙 및 환경적 요인의 복잡한 상호작용에 의해 결정된다(Adolph & Franchak, 2017). 아이들이 준비되기 전에 운동 기술을 향상시키기 위해 훈련시키는 것은 거의 의미가 없을지도 모른다. 하지만 일단 그들이 준비되면, 교육과 연습이 변화를 만든다. '좋은 유전자' 없이 올림픽 선수가 되는 것은 아니지만, 일반적으로 탄탄한 훈련 없이 올림픽 선수가 되는 것도 아니다.

4-4 감각과 지각 발달

우리에게 분명하게 인식되는 많은 것들이 영유아에게는 그렇게 분명하지 않다. 우리는 커피잔이 위에서 보든 옆에서 보든 같다는 것을 알 수 있지만, 영유아의 인식은 그렇지 않다. 즉 아기의 엄마가 아기 옆에 서 있든 두 블록 떨어진 곳에 있든 그 엄마는 같은 크기라는 것을 우리는 알 수 있지만, 아기의 인식은 다를 수 있다.

1. 시력 발달

시력의 발달은 시력이나 민감함의 발달, 주변 시야의 발달, 시각적 선호, 깊이 인식, 그리고 다른 각도에서 볼 때 물체가 다르게 보일 수 있지만, 그것은 같은 물체라고 인식할 수 있는 지각 항등성(Perceptual Constancy)을 포함한다.

시력과 주변 시야의 발달 신생아들은 매우 근시이고, 시력은 약 20/600에서 시작한다. 시력의 가장 극적인 증가는 출생 후 6개월 사이에 이루어지며, 약 20/50에 도달한다(Slater et al., 2010).

생후 3~5년이 되면, 시력은 일반적으로 성인 수준에 근접한다(최상의 경우 20/20).

신생아는 또한 주변 시력이 좋지 않다(Disabato & Daniels, 2017). 성인은 거의 90° 떨어져 있는(직접적으로 왼쪽 또는 오른쪽에 있는) 물체를, 명확하지는 않더라도 알 수 있다. 신생아들은 30° 이상의 각도로 옆에 떨어져 있는 시각적 자극을 인지할 수 없지만, 7주가 되면 주변 시력이 45° 정도의 각도로 확장된다. 6개월이면, 그들의 주변 시력은 어른의 시력과 거의 같게 된다.

이제 시각 인식의 발달에 대해 생각해 보자. 우리는 유아들이 종종 낯선 것을 익숙한 것보다 더 좋아한다는 것을 알게 될 것이다.

시각적 선호도 신생아는 물방울 무늬보다 줄무늬를 더 오래 본다. 이 발견은 시력에 관한 많은 연구에서 인용되었다. 고전적인 연구에서, 8주에서 12주까지 대부분의 영아들은 직선보다 곡선을 더욱 뚜렷하게 선호하는 것으로 나타났다(Fantz et al., 1975).

로버트 판츠(Robert Fantz, 1961)는 영유아의 관심을 끌었던 인간 얼굴에 본질적으로 흥미로운 무언가가 있는지 궁금해 했다. 이 질문을 조사하기 위해 그는 그림 4.7에서 제시되고 있는 6개 디스크를 2개월 된 영아에게 보여주었다. 한 디스크에는 인간의 특징, 다른 한 개에는 신문 인쇄물, 또 다른 디스크에는 과녁 모양이 인쇄되었다. 나머지 세 개의 디스크는 특징은 없지만, 빨간색, 흰색 및 노란색으로 채색되었다. 이 연구에서 영아 시선은 인간의 얼굴이 있는 디스크에 훨씬 더 오래 고정되어 있었다.

몇몇 연구에서는 판츠(1961)의 연구에서 영아들은 그것이 얼굴이기 때문이 아니라, 윤곽 안에 복잡하고 흥미로운 점들의 패턴을 가지고 있었기 때문에 인간의 얼굴을 선호했을 수도 있다고 제안하였다. 하지만 드한과 그로엔(de Haan and Groen, 2006)은 영아들이 언어를 통해 전달되는 언어 정보를 이해하지 못하기 때문에 '읽는' 얼굴(표정을 해석하는 것)이 영아들에게 중요하다고 주장하였다.

따라서 연구자들은 인간이 복잡한 다른 자극보다 인간의 자극을 선호하도록 '미리 습관이 되어(prewired)' 있는지, 만약 그렇다면 주의를 끄는 인간의 자극은 무엇인지에 대해 계속 궁금해 한다. 드한과 그로엔과는 달리 일부 연구자들은 신생아가 그것이 얼굴 자체이기 때문에 얼굴을 '선호(prefer)'하는 것이 아니라 미성숙한 시각 시스템의 구조 때문에 얼굴을 '선호'한다고 주장한다(Simion et al., 2001).

34명의 신생아를 대상으로 한 지지적인 연구에 따르면 얼굴과 같은 자극에 대한 더 긴 시선고정은 몇 번의 긴시간 고정보다는 오히려 많은 수의 짧은 시선고정(외모)에서 비롯된 것이었다(Cassia et al., 2001). 그때, 영아의 시선은 일반적으로 얼굴을 '빤히 쳐다보는 것'이 아니라 특징에서 특징으로 어느 정도 옮겨다니는 것이었다. 연구진은 이 결과를 그것이 인간의 얼굴을 나타낸다는 사실보다는 시각적 개체의 자극 속성이 더 중요하다고 해석하였다. 물론 그렇다고 하더라도, '미숙한 시각 시스템'은 얼굴을 볼 수 있는 '미리 습관화되어 있는' 기초를 제공할 것이다. 신생아들이 선호하는 얼굴에 진화적인 이점이 있을까? 아마도 그럴것이다. 붉은털원숭이들 사이에서 신생아 대면 상호작용은 이후 사회적 행동을 촉진하는 것으로 보인다는 것을 주목할 필요가 있다(Dettmer et al., 2016).

학습도 어떤 역할을 한다. 예를 들어, 신생아는 4일에 걸쳐 총 8시간 동안 모아 접촉 후에 낯선 사람과 엄마의 얼굴을 구별할 수 있었다(Bushnell, 2001).

신생아는 사물의 가장자리에 주의를 집중시키는 것처럼 보인다. 이 패턴은 처음 몇 주 동안 지속된다(Sugden & Marquis, 2017). 1개월 된 영아는

그림 4.7 시각 자극에 대한 영아의 선호

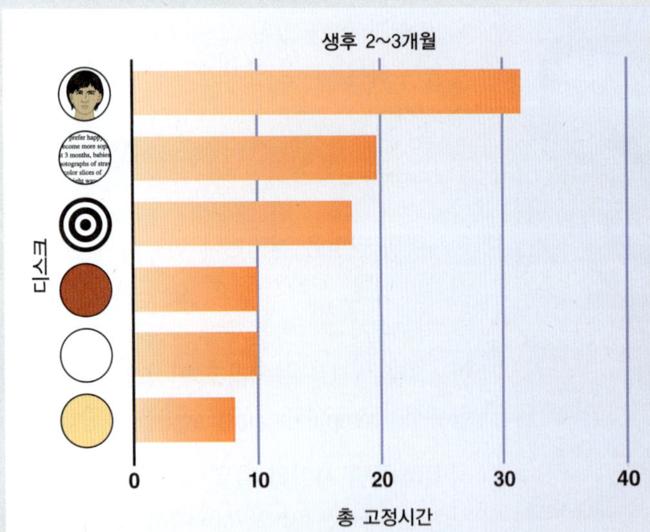

영아는 단순한 시각적 자극보다 복잡한 것을 선호하는 것으로 보인다. 생후 2개월 즈음에는 인간의 얼굴에 대한 선호도를 보이는 경향이 있다.

그림 4.8 생후 1개월 및 2개월 영아의 안구 운동

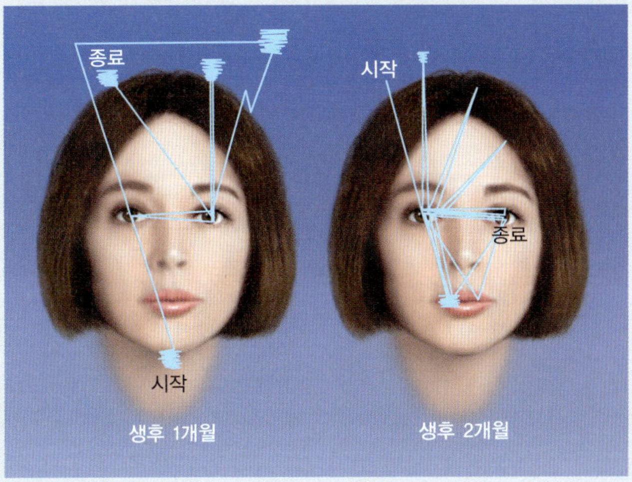

한 달된 아기는 사물의 가장자리에 주의를 집중한다. 2개월 된 아이는 가장자리에서 가운데로 이동한다.

사람의 얼굴을 볼 수 있는 기회가 있을 때, '가장자리' 즉 턱, 귀 또는 헤어라인에 가장 주의를 집중하는 경향이 있다. 2개월 된 영아의 안구 움직임은 가장자리에서 이동한다(그림 4.8 참조). 영아는 입과 고와 같은 다른 특징도 관찰하지만, 특히 눈에 집중한다(Sugden & Marquis, 2017).

일부 연구자(예: Haith, 1979)는 처음 몇 주 동안 영아가 사물이 어디에 있는지 걱정하는 것처럼 보인다는 점에 주목함으로써, 물체의 가장자리에서 안쪽으로 유심히 살피는 영아의 경향을 설명하고 있다.

그들의 관심은 물체의 가장자리가 배경과 대조되어 잘 보이는 것처럼, 밝기와 모양에 대비되는 움직임과 급격한 변화에 집중된다. 그러나 약 2개월 정도의 영아들은 사물의 경계 내에서 그것을 체계적으로 살피면서, 사물이 무엇인지에 집중하는 경향이 있다(Aslin, 2012).

깊이 인식의 발달 많은 영아들은 그들이 기어갈 수 있을 때(6~8개월 정도) 깊이에 대한 단서에 반응하며, 대부분의 영아들은 '무모하게 덤비는 것'을 피하는 좋은 감각을 가지고 있다. 즉, 열린 공간에 있는 가장자리나 테이블 상판에서 멀어지는 방향으로 기어간다(Campos et al., 1978).

깊이 인식에 대한 고전적인 연구에서, 깁슨과 워크(Gibson and Walk, 1960)는 '시각 절벽'이라고 불리는 기발한 장치의 중심 주행로에 천을 씌워놓고, 그 앞에 다양한 연령의 영유아들을 배치했다(그림 4.9 참조). '시각 절벽'은 체커보드 패턴의 천을 덮은 플렉시글라스(유리) 판이다. 한쪽은 플렉시글라스 바로 아래에 천이 놓여 있고 다른 한쪽은 약 4피트 정도 떨어진 바닥에 천이 있다. 깁슨과 워크의 연구에 따르면, 기어가기 시작한 영아 10명 중 8명은 엄마가 다른 쪽에서 격려하듯 손짓을 했을 때에도, 지지되지 않는 것처럼 보이는 표면으로는 가지 않았다.

심리학자들은 영아가 '기어다니기' 훨씬 전에, '시각 절벽'에 대한 영아의 감정적 반응을 평가할 수 있다. 예를 들어, 캄포스(Campos)와 그의 동료(1970)는 1개월 된 영아가 '절벽(cliff)'에 얼굴을 눕혀도 심박수에 변화가 없음을 발견했다. 그들은 절벽의 깊이를 인식하지 못한 것 같다. 두 달이 되었을 때, 영아를 같은 방식으로 눕혔을 때 심박수가 감소했으며, 심리학자들은 이를 관심의 징후로 해석했다.

지각 항등성 위치가 변함에 따라 감각이 변하더라도 사물이 정체성을 유지하는 것으로 인식함

그림 4.9 시각 절벽

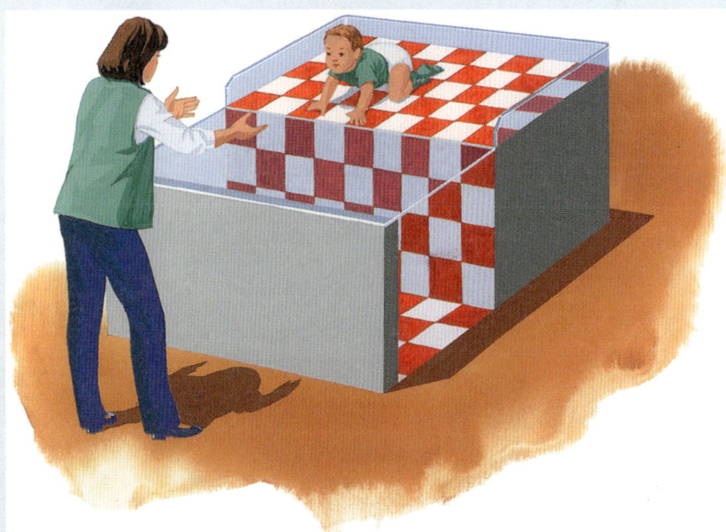

이 탐험가(아기)는 엄마가 다른 쪽에서 손짓할 때에도, 지지받지 못해 보이는 표면으로 기어가지 않는 좋은 감각을 가지고 있다.

그러나 9개월 된 아이의 심장 박동수는 절벽에서 빨라졌고 이 조사자들은 이를 공포 반응으로 해석했다. 이 연구는 영아가 높이에 대한 두려움을 갖기 전에, 기어 다니는(그리고 아마도 부딪혔던 경험) 경험으로부터 이익을 얻는 것이라고 설명하였다(Anderson, et al., 2017). 그러나 카렌 아돌프(Karen Adolph)와 그녀의 동료(2014)는 단순히 '시각 절벽'을 가로 질러 계속하는 것이 불가능하다는 것을 인식하기 때문에 영유아가 그것을 피한다고 주장한다.

지각 항등성의 발달 12인치(30cm) 눈금자가 2피트(60cm) 또는 6피트(182cm) 떨어져 있어도 같은 길이라고 인식하는 것이나 방을 가로지르는 문이 닫혀있든 열려있든 직사각형이라는 사실은 놀라운 일이 아니다. 이러한 사실에 대한 인식은 감각에만 의존하는 것이 아니라 지각 항등성의 발달에 달려 있다.

지각 항등성(perceptual constancy)은 물체가 생성하는 감각이 다양한 조건에서 다를 수 있음에도 불구하고 물체가 동일하다고 인식하는 경향이다.

'자'의 예를 다시 생각해보자. 그것이 2피트 떨어져 있을 때, 망막에 초점을 맞춘 이미지는 특정 "망막 크기"를 갖는다. 6피트 떨어진 곳에서 12인치 눈금자는 망막 크기의 1/3에 불과하지만, 크기가 일정하기 때문에 우리는 같은 크기로 인식한다. 크기 항상성은 망막 크기가 거리의 함수에 따라 달라지더라도 동일한 물체를 같은 크기로 인식하는 경향이다. 6피트 거리에서 36인치 크기는 망막 크기가 2피트에 있는 12인치 눈금자와 동일한 이미지를 투사하지만, 척도로 인식되면 크기가 일정하기 때문에 더 긴 것으로 인식된다.

바우어(Bower, 1974)는 3피트 거리에서 12인치 입방체를 볼 때, 2개월 반에서 3개월 된 영아에게 머리를 왼쪽으로 돌리도록 조건을 만들었다. 그런 다음 세 가지 실험적 자극을 제공했다. ① 망막 크기가 원래 큐브보다 작은 12인치 큐브, ② 망막 크기가 원래 큐브보다 큰 36인치 큐브, 그리고 ③ 망막 크기가 원래 큐브와 같은 9피트 떨어진 36인치 큐브. 영아들은 첫 번째 실험 큐브에 가장 자주 고개를 돌리면서 반응하였다. 비록 망막 이미지는 그들이 조절했던 길이의 3분의 1에 불과했지만, 이는 영아들이 크기 항상성을 달성했다는 것을 암시한다. 이후 연구들은 크기 항상성은 영아기 초기에 존재한다는 바우어의 연구결과를 확인하였다.

습관화(habituation) 자극에 익숙해져서 그것에 관심을 덜 기울임

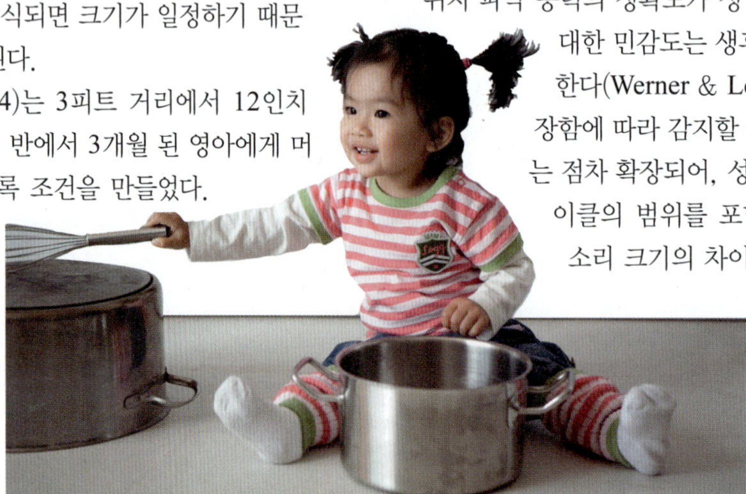

아이의 청각은 생후 처음 몇 년 동안 점진적으로 발전하지만, 오히려 소리를 찾는 법은 빨리 배운다.

Alloy Photography/Veer

일부 연구에 따르면 신생아는 기본적인 크기 항상성을 가지고 있다고 한다.

모양 항상성은 다른 각도에서 지각할 때 망막에 투영된 형상이 크게 변할 수 있음에도 불구하고, 물체가 동일한 모양을 갖는 것으로 인식하는 경향이다. 컵이나 유리의 윗부분이 위에서 보일 때, 시각적 감각은 원의 모양이다. 약간 기울어진 각도에서 볼 때, 감각은 타원형이다. 하지만, 물체에 대한 우리의 친숙함 때문에, 우리는 여전히 컵이나 유리의 테두리를 원으로 인식한다.

출생 후 처음 몇 개월 동안, 영아는 간병인, 병, 아기침대 및 장난감의 특징을 모든 다양한 각도에서 볼 수 있으므로 생후 4개월 또는 5개월이 될 때쯤에는 적어도 특정 조건에서는 모양의 항상성에 대한 광범위한 이해가 확립되는 것처럼 보인다(Bornstein, 2017; Slater et al, 2010).

2. 청력 발달(Development of Hearing)

신생아는 소리의 방향으로 머리를 돌릴 수 있다(Burnham & Mattock, 2010). 생후 18개월이 되면 소리 위치 파악 능력의 정확도가 성인 수준에 가깝다. 소리에 대한 민감도는 생후 처음 몇 개월 동안 증가한다(Werner & Leibold, 2016). 영아가 성장함에 따라 감지할 수 있는 소리의 음조 범위는 점차 확장되어, 성인의 초당 20~20,000 사이클의 범위를 포함한다. 소리의 음높이와 소리 크기의 차이를 감지하는 능력은 학령전기 동안 상당히 향상된다. 비록 영아들의 청력이 매우 예민해서 많은 부모들이 낮잠 자는 영아가 작은 소리에도 깨어난다고 불평하기도 하지만, 청력은 첫 몇 년 동안

점진적으로 발달한다(Werner & Leibold, 2016). 이것은 특히, 부모가 그들의 방을 가능한 한 조용하게 유지하려고 애쓰면서 과잉 보호를 했다면 더욱 그렇다. 보통 적당한 소음 수준에 노출되는 영아는 습관이 되어 갑작스럽고 날카로운 소음이 발생하지 않는 한 쉽게 깨어나지 않는다.

한 달이 되면 영아는 매우 유사한 말소리의 차이를 인식한다. **습관화 방법**을 기본으로 하는 고전적인 연구에서, 이 나이의 영아는 젖꼭지를 빨면서 'bah' 기록을 활성화할 수 있다고 하였다(Eimas et al., 1971). 시간이 지남에 따라 습관화가 일어나는데, 이는 'bah' 소리를 듣기 위해 빨기를 줄인 것으로 알 수 있다. 이후 연구원들은 'bah'에서 'pah'로 전환하였다.

만약 그 소리가 아기들에게 똑같이 느껴졌다면, 그들의 무기력한 빨기 패턴은 계속되었을 것이지만, 그들은 즉시 더 강하게 빨았고, 그것은 그들이 차이를 인식했음을 암시한다. 다른 연구원들은 한 달이나 두 달 안에, 영아들이 마라나 및 말라나와 같은 3음절을 확실히 구별한다는 것을 발견했다(Kuhl et al., 2006).

영아는 3.5개월 정도가 되면 부모의 목소리를 구분한다. 고전적인 연구에서, 이 나이의 영아들은 영유아용 좌석에 몸을 눕히면서 부모 쪽으로 방향을 잡는다. 실험자들(Spelke & Owsley, 1979)은 부모 자신이 활동하지 않는 동안, 엄마나 아빠의 목소리를 녹음하였다. 아기들은 확실하게 목소리가 들려오는 부모쪽을 쳐다보았다.

어린 영아들은 세계 언어에 존재하는 대부분의 말소리를 인식할 수 있다. 그러나 모국어에 노출된 후, 영아들은 그림 4.10(Werker, 1989)에서 보여지듯이, 점차 모국어에서 발견되지 않는 소리를 구별할 수 있는 능력을 잃게 된다(Bowman et al., 2018).

영아는 또한 어릴 때 모국어 소리의 작고 의미 없는 변화를 무시하는 법을 배운다. 예를 들어, 6개월이 되면 억양이나 감기에 의해 유발되는 소리를 무시한다(Kuhl et al., 2006). 쿨(Kuhl)과 그녀의 동료들(1997)은 미국과 스웨덴의 영아들에게 그들 자신의 언어 또는 다른 언어로 된 한 쌍의 소리를 제시하였다.

아기들은 소리의 차이가 느껴졌을 때 어깨 너머로 보고, 똑같은 것처럼 느껴지는 소리 쌍은 무시하도록 훈련받았다. 영아들은 그들 언어의 일부인 소리의 변화를 일상적으로 무시했다. 왜냐하면 그들은 그것들을 같은 소리로 인식했기 때문이다. 하지만 아기들은 다른 언어의 소리에서는 약간의 변화도 알아차렸다.

3. 감각 협응력의 발달

어린 영아는 한 감각(예 : 시각)으로 경험하는 대상이, 다른 감각(예 : 촉각)을 통해 경험하는 대상과 동일하다는 것을 인식할 수 있다. 이 능력은 생후 1개월 정도의 영아에게서 입증되었다(Bushnell, 1993). 5개월 된 영아에서 그러한 이해를 입증하는 한 실험은 이 연령대의 영아가 익숙한 자극원보다는 새로운 것을 더 오래 보는 경향이 있음을 보여주었다.

페론(Feron)과 그녀의 동료는 처음에 5개월 된 영아가 오른손에 하나씩 제시된 두 개나 세 개의 물체 그룹 중 하나를 다룰 수 있도록 허용했다. 그 후 영아들에게 두 개 또는 세 개의 물체를 시각적으로 보여주었다. 영아들은 그들이 다루었던 것과는 다른 물체들의 그룹을 더 오래 바라보면서 촉각에서 시각으로 정보가 전달되는 것을 보여주었다.

그림 4.10 외국어의 소리를 구별하는 능력의 감퇴

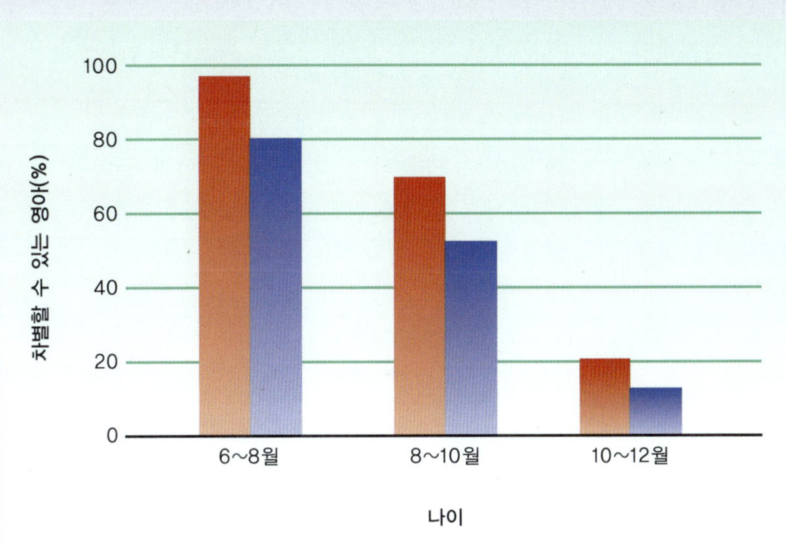

영아는 모국어에서 찾을 수 없는 소리를 구별하는 능력이 감소한다. 생후 6개월이 되기 전에 영어를 사용하는 가정의 영아는 힌디어(빨간색 막대)와 미국 원주민 언어인 샐리시(파란색 막대)에서 발견되는 소리를 구별할 수 있었다. 생후 10~12개월이 되면 더 이상 그렇게 할 수 없었다.

출처: Werker, J. F. (1989). 네이티브 리스너되기. 미국 과학자, 77, 54-59.

4. 인식 발달의 능동–수동 관련 논란

신생아들은 사람들이 기대했던 것보다 더 정교한 감각 능력을 가지고 있을지도 모른다. 그럼에도 불구하고, 세상을 인식하는 그들의 방법은 대부분 기계적이거나 수동적이다. 신생아들은 일반적으로 외부 자극에 좌우되는 것처럼 보인다. 밝은 빛이 들어오면, 그들은 그것에 주의를 기울인다. 만약 빛이 그들의 시야의 평면을 가로질러 천천히 움직인다면, 그들은 그것을 추적한다.

시간이 지날수록 아동의 지각 과정에 광범위한 변화가 일어나고, 인식에 대한 아동의 역할은 확실히 더 활발해지는 것으로 보인다. 발달 심리학자인 엘리노 깁슨(Eleanor Gibson, 1969; Gibson & Pick, 2000)은 다음과 같은 많은 변화에 주목했다.

1. 의도적인 행동은 캡춰(capture, 자극에 대한 자동 반응)를 대체한다. 기계적인 움직임과 자극에 대한 수동적인 반응은 환경에 대한 의도적 조사와 탐색으로 변화한다.
2. 체계적이지 않은 검색은 체계적인 검색으로 대체된다.
3. 주의는 선택적이 된다. 나이 든 아동은 환경의 많은 혼란으로부터 그들이 필요로 하는 정보를 선택할 수 있게 된다.
4. 관련 없는 정보는 무시된다. 그것은 책에 집중하기 위해 거리의 자동차 소음이나 이웃의 라디오 소음을 차단한다는 것을 의미할 수도 있다.

요컨대, 아동은 주변 세상에 대한 수동적이고 기계적인 반응에서, 활동적이고 목적 있는 탐색자 그리고 감각 정보의 조직자로 발달한다.

5. 지각 발달에서의 자연과 양육

자연–양육의 이슈는 다른 발달 영역에서와 마찬가지로 지각 발달에서도 발견된다.

자연의 역할에 대한 증거 타고난 감각 능력이 지각 발달에 중요한 역할을 한다는 것에는 설득력 있는 증거가 있다. 신생아는 많은 지각 능력을 가지고 세상에 태어난다. 그들은 근처의 물체를 아주 잘 볼 수 있으며, 청력도 일반적으로 좋다. 그들은 움직이는 물체를 추적하고, 시야에 있는 것을 체계적으로 살피고, 자극되는 것을 선호하는 경향을 가지고 태어난다. 다른 종류의 시각적 자극에 대한 선호는 첫 달이 경과함에 따라 예정대로 전개되는 것으로 보인다. 운동 변화와 마찬가지로 감각의 변화는 신경계의 성숙과 관련이 있는 것으로 보인다.

양육의 역할에 대한 증거 경험이 지각 발달에 중요한 역할을 한다는 증거도 설득력이 있다. 어린이와 하등동물은 지각 발달에 결정적인 시기를 보낸다. 이 기간 동안 적절한 감각 자극을 받지 못하면 영구적인 감각 결핍이 발생할 수 있다(Cascio, 2010; Lomanowska & Melo, 2016). 예를 들어, 한쪽 눈에 패치를 붙이고 키운 새끼 고양이는, 일반적으로 눈에 들어오는 빛에 의해 자극을 받는 대뇌피질의 시각 영역에 세포가 거의 없거나 전혀 없다. 사실상 눈의 감각 수용기가 빛에 반응하여 작용할 수 있음에도 불구하고, 그 눈은 장님이 된다. 반면에 성인 고양이의 눈에 같은 시간 동안 패치를 적용하면, 고양이는 시력을 잃지 않을 것이다. 결정적인 시기가 지난 것이다. 마찬가지로, 건강문제 때문에 영아의 첫 해 오랜 시간 동안 아이의 눈에 패치를 붙인다면, 그 영아의 해당 눈의 시력은 손상될 수 있다.

오늘날 대부분의 연구자들은 지각 발달을 형성하기 위해 자연과 양육이 상호작용한다는 데 동의할 것이다. 5장에서는 자연과 양육이 영아들의 생각과 언어 발달에 어떻게 영향을 미치는지 살펴볼 것이다.

점검하기

빈칸 채우기

책 뒷편에서 답을 찾을 수 있습니다.

1. _________ 기간 동안 적절한 감각 자극을 받지 못하면 영구적인 감각장애가 생길 수 있다.

2. 소년은 일반적으로 _________번째 생일까지 성인키의 절반에 도달한다.

3. 아메리카 원주민 호피족 인디언은 일반적으로 첫 해를 ________에 묶인 채 보낸다.

4. 박탈 기간 후에 유전적으로 결정된 성장 패턴으로 돌아가는 경향을 ________라고 한다.

5. 모유에는 산모의 ________가 포함되어 있어서, 영유아가 중이염 및 폐렴과 같은 건강문제를 예방하는 데 도움이 된다.

6. ________ 질병에서는 수초가, 신경 전달과 근육 조절을 방해하는 단단한 섬유 조직으로 대체된다.

7. 뇌의 첫 번째 주요 급성장 시기는 산전 4~5개월의 기간 동안 발생하는데, 이는 ________의 증식으로 기인한다.

8. 어둠 속에서 자란 동물은 ________의 퇴화를 보이게 된다.

9. 12~15개월 정도가 되면 영아는 스스로 걸으며 ________라는 이름을 얻게 된다.

10. 판츠는 2개월 정도 되었는데, 빨간색, 흰색 및 노란색 디스크와, 신문 그림, 황소의 눈, 인간의 얼굴이 그려진 원반을 보고 있다. 영아의 눈은 ________에 가장 오래 고정되어 있다.

선다형 문항

1. 미국 소아과학회(The American Academy of Pediatrics)는 영유아에게 최소한 ________ 동안 모유를 먹일 것을 권상한다.

a. 4~6개월　　b. 6~9개월
c. 1년　　d. 2년

2. 모유 수유에 대한 사실이 아닌 것은?

a. 모유 수유는 HIV를 전파할 수 없다.
b. 모유 수유는 분만 후 자궁이 수축하는 데 도움이 된다.
c. 모유는 폴리염화비페닐을 전달할 수 있다.
d. 모유 수유는 난소암의 위험을 감소시킨다.

3. 아이의 뇌가 성인 뇌 무게의 70%에 도달하는 데 걸리는 시간은?

a. 1년　　b. 2년
c. 3년　　d. 5년

4. 아이의 균형을 유지하도록 돕는 뇌의 부분은?

a. 수질　　b. 편도체
c. 청각 피질　　d. 소뇌

5. 시력은 ________ 기간 안에 영아의 지배적인 감각이 된다.

a. 출생　　b. 1~4개월
c. 5~6개월　　d. 1년

6. 운동 경로의 수초화는 신생아가 ________을 할 수 있게 한다.

a. 반사　　b. 심장 박동
c. 호흡　　d. 깨어나고 자는 주기

7. 청각에 관여하는 뉴런의 수초화가 시작되는 단계는?

a. 발달 초기 단계　　b. 배아 단계
c. 태아 단계　　d. 출생 후

8. 생후 3~4개월에, 영아는 손가락과 손바닥 사이에 물건을 어설프게 잡는다. 이 행동은?

a. 파악 반사　　b. 근원적 발달 단계의 파악
c. 집게 잡기　　d. 손바닥 잡기

9. 운동 발달에 대한 설명으로 옳은 것은?

a. 오직 자연적 과정만이 운동 발달에 관여한다.
b. 양육방식만이 운동 발달에 관여한다.
c. 자연적 발달 과정과 양육방식 모두 운동 발달에 관여한다.
d. 자연적 발달 과정과 양육방식 모두 운동 발달에 관여하지 않는다.

10. 아동의 시력이 성인 수준에 가까워지는 시기는?

a. 출생 시　　b. 1~2세까지
c. 3~5세까지　　d. 6~10세까지

5 Infancy: Cognitive Development
영유아기: 인지 발달

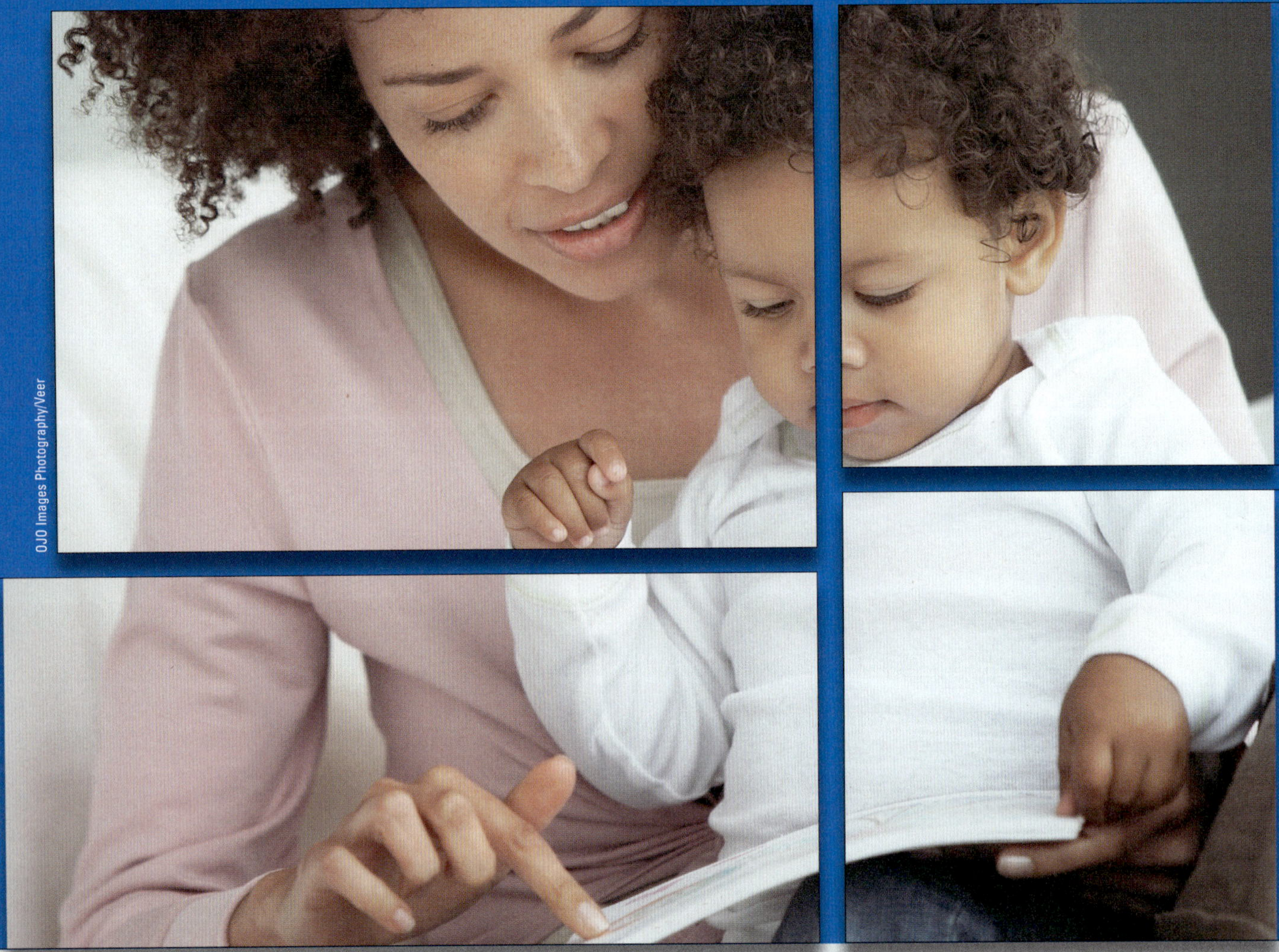

OJO Images Photography/Veer

학습 성과

이 장의 성취 목표

- **5-1** 장 피아제의 인지 발달 연구를 조사할 수 있다.
- **5-2** 인지 발달 방식에 대한 정보를 논의할 수 있다.
- **5-3** 영유아기 지능의 개인 차이를 확인할 수 있다.
- **5-4** 영유아의 언어 발달 검사를 실시할 수 있다.

로랑(Laurent)은 전날의 실험을 재개했다. 그는 셀룰로이드 백조, 상자 등을 연달아 잡고 팔을 뻗어 그들을 넘어뜨린다. 그는 떨어뜨리는 위치를 확연히 달리한다.

때로는 팔을 수직으로 뻗기도 하고 때로는 비스듬히 눈 앞이나 뒤에서 잡기도 한다. 물체가 새로운 위치에 떨어졌을 때, 그는 공간 관계를 연구하기라도 하듯, 같은 장소에 두세 배 더 많이 물체를 떨어뜨린다. 그리고 나서 그는 상황을 수정한다.

> 인지 발달은 아동이 세상을 인지하고 정신적으로 표현하는 방법의 발달에 초점을 맞춘다.

이것은 실험실에 있는 과학자에 대한 설명일까? 어떤 면에서는 그렇다.

스위스의 심리학자 장 피아제(Jean Piaget 1936~1963)가 11개월 된 아들 로랑(Laurent)을 묘사하고 있지만 이 나이의 아이들은 종종 피아제가 '보기 위한 실험'이라고 부르는 것을 수행하면서 과학자처럼 행동한다.

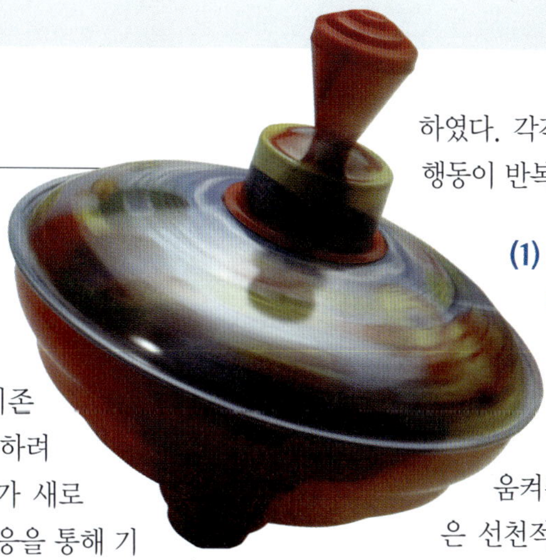

5-1 인지 발달: 장 피아제

인지 발달은 아동이 세상을 인지하고 정신적으로 표현하는 방법의 발달에 초점을 맞춘다. 피아제는 아이들의 세계 도식(스키마, scheme)에 대한 개념을 분류하였다. 그는 아이들이 새로운 사건을 기존 도식에 흡수하기 위해 동화의 방법을 사용하려 한다는 가설을 세웠다. 동화 때문에 아이가 새로운 사건을 이해할 수 없을 때, 아이들은 적응을 통해 기존 계획을 수정하려고 한다.

피아제(1936, 1963)는 인지 과정이 질서정연한 단계 순서로 발전한다는 가설을 세웠다. 일부 어린이들은 다른 어린이들보다 더 빨리 발전할 수도 있지만, 그 순서는 일정하게 유지된다(Taber, 2013; Tryphon & Voneche, 2013).

피아제는 인지 발달을 감각운동기, 전조작기, 구체적 조작기, 그리고 형식적 조작기의 네 가지 단계로 구별하였다. 이 장에서는 감각운동기 단계에 대해 설명하고자 한다.

1. 감각운동기(Sensorimotor Stage)

피아제의 **감각 운동 단계**는 영유아들이 반사나 기존에 가지고 있는 도식으로 사건에 반응하는 것에서 목표 지향적인 행동으로 나아가는 인지 발달의 첫 2년을 가리킨다.

> **감각 운동 단계** 피아제의 인지 발달의 첫 번째 단계는 영유아기까지 지속되며 일반적으로 감각 경험과 운동 활동의 점점 더 복잡한 조정을 특징으로 한다.

피아제는 감각 운동 단계를 6개의 하위단계로 분류하였다. 각각의 단계에서는 이전 형태의 행동이 반복되고 다양화되며 조정된다.

(1) 단순 반사(반사운동기, Simple Reflexes)

첫 번째 하위 단계는 출생 후 첫 달의 기간을 의미한다. 그 시기에 영유아는 움켜쥐기 또는 시각적 추적과 같은 선천적 반사작용으로 자극원에 대한 반응을 보인다. 태어날 때, 반사신경은 틀에 박힌 듯하고 융통성이 없어 보인다. 하지만 처음 몇 시간 안에, 신생아는 경험의 결과로 반사신경을 변형하기 시작한다. 예를 들어, 영유아들은 젖꼭지의 모양과 모유의 흐름 속도에 맞춰 빨기 패턴을 적응시킬 것이다.

TRUTH OR FICTION?

T	F	2개월 된 영아의 경우 "눈에 띄지 않는다"는 것은 진정으로 "마음에서 멀어졌다."는 의미이다.
T	F	태어난지 한 시간 된 영아는 혀를 내미는 성인을 모방할 수 있다.
T	F	심리학자들은 영아기에 지능 측정을 시작할 수 있다.
T	F	영아가 우는 것은 언어의 원시적 형태이다.
T	F	우리는 아이들의 오류를 수정하여 발음 발달을 향상시킬 수 있다.
T	F	아이들은 문법 규칙을 이해하는 방식으로 언어를 들을 수 있도록 "미리 설정"되어 있다.

그러나, 첫 달 정도가 되면, 영아들은 다른 감각 양식을 통해 인지되는 자극 사이에 아무런 연관성을 보이지 않는다. 즉, 그들은 시각적으로 추적하는 물체를 잡으려고 하지 않는다.

(2) 일차 순환반응기

두 번째 하위 단계인 1차 순환 반응은 생후 약 1~4개월 동안 지속되며, 다양한 감각 운동 체계를 조정하는 능력의 시작을 특징으로 한다. 영아는 우연히 처음 발생한 자극적인 행동을 반복하는 경향이 있다. 팔을 반복해서 들어 눈에 보이도록 가까이 가져갈 수도 있다.

일차 순환반응(Primary circular reactions)의 초점은 외부 환경보다는 영아 자신의 몸에서 시작한다. 피아제는 그의 아들 로랑(Laurent)에게서 다음과 같은 일차 순환반응을 발견하였다.

> 생후 2개월 4일된 로랑은 우연히 오른쪽 집게 손가락을 잠깐 보았다. 2개월 11일에 그는 우연히 감지된 오른손을 잠시 동안 면밀히 살펴보았다. 그는 순간적으로 손의 자발적인 움직임을 따라간 다음, 그것이 그의 코를 찾거나 눈을 문지르는 동안, 손을 여러 번 확인한다.
>
> – 피아제(1936. 1963, pp 96-97)

따라서 3개월 초에 로랑은 손의 동작을 시각적으로 추적하지만, 그의 시각적 관찰은 손의 움직임에 영향을 주지 않는다. 동화(assimilation) 및 조절(accommodation)의 측면에서, 아이는 운동 도식(손을 움직이는 것)을 감각 도식(보고 있는 것)에 동화시키려고 시도하고 있다.

일차 순환반응 우연히 처음 발생하고 영아의 몸에 초점을 맞춘 행동의 반복

이차 순환반응 반응 환경에 영향을 미치는 행동의 반복

그러나 그 도식은 자동적으로 들어맞지 않는다. 며칠 간의 시행착오가 지나가고, 그 기간 동안 영아는 도식을 맞추려고 조절하고자 시도하는 것 같다. 세 번째 달까지, 영아는 물체를 반복적으로 그리고 열심히 관찰하는 것 같다. 이 영아는 더 이상 단순히 보는 것이 아니라 이제 '보기 위해 찾고 있는' 것처럼 보인다.

로랑(및 다른 영아)은 그들이 볼 수 있도록 하는 행동을 반복할 것이기 때문에, 인지 발달 심리학자들은 감각 운동 조정을 자기강화한다고 생각하였다. 로랑은 손의 움직임을 자신의 시야에 있게 한다. 피아제는 자극을 연장하려는 욕구가 배고픔이나 갈증의 원동력만큼이나 '기본적'이라고 생각하였다.

(3) 2차 순환반응

세 번째 하위 단계의 지속기간은 약 4~8개월이며, **이차 순환반응**이 특징인 시기로, 이는 환경의 영향 때문에 행동 패턴이 반복되는 것이다. 두 번째 하위단계(일차 순환반응기)에서, 영아들은 로랑의 예에서와 같이 그들 자신의 몸에 집중한다. 세 번째 하위 단계(2차 순환 반응)에서 초점은 개체와 환경적 변화로 이동한다. 이제 영아는 플라스틱 얼굴을 보이게 하기 위해 줄을 당기거나 덜거덕거리는 소리를 듣기 위해 물건을 흔드는 것을 배울 수 있다.

(4) 2차 순환반응의 협응기

생후 약 8개월에서 12개월까지 지속되는, 네 번째 하위 단계에서 영아는 더 이상 단순히 흥미로운 일을 연장하기 위해 행동하지 않는다. 이제 그들은 특정 목표를 달성하기 위해 계획을 조정할 수 있다. 영아들은 목표 달성의

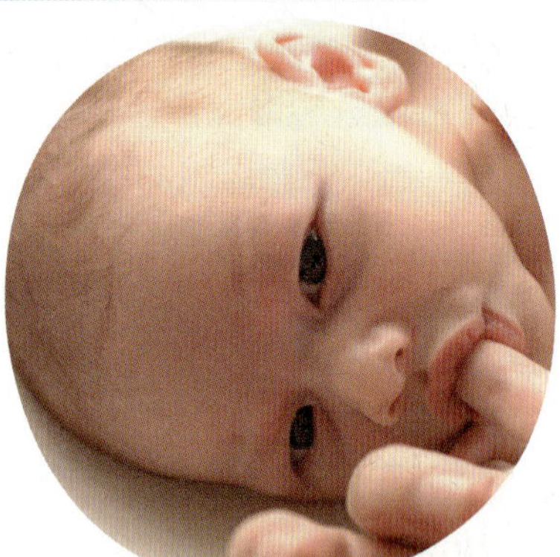

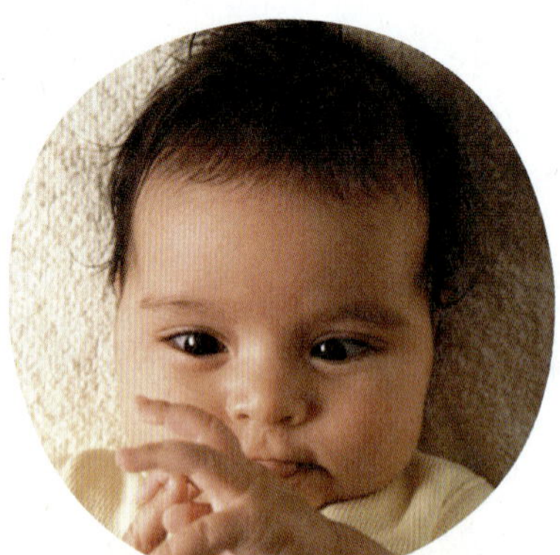

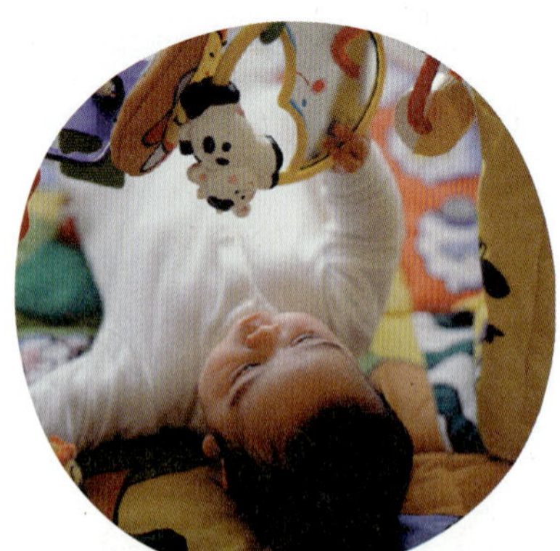

1. 첫 번째 하위 단계에서 신생아는 자극의 원전을 반사 반응에 동화시킨다.

2. 두 번째 하위 단계에서 영아는 우연히 처음 발생한 자극 행동(1차 순환반응)을 반복한다.

3. 세 번째 하위 단계에서는 환경에 미치는 영향으로 행동 패턴(2차 순환반응)이 반복된다.

수단과 목표 또는 목적 자체를 구별하는 의도적이고 목표 지향적인 행동을 보이기 시작한다. 예를 들어, 장난감에 도달하기 위해 천 조각을 들어 올릴지도 모른다. 이 예제에서, 천을 들어 올리는 방법(수단)은 장난감(목표 또는 끝)에 도달하는 방법과 협응한다. 이 예는 영아가 천 아래에 놓인 장난감을 정신적 표상화하고 있음을 나타낸다.

네 번째 하위 단계 동안, 영아들은 또한 그들이 이전에 무시했던 몸짓과 소리를 흉내 낼 수 있는 능력을 얻게 된다. 얼굴 표정의 모방은 영아들이 정신적으로 자신의 얼굴을 표상화했다는 것을 암시하고 얼굴 근육의 피드백을 통해 얼굴의 어떤 부분을 움직이는지 알 수 있다.

(5) 3차 순환반응

생후 약 12~18개월 동안 지속되는 다섯 번째 하위 단계에서, 피아제는 영아의 행동을 신진 과학자의 특징으로 간주했다. 이제 영아는 **3차 순환반응** 또는 특정 상황에 대한 도식을 확립해가는 목적적 적응에 참여한다. 영아들의 행동은 새로운 실험적인 자질을 띠게 되고, 영아들은 사물이 어떻게 작용하는지를 배우기 위해 고의적인 시행착오 방식으로 그들의 행동을 수십 번 변경할 수 있다.

피아제는 그의 딸 재클린(jacqueline)을 통하여 3차 순환반응의 예를 발표했다. 내용은 피아제가 나무막대기를 재클린의 아기놀이 울타리 밖에 놓는 실험이었다(피아제 1963[1936]). 처음에 재클린은 막대기를 잡고 옆으로 아기놀이 울타리 쪽으로 당기려고 했다. 그러나 막대기가 너무 길어서 통과할 수가 없었다.

그 후 며칠간의 시행착오 끝에 재클린은 막대기를 똑바로 세워 아기놀이 울타리 기둥 사이로 가져올 수 있음을 발견하였다. 다음에 설명된 여섯 번째 하위 단계에서, 영유아들은 적절하고 명백한 반응을 나타내기 전에 정신적 시행착오를 겪는 것으로 보인다.

(6) 정신적 조화를 통한 새로운 의미의 발명

여섯 번째 하위 단계는 약 18~24개월 동안 지속된다. 그것은 감각 운동 발달과 상징적 사고 사이의 전환 역할을 한다. 외부 탐구는 정신적 탐구로 대체된다. 약 18개월이 되면 아이들은 모방을 사용하여 행동계획을 상징하거나 대변할 수도 있다.

피아제는 18개월의 나이에 다른 아이들인 루시엔과 로랑에게 놀이 울타리와 막대기 문제를 제기했다. 18개월 된 아이들은 명백한 시행착오를 겪는 대신 앉아서 잠시 상황을 연구하였다. 그런 다음 그들은 막대기를 잡고 똑바로 세우고 약간의 노력으로 그것을 놀이터로 가져왔다.

루시엔과 로랑은 분명히 정신적으로 막대기와 놀이터의 울타리를 비교했으며 막대기가 있는 그대로 맞지 않을 것이라고 인식했다. 그런 다음 막대기가 울타리 사이를 지나갈 수 있는 위치를 인식할 때까지 머리 속으로 막대기의 이미지를 회전시켰을 것이다.

2. 대상 영속성의 발달

대상 영속성(object permanence)은 감각 운동 발달의 중요한 측면이다. 대상 영속성은 물체나 사람이 보이지 않을 때 계속 존재한다는 것을 인식하는 것이다.

예를 들어, 큰 시험을 위해 공부한 후 책을 도서관에 놔두면, 책이 계속 그곳에 존재하며, 영아의 엄마는 다른 방에 있어도 계속 존재한다.

3차 순환반응 새로운 상황에 대한 기존 계획의 의도적인 적응

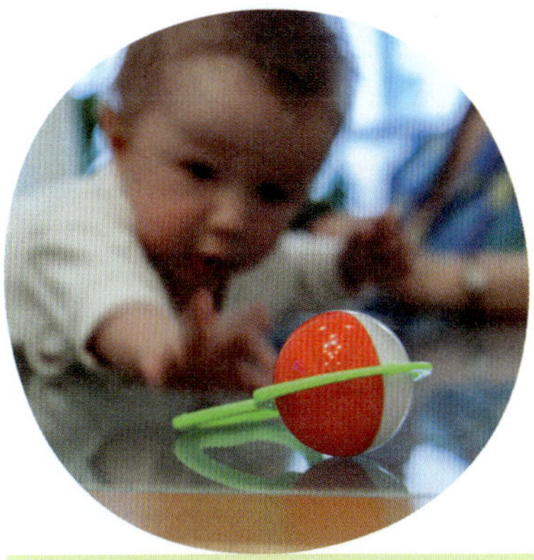

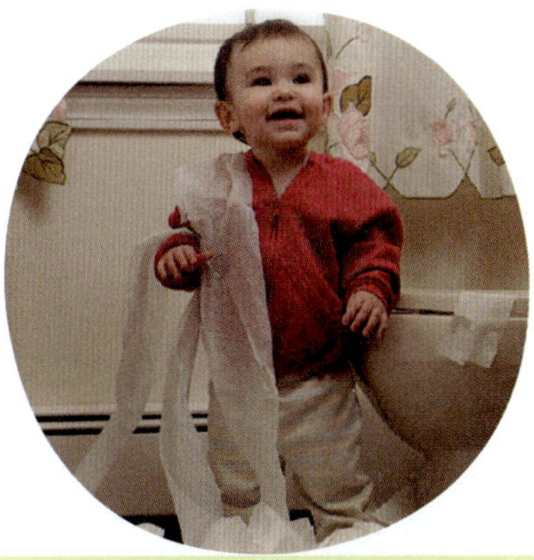

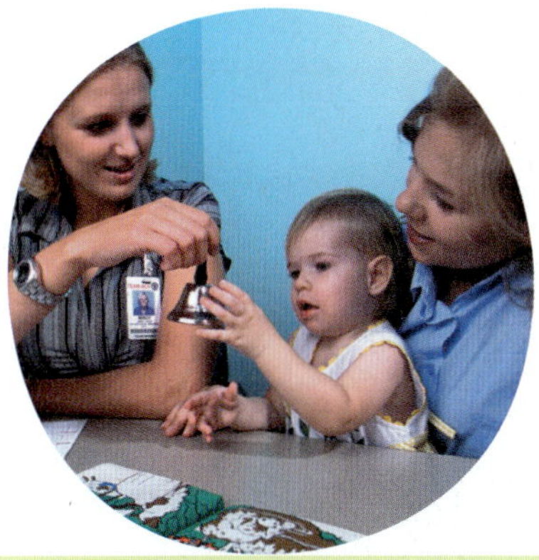

4. 네 번째 하위 단계에서 영아는 특정 목표를 달성하기 위해 행동을 조정한다(2차 계획조정).

5. 다섯 번째 하위 단계에서 영아는 일이 어떻게 작동하는지 배우기 위해 명백한 시행착오를 사용한다(3차 순환반응).

6. 여섯 번째 하위 단계에서 영아는 문제 해결에 정신적 시행착오를 사용한다.

대상 영속성의 발달은 영유아의 작업 기억력과 추론 능력의 발달과 관련이 있다(Reynolds & Romano, 2016; Ryu et al., 2017).

신생아는 즉각적인 감각 이해 범위 내에 있지 않은 물체에는 반응하지 않는다. 생후 2개월이 되면 영아들은 (장난감 오리 같은) 물체를 화면 뒤에 두었다가 스크린을 들어 올렸을 때 그것이 없어지도록 떼어내면 다소 놀라는 모습을 보일 수 있다. 그러나 사라진 물체를 찾으려고 하지 않는다(그림 5.1 참조).

처음 6개월 정도 동안 가림막이 물체와 영아 사이에 놓이면 영아는 물체가 더 이상 없는 것처럼 행동한다. 생후 두 달 된 영아에게는 '눈에 띄지 않는(out of sight)' 것이 '마음속에 없는 것(out of mind)'인 것은 사실이다. 분명히, 그들은 아직 그들이 보는 대상을 확실하게 정신적으로 표상화하지 못한다.

대상 영속성 사물이 보이지 않을 때도 계속 존재한다는 인식

A-not-B 오류 영아가 물건을 새로운 장소에 숨긴 것을 보았음에도 불구하고 새로운 은신처가 아닌 익숙한 은신처(A)를 선택하는 오류

약 6개월까지 대상 개념 발달에 몇 가지 흥미로운 진전이 있다(피아제의 세 번째 하위 단계). 예를 들어, 이 나이의 영아는 어떤 형태의 대상 영속성을 암시하는 행동, 즉, 떨어뜨린 물체를 찾는 경향이 있다. 이 나이가 되면, 영아는 물체의 일부에 대한 감각적 인상에 반응하여, 좋아하는 장난감과 같은 물체의 정신적 표상화를 인지한다고 믿는 이유도 있다. 이러한 인식은 부분적으로 숨겨져 있는 물체를 영아가 찾아내는 행동에서도 보여진다.

생후 8~12개월이 되면 영아는 완전히 숨겨져 있는 물건을 찾으려고 한다(피아제의 네 번째 하위 단계).

TRUTH

Ⓣ F 2개월 된 영아의 경우 '눈에 보이지 않는 것'은 진정으로 '마음속에 없는 것'이다.

2개월 된 영아에게 '눈에 띄지 않는 것'이 '존재하지 않는 것'이라는 것은 사실이다. 그들은 아직 그들이 보는 대상을 정신적이며 안정적으로 표현하지 못한다.

그림 5.1 대상 영속성의 발달

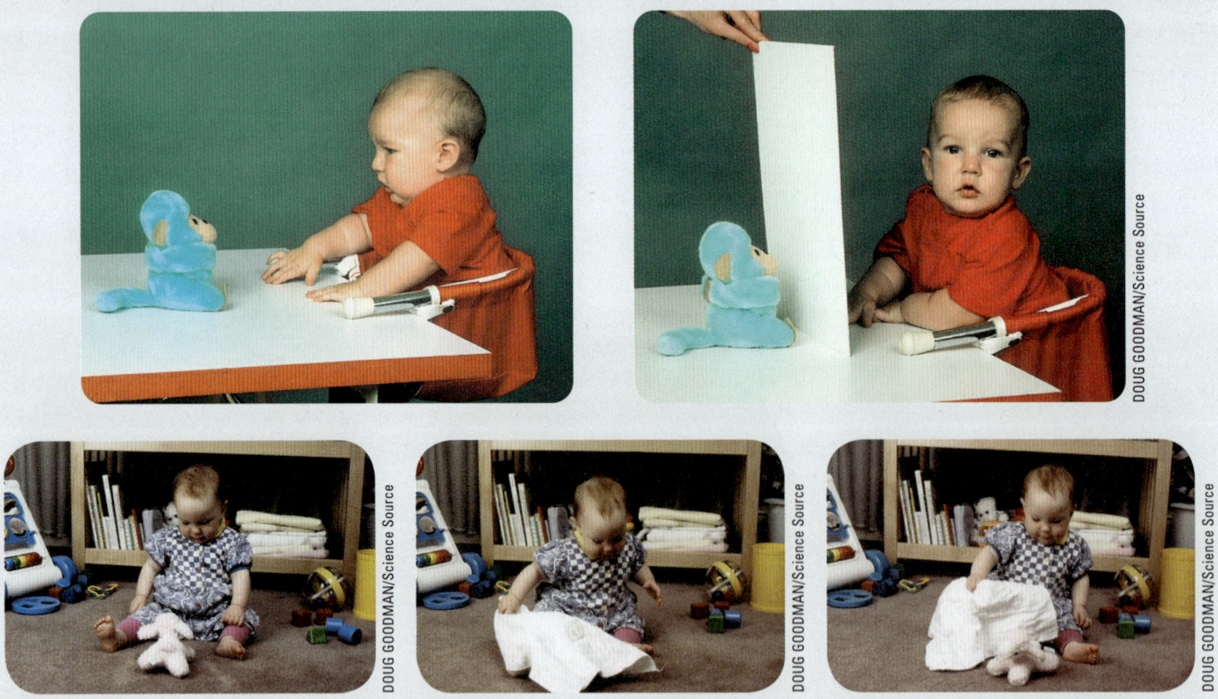

맨 윗줄에 있는 영아는 감각 운동 단계의 초기 부분에 있으며, 이 단계에서는 '눈에 보이지 않는 것'이 문자 그대로 '존재하지 않는 것'이다. 종이로 장난감을 가리면 영아는 그 장난감에 대한 관심을 잃게 된다. 피아제는 이 장난감이 아직 '정신적으로 표현'되지 않았다고 말했을 것이다. 맨 아래 줄에 있는 나이가 많은 영아는 물건을 서서히 표현하고, 시야로 확인한 후 수건을 밀어서 물건이 손에 닿도록 하였다.

그러나 자신의 자녀를 관찰하면서 피아제(1963[1936])는 'B가 아닌 A(A-not-B)' 오류라고 알려진 흥미로운 오류에 주목하였다. 피아제는 계속해서 스크린 (A) 뒤에 장난감을 숨겼고, 매번 아기는 스크린을 제거하고 장난감을 꺼냈다. 그런 다음 영아가 지켜보는 동안 피아제는 장난감을 다른 장소인 스크린 (B) 뒤에 숨겼다.

그럼에도 불구하고, 아기는 첫 번째 스크린(A)을 옆으로 밀면서 장난감을 찾으려고 했다. 마치 아이가 특정한 운동이 사라진 장난감을 찾게 한다는 것을 학습한 것 같다. 이 나이에, 그 물체에 대한 아이의 개념은 일반적으로 가장 최근에 정신적으로 표상화된 장소에 물체가 남아 있다는 인식으로 확장되지 않았다.

어떤 조건에서, 9개월에서 10개월 된 영아들은 A-not-B 오류를 보이지 않는다. 대뇌피질의 전두엽이 어느 정도 성숙해야 작업 기억력과 주의력을 발달시킬 수 있다(MacNeill et al., 2018). 또한, 만약 영아가 물체를 숨긴 것을 보고 즉시 찾을 수 있도록 허용하면, 오류는 흔히 발생하지 않는다. 그러나 찾기 전에 5초 이상 기다려야 하는 경우, A-not-B 오류를 범할 가능성이 높다.

3. 피아제 이론의 평가

피아제의 이론은 영유아 인지발달의 포괄적인 모델로 남아 있다. 영유아에 대한 그의 관찰 결과의 대부분은 다른 사람들에 의해 확인되었다. 그가 묘사한 사건의 패턴과 순서는 미국, 유럽, 아프리카 및 아시아 영유아들 사이에서 관찰되었다(Werner, 1988). 그럼에도 불구하고, 연구는 피아제 주장의 타당성에 대한 많은 의문을 제기했다(Flavell et al., 2002).

첫째, 현재 대부분의 연구자들은 인지 발달이 피아제가 제안한 것처럼 개별 단계에 묶여 있지 않다는 데 동의한다(Flavell et al., 2002; Fuller, 2011). 후기 발달은 초기 발달을 기반으로 하는 것으로 보이지만, 그 과정은 불연속적이기보다는 더 점진적인 것으로 보인다.

둘째, 피아제는 인지 발달에 대한 성인과 또래 영향을 거의 배제할 정도로 성숙의 역할을 강조했다. 그러나 이러한 대인 관계의 영향은 인지 발달에 역할을 하는 것으로 나타났다(Flavell et al., 2002; Nisbett, 2016).

셋째, 피아제는 영유아의 능력을 과소평가한 것으로 보인다(Flavell et al., 2002). 예를 들어, 영아는 그가 생각했던 것보다 일찍 대상 영속성을 보여준다(Moore & Meltzoff, 2008). 또한 **지연된 모방**(deferred imitation, 시간, 일 또는 몇 주 전에 발생했을 수 있는 활동의 모방)에 대한 연구도 고려해보자. 지연된 모방이 존재한다는 것은 아이들이 정신적으로 표상화된 행동 패턴을 가지고 있다는 것을 암시한다.

피아제는 지연된 모방이 약 18개월에 나타난다고 믿었지만, 또다른 연구에서는 9개월 된 영아들은 어른들이 삐 소리를 내기 위해 버튼을 누르는 것과 같은 행동을 발견하였다(Meltzoff et al., 2013). 하루 후에 같은 물건을 가지고 놀 수 있는 기회가 주어졌을 때, 많은 아기들이 그들이 목격한 행동을 흉내내었다.

5-2 정보처리(Information Processing)

인지 발달에 대한 **정보처리 방식**은 아이들이 환경에서 들어오는 정보나 이미 마음 속에 저장되어 있는 정보를 어떻게 조작하거나 처리하는지에 초점을 맞춘다. 영유아의 정보 처리 도구에는 기억과 모방이 포함된다.

1. 영유아의 기억

영유아의 인지 능력의 대부분 친숙한 사람의 얼굴 인식, 대상 영속성 발달, 실제로 어떤 형태로 학습하는-은 인지 발달의 한 가지 중요한 측면, 즉 기억에 의존한다(Bauer et al., 2010). 신생아조차도 이전에 노출된 자극에 대한 기억을 보여준다.

예를 들어, 신생아는 2장 (DeCasper & Fifer, 1980)에서 논의된 대로 임신 마지막 주 동안 큰 소리로 이야기를 읽어준 어머니의 녹음 소리를 듣기 위해 빨기 속도를 조정한다.

기억력은 생후 2~6 개월 사이에 극적으로 향상되고 12 개월까지 다시 향상된다(Pelphrey et al., 2004; Rose et al., 2011). 향상은 나이가 많은 영유아가 나이가 어린 영유아보다 정보를 인코딩(즉, 저장)하거나, 이미 저장된 정보를 찾거나, 또는 둘 다 수행할 수 있는 능력이 더 높음을 의미한다(Patel et al., 2013).

캐롤린 로비 콜리어(Carolyn Rovee Collier)와 그녀의 동료(Giles & Rovee-Collier, 2011)의 흥미로운 일련의 연구는 이러한 영유아 기억의 발달 변화 중 일부를 보여준다.

지연된 모방 과거에 일어난 사람과 사건의 모방

정보처리 방식 아동이 감각 정보 또는 기억에 저장된 정보를 어떻게 조작하는지에 초점을 맞춘 인지 발달의 과정

그림 5.2 유아의 기억력 조사

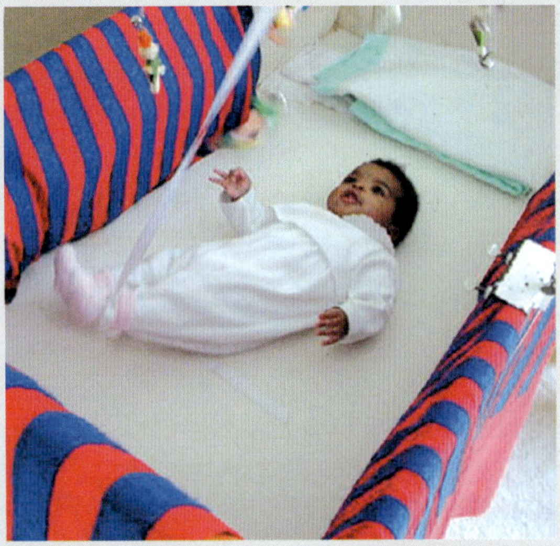

Carolyn Rovee-Collier 교수 제공

캐롤린 로비 콜리어가 개발한 이 기술에서 유아의 발목은 리본으로 모빌에 연결된다. 영아는 모빌을 움직이게 하는 발차기 방법을 빠르게 배운다. 2~3개월이 된 영아는 며칠이 지나도 그 기술의 수행 방법을 기억한다. 만약 영아들이 단순히 모빌을 보는 것과 같은 알림을 받는다면 그 기억은 2~4주 동안 기억된다.

그림 5.2에서 볼 수 있듯이 리본의 한쪽 끝은 영아용 침대 위에 매달린 밝은 색상의 모빌에 연결되어 있다. 다른 쪽 끝은 영아의 발목에 묶여 있어서 영아가 차면 모빌이 움직였다. 영유아는 발차는 속도를 높이는 법을 빠르게 배웠다. 기억력을 측정하기 위해 하루 이상의 기간이 지난 후 영아의 발목을 다시 모빌에 고정했다.

한 연구에서 2개월이 되면, 3일 이상 지난 후에도 모빌을 움직이게 하는 방법을 기억하고 있었고, 3개월이 된 영아는 일주일 이상 지난 뒤에도 모빌을 움직이게 하는 방법을 기억했다(Greco et al., 1986).

만약 영아가 기억력을 검사하기 전에 상기할 수 있는 기회가 있다면('priming, 점화'), 영아의 기억은 향상될 수 있다(Howe, 2015).

한 연구에서 영아는 기억력 검사 전날 움직이는 모빌을 보여주었지만, 기억을 활성화할 수 없었다. 이러한 상황에서, 3개월 된 영아들은 28일이 지난 후에도 모빌을 움직이는 방법을 기억했다(Rovee-Collier, 1993).

2. 모방: 아기가 보면 따라 할 수 있다?

모방은 인간 학습의 기초이다. 지연된 모방(즉, 시간 지연 후 행동 모방)은 빠르면 생후 6개월에 발생한다(Campanella & RoveeCollier, 2005; Schneider, 2015). 모방된 행동을 기억할 수 있도록 영아는 일반적으로 학습한 것을 연습한다. 그러나 한 연구에서 12개월 된 영아에게 모방한 행동을 연습하는 것이 허용되지 않았다. 하지만, 그들은 4주 후에도 모방한 행동을 할 수 있었고, 그것은 그들이 모방한 행동을 정신적으로 표상화했음을 시사한다(Klein & Meltzoff, 1999).

그러나 영아는 훨씬 더 이른 나이에 특정 행동을 모방할 수 있다. 태어난 지 0.7~71 시간에 불과한 신생아는 입을 벌린 성인의 모양이나 혀를 쏙 내민 모양을 모방하는 것으로 밝혀졌다(Fogassi & Rizzolatti, 2013; Meltzoff et al., 2013; 그림 5.3 참조).

TRUTH

(T) F 태어난지 한 시간된 영아는 혀를 내미는 성인을 모방할 수 있다.

태어난지 한 시간된 아기가 혀를 내미는 성인을 모방할 수 있다는 것은 사실이다. 이 놀라운 일은 거울 뉴런에 의해 분명히 가능해졌다.

그림 5.3 유아의 모방

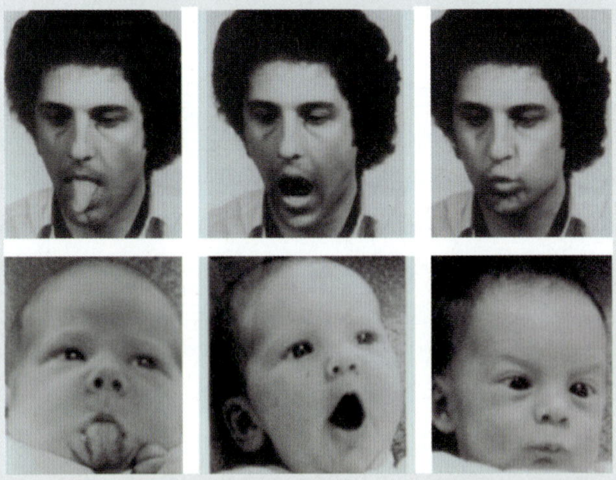

A.N. Meltzoff & M.K. Moore, "인간 신생아의 얼굴 및 수동 제스처 모방." 과학, 1977, 198, 75–78.

생후 2~3주된 이 영아들은 성인 실험자의 얼굴 표정을 모방하고 있다. 이러한 결과를 어떻게 해석할까? 영아는 실험자가 무엇을 하고 있는지 '알고' 행동을 모방하기 위해 '선택' 했다고 말할 수 있을까? 아니면 다른 설명이 있을까?

일부 연구에서는 영아기 초기에 모방 행동이 발견되지 않았는데(Abravanel & DeYong, 1991), 주요 요인 중 하나는 영아의 나이 때문일 수 있다. 모방 행동을 찾은 연구는 일반적으로 2주 이하의 아주 어린 영아를 대상으로 한 반면, 모방 행동을 찾지 못한 연구는 나이가 많은 영유아가 대상인 경향이 있다. 따라서 신생아 모방은 반사적일 가능성이 높으며, 앞으로 알게 될 '거울 뉴런'에 의해 가능해졌다. 따라서 모방은 반사가 '약해질' 때 사라지고 인지 기반이 더 확고해지면 다시 나타날 수 있다.

거울 뉴런(mirror neurons) 많은 연구자들은 사회적 조직과 인간의 문화가 출생 시 존재하는 특정 종류의 뉴런에 의해 가능하다고 믿는다.

이 뉴런은 다른 중요한 심리적 발견과 마찬가지로 우연히 발견되었다(Cozolino, 2014; Fogassi & Rizzolatti, 2013).

비토리오 갈레세(Vittorio Gallese)가 이끌고 자코모 리촐라티(Giacomo Rizzolatti)가 함께한 이탈리아 파르마(Parma)라는 연구팀(Gallese et al., 1996)은 동물이 물체에 도달할 때, 원숭이의 뇌에서 개별 뉴런의 활동을 기록했다. 연구자 중 한 명이 원숭이가 물체를 찾았던 방법과 같은 방법으로 물건을 찾았는데, 놀랍게도 원숭이 뇌의 뉴런은 동물이 물체를 집어 들었을 때와 같은 방식으로 변화되었다.

연구팀은 이 현상을 추적하여 원숭이의 전두엽, 운동피질 바로 앞에 이러한 많은 뉴런을 발견하였는데, 이것을 그들은 '거울 뉴런(mirror neurons)'이라고 명명했다. 이 거울 뉴런은 사람에게서도 발견되며, 개인이 운동 활동을 하거나 같은 행위를 하는 다른 개인을 관찰할 때 활성화된다(Cataneo et al., 2010; 그림 5.4 참조).

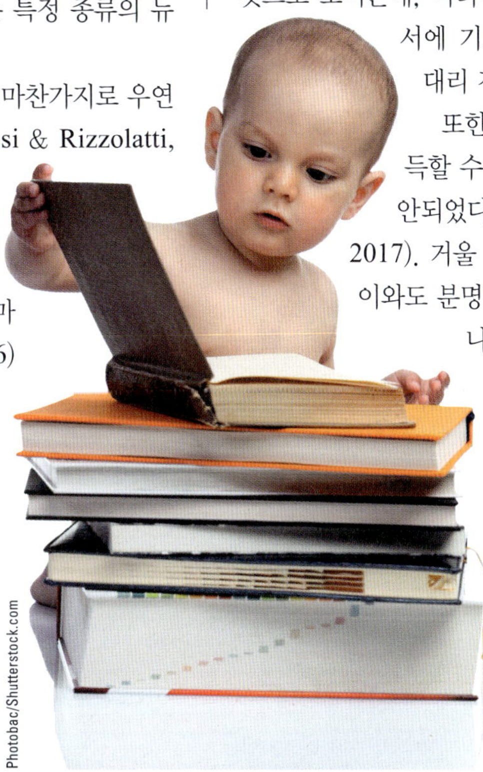

Photobac/Shutterstock.com

인간의 거울 뉴런은 또한 감정과 연결되어 있다. 뇌의 특정 영역(특히 전두엽)은 사람들이 혐오감, 행복, 고통과 같은 감정을 경험할 때, 그리고 다른 사람이 감정 경험하는 것을 관찰할 때, 활성화된다(Caruana et al., 2017). 따라서 그것은 공감을 위한 신경적 기초가 되는 것으로 보이는데, 이러한 공감은 시각적 관찰과 다른 단서에 기초한 타인의 감정을 식별하거나 대리 경험하는 것을 말한다.

또한, 거울 뉴런은 인간이 언어를 습득할 수 있는 능력과 연결되어 있다고 제안되었다(Arbib, 2015 Snyder & Jones, 2017). 거울 뉴런은 또한 공감에 대한 성별 차이와도 분명히 연결되어 있다(여성이 더 많이 나타남)(Brucker et al., 2015).

5-3 영유아기 인지 기능의 개인차

인지 발달은 모든 영유아에게 동일한 방식 또는 동일한 속도로 진행되지 않는다. 영유아 인지 발달의 차이를 이해하고자 하는 노력은 소위 영유아 발달 또는 영유아 지능 척도라고 불리는 도구에 의존했다.

영유아의 인지 또는 지능을 측정하는 것은 성인에게서 측정하는 것과 매우 다르다. 물론 영유아는 단어의 의미, 개념 간의 유사성, 또는 사회적 규칙의 근거 등으로 측정될 수 없다. 영유아 지적 발달의 가장 중요한 테스트 중 하나는, 베일리(Bayley) 영유아 발달 검사인데, 이는 심리학자 낸시 베일리가 고안하여 현재 영유아 발달의 베일리 척도로 수정된 도구로써, 그것은 매우 다른 종류의 항목을 포함하고 있다.

그림 5.4 영아기 원숭이의 모방

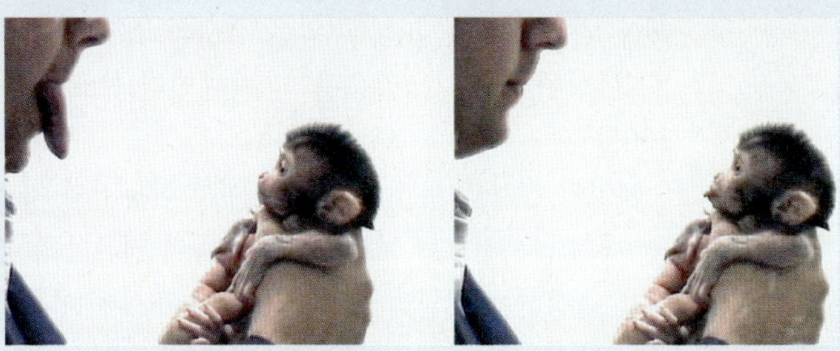

갓 태어난 붉은 털 원숭이는 혀를 내미는 것을 모방하는데, 이는 학습이 아닌 거울 뉴런에 의해 가능해진 일이다.

출처: Gross, L. (2006). 신생아 모방의 진화. *PLoS Biol* 4(9): e311. doi:10.1371/저널. pbio.0040311. © 2006 공공 과학 도서관

표 5.1 영유아 발달의 베일리 검사에서 유사한 항목, 제3판

나이	정신 검사 항목	운동 검사 항목
1개월	아기를 안으면 조용해진다.	영아는 검사관의 어깨에 올려놓을 때 자세를 조정한다.
2개월	검사관이 영아용 침대에 있는 영아 위에 두 개의 물체(종과 딸랑이)를 제시하면 영아는 서로를 앞뒤로 힐끗 본다.	영아는 수직 자세로 안아 줄 때 머리를 안정되게 유지한다.
5개월	영아는 놀이 중에 한 손에서 다른 손으로 물건을 옮기는 것이 관찰된다.	수유식 테이블에 앉고 손이 닿지 않는 설탕 알약을 제시하면 영아는 그것을 집으려고 한다.
8개월	영아가 잘 볼 수 있는(즉, 테이블 위의) 물체(장난감)가 컵으로 덮여있을 때 영유아는 컵을 제거하여 물체를 꺼낸다.	영아는 스스로 앉는 자세로 몸을 일으킨다.
12개월	영아는 시험관이 말하는 단어를 모방한다.	검사관의 요청에 따라 영아는 바닥에 등을 대고 누워 있던 위치에서 일어선다.
14~16개월	유아는 검사관을 따라 두 개의 큐브(블록)로 탑을 쌓는 행동을 보여준다.	유아는 혼자 잘 걷는다.

베일리 검사는 정신 검사 항목과 운동 검사 항목으로 구성되어 있다. 정신 검사는 구두 의사 소통을 평가하고 지각 능력, 학습 및 기억력, 문제 해결 능력으로 평가한다. 운동 검사는 서기, 걷기, 기어오르기와 같은 대근육 운동과 손과 손가락을 조작하는 능력으로 보여지는 소근육 운동으로 평가한다.

측정은 검사하는 동안 아동에 대한 검사자의 관찰 결과를 기반으로 항목별로 평가된다. 행동 평가 검사는 주의력 범위, 목표 지향성, 지속성, 사회적 및 정서적 발달 측면을 평가한다.

표 5.1에는 정신 및 운동 검사의 샘플 항목이 포함되어 있으며, 검사를 수행한 영유아의 50%가 통과한 항목별 연령을 보이고 있다.

심리학자들은 영유아기에 지능을 측정하기 시작할 수 있지만, 좀 더 나이가 많은 어린이와 성인이 사용하는 항목과는 다른 항목을 사용한다. 영유아기에 얻은 결과가, 추후 나이의 지적 기능을 얼마나 잘 예측하는지는 아직 명확하지 않다.

TRUTH

Ⓣ F 심리학자들은 영유아기에 지능 측정을 시작할 수 있다.

심리학자들이 영유아기에 지능을 측정하기 시작하는 것은 사실이지만 그들은 좀 더 나이가 많은 아동과 성인이 사용하는 항목의 종류와 다른 항목을 사용한다. (연구자들이 실제로 '지능' 측정을 시작했을 때 무엇을 측정하는지에 대해서는 항상 논쟁이 있다.)

1. 영유아 검사의 이유와 검사 항목

상상할 수 있듯이 영유아를 검사하는 것은 쉬운 일이 아니다. 항목은 환자 검사자가 일대일로 관리해야 하며 영유아가 목표로 하는 반응을 보이는지 판단하기 어려울 수 있다. 그렇다면 왜 우리는 영유아를 검사하는가?

한 가지 이유는 장애가 있는 영유아를 선별하는 것이다. 검사자는 시각-운동 조정의 발달과 관련된 감각 또는 신경학적 문제의 초기 징후를 감지할 수 있다. 베일리 검사 외에도, 이러한 어려움과 관련한 영유아를 선별하기 위해 브라젤톤(Brazelton) 신생아 행동 평가 검사(3장 참조)와 덴버 발달 선별 검사를 포함한 여러 가지 검사도구가 개발되었다.

2. 영유아기에 획득한 점수에 대한 불안정성

연구원들은 또한 발달을 예측하기 위해 영유아용 사정 도구를 사용하려고 시도했지만, 이러한 노력은 성공하기도하고 실패하기도 하였다. 한 연구에 따르면, 생애 첫 해에 얻은 점수는 1년 후 얻은 점수와 기껏해야 중간 정도의 상관 관계가 있음을 발견하였다(Harris et al., 2005).

베일리 검사의 특정한 항목은 이후 아동기의 지적 능력을 예측하는 것으로 보인다. 예를 들어 영유아의 운동 능력을 측정하는 베일리 검사 항목은 6~8세에 이후 소근육 운동과 시각-공간 능력을 예측한다(Siegel, 1992). 베일리 언어 항목은 또한 같은 나이의 언어 능력을 예측한다(Siegel, 1992).

또 다른 연구에서는 베일리 검사와 사회 경제적 상태

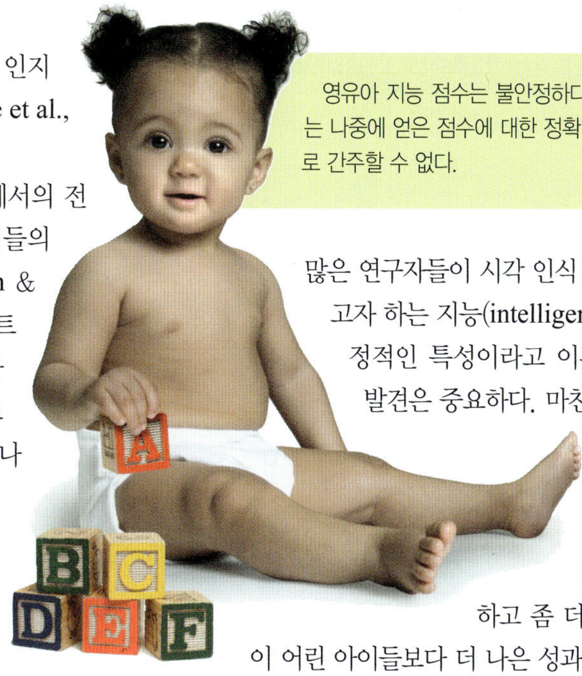

영유아 지능 점수는 불안정하다. 즉, 영유아기의 점수는 나중에 얻은 점수에 대한 정확한 예측력을 가진 것으로 간주할 수 없다.

John Lund/Annabelle Breakey/Blend Images/Corbis

가, 18개월에서 4세까지 저체중 출생아의 인지 발달을 예측할 수 있음을 발견했다(Dezoete et al., 2003).

그러나 베일리와 다른 영유아 대상 검사에서의 전반적인 점수는 명백히 학교 성적이나 아이들의 IQ 점수를 잘 예측하지 못한다(Bornstein & Colombo, 2012). 10대 및 성인 지능 테스트 점수의 예측은 아동이 6~7세가 될 때 높아진다(Bornstein & Colombo, 2012). 아마도 영유아기에 사용된 감각 운동 검사 항목은 나중에 지능을 평가하는 데 사용되는 언어 및 상징적인 항목과 크게 관련이 없을 것이다.

베일리 검사는 널리 사용되고 있으며 다양한 문화에 적용된다. 다양한 방식으로 측정된 그 유용성 · 신뢰성 및 타당성을 입증하는 연구는 남아프리카(Ballot et al., 2017), 이란(Azari et al., 2017), 에티오피아(Hanlon et al., 2016) 및 네팔(Manadhar et al., 2016) 등에서 보고되고 있다.

3. 시각적 인식 기억의 사용

영유아기부터 아동기까지 일관되게 유지될 수 있는 지능과 인지 측면을 찾기 위한 지속적인 노력의 일환으로, 많은 연구자들은 최근 **시각적 인식 기억(visual recognition memory)**에 초점을 맞추고 있다(Reynolds & Romano, 2016). 시각적 인식 기억은 이전에 본 물체와 새로운 물체를 구별한다. 이 절차는 습관화에 기반을 둔다.

이러한 유형의 종단 연구를 고려해 보자. 수잔 로즈(Susan Rose)와 그녀의 동료(Rose et al., 1992)는 7개월 된 두 명의 영아들에게 두 장의 동일한 얼굴의 사진을 보여주었다. 20초 후에, 그 사진들은 새로운 얼굴의 사진 한 장과 익숙한 얼굴의 두 번째 사진으로 대체되었다. 영아들이 두 번째 세트의 사진에서 각각의 얼굴을 보는 데 걸린 시간이 기록되었다.

일부 영아들은 익숙한 얼굴보다 새 얼굴을 보는 데 더 많은 시간을 보냈는데, 이는 그들이 시각적 자극을 받을 수 있는 더 나은 기억력을 가지고 있다는 것을 암시한다. 그 아이들은 1세부터 6세까지 매년 표준 IQ 검사를 받았다. 더 큰 시각적 인식 기억을 가진 아이들은 나중에 더 높은 IQ 점수를 얻은 것으로 나타났다.

로즈와 그녀의 동료(2001, 2015)는 또한 나이에 따라 시각적 인식 기억 능력의 개인차가 안정적임을 보여주었다. 많은 연구자들이 시각 인식 기억으로부터 예측하고자 하는 지능(intelligence)도 합리적으로 안정적인 특성이라고 이론화되기 때문에, 이 발견은 중요하다. 마찬가지로 지능 검사 항목도 연령별로 분류되어 있다. 즉, 발달하는 지능이 일정하게 유지됨에도 불구하고 좀 더 나이가 많은 아이들이 어린 아이들보다 더 나은 성과를 발휘한다. 시각 인식 기억장치도 있다. 시각적 인식 기억을 위한 용량은 출생 후 첫 해에 걸쳐 증가한다(Rose et al., 2015).

많은 다른 연구에서는 영유아 시각적 인식 기억 또는 새로운 자극에 대한 선호도와 이후의 IQ 점수 사이의 관계를 조사했다. 일반적으로 지능 및 언어 능력 측정을 포함하여 아동기 전반에 걸친 광범위한 인지 능력에 대해 좋은 예측 타당성을 보여준다(Heimann et al., 2006; Rose et al., 2015).

요컨대 영유아 발달의 척도는 스크리닝 검사 도구, 연구 도구, 또는 단순히 영유아가 하는 일과 하지 않는 일을 설명하는 방법으로써 유용한 자료를 제공하지만, 지능 검사로서의 예측력은 실망스러웠다. 시각적 인식에 대한 검사는 나이가 들면 지능의 예측 변수로서 더 나은 가능성을 가지고 있다.

이제 우리의 관심을 인지 발달의 매혹적인 측면, 언어의 발달로 돌려보자.

5-4 언어 발달(Language Development)

아이들의 언어 능력이 발달함에 따라, 그들은 종종 그들의 환경 및 그들 자신의 요구와 더 밀접한 관련이 있는 것에 대해 말하기 시작한다. 아이들은 언어를 가지고 노는 것을 즐긴다.

시각적 인식 기억 이전에 본 물체와 새로운 물체를 구별하는 영유아의 능력에 나타난 기억의 종류

언어 이전의 발성 언어를 사용하기 전에 영유아가 내는 발성

FICTION

T (F) 영유아가 우는 것은 언어의 원시적 형태이다.

영유아의 울음이 언어의 원시적 형태라는 말은 사실이 아니다. 진정한 언어에서 단어는 사물이나 사건의 상징이다. 울음소리는 불편함을 표현할 수 있지만 상징은 아니다.

신체 발달에서, 가장 극적인 발달은 아이가 태어나기 훨씬 전에, 빠르고 격렬하게 나타난다. 언어는 그렇게 일찍 습득되지 않으며, 그 발달은 그렇게 빠르고 격렬해 보이지 않을 수도 있다.

그럼에도 불구하고, 영유아기 동안 대부분의 영유아들은, 언어가 없는 생물에서 자신에게 말해지는 거의 모든 것을 이해하고, 모든 세계가 들을 수 있도록 끈질기게 단어와 간단한 문장을 내뱉는 작은 사람들로 성장한다.

1. 초기 발성(Early Vocalizations)

아이들은 표 5.2에 요약된 단계 또는 단계의 변하지 않는 순서에 따라 언어능력을 발달시킨다. 우리는 **언어 이전의 발성(prelinguistic vocalizations)**으로 시작한다. 진정한 단어는 사물과 사건의 상징이다. **초기 옹알이**나 **후기 옹알이**와 같은 언어 이전의 발성은 사물이나 행동을 나타내지 않기 때문에, 영유아의 울음은 언어의 원시적인 형태가 아니다.

부모가 잘 알고 있듯이 신생아는 배우지 않았지만 매우 효과적인 언어 표현 형태(울고 더 우는)를 가지고 있다. 울음은 첫 달 동안 영아가 내는 거의 유일한 소리이다. 두 번째 달부터 영아는 초기 옹알이를 시작한다. 영아는 초기 옹알이를 할 때 혀를 사용한다. 이런 이유로 젖먹이가 내는 초기 옹알이 소리는 우는 것보다 더 명확하게 표현된다.

초기 옹알이는 종종 모음과 유사하며 확장된 "우~" 및 "아~"와 유사할 수 있다. 초기 옹알이는 쾌락이나 긍정적인 흥분과 관련이 있는 것으로 보인다. 영아는 배가 고프거나 피곤하거나 통증이 있을 때, 초기 옹알이를 하지 않는 경향이 있다.

초기 옹알이(cooing) 긍정적인 흥분의 느낌을 반영하는 언어 이전의 모음 같은 소리

후기 옹알이(babbling) 말소리가 나는 아이의 첫 발성

울음소리와 초기 옹알이는 타고난 것이지만 경험에 의해 수정될 수 있다(Volterra et al., 2004; Waxman & Goswami, 2012). 부모가 아기에게 말하고, 웃고, 모방하며 초기 옹알이에 긍정적으로 반응하면 초기 옹알이가 증가한다. 부모가 초기 옹알이에 반응한 다음 영아가 다시 초기 옹알이를 할 때까지 잠시 쉬는 방식의 초기 부모-자녀 '대화'는 다른 사람들과 언어로 관계를 맺는 방법에 대한 영아의 인식을 촉진할 수 있다.

생후 약 8개월이 되면 초기 옹알이(cooing)가 현저히 감소한다. 6개월에서 9개월 사이에 아이들은 후기 옹알이(babbling)를 시작한다. 후기 옹알이는 사람의 말처럼 소리내는 최초의 발음이다.

후기 옹알이에서 영아는 '바', '가', 그리고 '다다'와 같이 자음과 모음을 자주 결합한다(Morgan & Wren, 2018).

표 5.2 영유아기 언어 발달의 이정표

근접한 나이	발성 및 언어
출생	• 울기
12주	• 덜 운다. • 말하고 고개를 끄덕이면 미소 짓는다. • 끽끽거리는 소리(초기 옹알이)를 낸다. • 15~20초 동안 초기 옹알이를 유지한다.
16주	• 사람의 소리에 더 확실히 반응한다. • 고개를 돌려 말하는 사람을 찾는다. • 가끔씩 웃는다.
20주	• 초기 옹알이는 자음과 같은 소리가 섞여있다. • 발성은 성숙한 언어의 소리와 다르다.
6개월	• 초기 옹알이에서 단일 음절의 후기 옹알이로 바뀐다. • 모음이나 자음 모두 고정된 반복 패턴이 없다. • 일반적인 발언은 다음과 같이 들린다.(ma, mu, da, 또는 di.)
8개월	• 지속적인 반복(복제)이 후기 옹알이에 들어간다. • 억양의 패턴이 뚜렷해진다. • 발언은 강조와 감정을 나타낼 수 있다.
10개월	• 거품 불기 등의 소리 놀이가 혼합된 발성이 나타난다. • 혼합된 소리가 가능한 나이든 사람들의 소리를 모방하려고 노력한다.
12개월	• 동일한 사운드 시퀀스(음계)가 더 자주 반복된다. • 단어(예 : 엄마 또는 다다)가 나타난다. • 많은 단어와 요청이 이해되었다(예 : "눈을 보여주세요").
18개월	• 3~50 단어를 사용할 수 있다. • 어휘가 많이 늘어난다. • 후기 옹알이는 복잡한 억양이 있는 여러 음절로 구성된다. • 정보를 전달하려는 노력이 거의 없다. • 단어가 자연스럽게 두 단어로 된 발언으로 결합되지 않는다. • 거의 모든 말을 이해한다.
24개월	• 환경의 모든 것을 명명하는 50개 이상의 단어를 사용한다. • 두 단어로 된 문장을 자발적으로 생성한다. • 의사소통을 위해 확실하게 노력한다.

출처: 테이블 항목 : Lenneberg, E. H. (1967). 언어의 생물학적 기초. 뉴욕, 뉴욕 : 와일리. 참고 : 연령은 근사치입니다. 느린 개발이 반드시 언어 문제를 나타내는 것은 아니다.

처음에 '다다(dada)'라고 소리내는 것은 언어로 표현하는 것에 대해 기쁨을 주었지만, 완전히 우연에 의한 것이다.

영유아와 성인간의 언어적 상호작용에서 성인은 영유아가 생성한 음절을 자주 반복한다. 그들은 단순히 'da' 또는 'ba' 대신 'dadada' 또는 'bababa'라고 말할 가능성이 높다. 이러한 중복성은 영유아가 이러한 소리를 다른 사람과 구별하는 데 분명히 도움이 되며, 더 나아가 부모를 모방하게 한다(Elkind, 2007; Waxman & Goswami, 2012).

영유아가 몇 달 동안 후기 옹알이를 하고 나면 부모는 종종 자녀가 자신과 대화를 하고 있다고 믿는다.

10~12개월 된 영아는 음절을 반복하는 경향이 있으며, 언어학자가 언급하는 **음성 모방**을 보여준다. 부모는 계속해서 영아가 자음 모음 조합("ah-bah-bah-bahbah")을 반복하고, 일시 중지한 다음 다른 조합으로 전환하는 것을 듣게 될 것이다.

첫 해가 끝날 무렵 영아들도 성인의 말소리와 비슷한 높낮이 패턴의 **억양**을 사용한다. 그것은 영아가 부모의 언어를 말하려고 하는 것처럼 들릴 수 있다. 부모는 자녀가 영어로 또는 가정에서 사용되는 모든 언어로 옹알이를 한다고 생각할 수 있다.

2. 어휘 발달(Development of Vocabulary)

어휘 발달은 아이가 단어의 의미를 배우는 것을 말한다. 일반적으로 어린이의 **수용적 어휘(receptive vocabulary)** 발달은 **표현적 어휘(expressive vocabulary)** 발달보다 앞선다(Stokes et al., 2017). 주어진 시간에, 영아들은 그들이 사용할 수 있는 것보다 더 많은 단어를 이해할 수 있다. 예를 들어, 한 연구는 12개월 된 아기가 평균 13개의 단어를 말할 수 있지만 84개의 의미를 이해할 수 있다는 것을 발견했다(Tamis-LeMonda et al., 2006). 영아들은 보통 그들이 어떤 말을 하기 전에 다른 사람들이 말하는 것을 잘 이해한다. 12개월 전에 말하는 소리를 의미 있는 단위-단어-로 분할할 수 있는 능력은 24개월 때 그들의 어휘를 예측하는 좋은 지표이다(Newman et al., 2006).

아이의 첫 단어 아아, 그 기다렸던 첫 단어! 얼마나 중요한 단계인가! 안타깝게도, 많은 부모들이 그것을 그리워한다. 부모들은 종종 첫 단어가 명확하게 발음되지 않거나 사용법에 따라 발음이 다르기 때문에, 그들의 아기가 언제 첫 단어를 말할지는 완전히 확신하지 못한다.

아이의 첫 단어는 일반적으로 11개월에서 13개월 사이에 사용되지만, 8개월에서 18개월 사이에 사용하면 정상으로 간주된다(Klee & Stokes, 2011). 첫 번째 단어는 한두 개의 음절로 구성된 간결한 경향이 있다. 각 음절은 자음 뒤에 모음으로 구성될 가능성이 있다. 처음에는 어휘 습득이 느리다. 아이들은 첫 번째 단어가 사용된 후 10~30 단어의 어휘를 얻는 데 서너 달이 걸릴 수 있다.

생후 약 18개월이 되면 유아는 최대 50개의 단어를 말할 수 있다. 그들 중 다수는 'no, 쿠키, 엄마, 안녕, 먹다.'와 같은 단어로, 매우 친숙한 용어를 사용한다. 또 다른 단어들은 '안녕, 바이바이' 와 같이 사전에서 찾을 수 없는 언어일 수도 있지만, 그것들은 단어로써 기능을 한다. 즉, 동일한 의미를 상징하기 위해 일관되게 사용된다.

어린이 첫 단어의 절반 이상(65%)은 '일반 명사'와 '특별 명사'로 구성된다(Hoff, 2014; Tamis-LeMonda et al., 2014). 일반 명사는 물체(자동차, 공), 동물(개, 고양이), 사람(소년, 소녀) 등의 분류의 이름을 포함한다는 점에서 명사와 유사하지만, 개인 대명사와 관계 대명사(그녀, 그것)도 모두 포함한다. 특별 명사는 '아빠(Daddy)'나 '로버(Rover)'와 같은 고유 명사이다. 움직임을 표현하는 단어들은 초기 언어발달 과정에서 자주 발견된다.

생후 약 18~22개월이 되면 어휘가 급격히 증가한다(Tamis-LeMonda et al., 2006). 아이의 어휘는 단 몇 달 만에 50개에서 300개 이상의 단어로 늘어날 수 있다. 이 기간 동안 추가된 단어는 거의 75%가 명사이기 때문에 이런 어휘의 급증은 '명명 폭발'이라고 불리기도 한다. 어휘 성장의 빠른 속도는 학령전기 동안 계속되며 어린이는 하루에 평균 9개의 새로운 단어를 습득한다(Law et al., 2017).

과잉 확장(overex-tension) 어린 아이들은 그들이 어떤 것에 대해 말하고자 하는 것보다 더 많은 사물에 대해 이야기하려고 한다. 아이들은 자신의 언어적 솜씨를 뽐내기 위해, 단어가 없는 사물이나 행동과 관련하여 종종 한 단어의 의미를 확장한다(E. K. Johnson, 2016). 이 과정을 **과잉 확장**이라고 한다.

음성 모방(echolalia) 자동 소리나 단어의 반복

억양(intonation) 의미를 전달하는 데 도움이 되는 다양한 수준의 음조 사용

수용적 어휘 이해하는 단어의 수

표현적 어휘 언어생산에 사용할 수 있는 단어의 수

과잉 확장 의미가 확장되는 상황에서 단어의 사용

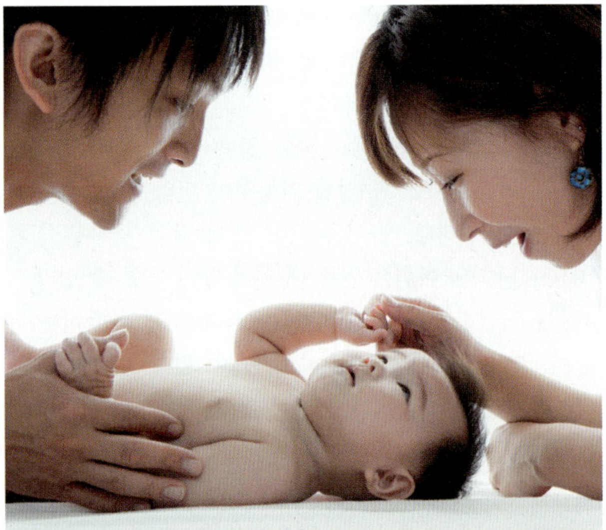

ULTRA.F/Getty Images

보호자가 영유아와 "대화"를 할 때 영유아의 언어 발달이 향상될 수 있다.

이브 클라크(Eve Clark, 1973, 1975)는 영유아 언어 발달 일지를 연구했고, 과잉 확장은 일반적으로 원래 대상이나 행동과 새로운 대상 사이의 기능이나 형태의 인지된 유사성에 기반을 두고 있음을 발견했다. 그녀는 '무이(mooi)'라는 단어의 예를 제시하는데, 이것은 원래 한 아이가 달을 가리키던 것이다. 그 후 아이는 글자 'o'와 쿠키, 케이크를 포함한 모든 둥근 물체를 지정하기 위해 '무이(mooi)를 과도하게 확장했다. 과도한 확장은 어린이의 어휘와 개체 분류 능력이 발달함에 따라 점차 적절한 말하기로 되돌아간다(E. K. Johnson, 2016).

3. 문장의 발달

아기의 첫 문장은 전형적으로 하나의 단어로 말하는 것이지만, 그것들은 완전한 생각을 표현하기 때문에 문장으로 생각될 수 있다. 로저 브라운(Roger Brown, 1973)은 문장의 의미를 가진 간단한 표현들을 **'전보문'(telegraphic speech)**이라고 불렀다. 텔레그램(또는 오늘날 문자 메시지)을 쓰는 성인들은 종종 불필요한 단어들을 잘라내기 위해 구문 원리를 이용한다. 'Home Tuesday'는 "나는 화요일에 집에 있을 것으로 기대한다"의 약자일지도 모른다. 마찬가지로, 어린이의 전보문–(특히 명사, 동사 및 일부 수식어)에는 필수 단어만 사용된다.

평균 발언 길이(Mean Length of Utterance) **평균 발언 길이(MLU)**는 말하는 사람이 그가 문장에서 사용하는 평균 형태소 수이다. **형태소(morphemes)**는 언어에서 의미를 갖는 최소 단위이다. 형태소는 접두사 또는 접미사와 같은 단어의 전체 또는 일부일 수 있다. 예를 들어, '걸었다(walked)'라는 단어는 동사 '걷다(walk)'와 접미사 'ed'의 두 가지 형태소로 구성되어 있으며, 이것은 동사를 과거 시제로 변하게 한다.

그림 5.5에서 우리는 로저 브라운(1973, 1977)이 추적한 세 자녀(린, 빅토르 및 사라)의 연대순 나이와 평균 발

그림 5.5 세 자녀의 평균 발언 길이(MLU)

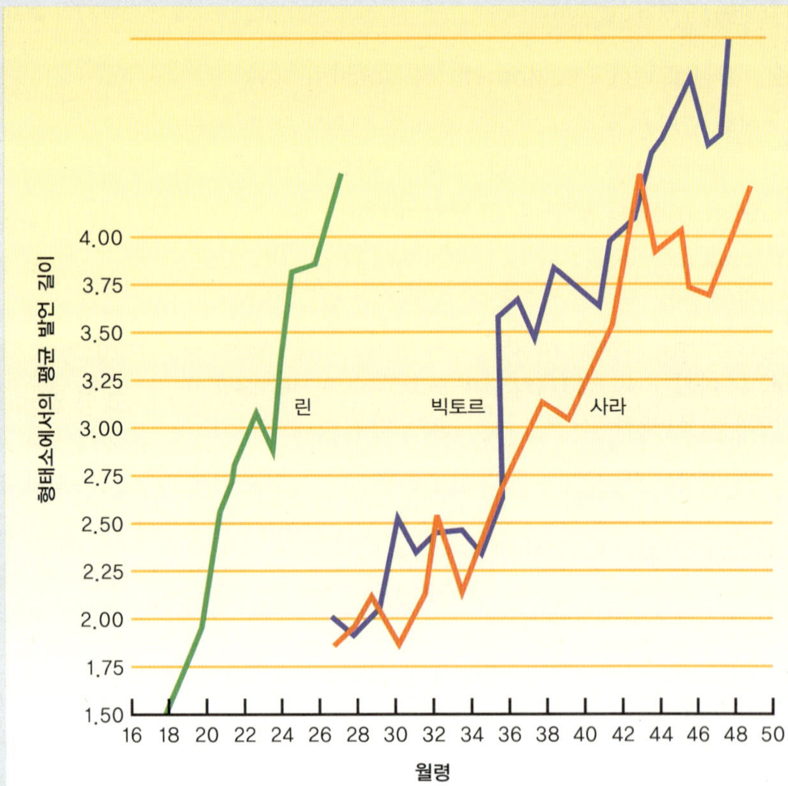

평균 발언 길이(MLU)는 말이 시작되면 빠르게 증가한다.

전보문 꼭 필요한 단어만 사용하는 화법

평균 발언 길이(MLU) 발언에 사용된 평균 형태소의 수

형태소 언어에서 가장 작은 의미 단위

일어문(holophrase) 복잡한 의미를 표현하는 데 사용되는 단일 단어

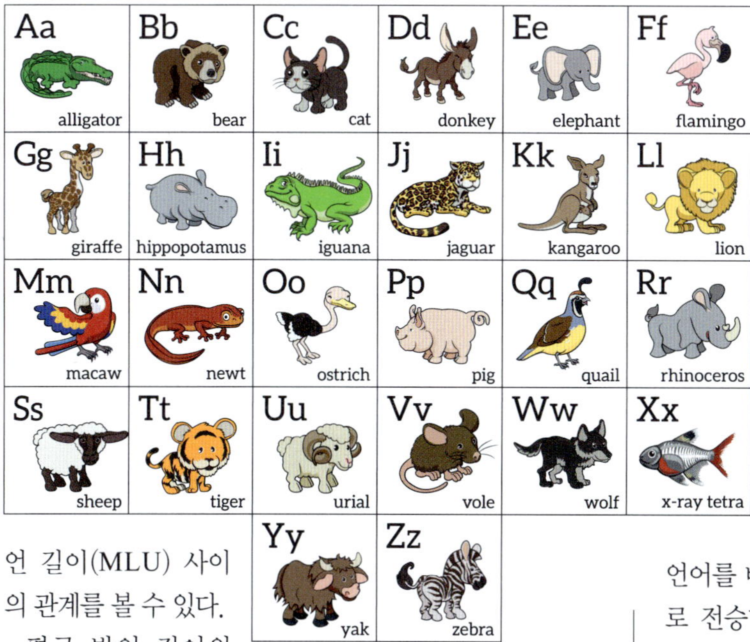
Aa alligator
Bb bear
Cc cat
Dd donkey
Ee elephant
Ff flamingo
Gg giraffe
Hh hippopotamus
Ii iguana
Jj jaguar
Kk kangaroo
Ll lion
Mm macaw
Nn newt
Oo ostrich
Pp pig
Qq quail
Rr rhinoceros
Ss sheep
Tt tiger
Uu urial
Vv vole
Ww wolf
Xx x-ray tetra
Yy yak
Zz zebra

언 길이(MLU) 사이의 관계를 볼 수 있다.

평균 발언 길이의 성장 패턴은 아이들마다 비슷하며, 간헐적이고 짧은 회귀에 의해 깨진 빠른 상승 움직임을 보여준다. 그림 5.5는 또한 개인의 차이점에 대한 것을 보여준다. 린은 빅토르와 사라에 비해 조숙했고, 훨씬 더 어린 나이에 평균 발언 길이를 확장했다. 그러나 앞에서 제시한 바와 같이, 세 아이들의 수용적인 언어는 주어진 시간에 그들의 표현적인 언어를 초과했을 것이다. 또한, 린이 평균 발언 길이를 일찍 연장했다고 해서 그녀가 성숙기에 빅토르와 사라보다 더 복잡한 표현 언어를 보여줄 것이라는 보장은 없다.

이제 '**일어문**(holophrase: 하나의 낱말로 구나 문장의 기능을 하는 것)'과 두 단어로 된 말이라는 두 가지 유형의 **전보문**(telegraphic speech)의 특징을 살펴보겠다. 일어문은 복잡한 의미를 표현하는 데 사용되는 단일 단어이다.

예를 들면 '엄마'라는 단어는 아이가 "엄마가 간다", "이리와, 엄마", "당신은 엄마"와 같이 다양한 의미를 나타내는 데 사용할 수 있다. 대부분의 어린이는 제스처, 억양 및 강화 장치로 일어문을 보강하여 부모에게 의도하는 바를 쉽게 알려준다. 즉, 부모가 요청한대로 하면 기뻐하고 그렇지 않으면 울부짖는다.

두 단어 문장 아이의 어휘가 50~100 단어(보통 18~24개월 사이)로 구성되면 전보문 같은 두 단어 문장이 나타나기 시작한다(Tamis-LeMonda et al., 2006).

"저 공(That ball)" 문장에서 단어 'is' 와 'a' 는 함축되었다.

두 단어로 된 문장은 짧고 전보문이지만, **구문론**(단어의 배열에 의하여 구, 절, 문장을 구성하는 규칙)을 이해하고 있음을 보여준다(Slobin, 2001). 아이는 부모에게 의자에 앉으라고 말하기 위해 "의자 앉기"가 아니라 "앉기 의자"라고 말할 것이다. 아이는 소유를 보여주기 위해 "신발 나의"가 아니라 "나의 신발"이라고 말할 것이다. "엄마가 간다"는 것은 엄마가 떠난다는 뜻이고, "가 엄마"는 엄마가 떠나기를 바라는 소원을 표현한다.

4. 언어 발달 이론

수십억 명의 어린이들이 부모가 사용하는 언어를 배웠고 대대로 사소한 변화를 겪으면서 다음 세대로 전승했다. 그러나 그들은 어떻게 그렇게 했을까? 이 질문을 비롯해 다른 많은 질문을 논의하면서, 우리는 자연과 양육의 가능한 역할을 언급한다. 학습 이론가는 양육의 측면으로 내려 왔고, 자연의 기본 역할을 지적하는 사람들은 자연주의적 견해를 가지고 있다고 말한다.

5. 양육 강조 견해

학습은 언어 발달에 명백한 역할을 한다. 영어를 사용하는 가정에서 자란 아이들은 한국어나 러시아어가 아닌 영어를 배운다. 학습 이론가는 일반적으로 모방 및 강화 측면에서 언어 발달을 설명한다.

모방의 역할 사회적, 인지적 관점에서 부모는 **모델** 역할을 한다. 아이들은 관찰과 모방을 통해 적어도 부분적으로 언어를 배운다. 많은 어휘, 특히 명사와 동사를 모방으로 배운다. 그러나 모방 학습은 어린이들이 관찰하지 않은 구절과 문장을 자발적으로 말하는 이유를 설명하지 못한다(Waxman & Goswami, 2012).

예를 들어, 부모는 "바이 바이 양말(Bye bye socks)"이나 "모두 갔어요 아빠(All gone daddy)"와 같은 말들을 본보기로 생각하지 않을 것 같지만 아이들은 그렇게 말한다. 그리고 때때로 아이들은 어른이 고집을 부리더라도 어른이 제안한 특정 언어 형태를 모방하지 않는 경우가 있다. 두 살 된 벤과 성인 사이의 다음과 같은 대화에 주목해보자(Kuczaj, 1982, p. 48).

구문론(syntax) 문장을 형성하기 위해 단어를 배치하는 언어의 규칙

모델(models) 학습 이론에서 다른 사람들에 의해 모방되는 사람들

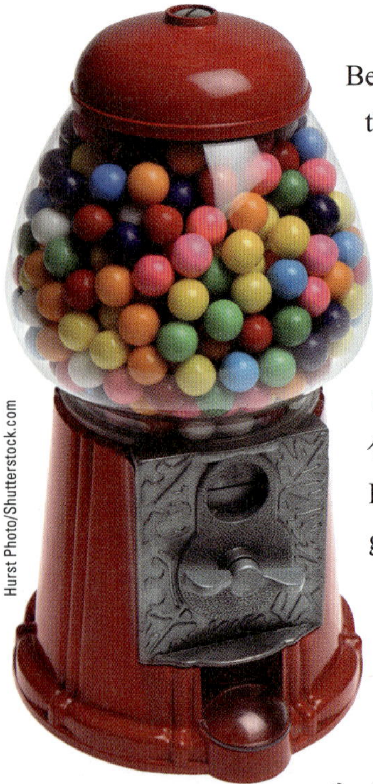

Hurst Photo/Shutterstock.com

Ben: I like these candy. I like they.

성인: You like them?

Ben: Yes, I like they.

성인: Say them.

Ben: Them.

성인: Say "I like them."

Ben: I like them.

성인: Good.

Ben: I'm good. These candy good too.

성인: Are they good?

Ben: Yes. I like they. You like they?

벤은 고집을 부리며 어른에게 저항하지 않는다. 그는 그렇게 하라는 요청을 받을 때 "I like them."을 반복한다. 그러나 나중에 그것들을 만들 기회가 주어지면, 그는 그것들을 주관적인 형태 'they'를 사용하는 것으로 되돌아가게 된다. 벤은 이 시기의 구문에 대한 자신의 (잘못된) 이해를 단순히 모델을 모방하는 것이 아니라, 자신의 언어를 적극적으로 생산하기 위해 자발적으로 사용하는 그 만의 발달 단계에 있을 가능성이 높다.

강화의 역할(the role of reinforcement) 비러스 프레티릭 스키너(B.F. Skinner, 1957)는 초기 옹알이나 후기 옹알이와 같은 언어 이전의 발성들은 선천적인 것이라 생각하였다. 그러나 부모들은 아이들이 실제 단어들의 형태와 유사한 옹알이를 하도록 강화한다. 즉 영어로는 'da'와 같은 발음을 '개(dog)'나 '아빠(daddy)'와 같은 비슷한 단어를 하게 강화한다는 것이다. 사실, 어른들이 아기를 보고 웃고, 쓰다듬고, 그들에게 말을 걸 때, 아기들의 옹알이는 증가한다. 첫 해가 지날수록 아이들은 그들의 모국어로 말하는 시간이 많아지고, 외국어는 덜 사용하게 된다.

행동주의자는 이러한 변화 패턴을 성인의 언어 소리 강화와 외국 소리의 **소멸(extinction)**이라는 관점에서 설명한다.

또 다른 (비행동적) 설명은 아이들이 그들의 언어 환경에서 소리에 능동적으로 귀를 기울이고 그것을 말하도록 본질적으로 동기를 부여받는다는 것이다.

스키너의 관점에서 아이들은 **형성(shaping)**되는 과정을 통해 초기 어휘를 습득한다. 즉, 부모는 자녀의 말하기가 강화되기 전에 실제 단어에 훨씬 더 가깝게 말하도록 요구한다. 스키너의 입장을 뒷받침하는 연구에 따르면 강화는 어린이의 어휘 성장을 가속화 할 수 있다(Kroeger & Nelson, 2006; Waxman & Goswami, 2012).

그러나 올바른 구문으로 수정하는 것을 거부하는 벤의 거절을 상기하여야 한다. 언어 발달에 대한 강화 설명이 충분하다면 부모의 강화는 아이들의 구문과 발음 학습을 용이하게 할 것이다. 그러나 부모는 문법적 정확성보다는 발언의 정확성 또는 "진실 가치"에 대해 자녀를 강화할 가능성이 더 높다(Brown, 1973).

손으로 가리키며 잔디가 보라색이라고 말하는 아이는 올바른 문법을 사용했음에도 불구하고 강화되지 않을 것 같다. 그러나 빈 접시를 보여주며 "다 먹었다(I eated it all up)"고 불쑥 말하는 열정적인 아이는 "먹었다(eated)"의 문법적인 부정확함에도 불구하고, 'I eated it all up'이 강화될 가능성이 높다(Morgenstern et al., 2013).

아이들의 발음을 선택적으로 강화하는 것도 역효과를 낳을 수 있다. 부모가 적절한 발음을 교정하려고 하지만, 잘못된 발음에 대해 지적받은 아이들은 부모가 발음에 대해 더 관대한 아이들보다 어휘가 더 느리게 발달한다(Nelson, 1973).

학습 이론은 또한 언어 발달의 일정한 순서와 습득에 있어서의 아이들의 급진전을 설명할 수 없다. 사용된 질문의 유형, 수동형 대 능동형 문장 등은 모두 같은 순서로 나타난다.

반면에, 아이들의 언어 환경의 측면은 언어의 발달에 영향을 미친다. 연구에 따르면 어린 아이들의 언어 성장은 성인이 다음과 같을 때 향상된다(Tamis-LeMonda et al., 2014):

소멸(extinction) 강화 부재로 인한 반응 빈도 감소

형성(shaping) 목표 행동과 근접한 행동에 대해 연속적인 강화를 통한 복잡한 행동의 점진적 구축

FICTION

T (F) 우리는 아이들의 오류를 수정하여 발음 발달을 향상시킬 수 있다.

아이들의 오류를 수정하여 아이들의 발음 발달을 향상시킬 수 있다는 것이 반드시 사실은 아니다. 발음에 집중하면 그들의 어휘가 빠르게 발달하지 않을 수 있다.

> 모든 정상인은 언어를 사용하지만, 애완동물이나 화초는 아무리 애지중지 한다해도 말하지 못하기 때문에, 유전이 언어에 관련된다는 것은 틀림없는 사실이다. 하지만, 한국에서 자란 아동은 한국어를 하고, 캘리포니아에서 자란 아동은 영어를 사용하기 때문에 환경도 매우 중요하다. 따라서 유전이나 환경이 언어와 연관되는지, 혹은 심지어, 어느 한쪽이 더 '중요한지'에 대해서는 의심의 여지가 없다. 대신 우리의 가장 큰 희망은 그들이 어떻게 상호작용하는지 알아내는 것이다.
>
> — 스티븐 핑커

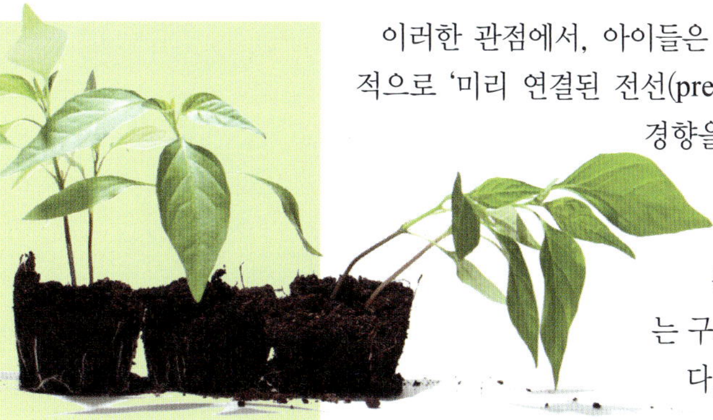

- 유아용 음성을 사용하라.
- 아이가 대화에 참여할 수 있는 질문을 사용하라.
- 아이의 언어 표현 노력에 '감응'하는 방식으로 대응한다. 예를 들어 어른들은 아이가 '내 인형'이라고 말을 할 때 "그래, 너의 인형이 예쁘구나"라고 말하며 아이의 발언과 자신의 말을 연관시켜야 한다.
- 어린이와 함께 하는 특정 활동이나 장난감에 집중하여 참여하라.
- 아이가 말하는 것을 이해하도록 도와주는 태도를 취하라.
- 아기의 현재 관심 초점이 차지하고 있는 환경의 측면을 묘사하라.
- 아이에게 읽어주라.
- 아이와 많은 대화를 나누라.

6. 자연을 강조하는 관점

언어 발달에 대한 자연주의적 견해는 선천적인 요소들이 아이들에게 특정한 방법으로 언어에 주의를 기울이게 하고, 언어를 습득하게 한다고 설명한다.

TRUTH

(T) F 아이들은 문법 규칙을 이해하는 방식으로 언어를 들을 수 있도록 '미리 설정'되어 있다.

아이들이 문법의 규칙을 이해하는 방식으로 언어를 듣기 위해 '미리 설정'되어 있는 것은 분명하다. 언어 습득에는 분명히 타고난 생물학적 요소가 있다.

이러한 관점에서, 아이들은 언어 학습에 대해 신경학적으로 '미리 연결된 전선(prewiring)'의 형태로 타고난 경향을 가져온다. 스티븐 핑거(Steven Pinker, 2007)에 따르면, 인간이 언어를 지각하고 생산할 수 있는 구조는 조각조각으로 진화했다. 이런 조각들을 보유한 개인들은 생존 가능성을 높이는 의사소통 능력 때문에 성숙기에 이르러 대대로 유전자를 전달할 가능성이 더 높았다.

심리언어학 이론 **심리언어학 이론**에 따르면 언어 습득에는 부모의 말과 강화에 대한 노출과 같은 환경적 영향과 타고난 언어 습득 경향 간의 상호작용이 포함된다. 노엄 촘스키(Noam Chomsky, 1988, 1990)는 이러한 타고난 경향을 **언어 습득 장치(language acquisition device, LAD)**라고 명명했다. 선천적인 경향에 대한 증거는 인간 언어 능력의 보편성, 심지어 청각 장애 아동들 사이에서도 나타나는 소리 조기 생성의 규칙성, 그리고 모든 언어들 사이에서 일관된 언어 발달 순서에서 발견된다(Pinker, 2007).

타고난 기질은 문법을 배우기 위해 신경계를 준비시킨다. 표면적으로 언어는 어휘와 문법이 많이 다르다.

촘스키는 이러한 요소를 언어의 **표면구조(surface structure)**라 명명했다. 그러나 촘스키는 언어 습득 장치(LAD)가 전 세계의 어린이들에게 서비스를 제공한다고 믿었다.

> **심리언어학 이론(psycholinguistic theory)** 언어 학습은 환경적 영향과 타고난 언어 습득 경향 사이의 상호 작용을 포함한다는 견해
>
> **언어 습득 장치** (LAD) 아이의 문법 학습을 용이하게 하는 생물학적 신경 회로망

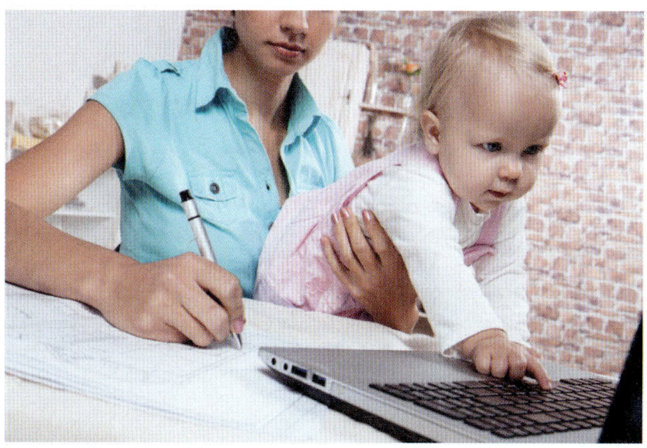

NotarYES/Shutterstock.com

그림 5.6 대뇌피질의 브로카 및 베르니케 영역

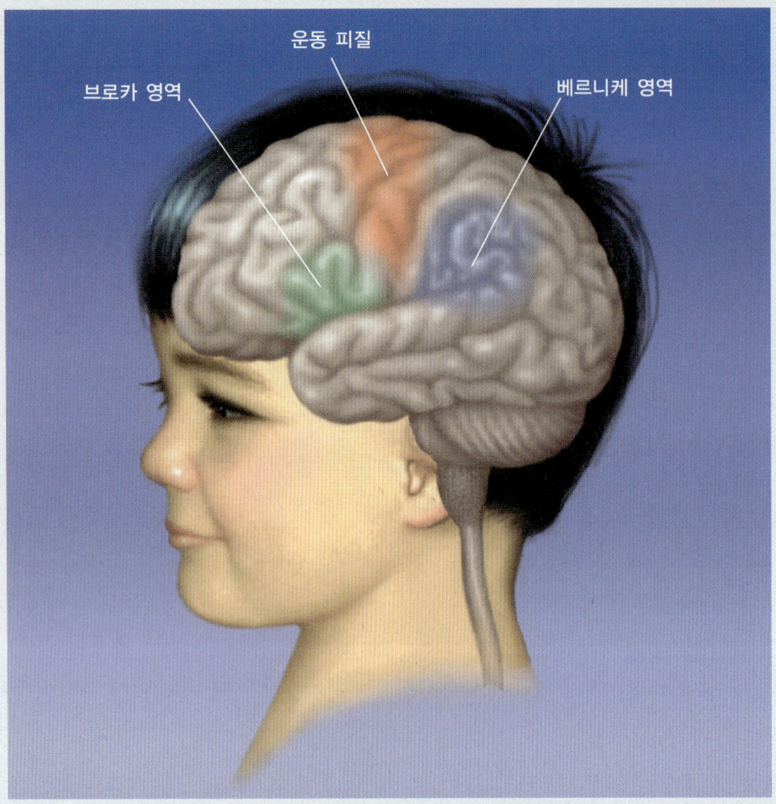

명 중 두 명에서 대뇌피질의 좌뇌에 존재한다(Hoff, 2014; Nenert et al., 2017).

좌반구에서 언어에 가장 많이 관여하는 두 영역은 브로카의 영역(Broca's area)과 베르니케의 영역(Wernicke's area)이다(그림 5.6 참조).

두 영역 중 어느 한 영역이 손상되면 **실어증**(언어를 이해하거나 생성하는 능력에 지장을 초래하는 것)이 발생할 수 있다.

브로카의 영역은 혀와 목의 근육과 목소리에 사용되는 얼굴의 다른 부위를 조절하는 운동 피질의 부분 근처에 위치해 있다. 브로카의 부위가 손상되었을 때, 사람들은 **브로카의 실어증**이라는 패턴으로 힘들게 말한다. 그러나 그들은 말을 쉽게 이해할 수 있다.

베르니케 영역은 청각 피질 근처에 있으며 신경에 의해 브로카 영역과 연결되어 있다. 베르니케(Wernicke)의 영역에 손상을 입은 사람들은 **베르니케 실어증**으로 인하여 자유롭고 적절한 구문으로 말은 하지만 말을 이해하고 자신을 표현할 단어를 찾는 데 어려움을 겪는다.

각 이랑이라고 불리는 뇌의 일부는 시각 피질과 베르니케 영역 사이에 있다. 각 이랑은 글과 같은 시각 정보를 청각 정보(소리)로 '번역'하여 베르니케 영역으로 보낸다. 각 이랑의 문제는 독자가 분절된 단어를 소리로 변화하는 것이 어렵기 때문에 읽기에 문제를 일으킬 수 있다(Binder, 2018).

언어습득 기간에 대한 비판 언어를 배우는 것은 아이들이 언어에 가장 **민감한 기간**(critical period)일 때 가장 효율적이다. 중요하고 민감한 기간은 약 18~24개월에 시작하여 사춘기까지 지속된다(Bowman et al., 2018; Werker & Hensch, 2015). 이 기간 동안 신경 발달은 뇌의 가소성(외력에 의해 변한 물체가 외력이 없어져도 원래의 형태로 돌아오지 않는 물질의 성질)을 제공한다.

중요한 기간에 대한 증거는 일부 사람들의 뇌 손상 후 회복에서 발견된다.

왜냐하면 언어는 근본적인 **심층구조**(deep structure)나 생각을 문장으로 변환시키는 규칙 세트인 '보편적인 문법'을 공유하기 때문이다. 촘스키의 관점에서, 아이들은 언어에 주의를 기울이고, 아이디어를 문장으로 구성하는 규칙을 추론하도록 유전적으로 미리 연결되어 있다. 즉, 아이들은 문법의 규칙을 이해하게 되는 방식으로 언어를 듣도록 미리 연결되어 있는 것처럼 보인다.

언어에 관련된 두뇌 구조 뇌의 많은 부분이 언어 발달에 관여하지만, 언어 습득 장치(LAD)의 기능에 대한 단서를 제공할 수 있는 몇몇 주요 생물학적 구조는 거의 모든 오른손잡이들과 왼손잡이 세

표면 구조 문장의 피상적인 문법 구조

심층 구조 문장의 근본적 의미

실어증(aphasia) 언어를 이해하거나 생산하는 능력의 장애

브로카 실어증(Broca's aphasia) 브로카 부위의 손상으로 인한 실어증으로 언어장애가 특징이다.

베르니케 실어증 베르니케 부위의 손상으로 인한 실어증으로 말의 이해력이 떨어지고 올바른 단어를 생성하는데 어려움이 있다.

민감한 기간 뇌의 언어학습 능력이 특별히 더 가능해지는, 약 18개월에서 사춘기까지의 기간. '민감기'라고도 한다.

유아어-"Yummy-Yummy" 및 "Kitty Cats"

성인들이 어린 아이들의 언어 발달을 촉진하려고 시도하는 한 가지 방법은 좀 더 엄밀히 말하면 유아지향언어(Infant-directed speech, IDS)로 불리는 '유아언어', 혹은 "motherese(엄마가 아기에게 쓰는 말투)"를 사용하는 것이다(Meltzoff 등, 2013; Piazza 등, 2017). Motherese라는 단어는 조부모, 아버지, 형제자매 및 관련 없는 사람들도 IDS를 사용하기 때문에, 용어 자체로 그 의미의 전달이 어려울 수 있다(Braarud & Stormark, 2008). 더욱이 여성(보통 남성)은 종종 자신의 애완동물에게도 아기에게 하는 것처럼 이야기한다(Jeannin et al., 2017). 유아지향언어는 아랍어, 영어, 코만치어, 이탈리아어, 프랑스어, 독일어, 코사어(아프리카어), 일본어, 중국어, 심지어 태국 수화까지 다양한 언어로 사용된다(Solomon, 2012). 연구자들은 IDS가 다음과 같은 특성을 가지고 있다는 것을 발견하였다(McMurray 등, 2013; Piazza 등, 2017).

- 그것은 어른들을 대상으로 하는 말보다 더 천천히 그리고 더 높은 음조로 말하게 된다. 또한 생각 사이에 뚜렷한 중단(쉼)이 있다.
- 문장은 짧고, 성인들은 문법적으로 올바른 방식으로 말하고자 노력한다.
- 문장의 구문이 간단하다. 명사, 동사, 그리고 몇 가지 수식어에 초점을 맞춘다.
- 핵심 단어는 문장 끝에 배치되고 더 높고 더 큰 목소리로 말한다.
- 작은 형태소 y가 자주 명사에 추가된다.(Dad → Daddy, horse → horsey).
- 성인은 문장을 반복하고, "코를 보여주세요." "코가 어디에 있습니까?" "코를 만질 수 있습니까?"와 같이 때때로 사소한 변형을 사용하는 경우도 있다. 어른들은 또한 표현기회에 대한 아이들의 인식을 넓혀주기 위하여 아이들의 말을 바꿔 말해준다. 아이가 "아기 신발"이라고 말하면 엄마는 "네, 그게 아기 신발이에요. 엄마가 신발을 아기 발에 신길까요?"라고 대답할 수 있다.
- 말을 중복하기도 한다. 'Yummy'를 "Yummy-Yummy"로, 'Daddy'는 "Da-da"와 번갈아 말하기도 한다.
- 많은 IDS는 개체 이름 지정에 중점을 둔다. 어휘는 구체적이고 아동의 환경을 나타낸다. 예를 들어, 박제 사자는 "키티"라고 부를 수 있다.
- 개체는 복합 라벨로 덮어 쓸 수 있다. 토끼는 "토끼 토끼(bunny rabbit)"가 될 수 있고 고양이는 "고양이 고양이(kitty cats)"가 될 수 있다. IDS 사용자는 어린이가 인식할 수 있는 하나 이상의 레이블을 사용하고 있는지 확인한다.
- 부모는 "아기는 피곤하지요?" "아, 너무 피곤해요." "지금 낮잠을 자고 싶지, 그렇지요?"에서처럼 아이들을 대변한다 부모는 아이들이 사용할 수 있는 문장 모델을 제공함으로써 아이들이 자신을 표현하도록 돕는 것 같다.

IDS는 의사소통을 장려하고 언어 발달을 촉진할까? 연구는 그 사용을 지지한다. 2일 정도의 영아는 성인 대화보다 IDS를 선호한다(Smith & Trainor, 2008).

짧고 단순한 문장과 높은 음조는 복잡한 문장과 낮은 음조로 말하는 것보다 아동의 반응을 이끌어 내고 어휘 발달을 향상시킬 가능성이 더 크다(Piazza et al., 2017). 아이들의 발성을 반복하면 발성을 장려하는 것으로 보인다.

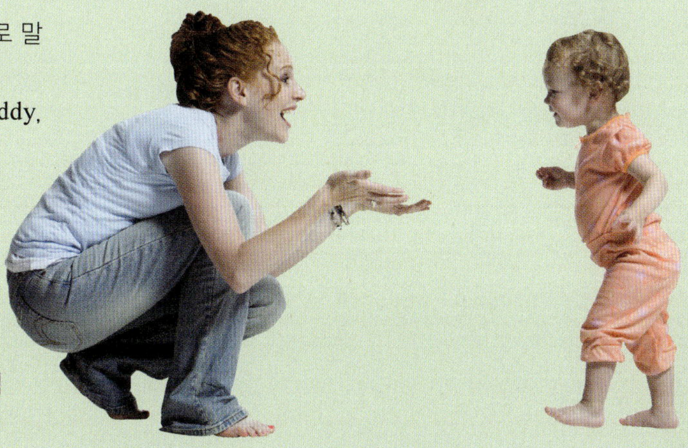

© Rubberball

언어를 제어하는 반구(일반적으로 왼쪽 반구)에 대한 부상은 말하기 능력을 손상시키거나 파괴할 수 있다. 그러나 사춘기 이전에 뇌의 좌반구에 부상을 입은 아이들은 종종 말하기 능력이 상당히 회복된다.

어린 아이들의 경우 왼쪽 반구 손상은 오른쪽 반구의 언어 기능 발달을 촉진할 수 있다. 그러나 청소년기에는 뇌 조직이 성인 분화 수준에 도달하면 적응 능력이 저하된다(Garvain, 2015; Snow, 2006).

사춘기가 지나고 언어를 습득할 수 있는지 여부를 판단하는 가장 좋은 방법은 한 명 이상의 아이들이 사춘기가 지나도록 언어에 노출되지 않을 정도로 심각한 고립 상태에서 양육되는 실험을 하는 것이다. 물론, 그러한 실험은 윤리적인 이유로 실행될 수 없다. 그러나, 지니(Genie)의 충격적 사례는 언어 개발에 중요한 시기가 있는지 여부에 대한 통찰력을 제공한다(Friedmann & Rusou, 2015).

지니의 아버지는 지니를 20개월 때부터 13세까지 작은 방에 가두고 있었다. 이 기간 동안 그녀의 사회적 접촉은 지니를 먹이기 위해서 방에 들어간 그녀의 어머니와 아버지의 구타가 있었을 뿐이었다.

지니가 구조되었을 때 그녀는 몸무게가 약 60파운드(27.2kg) 밖에 나가지 않았고, 말도 하지 않았으며, 대소변 훈련을 받지 않았으며, 간신히 서 있을 수 있었다. 그녀는 양부모 가정으로 보내졌고, 그 후 그녀의 언어 발달은 여러 가지 면에서 훨씬 더 어린 아이들의 정상적인 과정이 되었다. 그러나 그녀가 풀려난 지 5년이 지난 후, 지니의 언어는 대부분 전보문(telegraphic) 수준에 머물러 있었다.

그녀는 여전히 문법에 있어서 중요한 문제점을 보여주었는데, 예를 들어 무엇을 말할 때 주어와 동사를 뒤바꾸기도 하였다.

지니의 언어 발달은 임계기간 가설에 대한 지원을 제공하지만, 언어 문제는 부분적으로 그녀의 영양 실조와 학대 때문일 수도 있다. 사춘기 이후에 영어를 습득하려는 그녀의 노력은 힘들었고 그 결과 다수의 2살 및 3살 아이의 언어와 비교해도 표준 이하였다.

요컨대, 영유아기의 언어 발달은 환경 및 생물학적 요인의 상호작용으로 나타난다. 대체로 아이들은 언어 습득을 위한 준비가 되어있는 반면, 화초와 다른 유기체들은 그렇지 않다. 아이들은 또한 말을 듣고 다른 사람들과 언어적으로 대화할 기회를 가져야 한다. 다음 단원에서는 다른 사람들과의 상호작용이 사회성 발달에 어떤 영향을 미치는지 알아보고자 한다.

점검하기

빈칸 채우기

책 뒷편에서 답을 찾을 수 있습니다.

1. 피아제에 따르면 어린이들은 ________를 사용하여 기존 계획에 새로운 사건을 흡수한다.
2. ________ 시기에는 환경의 영향 때문에, 행동 패턴이 반복된다.
3. 생후 2개월이 되면, 아기들은 장난감 오리를 스크린 뒤에 놓아 두었다가 스크린을 들어올렸을 때 그것이 없어지도록 하면 약간 놀랄 수 있다. 그러나 아기는 아직 ________ 영속성이 발달하지 않았기 때문에 그것을 찾지 않을 것이다.
4. ________ 모방이 존재한다는 것은 아이들이 정신적으로 표현된 행동 패턴을 가지고 있다는 것을 암시한다.
5. ________는 사람의 말소리를 내는 첫 번째 발성이다.
6. 영유아의 인지 발달 평가를 위한 시각적 ________ 기억의 사용은 습관화에 기초한다.
7. 놀이 중에 한 손에서 다른 손으로 물체를 옮길 수 있는 영유아의 능력은 아기가 ________개월일 때 나타나는 전형적인 인지 발달 형태이다.
8. ________뉴런이라고 불리는 특정 종류의 뉴런은 신생아들이 혀를 내밀고 있는 성인을 흉내내는 것을 가능하게 한다.
9. 10개월에서 12개월 사이에, 영아들은 언어학자들이________라고 부르는 것을 보여주면서 음절을 반복하는 경향이 있다.
10. 처음에 아이는 달을 가리키기 위해 '무이(mooi)'와 같은 단어를 사용한다. 그 다음에 일반적으로 둥근 물체를 지칭하기 위해 그 단어를 사용한다. 이것은 ________의 예이다.

선다형 문항

1. 감각 운동 기간의 네 번째 하위 단계에서 영유아는 목표를 달성하기 위해 계획을 조정한다. 즉, 의도적이고 목표 지향적인 행동을 보이기 시작한다. 이 하위 단계가 나타나는 시기는?

a. 생후 4~8개월 b. 생후 8~12개월
c. 생후 12~18개월 d. 생후 18~24개월

2. 다음 중 언어 전 발성이 아닌 것은?

a. 일어문(holophases) b. 울음(crying)
c. 초기 옹알이(cooing) d. 후기 옹알이(babbling)

3. 일반적으로 영유아가 단어를 말할 수 있는 시기는?

a. 6개월 b. 12개월
c. 18개월 d. 24개월

4. 베일리 영유아 발달 검사에 대한 설명으로 맞는 것은?

a. 대부분의 영유아는 아직 검사를 받을 준비가 되지 않았다.
b. 영유아는 운동 능력을 검사할 수 있지만 정신 능력은 검사할 수 없다.
c. 검사는 장기적인 인지 발달을 예측하지만, 다시 검사할 때까지 신뢰할 수 없다.
d. 검사는 학교 아이들의 학교 성적이나 IQ 점수를 예측하지는 않는다.

5. 영유아가 혀를 사용하지 않는 소리는?

a. 후기 옹알이 b. 울기
c. 초기 옹알이 d. 모방 언어

6. 아동의 수용 어휘 발달과 표현 어휘 발달 사이에 대한 설명으로 옳은 것은?

a. 수용적 어휘는 표현적 어휘보다 더 빠르게 발전한다.
b. 표현적인 어휘는 수용적인 어휘보다 더 빠르게 발전한다.
c. 수용 어휘와 표현 어휘가 같은 속도로 발달한다.
d. 수용적 어휘와 표현적 어휘 사이의 관계를 일반화 할 수 없을 정도로 개인차가 너무 많다.

7. 일반적으로 어린이가 두 단어로 된 문장을 자연스럽게 만들 수 있는 연령은?

a. 4개월 및 8개월 b. 8개월 및 12개월
c. 12개월과 18개월 d. 18개월 및 24개월

8. 처음 몇 년 동안 어린이의 어휘는 주로 무엇으로 구성되는가?

a. 동사 b. 형용사
c. 부사 d. 명사

9. 두 살짜리 '벤'과 어른이 사탕에 대해 이야기하는 연구에서 나타나는 연구 결과로 옳은 것은?

a. 벤은 단어의 의미를 확장한다.
b. 벤은 구문에 대한 자신의 이해를 사용하여 자신의 언어를 생성한다.
c. 벤은 모델을 모방하지만 왜 그렇게 하는지 이해하지 못한다.
d. 벤은 모델을 모방하고 그의 언어 개발이 가속화된다.

10. 엄마가 아기에게 사용하는 말투(motherese)의 특징으로 옳지 않은 것은?

a. 짧은 문장이다
b. 작은 형태소 'Y'가 명사에 자주 추가된다.
c. 보통보다 더 높은 음으로 천천히 말한다.
d. 그들의 어휘나 구문이 부정확할 때 아이들을 교정해준다.

6 Infancy: Social and Emotional Development
영유아기: 사회성 및 정서 발달

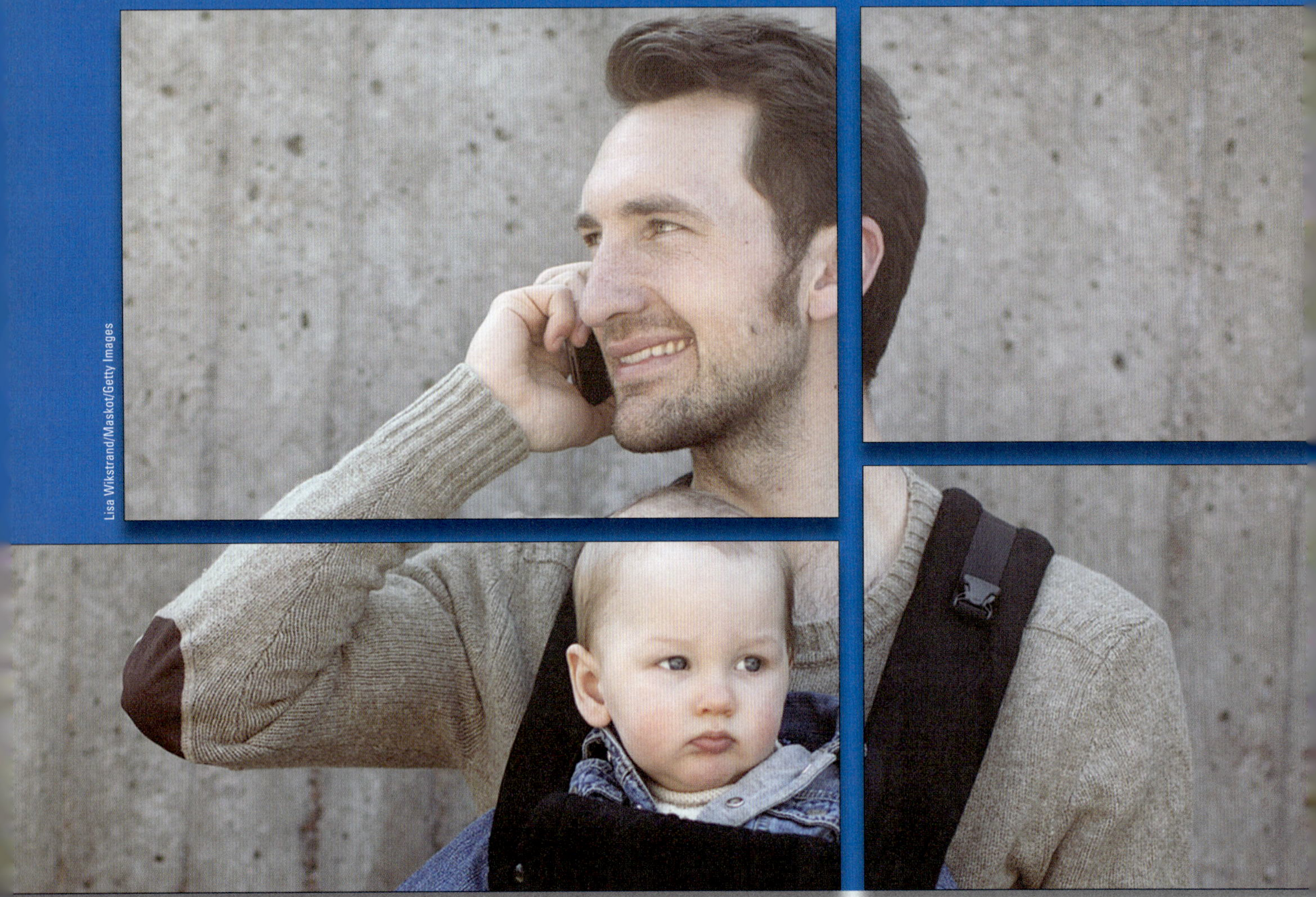

Lisa Wikstrand/Maskot/Getty Images

학습 성과

이 장의 성취 목표

- **6-1** 영유아기 애착 발달과 애착 이론에 대해 설명할 수 있다.
- **6-2** 사회적 박탈, 아동 학대 및 방치, 자폐 스펙트럼 장애, 애착의 관계에 대해 논의할 수 있다.
- **6-3** 애착 관점에서 육아시설의 영향에 대해 논의할 수 있다.
- **6-4** 영유아의 정서 발달에 대해 설명할 수 있다.
- **6-5** 자아개념 기질 및 성별 차이에 중점을 둔 영유아의 성격 발달에 대해 설명할 수 있다.

내 딸 중 한 아이가 두 살 때 내가 쓰고 있던 책의 집필을 방해하였다. 내가 서재에서 문을 잠갔을 때 그 아이는 문 밖에 자리를 잡고 "아빠, 오! 아빠!"라고 불렀다. 그런가 하면 그 아이가 문을 두드리거나 소리치며 운다. 내가 (하루에 여러 번) 하는 수 없이 문을 열면 그 아이는 뛰어 들어 와서 "아빠, 안아줘요"라고 말했다. 그 아이는 팔이나 내 무릎으로 올라왔다. 집필은 어떻게 끝냈을까? 한 가지 해결책은 집 밖에서 글을 쓰는 것이었지만 이 해결책은 나를 가족과 멀어지게 하는 단점이 있었다. 또 다른 해결책은 아이를 무시하고 울게 하는 것이었지만 아이를 실망시키고 싶지 않았다. 당신도 알다시피 '애착'은 두 가지 방법뿐이었다. 세 번째 해결책은 내가 할 수 있는 한 나의 작업에 집중하는 것이다. 이것이 그 책이 만들어진 과정이었다.

> 아기에게는
> –울고 웃고 안기려 하고–
> 성인의 보호를 자극하는
> 행동패턴이 있다.

6-1 애착: 지속되는 유대감

애착은 대부분의 사람들이 애정이나 사랑이라고 부르는 말이다. 애착에 관한 저명한 연구자인 메리 에인스워스(Mary Ainsworth, 1989)는 애착을 '한 동물 또는 사람과 다른 동물 사이의 지속적인 정서적 유대감'으로 정의하였다. 존 보울비(John Bowlby)는 애착이 유아의 생존에 필수적이라고 덧붙였다(Bowlby, 1988). 그는 아기가 성인의 돌봄을 자극하는 행동(울고, 웃고, 매달리는)을 가지고 태어났다고 지적한다.

영유아는 자신이 애착을 가지고 있는 보호자의 곁에 있으려고 노력한다. 그들은 눈을 마주치고, 끌어당기고, 안아달라고 요청한다. 보호자가 곁에 없을 때, 그들은 뒤척이거나, 소란을 피우거나, 울거나, 비명을 지르거나, 또는 징징대는 **분리 불안(separation anxiety)**을 보인다.

애착(attachment) 타인과의 친밀함과 이별에 따른 괴로움을 느끼는 것이 특징인 애정 어린 유대

분리 불안 애착의 대상으로부터의 분리되는 두려움

안정된 애착 분리되었을 때 가벼운 고통과 재회에 의해 쉽게 달래지는 것이 특징인 애착의 일종

불안정한 애착 보호자를 피하거나, 과도하게 달라붙거나 또는 일관성이 없어 보이는 행동이 특징인 애착 유형

회피성 애착 애착 인물에 의한 이탈 및 재결합에 대한 명백한 무관심이 특징인 불안정한 애착의 유형

양면적/저항적 애착 분리되었을 때, 심각한 고통과 재결합시의 양면적인 행동으로 특징지어지는 불안정한 애착 유형

1. 애착의 유형

에인스워스는 애착의 발달을 측정하는 방법으로 '낯선 상황 방법(Strange Situation Method)'을 개발하였다(그림 6.1 참조). 이 방법에서, 영유아는 보호자(보통 엄마)와 연구원인 낯선 사람과 일련의 분리와 재결합을 시험하였다. 이 실험에서, 안정된 아기들은 엄마와 분리되었을 때 약간 두려워하고, 다시 만날 때 상호작용을 찾고, 어머니로부터 쉽게 위로를 받는다.

에인스워스와 그녀의 동료(1978)는 다양한 애착 패턴을 확인했다. 일반적으로 영아는 **안정된 애착(secure attachment)**, 또는 **불안정한 애착(insecure attachment)**을 보여주었다. 아시아, 아프리카 및 북미 지역의 문화 연구에 따르면 대부분의 영유아는 보호자에게 안정되게 연결되어 있으며 나머지는 주로 회피 애착과 저항 애착으로 구분되었다(Mesman et al., 2016). 불안정성, 혹은 불안정한 애착의 두 가지 주요 유형은 '**회피성 애착(avoidant attachment)**'과 '**양면적/저항적 애착(ambivalent/resistant attachment)**'이다.

TRUTH OR FICTION?

T	F	자폐아는 마치 자기가 가구인 것처럼 사람들에게 반응할 수 있다.
T	F	자폐증은 백신으로 인해 발생할 수 있다.
T	F	보육원에 맡겨진 아이는 가정에서 돌보는 아이보다 더 공격적이다.
T	F	낯선 사람에 대한 두려움은 영아들 사이에서 비정상적이다.
T	F	모든 아이들은 같은 기질로 태어난다. 돌보는 사람에 의한 치료는 그들이 어렵거나 쉬운지 여부를 결정한다.
T	F	여자아이는 인형과 장난감 동물을 선호하고 남자아이는 장난감 트럭과 스포츠 장비를 선호할 수 있지만 이러한 선호는 사회에서 맡겨진 성 역할을 인식한 후에야 나타난다.

그림 6.1 낯선 상황

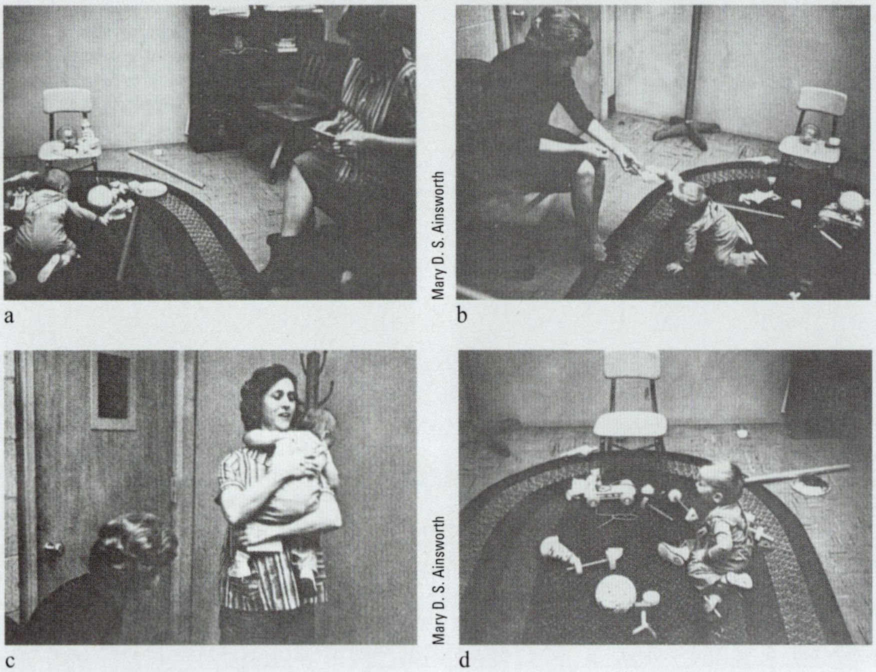

이 사진은 낯선 상황에 처한 12개월 된 아이를 보여준다. (a)에서 아이는 장난감을 가지고 놀고 가끔 엄마를 쳐다본다. (b)에서 낯선 사람이 장난감을 들고 다가온다. 아이가 산만해지는 동안 엄마는 방을 나간다. (c)에서 엄마는 잠시 후 돌아온다. 아이는 엄마에게 빨리 기어가서 엄마에게 달라붙는다. (d)에서 아이는 엄마가 다시 방을 떠날 때 운다.

회피성 애착을 보이는 영유아는 엄마와 떨어져 있어도 고통스러움을 느끼지 않는다. 그들은 혼자 있을 때는 소란스럽지 않고, 다시 만날 때 엄마를 무시한다. 양면적/ 저항적 형태의 아기가 가장 감정적이다. 그들은 엄마가 떠날 때 심한 고통의 징후를 보이고, 다시 만날 때 엄마에게 매달리기도 하고 밀어내기도 하는 양면성을 보인다. 불안정한 애착의 추가적인 분류에는 **무질서-혼돈 애착(disorganized-disoriented attachment)**이 포함된다. 이 유형을 보이는 아기들은 어리둥절하고 혼란스러우며 방향감각을 잃은 것처럼 보인다. 그들은 엄마에게서 눈을 돌린 채 엄마 쪽으로 이동하는 등 모순된 행동을 보일 수도 있다.

안정된 유아는 더 행복하고 사교적이며 보호자와 더 협력한다. 5세와 6세 즈음에 그들은 또래들과 잘 어울리고 불안정한 아이들보다 학교에서 더 잘 적응한다(Grohet al., 2014; Matte-Gagne et al., 2017). 영유아기의 불안정한 애착은 청소년기에 심리적 장애를 예측할 수 있다(Oldfield et al., 2018).

무질서-혼돈 애착 애착 인물에 대한 혼란스러우며, 모순적인 행동을 특징으로 하는 불안정한 애착 유형

2. 애착 형성 (Establishing Attachment)

애착은 영유아 돌봄의 질과 관련이 있다(Oliveira et al., 2015; Sullivan et al., 2011). 안정된 영유아의 부모는 안정되지 않은 영유아의 부모보다 더 애정이 많고 정성스러우며 영유아의 상태를 예측할 수 있다. 그들은 영유아의 미소와 울음에 더 민감하게 반응한다(Gross et al., 2017; van der Voort et al., 2014).

연구원들은 '세대 간 애착의 전달'에 대한 근거를 발견하였다(Van IJzendoorn & Bakermans-Kranenburg, 2019). 안정된 엄마의 아이는 가장 안정된 애착 패턴을 보여준다(Cicchettiet al., 2006). 형제자매는 어머니와 또 다른 애착관계를 형성할 수 있다(O'Connor et al.,2011). 같은 성별의 형제자매는 남녀 형제자매보다 어머니와 유사한 애착관계를 형성할 가능성이 더 높다.

안정성은 영유아의 기질과도 관련이 있다(Lickenbrock & Braungart-Rieker, 2015; Solmeyer & Feinberg, 2011). '까다로운' 기질을 가진 아이의 어머니는 그들에게 덜 관심을 기울이고 그 아기로부터 더 거리감을 느낀다고 알려져 있다(Lickenbrock & Braungart-Rieker, 2015; Wang et al., 2015).

아버지의 참여 보편적인 아버지는 자녀들과 얼마나 관련되어 있을까? 선진국에서는 이에 대한 간단한 연구 결과들이 과거보다 많아졌다(Grossmann et al., 2002). 하지만 엄마들은 그들의 영유아와 더 많은 상호작용을 한다. 대부분의 아버지들은 아이를 먹이거나 씻기는 것보다 아이와 노는 것이 더 쉽다(Lucassen et al., 2011).

아버지들은 엄마보다 몸으로 하는 거친 놀이를 더 자주 하는 반면, 엄마들은 장난감, 패티 케이크 만들기, 까꿍 놀이 등을 할 가능성이 더 높다(Lucassen et al., 2011).

그렇다면, 영유아들은 얼마나 친밀하게 아버지와 애착을 갖게 되는 걸까? 아버지가 영유아의 요구에 더 민감할수록 애착은 더 강해진다(Fuertes et al., 2016).

애착 단계

메리 에인스워스(Mary Ainsworth, 1913~1999)와 그녀의 동료들은 영유아의 애착 단계를 3단계로 확인하였다.

1. 초기 애착 전 단계
2. 애착 형성 단계
3. 분명한 애착 단계

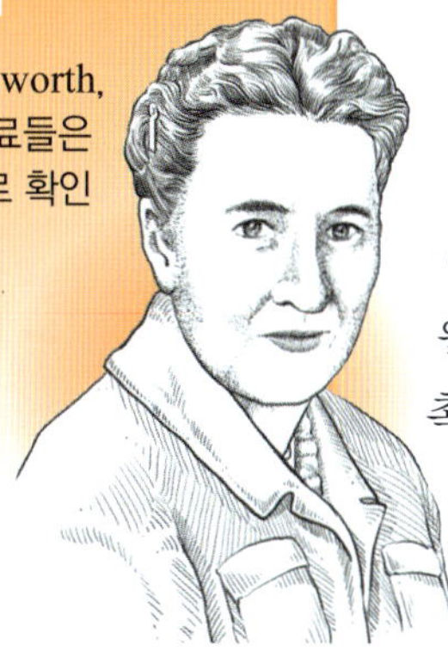

3. 애착의 안정성

애착 패턴은 돌봄 조건이 일정하게 유지될 때 지속되는 경향이 있다(Beebe et al., 2010; Stupica et al., 2011). 바이런 에게랜드(Byron Egeland)와 알란 스로프(Alan Sroufe, 1981)는 생후 12~18개월 사이에 심각하게 방치된 유아와 양질의 보호를 받은 다른 유아들을 추적 관찰했다. 세밀한 보살핌을 받는 유아의 애착 패턴은 안정성(안전함)을 유지했다. 그러나 불안정한 상태로 방치된 유아들은 지지적인 가족과의 관계 때문이거나 가정생활의 긴장감이 떨어졌기 때문에 6개월이 지나서 안정성 있게 애착이 형성되었다. 또한, 가정 생활이 악화될 때, 아이들은 돌보는 사람과 안정된 애착관계가 덜 형성될 수 있다(Levendosky et al., 2018).

긍정적인 측면으로는, 더 어린 나이에 입양될 때 자녀와 부모 사이의 애착 형성이 더 순조롭게 진행되는 것처럼 보이지만, 다양한 나이에 입양된 아이들도 양부모에게 안정된 애착이 형성될 수 있다(Barone et al., 2017; Piermattei et al., 2017; Raby et al., 2017).

4. 애착 단계

문화간 연구는 애착 단계 이론으로 이어졌다. 한 연구에서 에인스워스(1967)는 우간다 영아의 행동을 추적했다. 9개월 동안 그녀는 어머니와의 접촉을 유지하려는 그들의 노력, 헤어졌을 때의 분노, 그리고 주변환경을 확인하기 위한 기반으로 어머니를 이용하는 것에 주목했다. 처음에는 우간다 영유아들이 **무분별한 애착(indiscriminal attachment)**을 보였는데, 이는 친숙한 돌봄자에 대한 특별한 선호가 없는 유형이다. 어머니에 대한 구체적인 애착은, 생후 4개월 정도부터 발달하기 시작했고, 약 7개월 정도에 강렬해졌다. 낯선 사람에 대한 두려움은 한두 달 후에 생겼다.

그림 6.2에서와 같이 또 다른 연구에서 스코틀랜드 유아는 출생 후 첫 6개월 동안 무분별한 애착을 나타냈다(Schaffer & Emerson, 1964). 그런 다음 그 애착이 약해졌다. 분리 불안의 출현으로 입증된 바와 같이, 어머니와 다른 친근한 보호자에 대한 특정 애착이 강화되었으며, 18개월 동안 높은 수준을 유지했다.

특정 애착의 강도가 세지기 시작한 지 한 달여 만에 낯선 사람에 대한 두려움이 발생했다. 이 연구와 우간다 연구 모두에서, 낯선 사람에 대한 두려움은 분리 불안과 특정한 애착의 발달이 시작되고 수주 후에 나타났다.

이러한 연구에서 에인스워스와 그녀의 동료(1978)는 다음에서 기술되는 애착의 3단계를 확인하였다.

1. **초기 애착 전 단계**는 출생부터 약 3개월까지 지속되며 무분별한 애착이 특징이다.

그림 6.2 애착의 발달

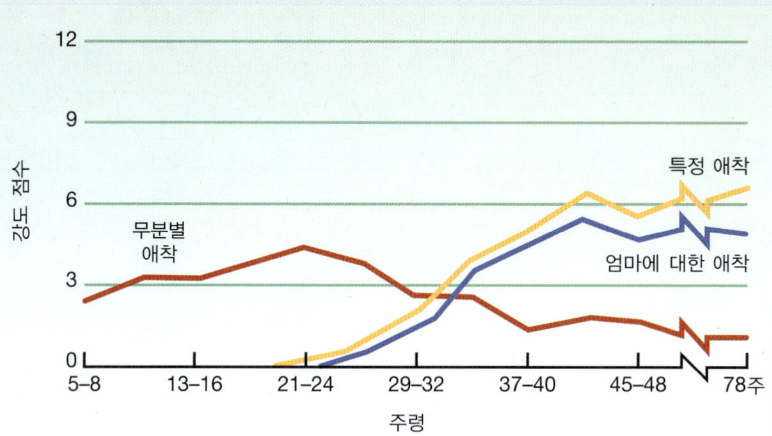

처음 6개월 동안 영유아는 무분별한 애착을 보이는 경향이 있으며, 특정 애착이 심화될수록 약해진다.

무분별한 애착 사람을 가리지 않는 애착 행동의 표시

초기 애착 전 단계(initial-preattachment phase) 무분별한 애착을 특징으로 하는 애착 발달의 첫 번째 단계

2. **애착 형성 단계**는 3~4개월 정도에 발생하며 친숙한 인물을 선호하는 것이 특징이다.
3. **분명한 애착 단계**는 약 6~7개월에 발생하며, 일차 보호자(보통 어머니)에 대한 의존도가 강화되는 특징이 있다.

그러나 대부분의 영유아는 성인 보호자가 한 명 이상(어머니뿐만 아니라 아버지, 어린이집 보호자, 조부모 및 기타 보호자)이고 그래서 여러 가지 애착을 형성할 가능성이 높다.

5. 애착 이론(Theories of Attachment)

애착 발달에 대한 몇 가지 이론이 있다.

애착에 대한 인지적 관점 인지적 관점에서는 특정 애착이 가능해지기 전에 영유아가 대상 영속성 개념을 개발해야 한다고 제안한다. 보호자가 주위에서 없어졌다면 영유아는 자신이 계속 존재한다는 것을 인식해야 한다. 우리는 영아가 약 6~7개월에 특정한 애착을 발달시키는 경향이 있음을 보았다. 대상에 대한 기본적인 영속성은 다소 일찍 발달한다(5장 참조).

애착에 대한 행동적 관점 20세기 초, 행동주의자들은 애착 행동이 조건화된다고 주장했다. 보호자는 영유아를 먹이고 다른 생리적 필요를 돌보게 된다. 따라서 영유아는 보호자를 만족과 연관시키고 그들의 필요를 충족시키기 위해 접근하는 방법을 배운다. 이러한 관점에서 보호자는 조건화된 강화자가 된다.

애착에 대한 정신 분석학적 관점 정신 분석 이론가들에 의하면 보호자(보통 어머니)는 단순히 '강화자'가 될 뿐만 아니라 이후의 모든 애착에 대한 기초를 형성하는 사랑의 대상이 된다. 지그문트 프로이트(Sigmund Freud)는 첫해에 먹는 행위와 같은 구강 행동의 중요성을 강조하였다. 프로이트는 영아가 음식과 빨기에 대한 욕구의 일차적인 만족감 때문에, 이 시기에 엄마에게 감정적으로 애착을 갖게 된다고 믿었다.

에릭 에릭슨(Erik Erikson)은 삶의 첫해를 신뢰 vs. 불신 단계로 특정지었다. 에릭슨은 첫해는 엄마에 대한 신뢰감을 발달시키는 중요한 시기이고, 그 시기에 애착이 형성된다고 믿었다. 음식에 대한 요구뿐만 아니라 아이의 다른 요구들에 대한 어머니의 일반적인 민감성은 신뢰와 애착의 발달을 촉진한다.

편안한 접촉의 원천으로서의 돌봄자 해리(Harry)와 마가렛 할로우(Margaret Harlow)는 프로이트가 제안한 것처럼 먹이를 주는 것이 애착 과정에 중요하지 않다는 것을 증명하기 위해 고전적인 실험을 했다. 한 연구에서 할로우는 아기 붉은털 원숭이를 두 마리의 대리모와 함께 우리에 가두었다(그림 6.3 참조). 한 '어미'는 젖병이 연결된 철망으로 만들어졌고, 다른 대리모는 부드럽고 껴안고 싶은 테리(수건 같은 느낌의) 천으로 만들어졌다. 아기 원숭이들은 먹이를 주지 않았음에도 불구하고, 대부분의 시간을 천으로 만들어진 어미에게 매달리며 보냈다. 할로우는 원숭이(그리고 아마 사람)가 **편안한 접촉**에 대한 기본적 욕구를 가지고 있다고 결론지었다.

그림 6.3 편안한 접촉에 대한 동물 실험

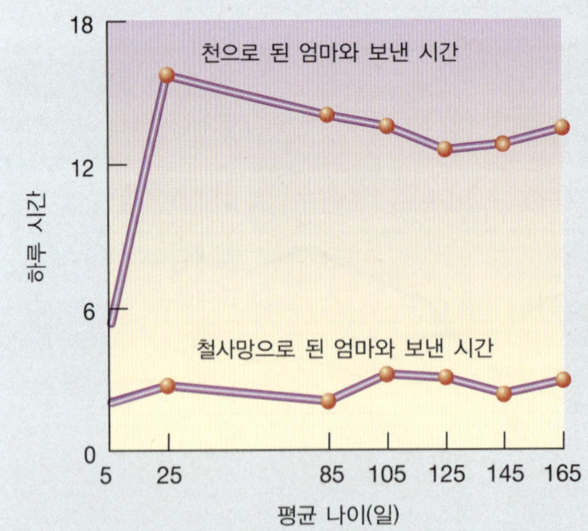

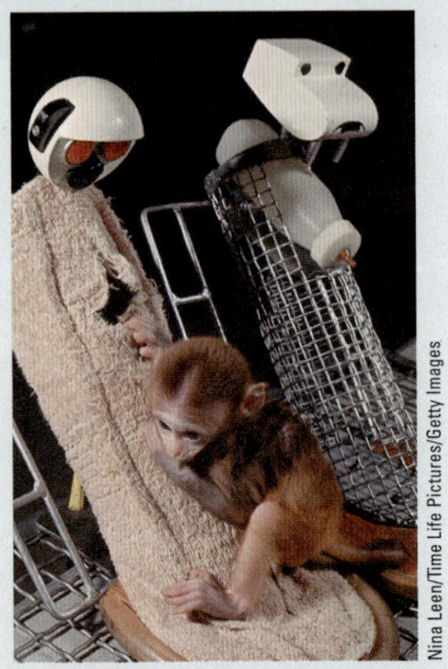

이 아기 붉은털 원숭이는 '철사망으로 된 엄마'에 의해 먹이를 주지만 대부분의 시간을 부드럽고 껴안는 '천으로 된 엄마'에게 집착한다.

애착 형성 단계(attachment-in-the-making phase) 친근한 인물에 대한 선호가 특징인 애착 발달의 두 번째 단계

분명한 애착 단계(clear-cut-attachment phase) 애착 발달의 세 번째 단계로, 일차 보호자에 대한 의존성이 강화된다.

편안한 접촉 다른 사람과의 신체적 접촉에서 파생되는 즐거움

행동학자(ethologist) 다양한 종의 특징적인 행동패턴을 연구하는 과학자

애착에 대한 행동학적 관점 **행동학자**들은 많은 동물들에게 애착은 특정 자극에 대한 선천적 또는 본능적 반응이라는 점에 주목한다. 일부 연구원들은 아기의 울음소리가 여성의 보살핌을 자극한다는 이론을 제시하였다.

생후 2~3개월이 되면, 인간의 얼굴은 관심을 유도하는 방긋 웃는 사회적 미소(social smile) 속에서 애정을 이끌어 냄으로써 생존을 보장한다(Ainsworth & Bowlby, 1991; Bowlby, 1988). 사회적 순환방식으로 아기의 얼굴에 대한 어머니의 사회적 반응은 생후 8개월까지 아기가 안정적으로 웃을 수 있게 한다(Jones & Hong, 2005). 이러한 패턴은 상호 애착에 기여한다.

인간이 아닌 많은 동물들에게 애착은 삶의 **중요한 시기**에 일어난다. 물새들은 이 기간 동안 그들이 처음 마주치는 움직이는 물체에 애착이 형성된다. 움직이는 물체의 이미지가 어린 동물에게 '인쇄'되는 것처럼 보이기 때문에, 그 과정을 '**각인(imprinting)**'이라고 부른다.

행동학자 콘라드 로렌즈(Konrad Lorenz, 1962, 1981)는 그의 새끼거위 가족 사진이 공개되면서 유명해졌다. 로렌즈는 새끼거위가 부화했을 때 곁에서 그들을 보호함으로써 그들 따라오도록 하였다. 거위와 오리의 결정적인 시기는 그들이 처음 운동을 할 때 시작되고, 낯선 사람에 대한 두려움이 생길 때 끝난다. 새끼거위는 로렌즈를 끈질기게 따라다녔고, 두려울 때 그에게 달려갔고, 그가 떠날 때 두려움에 끼루룩 소리를 내었고, 그들 사이에 놓인 장벽을 극복하려고 애썼다. 끼루룩 소리를 우는 소리라고 생각하면 꽤 인간적으로 들린다.

행동학 에인스워스와 보울비(1991)의 생각으로 돌아가 보자. 그들은 "우리가 참여하여 개발한 애착 이론의 구별되는 특징은 그것이 행동학적 접근이라는 것"이라고 기록하였다(Ainsworth & Bowlby, 1991, p. 333). 그러나 그들의 행동학적 접근 방식은 여러 면에서 로렌즈와 다르다. 예를 들어, 에인스워스와 보울비는 인간에게 돌봄은 선천적인 것이 아니라 대부분 학습에 의한다고 하였다. 에인스워스와 보울비는 또한 하류 포유류의 애착 기간과 달리 인간의 애착에 대한 특정한 중요한 기간(존재하는 경우)이 수개월 또는 수년으로 연장된다는 점에 주목하였다. 돌봄 자체와 미소와 같은 영아의 반응도 애착을 촉진한다.

6-2 애착이 실패할 때

자녀가 보호자와 거의 또는 전혀 접촉하지 않고 양육되면 어떻게 될까? 부모가 자녀를 방치하거나 학대할 때, 자폐 스펙트럼 장애의 경우에는 어떤 일이 벌어질까?

1. 사회적 박탈(Social Deprivation)

돌봄자로부터 사회적 자극을 거의 받지 않는 보호기관에서 자란 아이들에 대한 연구는 상관관계가 있다는 점에서 제한적이다. 다시 말하면, 자녀들을 보호기관에서 자라게 한 가족적 요인도 발달 문제에 기여했을 수 있다는 것이다. 윤리적 관점에서 우리가 아이들을 사회적 박탈이 되도록 무작위로 할당하는 실험연구를 하지 못하게 할 것이다. 그러나, 이러한 종류의 실험은 붉은털 원숭이에 의해 수행되었고, 결과는 아이들의 상관관계 연구와 일치한다.

원숭이의 실험 할로우와 그의 동료들은 철망과 테리 직물로 이루어진 어미에 의해 "양육된" 붉은털 원숭이에 대한 연구를 수행했다. 이후 연구에서 붉은털 원숭이는 다른 동물, 원숭이 또는 인간을 보지 않고 사회적 지원조차 받지 못한 채 양육되었다(Harlow et al., 1971).

사회적 미소 미소는 사람의 목소리나 얼굴에 반응하여 발생한다.

중요한 시기(critical period) 각인이 발생할 수 있는 기간

각인(imprinting) 어떤 종은 그들이 따르는 첫 번째 움직이는 물체에 애착되는 과정

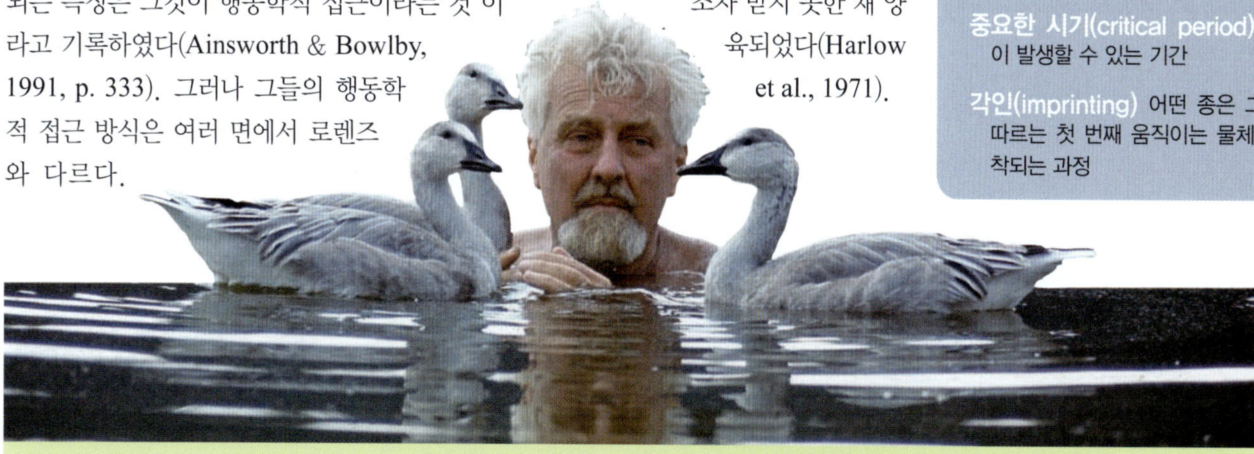

콘라드 로렌즈(Konrad Lorenz)와 새끼거위 '가족'. 이 기계적 유형의 애착을 '각인'이라고 한다.

Nina Leen/The LIFE Picture Collection/Getty Images

할로우는 감금상태에서 고독하게 자란 아기 붉은털 원숭이가 나중에 다른 원숭이를 피한다는 것을 발견했다. 또한 그들은 다른 사람들 앞에서는 움츠렸다. 그들은 다른 원숭이의 공격을 막으려 하지도 않았다. 오히려 그들은 구석에 앉아 자신을 움켜쥐고 앞뒤로 흔든다. 나중에 새끼를 낳은 암컷들은 그들을 무시하거나 학대했다.

사회적 박탈로 인한 피해를 극복할 수 있을까?

6개월 또는 그 이상의 기간 동안 고립되었던 원숭이를 하루에 두어 시간 동안 더 어린, 3~4개월 된 암컷과 함께 놓아두면, 더 어린 원숭이들은 고립되었던 나이든 원숭이들과 상호작용을 시도한다. 고립되었던 많은 원숭이들은 몇 주 후에 어린 원숭이들과 놀기 시작하고, 많은 원숭이들은 결국 나이든 원숭이들에게 그들의 사회적 접촉 범위를 넓힌다. 사회적으로 소외된 아이들도 더 어린 친구들과 놀 수 있는 기회가 제공된다면, 그들의 사회적 · 정서적 발달에서 유사하게 도움을 받을 수 있을 것이다(Kumsta et al., 2015; Rubin & Coublan, 2010).

아동을 대상으로 한 연구 물질적 필요가 충족되지만 보호자로부터 사회적 자극을 거의 받지 못한 보호시설의 아동은 모든 발달 영역에서 문제에 부딪친다(Johnson & Gunnar, 2011; Koss & Gunnar, 2018). 르네 스피츠(René A. Spitz, 1965)는 많은 보호시설 어린이들이 안으로만 몰입하고 우울증을 보인다는 것을 발견했다. 한 기관에서, 영아는 감염성 질병을 예방하기 위해 첫해 대부분을 별도의 칸막이에서 지냈다(Provence & Lipton, 1962).

어른들은 아기에게 음식을 주고 기저귀를 갈아주는 일만 하였다. 일반적으로 아기 젖병은 영아용 침대에 올려놓았다. 기관의 관계자들은 그들의 울음에 거의 반응하지 않았다. 그들은 거의 아이와 놀거나 말을 걸지도 않았다. 4개월이 되었을 때, 아이들은 어른들에게 거의 관심을 보이지 않았다. 몇 달 후, 그들 중 몇몇은 거의 할로우의 원숭이처럼 아기침대에 주저앉아 앞뒤로 흔들었다. 아기들이 12개월이 되었을 때 아무도 말을 하지 못했다.

물질적 요구가 충족되는 영유아들에게 왜 그토록 극적인 문제가 생겼을까? 대답은 부분적으로 아동의 나이에 따라 달라질 수 있다. 레온 야로우(Leon Yarrow)와 그의 동료의 고전적인 연구(Yarrow et al., 1971; Yarrow & Goodwin, 1973)는 너무 어려서 특정한 애착을 발달시킬 수 없는 영유아에게, **감각 자극과 사회적 상호작용**의 결여가 사랑의 부족보다 더 많은 문제를 일으킬 수 있다는 것을 시사한다. 그러나 영유아의 특정 애착이 한 번 발달하면, 주요 돌봄자와 분리되었을 때 문제가 발생할 수 있다.

사회적 박탈로부터 회복하는 능력 영유아는 또한 사회적 박탈로부터 회복할 수 있는 강력한 능력을 가지고 있다. 한 연구는 많은 어린이가 13개월 또는 14개월 동안의 사회적 박탈에서 완전히 회복할 수 있다는 것을 보여주었다(Kagan & Klein, 1973). 외딴 과테말라 마을의 원주민들은 신선한 공기와 햇빛이 아이들을 병들게 할 것이라고 믿었다. 따라서 아이들은 걸을 수 있을 때까지 거의 놀아주지 않고 창문이 없는 오두막에서 지내게 된다.

격리당하는 동안 영유아는 무관심하게 행동한다. 걷기 시작할 때 그들은 신체적으로나 사회적으로 발달이 지연된 모습을 보인다. 하지만 11세가 되면 그들은 미국에 있는 그들 또래의 친구들만큼이나 민첩하게 활동한다.

고아원 아동에 대한 고전적인 종단적 연구 또한, 아동이 사회적 박탈로부터 회복할 수 있는 능력과 관련된 근거를 제공한다(Skeels, 1966). 이 연구에서, 지적 장애가 있는 것으로 보이는 19개월 된 유아 그룹을 더 오랜시간 보호시설에 익숙해진 소녀들이 돌보고 있었다. 소녀들은 그들과 놀고 양육하는 데 많은 시간을 보냈다. 소녀들과 함께 지내온 지 4년 후, '장애인 아동'은 IQ 점수가 급격히 상승한 반면, 이 자극을 받지 않은 아동은 IQ가 감소했다.

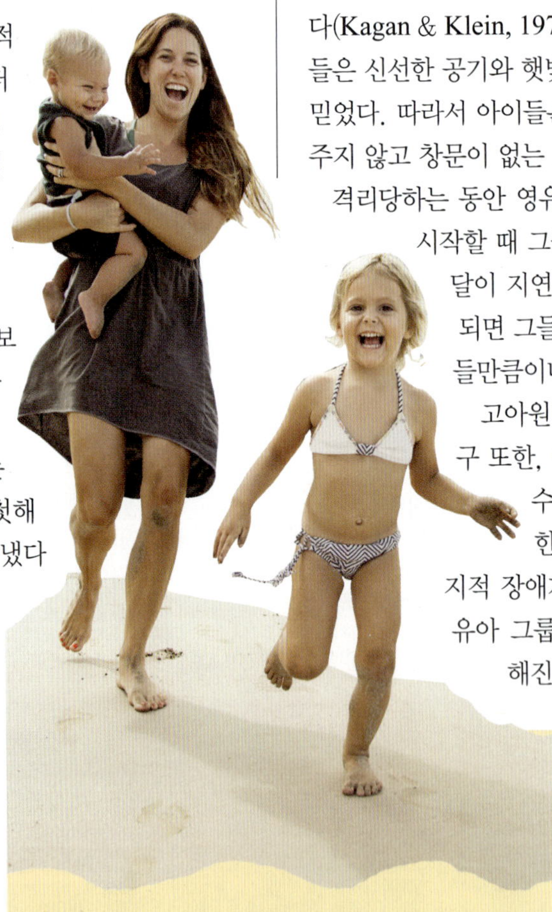

감각 자극과 사회적 상호작용은 영유아의 사회적 발달에서 사랑만큼이나 중요할 수 있다.

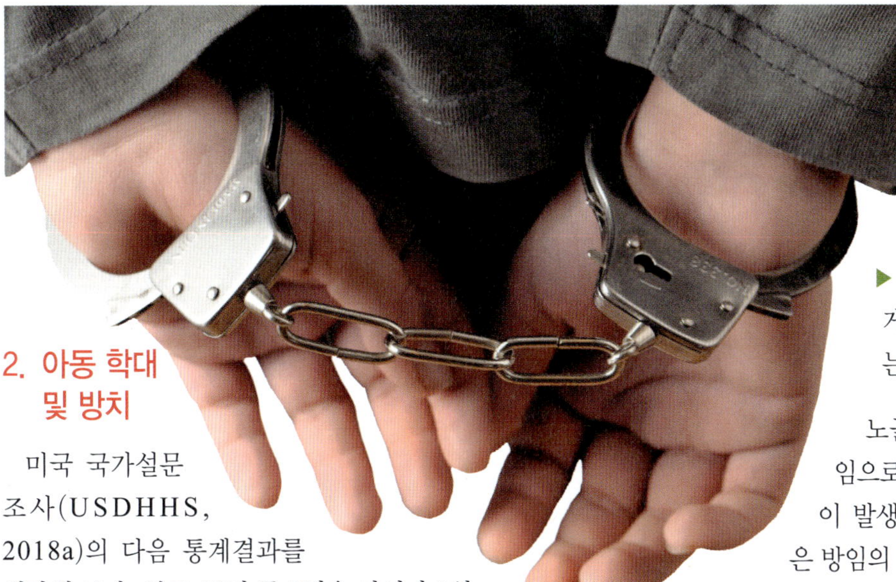

Radius Images/Corbis

학대받는 아동은 비행, 위험한 성행위 및 약물 남용의 위험이 더 크다.

2. 아동 학대 및 방치

미국 국가설문조사(USDHHS, 2018a)의 다음 통계결과를 생각해 보자. 부모 10명 중 9명은 아이가 2살이 될 때까지 일종의 심리적 또는 정서적 학대에 관여해 왔다. 부모의 절반 이상이 아이들을 때리고, 3분의 1은 아이들을 밀거나, 붙잡거나, 떠밀었다.

피해자 중 4분의 3 가까이가 방치되고, 5명 중 1명은 학대를 당하며, 12명 중 1명은 성폭행을 당하고 있다(USDHHS, 2018c). 이 아이들 10명 중 1명은 심각한 부상을 경험하였으며 수천 명이 죽는다. 다만 연구진은 아동학대·방치 사례의 50~60%가 미신고로 진행되기 때문에 실제 발생 건수는 이보다 훨씬 높을 것으로 보고 있다(USDHHS, 2018a).

미국 보건 및 국민 서비스 부서는 아동에 대한 몇 가지 유형의 학대를 인정하고 있다(USDHHS, 2018a).

- **신체적 학대** : 고통과 신체적 상해를 유발하는 행동
- **성적 학대** : 성적인 추행, 착취 및 성관계
- **정서적 학대** : 아동의 정서적·사회적·지적 기능을 손상시키는 행위
- **신체적 방임** : 적절한 음식, 주거지, 의복 또는 의료 서비스를 제공하지 않음
- **정서적 방임** : 적절한 양육 및 정서적 지원을 제공하지 않음
- **교육적 방임** : 예를 들어 자녀에게 무단결석을 허용하거나 강요하는 행위

노골적인 학대가 더 끔찍하지만, 방임으로 인해 더 많은 부상, 질병 및 사망이 발생한다.(USDHHS, 2018a). 표 6.1은 방임의 세 가지 유형 사례를 보여준다.

학대 및 방임 사례의 절반 이상이 보고되지 않는 이유는 무엇일까? 한 가지 요인은 특히 학대하는 사람들이 '평소 훈육'과 학대 사이의 경계를 긋는 것이 어려울 수 있다는 것이다.

다른 이유로는 가족을 당황하게 하는 것에 대한 두려움, 법적 결과에 대한 두려움, 그리고 때때로, 만약 그녀가 범죄를 신고한다면 가해자에게 희생당할 지도 모른다는 어머니의 두려움이 있다. 아무튼 아동 방임은 학대보다 더 많은 부상과 사망의 원인이 된다(USDHHS, 2018a).

대부분의 성적 학대 대상은 여자아이지만 1/4에서 1/3은 남자아이이다(USDHHS, 2018c). 당국에 신고된 학대 사례에 의존하지 않고 전체 인구를 샘플링하면 아동의 성적 학대 유병률은 매년 약 2%이지만 14~17세 여학생의 비율은 10% 이상이다(Finkelhor et al.,2015).

이 장은 영유아에 관한 내용이지만, 최근 몇 년간의 뉴스 보도에서 너무나 분명하게 나타났듯이, 소년기와 청소년기에 있는 많은 남학생들이 종교 지도자와 운동 코치에 의해 성적으로 학대를 당하고 있다.

표 6.1 아동 방임의 세 가지 유형 — 사례

신체적 방임	교육적 방임	정서적 방임
• 밤늦게 알몸으로 혼자 길거리를 헤매다 발견된 두 살 아이 • 욕조에 혼자 방치되어 거의 익사할 뻔 해 입원해야했던 유아 • 동물의 배설물과 썩은 음식으로 오염된 집에서 살고 있던 아이들	• 만성적으로 무단결석한 11세와 13세 아이 • 부모가 학교에 갈 것인지, 얼마나 오래 머무를 것인지, 어떤 활동에 참여할 것인지를 부모가 결정하도록 허용한 12세 아이 • 학교의 도움이 필요하다는 것을 어머니가 믿지 않는 특수교육생	• 어머니와 아버지 사이에서 반복되는 가정폭력 사건을 겪은 형제자매 • 부모가 음주 및 마약 사용을 허용한 12세 아이 • 어머니가 이웃집의 창문을 부수도록 도와준 아이

출처: From Mash/Wolfe, Abnormal Child Psychology, 5E. © 2013 Cengage Learning.

아동 학대의 영향 학대받는 아동은 개인 및 사회 문제와 심리적 장애의 유병률이 높다(H. Jung et al., 2017). 일반적으로 학대받는 아동은 부모와 안정적인 애착을 형성하지 못했다. 그들은 다른 아이들에 비해 또래들과 친밀하지 못하고 더 공격적이고 화를 잘 내며 비순응적이다(Lochman & Matthys, 2018). 학대를 받은 아동은 훗날 비행, 위험한 성적 행동, 약물 남용, 자신의 자녀에 대한 학대의 위험이 더 크다(Lochman & Matthys, 2018). 그들이 성인이 되면, 그들은 또한 친밀한 파트너에게 공격적으로 행동할 가능성이 높다(Gomez, 2011).

그림 6.4 '아이 엉덩이 때리기' 훈육 방식에 대한 미국 성인의 견해

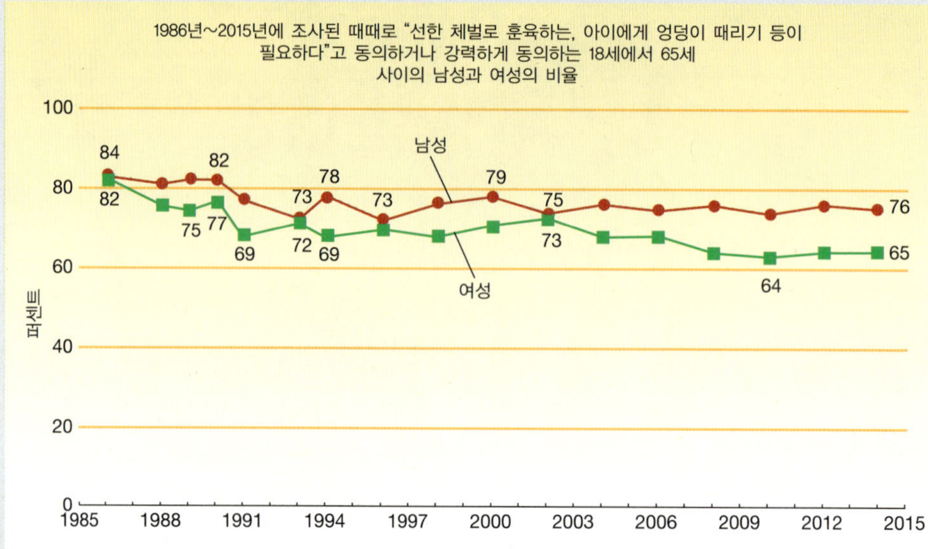

지난 30년 동안 '엉덩이 때리기'를 지지하는 미국 성인은 약간 감소했지만, 남성 4명 중 3명, 여성 3명 중 2명이 이 관행을 계속 지지하고 있다.

출처 : 1986~2000년 데이터는 ChildTrends에서 복제되었다. 2002. 부모가 되는 차트 작성 : 미국의 아버지와 어머니의 통계적 초상화. 워싱턴 DC : 아동 트렌드. 표 P5.1. 2002~2014 년 데이터 : 일반 사회 조사의 ChildTrends에 의한 원본 분석.

아동 학대의 원인 아동 학대의 원인으로는 스트레스를 비롯하여 최소한 한 부모 가정의 아동학대 이력, 적절한 대처 및 육아 능력 부족, 아동에 대한 비현실적인 기대, 약물 남용 등 다양한 요인이 있다(Sousa et al., 2018).

스트레스에는 이혼, 실직, 이사, 새 가족의 탄생 등 많은 원인이 있다(Sousa et al., 2018). 문제의 대부분은 역시 문화이다. 그림 6.4에서 볼 수 있듯이 대다수의 미국인, 남성과 여성은 "엉덩이 때리기로 아동을 훈육하는 것이 때때로 필요하다"는 의견에 동의한다(Child Trends Data Bank, 그림 6.4 참조).

아이러니하게도 이미 어떤 종류의 고통을 겪고 있고 달래기 어려운 영아는 학대를 받을 가능성이 더 높다(Zeifman & St. James-Roberts, 2017). 학대하는 부모들은 영아의 울음 소리에 특히 혐오감을 느낄 수 있다. 그래서 영아의 울음은 학대를 촉발시킬 수 있다(Schuetze et al., 2003). 짜증이 나거나 순종하지 않거나 부적절하거나 반응이 없는 아동들은 또한 더 큰 위험에 처하게 된다(Sousa et al., 2018).

자폐 스펙트럼 장애(ASDs) 의사소통 및 사회적 기술의 장애와 반복적이고 고정 관념적인 행동을 특징으로 하는 발달 장애

해야 할 일 많은 주(州)에서 아동 학대의 의심이 있으면 심리학자나 의사 같은 전문직 종사자들에게 보고하도록 요구한다. 일부는 법적으로 아동 학대를 의심하는 모든 사람에게 그것을 당국에 신고하도록 요구한다.

아동 학대 예방을 돕기 위해 여러 가지 기술이 개발되었다. 한 가지 접근법은 일반인들의 '올바른 부모되기 방법'에 초점을 맞추는 것이다(Vlahovicova et al., 2017). 또 다른 접근법은 가난하고 미혼이며, 십대 엄마와 같이 학대 위험이 높은 그룹을 대상으로 한다(Robling et al., 2016).

표 6.2 자폐 스펙트럼 장애(ASDs)의 특성

주요 지표	기타 지표
• 1세가 될 때까지 옹알거리거나 가리키거나 의미 있는 몸짓을 하지 않음	• 눈을 잘 안 마주침
• 16개월이 되어도 한 단어를 말하지 않음	• 장난감을 가지고 노는 방법을 모르는 것 같음
• 2년까지 두 단어를 결합하지 않음	• 장난감이나 다른 물건을 지나치게 줄 지어 놓음
• 자신의 이름을 불러도 반응하지 않음	• 장난감이나 물건에 집착함
• 언어 또는 사회성 상실	• 웃지 않음
	• 때때로 청각장애가 있는 것 같음

출처: American Psychiatric Association (2013). *Diagnostic and statistical manual of mental disorders* (Fifth edition; DSM-5). Washington, DC: Author.

일부 프로그램에서 가정 방문자는 새로운 부모가 돌봄 및 가정 관리 기술을 개발하도록 돕는다(Vlahovicova et al., 2017).

세 번째 기법은 학대에 대한 정보를 제공하고 가족에게 지원을 제공하는 데 중점을 둔다. 예를 들어 많은 지역에는 아동 학대 핫라인이 있다. 아동 학대를 의심하는 사람이 조언을 구할 수도 있다. 자녀에 대한 공격적인 충동을 통제하는 데 어려움을 겪는 부모도 전화하도록 권장된다.

3. 자폐 스펙트럼 장애 (Autism Spectrum Disorders, ASDs)

자폐 스펙트럼 장애는 의사소통 기술 및 사회적 상호작용의 장애, 반복적이고 정형화된 행동으로 특징지어진다(표 6.2 참조). ASDs는 세 살 때, 때로는 생후 첫해 말기에 분명해지는 경향이 있다. 미국 14개 지역에서 407,578명의 어린이를 대상으로 한 질병통제 및 예방센터(Centers for Disease Control and Prevention) 연구에서는 어린이 152명 중 1명이 ASDs를 가진 것으로 확인되었다(Rice et al., 2007). 다른 연구원들은 이 숫자를 70~90명의 어린이들 중 1명 정도로 높게 보고 있다(French et al., 2013).

ASDs에는 여러 가지 변형이 있지만, 자폐증이 주요 유형이다. ASDs의 다른 형태에는 다음 내용이 포함된다.

- **아스퍼거 장애** : 사회적 결손과 틀에 박힌 행동으로 특징지어지지만 자폐증과 관련된 심각한 인지 또는 언어 지연은 없다.
- **렛트병** : 정상 발육 후 몇 개월 후에 시작되는 신체적, 행동적, 운동적, 인지적 이상으로 특징지어진다.
- **아동기 붕괴성 장애** : 약 2년간의 정상적인 발달 후에 시작되는 비정상적 기능과 이전에 습득한 기술의 손실이 나타난다.

자폐증 자폐증은 남자아이들이 여자아이들보다 4~5배 더 많다. 자폐아들은 사회적 상호작용에 관심을 보이지 않고 눈을 마주치는 것을 피하는 경우가 있다. 또, 다른 사람에 대한 애착이 덜하다.

자폐증의 다른 특징들은 의사소통 문제, 변화에 대한 편협성, 그리고 의식적이거나 전형적인 행동을 포함한다. 자폐아 부모들은 종종 그들이 '좋은 아기'라고 말하는데, 이것은 보통 그들이 거의 요구하지 않았다는 것을 의미한다. 하지만 자폐아들은 성장하면서, 껴안고, 키스하는 것과 같은 애정 어린 접촉을 피하는 경향이 있다.

언어 발달이 지연된다. 첫해에는 **옹알이**와 의사소통이 거의 없다. 자폐아는 **무언증**, 음성모방(남의 말을 그대로 흉내 내는 행동), 자신을 '당신' 또는 '그'라고 지칭하는 '대명사 역전'을 보일 수도 있다. 약 절반 정도는 아동중기 정도가 되면 언어를 사용하지만, 그들의 말은 특이하고 문제가 있다.

자폐아는 의식에 묶여 있다. 일상이나 환경에서 약간의 변화조차도 고통을 유발할 수 있다. 다섯 살짜리 자폐증 여아의 선생님은 매일 아침 그녀에게 "안녕하세요, 릴리, 만나서 아주, 아주 기뻐요."라고 인사했다. 릴리는 인사를 무시하겠지만, 선생님이 그 중 하나라도 생략하면 그녀는 비명을 지를 것이다. 이러한 자폐증의 특징을 '동일성 보존'이라고 한다. 익숙한 물건이 평상시의 장소에서 옮겨질 때, 자폐 아동은 그것이 복구될 때까지 짜증을 내거나 울 수 있다. 그들은 매일 같은 음식을 먹어야 한다고 주장할지도 모른다. 자폐아는 또래 놀이, 상상 놀이, 모방 및 감정 표현에서 결손을 보인다. 많은 자폐아들이 또래보다 잠을 적게 자고 있다.

TRUTH

T **F** 자폐아는 마치 자기가 가구인 것처럼 사람들에게 반응할 수 있다.

자폐 아동이 마치 자기가 가구인 것처럼 사람들에게 반응하는 것은 사실이다. 다른 사람을 무시할 수 있다. 예를 들어, 사람이 아닌 물건인 것처럼 주변을 돌아다닐 수 있다.

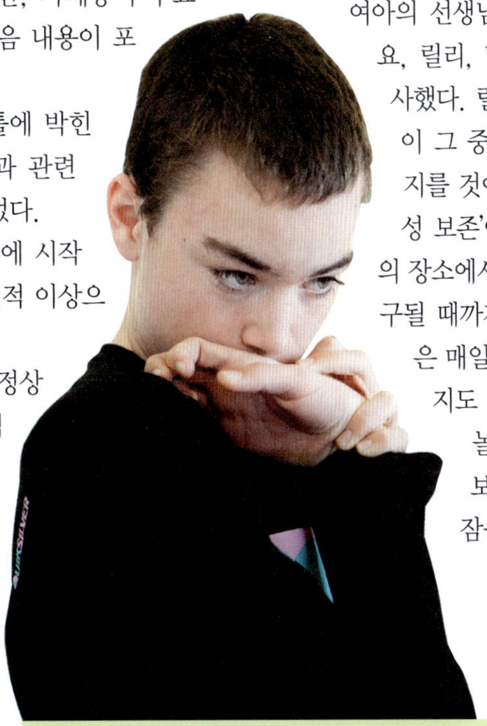

자폐아는 포옹, 껴안기, 키스와 같은 애정 어린 접촉을 피하는 경향이 있다.

BSIP SA/Alamy Stock Photo

자폐증(autism) 극도의 고독, 의사소통 문제, 동일성 유지, 의식적 행동을 특징으로 하는 장애

무언증(mutism) 말하기 거부

음성모방(echolalia) 소리 또는 단어의 자동 반복

FICTION

T (F) 자폐증은 백신으로 인해 발생할 수 있다.

백신 때문에 자폐증이 될 수 있다는 것은 사실이 아니다. 백신으로 인해 발생한다는 주장을 뒷받침하는 과학적 증거는 없다.

일부 자폐아는 고통스러워 울면서 스스로를 자해한다. 머리나 얼굴을 때리거나 손과 어깨를 물거나 머리카락을 뽑는 경우도 있다.

자폐증의 원인 일부 이론가들의 견해나 대중이 믿는 것과는 달리, 과학적 증거는 자폐증의 발생과 백신의 사용 또는 자녀 양육의 결핍 사이에 연관성이 없다는 것이다(Li et al., 2017; Smith & MacDonald, 2017).

다양한 분야의 증거가 자폐증에 있어서 생물학적 요인이 핵심 역할을 한다는 것을 시사한다(Buxbaum & Hof, 2013). 임산부의 요인으로는 납, 알코올, 수은, 미소프로스톨(프로글라스틴 E1 유사체 의약품) 및 모체의 풍진에 대한 노출이 있다. 가능성은 낮지만 출생 시 저체중과 고령의 산모는 자폐증의 위험을 높일 수 있다. 자폐증에서 유전적 메커니즘의 역할도 분명히 있다(Muhle et al., 2018). 자폐증에 대한 일치하는 비율은 유전적 유산을 완전히 공유하는 일란성(MZ) 쌍둥이 쌍 중 약 60%이며, 유전 코드가 절반으로 겹치는 이란성(DZ) 쌍둥이 쌍은 약 10%이다(Kendler, 2010; Plomin 등, 1994).

생물학적 요인은 신경학적으로 관계가 깊다. 많은 자폐아동이 비정상적인 뇌파 패턴이나 발작을 보인다(Miyawaki et al., 2016). 연구자들은 자폐아의 뇌가 세로토닌, 도파민, 아세틸콜린, 노르에피네프린과 같은 신경전달 물질에 비정상적인 민감성을 가지고 있음을 발견했다(Ye et al., 2014). 또 다른 연구자들은 대뇌피질의 운동 영역에서 비정상적인 활동을 하고, 뇌의 다른 영역에서는 활동이 적다는 점을 언급하였다(Eilam-Stock et al., 2014).

자폐증 치료 생물학적 접근에 대한 조사도 진행 중이지만 자폐증에 대한 치료는 주로 학습 원리에 기초한다(Strok, 2004). 1970년대에, 올레 이바르 로바스(O. Ivar Lovaas, 1977)는 자해 행동을 신속히 멈추게 하기 위해, 고통스러워서 논쟁거리가 되지만, 신체가 손상되지 않는 전기 충격을 사용해서 행동 수정을 시도하였다. 로바스는 자해 행동을 없애지 못하는 것이 더 해로울 것이라고 주장함으로써 전기 충격을 정당화했다.

자폐 아동은 행동적 결손을 보이기 때문에, 행동 수정은 이제 아이들의 행동 및 사회적 기술을 개발하는 데 사용된다(Soorya et al., 2013). 자폐아들은 흔히 사람들과 마치 가구처럼 관계를 맺지만, 많은 아이들은 칭찬과 음식 다루는 것을 짝지어 줌으로써 사람들을 물건이 아닌 강화자로 받아들이도록 가르칠 수 있다(Chezan & Drasgow, 2010). 가장 효과적인 치료 프로그램은 개별 교육에 중점을 두는 것이다. 로바스(Lovaas et al., 1989)가 수행한 고전적인 연구에서 자폐아는 최소 2년 동안 일주일에 40시간 이상의 일대일 행동 수정을 받았는데, 이 프로그램에 참여한 어린이 19명 중 9명(47%)에게 의미있는 지적 및 교육적 효과가 나타났다(Stahmer et al., 2004).

또 자폐증 치료를 위한 생물학적 접근법이 연구 중이다. 세로토닌 활성을 향상시키는 약물(선택적 세로토닌 재흡수 억제제 또는 SSRIs)이 자해 행동, 공격적인 감정의 폭발, 우울증, 불안 및 반복적 행동을 예방하는 데 도움이 되는지에 대한 증거는 혼재되어 있다(Buxbaum & Hof, 2013). 리스페리돈과 같이 조현병 치료에 주로 사용되는 약물은 정형화된 행동, 과잉 활동 및 자해 행동에는 도움이 되지만 인지 및 언어 문제에는 도움이 되지 않는다(Buxbaum & Hof, 2013).

자폐 행동은 일반적으로 성인기까지 어느 정도의 수준 혹은 다른 수준으로 계속된다. 그럼에도 불구하고, 어린 시절 자폐 스펙트럼 장애 진단을 받은 성인의 약 절반가량이 독립적으로 생활한다(Eaves & Ho, 2008).

6-3 주간 돌봄(Day Care)

수백만 명의 돌봄자들의 마음속에 두려움을 불러일으킬 수 있는 문구를 찾고 있는가?

주간 돌봄을 생각해 보자. 6세 이하 자녀를 둔 어머니의 64%, 영아를 둔 어머니의 57% 등 돌봄자녀를 둔 대부분의 미국 부모들은 노동자로 살아가고 있다. 그 결과 미취학 아동의 24%가 조부모의 보살핌을 받고 있으며, 23.5%는 주간 돌봄 제도, 보육원 또는 유치원, 헤드스타트(Laughlin, 2013)에 의해 돌봄을 받는다.

많은 부모들은 주간 돌봄이 자녀들에 대한 애착에 영향을 미칠까 궁금해 한다. 일부 연구원들은 풀타임으로 일하는 엄마는 자신의 아기를 정서적으로 불안정하게 발달시킬 위험에 놓이게 한다고 보고한다.

당신과 당신의 아이가 함께 살 수 있는 보육원을 찾는 것

보육원을 선택할 때 불안해하는 것은 정상이다. 보육원 선택을 생각할 때 그 위험성도 생각해야 하기 때문이다. 불안하지만 보육원을 찾기 위해 체크리스트를 만들어 원하는 사항을 찾아 체크해 볼 수 있을 것이다. 무엇보다도 질문하는 것을 두려워하지 않도록 한다. 보육원이 질문을 좋아하지 않거나 만족스럽게 대답하지 않으면 자녀를 다른 곳으로 옮길 것을 고려한다.
보육원에 대하여 고려할 사항은 다음과 같다.

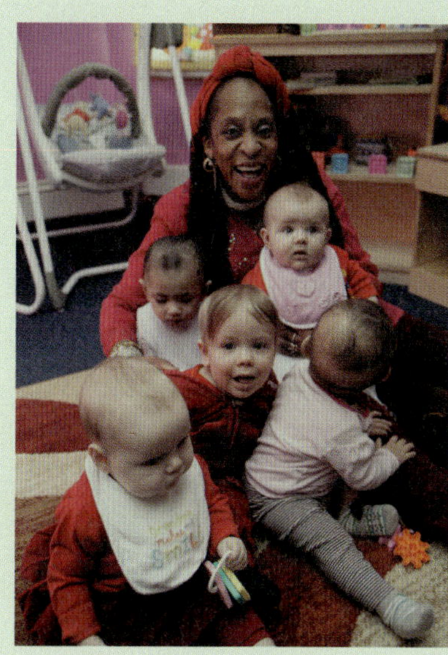
David Grossman/Alamy Stock Photo

1. 보육원에 면허가 있는가?
2. 센터에서 얼마나 많은 아이들을 돌보는가? 보모가 얼마나 있을까? 보모가 너무 많은 어린이를 케어하는, 특히 유아에게 부담을 주지 않는 것이 중요하다.
3. 보모는 어떻게 고용되었을까? 그들은 어떻게 훈련을 받았을까? 보모는 어린이의 활동 및 교육 경험에 참여할까, 아니면 어린이가 울거나 비명을 지르지 않는 한 관여하지 않는가?
4. 환경은 어린이에게 안전한가? 어린이가 전기 소켓에 손가락을 집어넣을 수 있지 않을까? 장난감과 실외 장비는 양호한 상태일까? 날카로운 물체가 어린이의 손이 닿는 곳에 있지 않은가? 누가 길거리에서 걸어 들어올 수 있는가? 식사는 무엇으로 구성되어 있을까? 아이가 식욕을 돋우거나 배가 고파질까?
5. 자녀를 돌볼 보모를 만날 수 있는가? 그렇지 않다면 그 이유는?
6. 센터가 풍요로운 환경을 가지고 있는가? 책, 장난감, 게임 및 교육용 물건이 흐트러져 있는 것은 아닌가?
7. 자녀의 신체 및 운동 발달을 향상시킬 그네 및 세발자전거와 같은 시설과 물건이 있는가? 아이들이 이러한 것들을 가지고 놀 때 감독을 받을까?
8. 센터의 일정이 우리의 요구를 충족할까?
9. 그 센터는 당신을 위해 편리한 위치에 있는가?
10. 부모들이 예고 없이 방문해도 되는가?
11. 전반적인 환경과 센터의 느낌이 마음에 들까? 당신의 속마음을 들여다 보십시오.

다른 이들은 엄마가 직장을 다니는 유아들은 단순히 엄마가 떠나는 것에 덜 고통스러워하고 시간이 흐를수록 엄마가 돌아올 때 그녀를 찾을 가능성이 적어져, 애착이 덜한 것처럼 보일 수 있다는 점에 주목한다. 그러나, 주간 돌봄을 받고 있는 유아들에게 불안정한 애착이 형성될 가능성은 가정에서 보살핌을 받는 유아들보다 그다지 크지 않다. 두 그룹에 있는 대부분의 유아는 안정된 애착을 형성하고 있다(O'Brien 등, 2014).

일부 연구에 따르면 주간 돌봄 경험이 있는 유아는 가정에서 키운 유아보다 동료 지향적이며 발달 수준이 더 높다. 양질의 주간 돌봄을 받고 있는 아이들은 장난감을 공유할 가능성이 더 높다. 그들은 더 독립적이고 자신감 있고, 외향적이며, 애정이 많을 뿐만 아니라 동료 및 성인들에게 더 도움이 되고 협조적이다(O'Brien et al., 2014).

주간 돌봄에 참여하는 것은 초등학교에서의 학업 성취 향상과도 관련이 있다(Belsky, 2006).

국립아동건강 및 인간개발연구소(NICHD)가 자금을 지원한 연구에 따르면 '수준높은' 주간 돌봄을 받은 어린이는 가정에서 엄마가 양육한 어린이와 비교했을 때, 인지 능력 검사 결과가 비슷하거나, 더 높은 것으로 나타났다(Belsky et al., 2007). 주간 돌봄의 질은 학습 환경자료의 풍부함(장난감, 책 및 기타 자료의 가용성), 어린이에 대한 돌보는 사람의 비율(높은 품질은 돌보는 사람이 더 많다는 것을 의미함), 어린이가 받는 개인적 관심의 양, 돌보는 사람이 대상 아이들과 대화하고 질문한 정도와 관계가 있었다.

TRUTH

(T) F 보육원에 맡겨진 어린이가 가정에서 돌보는 어린이보다 더 공격적이다.

보육원에 맡겨진 어린이가 가정에서 돌보는 어린이보다 더 공격적인 것은 사실이다. 그렇지만 대부분의 전문 관찰자들은 공격적인 행동 수준을 '정상 범위 내'로 간주한다.

그러나 연구자들은 또한 주간 돌봄에 맡겨진 어린이가 가정에서 양육된 어린이보다 또래와 성인에게 더 공격적일 수 있음을 발견했다. 어머니와 떨어져 있는 시간이 많을수록 이 아이들은 유치원에 입학한 후 반항적이고 공격적이며 불순종적인 것으로 평가될 가능성이 높았다.

교사 평가에 따르면 주간 돌봄을 받았던 어린이가 학교에 가면, 집에서 보살핌을 받았던 어린이보다 수업을 방해하고 다른 어린이를 놀리거나 괴롭힐 가능성이 의미있게 더 높았다(Belsky et al., 2007). 방해의 정도는 일반적으로 '정상 한계 이내'로 유지되었다. 즉, 주간 돌봄을 받았던 아이들은 문제아로 분류되지 않았고, 퇴학을 당하지도 않았다. 주간 돌봄의 질은 차이가 없었다. 양질의 주간 돌봄 서비스를 받은 어린이 또한 가정에서 돌보는 어린이들보다 파괴적일 가능성이 더 높았다. 이 행동의 차이는 6학년까지 지속되었다.

NICHD 연구에는 몇 가지 한계가 있다. 비록 주간 돌봄에 맡겨진 어린이와 가정에서 돌보는 어린이들 사이의 파괴적 행동 차이가 통계적으로 유의하지만(결과가 우연일 가능성이 낮다는 것을 의미함), 그 차이의 크기가 작았다. 이 연구는 주간 돌봄이 나중에 우려되는 파괴적인 행동을 야기한다는 것을 암시하지만, 통제 집단은 없었다. 아이들은 가정에서 돌봄을 받을 것인지 주간 돌봄에 맡겨질 것인지가 무작위로 배정되지 않았다. 따라서 주간 돌봄에 맡겨진 아이들은, 초등학생인 다른 형제와 관련된 업무로 인해 매우 스트레스 받는 부모의 자녀일 수도 있다. 또한, 우리는 소위 말하는 파괴적인 아이들이 나중에 생산적이고 성공적인 성인들이 될 수 없는지 알지 못한다. 아마도 그들은, 특히 인지 능력과 다른 사회적 기술이 온전하기 때문에, 실제로 "적극적이고 기업가적"인 성인이 될 것이다.

어떤 경우든, 현실은 예측할 수 없다. 수백만 명의 부모들은 아이들을 주간 돌봄 기관에 맡겨야 하는지를 결정할 선택권을 가지고 있지 않다. 그들의 유일한 선택은 어디로 보내야 하는지에 있다. 그리고 어떤 부모들은, 그들의 재정과 지리적 상황을 고려해 볼 때, 심지어 그런 선택권조차 갖지 못할 수도 있다.

6-4 정서적 발달(Emotional Development)

감정은 생리적, 상황적, 인지적 요소가 있는 느낌의 상태이다. 생리학적으로 감정이 강할 때 심장이 더 빨리 뛰고 근육이 긴장될 수 있다. 상황에 따라 우리는 좌절할 때 분노를 느끼거나 사랑하는 사람을 안고 있을 때 즐거움이나 안도감을 느낄 수 있다. 인지적으로 분노는 누군가가 우리에게 필요한 것을 의도적으로 억류하고 있다는 생각에 의해 촉발될 수 있다.

아기가 얼마나 많은 감정을 가지고 있는지는 불분명하며, 아기는 자신이 느끼는 감정을 우리에게 말할 수 없다. 우리는 아기의 얼굴 표정을 포함하여 그들이 어떻게 행동하는지 관찰할 수 있다. 얼굴 표정은 전 세계의 다른 문화에서도 인식된다는 점에서 보편적인 것처럼 보이므로, 신뢰할 수 있는 감정 지표로 간주되고 있다.

연구자들은 신생아들의 감정 표현이 차별화되지 않은 흥분 상태에서 시작되는지, 아니면 몇 가지 감정이 존재하는지에 대해 오랫동안 논쟁해 왔다(Camras & Shuster, 2013; Sousignan & Schaal, 2005).

그들은 갓 태어난 아기의 울음소리가 불편함에 대한 반사작용에 지나지 않는지 궁금했다. 많은 연구자들이 출생 후 몇 달 안에 신생아가 분노, 기쁨, 두려움, 흥분 등의 감정을 표현한다고 주장하는 것처럼, 심지어 그들은 영아들의 표정이 실제로 감정 내부 상태를 반영하는 것인지도 궁금했다.

영아들이 첫 해 동안 성장함에 따라, 돌보는 사람과의 상호작용을 포함하는 여러 사건에 대한 그들의 인지적 평가가, 그들의 정서적 삶과 감정 표현의 핵심 부분이 된다는 것은 충분히 분명해 보인다(Labouvie-Vief, 2015; Soussignan & Schal, 2005).

영아들의 초기 감정 표현은, 돌보는 사람의 목소리나 안겨있는 것 같은 기분 좋은 자극에 대한 긍정적인 끌림과 갑작스러운 큰 소음과 같은 피하고 싶은 자극에서 벗어나고자 하는 두 가지 기본적인 정서적 흥분 상태로 구성되어 있는 것 같다. 2, 3개월이 되면 반사적인 미소는 사회적 미소로 대체된다. 사회적 미소는 보통 돌보는 사람에게 매우 소중하다. 3개월에서 5개월이 되면, 아기들은 배를 반복적으로 만지거나 '까꿍 놀이'를 하는 것과 같은 활동적인 자극에 웃는다.

요약하면, 연구자들은 영아들이 처음 몇 달 동안 몇 가지 감정만 보인다는 데 동의한다. 그들은 정서적 발달이 인지적 발달과 사회적 경험과 관련된다는 것에 동의한다. 그들은 영아의 특정한 감정이 정확하게 언제 처음으로 나타나는지, 혹은 태어날 때 별개의 감정이 존재하는지 여부에 대해 반드시 동의하는 것은 아니다.

1. 정서 발달과 애착 패턴

정서 발달은 애착의 다양한 역사와 연결되어 있다. 9, 14, 22, 33개월 된 112명의 어린이를 대상으로 한 종적 연구에서 코찬스카(kochanska, 2001)는 두려움, 분노, 기쁨의 발달을 연구하기 위해, 이러한 감정이 떠오르도록 고안된 실험실 상황을 이용하였다. 애착 패턴은 낯선 상황 방법(Strange Situation Method)을 사용하여 평가되었다.

정서 발달의 차이는 14개월 때의 애착과 우선 관련이 있을 수 있다. 저항적인 애착이 있는 아이들이 가장 두려워했고, 그들은 기쁨을 불러일으키기 위해 만들어진 에피소드에서도 종종 고통으로 반응했다. 시간이 지나면서 반복적으로 평가하였을 때, 안정된 애착을 보인 아이들은 통계적으로 의미 있게 화를 덜 내고 있었다. 이와는 대조적으로, 불안정한 애착을 갖는 아이들의 부정적인 감정은 높아졌다. 회피성 애착이 형성된 아동은 점점 더 두려워하고, 저항적 애착이 형성된 아동은 기쁨을 덜 느끼게 되었다. 33개월이 되었을 때, 안정된 애착을 보이는 아이들은 두려움과 분노를 유도하기 위해 고안된 상황에 노출되었을 때조차 그러한 감정(정서)을 보일 가능성이 적었다.

2. 낯선 사람에 대한 두려움

또 다른 딸이 한 살이었을 때, 그녀의 어머니와 나는 가르치고, 쓰고, 호흡하고, 삶의 다른 활동에 참여하기 위해 하루에 몇 시간 동안 아이를 돌봐줄 사람이 필요했다. 우리는 딸에게 온화하고 매력적인 방식으로 관계를 맺을 것 같은 사회사업과를 졸업한 학생을 고용했다. 그녀는 약 4개월 동안 내 딸을 양육하고 함께 놀았는데, 내 딸은 그 대부분의 시간 동안 마지못해 그녀를 받아들이는 것 같았다.

FICTION

T (F) 낯선 사람에 대한 두려움은 영아에게 비정상적이다.

낯선 사람에 대한 두려움이 영아들에게 비정상적이라는 말은 사실이 아니다. 대부분의 영아는 생후 약 6~9개월에 어떤 형태의 낯선 불안을 경험한다.

그렇기는 하지만, 내 딸은 결코 그녀와 함께 완전히 편안한 상태로 있지 못했고 종종 건물이 그녀 주위에서 무너지는 것처럼 울부짖는 소리를 내었다. 물론, 그 시간에 보모는 내 딸을 진정시키려고 노력하는 것 외에는 아무것도 하지 않았다.

안타깝게도 내 딸은 낯선 사람에 대한 두려움이 생기는 시기에 보모를 만난 것이다. 두려움은 결국 (이러한 두려움이 다 그런 것처럼) 가라앉을 것이지만, 내 딸이 보모와 만나는 전체 시간 동안, 보모는 자신이 뭘 잘못하고 있는지 궁금해 했다. 대답은 간단했다. 그녀는 내 딸이 볼 수 있는 곳에 존재했을 뿐이다.

낯선 사람에 대한 두려움 – '낯가림'이라고 불리나 –은 흔한 것이다. 대부분의 영아는 낯가림이 발달한다. 낯가림은 생후 약 6~9개월에 나타난다(Brooks-Gunn & Lewis, 2017). 생후 4~5개월이 되면 영아는 낯선 사람과 엄마의 얼굴을 앞뒤로 보면서 비교할 수 있다. 다소 나이가 든 영아는 울고, 소리를 지르며, 두렵게 응시하고, 멀리 기어가면서 고통을 표현한다. 낯선 사람에 대한 두려움은 종종 9~12개월에 최고조에 달하고, 생후 2년이 되면 감소한다.

낯선 사람을 두려워하는 아이들은 엄마가 있을 때 덜 불안해 하는 것처럼 보인다(Rapee, 2011). 아이들은 또한 실험실보다는 집과 같은 친숙한 환경에 있을 때 덜 두려워한다(Brooker et al., 2013).

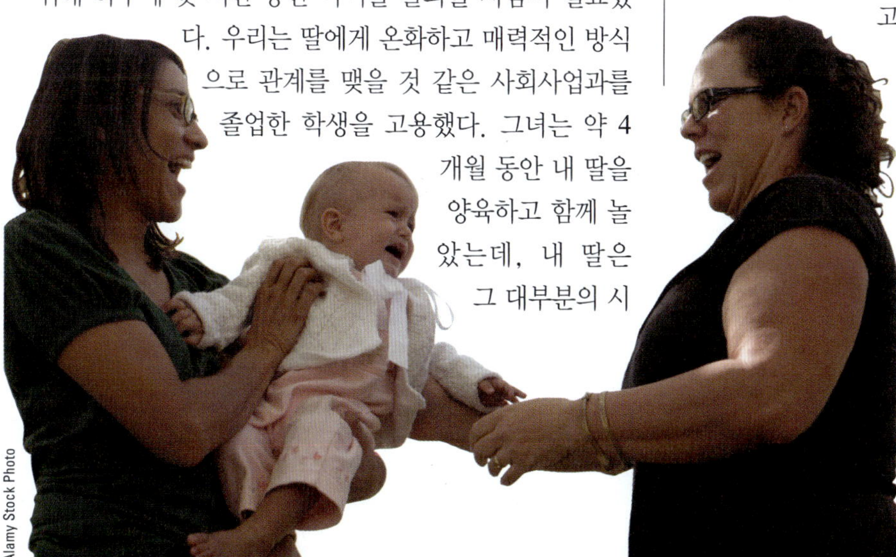

Christina Kennedy/Alamy Stock Photo

낯선 사람에 대한 두려움이라고도 하는 낯가림은 생후 6~9개월에 나타나는 경향이 있다. 일반적이지만 결코 보편적인 것은 아니다.

사회적 참조(social referencing) 상황에 대한 다른 사람의 반응을 이용하여 자신의 반응을 형성하는 것

정서 조절(emotional regulation) 자신의 감정 상태를 조절하는 기술

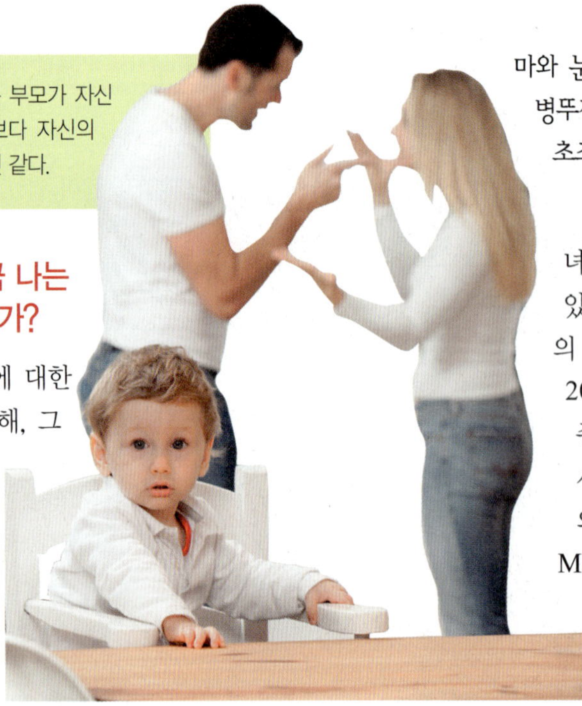

Stuart Pearce/AGE Fotostock

높은 의자에 앉은 유아는 부모가 자신의 감정을 조절하는 것보다 자신의 감정을 더 잘 조절하는 것 같다.

3. 사회적 참조: 지금 나는 무엇을 해야 하는가?

사회적 참조는 상황에 대한 다른 사람의 인식을 통해, 그것에 대한 우리의 관점을 형성하고자 하는 것이다. 레슬리 카버(Leslie Carver)와 브렌다 바카로(Brenda Vaccaro, 2007)는 사회적 참조는 다음 세 가지 요소를 필요로 한다고 제안하였다. (1) 새롭고 모호한 상황에서 일반적으로 더 나이든 다른 사람을 보는 것, (2) 그 사람의 정서적 반응을 낯선 상황과 연관시키는 것, (3) 나이든 사람의 반응에 따라 그들 자신의 감정적 반응을 규제하는 것.

영아들은 빠르면 생후 6개월부터 사회적 참조를 나타낸다. 그들은 돌보는 사람의 표정이나 목소리 톤을 사용하여 어떻게 대응해야 할지를 결정한다(Schmitow & Stenberg, 2015). 한 연구에서 생후 8개월 된 영아들은, 어머니가 낯선 사람 앞에서 걱정스러운 표정보다는 친근한 표정을 보일 때, 그들도 더 친근하게 대하는 모습을 보였다(Boccia & Campos, 1989).

감정의 조절: 평탄하게 유지하는 것 **감정의 조절**은 어린 아이들이 자신의 감정을 제어하는 방식을 말한다. 영아조차도 불쾌한 감정 상태를 제어하기 위해 특정 행동을 보인다. 그들은 불안한 사건에서 눈을 떼거나 엄지손가락을 빨 수 있다(Granat et al., 2017; Rothbart et al., 2011). 돌보는 사람은 영아가 감정 조절을 배우도록 도와준다. 영아가 돌보는 사람에게 도움이 필요하다는 신호를 보내고 그가 반응을 보내는 양방향 의사소통 시스템이 발달한다. 클레어 콥(Claire Kopp, 1989, p. 347)은 그러한 시스템의 예를 다음과 같이 제시하였다.

> 큰 페트병을 가지고 놀던 13개월 된 한 아이가 병뚜껑을 풀려고 했지만 그렇게 할 수 없었다. 잠시 초조한 아이는 엄마와 눈을 맞추고 병을 내밀었다. 아이의 엄마가 병뚜껑을 풀기 위해 그것을 가져갔을 때, 아기는 초조함을 멈추었다.

연구 결과에 따르면 안정된 어머니의 자녀들은 스스로 안정된 애착을 형성할 수 있을 뿐만 아니라 긍정적인 방식으로 자신의 감정을 조절할 가능성이 있다(Brumariu, 2015; Waters & Thompson, 2016). 독일 종단 연구(Zimmermannet al., 2001)에서는 청소년기 감정 조절이, 유아기 시절의 낯선 상황 방법(Strange Situation Method) 결과에 따른 애착 유형과 관련이 있었다. 16세 이상 17세에 해당하는 41명의 청소년이 친구들과 복잡한 문제 해결 상황에 배치되었다. 안정된 유아기를 보낸 청소년들은 대부분 친구들과 협조적으로 상호작용하기 위하여 그들의 감정을 조절할 수 있었다.

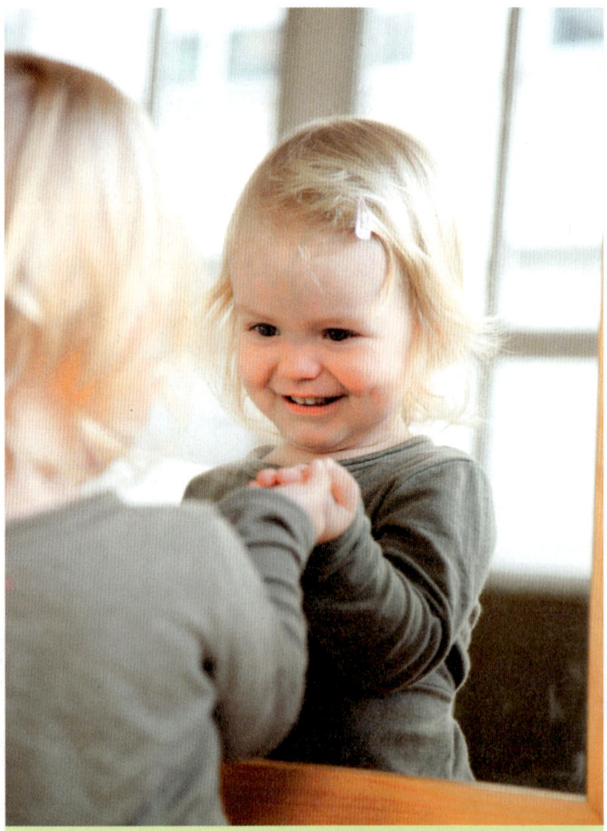

Voisin/Phanie/Superstock

두 살 중반의 유아는 사회 및 정서 발달에 강력한 영향을 미치는 자기 인식이 발달하기 시작한다.

6-5 인격 발달

이 단원에서는 자아 개념의 출현을 살펴보도록 한다. 그런 다음 기질에 대해 논의할 것이다. 마지막으로, 우리는 행동의 성별 차이를 생각해 볼 것이다.

FICTION

T (F) 모든 아이들은 같은 기질로 태어난다. 돌봄자에 대한 치료는 그들이 어렵거나 쉬운지 여부를 결정한다.

모든 아이들이 같은 기질로 '태어났다'는 말은 사실이 아니다. 느긋하거나 어렵거나 워밍업 속도가 느린 경향은 경험에 의해 수정될 수 있지만 분명히 타고난 것이다.

1. 자기 개념(The Self-Concept)

우리는 태어날 때 시각, 청각 및 내적 감각을 통해 희미하고 혼란스러운 세상을 발견하게 될 것이다. 그러나 아직, '우리'는 적어도 잠시 동안 세상을 인식하지 못할 수 있다. 우리의 손이 처음 시야에 들어 왔을 때, 그 손이 우리에게 '속한다'는 것과 우리가 외부 세계와 분리되고 구별된다는 것을 인식한다는 증거는 거의 없다.

자기 개념은 영아기에 점차적으로 나타나는 것으로 보인다. 어떤 시점에서 영아는 자신의 시야 안팎으로 움직이는 손이 '자신의' 손이라는 것을 이해한다. 또 어느 시점에서, 그들은 그들 자신의 몸이 어느 정도까지 확장되고, 그리고 나서 외부의 물체들과 다른 사람들의 몸이 있다는 것을 이해한다.

자기 개념 발달 심리학자들은 영유아의 자기 개념 발달 수준을 평가하기 위해 독창적인 방법을 고안하였다. 이들 중 하나는 거울 기술(mirror technique)인데, 이것은 거울과 립스틱 도트를 사용하는 것이다. 실험이 시작되기 전에 연구자는 영유아가 코를 만지는 빈도에 대한 기준 데이터를 위해 영유아를 관찰한다. 그런 다음 어머니는 아기의 코에 립스틱을 바르고, 아기를 거울 앞에 배치한다. 서양 문화에서 유아는 약 18개월에, 거울을 보고 코를 만지기 시작한다(Broesch et al., 2011; Stapel et al., 2017).

코를 만지는 것은 아이들이 자신을 인식하고, 그 표시가 다른 모습이라는 것을 인식한다는 것을 암시한다. 대부분의 두 살짜리 아이들은 자신의 사진을 가리킬 수 있고, 그들은 자연스럽게 '나', 혹은 자신의 이름을 사용하기 시작한다.

자기 인식은 영유아의 사회적, 정서적 발달에 영향을 준다. 자아에 대한 인식은 영아와 유아가 공유와 협력의 개념을 발달시킬 수 있도록 한다. 한 연구에서, 자아 인식이 더 발달한 두 살된 유아는 다른 아이들과 협력할 가능성이 더 높았다(Brownell & Carriger, 1990). 또한, 자기 인식은 감정의 당황스러움, 시기심, 공감, 자부심, 죄책감, 수치심과 같은 '자아 의식' 발달을 촉진한다(Foley, 2006). 또 다른 연구에서 데보라 스티펙(Deborah Stipek)과 그녀의 동료(1992)는 21개월 이상 된 유아가 과제를 성공적으로 완수했을 때, 종종 어머니의 관심과 인정 받기를 원하는 반면, 어린 영아는 그렇지 않다는 것을 발견하였다.

2. 기질 : 순한, 까다로운, 또는 늦되는

각 어린이는 기질적 특성을 가지고 있는데, 이는 삶의 초기에 존재하는 세상에 반응하고 적응하는 안정된 방법을 말한다. 많은 연구자들은 **기질**이 유전적 요소를 포함한다고 믿는다(Beekman et al., 2015; Shiner, 2015).

아동의 기질에는 활동 수준, 미소와 웃음, 식사 및 수면 습관의 규칙성, 접근 또는 위축, 새로운 상황에 대한 적응성, 반응 강도, 일반적인 쾌활함 또는 불쾌함, 산만함 또는 끈기, 진정성 등 행동의 많은 측면이 포함된다(Thomas & Chess, 1989).

기질의 유형 토마스와 체스(Thomas and Chess, 1989)는 그들의 연구에서, 많은 어린이가(65%) 생애 첫날부터 '순한'(샘플의 40%), '까다로운'(10%) 그리고 '늦되는'(15%)의 세 가지 유형 중 하나로 분류될 수 있음을 발견했다.

표 6.3 기질의 유형

기질 특성	순한	까다로운	늦되는
생물학적 기능의 규칙성	규칙적	불규칙적	다소 불규칙
새로운 자극에 대한 반응	긍정적인 접근	소극적으로 움츠러듦	소극적으로 움츠러듦
새로운 상황에 대한 적응성	쉽게 적응	천천히 적응하거나 적응하지 못함	천천히 적응
반응의 강도	경증 또는 중등도	강렬한	경증
기분의 질	긍정	부정	초기 부정적; 점차 긍정적이 됨

출처: Thomas, A., & Chess, S. (1989). Temperament and personality. In G. A. Kohnstamm, J. E. Bates, & M. K. Rothbart (Eds.), *Temperament in childhood* (pp. 249–261). Chichester, UK: Wiley.

기질(temperament) 삶의 초기에 존재하는 반응 스타일에 대한 개인적인 차이이 세 가지 유형의 아동에 대한 차이점 일부가 표 6.3에 제시되어 있다. 기질이 순한 아이는 규칙적인 수면과 수유 시간을 가지고 있고, 열정적으로 새로운 상황(새로운 음식이나 새로운 학교 등)에 접근하여 쉽게 적응하며, 대체로 쾌활하다. 어떤 아이들은 더 일관성이 없고 혼합된 기질 특성을 나타내기도 한다. 예를 들어, 한 유아는 유쾌한 성향을 가지고 있지만, 새로운 상황을 두려워하기도 한다.

반면 기질이 까다로운 아이는 수면과 수유 시간이 불규칙하고, 새로운 사람과 상황을 받아들이는 속도가 느리며, 새로운 일상에 적응하는 시간이 오래 걸리고, 좌절에 대해 짜증과 울음으로 반응한다. 늦되는 아이는 다른 두 유형 사이의 특성을 가지고 있다.

기질의 안정성 모든 아이들이, 토마스와 체스가 발견한 것과 같은 기질로 태어나는 것은 아니지만, 유아기부터 기질 발달에 있어 최소한 중간 정도의 일관성은 있다 (Beekman et al., 2015; Shiner, 2015). 매우 활동적이고 새로운 상황에서 우는 유아는 종종 소심한 유아가 된다. 일반적으로 까다로운 아동은 나중에 심리적 장애와 적응 문제가 발생할 위험이 더 크다(Sayal et al., 2014). 1.5세부터 12세가 될 때까지 까다로운 기질을 가진 아동의 경과를 종단연구로 조사하였다(Guerin et al., 1997). 까다로운 기질은 3세에서 12세 사이의 '행동 문제에 대한 부모의 보고'와 '집중의 범위 및 공격성 문제에 대한 교사의 보고'와 관련이 있었다.

순응 아동에 대한 부모의 기대와 아동의 기질이 일치하는 것

순응(goodness of fit) : 환경의 역할

우리 딸은 까다로운 아기였지만 우리는 그 힘든 과정을 견뎌냈다. 15세 때, 딸아이는 새벽 2시에 2층 침실창문을 통해 친구와 함께 올라왔다. 우리가 그 장면을 보았을 때, 그녀는 비꼬는 투로 자신이 못마땅한지를 물었다.

"좋아," 우리가 말했다. "네가 다치지 않으려면 최소한 현관문을 사용해라"

그녀는 우수한 성적으로 대학을 졸업했다. 그녀는 가끔 화를 내지만, 그것은 그녀 남자 친구의 문제이다. 그리고 직장에서 사람들은 그녀를 사랑한다. 그녀는 열심히 일하고, 그들이 본 사람들 중 가장 창의적인 사람이라고 평가받는다.

환경은 또한 기질 발달에 영향을 미친다. 특정 기질에 대한 초기 생물학적 소인은 자녀에 대한 부모의 반응에 의해 강화되거나 약화될 수 있다.

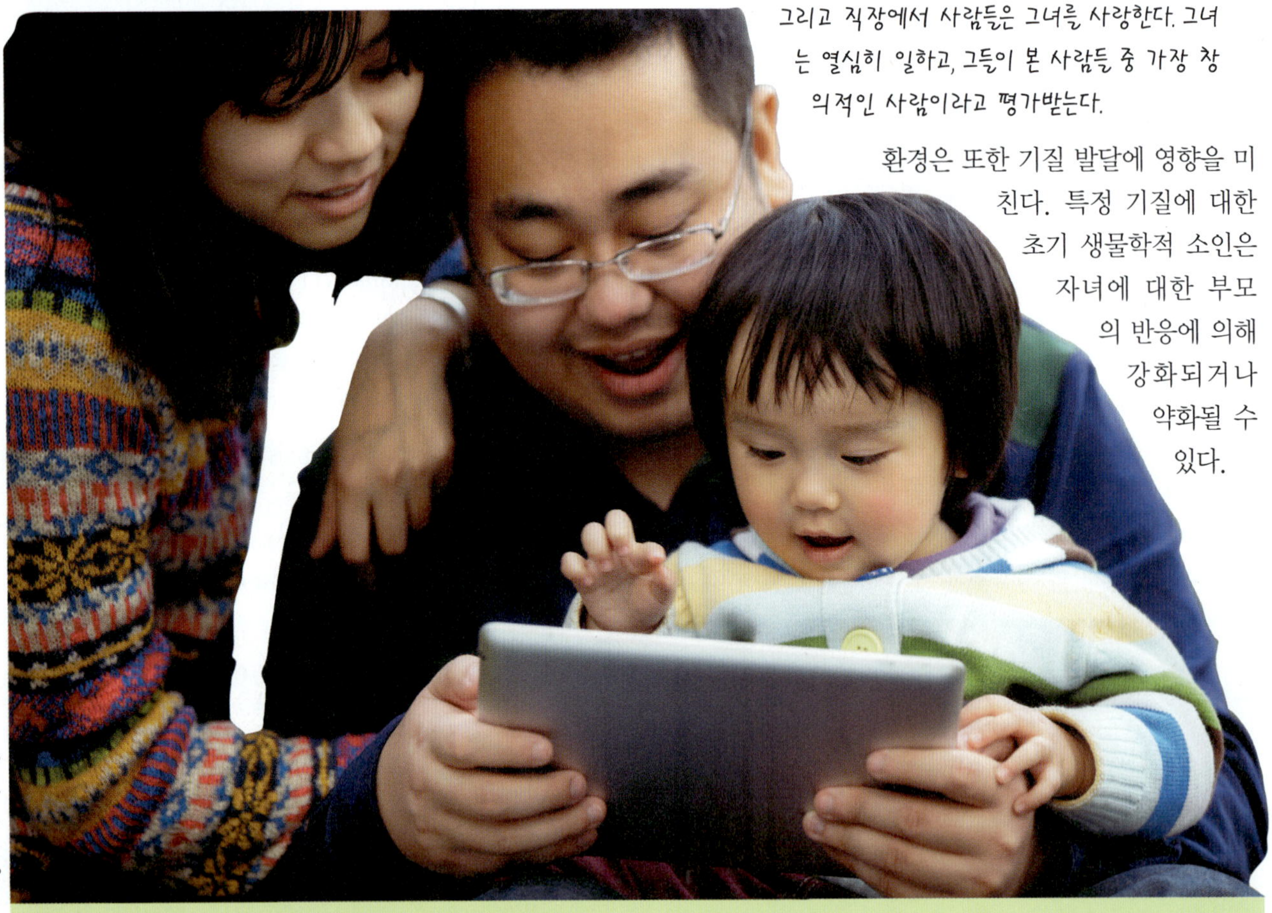

zhang bo/E+/Getty Images

어머니와 아버지는 유아와 관계가 다를까?

부모는 엄격한 육아 일정을 적용하여 까다로운 아이에게 반응할 수 있으며, 이는 아이를 더욱 어렵게 만들 수 있다(Komienko, 2016). 이 예는 아동의 행동 스타일과 부모의 반응이 잘 맞지 않음을 보여준다.

반면에, 부모들은 자녀와 부모 사이가 잘 **적응(순응)**되도록 하기 위해, 아이의 초기 기질을 더 긍정적인 방향으로 수정하려고 할 수도 있다. 자녀의 행동이 아이가 약하거나 고의적으로 반항하는 것을 의미하는 것이 아니고, 혹은 그들이 나쁜 부모라는 것도 의미하지 않는다는 것을 깨닫는 것은 부모가 그 아이에 대한 태도와 행동을 수정하는데 도움이 될 것이고, 결국 그들의 행동은 개선될 것이다(Grady & Karaker, 2017; Komienko, 2016).

3. 성별의 차이

모든 문화권은 여성과 남성을 구별하고 그들이 어떻게 행동해야 하는지에 대한 기대를 가지고 있다. 이러한 이유로, 아동의 성별은 아동의 성격과 행동을 형성하려는 사회적 노력의 핵심 요소이다.

영유아기 여아와 남아의 행동 여아는 유아기에 운동 발달이 더 빠르게 진행되는 경향이 있다. 여아는 남아보다 일찍 앉고, 기고, 걷는다(Hines, 2013, 2015). 몇몇 연구에 따르면 남아가 여아보다 더 활동적이고 짜증을 낸다는 사실이 밝혀졌지만, 다른 연구에서는 그렇지 않았다(Hines, 2013; Zelazo, 2013). 여자아이와 남자아이는 사회적 행동이 비슷하다. 예를 들어, 그들은 사람들의 얼굴을 볼 때 똑같이 미소 지을 가능성이 있고, 성인에 대한 의존도에 차이가 없었다(Hines, 2013; Zelazo, 2013). 여자아이와 남자아이는 특정 장난감과 놀이에 대한 선호도에서 초기의 차이가 생기기 시작한다. 12~18개월이 되면 여자아이들은 인형이나 인형 가구, 접시, 장난감 동물을 가지고 노는 것을 선호한다. 9개월에서 17개월까지 남자아이들은 운송용 장난감(트럭, 자동차, 비행기 등), 도구 그리고 스포츠 장비들을 빠르면 선호한다(Toddet al., 2017).

공간 관계 기술의 차이와 같이 나중에 나타나는 성별의 차이가, 반드시 유아기에 나타나는 것은 아니다(Ornkloo & von Hofsten, 2007). 문화적 고정 관념에 따르면 24개월이 되었을 때, 남녀 모두 어떤 행동이 자신의 성별에 적절하거나 부적절하다고 간주되는지를 인식하는 것으로 보인다(Hill & Flom, 2007). 따라서 여자아이와 남자아

FICTION

T (F) 여자아이는 인형과 장난감 동물을 선호하고 남자아이는 장난감 트럭과 스포츠 장비를 선호할 수 있지만, 이러한 선호는 사회에서 맡겨진 성 역할을 인식한 후에야 나타난다.

아이들이 고정 관념적으로 성 관련 장난감을 선호한다는 것은 사실이 아니다. 그 후에 그들은 사회가 그들에게 부여한 성 역할을 인식하게 되었다. 연구에 따르면 어린이는 사회화되기 전에 성별 고정 관념 장난감에 대한 선호도를 보이거나 자신이 어떤 성별인지 이해한다.

이는 사회화되기 전에 또는 남성인지 여성인지 알기 전에, 성별 고정 관념 장난감에 대한 선호를 보일 수 있다.

영유아를 향한 성인의 행동 연구에 따르면, 가능한 선천성 경향에도 불구하고 대부분의 성인은 여자아이 및 남자아이에게 각각 다르게 상호작용한다. 연구자들은 미국 성인들에게 남자아이의 옷을 입고 남자아이의 이름을 가진 혹은 여자아이의 옷을 입고 여자아이의 이름을 가진 낯선 유아(실제로는 단순히 다른 이름과 다른 옷을 입힌 동일한 아기임)를 만나게 했다. 어른들이 여자아이와 놀고 있다고 생각하면 '그녀'에게 인형을 제공할 가능성이 더 높았다. 유아가 남자아이라고 생각할 때는 축구공 또는 망치를 제공할 가능성이 높았다.

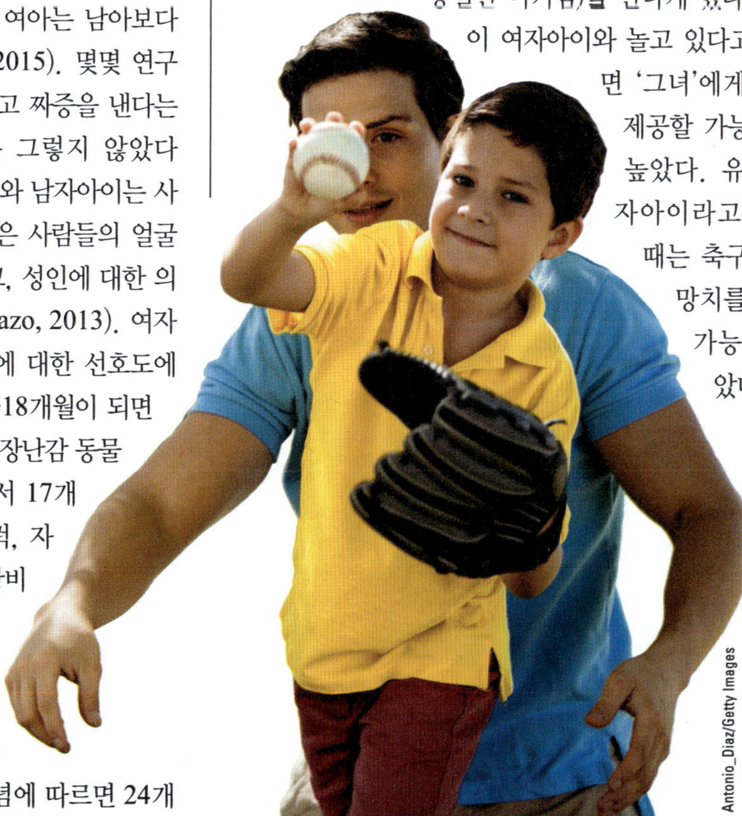

Antonio_Diaz/Getty Images

이 그림에서의 아버지처럼 소년의 어머니가 그와 같이 놀아줄 수 있을 것으로 쉽게 상상할 수 있는가? 그 이유는 무엇인가?

또한 '남자아이'는 '여자아이'보다 더 많은 신체 활동에 참여하도록 권장되었다(Worell & Goodheart, 2006).

부모, 특히 아버지는 딸보다 아들에게 거친 놀이를 권장할 가능성이 더 높다(Mascaro et al., 2017). 반면에 부모는 아들보다 딸인 여아에게 더 많이 이야기 한다. 그들은 딸에게 더 많이 미소를 짓고 그들에 대해 더 감정적으로 표현한다(Mascaro et al., 2017; Powlishta et al., 2001).

여자아이는 분홍색 또는 노란색 드레스를 입고 주름 장식과 레이스로 장식되는 반면, 남자아이는 파란색 또는 빨간색을 입는다(Eccles et al., 2000; Powlishta et al., 2001). 부모는 어린 여자아이와 남자아이에게 다른 침실 장식과 장난감을 제공한다. 생후 5개월부터 6세까지의 어린이 방의 내용을 조사한 결과, 남자아이의 방은 종종 동물 테마와 파란색 침구 및 커튼으로 장식되어 있는 경우가 많았다. 여자아이 방에는 꽃, 레이스, 주름 장식, 파스텔이 특별히 포함되었다. 여자아이들은 더 많은 인형을 소유하였다. 남자아이들은 더 많은 차량, 군용 장난감 및 스포츠 장비를 가지고 있었다.

딸이 '여아 장난감'을 가지고 놀고, 아들이 '남아 장난감'을 가지고 놀 때 부모는 호의적으로 반응한다. 성인, 특히 아버지는 여자아이가 남자아이의 장난감을 가지고, 남자아이가 여자아이의 장난감을 가지고 놀 때 더 부정적인 반응을 보인다(Mesman & Groeneveld, 2018; Worell & Goodheart, 2006). 따라서 부모는 유아기에 자녀의 행동을 형성하고, 유년기 발달의 토대를 마련하려고 노력한다. 다음 장에서는 초기 아동기의 신체 및 인지 발달에 대해 살펴보도록 하겠다.

점검하기

빈칸 채우기

책 뒷편에서 답을 찾을 수 있습니다.

1. 안전하지 않은 애착에는 두 가지 주요 유형이 있다 : 회피 애착과 ________/________ 애착.
2. 애착의 첫 번째 단계는 초기 ________ 단계이다.
3. 해리와 마가렛 ________는 접촉의 편안함이 애착 과정에 중요하다는 것을 보여주기 위해 고전적인 실험을 수행했다.
4. 로렌즈에 따르면 애착은 ________ 기간에만 발생할 수 있다.
5. ________ 장애는 사회적 결손과 고정 관념적인 행동이 특징이지만 상당한 인지 또는 언어 지연이 없다.
6. 약 5세 미만의 미국 어린이 중 약 ________%가 센터 기반 치료를 받는다.
7. 사회적으로 영유아는 상황에 대처하는 방법에 대한 단서로 돌보는 사람의 얼굴 표정이나 목소리 톤을 사용하여 ________을 표시한다.
8. 연구자들은 ________를 영유아의 코에 대어 자기 개념의 발달을 연구했다. 세 가지 기본 유형의 기질은 순한, 까다로운, 늦되는.
9. ________ 워밍업 속도가 느리다.
10. 부모는 자녀와 부모 사이의 적합성을 얻기 위해 자녀의 초기 기질을 수정하려고 ________할 수 있다.

선다형 문항

1. 어리둥절해 보이고 엄마에게서 멀어지면서 엄마를 향해 움직일 수 있는 아기를 묘사할 때 어떤 애착이 사용될까?
   a. 무질서-방향 감각 상실
   b. 안전한
   c. 회피
   d. 양면 / 저항적

2. 스로프(Sroufe)는 1살 때의 불안정한 애착이 특정한 나이에 심리적 장애를 예측한다는 것을 발견했다. 그 나이는?
   a. 7세 b. 17세
   c. 27세 d. 37세

3. 에인스워스에 따르면 명확한 애착 단계는 대략 몇 생후 몇 개월에 발생할까?
   a. 6~7 개월 b. 10~12 개월
   c. 16~18 개월 d. 24~36 개월

4. 애착에 대한 견해 중 애착을 발전시키는 데 중요한 기간이 있다고 제안하는 것은?
   a. 행동 b. 정신분석
   c. 인지적 d. 윤리적

5. 외딴 과테말라의 원주민들은 아이들이 걸을 수 있을 때까지 창문이 없는 오두막에서 지내게 하며 거의 놀아주지도 않는다. 아이들이 정상적으로 양육된 아이들처럼 경계하고 활동적으로 행동하는 시기는?
   a. 실제로 그들은 행동지연을 나타내지 않는다.
   b. 2세
   c. 5세
   d. 11세

6. 자녀가 2세가 되면 부모 열 명 중 9명이 어떤 행동을 하였는가?
   a. 일종의 심리적 또는 정서적 학대에 가담했다.
   b. 아이들을 때렸다.
   c. 자녀를 밀거나 거칠게 다루었다.
   d. 자녀를 성적으로 학대했다.

7. 다음은 모두 자폐 스펙트럼 장애의 증상이다. 관련이 없는 것은?
   a. 언어나 사회성을 상실한다.
   b. 이름으로 호출되는 것에 응답하지 않는다.
   c. 낯선 사람에 대한 두려움을 키운다.
   d. 장난감을 가지고 노는 법을 모르는 것 같다.

8. 연구 증거는 자폐증에 대해 무엇을 보여주는가?
   a. 자폐증은 홍역, 유행성 이하선염, 풍진 백신에 의해 발생한다.
   b. 자폐증은 가난한 양육의 결과이다.
   c. 자폐증은 어느 정도 가정에서 발생한다.
   d. 위의 모든 것이 사실이다.

9. 3세된 아이에게 주간 돌봄이 좋은 생각인지 아닌지 묻는다면, 다음 중 연구 증거에 근거한 답은 무엇일까?
   a. 보육원에 있는 일부 어린이들은 자신보다 더 협조적인 것을 배운다.
   b. 보육원의 일부 어린이는 자신보다 다소 공격적이 된다.
   c. 양질의 보육원에 있는 아이들은 질이 낮은 보육원에 있는 아이들보다 어떤 면에서 더 나은 것으로 보인다.
   d. 위의 내용 모두(all of the above)

10. 김씨의 아들은 생후 8개월인데 갑자기 히스테리로 울기 시작했다. 낯선 사람이 슈퍼마켓에 와서 그가 귀엽다고 말하자 그녀에게 달라붙는다. 당신이 심리학 학생이라는 것을 알고 그녀는 당신의 생각을 묻는다. 다음 중 이 장에서 배운 내용을 반영하는 것은 무엇일까?
    a. kim은 아마도 그녀의 아들을 학대했을 것이다.
    b. 낯선 사람이 아들을 위협하거나 학대했다.
    c. 그녀의 아들은 과도하게 반응하는 신경계를 가지고 있다.
    d. 그녀의 아들은 정상적으로 행동하고 있다.

7 Early Childhood: Physical and Cognitive Development

초기 아동기: 신체 및 인지 발달

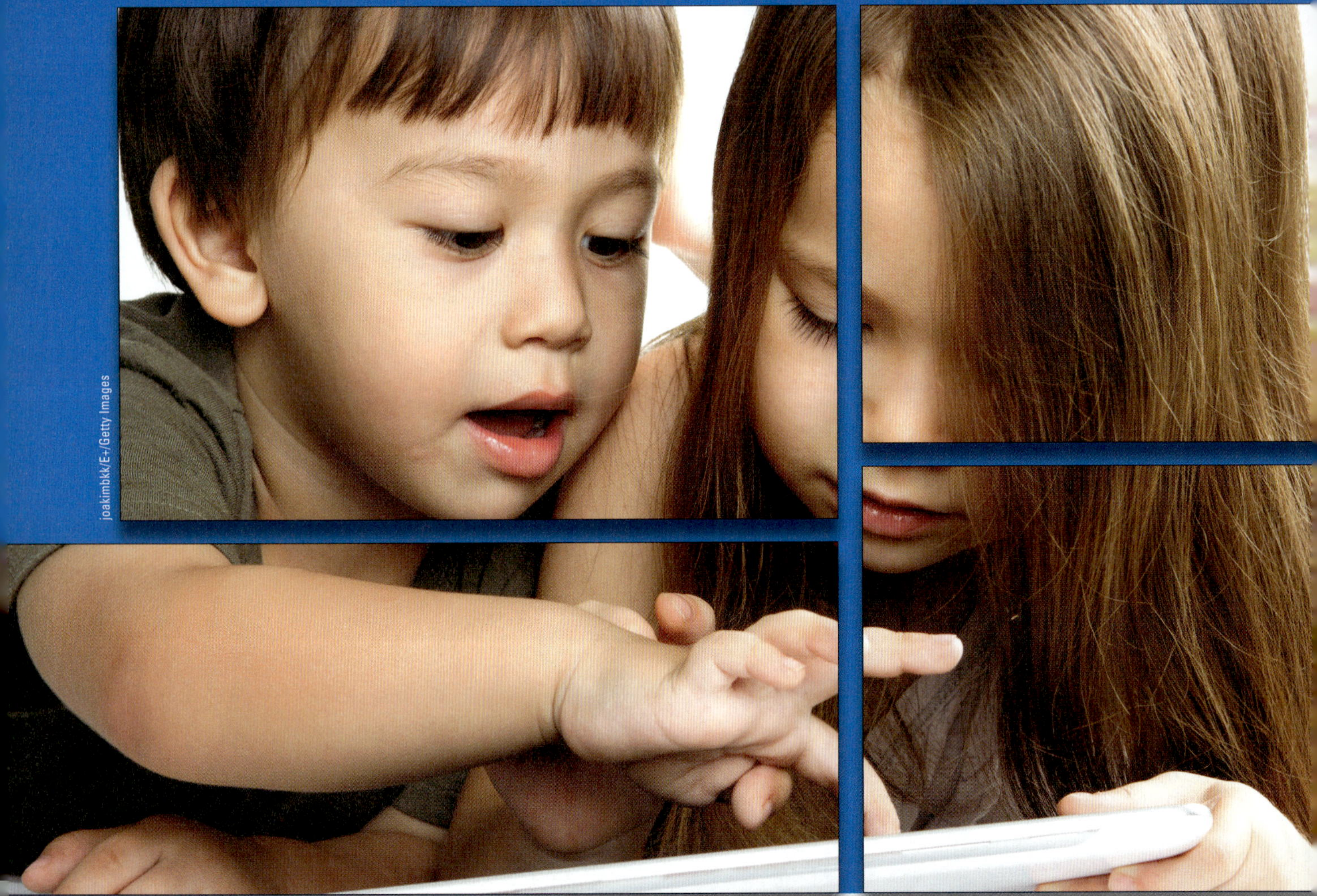

joakimbkk/E+/Getty Images

학습 성과

이 장의 성취 목표

- 7-1 초기 아동기의 신체 발달 경향에 대해 설명할 수 있다.
- 7-2 초기 아동기의 운동 발달에 대해 설명할 수 있다.
- 7-3 초기 아동기의 건강 및 질병 경향에 대해 설명할 수 있다.
- 7-4 초기 아동기의 수면 패턴에 대해 설명할 수 있다.
- 7-5 배설 장애에 대해 논의할 수 있다.
- 7-6 피아제의 전 조작기에 대해 설명할 수 있다.
- 7-7 초기 아동기 인지발달의 영향에 대해 논의할 수 있다.
- 7-8 '마음 이론'이 인지에 미치는 영향에 대해 설명할 수 있다.
- 7-9 초기 아동기의 기억 발달에 대해 설명할 수 있다.
- 7-10 초기 아동기의 언어 발달에 대해 설명할 수 있다.

2살에서 6살까지는 초기 아동기로서 유아기와 학령전기를 포함한다. 초기 아동(유년)기의 신체 성장은 영아기보다 느리다. 아이들은 키가 크고 날씬해지면서, 초기 아동(유년)기 말이 되면 그들은 영아기에 비해 더욱 성인처럼 보인다. 운동 능력이 극적으로 발달한다. 아이들은 더 강해지고 빨라지며 더 잘 어울리게 된다. 언어능력이 크게 향상되고, 다른 사람들과 대화를 나눌 수 있게 된다. 인지 능력이 발달함에 따라 새로운 환상의 세상 혹은 '상상 놀이'가 나타난다. 대부분의 초기 아동기 아이들은 호기심이 많고, 배우고 싶어한다. 신체적 · 인지적 능력의 향상으로, 어린이는 보호자에게 전적으로 의존하지 않고 가정 밖의 더 넓은 세상의 일부가 될 수 있다.

> 초기 아동기 동안 신체와
> 운동능력의 발달은
> 말 그대로 비약적으로 진행된다.

7-1 성장 패턴(Growth Patterns)

초기 아동(유년)기 동안 신체 및 운동능력의 발달은 문자 그대로 비약적으로 진행된다.

1. 키와 몸무게

아동은 출생 후 첫 2년 동안 키가 급격히 증가하고, 그 후 취학 전까지의 기간 동안 성장 속도는 느려진다(Kuczmarski et al., 2000). 여아와 남아 모두 매년 키가 약 2~3인치(약 5~7.6cm) 증가하는 경향이 있으며, 체중 증가는 연간 약 4~6(약1.8~2.7kg) 파운드로 유지된다(그림 7.1 참조).

아이들은 키가 커지고 약간의 '유아지방(젖 살)'이 빠지면서, 점점 더 날씬해진다. 성별로 보면, 남자아이는 여자아이보다 약간 더 크고 몸무게도 많이 나간다(그림 7.1 참조). 개별 아동마다 성장에 대한 현저한 차이가 나타난다(소아 비만에 대한 논의는 9장을 참조하라).

2. 뇌의 발달

뇌는 초기 아동(유년)기에 다른 어떤 기관보다 더 빨리 발달한다. 2세 때, 뇌는 이미 성인 뇌 무게의 75%에 도달하게 된다. 5세가 되었을 때, 아동의 뇌는 성인 뇌 무게의 90%에 도달하지만, 5세 아동의 몸무게는 성인 몸무게의 3분의 1에 불과하다.

뇌 크기의 증가는 부분적으로 신경 섬유의 지속적인 수초화 때문이다. 소뇌와 대뇌피질을 연결하는 신경 경로의 수초화를 완료하면, 미세 운동 기술, 균형 및 조정의 발달이 촉진된다(Rilling, 2013; Spalletta et al., 2018).

두뇌 발달 및 시각 기술 두뇌 발달은 또한 시각정보 처리능력을 향상시켜(Bjorklund and Causey, 2018) 읽기 학습을 촉진한다. 어린이가 주의력을 유지하고 산만함을 차단할 수 있게 해주는 뇌 부분은 약 4세에서 7세 사이에 점점 더 수초화 되어, 대부분의 어린이가 학업에 집중할 수 있게 된다(Otero & Barker, 2014). 시각정보를 처리하는 속도는 아동기 동안 향상되어 청소년기가 시작될 때 성인 수준에 도달한다(Otero & Barker, 2014; Y. Wang et al., 2016).

우뇌, 좌뇌 우리는 종종 사람들이 '우뇌가 발달함' 또는 "좌뇌가 발달함"이라고 묘사하는 것을 듣는다. 이것은 뇌의 반구가 서로 다른 종류의 지적, 정서적 활동에 관여한다는 것이다. 연구에 따르면, 오른손잡이인 사람은 논리 분석과 문제 해결, 언어 및 계산이 필요한 지적 작업에 좌뇌가 상대적으로 더 많이 관여하는 것으로 나타났다(Scull, 2010). 다른 반구(우반구)는 일반적으로 시각-공간 기능(예: 퍼즐을 맞추는 것), 미적, 정서적 반응, 은유의 이해능력과 더 관련되었다.

TRUTH OR FICTION?

T	F	어떤 아이들은 좌뇌가 발달하였고 어떤 아이들은 우뇌가 발달하였다.
T	F	일부 질병의 발생은 어린 시절에는 정상이다.
T	F	유능한 부모는 자녀의 배변 훈련을 두 번째 생일 정도에 시킨다.
T	F	학령전기 아동에게 상상의 친구가 있다는 것은 외로움이나 심리적 문제의 징후이다.
T	F	두 살짜리 아이는 부모가 없을 때에도 부모가 자신에게 일어나는 모든 일을 알고 있다고 인식한다.
T	F	"엄마가 나를 원하기 때문에"는 세 살짜리에게 완벽하게 좋은 설명이다.

그림 7.1 2~6세 아동의 체중과 신장의 성장 곡선

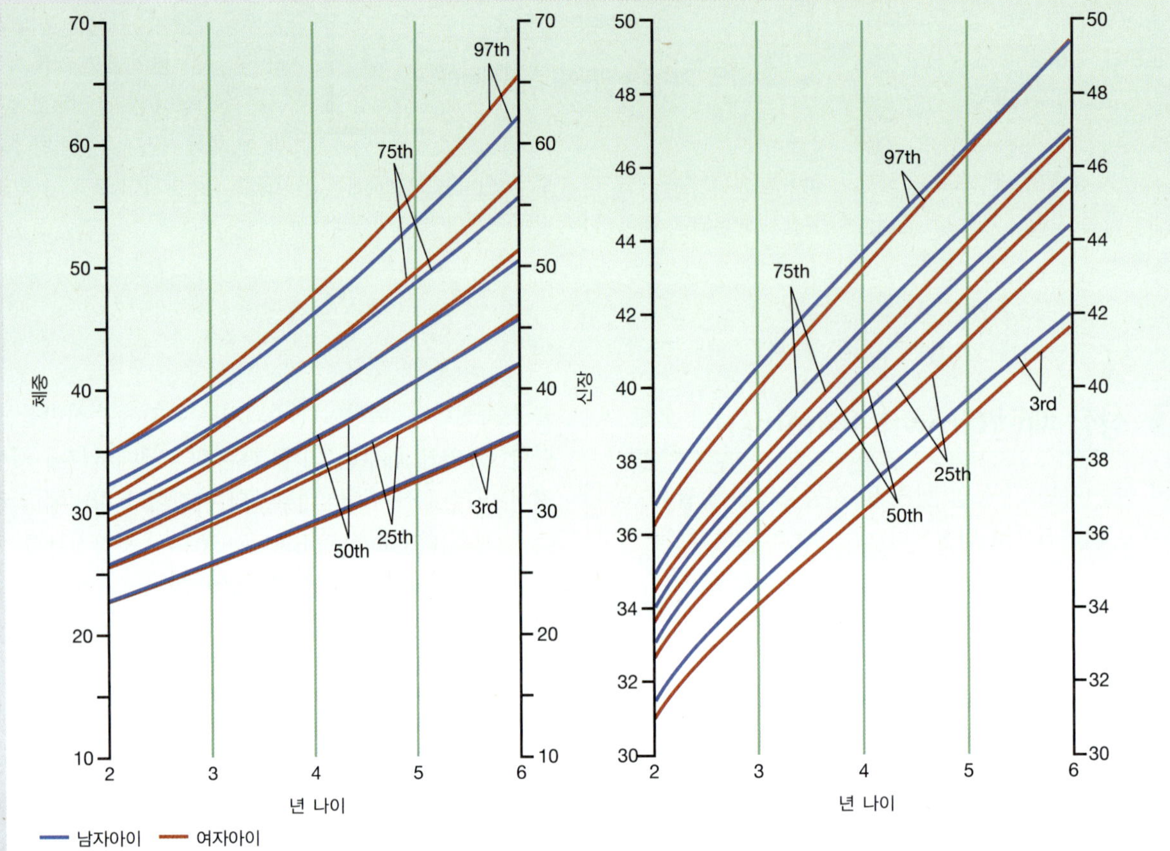

곡선의 숫자는 각 연령대의 체중과 키에 대한 백분위 수를 나타낸다. 초기 아동기에는 성장 속도가 느려진다. 영유아기와 마찬가지로 남자아이는 여자아이보다 약간 더 크고 무겁다.

출처 : Kuczmarski, RJ, et al. (2000 년 12 월 4 일). CDC 성장 차트 : 미국. 중요 및 건강 통계의 고급 데이터, 314. (그림 9–12) 메릴랜드 주 Hyattsville : National Center for Health Statistics.

그러나 어떤 아이들은 좌뇌가 발달하였고 어떤 아이들은 우뇌가 발달하였다는 것은 사실이 아니다. 좌우 반구의 기능이 겹치고, 우리가 하나 또는 다른 것에 집중할 때, 두개의 반구는 동시에 반응한다(Broadway et al., 2015). 그들은 반구를 연결하는 두꺼운 신경 섬유 다발인 **뇌량(corpus collosum)**의 수초화에 의해 협력하게 된다. 이 과정은 대체로 8세까지 완료되며, 논리적인 기능과 정서적인 기능의 통합을 가능하게 한다.

뇌의 가소성(plasticity, 힘을 가하면 변형되고, 힘을 제거하더라도 변형된 형상이 그대로 남는 성질) 뇌의 많은 부분들은 우리의 행동이 더 복잡해지도록 하는 전문화된 기능을 가지고 있다. 하지만 이것은 또한 뇌의 특정 부분에 대한 부상이 이러한 기능 상실을 초래할 수 있다는 것을 의미한다. 하지만, 뇌는 또한 특정 부위의 부상을 보상하는 능력인 **가소성**을 가지고 있다.

가소성은 약 1~2세에 가장 증가하며 그 후 점차 감소한다(Glenn et al., 2017; Lohmann & Kessels, 2014).

뇌량 뇌의 왼쪽과 오른쪽 반구를 연결하는 신경 섬유의 두꺼운 묶음

가소성 뇌의 새로운 부분이 손상된 부분의 기능을 대신하는 경향

FICTION

T (F) 어떤 아이들은 좌뇌가 발달하였고, 어떤 아이들은 우뇌가 발달하였다.

어떤 아이들은 좌뇌가 발달하였고 어떤 아이들은 우뇌가 발달하였다고 말하는 것은 사실이 아니다. 이 진술은 너무 포괄적이어서 사실이 아니다. 두뇌 반구의 기능은 겹친다.

우리가 성인기에 언어를 통제하는 뇌의 영역에 손상을 입었을 때, 우리는 말하거나 이해하는 능력을 잃을 수 있다. 그러나 같은 손상을 입은 학령전기 아동에서는 뇌의 다른 부분이 이러한 기능을 할 수 있다. 결과적으로 그들은 언어를 말하거나 이해하는 능력을 되찾을 수 있다. 가소성을 가능하게 하는 신경학적 요인으로는 새로운 수상돌기의 성장(sprouting, 발아)과 신경 연결의 중복성이 포함된다(Lohmann & Kessels, 2014; von Bernhardi et al., 2017).

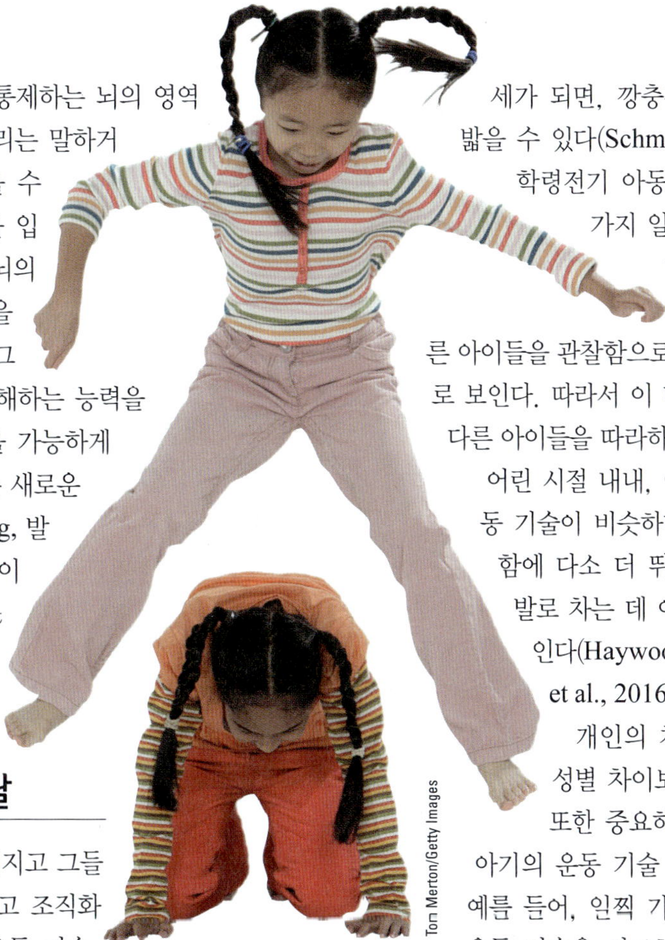

Tom Merton/Getty Images

7-2 운동능력 발달

아동의 신경계가 성숙해지고 그들의 움직임이 더 정밀해지고 조직화되면서, 학령전기 동안 운동 기술이 폭발적으로 증가한다.

1. 대근육운동 기술(Gross Motor Skills)

대운동 기술은 운동에서 사용되는 큰 근육을 포함한다(표 7.1 참조). 세 살쯤 되면, 아이들은 한 발로 균형을 잡을 수 있다. 3~4세가 되면, 그들은 각 계단에 발을 올려 성인들이 하는 것처럼 계단을 올라갈 수 있다. 4세이나 5세가 되면, 깡충깡충 뛰고 세발자전거 페달을 밟을 수 있다(Schmidt et al., 2019). 나이가 많은 학령전기 아동들은 노래, 달리기와 같은 두 가지 일을 동시에 더 잘 조정할 수 있다. 일반적으로, 학령전기 아동들은 스스로 가르치고 다른 아이들을 관찰함으로써 운동 기술을 습득하는 것으로 보인다. 따라서 이 나이에는 어른들의 가르침보다 다른 아이들을 따라하는 것이 더 중요해 보인다.

어린 시절 내내, 여자아이들과 남자아이들은 운동 기술이 비슷하다. 여자아이들은 균형과 정밀함에 다소 더 뛰어나다. 남자아이들은 던지고 발로 차는 데 어느 정도 더 유리한 것으로 보인다(Haywood & Getchel, 2014; Veldman et al., 2016).

개인의 차이는 어린 시절과 중간기의 성별 차이보다 더 크다. 동기부여와 연습 또한 중요하다. 유아기의 운동 경험은 유아기의 운동 기술 발달에 영향을 미칠 수 있다. 예를 들어, 일찍 기어다닌 경험이 있는 아이들은 운동 기술을 시도하지 않은 아이들보다 더 좋은 성적을 낸다(Haywood & Getchell, 2014).

2. 신체 활동

학령전기 아동은 일주일에 평균 25시간 이상 대근육 활동을 하며 보낸다.

대근육운동 기술 운동에 사용되는 큰 근육을 사용하는 기술

표 7.1 초기 아동기의 대근육운동 기술 발달

2세 (24~35개월)	3세 (36~47개월)	4세 (48~59개월)	5세 (60~71개월)
• 똑바로 잘 달릴 수 있다. • 계단을 오르고, 한 걸음에 60cm까지 걷는다. • 큰 공을 찰 수 있다. • 10~35cm 거리를 점프한다. • 떨어지지 않고 작은 공을 던진다. • 큰 장난감을 밀고 당긴다. • 한 발로 깡충깡충 뛰어 두 걸음 이상 뛸 수 있다. • 한 발로 서려고 한다. • 가구에 올라 서서 창문 밖을 내다 본다.	• 달리면서 장애물을 돌아서 갈 수 있다. • 계단을 한 발에 한계단씩 오른다. • 큰 공을 쉽게 찰 수 있다. • 아래로 점프할 수 있다. • 몸통과 팔로 바구니 모양을 만들어 튕겨진 공을 잡을 수 있다. • 장난감을 밀고 당기면서 장애물을 돌아서 갈 수 있다. • 한 발로 깡충깡충, 최대 세 번까지 뛸 수 있다. • 한 발로 설 수 있다. • 보육 기구에 올라간다.	• 달리는 동안 급격한 코너를 돌아 갈 수 있다. • 한 발짝씩 계단을 내려간다. • 30cm 높이에서 점프할 수 있다. • 공을 머리 위로 던진다. • 장난감을 밀고 당기면서 급격한 코너를 돌아갈 수 있다. • 한 발로 깡충깡충, 4~6번까지 뛸 수 있다. • 한 발로 3~8초 동안 설 수 있다. • 한 발 건너뛰기를 할 수 있다. • 세발자전거를 잘 탄다.	• 발끝으로 가볍게 달릴 수 있다. • 91cm 거리를 점프할 수 있다. • 작은 공을 손으로만 잡는다. • 각 발로 1.8~2.7m 앞으로 깡충깡충 뛸 수 있다. • 한 발로 8~10초 동안 서 있다. • 적극적이고 능숙하게 오를 수 있다. • 다른쪽 발로 교대로 건너뛰기를 할 수 있다. • 훈련용 바퀴가 달린 자전거를 탈 수 있다.

Note: 연령은 평균이며, 개인차가 있다.

어린 학령전기 아동은 나이가 많은 학령전기 아동보다 물건을 움켜쥐고, 쾅쾅 두드리거나, 입을 대는 것과 같은 신체적 놀이에 참여할 가능성이 더 높다(Gagen & Getchell, 2018; Haywood & Getchell, 2014).

운동 활동 수준은 2~3세 이후에 감소하기 시작한다. 아이들은 불안감이 덜하고 더 오래 앉아있을 수 있다. 2~4세 아이들은 보다 지속적이고 집중적인 주의력을 보인다.

거친 신체 놀이 거친 신체 놀이는 달리기, 쫓기, 도망치기, 레슬링, 손바닥으로 때리기, 웃기, 얼굴 만들기 등으로 구성된다. 거친 신체 놀이는 여자아이보다 남자아이들에게 더 많이 나타나는데, 이는 때리고, 밀치고, 빼앗고, 붙잡고 성난 표정을 짓는 공격적인 행동과는 다르다. 거친 신체 놀이는 신체적, 사회적 기술 개발에 도움이 된다(Cillessen & Bellmore, 2011; Van Gils, 2014).

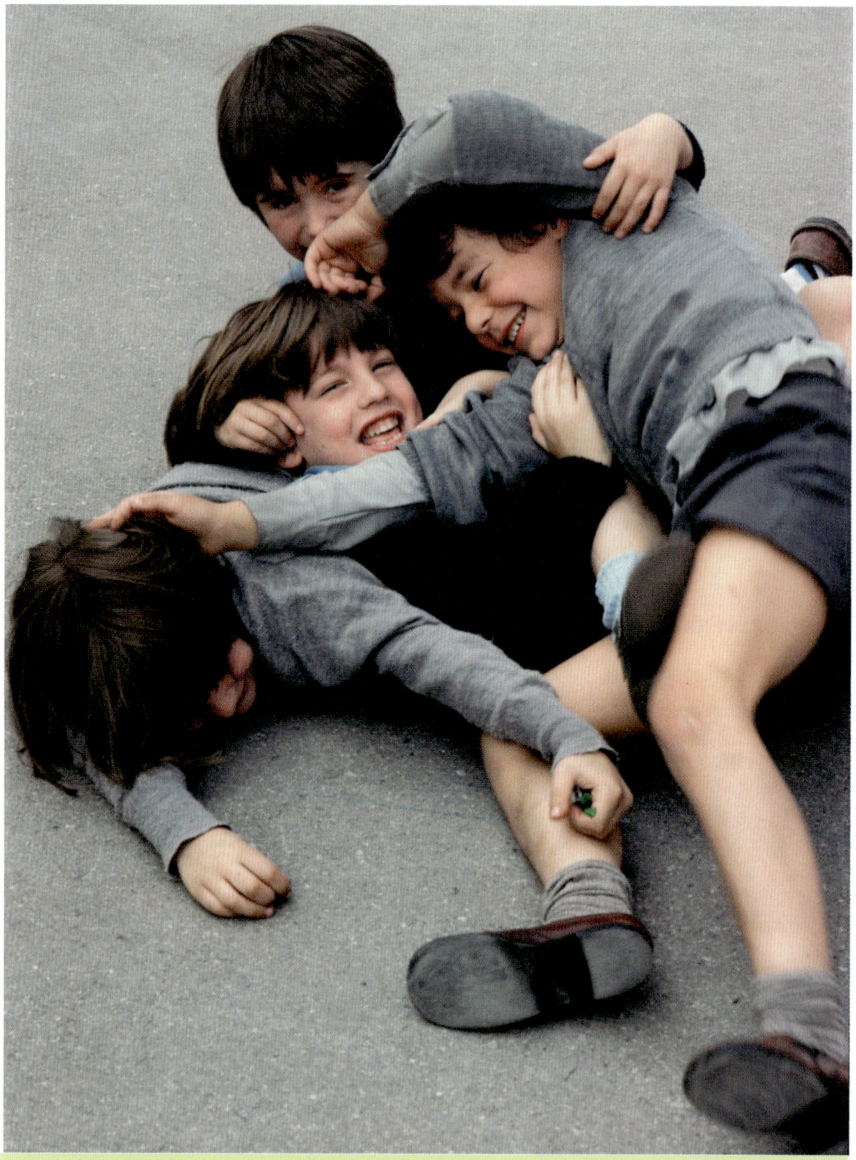

공격적인 행동인가, 아니면 일반적인 거친 신체 놀이인가?

활동 수준의 개인별 차이 신체적으로 활동적인 부모들은 신체적으로 활동적인 아이들을 가질 가능성이 있다. 4~7세 아이를 대상으로 한 연구에서 활동적인 엄마의 자녀들은 활동적이지 않은 엄마의 자녀들보다 활동적일 확률이 2배 높았다(Montroe et al., 1991). 활동적인 아버지의 자녀들은 활동적일 확률이 3배로 나타났다.

몇 가지 이유가 이 관계를 설명할 수 있다. 첫째, 활동적인 부모들은 활동의 역할 모델이 될 수 있다. 둘째, 가족 구성원들의 활동 공유가 원인이 될 수 있다.

활동적인 부모들은 또한 그들의 자녀들이 신체 활동에 참여하도록 격려할 수 있다. 쌍둥이를 대상으로 한 연구 역시 활동 수준에 있어서 유전적 경향이 있음을 시사한다(Herring et al., 2014; Saudino, 2011).

미세 운동 기술 어떤 일을 조작하는 데 손가락과 같은 작은 근육을 사용하는 기술

3. 미세 운동 기술(Fine Motor Skills)

미세 운동 기술은 조작과 조정에 사용되는 작은 근육을 포함한다. 이러한 기술은 대운동 기술보다 조금 더 느리게, 점진적으로 발달한다(Haywood & Getchell, 2014). 손목과 손가락에 대한 제어를 통해 어린이는 연필을 제대로 잡고, 스스로 옷을 입고, 블록을 쌓을 수 있게 된다(표 7.2 참조).

학령전기 아동들은 신발 끈을 묶고, 재킷의 지퍼를 채우려고 끊임없이 노력할 수 있다.

표 7.2 초기 아동기 미세 운동 기술의 발달

2세 (24~35개월)	3세 (36~47개월)	4세 (48~59개월)	5세 (60~71개월)
• 6개의 블록으로 탑을 쌓는다. • 수직선 및 수평선을 따라 그린다. • 종이 접기를 따라 한다. • 붓으로 그림을 그린다. • 단순한 모양을 올바르게 구멍에 배치한다.	• 9개의 블록으로 탑을 쌓는다. • 원과 십자가를 따라 그린다. • 편지를 따라 쓴다. • 주먹이 아닌 손가락으로 크레용을 잡는다. • 큰 바늘을 사용하여 4개의 구슬을 묶는다.	• 10개 이상의 블록으로 탑을 쌓는다. • 정사각형을 따라 그린다. • 간단한 단어를 그린다. • 종이를 세 번 접을 수 있다. • 올바른 손잡이로 연필을 사용한다. • 구슬 10개를 늘어뜨린다.	• 모델을 사용하여 6개 블록을 3단 계로 쌓을 수 있다. • 삼각형과 별을 따라 그린다. • 이름과 번호를 쓸 수 있다. • 정사각형 종잇조각을 삼각형으로 접는 것을 따라 한다. • 종이에 그려진 다이아몬드 모양을 따라 그린다. • 신발끈을 묶는다.

Note: The ages are averages; there are individual variations.

4. 아동의 예술적 발달

아이들의 예술적 발달은 운동과 인지 능력의 발달과 관련이 있다. 아이들은 생후 2년이 되면 처음으로 낙서를 하기 시작한다. 처음에 그들은 그것의 순수한 기쁨을 표시하는 것처럼 보인다(Jolley, 2010). 로다 켈로그(Rhoda Kellogg, 1959, 1970)는 낙서에서 의미 있는 패턴을 발견했다. 그녀는 자신이 예술의 기본 요소로 간주한 20개의 기본적인 낙서를 확인하였다(그림 7.2 참조).

아이들은 낙서 하기부터 그림 그리기까지 배치, 모양, 디자인, 그리고 그림 단계의 4단계를 거친다. 두 살 된 아동은 종이의 다양한 위치(예: 종이 중앙 또는 테두리 근처)에 낙서를 한다. 세 살이 되면 아이들은 동그라미, 네모, 삼각형, 십자가, X자, 그리고 이상한 모양을 포함한 기본적인 그림을 그리기 시작한다. 아이들이 도형을 그릴 수 있게 되면서, 디자인 단계에서 모양을 결합하기 시작한다. 4세에서 5세 사이가 되면, 아이들은 그림 단계에 도달하게 되는데, 이 시기의 그림은 아동이 인식할 수 있는 물체들과 닮기 시작한다.

아동의 초기 그림은 구체적이기보다는 넓은 범주의 상징적인 경향이 있다. 아동은 학교나 집과 같은 어떤 특정 건물을 그리라고 요구하여도 똑같은 간단한 건물을 그릴 수 있다(Tallandini & Valentini, 1991). 3세에서 5세 사이의 아동은 보통 특별한 것을 그리려고 하지 않는다. 그들은 자신들이 그린 그림을 보고, 이름을 붙일 가능성이 더 높다. 5세 이후 운동능력과 인지능력이 발달하면서, 아동은 마음에 두고 있는 대상을 그릴 수 있게 된다. 외형을 따라 그리는 능력도 향상된다(Rubeling et al., 2011).

5. 주로 사용하는 손(Handedness)

일부 영아는 영아기 동안 특별히 선호하여 사용하는 손이 없지만(Nelson et al., 2013), 2~3개월이 되면 대부분의 경우 영아의 손에 딸랑이를 놓을 때, 왼손보다 오른손으로 더 오래 잡고 있다(Fitzgerald et al., 1991).

생후 4개월이 되면 대부분의 영아는 물체를 탐색하는 데 있어서, 명확하게 오른손을 더 선호하는 것으로 보인다(Streri, 2002). 한쪽 손이나 다른 쪽 손으로 잡는 선호도는 6개월에서 14개월 사이에 현저하게 증가한다.

그림 7.2 20가지 기본 낙서

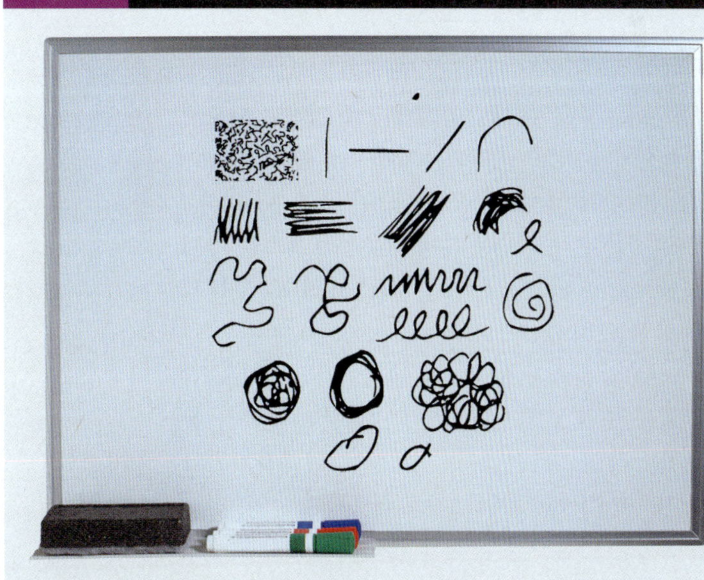

Ryan McVay/Photodisc/Getty Images
Source: Based on Kellogg, Cengage Learning, Inc.

두 살이 되면 아이들은 낙서를 할 수 있다. 로다 켈로그는 이 20개의 기본 낙서를 어린이 그림의 구성 요소로 식별했다.

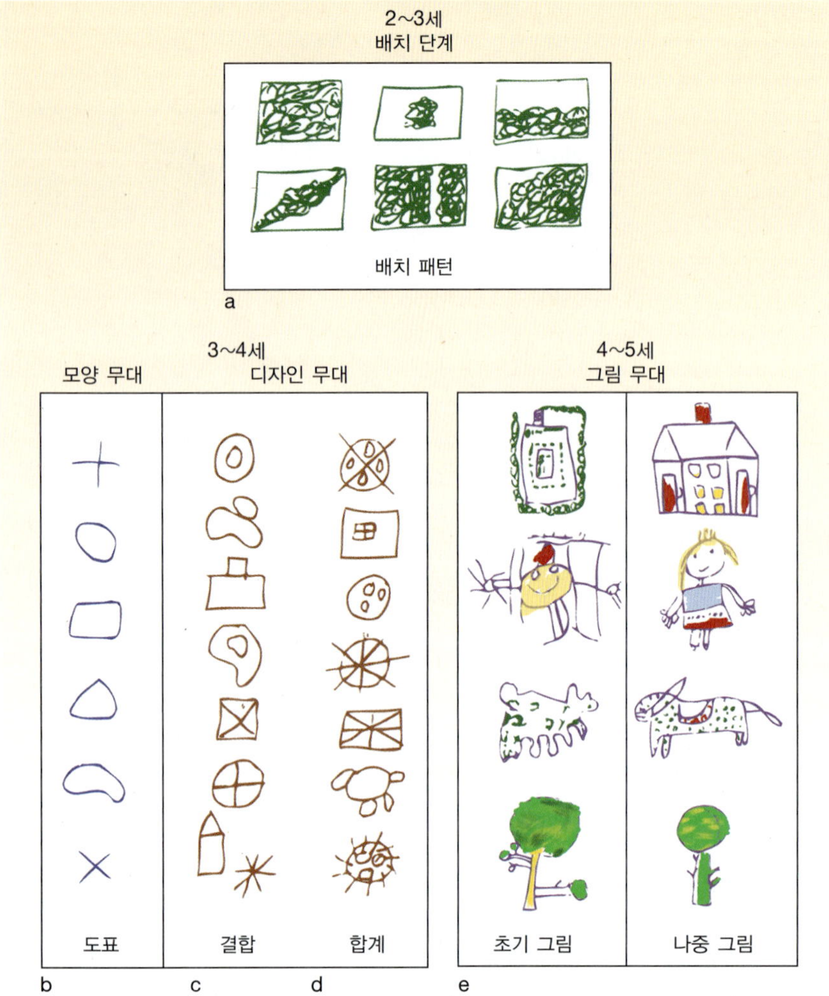

아이들은 그림 그리기에서 4단계를 거친다. (a) 그들은 먼저 종이의 여러 위치에 낙서를 배치한다. 그런 다음 (b) 기본 모양을 그리고 (c,d) 모양을 디자인으로 결합한다. 마지막으로 (e) 인식 가능한 물체를 그린다.

주로 사용하는 손은 초기 아동기에 더욱 강하고 확고해진다. 왼손잡이가 어느 정도 되는지에 대한 연구 결과는 다양하게 나타나지만, 대부분의 사람들은 오른손잡이다.

주로 사용하는 손의 기원은 분명히 유전적 요소를 가지고 있다(Hopkins et al., 2015; Michel et al, 2013; Willems et al., 2014).

만약 여러분의 부모가 둘 다 오른손잡이라면, 오른손잡이가 될 확률은 약 92%이다. 만약 여러분의 부모가 둘 다 왼손잡이라면, 왼손잡이일 확률은 약 50%이다(Annett, 1999; Clode, 2006). 주로 사용하는 손이, 인지적 또는 정서적 이점 또는 단점과 관련이 있는지 여부는 여전히 미해결의 문제로 남아 있다.

7-3 건강과 질병

건강을 유지하려면 적절한 영양이 필요하며 어린 아동이 필요한 것을 얻을 수 있도록 몇 가지 지침을 제공한다. 그럼에도 불구하고, 그들이 얼마나 잘 먹는지에 관계없이, 거의 모든 아동은 가끔 질병에 걸린다.

어떤 아동은 격주 정도로 질병에 걸리는 듯하다. 대부분의 질병은 경미하고, 아동은 결국 많은 질병을 잘 이겨내고 있는 것으로 생각된다. 다행히도 우리는 다른 많은 질병들을 예방하거나 치료할 수 있다.

1. 영양(Nutrition)

2세에서 3세 사이의 아동은 하루에 1,000~1,400 칼로리의 음식이 필요하고, 4세에서 8세 사이의 어린이는 성장과 활동 수준에 따라 하루에 약 1,200~2,000 칼로리가 필요하다(Mayo Clinic, 2017).

이것은 매우 넓은 범위이므로 주어진 아동에 대한 절대 처방은 권장되지 않는다. 메이오 클리닉(Mayo Clinic)에서는 단백질 공급원(예 : 해산물, 살코기, 견과류), 과일, 야채, 곡물 및 유제품의 균형잡힌 식사를 권장한다.

생후 2~3년 동안 아이의 식욕은 일반적으로 불규칙해지지만, 이 시기에는 영아기보다 더 천천히 성장하기 때문에, 더 적은 칼로리가 필요하다. 한 끼에 적게 먹는 아이들은 다른 한 끼에 더 많이 먹음으로써 보상할 수 있다(Cooke et al., 2003).

영아는 소금에 상당히 무관심하지만, 설탕의 맛을 좋아하는 상태로 태어나는 것 같다. 그러나 아이들이 반복적으로 음식에 노출되면, 달콤하고 짠 음식에 대한 선호도가 증가한다(Bouhlal et al., 2014). 부모와 텔레비전 광고 역시 음식 선호도의 발달에 영향을 준다(Boyland & Halford, 2013; Fiese & Bost, 2016).

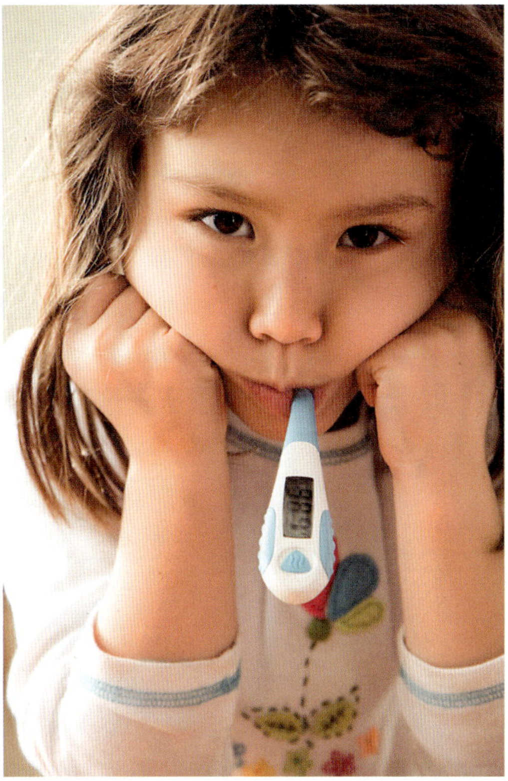
Don Mason/Getty Images

2. 경미한 질병(Minor Illnesses)

경미한 질병은 감기와 같은 호흡기 감염과 메스꺼움, 구토, 설사와 같은 위장 장애를 말한다. 이 질병들은 대부분의 아이들이 걸린다는 점에서 정상적이다. 그것들은 일반적으로 며칠 혹은 그 보다 짧게 지속되며 생명을 위협하지는 않는다. 미국에서는 설사병이 보통 가벼운 편이지만, 개발도상국에서는 그것이 어린이 사망의 주요 원인이 되기도 한다(Save the Children, 2015).

1세에서 3세 사이의 미국 어린이들은 1년에 평균 8~9개의 경미한 질병을 앓고 있다. 4~10세 사이에는 평균 4~6개로 감소한다. 아동기의 질병은, 성인기에 더 위험한, 동일한 질병의 이환을 예방할 수 있는 항체 생성을 만들 수 있다.

TRUTH

Ⓣ F 일부 질병의 발생은 어린 시절에 정상이다.

일부 질병의 발생은 어린 시절에 정상이라는 것은 사실이다. 일부 사람들이 '돌림병'이라고 부르는 경미한 질병은 통계적으로 정상적이다. 즉, 많은 또는 심지어 대부분의 어린이가 질병에 걸린다.

3. 주요 질병

항생제 및 기타 약물의 개발과 함께 면역의 발전은 심각한 소아 질병의 발생과 그 영향을 극적으로 감소시켰다. 대부분의 학령전기 아동과 학령기 아동들은 풍진(독일 홍역), 홍역, 파상풍, 유행성 이하선염, 백일해, 디프테리아, 소아마비 등 주요 소아질환 예방접종을 받았기 때문에, 이들 질환은 더 이상 예전과 같은 위협이 되지 않는다.

18세 미만 미국 아동의 거의 3분의 1이 만성 질환으로 고생하고 있다(Assgency for Healthcare Research and Quality, 2004). 이러한 질병에는 관절염, 당뇨병, 뇌성마비, 낭포성 섬유증 등이 포함된다.

비록 아동의 많은 주요 질병들은 미국과 다른 선진국들에서 대부분 근절되었지만, 그것은 여전히 개발도상국가 아동의 주요 사망 원인이 되고 있다. 전 세계적으로 매년 800만~900만 명의 어린이가 폐렴, 설사, 홍역, 파상풍, 백일해, 결핵의 6가지 질병으로 인해 사망한다(Save the Children, 2015).

난방과 취사를 위한 화석연료 연소로 인한 대기오염은 많은 호흡기 감염을 유발하는데, 이는 5세 미만 어린이, 거의 5명 중 1명 정도가 사망하는 원인이 된다(Save the Children, 2015). 설사는 매년 5세 이하 어린이 약 2백만 명의 사망 원인이다. 설사병은 대부분 안전하지 않은 식수, 열악한 위생시설 및 위생과 관련이 있다(Save the Children, 2015).

초기 아동기에, 많은 어린이들은 종종 집에서 납 페인트 조각을 먹거나 페인트에서 나온 먼지를 들이마시면서 납에 노출된다. 수돗물로 조제 분유를 먹인 영아는 납 중독의 위험이 있는데, 이는 종종 수도 배관에 납이 함유되어 있기 때문이다(Centers for Disease Control and Prevention, 2013b). 납은 신경학적 손상을 일으키고 인지 기능을 저하시키며, 다른 발달 지연을 초래할 수 있다.

4. 사고

사고는 초기 아동기에 사망을 초래하는 가장 큰 요인이며, 6가지 주요 질병에 의한 사망보다 더 많이 발생한다(Johnson et al., 2014; Leading Cause of Death, 2016). 초기 아동기에 가장 흔한 사망 원인은 자동차 사고이다. 모든 연령대와 모든 사회 경제적 집단에서 남학생이 여학생보다 우발적 부상을 입을 가능성이 더 크다.

아동기 예방 접종에 대해 알아야 할 사항

표 7.3 예방 가능한 질병과 예방에 사용되는 백신들

질병	백신	감염병
수두	수두 백신	공기, 직접 접촉
디프테리아	DTaP * 백신	공기, 직접 접촉
Hib	Hib vacciane은 헤모필루스 인플루엔자 유형 b.	공기, 직접 접촉
A형 간염	HepA 백신	직접 접촉, 오염된 음식이나 물
B형 간염	HepB 백신	직접 접촉, 오염된 음식이나 물
인플루엔자 (독감)	인플루엔자 독감 백신	공기, 직접 접촉
홍역	MMR ** 백신	공기, 직접 접촉
유행성 이하선염	MMR ** 백신	공기, 직접 접촉
백일해	DTaP * 백신	공기, 직접 접촉
소아마비	IPV 백신	공기, 직접 접촉
폐구균	PCV13 백신	공기, 직접 접촉
로타바이러스	RV 백신	입을 통해
풍진	MMR ** 백신	공기, 직접 접촉
파상풍	DTaP * 백신	피부 상처를 통한 노출

1. 어린이는 표 7.3에 표시된 위험하고 치명적일 수 있는 질병으로부터 보호받기 위해 예방 접종이 필요하다.
2. 미국 보건복지부, 미국 가정 의학회, 미국 소아과학회 소아과 의사는 그림 7.3에 표시된 일정에 따라 어린이에게 예방 접종을 맞출 것을 권장한다.

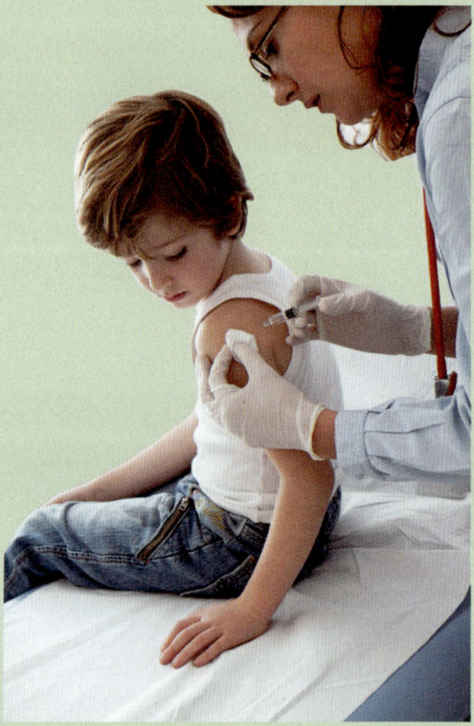

BSIP SA/Alamy Stock Photo

그림 7.3 2018년 출생하여 6세가 될 때까지의 어린이를 위한 권장 예방 접종

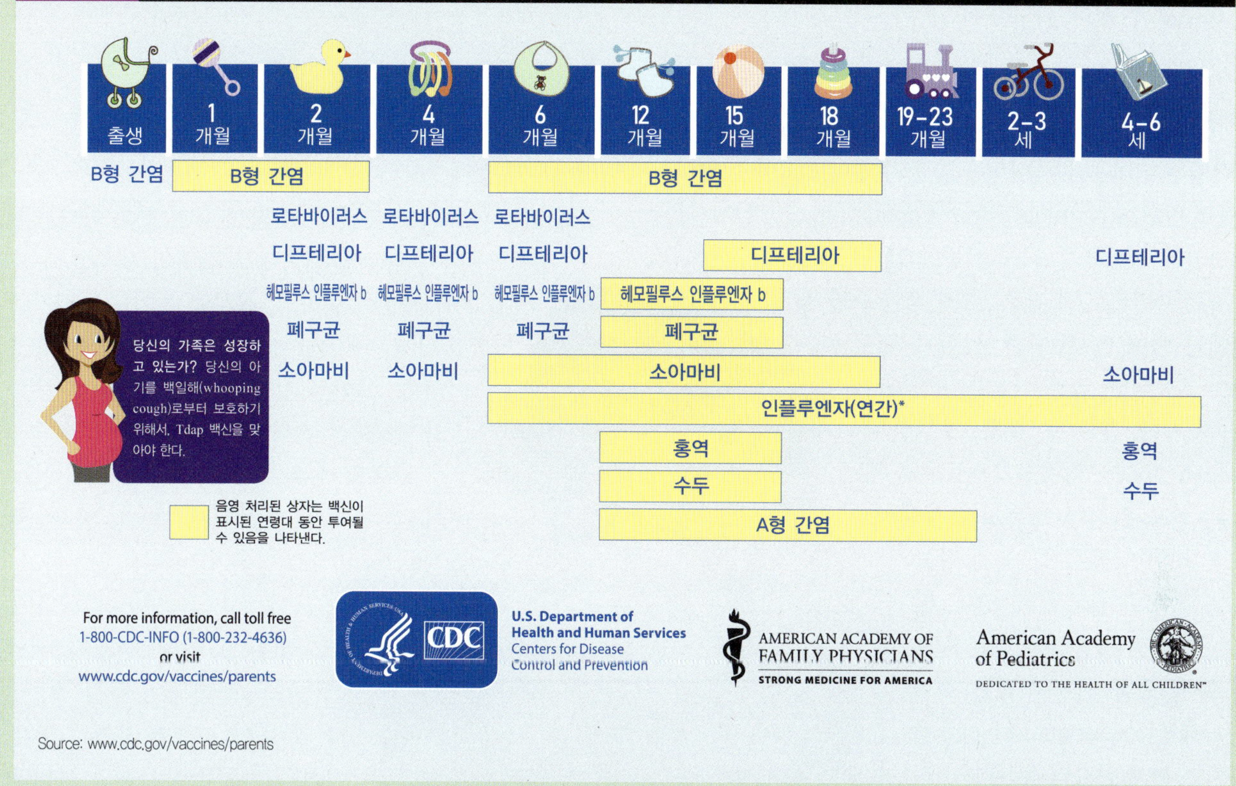

3. 일부 백신은 주사 부위에 약간의 발열, 발진 또는 통증과 같은 경미한 부작용이 있을 수 있다. 약간의 불편함은 정상이며 위험한 것은 아니다. 백신에 대한 심각한 반응은 드물다. 당신의 의료 서비스 제공자는 추가 정보를 제공할 수 있다.
4. 홍역은 가장 치명적이고 전염성이 있는 질병 중 하나이며 MMR 백신은 이를 예방한다. 그러나 MMR 백신과 자폐증이 연관성이 있다는 주장이 가끔 있다(Hotez, 2017). 미국 소아과학회(2013)는 홍역 백신과 자폐증 사이의 연관성에 대한 유효한 연구결과를 발표했다. 미국 소아과학회 웹 사이트에서 이 문서를 확인할 수 있다.
5. 5세 미만의 어린이는 면역 체계가 감염과 싸우기 위한 방어 수단을 구축하지 않았기 때문에 특히 질병에 걸리기 쉬우므로 예방 접종을 미루면 안 된다.
6. 자녀의 예방 접종을 기록하여야 한다. 예방 접종 기록은 보호자와 의료진이 자녀의 예방 접종 일정을 지키는 데 도움이 되며 보호자가 바뀔 때 유용하다. 자녀가 예방 접종을 놓치면 의사에게 문의해야 한다.
7. 어린이를 위한 백신이라는 연방 프로그램은 건강보험이 없는 어린이, 메디 케이드(Medicaid)에 등록된 어린이, 아메리칸 인디언 및 알래스카 원주민을 포함하여 해당 연령의 어린이에게 무료 백신을 제공한다.

자세한 정보는 다음과 같다.

- 일반적인 예방 접종 질문은 1-800-CDC-INFO의 CDC 연락 센터에서 답변할 수 있다. (1-800-232-4636)-영어 및 Español.
- 백신 및 예방 가능한 질병 백신에 대한 질문이 있는 경우 TTY 서비스 핫라인 1-888-232-6348로 전화할 수도 있다.

가난한 아이들은 다른 아이들보다 화재로 사망할 확률이 5배, 자동차 사고로 사망할 확률이 2배 이상 높다(Leading Cause of Death, 2016). 저소득층 아동의 높은 사고율은 부분적으로 위험한 주택과 이웃에서 사는 것에서 비롯될 수 있다.

7-4 수면(Sleep)

학령전기 아동은 영아만큼 많은 수면이 필요하지 않다. 국립수면협회(National Sleep Foundation, 2015)에서는 학령전기 아동에게 24시간 동안 11~13시간의 수면을 권장한다(표 7.4 참조). 일반적인 수면 패턴에는 밤에 9~10시간, 낮잠 1~2시간이 포함된다. 많은 아동들이 잠자리에 들거나 잠드는 것을 거부한다(Beebe, 2012). 학령전기 아동은 부족한 수면을 완전히 보충하지 못하는 경향이 있기 때문에, 늦게 잠을 자는 것이 문제가 될 수 있다. 많은 어린 아이들은 좋아하는 담요나 봉제 동물 인형과 같은 소위 '중간대상(transitional object)'을 가지고 함께 잠자리에 든다.

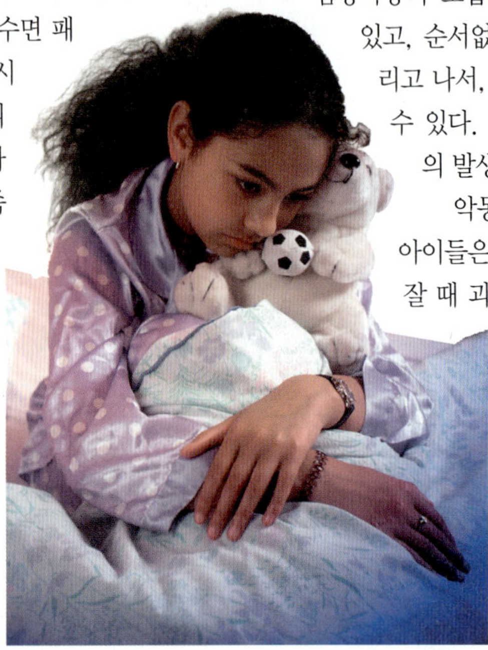
Catchlight Visual Services/Alamy Stock Photo

1. 수면 장애

모든 아이들이 자신에게 필요한 모든 수면을 취하는 것은 아니다. 여기에서는 수면 공포, 악몽 및 몽유병으로 인한 **수면 장애(sleep disorders)**에 중점을 두고 살펴보자.

수면 공포와 악몽 수면 공포는 우리가 악몽이라고 부르는 불안한 꿈보다 더 심각하다(National Sleep Foundation, 2015). 수면 공포는 보통 깊은 수면 중에 발생한다. 악몽은 얕은 급속 안구 운동(rapid-eye-movement, REM) 수면 동안 일어나는데, 보통 꿈의 약 80%가 이 시간에 발생한다.

수면 공포는 보통 아동기나 초기 청소년기에 시작되며 후기 청소년기가 되면 줄어든다. 그것은 때때로 스트레스와 연관되는데, 예를 들어 새로운 이웃으로 이사하거나, 학교를 다니기 시작하거나, 부모의 이혼에 적응하거나, 전쟁 지역에 있는 경우가 포함된다. 수면 공포가 있는 아이들은 심장박동과 호흡수의 급증으로 갑자기 깨어날 수도 있고, 순서없이 말하고, 몸부림 치기도 한다. 그리고 나서, 아이들은 다시 더 편안한 잠에 빠질 수 있다. 아이들이 성장함에 따라 수면 공포의 발생률은 감소한다.

수면 공포 비 REM 수면의 가장 깊은 단계에서 아동이 잠든 직후에 일어나는 경험같은 무서운 꿈
몽유병 수면보행증

표 7.4 정말로 필요한 수면은 어느 정도일까?

나이	수면 부족
신생아(0~2개월)	12~18시간
영아(3~11개월)	14~15간
유아(1~3세)	12~14시간
학령전기 아동(3~5세)	11~13시간
학령기 아동(5~10세)	10~11시간
청소년기(10~17세)	8.5~9.25시간
성인	7~9시간

출처: National Sleep Foundation. (2015). Children and sleep. http://sleepfoundation.org/sleep-topics/children-and-sleep

악몽을 자주 꾸거나 수면 공포가 있는 아이들은 잠자는 것을 두려워할 수 있다. 잠잘 때 괴로워하고 잠옷 입는 것을 거부하고, 불을 계속 켜고 있어야 한다고 주장할 수도 있다. 결과적으로, 그들에게 불면증이 생길 수 있다. 악몽이나 수면 공포가 잦은 아이들은 돌보는 사람의 이해와 애정이 필요하다. 그들은 또한 매일 밤 같은 시간에 잠을 자는 규칙적인 일상이 도움이 된다(Beebe, 2012).

몽유병(Sleepwalking) 몽유병 또는 **수면보행증(somnambulism)**은 성인보다 어린이에게 더 흔하다. 수면 공포와 마찬가지로 몽유병은 깊은 수면 중에 발생한다(National Sleep Foundation, 2015). 시작하는 시기는 일반적으로 3세에서 8세 사이이다.

아이들이 몽유병 증상을 보일 때, 그들은 장난감을 재배열하거나 화장실에 가거나 냉장고에 가서 우유 한 잔을 마실 수 있다. 그런 다음 그들은 다시 방으로 돌아가 잠자리에 든다. 몽유병에 대한 근거 없는 믿음이 있는데, 예를 들어, '몽유병 증상이 있는 환자의 눈은 감겨있고, 상해를 입지 않을 것이며, 증상이 있는 중에 그들이 깨어난다면 심하게 불안할 것이다'라는 것이다. 하지만, 이러한 모든 믿음은 거짓이다.

아동기의 몽유병은 신경계의 미성숙을 반영하는 것으로

생각된다. 수면 공포와 마찬가지로, 아동이 성장함에 따라 몽유병 발병률이 감소한다. 아동의 지속적인 수면 공포 또는 몽유병은 건강 전문가와 상의하는 것이 도움이 될 수 있다.

7-5 배설 장애(Elimination Disorders)

노폐물 배설은 신생아에게 반사적으로 나타난다. 아이들이 성장함에 따라, 그들은 배뇨와 배변 운동을 지배하는 반사의 조절 방법을 배우게 된다. 부모가 자녀에게 이러한 반사 신경을 억제하도록 가르치는 과정을 배변 훈련(toilet training)이라고 한다.

배변 훈련에 있어서 성숙은 중요한 역할을 한다. 생후 첫해에는 매우 특별한 아동만 배변 훈련이 가능하다.

대부분의 미국 아이들은 3~4세 사이에 배변 훈련을 받는다(American Psychiatric Association, 2013). 그들은 1년 정도 야간에 "사고(실수)"가 발생할 수 있다. 적정한 기간 내에 배변 훈련을 받지 못한 아동은 유뇨증, 분변 실금(encopresis), 또는 둘 다로 진단될 수 있다.

FICTION

T (F) 유능한 부모는 자녀의 배변 훈련을 두 번째 생일 정도에서 시킨다.

유능한 부모는 자녀의 배변 훈련을 두 번째 생일 정도에서 시키는 것은 사실이 아니다. 대부분의 미국 어린이들은 실제로 3~4세 사이에 배변 훈련을 받는다.

1. 유뇨증(Enuresis)

유뇨증은 배뇨 조절이 가능한 '정상' 연령에 도달한 후에도 방광(배뇨)을 조절하지 못하는 현상이다. 미국 정신의학협회(American Psychiatric Association, 2013)는 배변 훈련이 완성되는 시기를 5세로 정하고, 5, 6세 어린이에게 배뇨 조절 실패가 한 달 동안 적어도 두 번 이상 발생하지 않는다면, 유뇨증을 나타내는 '사고(실수)'라고 간주하지 않는다.

야간 '사고(실수)'를 **야뇨증(bed-wetting)**이라고 한다. 밤 시간의 배뇨 조절은 낮 시간의 배뇨 조절보다 어렵다. 밤에 아동은 그들의 방광이 가득 찰 때, 먼저 일어나야 한다. 그래야만 그들은 화장실에 갈 수 있다. 전반적으로 미국 아동의 8~10%가 야뇨증을 가지고 있고(Lucas et al., 2015), 이 문제는 남자아이들에게 약 두 배 정도 더 흔하다. 야뇨증은 가장 깊은 잠의 단계에서 발생하는 경향이 있다. 그것은 또한 수면 공포와 몽유병이 일어나는 단계이다.

유뇨증은 인체 기관의 원인으로 발생할 수 있으며, 대부분 뇌의 운동 피질이 미성숙하여 나타나는 것으로 알려져 있다(Lucas et al., 2015). 아이들이 성장하면서 수면 공포증이나 몽유병이 사라지듯, 야뇨증도 그러한 경향이 있다(Lucas et al., 2015).

2. 분변 실금

대변 지림, 또는 **분변 실금(encopresis)**은 장에 대한 통제력이 부족한 것을 말한다. 유뇨증과 같은 대변 지림은 남자아이들 사이에서 더 흔하다. 7~8세 아동의 약 1~2%는 장을 조절하는 데 계속 문제가 있다(Lucas et al., 2015). 유뇨증과 달리 대변 지림은 낮 시간에 발생할 가능성이 더 크다. 따라서, 그것은 특히 학교에 있는 아동을 당황스럽게 만들 수 있다.

분변 실금(encopresis)은 만성 변비와 같은 신체적 원인과 심리적 요인 모두에서 비롯된다(DeVries, 2017; von Gontard, 2011). 특히 불안하거나 스트레스를 받고 있는 어린이에게는 변기 사고에 대한 가혹한 처벌이 뒤따를 수 있다(Lucas et al., 2015). 처벌은 변기 위에 있는 아동을 긴장하게 하는 원인이 될 수 있는데, 원활한 배변 활동을 위해서는 항문 괄약근의 이완이 필요하다. 따라서, 대변 지림, 처벌, 그리고 불안은 악순환이 될 수 있다.

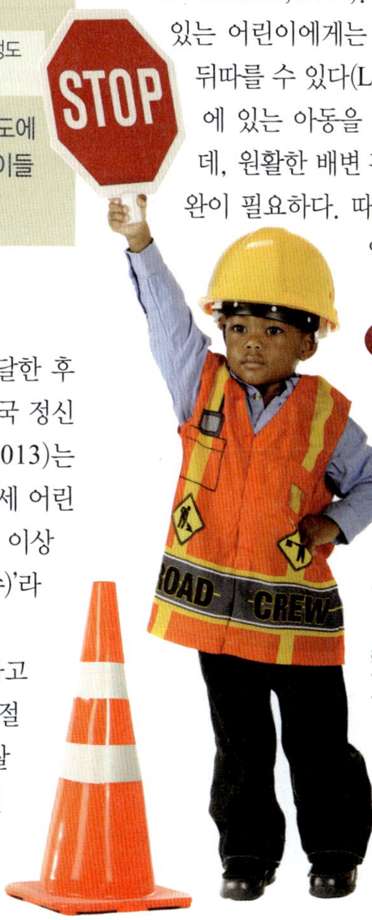

glenda/Shutterstock.com

7-6 피아제의 전조작기

피아제에 따르면, 인지 발달의 전조작기는 2세에서 7세까지 지속된다.

유뇨증 정상 조절 연령에 도달한 후 방광(배뇨)을 조절하지 못하는 현상

야뇨증 밤 동안 배뇨를 통제하지 못한다.

분변 실금 장 조절을 위한 정상 연령에 도달한 후 대변 조절 실패. 대변 지림이라고도 한다.

전조작기 피아제 이론의 두 번째 단계로, 유연하지 않고 불가역적인 정신적 조작을 특징으로 한다.

학령전기 아동과 당신의 논리가 닮은 점은 순전히 우연일 수 있다. 조작(Operations)은 정보에 대한 정신적인 조종이며, 이 단계에서 어린 아동들의 논리는 기껏해야 '구조화되는 중'이므로 주의해야 한다.

1. 상징적 사고(Symbolic Thought)

전조작기의 사고는 사물을 나타내기 위해, 그리고 사물 간의 관계를 표현하기 위해 상징을 사용하는 것이 특징이다. 아마도 어린 아동의 가장 중요한 상징적 활동의 종류는 언어이지만, 아이들이 언어를 일찍 사용하는 것은 논리의 영역에서 아쉬운 점이 있다.

피아제에 따르면, 학령전기 아동들의 그림은 그들의 삶에 있는 사물, 사람, 사건을 상징한다. 상징주의는 또한 상징 혹은 가상 놀이로 표현된다.

2. 상징 또는 가상 놀이(Symbolic or Pretend play)

어린이들의 상징적인 놀이 — '우리 이렇게 해보자'라고 하는 유형의 놀이 — 는 비즈니스 세계의 현실적인 요구를 충족하기에 바쁜 성인들에게는 미숙해 보일 수 있지만, 그것은 인지적 정교함이 요구된다(Bjorklund & Causey, 2017; Hoff, 2013).

피아제(1946, 1962)는 저서에서, 가상 놀이는 보통 아이들이 물체를 상징하기 시작하는 두 번째 해에 시작된다고 하였다. 가상 놀이에 참여하는 능력은 상징의 사용과 기억, 즉 아이들이 경험하거나 들은 것들에 대한 정신적 표현에 기초한다.

아이들은 약 12개월에서 13개월에 처음으로 가상 놀이를 한다. 그들은 자신이 잠을 자거나 스스로 먹이를 주는 것과 같은 친숙한 활동을 하고 있다고 믿게 된다. 15개월에서 20개월까지, 아이들은 그들 자신에서 다른 사람으로 초점을 이동할 수 있다. 아이가 인형에게 먹이를 주는 척 할 수도 있다. 30개월이 되면, 아이들은 다른 물체가 능동적인 역할을 한다고 믿게 된다. 아이는 인형이 스스로 먹고 있다고 상상할 수 있다(Paavola et al., 2006).

학령전기 아동의 가상 놀이의 질은 이후의 발달에 영향을 준다. 예를 들어, 폭력적인 가상 놀이를 하는 학령전기 아동들은 감정이입이 덜 되고, 다른 아이들을 도울 가능성이 적으며 나중에 반사회적 행동을 할 가능성이 더 많을 수 있다(Dunn & Hughes, 2001). 가상 놀이의 질은 추후 학령전기 아동들의 학업 성적, 창의력, 그리고 그들의 사회적 기술과 관련이 있다(Bjorklund & Causey, 2018).

상징 놀이 물건과 장난감이 있는 그대로가 아니라고 믿는 아동들의 놀이. 가상 놀이라고도 한다.

자아중심주의(egocentrism) 세상을 자기 중심적으로 생각하여 타인의 관점으로 인식할 수 없는 것

상상 속의 친구 — 가상의 캐릭터로도 알려져 있다(Aguiar & Taylor, 2015) — 는 가상 놀이의 한 예이다. 학령전기 아동의 10%에서 50%가 상상 속의 친구를 가지고 있는 것으로 추정된다(Davis et al., 2013). 상상 속의 친구는 첫째와 외동인 아이들에게 가장 흔하게 발견된다. 상상 속의 놀이 친구가 있다는 것이 아이가 실제 관계에 문제가 있다는 것을 의미하지 않는다.

사실, 상상 속의 친구가 있는 아이들은 다른 아이들보다 공격성이 덜하고, 더 협조적이며, 더 창의적이 되는 경향이 있다(Gleason, 2017; Hoff, 2013). 그들은 많은 진짜 친구들을 가지고 있고, 더 큰 집중력을 보여주며, 언어 발달에서도 더 앞서간다(Aguiar & Taylor, 2015).

3. 자아중심주의: 모든 것은 나에 관한 것

때때로 '모든 것은 나에 관한 것'이라는 태도는 이기심이 아니라 아동 초기의 신호이다. 일차원적 사고의 한 결과는 자아중심주의이다. 피아제의 용어로 **자아중심주의(egocentrism)**는 전조작기 시기의 아이들이 '다른 사람들은 세상을 각기 다른 시각으로 인식하고 있다'는 것을 이해하지 못함을 의미한다.

FICTION

T (F) 학령전기 아동이 상상 속의 친구를 갖는 것은 외로움이나 심리적 문제의 징후이다.

상상 속의 친구를 갖는 것이 외로움이나 심리적 문제의 징후라는 것은 사실이 아니다. 상상 속의 친구를 갖는 것은 보편적인 것은 아니지만 정상적인 발달 측면이다.

TRUTH

(T) F 두 살짜리 아이는 부모가 없을 때에도 부모가 자신에게 일어나는 모든 일을 알고 있다고 인식한다.

두 살짜리 아이는 부모가 없을 때에도 부모가 자신에게 일어나는 모든 일을 알고 있다고 가정하는 경향이 있다. 이 잘못된 (그러나 사랑스러운) 가정은 자아중심주의와 상황의 여러 측면에 동시에 집중할 수 없다는 것을 반영한다.

그림 7.4 세 개의 산 테스트

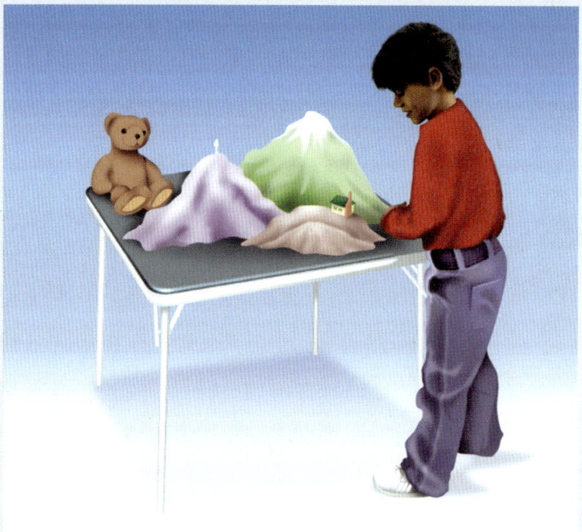

테디 베어는 무엇을 볼까? 어린 소년은 뭐라고 말할까? 피아제는 세 개의 산 테스트를 사용하여 특정 연령의 어린이가 자아중심적인지 다른 사람의 관점을 취할 수 있는지 여부를 확인했다.

사실, 두 살짜리 아이들은 그들의 부모가 그들에게 일어나고 있는 모든 것을, 심지어 그들의 부모가 함께 있지 않았을 때조차도 알고 있다고 생각할 수 있다. 2살 반 된 딸에게 엄마와 함께 간 가게에 대해 말해달라고 하자, 딸은 '엄마가 말해줘요.'라고 대답했다. 딸은 내가 그녀의 눈을 통해 세상을 볼 수 없다는 것을 생각하지 않았다.

피아제는 자아중심주의가 어린 아이들의 타인 관점에 대한 인식을 방해한다는 것을 보여주기 위해 '세 개의 산 검사(three-mountains test)'(그림 7.4 참조)를 사용했다. 이 검사에서 아동은 세 개의 산 모형 앞에 테이블을 마주 보고 있다. 하나의 산 위에는 집이 있고 다른 산의 정상 위에는 십자가가 있다.

그런 다음 피아제는 테이블의 다른 쪽에 인형을 놓고, 그 인형이 무엇을 보고 있는지 아이에게 물었다. 아주 어린 아동의 언어 능력은 인형이 있는 곳에서 볼 수 있는 것을 구두로 설명하는 것이 불가능하므로, 그들은 두 가지 방법 중 하나로 대답할 수 있다.

그들은 적절한 지점에서 찍은 사진을 선택할 수도 있고, 인형에게 보이는 대로 산의 다른 모형을 만들 수도 있다. 3개의 산 검사에 대한 고전적인 실험 결과에 따르면, 5세와 6세 아이들은 대개 자신의 관점과 일치하는 사진을 선택하거나 모델을 만들었다(Laurendeau & Pinard, 1970).

TRUTH

Ⓣ F "엄마가 나를 원하기 때문에"는 세 살짜리에게 완벽하게 좋은 설명이다.

"엄마가 나를 원하기 때문에"라는 말이 세 살짜리 아이에게 완벽하게 좋은 설명이 될 수 있다는 것은 사실이다. 이 '추론' 방식은 유아기 자아중심주의의 또 다른 반영이다.

4. 인과관계 : 왜? 왜냐하면

'왜 태양이 비치는가?'와 같은 질문에 대한 전조작기 아동의 반응은 자아중심주의의 다른 측면을 보여준다. 두 살 정도가 되면, 그들은 모른다거나 주제를 바꾸어서 대답할 수 있다. 세 살된 아동은 그들이 원해서 혹은 엄마가 원해서 하게 되었다고 이야기할 수 있다. 자기 중심적인 방식으로, 행동에 대한 이러한 설명은 무생물 개체로 확장된다. 태양은 빛나기를 원하거나 누군가가 그것이 빛나기를 원하기 때문에 빛나는 것으로 생각될 수 있다.

피아제는 이러한 원인과 결과 구조를 **전인과적 사고(precausal)**라고 적었다. 전조작기의 아동은 일이 우연히 일어나는 것이 아니라 어떠한 이유로 일어난다고 믿는다(Sobel & Legare, 2014). 전조작기 아동은 어떤 사건의 자연적인 원인을 알지 못하는 한, 그들의 이유는 과학에 기반을 두지 않고 자아중심적인 특성을 보이기 쉽다. '왜 밤이 어두워지는가?'라는 질문을 생각해 보자. 전조작기 아동은 대개 지구의 자전에 대한 지식이 없어서 '그래서 나는 잠을 잘 수 있어요'라는 식으로 대답할 가능성이 크다.

전환적 추론(transductive reasoning)에서, 아이들은 특정한 고립된 사건을 다른 사건으로 추론한다. 예를 들어, 세 살짜리 아이는 밖이 밝기 때문에 뒷마당에서 그네를 타거나 밖이 어둡기 때문에 잠을 자야 한다고 주장할 수 있다. 즉, 별도의 사건, 낮과 그네를 타는 것(또는 깨어 있는 것)은 인과 관계를 갖는 것으로 여겨진다.

전조작기 아동은 또한 인과관계의 속성에서 **물활론(animism)**과 **인공론적(artificialism)** 사고를 보여준다.

전인과적 사고 자연스러운 인과관계가 의지 및 기타 전조작기 개념에 기인하는 사고 유형

전환적 추론 특정한 사건을 통해 다른 사건을 추론함

물활론(animism) 생명과 의도성을 무생물에 귀속시키는 것

인공주의(artificialism) 환경적 특징은 사람들에 의해 만들어졌다는 믿음

물활론적 사고에서, 그들은 살아가는 이유를 태양과 달과 같은 무생물체 탓이라고 생각한다("왜 달은 낮에 사라졌을까요?" "달은 태양을 두려워하니까요."). 인공론적 사고는 비나 천둥과 같은 환경적 특징들이 사람들에 의해 디자인되고 만들어졌다고 가정한다.

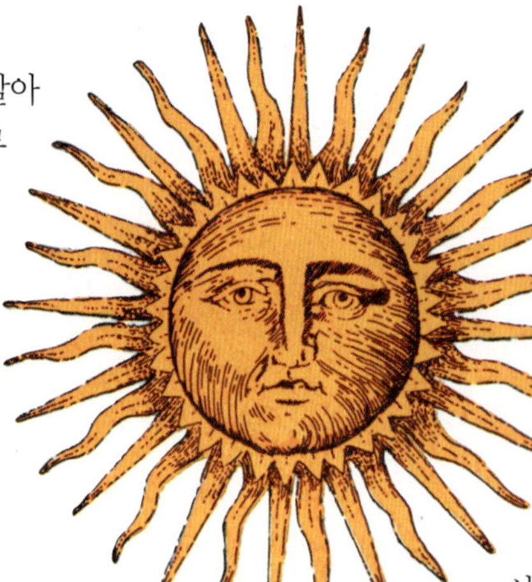

Jitloac/Shutterstock.com

5. 정신적·육체적 사건의 혼란

만약 누군가가 당신에게 당신이 갈라프록(galaprock)인 척하라고 하면 당신은 어떻게 하겠는가? 갈라프록이 무엇이며 어떻게 작동하는지 물어볼 수 있다. 다섯 살짜리 아이도 마찬가지이다. 하지만 세 살짜리 아이는 마치 갈라프록의 행동을 나타내는 것처럼 행동할 수 있다(Gottfried et al., 2003).

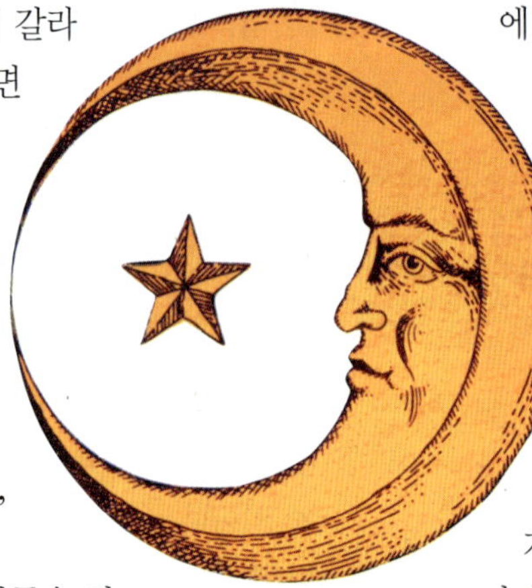

Jitloac/Shutterstock.com

피아제에 따르면, 전조작기의 아동은 정신적 사건과 육체적 사건을 구별하는 데 어려움을 겪는다. 2세에서 4세 사이의 아동은 상징과 그들이 표현하는 것 사이에서 혼란을 보여준다. 자아중심주의는 그들의 생각이 외부 현실을 정확히 반영한다는 가정에 기여한다.

그들은 단어들이 자의적이라는 것과 사람들이 사물을 언급하기 위해 다른 단어들을 사용할 수 있다는 것을 인식하지 못한다. 아동기의 꿈 그리고 모방 관련한 놀이에서, 피아제(1946, 1962)는 네 살짜리 아이에게 물었다, "이 탁자는 컵이고 저 컵은 테이블이라고 할 수 있나요?" "아니오."라고 아이가 대답했다. "왜 안되죠?" "왜냐하면," 아이가 설명했다, '테이블에서는 술을 마실 수 없어요!'

전조작기 아동의 정신적, 육체적 혼란의 또 다른 예는 많은 4세 아동들이 꿈은 현실이라고 믿지만, 7세쯤 되면 꿈이 현실이 아니라는 것을 이해하기 시작한다는 것이다. 참고로, 어린 남자아이들은 싸우고, 쫓고, 권력을 꿈꿀 가능성이 여자아이들보다 더 높다. 여자아이들은 가족 구성원과 즐거운 경험에 대한 꿈을 꿀 가능성이 더 높다.

보존(conservation) 인지적 심리학에서 무게와 질량과 같은 물질의 특성은 모양이나 배열과 같은 표면적 특성이 변경될 때 동일하게 유지된다는 원칙(보존 됨)

중심화(centration) 상황이나 문제의 측면이나 특성에 집중한다.

6. 한 번에 한 차원에만 집중

전조작기 사고에 대한 추가적 통찰력을 얻으려면 이 두 가지 문제를 고려해야 한다. 그림 7.5에 제시된 첫 번째 문제를 생각해보자. (a) 부분의 낮고 넓은 비커 중 하나에서 (b) 부분의 높고 좁은 비커로 물을 붓는다고 상상해 보자. 이제 (c) 부분에서와 같이 높고 좁은 비커에 있는 물이, 낮고 넓은 비커에 있는 물보다 더 많거나 적은지 또는, 같은 양의 물이 들어 있는지 생각해 보자. 우리는 당신을 긴장 상태에 두지 않을 것이다. 만약 당신이 똑같은 양이라고 말했다면, 당신의 대답은 옳다.

다음 두 번째 문제를 생각해 보자. 공모양의 점토 덩어리를 납작하게 팬케이크로 만든다고 상상해 보자. 당신은 더 많이, 더 적게, 혹은 같은 양의 점토로 마무리가 되었는가? 당신이 같은 양이라고 말했다면 역시 옳았다.

이러한 질문에 대한 정답을 얻으려면 **보존 법칙(law of conservation)**을 이해해야 한다. 보존 법칙은 부피, 질량 및 수와 같은 물질의 특성이 모양이나 배열을 변경하더라도 동일하게 유지되거나 보존된다는 것을 의미한다.

보존의 개념을 이해하기 위해서는, 하나의 상황에서 높이와 너비와 같은 두 가지 측면에 동시에 집중할 수 있는 능력이 필요하다. 전조작기 아동은 한 번에 하나의 차원에만 집중하거나 중심을 두는데, 이러한 특징적 사고를 피아제는 **중심화(centration)**라고 하였다. 먼저, 아이에게 물이 들어 있는 두 개의 유리잔이나 비커를 보여주고, 물의 양이 같다고 설명한다(그림 7.5 참조).

그런 다음, 아동이 보는 곳에서, 물은 하나의 유리잔에서 높고 좁은 유리잔에 부어진다. 어떤 잔에 물이 더 많냐고 묻자 그는 높은 잔을 가리켰다. 왜일까? 그는 유리잔을 볼 때, 더 좁은 유리가 더 높다는 사실에 동요된다.

전조작기 아동이 물의 양에 대한 보존개념을 이해하지 못한 것은 또한 **비가역적(irreversibility)** 사고 때문이다. 물의 경우, 아동은 넓은 유리잔에서 높은 유리잔에 물을 붓는 것이 가역적이어서, 원래 상태로 되돌릴 수 있다는 것을 깨닫지 못한다.

그림 7.5 보존

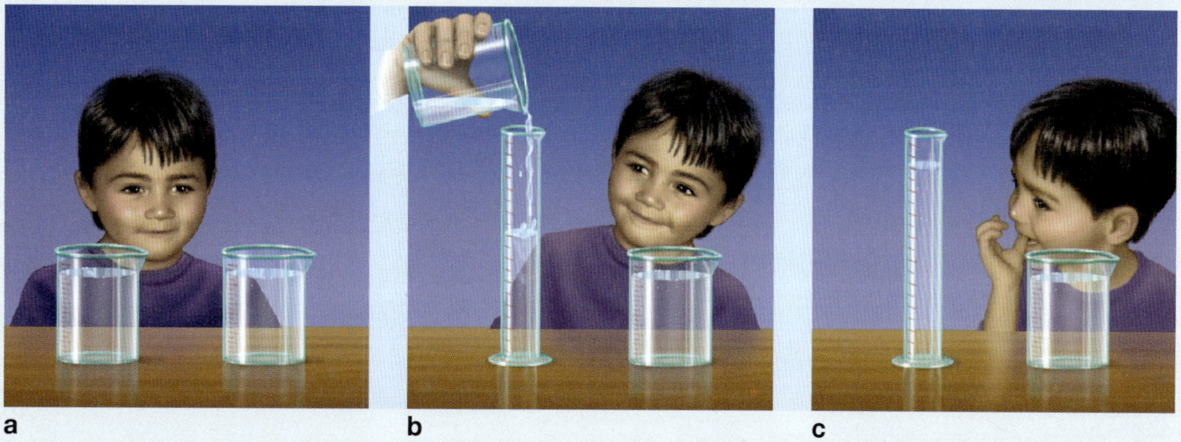

(a) 전조작기 소년은 두 용기에 담긴 물의 양이 같다는 데 동의한다. (b) 한 용기의 물이 더 높고 좁은 용기에 부어지는 것을 그는 본다. (c) 높고 좁은 용기와 스쿼트 용기에 동일한 양의 물이 들어 있는지 물었을 때 그는 "아니오"라고 답했다. 왜?

물로 실험을 해본 후에는 수의 보존에 대한 이 실험을 시도해 보자. 각각 4개의 동전으로 두 줄을 만들자. 네 살짜리 아동이 보는 곳에서, 그림 7.6에서와 같이 두 번째 줄의 동전을 약 2.54cm 간격으로 이동한다. 그런 다음 아동에게 어떤 줄에 동전이 더 많이 있는지 질문한다면 아이가 뭐라고 말하게 될까? 왜 그럴까?

유목 포함(Class inclusion) 우리가 여기서 사용하는 대로, 유목 포함은 더 넓은 지적인 분류나 범주에 새로운 대상이나 범주를 포함시킨다는 것을 의미한다. 유목 포함은 또한 아이들이 하나의 상황에서 두 가지 측면에 집중하도록 요구한다. 피아제의 유목 포함 과제 중 하나에서, 아동은 하나의 큰 범주에서 두 가지 하위범주(예 : 고양이 네 마리와 개 여섯 마리) 사진 여러 장을 보게 되었다.

그녀는 개가 더 많이 있는지, 아니면 동물이 더 많이 있는지 질문을 받는다. 그녀가 어떤 대답을 하게 될 것이라고 생각하는가? 전조작기 아동은 일반적으로 동물보다 개가 더 많다고 대답한다(Piaget, 1936, 1963).

유목 포함(class inclusion) 새로운 개체 또는 개념을 보다 넓은 개체 또는 개념 그룹에 속하는 것으로 분류하는 것

그림 7.6 숫자 보존

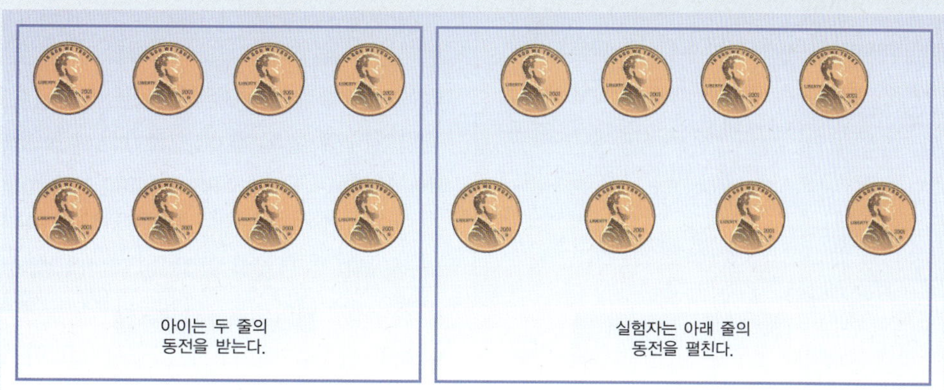

우리는 왼쪽과 같이 펼쳐진 두 줄의 동전으로 시작한다. 아이는 두 행이 같은 수의 동전을 가지고 있다는 데 동의한다. 네 살짜리 아이가 보는 동안 우리는 더 넓어지도록 아래 줄의 동전을 펼쳤다. 그런 다음 아이에게 "두 행의 동전 수가 여전히 같은가요?" 라고 질문한다. 아이가 무엇을 말할 것이라고 생각하는가? 이유는 무엇일까?

아이들의 삶을 건드리는 터치스크린

엘리엇은 생후 15개월에 처음 말을 시작했다. "엄마"나 "다다"가 아니었다. "아니오"도 아니었다. 아이가 가장 좋아하는 TV 프로그램인 'Bubble Guppies'를 의미하는 'buh'라는 TV 화면을 가리키며 구두점을 준 'buh'였다. (그 어린 나이에도 좋아하는 TV 프로그램이 있었다.)

엘리엇은 자신이 선호하는 프로그램을 요구하기 위해 텔레비전을 가리켰을 뿐만 아니라 15개월이 되었을 때 그녀는 부모님의 스마트 폰과 태블릿 컴퓨터에서 아이콘을 터치하여 좋아하는 프로그램을 로드하는 방법과 손가락으로 화면을 밀어서 다른 화면으로 이동하는 방법도 알고 있었다.

미디어 사용에 관한 미국소아과학회(American Academy of Pediatrics, 2016a) 정책 성명에서 15개월이 아닌 5세 아동을 언급했다. 5세 이상 아동과 청소년은 텔레비전과 영화와 같은 방송 매체, 소셜 미디어와 비디오 게임과 같은 인터랙티브 미디어 등 "인 미디어에 몰입하여 성장하고 있다"고 지적했다. TV 콘텐츠 및 비디오는 스트리밍 또는 소셜 미디어 사이트에서도 사용할 수 있다. 아이들은 하루에 약 2시간 동안 텔레비전을 본다. 대다수의 청소년들은 스마트폰 없이는 집을 떠나지 않을 것이며, 교사들은 종종 교실에서 스마트 폰을 빼앗는 것을 어렵게 생각한다. 어떤 학생들은 태블릿이나 노트북을 사용하여 메모를 한다. 학교에서 선생님이 말하고 있는 동안에도 다른 학생들은 페이스북이나 세계 어느 곳에나 있을 수 있다. 어떤 사람들은 교실에서 이어폰을 사용하려고 한다.

미국소아과학회는 적절하게 사용되는 이러한 미디어가 정보의 세계를 제공하고 시사 및 사회 문제에 대한 지식을 향상시킨다는 것을 인정한다. 소셜 미디어는 최선을 다해 커뮤니티 참여와 시민 상호작용을 가능하게 한다. 소셜 미디어를 통해 어린이 및 성인은 길 건너 또는 수천 마일 떨어진 곳에서 가족 및 친구와 소통할 수 있다. 반면에 미디어를 광범위하게 사용하면 어린이와 성인이 체중은 늘고 근육량은 줄어들어 건강에 좋지

전조작기 아동은 왜 이 오류를 범하게 될까? 피아제에 따르면, 그들은 두 개의 하위 범주와 더 큰 범주에 대해 동시에 생각할 수 없다. 따라서, 그들은 그것들을 쉽게 비교할 수 없다. 아동은 개를 개 또는 동물로 보고 있지만, 개를 개와 동물로 동시에 보는 것은 어렵다(Muller et al., 2015).

7-7 인지 발달의 요소

초기 아동기의 인지 발달에 영향을 미치는 두 가지 요소는 비계설정(scaffolding)과 근접발달지역(zone of proximal development)이라는 비고츠키(Vygotsky)의 개념이다. 다른 요소에는 가정환경, 유치원 교육 및 텔레비전이 포함된다.

비계설정(scaffolding) 아이가 독립적으로 기능하는 법을 배울 때 도움이 되는 일시적인 인지 구조 또는 문제 해결 방법에 대한 비고츠키의 용어(과제 수행에 있어 숙련자가 초보자에게 어느 정도 도움을 줄 것인지에 대한 기준을 정하는 일)

근접발달지역(ZPD) 비고츠키의 용어로 아이가 더 숙련된 사람, 종종 아이가 발달하는 문화를 대표하는 성인의 도움을 받아 작업을 수행하는 상황에 대한 용어이다.

1. 비계설정과 근접발달지역

부모의 반응성과 아동과의 상호작용은 아동 인지 발달의 핵심 요소이다. 이러한 상호작용의 구성 요소 중 하나는 **비계설정(scaffolding)**이다(1장 참조). 인지적 비계설정은 아동의 학습을 위해 부모나 교사가 제공하는 임시 지원을 말한다.

성인이 제공하는 지침은 어린이가 스스로 과제를 수행할 수 있게 되면서 감소한다(Clark, 2014).

관련된 개념은 비고츠키의 **근접발달지역(ZPD)**이다. 이 지역은 아동들이 더 숙련된 사람들과 함께 일하는 기능으로 새로운 인지 기술을 개발하는 영역을 말한다. 성인 또는 좀 더 나이가 많은 아동은 아이들의 능력에 도움을 주는 이 구역을 통해, 아이들을 가장 잘 안내할 수 있다(Clark, 2014). 연구원들은 아이들의 인지 활동의 주요 형태는 그들을 가르치고 지도하는 나이가 많고 더 경험이 많은 사람들과의 상호작용을 통해 발달한다고 주장한다. 관련 연구에서 K. 앨리슨 클라크 스튜어트 및 로버트 벡(K. Alison Clarke-Stewart and Robert Beck)(1999)은 31명의 5세 아이들에게 엄마와 함께 비디오테이프 필름의 한 부분을 관찰하게 하고, 엄마와 이야기를 나눈 다음 실험자에게 이야기를 다시 들려주도록 하였다. 엄마가 아이들의 관심을 테이프에 집중시키고 아이들에게 그것에 대한 이야기를 하도록 하며 특징에 대한 느낌을 서로 나눈 엄마의 아동은 그런 비계설정 전략을 사용하지 않고, 아동과 이야기를 전혀 나누지 않은 대조군의 아동보다 이야기를 더 잘 하였다.

않은, 주로 앉아 있는 생활 방식으로 이어질 수 있다.

아이들을 지식의 세계에 노출시키는 동일한 매체는 자기 조절이 가능하기 전에 아이들을 물질 사용, 사이버 괴롭힘, 섹스팅 및 기타 성적 행동에 빠지게 한다. 온라인 요청은 소셜 미디어, 이메일 및 문자 메시지를 통해서도 이루어진다. 학회는 웹사이트 healthchildren.org에서 가족이 다음과 같은 조치를 통해 과도한 미디어 사용에 제동을 걸도록 권장하는 가족 미디어 계획을 제공하고 있다.

- 집에서 미디어 없는 구역 만들기 (예 : 침대 방, 식당 테이블)
- 미디어 없이 가족과 함께 하는 시간을 갖거나, 잠자기 1시간 전에는 미디어를 사용하지 않기
- 밤새 모든 장치 끄기 (충전은 가능)
- 미디어 경험을 자녀와 공유하여 적절성을 확인하고 자녀가 무엇을 하고 있거나 보고 있는지 해석하는 데 도움을 준다.
- 'Vetting' 교육 프로그램은 그들이 교육적이라는 것을 확실히 보여준다.
- 하루 종일 미디어 없이 생활하기(그것은 산만한 배경 소음이 된다.)
- 아이들이 친구와 블록과 퍼즐을 가지고 놀기, 밖에서 놀기, 책보기 등을 격려한다.
- 온라인 친구 및 개인 사진 등 자녀가 개인 정보를 공유하지 못하도록 한다.
- 부모들은 자신과 자녀들을 위해 일하는 계획을 세우기 위해 이러한 범주들을 고려하도록 권장한다.

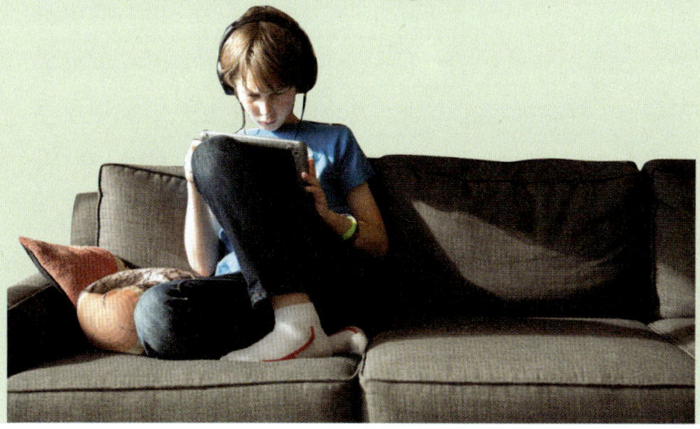

Cultura RM/Alamy Stock Photo

표 7.5 환경 측정을 위한 가정 관찰 척도

규모	샘플 항목
부모의 감정과 언어적 반응	• 방문하는 동안 부모는 자연스럽게 아이에게 말을 한다. • 부모는 아이의 발성에 대해 음성 또는 기타 언어로 반응한다.
규제와 처벌을 피한다.	• 부모는 아이에게 소리치지 않는다. • 부모는 방문 중 아동의 행동을 방해하거나 아동의 움직임을 3 회 이상 제한하지 않는다.
물리적 환경의 조직	• 어린이의 놀이 환경은 안전하고 위험이 없는 것 같다.
적절한 놀이 기재의 제공	• 아이가 밀거나 당기는 장난감을 가지고 있다. • 아이는 근육 활동을 촉진하는 하나 이상의 장난감이나 장비를 가지고 있다. • 가족은 학습을 촉진하기 위해 적절한 장비를 제공한다.
부모의 참여	• 부모는 자녀의 놀이 기간을 구성한다. • 부모는 자녀를 자신의 시각 범위 내에 두는 경향이 있으며 자녀를 자주 본다.
매일 다양한 자극 기회	• 아이는 적어도 일주일에 4번 집에서 나온다. • 부모는 적어도 일주일에 세 번 아이에게 이야기를 한다.

2. '가정' 환경

베티 콜드웰(Bettye Caldwell)과 그녀의 동료들(Bradley et al., 2003)은 HOME(Home Observation for the Measurement of the Environment; 환경 측정을 위한 가정 관찰)이라고 명명한, 아이들의 가정 환경을 평가하기 위한 척도를 개발했다. 이 방법을 통해 연구자들은 가정에서 부모와 자녀의 상호작용을 직접 관찰한다. HOME 척도에는 표 7.5와 같이 6개의 하부척도가 포함되어 있다. HOME 척도의 항목은 어린 아동이 좀 더 컸을 때의 IQ 점수에 관하여 사회 계층, 어머니의 IQ 또는 영아 IQ 점수보다 더 잘 예측하였다(Bradley, 2006). 종적 연구는 또한, 자극적인 가정 환경이 성인으로서 직업적인 성공과 연관되어 있다는 것을 보여준다(Huesmann et al., 2006). 반면에, 열악한 가정 환경은 학교에서의 좋지 않은 학업 결과와 연관되어 있다(Schwartz et al., 2013).

3. 초기 아동기 교육의 효과

초기 아동기에 학업 경험은 얼마나 중요할까? 인지 발달을 촉진할까? 연구에 따르면 유치원 교육은 아이들이 학교에서 학업적 성취를 일찍 시작할 수 있도록 한다.

빈곤 상태에서 양육된 아동은 사회 경제적 지위가 높은 상태에서 양육된 아동보다 표준화 지능 검사에서 더 낮은 성적을 보이며, 그들은 학교생활 실패의 위험이 더 크다(Fry et al., 2017). 그 결과 1960년대에, 초등학교에 대한 인지 발달과 준비 상태를 향상시키기 위해 유치원 프로그램이 시작되었다.

이러한 프로그램에서 아동들은 보통 글자와 단어, 숫자, 책, 그림 그리기 연습, 말뚝과 말뚝판, 퍼즐, 장난감 동물과 인형(중산층 어린이들에게는 보통 당연하게 여기는 재료와 활동) 등과 함께 한다.

Head Start(미국의 저소득 가정의 아동을 위한 유아교육 프로그램) 및 기타 개입 프로그램에 대한 연구는 환경적 강화가 경제적으로 취약한 아동의 인지 발달을 향상시킬 수 있다는 것을 보여준다(Bierman et al., 2014). 밀워키(Milwaukee) 프로젝트에서는 IQ가 낮은 가난한 엄마의 아이들에게 6개월부터 충분한 주간 돌봄 서비스를 제공하였다. 학령전기의 후반까지 아이들의 IQ 점수는 평균 121점 정도였는데, 이와 비교하여 주간 돌봄 서비스를 받지 않은 또래의 평균점수는 95점이었다(Garber, 1988년).

4. 텔레비전

미국 어린이들은 학교에서 보내는 시간보다 텔레비전을 시청하는 시간이 더 많다. 세 살이 될 때까지 아동은 이미 하루에 평균 2~3시간 동안 텔레비전을 시청한다(Palmer, 2003). 텔레비전은 다양한 인지 기술, 사회적 행동, 태도를 가르칠 수 있는 큰 잠재력을 가지고 있다. 그러나 물론, 일부 TV 시청은 시간 낭비가 된다.

세서미 스트리트(sesame street, 미국의 유아용 TV 프로그램)는 가장 성공적인 어린이 교육 TV 프로그램이다. 세서미 스트리트의 목표는 미취학 아동, 특히 사회 경제적 지위가 낮은 아동의 지적 성장을 촉진하는 것이다. 프로그램의 효과를 대규모로 평가한 결과, 규칙적인 시청은 아동의 숫자, 문자, 구분 및 분류와 같은 인지 능력에 대한 학습능력을 증가시키는 것으로 나타났다(Zill, 2014). 학령전기 아동은 종종 상업적인 내용과 프로그램 내용의 차이를 구분할 수 없다(Chambers et al., 2015; Lillard et al., 2015). TV를 많이 보는 아이들은 상업적 광고를 믿을 가능성이 더 크다. 그리고 '카우치 포테이토(couch potato, 소파에 앉아 TV만 보며 많은 시간을 보내는)' 효과가 있다. 미국, 영국, 심지어 중국의 연구 결과에 따르면, 학령전기 아동들에게 텔레비전 시청 시간은, 다이어트보다 과체중의 더 강한 예측변수이다(Borghese et al., 2015; Chen & Wang, 2015)!

마음 이론 상식적인 마음의 작용 방식에 대한 이해

외양-실체 구별 한편으로는 실제 사건과 다른 한편으로는 정신적 사건, 환상, 오해의 소지가 있는 모습의 차이

7-8 마음 이론(Theory of Mind)

성인은 마음이 어떻게 작용하는지 상식적으로 이해하는 것 같다. 그것이 **마음 이론**이다. 우리는 감각이나 소문을 통해 지식을 얻을 수 있음을 이해한다. 우리는 실제 사건과 정신적 사건의 차이와 사물과 그것들이 실제로 어떻게 존재하는지의 차이도 알고 있다. 우리는 다른 사람의 인식, 생각 및 감정을 추론할 수 있다. 우리는 정신 상태가 행동에 영향을 미친다는 것을 이해한다.

피아제는 전조작기의 아동이 너무 자아중심적이고, 오해의 소지가 있는 외부 외모에 너무 집중해서 마음 이론을 가질 수 없다고 예측했을 수 있지만, 연구에 따르면, 학령전기 아동도 정신 상태 측면에서 인간의 행동과 감정을 정확하게 예측하고 설명할 수 있는 것으로 나타났다(Wellman et al. , 2006).

1. 잘못된 믿음 : 크레파스는 어디에 있을까?

정신 상태가 행동에 영향을 미친다는 학령전기 아동의 이해를 나타내는 한 가지 징후는 잘못된 믿음을 이해하는 능력이다. 이 개념은 어떤 상황에 대한 잘못된 지식을 가진 다른 사람의 믿음과 자신의 믿음을 분리하는 아이들의 능력을 포함한다. 그것은 루이 모시스와 존 플라벨(Louis Moses and John Flavell, 1990)의 세 살 된 아이들에 대한 연구에서 설명된다. 아이들은 캐시라는 소녀가 가방에서 크레용을 발견하는 비디오테이프를 보게 되었다.

캐시가 잠시 방을 나갔을 때, 한 광대가 방으로 들어갔다. 광대는 가방에서 크레용을 꺼내어 서랍에 숨기고 대신 가방에 돌을 넣었다. 캐시가 돌아왔을 때, 아이들에게 캐시가 가방 안에 돌이나 크레용 중 어느 것이 있다고 생각할 것 같은지 물었다. 세 살짜리 아이들 대부분은 '돌'이라고 잘못 대답했고, 이것은 다른 사람의 믿음이 자신과 다르다는 것을 이해하지 못하고 있음을 나타내는 것이다. 하지만 4세에서 5세까지의 아동들은 이 개념에 문제가 없고, '크레파스'라고 정확하게 대답한다.

2. 지식의 기원(origins of knowledge)

마음 이론의 또 다른 측면은 우리가 지식을 얻는 방법이다. 3세가 되면, 대부분의 아이들은 사람들이 무언가를 보고 지식을 얻는다는 것을 깨닫기 시작한다(Lecce et al., 2015). 4세가 되면, 아이들은 특정 감각이 물체의 특정 성질에 대한 정보만 제공한다는 것을 이해한다.

예를 들어, 우리는 눈을 통해 물체의 색을 알지만, 그것을 느끼면서 그 무게를 알게 된다(O'Neill & Chong, 2001). 다니엘라 오닐과 앨리슨 고프닉(Alison Gopnik, 1991)의 연구에서 3, 4, 5세 아동은 장난감 터널의 내용물에 대해 세 가지 다른방법으로 배웠다. 내용물을 보고 그들에 대해 듣고, 또는 그들을 느꼈다. 그런 다음 아이들은 터널에 무엇이 있고 어떻게 알았는지에 대해 설명하도록 요청 받았다. 4세와 5세 어린이는 지식의 출처를 식별하는 데 문제가 없었지만, 3세 어린이는 어려움이 있었다. 예를 들어, 터널에서 공을 느끼지만 보지 못한 후, 많은 세 살된 어린이들은 실험자에게 그것이 파란색 공이라고 말할 수 있다고 이야기 했다. 아이들은 공을 느끼는 것만으로는 공의 색깔을 알 수 없다는 것을 깨닫지 못했다.

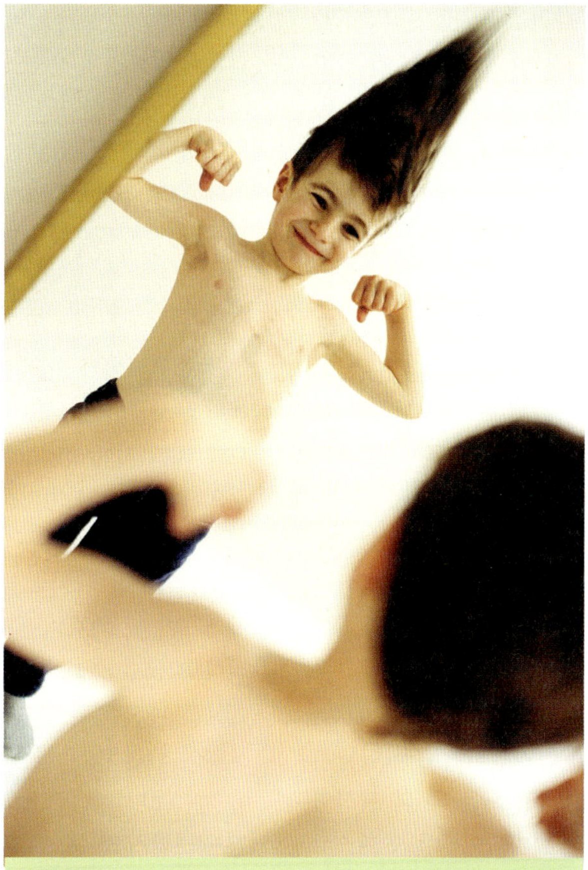

외양-실체 구별. 나이가 많은 아이들은 많은 것들이 보이는 것과 다르다는 것을 이해한다. 전조작기 어린이는 이러한 구분을 하지 않을 수 있다.

3. 외양-실체 구별

아이들은 한편으로는 실제 사건과 다른 한편으로는 정신적 사건, 환상, 오해의 소지가 있는 외양 사이의 차이를 이해해야 한다. 이러한 이해는 **외양-실체 구별(appearance-reality distinction)**이라고 알려져 있다.

피아제는 7~8세가 될 때까지, 아이들이 외모나 정신적 사건과 현실을 구별하지 못한다고 하였다. 마조리 테일러(Marjorie Taylor)와 바바라 호트(Barbara Hort, 1990)의 연구에서는, 3세에서 5세 사이의 아이들에게 쿠키처럼 생긴 지우개와 같이 오해의 소지가 있는 물건을 보여주었다. 아이들은 처음에 지우개가 쿠키처럼 보인다고 말했다. 그러나 일단 그들이 실제로 지우개라는 것을 알게 되면, 그들은 그것이 지우개처럼 보인다고 말하는 경향이 있었다. 분명히 아이들은 지우개가 지우개처럼 보이고, 또 쿠키처럼 보이기도 할 수 있다는 것을 정신적으로 표현할 수 없었다.

세 살짜리 아이들도 분명히 그들의 정신 상태의 변화를 이해할 수 없었다. 한 연구에서(Gopnik & Slaughter, 1991), 세 살짜리 아이들에게 촛불이 들어있는 크레용 상자를 보여주었다. 그것이 열리기 전에, 그들은 계속해서 크레파스가 안에 있는 것으로 생각한다고 말했다. 상자를 열어서 촛불을 확인한 후, 아이들에게 상자를 열기 전에 상자에 무엇이 들어있다고 생각했는지 묻자, 아이들은 '양초'라고 말했다.

7-9 기억의 발달

어른과 마찬가지로 아이들은 종종 자신이 기억하고 싶은 것을 기억한다(Crisp & Turner, 2011). 4세가 되면, 아이들은 적어도 1년 반 전에 일어난 사건을 기억할 수 있다(Bauer, 2014). 캐서린 넬슨(Katherine Nelson, 1990, 1993)은 저녁 식사, 친구와 놀기, 생일 파티에 가는 것과 같은 삶에서 반복되는 사건에 대한 기억을 연구하기 위해, 2~5세 어린이를 대상으로 면담을 진행하였다. 그녀는 세 살짜리 아이들이 익숙한 사건에 대해 일관되고 질서 정연한 설명을 할 수 있음을 발견하였다. 또한, 어린 아동들은 이러한 반복되는 사건에 대한 추상적이고 일반화된 해석으로, 어떠한 **대본**을 형성하는 것처럼 보인다. 예를 들어, 생일 파티에서 일어나는 일을 설명할 때, 아동은 "게임을 하고 선물을 열고 케이크를 먹습니다"라고 말할 수 있다(Fivush, 2002). 그러나 허리케인과 같은 비정상적인 경험은 수년 동안 자세히 기억될 수 있다(Bauer, 2014).

대본(scripts) 추상적, 일반화된 익숙한 반복 사건에 대한 설명

자전적 기억 특정 에피소드나 사건의 기억

비록 1~2세의 어린 아이들도 사건을 기억할 수 있지만, 이러한 기억이 성인이 될 때까지 지속되는 경우는 거의 없다. 특정 사건에 대한 기억은—**자전적(autobiographical) 기억** 또는 에피소드 기억으로 알려진—아이들이 다른 사람들과 기억에 대해 이야기하면서 촉발된다(Bauer, 2014).

1. 기억에 영향을 주는 요인

기억력에 영향을 미치는 요인에는 어린이가 기억하도록 요청한 내용, 어린이의 관심 수준, 검색 단서 또는 알림의 가용성, 그리고 우리가 사용하는 기억 측정값이 포함된다. 우선, 아이들은 고정되고 논리적인 순서를 따르는 사건을 그렇지 않은 사건보다 더 쉽게 기억한다. 예를 들어, 3~5세 어린이는 어떤 순서로든 일어날 수 있는 모래 놀이와 같은 활동을 하는 것보다 Play-Doh(어린 아이들이 미술이나 공예를 위해 사용하는 점토)로 가짜 쿠키를 만드는 것과 같은 활동(재료를 그릇에 넣은 다음 재료를 섞고, 반죽을 펴는 등)을 더 잘 기억한다(Bauer, 2014). 연구 결과에 따르면 (대부분의) 학령전기 남자아이들은 자동차와 무기 같은 장난감을 가지고 노는 데 더 관심이 있는 반면, (대부분의) 학령전기 여자아이들은 인형, 접시, 그리고 곰 인형을 가지고 노는 데 더 관심이 있다. 나중에, 아이들은 일반적으로 그들이 관심을 가졌던 장난감에 대해 더 잘 인식하고 기억한다(Goble et al., 2012).

비록, 어린 아이들이 많은 것을 기억할 수 있지만, 그들은 나이가 많은 아이보다, 자신의 기억을 위해 다른 사람이 제공한 단서에 더 많이 의존한다. 아동의 경험을 자세히 설명하고 아동에게 이야기(narrative)와 관련한 정보를 연결할 수 있는 질문을 하면, 일반적으로 아동이 하나의 사건을 기억하는 데 도움이 된다(Bauer, 2014).

아이들의 기억은 종종 그들이 기억하는 것을 말하도록 요청함으로써 측정되거나 평가될 수 있다. 그러나 특히 학령전기 아동의 말의 표현은 아이들의 기억을 과소평가하는 것으로 나타났다(Bauer, 2014). 한 종단 연구에서, 연구자는 특정 사건에 대한 어린이의 기억을 2살 반 시점에 한 번, 4살에 다시 한 번 검사하였다.

> **예행연습** 정신적 반복
>
> **신속표상대응** 단어의 의미를 신속하게 결정하는 어린이의 어휘 발달의 과정
>
> **전체-대상 가정** 그 단어는 구성 요소나 특성이 아닌 전체 개체를 나타낸다는 가정
>
> **대조 가정** 객체에 명칭이 하나만 있다는 가정

4살 때 기억한 정보의 대부분은 2살 반의 시점에서는 언급되지 않았는데, 이는 아이들이 어렸을 때 말로 표현한 것보다 더 많이 기억했음을 의미한다(Fivush & Hammond, 1990). 또 다른 연구는 어린 아이들이 사건을 재현하기 위해 인형을 사용하였을 때, 그들이 말로 표현했을 때보다 더 잘 기억한다는 것을 발견했다(Schneider, 2010).

2. 기억의 전략 : 기억하기 위해 기억하기

성인과 나이가 많은 어린이는 기억하는 데 도움이 되는 전략을 사용한다. 한 가지 전략은 정신적 반복(repetition), 또는 **예행연습(rehearsal)**이다. 예를 들어, 당신이 새 친구의 전화번호를 기억하려고 노력한다면 당신은 그 번호를 여러 번 반복할 수 있다. 또 다른 전략은 기억한 것들을 범주로 정리하는 것이다. 대부분의 학령전기 아동은 약 5세가 될 때까지 예행연습을 자발적으로 활용하지 못한다(Bebko et al., 2014). 또한 기억을 더 잘하기 위해, 개체를 관련 범주로 그룹화하는 경우도 거의 없다. 약 5세 무렵이 되면 많은 아동들은 예를 들어, 크게 소리내어 수를 세기보다 마음속으로 수를 세는 것처럼 스스로 조용하게 정보를 말로 표현하는 법을 배우게 된다.

학령전기 아동이 기억하는 것들을 범주로 정리하는 것은 기억력을 향상시킨다(Howe, 2006; Lange & Pierce, 1992). 3~4세 아이들도 무언가를 기억해 달라고 요청하면, 예행연습과 분류하여 표시하기(labeling)를 사용할 것이다.

7-10 언어 발달 : 왜 '아빠는 떠나갔다'

어린이의 언어 능력은 학령전기 기간에 갑자기 증가한다. 4세가 되면 아동은 어른들과 서로 질문하고, 교대로 이야기하고, 긴 대화에 참여하게 된다(Hoover et al., 2011).

1. 어휘 발달

어휘 발달은 놀라운 속도로 진행된다. 학령전기 아동은 하루에 평균 9개의 새로운 단어를 배운다(Tamis-LeMonda et al., 2006, 2014). 하지만, 각각의 새로운 단어들이 그렇게 많은 잠재적인 의미를 가지고 있는데, 어떻게 그것이 가능할 수 있을까? 다음 예를 생각해 보자. 유아가 공원을 가로질러 달리고 있는 작고 검은 개를 관찰하고 있다. 그의 언니는 그 동물을 가리키며 '도기(Doggy)'라고 말한다.

'도기'라는 단어는 '이 특별한 개', '모든 개', 또는 '모든 동물'을 의미할 수 있다. 그것은 개의 한 부분(예: 꼬리)이나 그의 행동(달리기, 짖기) 또는 그것이 가진 특징(작은 것, 검은 것)을 나타낼 수 있다(Perszyk & Waxman, 2018). 아동은 '도기'가 실제로 무엇을 의미하는지 결정하기 전에, 이러한 모든 가능성을 생각하는 것일까?

사실 단어 학습은 점차적으로 일어나는 것이 아니라, 아이가 적절한 개념에 새로운 단어를 빠르게 붙이는 '**신속표상대응(fast-mapping)**' 과정으로 더 잘 특징지어진다(Perszyk & Waxman, 2018). 어린이는 다른 것들보다 특정한 의미를 선호하도록 유도하는 초기 인지 편향이나 통제 능력을 가지고 있는 것으로 보인다(Perszyk & Waxman, 2018).

아이들은 또한 단어가 색상, 크기 또는 질감과 같은 대상의 구성 요소의 한 부분이나 특징에 대한 것이 아니라, 전체 대상을 의미한다고 가정한다(Bloom, 2002). 이러한 편향을 **전체-대상 가정(whole-object assumption)**이라고 한다. 그러므로 어린 아이는 '도기'라는 단어가 개의 꼬리, 개의 색깔, 또는 짖는 소리보다는 오히려 '개'를 가리킨다고 가정할 것이다.

아이들은 또한 대상에 명칭(label)이 하나만 있다고 가정하는 것 같다. 따라서 새로운 용어는 명칭이 이미 있는 익숙한 대상이 아니라 낯선 대상을 참고해야 한다. 이 개념은 **대조 가정(contrast assumption)**으로, 상호 배타성 가정(mutual exclusivity assumption)이라고도 한다. 어린이에게 두 개의 대상을 보여주고 있을 때, 그 중 하나는 알려진 명칭인 대상('Doggy')이고 하나는 명칭이 알려지지 않은 대상이라고 가정해 보자. 지금 한 어른이 "여우원숭이(lemur)를 보세요"라고 말한다고 생각해 보자. 만약 아이가 '도기(Doggy)'와 '리머(lemur)'라는 단어는 각각 한 대상만을 지칭할 수 있다고 가정한다면, 아동은 '리머'가 다른 대상을 지칭하는 것이고, 단순히 '도기'의 다른 이름이 아니라는 것을 정확히 알아낼 것이다(Perszyk & Waxman, 2018).

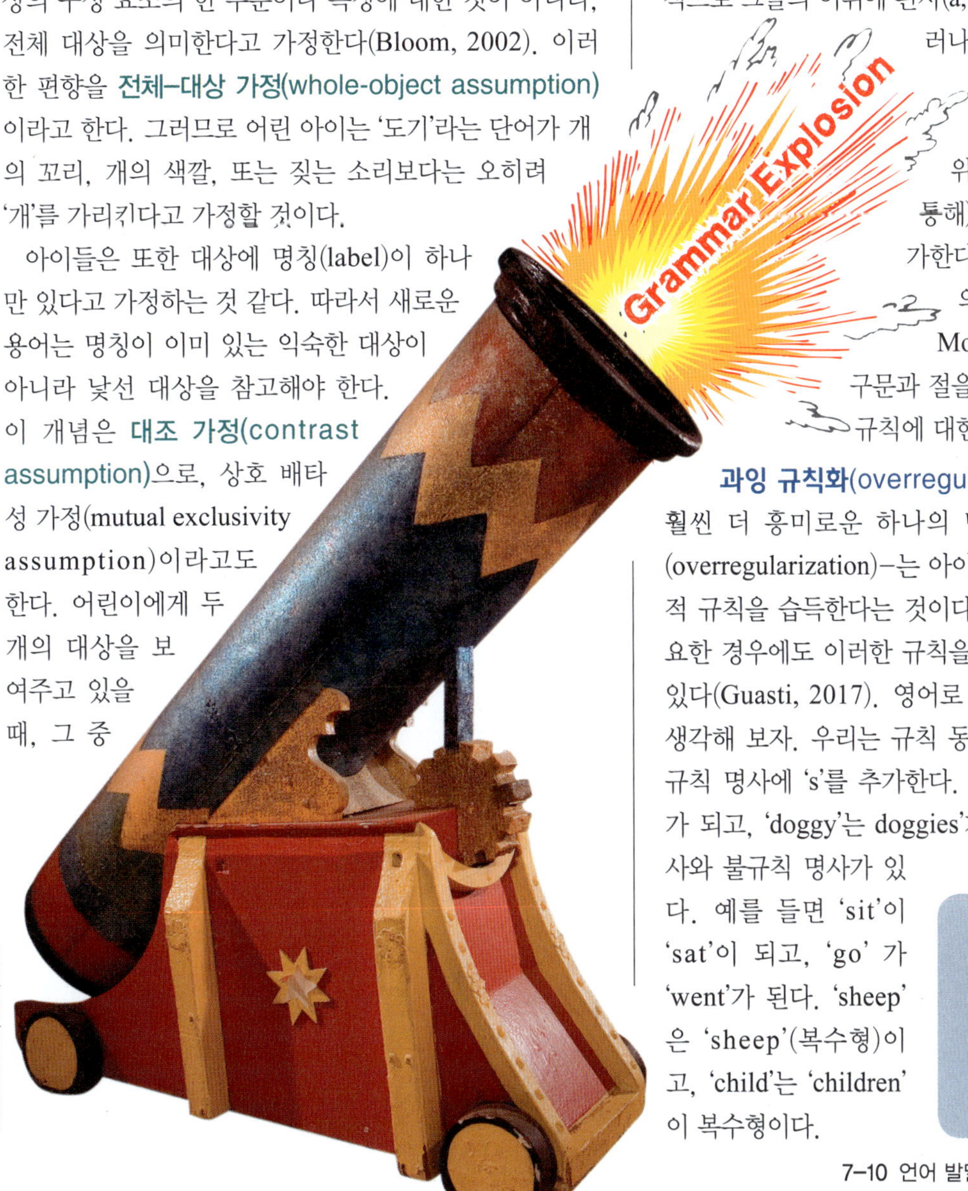

Walter Lockwood/Flame/Corbis

2. 문법의 발달

3세까지의 기간 동안 '문법 폭발(grammar explosion)'이 발생한다(Tamis-LeMonda et al., 2014). 어린이의 문장 구조는 영아기의 전보문(telegraphic speech) 형태에서 누락된 단어를 포함하도록 확장된다. 아이들은 일반적으로 그들의 어휘에 관사(a, an, the), 접속사(그리고, 그러나, 또는), 소유 형용사(당신의, 그녀의), 대명사(그녀, 그, 하나) 및 전치사(안에, 위에, 너머, 주위에, 아래, ~통해)와 같은 화려한 배열을 추가한다. 일반적으로 3~4세 사이의 어린이는, 'You goed and Mommy goed, too.'에서 처럼 구문과 절을 복잡한 문장으로 결합하는 규칙에 대한 지식을 가지고 있다.

과잉 규칙화(overregularization) 언어 발달 중 훨씬 더 흥미로운 하나의 명백한 근거-과잉 규칙화(overregularization)-는 아이들이 언어를 배우면서 문법적 규칙을 습득한다는 것이다. 어린 나이에는 예외가 필요한 경우에도 이러한 규칙을 엄격하게 적용하는 경향이 있다(Guasti, 2017). 영어로 과거형과 복수형의 형태를 생각해 보자. 우리는 규칙 동사에 'd'나 'ed'를 추가하고, 규칙 명사에 's'를 추가한다. 그러므로 'walk'는 walked'가 되고, 'doggy'는 doggies'가 된다. 하지만, 불규칙 동사와 불규칙 명사가 있다. 예를 들면 'sit'이 'sat'이 되고, 'go'가 'went'가 된다. 'sheep'은 'sheep'(복수형)이고, 'child'는 'children'이 복수형이다.

과잉 규칙화 불규칙 동사와 명사에 굴절(어미나 어형변화)을 형성하기 위한 규칙적인 문법 규칙의 적용

화용론(pragmatics) 사회 상황에 맞는 언어 적응과 같은 의사소통의 실용적인 측면

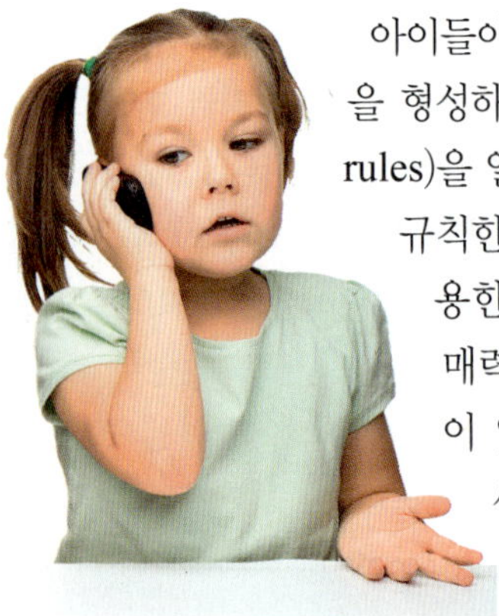
Serhiy Kobyakov/Alamy Stock Photo

아이들이 영어로 과거형과 복수형을 형성하는 구문론 규칙(syntactic rules)을 알게 됨에 따라, 그들은 불규칙한 단어에도 종종 잘못 적용한다. 결과적으로 그들은 매력적인 오류를 만드는 경향이 있다(Guasti, 2017). 3~5세 아동의 일부는 'Mommy sat down'보다 'Mommy sitted down'라고 말할 가능성이 더 크거나, '보았다'를 'seed'로, '양'을 'sheeps'로, 그리고 아이들을 'childs'로 표현하며 이야기 할 가능성이 크다.

일부 부모들은 그들의 자녀가 처음에는 불규칙 동사의 과거 시제를 정확하게 형성하고 있었지만, 그 후 오류를 범하기 시작했다고 인식하게 된다. 이러한 부모들 중 일부는 자녀들이 언어 발달에 있어서 '실수(slipping)'를 하는 것을 염려하게 되고 그들을 바로잡으려고 시도하게 된다. 그러나, 과잉 규칙화(overregularization)는 잘못된 언어 발달이 아니라 문법에 대한 정확한 지식을 반영하는 것이다. 앞으로 1~2년 후면 'mouses'가 천천히 'mice'로 변할 것이고, 'sitted down'이라는 말도 듣지 못할 것이다. 부모들은 할 수 있을 때, 과잉 규칙화를 즐길 필요가 있다.

질문하기(asking questions) 어린이의 첫 번째 질문은 전보문(telegraphic)이며 끝에 높이 올라가는 목소리가 특징이다. 문맥에 따라 'More milky?'는 '우유를 더 먹어도 될까요?', '우유를 더 드시겠습니까?' 또는 '우유가 더 있습니까?(Is there more milk?)'로 번역될 수 있다. 일반적으로 영어 'wh'로 시작하는 질문은 3세 후반에 나타난다. 아동의 일반적인 인지 발달에 맞춰 영어 'wh'로 시작하는 특정 질문(what, who, where)이 다른 질문(why, when, which, how)보다 먼저 나타난다(Tamis-LeMonda et al., 2006). 'why'는 보통(why is usually) 2세 아이에게는 너무 철학적이며 "how'는 너무 포괄적이다. 두 살된 아이는 또한 현재 지향적이 될 가능성이 높으므로, 'when'이라는 용어보다는 즉각적인 관심에 더 집중한다. 4세가 되면 대부분의 아이들은 'why', 'when', 'how'를 사용한 질문을 자발적으로 사용하기 시작한다. 영어 'wh'로 시작하는 단어는 문장의 시작 부분에 고정된다. 'Where Mommy go?'라는 문장은 '엄마 어디가?', '엄마 어디 갔었어?' 혹은 '엄마 어디 갈거야?'라는 뜻을 의미할 수 있고, 그 의미는 문맥에서 도출되어야 한다. 나중에 아이는 보조동사(is, did, will)를 추가하게 될 것이고, 이 단어들은 질문이 현재, 과거 또는 미래에 관한 것인지를 나타내게 된다.

수동태 문장(passive sentences) '음식은 개에 의해 먹히게 된다.'와 같은 수동태 문장은 두 세 살짜리 아이들이 이해하기에 어렵다. 그래서 초기의 학령전기 아동들은 그런 문장을 거의 사용하지 않는다. 어린이의 이해력 연구(Strohner & Nelson, 1974)에서는 2~5세 어린이에게 인형과 장난감을 사용하여 읽은 문장을 연기하도록 하였다. 두 살과 세 살 아동은 수동적인 문장(예: "차가 트럭에 의해 부딪혔다")을 실행하는 데, 약 70%가 오류를 범했다. 좀 더 나이가 있는 아이들은 수동적인 문장의 의미를 올바르게 해석하는 데 어려움이 적었다. 하지만, 대부분의 어린이들은 보통 5세와 6세가 되어도, 자발적으로 수동적인 문장을 만들지 않았다.

3. 화용론(Pragmatics)

화용론은 현실적으로 주어진 언어 자체만을 대상으로 하는 것이 아니라 언어를 있게 하는 언어의 주변을 설명하는데 주력하는 언어학의 한 분야를 말한다.

어느 것이 먼저일까?

피아제는 인지 발달이 언어 발달보다 앞선다고 믿었다.

?

많은 이론가들은 어린이들이 단어에 의해 분류된 것을 이해하기 위해 인지 발달을 시작한다고 주장한다.

화용론은 의사소통의 실제적인 측면을 나타낸다.

아동들이 사회적 상황에 맞게 그들의 말을 조정할 때 실용주의(Pragmatism)를 보여준다. 예를 들어, 아이들은 그들의 게임에서 선생님이나 의사처럼 높은 지위의 인물 역할을 할 때, 단어와 구문을 선택하는 데 있어 더 높은 격식을 보인다. 신분이 높은 사람에게 부탁할 때, 그들은 'please'라는 말을 자주 사용하고, 또는 아기에게 말을 걸 때 '엄마가 아기에게 사용하는 말투(motherese)'를 더 자주 사용한다.

학령전기 아동들은 자기 중심적인 경향이 있기 때문에, 두 살짜리 아이가 어떤 책을 특정하지 않고 다른 아이에게 "Gimme my book"이라고 말하는 것은, 다른 아이가 그녀 자신이 알고 있는 것을 안다고 가정하는 것일 수 있다. 일단 아이들이 다른 사람들의 눈을 통한 세상을 지각할 수 있게 되면, 그들은 자신을 이해시키기 위해 능력을 발전시킨다. 이제 아이는 다른 아이가 요청을 수행하기 위해, 책이나 책의 위치에 대한 설명을 요구할 것임을 인식하게 된다.

4. 언어와 인지능력(cognition)

언어와 인지 발달은 서로 연결되어 있다(Perszyk & Waxman, 2018). 예를 들어 아이는 크기, 움직임의 패턴 및 그들이 만드는 소리와 같은 뚜렷한 특징을 기반으로 동물을 구별하는 능력을 점차적으로 습득한다. 동시에 아이는 포유류(mammal)와 동물과 같은 더 넓은 범주를 나타내는 단어도 습득한다.

그러나 어느 것이 먼저일까? 아이는 먼저 개념이 발달한 다음 이를 설명하는 언어를 습득하는 것일까, 아니면 아이의 언어 능력이 증가하여 새로운 개념이 발달하는 것일까?

인지 발달이 언어 발달보다 우선할까? 피아제(1976)는 인지 발달이 언어 발달에 선행한다고 믿었다. 그는 아이들이 개념 설명을 위한 단어를 사용하기 전에, 개념을 이해해야 한다고 주장했다. 피아제의 관점에서, 어린이는 이미 만든 분류 또는 범주를 설명하는 단어를 학습한다(Nelson, 2005). 아이들은 새끼 고양이를 다른 것들과 구별하는 특성을 인지했기 때문에 '아기고양이(kitty)'라는 단어를 배울 수 있다.

일부 연구는 인지 개념이 언어보다 선행할 수 있다는 개념을 지지한다. 예를 들어, 약 18개월에 일어나는 어휘 폭발은 일련의 물건을 '인형'과 '자동차'와 같은 두 가지 범주로 구분하는 아이의 능력과 관련이 있다(Gopnik & Meltzoff, 1992). 다른 연구에 따르면, 어린 아이들은 동사의 의미를 배우기 위해 스스로 또는 관찰을 통해 행동을 경험할 필요가 있다(Pulverman et al., 2006).

언어 발달이 인지 발달보다 선행할까? 비록 많은 이론가들이 인지 발달이 언어 발달보다 먼저라고 주장하지만, 다른 이론가들은 인과 관계와 반대로, 아이들이 단어로 표시된 것들을 이해하기 위해 인지 발달을 시작한다고 주장한다(Clark, 2009). 아이들은 '개'라는 단어를 들으면 개를 다른 것들과 구분짓는 특징을 찾음으로써 그것을 이해하려고 노력한다.

상호작용론적 관점: 외적 언어와 내적 언어 오늘날, 대부분의 연구자들은 이러한 각각의 인지적 견해에서 그 가치를 발견하였다(Perszyk & Waxman, 2018). 언어발달 초기에는 단어보다 개념이 앞선 경우가 많고, 많은 영유아의 단어가 이미 발달한 범주를 기술하고 있다. 그러나 이후에 언어는 생각에 영향을 미친다.

비고츠키는 첫 해 대부분 동안 발성과 생각은 분리되어 있다고 믿었다.

그러나 두 번째 해 동안, 생각과 말은 그 능력을 통합한다. 아이들은 물체에 명칭이 있다는 것을 발견한다. 명칭에 대한 학습은 더 자기주도적이 된다. 아이들은 새로운 단어가 무엇을 의미하는지 묻는다. 새로운 단어를 배우는 것은 새로운 범주를 만들게 하고, 새로운 범주는 새로운 것에 대한 명칭으로 채워진다.

비고츠키의 **내적 언어** 개념은 그의 견해에 대한 핵심적인 특징이다. 처음에 아이들은 그들의 생각을 큰 소리로 말한다. 여러분은 세 살짜리 아이가 장난감을 가지고 놀 때, 자신에게 지시하는 것을 들을 수 있을 것이다. 그 나이에, 그녀의 발성은 그녀의 행동을 조절하는 역할을 하지만, 그것들은 점차 내면화 된다. 4세와 5세 경 큰 소리로 말하던 것이 6세나 7세에는 내적인 대화가 된다. 내적인 말은 언어와 생각의 궁극적인 결속을 의미한다. 그것은 계획과 자기 조절의 발달에 관여하며 학습을 용이하게 한다.

다음 단원에서는 초기 아동기의 사회적, 정서적 발달에 대한 탐구를 계속할 것이다.

내적 언어(inner speech) 언어와 사고의 궁극적인 결합에 대한 비고츠키의 개념. 내면의 말은 아동의 행동을 조절하는 발성법에서 비롯되어 6~7세까지 내면화된다.

점검하기

빈칸 채우기

책 뒷편에서 답을 찾을 수 있습니다.

1. 언어 발달이 _________ 발달을 따르는지 혹은 선행하는지에 대한 논쟁이 있다.
2. 미국에서는 _________명 중 약 1명의 어린이가 심각한 만성질환을 앓고 있다.
3. 수면 공포는 일반적으로 _________ 수면 중에 발생한다는 점에서 악몽과 다르다.
4. 우리는 어린이가 _________세까지 손으로만 작은 공을 잡을 수 있기를 기대한다.
5. 켈로그에 따르면 어린이 그림의 마지막 단계는 _________ 단계이다.
6. 본문에 따르면 자녀의 부모가 모두 왼손잡이인 경우 자녀의 왼손잡이 확률은 약 _________%이다.
7. 세 살짜리 아이는 밖이 밝기 때문에 그네를 타야 한다고 주장할 수 있다. 그녀 또는 그의 논리는 _________ 추론의 예이다.
8. 대부분의 어린이는 약 5세가 될 때까지 기억하기 위해 자발적으로 _________하지 않는다.
9. 피아제는 아이들이 2세 경에 보통 가상 놀이에 참여하기 시작한다고 믿었는데, 그 시기는 대상에 대해 _________하는 능력이 발달하는 것이다.
10. 평균 4~8세 아동은 하루에 약 _________ 칼로리가 필요하다.

선다형 문항

1. 영아기의 성장률과 비교할 때 2세에서 6세 사이의 성장률은 어떻게 될까?
   a. 속도가 빨라진다.
   b. 속도가 느려진다.
   c. 동일하게 유지된다.
   d. 일반화하기에는 개인차가 너무 많다.

2. 뇌의 가소성이 가장 커지는 시기는?
   a. 1~2세
   b. 2~5세의 학령전기
   c. 청소년기
   d. 성인기

3. 미국국립수면재단이 3~5세 어린이에게 권장하는 수면시간은 하루 중 몇 시간인가?
   a. 12~18　　b. 14~15
   c. 12~14　　d. 11~13

4. 우리는 어린이가 ________ 나이에 6개의 블록으로 탑을 지을 수 있기를 기대한다.
   a. 2세　　b. 3세
   c. 4세　　d. 5세

5. 유뇨증(enuresis)에 대한 설명으로 옳은 것은?
   a. 유뇨증은 아이가 부모에게 화를 내거나 실망했다는 신호이다.
   b. 유뇨증은 불충분한 양육의 신호이다.
   c. 유뇨증은 소녀들 사이에서 더 흔하다.
   d. 유뇨증은 일반적으로 자라면서 사라진다.

6. 대부분의 학령전기 아동은 부피, 양 또는 수에 대한 보존 개념을 인식할 수 없다. 그 까닭은?
   a. 지능이 부족하다.
   b. 보존이라는 단어의 의미가 무엇인지 이해하지 못한다.
   c. 한 시점의 상황에서 한 측면에만 초점을 맞춘다.
   d. 초등학교 환경에서 수학을 배운적이 없다.

7. 피아제는 어린이의 ________을 공부하기 위해 3개의 산 테스트를 사용했다.
   a. 도덕
   b. 마음 이론
   c. 정신적 · 신체적 사건의 혼란
   d. 자아중심주의

8. HOME 척도에 대한 설명이 아닌 것은?
   a. 부모의 언어적 및 정서적 반응
   b. 부모의 비계와 근접 발달 영역의 사용
   c. 부모의 적절한 놀이 자료 제공
   d. 부모의 제한 및 처벌에 대한 회피

9. 헤드 스타트에 대한 연구 결과 그 효과로 옳은 것은?
   a. 어린이의 주요 질병 발병을 예방한다.
   b. 가정환경에서 공격성을 감소시킨다.
   c. 아이들이 외양-실체의 구별을 이해하도록 돕는다.
   d. 경제적으로 궁핍한 아동의 인지 발달을 향상시킨다.

10. 학령전기 아동의 문법 규칙 학습은?
    a. 어휘 발달　　b. 과잉 규칙화
    c. 전체 대상 가정의 발달　　d. 실용주의의 사용

8 Early Childhood: Social and Emotional Development
초기 아동기: 사회성 및 정서 발달

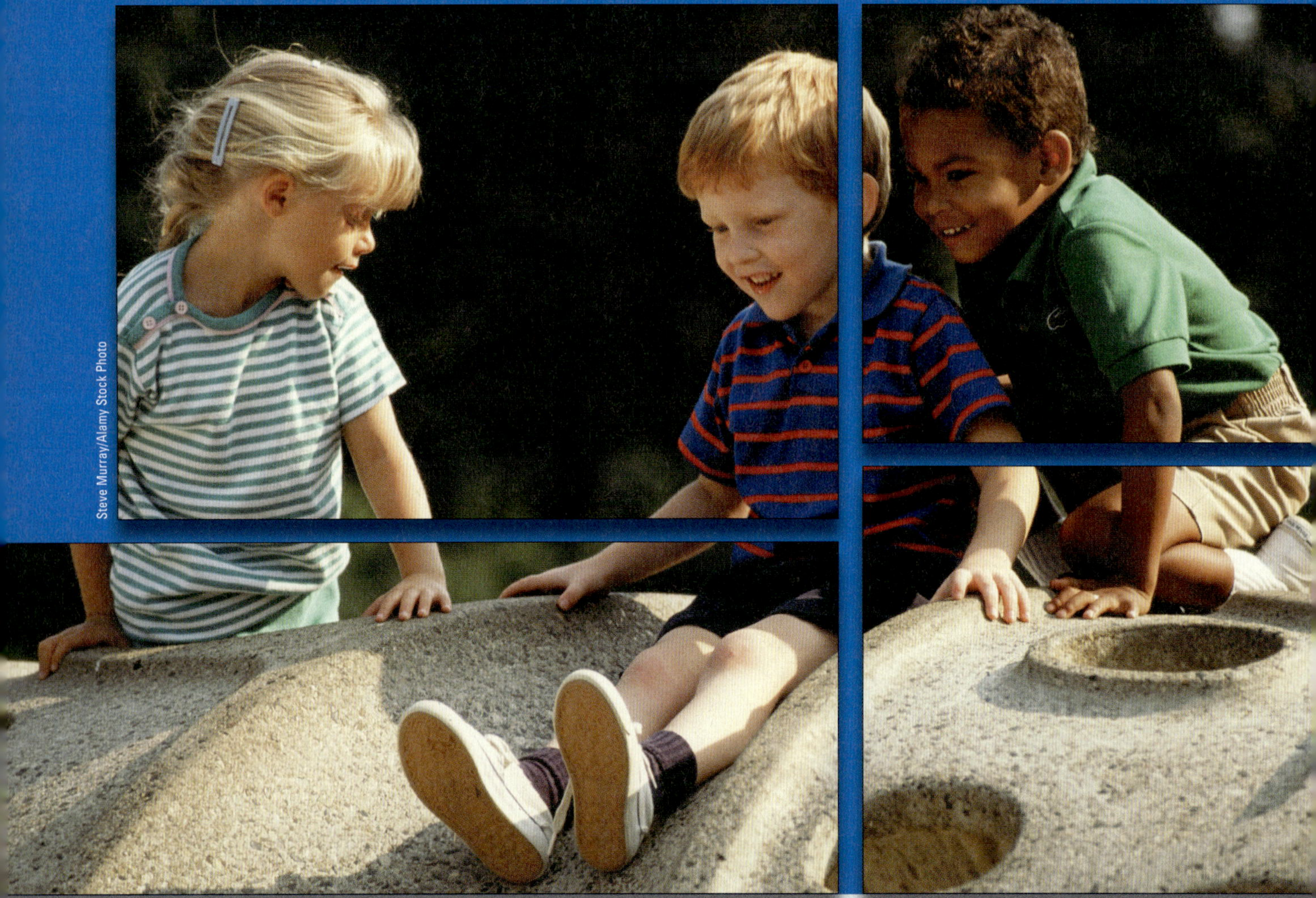

Steve Murray/Alamy Stock Photo

학습 성과

이 장의 성취 목표

- **8-1** 자녀 양육의 차원과 육아 방식에 대해 설명할 수 있다.
- **8-2** 형제자매, 출생 순서, 또래 및 기타 요인이 초기 아동기의 사회적 발달에 어떻게 영향을 미치는지 설명할 수 있다.
- **8-3** 초기 아동기의 성격과 정서 발달에 대해 자아, 에릭슨의 견해, 두려움에 초점을 맞추어 논의할 수 있다.
- **8-4** 성 역할 및 성별 차이의 발달에 대해 논의할 수 있다.

부모는 자신이 얼마나 자녀에게 엄격할 수 있는지 결정한다. 아이들이 과도한 소음을 내거나 위험한 물건을 가지고 놀거나, 집안 물건을 망가뜨리거나 그들의 방을 엉망으로 만들거나, 다른 사람을 다치게 하거나 자위행위를 할 때 어떻게 대처해야 할까?

학령전기 아동은 그들의 대부분의 시간을 가족과 함께 보낸다. 대부분의 부모들은 학령전기 자녀가 책임감을 갖고 잘 적응된 개인으로 자라기를 바란다. 부모는 또한 그들이 사회적 기술을 습득하기를 원한다.

부모는 자녀가 이러한 목표를 달성하기 위해 어떠한 노력을 해야 하는가? 형제자매는 어떤 역할을 하는가? 또래 친구들은 사회성과 정서적 발달에 어떤 영향을 미치는가를 알고 싶어 한다.

8-1 자녀 양육의 차원

부모들은 그들 자녀의 양육에 대해 각기 다르게 접근하고 있다. 조사자들은 자녀 양육의 부모 패턴에 대해 두 가지 넓은 차원(따뜻함–냉정함, 제한성–관용성)에 따라 그것을 분류하였다(Baumrind, 1989, 2013).

따뜻한 부모는 자녀에게 애정이 있다. 그들은 포옹하고 키스하고 자주 미소 짓는 경향이 있다. 따뜻한 부모는 자녀를 돌보고 지원하고 아이들과 함께 있는 즐거움을 나눈다. 따뜻한 부모는 냉정한 부모보다 신체적 훈육을 사용할 가능성이 적다(Grusec et al., 2017).

냉정한 부모는 자녀와 즐기지 못할 수 있으며 자녀에 대한 애정이 거의 없을 수 있다. 그들은 자녀들이 말을 안 듣는다거나 '제멋대로의 생각'을 가지고 있다고 말하면서 자녀의 행동에 대해 불평할 가능성이 높다.

아이들에 대해 차갑게 대하는 것보다 따뜻한 것이 더 낫다고 결론짓는 것은 생각할 필요도 없이 당연하다. 따뜻하고 수용적인 부모의 자녀들은 내부 행동 기준 즉 도덕적인 감각이나 양심을 개발할 가능성이 더 높다(Gauvain et al., 2013; Laible et al., 2015). 부모의 따뜻함은 또한 아이의 사회성과 정서적 안녕(well-being)과도 관련이 있다.

부모의 따뜻함은 어디에서 오는가? 그 중 일부는 자녀를 가장 잘 양육하는 방법에 대한 부모의 신념을 반영하고 일부는 그들 부모의 행동을 모방하려는 부모의 경향을 반영한다. 그러나 헤더링턴(Hetherington)과 그녀의 동료들의 연구(Feinberg et al., 2001)는 유전적 요인도 관련될 수 있음을 시사한다.

부모는 자신이 얼마나 엄격해야 하는지 결정한다. 아이들이 과도한 소음을 내거나, 위험한 물건을 가지고 놀거나, 집안 물건을 망가뜨리거나 방을 엉망으로 만들거나, 다른 사람을 다치게 하거나, 자위를 하면 어떻게 대처해야 할까? 엄격한 부모는 규칙을 강요하고 자녀를 면밀히 관찰하는 경향이 있다.

일관된 통제와 규칙의 확고한 시행은 특히 강력한 지원 및 애정과 결합될 때 아동에게 긍정적인 결과를 가져올 수 있다(Grusec et al., 2017). 이 양육 방식을 권위적인(authoritative) 방식이라고 한다(Baumrind, 2013). 반면에, '제한성(restrictiveness)'이 신체적 처벌, 간섭 또는 침해를 의미한다면 그것은 불복종, 반항, 낮은 수준의 인지 발달로 이어질 수 있다(Larzelee et al., 2013).

관대한 부모들은 그들의 아이들을 엄격한 부모들보다 덜 가까이에서 감독한다. 관대한 부모들은 아이들이 소리를 내고, 장난감을 함부로 다루며, 몸으로 실험하는 것과 같은 '자연스러운 일'을 하도록 허용한다. 또한 그들은 다른 아이가 위험에 처했을 때만 개입하면서, 그들의 자녀들이 약간의 공격성을 보이도록 허용할 수 있다.

TRUTH OR FICTION?

T	F	성숙한 행동을 요구하는 부모는 성숙한 자녀가 아닌 반항적인 자녀를 낳는다.
T	F	첫째 아이는 늦게 태어난 아이보다 성취에 대한 동기가 더 높다.
T	F	신체적 처벌을 받는 어린이는 그렇지 않은 어린이보다 공격적일 가능성이 더 높다.
T	F	미디어의 폭력이 공격에 기여한다는 과학적 증거는 없다.
T	F	학령전기 아동의 가장 흔한 두려움은 사회적 비승인에 대한 두려움이다.
T	F	30개월 된 아이는 자신이 소녀라는 사실을 알고 있을지 모르지만 여전히 자신이 엄마가 될 수 있다고 생각한다.

1. 부모가 자녀를 제한하는 방법

자녀 양육에 대한 일반적인 접근 방식과 관계없이 대부분의 부모들은 자녀들에게 거리로 뛰쳐나가거나 뜨거운 난로를 만지지 말라고 가르칠 때만은 제지하게 된다. 부모들은 달래기, 꾸짖기, 그리고 사랑 철회의 방법을 사용하는 경향이 있다.

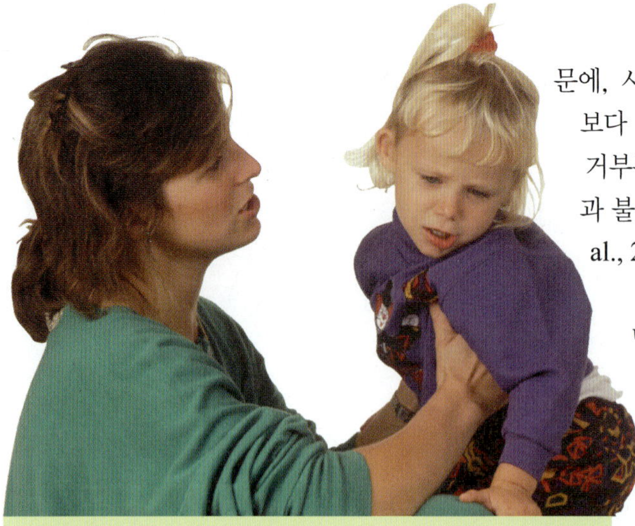

따뜻한 지원과 함께 합리적인 규칙의 일관된 시행은 일반적으로 어린이에게 긍정적인 결과를 가져온다.

달래기는 아이들이 스스로 바람직한 행동을 만들 수 있도록 하는 지식을 가르치는 것을 목표로 한다. 주요 달래기는 '논리' 즉, 한 종류의 행동이 좋은 이유와 그렇지 않은 이유를 설명하는 것이다. 한 살이나 두 살짜리 아이를 대상으로 한 '논리'는 기본이 될 수 있다. "그렇게 하지 마. 아파!"라고 말하는 것은 유아에게 논리적인 대응의 예가 될 수 있다. "아프다!"라는 말은 간결하지만, 설명하는 것이다. 달래기 방식은 어린이가 도덕적인 행동을 이해하는 데 도움을 주고 도움과 나눔과 같은 친사회적 행동을 발달시킨다(Grussec et al., 2017; Wainryb & Recchia, 2017).

꾸짖기 방법에는 신체적 처벌과 특권 거부가 포함된다. 부모는 종종 "매를 아끼면 아이를 망친다"와 같은 말로 신체적 처벌을 정당화한다. 부모는 자녀들이 순응하지 않기 때문에 꾸짖기가 필요하다고 말할 수 있다. 그러나 꾸짖기의 사용은 아동의 행동뿐만 아니라 부모의 권위주의와 관련이 있다(Larzelere et al., 2013). 부모의 꾸짖기는 아동의 또래내 낮은 수용(어울리지 못함), 낮은 성적, 그리고 아동의 더 많은 반사회적 행동과 관련이 있다. 부모가 꾸짖기 기술을 더 많이 사용할수록, 아이들의 내부 행동 표준이 발달하는 것으로 보이지 않는다. 부모의 처벌과 거부는 종종 공격성 및 비행과 관련이 있다.

일부 부모는 사랑하지 않을 거라고 위협함으로써 자녀를 통제한다. 그들은 옳지 않은 행동을 하는 아이들을 격리하거나 무시한다. 대부분의 아이들은 부모의 인정과 접촉이 필요하기 때문에, 사랑을 잃는 것은 신체적 처벌보다 더 위협적일 수 있다. 사랑의 거부는 순응을 조장하지만 죄책감과 불안을 조성할 수 있다(Grusecet al., 2017).

권위 있는 양육 방식에서 부모는 엄격하고 까다롭지만 의사소통이 가능하고 따뜻하게 대한다.

학령전기 아동은 무엇을 하지 말라고 할 때보다, 무엇을 하라고 할 때 더 쉽게 따른다(Kochanska et al., 2001). 잘못하거나 나쁜 일을 하는 아이들을 관리하는 한 가지 방법은 아이들을 다른 일에 참여시키는 것이다.

2. 양육 방식 : 부모들은 어떻게 가치와 기준을 가르치는가?

다이아나 바움린드(Diana Baumrind, 2013)는 양육 방식과 어린 아이들의 건강한 행동 발달 사이의 관계에 중점을 두었다. 그녀는 부모의 관점이 각 차원에서 높거나 낮은지 여부에 따라 네 가지 양육 스타일의 격자를 개발하기 위해, 따뜻함–차가움 및 제한성–허용성의 차원을 사용하였다(표 8.1 참조).

가장 유능한 자녀의 부모는 두 차원 모두에서 높은 등급을 받았다. 그들은 매우 엄격하며 성숙에 대한 강력한 요구를 추구한다. 그러나 그들은 또한 자녀들을 논리적으로 설명하여 설득하고, 강한 지지와 사랑의 감정을 보여준다. 바움린드(2013)는 이런 부모들에게 '**권위 있는(authoritative)**'이라는 명칭을 사용하였다. 그들은 자녀가 무엇을 하기를 원하는지 알면서도, 자녀를 존중하고 따뜻하게 대한다. 다른 아이들과 비교할 때 권위 있는 부모의 아이들은 자립심과 독립심, 높은 자존감, 높은 활동 수준과 탐구적 행동, 사회적 능력을 보이는 경향이 있다.

FICTION

T (F) 성숙한 행동을 요구하는 부모는 성숙한 자녀가 아닌 반항적인 자녀를 낳는다.

엄격하고 성숙한 행동을 요구하는 부모가 반항적이고 미성숙한 자녀를 낳는다는 말은 사실이 아니다. 부모가 자녀에게 심각하지 않는 한, 일관된 통제와 규칙의 확고한 집행은 자녀에게 긍정적인 결과를 가져올 수 있다.

표 8.1 바움린드의 양육 방식

양육 방식	양육 행동패턴	
	제한 및 통제	따뜻함과 민감성
권위 있는	높은	높은
권위주의적	높은	낮은
관대–자유방임	낮은	높은
거부–방치	낮은	낮은

그들은 학교에서의 성취와 잘하고자 하는 높은 동기를 가지고 있다(Grusec, 2014; Grusec et al., 2017).

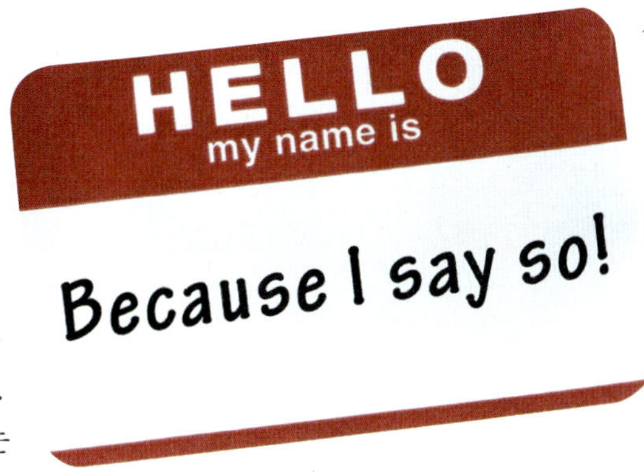

C Squared Studios/Photodisc/Getty Images

"내가 그렇게 말하니까"는 바움린드(Baumrind)가 **권위주의적**이라고 부르는 부모들의 모토가 될 수 있다. 권위주의자들은 자신에게 복종하는 것을 중요시한다. 그들은 옳고 그름에 대한 엄격한 지침을 가지고 있으며 그들의 자녀들에게 그것을 무조건 받아들이라고 요구한다. 권위 있는 부모들처럼, 그들은 자녀들을 통제하고 있다.

하지만 권위 있는 부모들과는 달리 그들의 강제적인 방법은 힘에 의존한다. 게다가 권위주의적인 부모들은 자녀들과 의사소통을 잘 하지 않거나 자녀들의 관점을 존중하지 않는다. 대부분의 연구자들은 권위주의적인 부모들이 일반적으로 냉랭하고 거부반응이 있다는 것을 발견하였다(Larzelere et al., 2013).

바움린드(Baumrind)는 권위주의적인 부모의 아들은 상대적으로 적대적이고 반항적이며, 딸은 독립성과 지배력이 낮다는 것을 발견하였다(Baumrind, 2013). 또 다른 연구자들은 권위주의적인 부모의 자녀들이 권위 있는 부모의 자녀들보다 사회적으로나 학문적으로 유능하지 못하다는 것을 확인하였다. 그들은 사회적 상호작용에 대해 불안해 하고 짜증을 내고 거부한다. 청소년으로서는 순응하고 순종적일 수 있지만 자립심과 자존감이 낮다.

바움린드(Baumrind)는 엄격한 것과는 반대로 관대한 두 가지 유형의 부모를 발견하였다. 하나는 **관대–자유방임적**(permissive-indulgent)이며, 다른 하나는 **거부–방치**(rejecting-neglecting)하는 것이다. 관대–자유방임적 부모들은 자녀들을 통제하려는 시도와 성숙한 행동에 대한 요구가 낮다. 그들은 느긋하고 얽매이지 않는다. 그들의 관대함은 양질의 보살핌(따뜻함과 지지)을 동반한다.

거부하고 방치하는 부모 역시 자녀들에 대해 통제하려는 시도와 성숙한 행동에 대한 요구가 낮다. 하지만, 자유 방임적인 부모들과는 달리 자녀들에 대한 지지와 반응이 적다. 방치하는 부모의 자녀는 능력과 책임감, 성숙면에서 가장 낮은 역량을 보인다. 관대–자유방임적인 부모의 자녀는 방치하는 부모의 자녀와 마찬가지로 학교에서의 능력이 떨어지고, 엄격하고 통제적인 부모의 자녀보다 더 많은 비행과 약물 남용을 보인다. 그러나 관대–자유방임형 가정에서 자란 아이들은 방치된 가정에서 자란 아이들과는 달리 사회적 역량과 자신감이 상당히 높다(Baumrind, 1991).

3. 부모 양육 유형에 따른 상황과 아동의 영향

양육의 유형은 부모로부터 아이에게 향하는 일방통행으로만 끝나지 않는다. 양육의 유형도 상황과 아이의 특성에 따라 부분적으로 변화된다(Grusec et al., 2017). 예를 들어, 부모들은 공격적인 행동을 다룰 때 꾸짖기 기법을 사용할 가능성이 가장 높다(Larzalere et al., 2013). 부모들은 아이들이 자신들이 위반한 규칙을 이해하고 적절하게 행동할 수 있다고 믿을 때 달래기보다는 꾸짖는 것을 선호한다. 스트레스는 또한 꾸짖기의 원인이 된다.

> **권위주의적** 육아에 있어 부모가 복종과 순종을 요구하는 스타일
>
> **관대–자유방임** 부모가 따뜻하고 제한적이지 않은 육아 스타일
>
> **거부–방치** 부모가 엄격하거나 통제적이거나 지원적이거나 반응하지 않는 자녀 양육 스타일

표 8.2 부모를 위한 어린이의 행동 조언

Do …(하기)	Don't …(하지 않기)
• 칭찬, 미소, 포옹으로 좋은 행동에 대한 보상을 한다.. • 아동의 연령에 적합한 명확하고 간단하며 현실적인 규칙을 제공한다. • 합리적인 결과로 규칙을 시행한다. • 징징대거나 짜증을 내는 것과 같은 성가신 행동을 무시한다. • 위험하고 깨지기 쉬운 집안의 물건은 손이 닿지 않는 곳에 두어 어린이를 보호한다. • 한계를 설정한다. • 일관성을 유지한다.	• 아동의 잘못된 행동에만 주의를 기울인다. • 비정상적인 규칙을 시행하거나 우연히 시행한다. • 엄지손가락 빨기와 같은 아동의 영역에서만 행동을 통제하려고 노력한다. 이는 실망스러운 꾸짖기로 이어질 수 있다. • 잔소리, 가르침, 수치심, 죄책감 유도. • 호통을 치거나 때린다. • 지나치게 관대하다.

바움린드(Baumrind)의 연구는 우리가 권위주의적이거나 지나치게 허용적이 되는 위험을 피하기 위해 노력해야 함을 시사한다. 부모가 자녀의 행동을 통제하고 인도하기 위해 사용할 수 있는 몇 가지 권장 기술은 표 8.2를 참조.

8-2 사회적 행동

초기 아동기 동안 아이들은 사회적 기술과 행동에서 엄청난 발전을 이룬다(Underwood & Rosen, 2011). 그들은 점점 더 다른 아이들과 함께 논다. 그들은 다른 사람들과 공유하고, 협력하며, 위로하는 방법을 배운다. 그러나 어린 아이들은 어른들과 마찬가지로 사랑스럽고 이타적이지만 때로는 공격적일 수 있다.

1. 형제자매의 영향

형제자매는 신체적 관리, 정서적 지원 및 양육을 포함하여, 조언 제공, 역할 모델(role model)의 제공, 사회적 능력 개발을 돕는 사회적 상호작용 제공, 또한 요구를 만들고 제한되는 것을 감내하게 하는 등 다양한 기능을 수행한다(Dunn, 2015).

초기 아동기에 형제자매의 상호작용은 긍정적인 측면(협력, 가르침, 양육)과 부정적인 측면(분쟁, 통제, 경쟁)을 가지고 있다(Parke & Buriel, 2006). 나이가 많은 형제자매들은 동생들을 더 돌봐주고자 하고, 더 지배하려는 경향이 있다. 동생들은 나이 많은 형제자매들을 모방하고 그들의 지시를 받아들일 가능성이 더 크다. 많은 문화권에서 나이 많은 여자 아이들은 동생들을 돌보는데 이는 물론 성별 고정관념을 강화한다(Clark, 2005).

부모들은 종종 자녀들에게 그들끼리의 싸움을 멈추라고 종용하는데, 이러한 갈등은 치명적으로 보일 때도 있다(때로는 그렇다). 그러나 보통의 형제자매 갈등은 그들의 사회적 역량, 자아 정체성의 발달(그들이 누구이며 어떤 의미를 가지는지), 그리고 그들의 자녀 양육 능력을 향상시킬 수 있다(Ross et al., 2006).

부모가 편애할 때 형제자매 간의 갈등이 더 커진다(Scharf et al., 2005). 또한 형제자매 간의 갈등은 부모 간의 관계나 부모와 자녀 간의 관계에 문제가 있을 때 더욱 커진다(Kim et al., 2006).

퇴행(regression) 초기 발달 단계의 행동 특성으로의 복귀

형제자매 출생의 적응 자매나 형제의 탄생은 종종 가족 관계의 변화로 인해 학령전기 아동에게 스트레스의 원인이 된다. 새로운 아기가 집에 오면 어머니는 그 아이에게 상대적으로 더 많은 관심을 기울이게 되고, 큰 아이와는 더 적은 시간을 보내게 되면서 큰 아이는 소외감과 억울함을 느낄 수 있다.

아이들은 형제의 탄생에 대해 부정적인 반응과 긍정적인 반응이 혼합되어 나타난다. 달라붙기, 울기, 화장실 사고 등 아기 같은 행동으로의 **퇴행**이 그것이다. 분노와 부적절한 행동이 증가할 수 있다. 그러나 이런 아이들이 스스로 음식을 먹거나 옷을 입겠다고 주장하고 아기를 돌보는 것을 도우면서 독립성과 성숙 정도가 증가할 수 있다(Underwood & Rosen, 2011). 부모는 어린 자녀에게 앞으로 다가올 일에 대해 미리 설명함으로써 어린 자녀가 동생이 태어나는 것에 대처할 수 있도록 도울 수 있다.

2. 출생 순서

성격과 성취도의 차이는 출생 순서와 연관되어 있다. 그룹으로 볼 때 첫째 아이는 늦게 태어난 아이보다 성취 의욕이 다소 높다(Barclay, 2015). 첫째 아이와 외동 아이는 학업적으로 더 잘 수행하고 더 협조적인 것으로 나타났다(Damian & Roberts, 2015). 그들은 IQ 및 SAT 점수를 포함하여 더 높은 표준화된 시험 점수를 획득한다(Damian & Roberts, 2015; Zajonc & Solloway, 2007).

첫째와 이후 태어난 아동 간의 성격 차이를 논의하기 전에, 해당 분야의 연구에 대한 최근의 분석은 대부분의 연구에 결함이 있다고 주장한다는 점에 주목해야 한다(Damian & Roberts, 2015). 그럼에도 불구하고 집단적으로, 여러 연구들은 첫째 아이가 늦게 태어난 아이보다 더 성인 지향적이고 덜 공격적이라고 강하게 제안하였다(Beck et al., 2006; Zajonc, 2001). 부정적인 측면에서는 첫째와 외동아이가 좀 더 불안감을 보이고, 늦게 태어난 아이에 비해 자립도가 다소 떨어지는 것으로 나타났다.

TRUTH

(T) F 첫째 아이는 늦게 태어난 아이보다 성취에 대한 동기가 더 높다.

연구에 따르면 첫째 아이는 늦게 태어난 아이보다 성취하려는 동기가 더 높다. 그러나 그 차이는 그룹 차이이며 모든 첫째 아이들 또는 나중에 태어난 아이들에게 적용되지는 않는다.

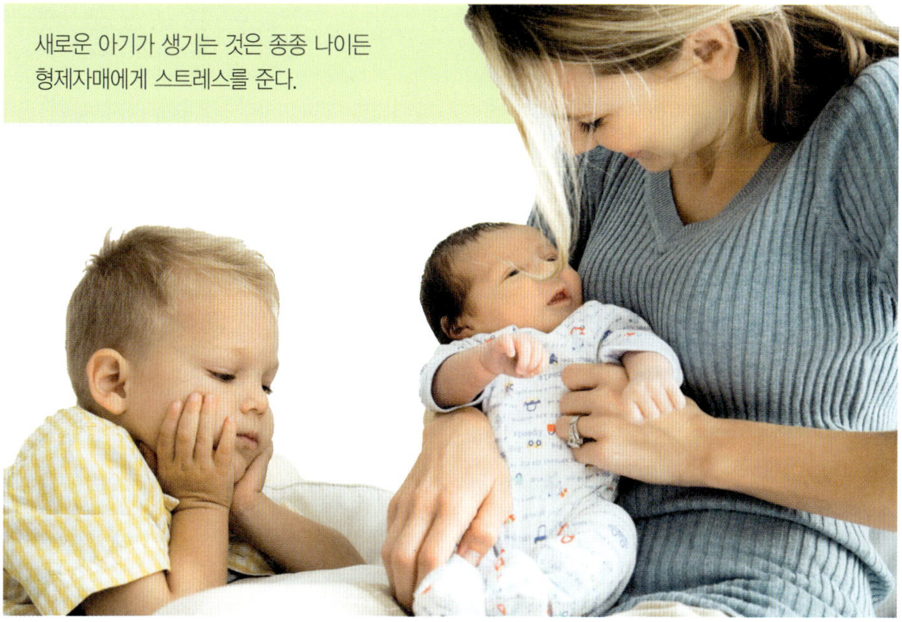

새로운 아기가 생기는 것은 종종 나이든 형제자매에게 스트레스를 준다.

iloveimages/Veer

조차도 상당히 안정적일 수 있다(Rubin et al., 2006).

학령전기 아동에게 친구에 대해 어떤 점이 좋으냐고 물으면 일반적으로 자신이 공유하는 장난감과 활동에 대해 언급한다(Holder & Coleman, 2015). 초등학생들은 보통 친구들이 함께 무엇인가를 하고 또 함께 즐거운 시간을 보낼 수 있는 대상이라고 말을 한다(Holder & Coleman, 2015). 후기 아동기와 청소년기가 되어서야 친구들의 특성과 신뢰, 소통, 친밀감에 대한 개념이 중요해진다.

나중에 태어난 아이들은 부모와 형제자매의 관심을 끌기 위해 공격적으로 행동하는 법을 배울 수 있다(Carey, 2007). 그들의 자아 개념은 첫째와 외동아이보다 낮은 경향이 있지만, 나중에 태어난 아이들이 가족 내에서 관계를 맺으면서 습득하는 사회적 기술은, 또래들에게 더 큰 인기를 가져다주는 것 같다(Carey, 2007). 그들은 또한 첫째 아이보다 다소 반항적이고 학교에서 징계를 받는 경향이 더 있다(Beck et al., 2006; Breining et al., 2017).

대체로 부모들은 늦게 태어난 아이들에 대해 더 편안하고 유연하다. 많은 부모들은 첫째가 잘 되고 있다고 보고 있고 아마도 나중에 태어난 아이들도 잘 될 것이라고 믿고 있을 것이다.

3. 또래 관계

또래 간의 상호작용은 사회적 기술(갈등의 공유, 도움, 순서지키기, 갈등 대처)을 향상시킨다(Wentzel & Ramani, 2016). 집단은 아이들에게 어떻게 주도하고 어떻게 따라가는지를 가르친다. 신체와 인지 능력은 또래와의 상호작용을 통해 발달한다. 또한 또래는 정서적 지지도 제공한다(Bukowski et al., 2011).

약 2세가 되면 아이들은 서로의 놀이를 모방하고 리더를 따라하는 등의 사회적 놀이를 한다(Coelho et al., 2017). 또한, 이 나이대에는 아이들이 특정 놀이 친구를 선호하기 때문에 우정을 나누는 초기 징후가 된다(Wentzel & Ramani, 2016). 우정은 긍정적인 경험과 애착을 공유하는 특징이 있다(Grusec & Sherman, 2011). 초기 우정

4. 놀이–아동의 놀이

아동의 놀이는 의미 있고 즐겁고 내부적으로 동기를 부여받는다. 놀이는 아동의 운동능력과 조정능력을 개발하도록 돕는다(Burghardt, 2015). 또한, 아이들은 **연극적인 놀이(dramatic play)**를 통해 놀이 자료를 공유하고 교대로 해보며, 새로운 역할을 시도하기 때문에, 놀이는 아동의 사회성 발달에도 기여한다. 그것은 호기심, 탐구, 상징적 사고 및 문제 해결과 같은 인지적 발달을 지원한다(Bergen, 2015; Christie & Roskos, 2015). 놀이는 심지어 아이들이 충동을 조절하는 법을 배우는 데 도움이 될 수도 있다(Coelho et al., 2017).

놀이와 인지 발달 놀이는 인지 발달에 기여하고 인지발달 정도를 알 수 있게 한다. 장 피아제(Jean Piaget, 1946, 1962)는 인지 복합성을 확장시킬 수 있는 놀이 종류를 규명하였다(De Lisi et al., 2015).

- **기능 놀이**–첫 번째 종류의 놀이는 감각 운동 단계부터 시작하는데, 공을 굴리거나 뛰고 웃는 것과 같은 반복적인 운동 활동을 포함한다.
- **상징 놀이**–가상 놀이, 상상 놀이, 또는 연극 놀이라고도 불리는 상징 놀이는 감각 운동 단계가 끝날 무렵에 나타나며 초기 아동기에 증가한다. 상징 놀이에서 아이들은 설정, 캐릭터 및 대본을 만든다.

연극적인 놀이 사회적 역할을 수행하는 놀이

비사회적 놀이 혼자하는 놀이

표 8.3 파튼의 놀이 유형

유형	비사회적 또는 사회적	기술
비참여 놀이	비사회적	아이들은 놀고 있는 것처럼 보이지 않는다. 그들은 목표가 없는 것처럼 보이는 무작위적인 움직임에 참여할 수 있다. 비참여 놀이는 보육원에서 가장 빈번한 놀이인 것으로 보인다.
혼자 놀이	비사회적	아이들은 주변의 아이들과 관계없이 스스로 장난감을 가지고 논다. 혼자 놀이는 주변 어린이의 영향을 받지 않는 것으로 보이며, 서로에게 접근하려고 노력하지 않는다.
방관자 놀이	비사회적	아이들은 놀고 있는 다른 아이들을 관찰한다. 구경꾼들은 자주 관찰하는 어린이들과 이야기를 나누고 제안을 할 수 있지만 명백하게 참여하지는 않는다.
평행 놀이	사회적	아이들은 주변 아이들과 비슷한 장난감을 가지고 논다. 그러나 그들은 장난감을 선택하는 대로 취급하고 다른 아이들과 직접적으로 상호작용하지 않는다.
연합 놀이	사회적	아이들은 상호작용하고 장난감을 공유한다. 그러나 그들은 그룹 목표를 공유하지 않는 것 같다. 상호작용하지만 개인은 여전히 장난감을 자신이 선택한대로 취급한다. 다른 아이들과의 관계는 활동의 성격보다 더 중요한 것으로 보인다. 그들은 서로의 동반자로 즐기는 것 같다.
협동 놀이	사회적	아이들은 공통된 그룹 목표를 달성하기 위해 상호작용한다. 각 어린이의 놀이는 그룹의 목적에 종속된다. 한두 명의 그룹 구성원이 다른 사람의 활동을 지시한다. 서로 다른 역할을 하는 다른 아이들과 함께 분업도 있다. 아이들은 가족, 동물, 우주 괴물 및 모든 종류의 생물의 구성원인 척 할 수 있다.

- ▶ **구성 놀이**－아이들은 무언가를 그리거나 블록의 탑과 같이 무언가를 만들기 위해 사물이나 재료를 사용한다.
- ▶ **정식 게임**－규칙이 있는 게임으로는 아동들이 때때로 개선하거나 발명하는 보드게임과 구슬치기, 사방치기와 같은 운동 기술이 포함된 게임, 둘 혹은 팀이 참여하는 공놀이 게임, 비디오 게임 등이 있다.

파튼(Parten)의 놀이 유형 아동 놀이에 대한 고전적 연구에서 밀드레드 파튼(Mildred Parten)(1932)은 2~5세 유아들 사이에서의 6가지 놀이 유형－비참여 놀이(unoccupied play), 혼자(단독) 놀이(solitary play), 방관자 놀이(onlooker play), 평행 놀이(parallel play), 연합 놀이(associative play), 협동 놀이(cooperative play)－을 관찰했다(Dyson, 2015; Henricks, 2015)(표 8.3 참조). 혼자 놀이와 방관자 놀이는 **비사회적 놀이(nonsocial play)**, 즉 아이들이 사회적으로 상호작용하지 않는 놀이로 간주된다. 비사회적 놀이는 연령이 높은 학령전기 아동보다는 두 살과 세 살짜리 아동에게서 더 자주 발생한다.

평행 놀이, 연합 놀이, 협동 놀이는 **사회적 놀이(social play)**로 여겨지며, 각각의 경우 아이들은 놀면서 다른 아이들의 영향을 받는다. 파튼(Parten)은 5세가 되면 연합 놀이와 협동 놀이가 보편화된다는 것을 발견하였다. 이러한 유형의 놀이는 나이가 많고 경험이 많은 학령전기 아동에게서 더 많이 발견된다(Coelho et al., 2017). 여자아이들은 남자아이들보다 사회적 놀이에 참여할 가능성이 다소 더 높다(Underwood & Rosen, 2011).

예외도 있다. 비사회적 놀이에는 인지 발달을 촉진하는 교육활동이 포함될 수 있다. 사실, 많은 4세와 5세 아이들이 평행적 구성놀이에서 많은 시간을 보낸다. 예를 들어, 그들은 다른 아이들 근처에서 퍼즐을 맞추거나 블록을 쌓을 수 있다. 손위 형제자매가 있거나 단체 경험이 있는 2세 아동은 고급 사회 놀이에 참여할 수 있다(Dunn, 2015).

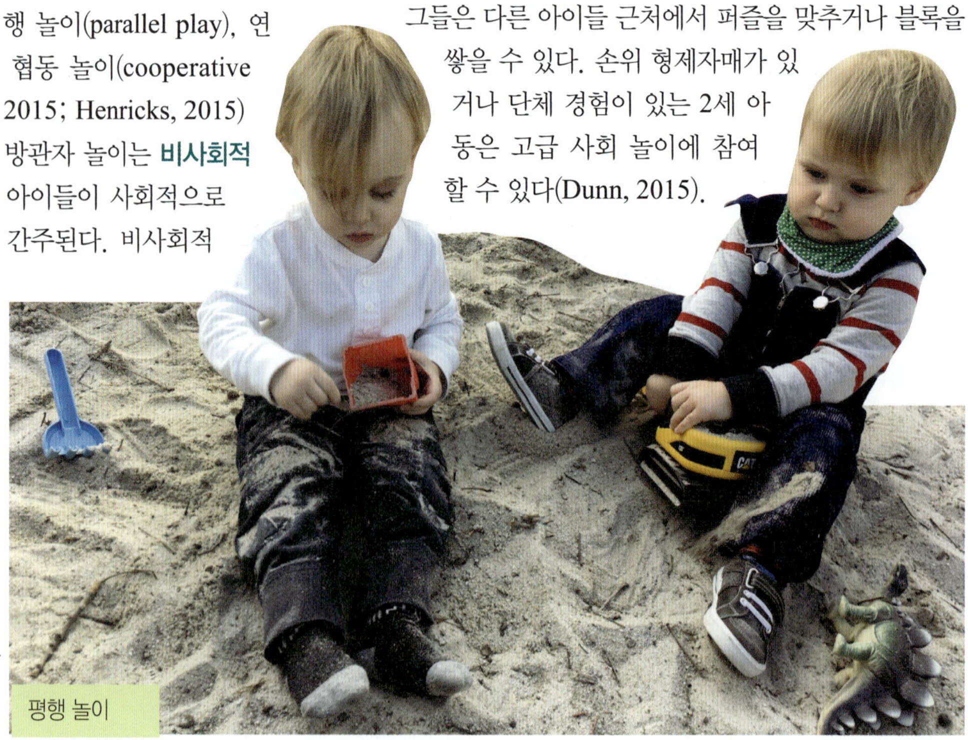
Spencer Rathus

평행 놀이

사회적 놀이 아이들이 다른 사람들과 상호작용하고 영향을 받는 놀이

놀이에서의 성별 차이 연구에 따르면 영아들은 생후 3~8개월부터 성별로 정형화된 완구를 시각적으로 선호한다(Alexander et al., 2009). 비록 성별로 정형화된 장난감에 대한 선호가 15~36개월까지 잘 발달되어 있지만, 여자아이들은 고정관념에서 벗어날 가능성이 더 높다(Underwood & Rosen, 2011). 남자아이들이 인형이나 여자아이들의 장난감을 고르는 것보다 여자아이들이 자동차나 트럭 같은 남자아이들의 장난감을 더 많이 요구하고 가지고 논다.

여자아이와 남자아이는 장난감 선호도뿐만 아니라 놀이 환경과 활동 선택에 있어서도 차이가 있다. 학령전기나 초등학교 저학년 시기에 남자아이들은 등반, 대형차량 놀이, 험난한 놀이(Berenbaum, 2018) 등 격렬한 신체적 야외활동을 선호한다.

학령기 중반이 되면, 남자아이들은 다섯 명이나 그 이상이 참여하는 집단 놀이와 경쟁적인 놀이에서 여자아이들보다 더 많은 시간을 보낸다. 여자아이들은 예술과 공예, 가정 놀이에 참여할 가능성이 남자아이들보다 더 높다. 여자아이들의 활동은 성인에 의해 더욱 밀접하게 지도되고 체계화된다(A. Campbell et al., 2002).

왜 아이들은 성별로 나누어진 정형화된 장난감과 활동에 대해 이러한 초기 선호도를 보일까? 예를 들어, 남학생의 약간 더 강한 힘과 활동력 수준과 여학생의 약간 더 큰 신체적 성숙도와 조정력 같은 생물학적 요인이 그 역할을 할 수 있다. 그러나 성인들은 여자아이와 남자아이를 다르게 대한다. 그들은 성별로 정형화된 장난감과 실내 가구를 제공하고 놀이와 가사일에서도 성별에 따른 유형을 장려한다(Leaper, 2018).

더욱이 아동들은 어떤 종류의 장난감과 놀이가 '남성적'인지 '여성적'인지에 대한 정보를 찾고 그 정보를 따르는 경향이 있다(Martin & Ruble, 2004).

일부 연구에 따르면 다른 성별에 적합한 것으로 간주되는 장난감이나 활동에 관심을 보임으로써 '선을 넘나드는' 아이들은 종종 부모, 교사, 다른 성인 및 또래들에 의해 놀림, 조롱, 거부 또는 무시된다. 남자 아이들이 여자 아이들보다 비판을 받을 가능성이 높다(Zosuls et al., 2011a).

잘 정리된 또 다른 발견은 아이들이 2살이 되었을 때부터 같은 성별의 놀이 친구를 선호하기 시작한다는 것이다. 이러한 선호도는 여자아이들이 남자아이들보다 더 일찍 발달한다(Hay et al., 2004). 이러한 경향은 학령기 중반에 더 강화된다.

아동초기 놀이 친구의 성별 선택에는 두 가지 요소가 관여될 수 있다. 하나는 남자 아이들의 놀이가 지배적 · 공격적, 그리고 거친 놀이에 더 치우친다는 것이다(Hines, 2011). 두 번째는 남자아이들이 여자아이들의 공손한 제안에 별로 반응하지 않는다는 것이다. 남자아이들은 여자아이들이 열등하다고 생각하기 때문에 여자아이들을 기피할 수 있다(Caplan & Larkin, 1991).

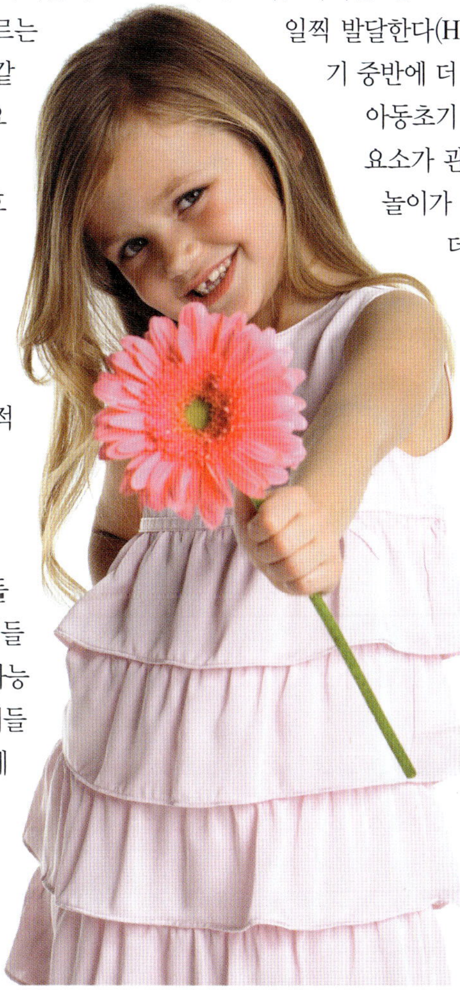
Brand X Pictures/Getty Images

5. 친사회적 행동

이타주의로 알려진 **친사회적 행동(prosocial behavior)**은 보상을 기대하지 않고 다른 사람에게 혜택을 주고자 하는 것이다. 친사회적 행동은 고통에 빠진 다른 사람들과 공유하고, 협력하고, 돕고 위로하는 것이 포함된다. 이는 유치원과 초등학교 초기 연령의 아동에게 보이며 공감 및 조망수용(perspective-taking) 능력의 발달과 관련이 있다(Grusec & Sherman, 2011).

공감(empathy) 공감(감정이입)은 타인의 감정에 대해 민감하여 공유 및 협력과 관련이 있다. 영아는 종종 다른 아이들의 우는 소리를 들을 때 울기 시작하지만, 이러한 초기 동요 반응은 대부분 반사적일 수 있다(Ball et al., 2017). 공감은 친사회적 행동을 촉진하고 공격적인 행동을 감소시키며, 이러한 연결 고리는 생후 2년경까지 뚜렷하게 나타난다(Spinrad & Gal, 2018).

친사회적 행동 일반적으로 보상을 기대하지 않고 다른 사람들에게 혜택을 주는 행동

2살이 되면, 많은 아이들이 힘들어하는 다른 아이들과 어른들에게 다가가 그들을 돕고자 한다. 그들은 우는 아이를 안아 주거나 아이에게 울지 말라고 말할 수 있다. 다른 사람의 감정에 정서적으로 반응하지 않는 유아는 학령기 동안 공격적으로 행동할 가능성이 더 높다(Olson et al., 2000; Waller et al., 2017).

여자아이들이 남자아이들보다 더 공감을 잘하는 것으로 보인다(Ball et al., 2017). 일부 연구자들은 테스토스테론에 대한 태아 노출이 공감에 대한 억제 효과를 가지고 있다고 주장하지만, 이러한 성별의 차이가 다른 사람들의 감정에 적응하기 위한 여자 아이들의 사회화를 반영하는 것인지 아니면 유전적 요인들을 반영하는 것인지는 불분명하다(Durdiakova et al., 2015; Zilioli et al., 2014).

조망수용(perspective-taking) 피아제에 의하면 전조작기에 해당하는 아이들은 자기중심적인 경향이 있다. 그들은 다른 사람의 관점에서 사물을 보지 못하는 경향이 있다. 다른 사람의 관점으로 생각할 수 있는 것과 같은 다양한 인지 능력은 누군가가 필요하거나 힘들어할 때를 아는 것과 관련이 있다. 조망수용 능력은 나이가 들면서 향상되고, 친사회적 기술도 향상된다. 조망수용 능력이 잘 발달된 아이들은 친사회적 행동을 더 많이 하고, 공격적인 행동을 덜 보여준다(Spinrad & Gal, 2018; Spinrad & Eisenberg, 2017).

친사회적 행동의 영향 이타적 행동은 보상이 없거나 보상에 대한 기대가 없을 때 발생하는 친사회적 행동으로 정의되지만, 보상과 처벌에 의해 영향을 받는다. 협력적이고, 친절하며, 상냥한 유치원의 또래들은 자기중심적인 행동을 보이는 아이들보다 더 긍정적인 반응을 보인다(Grusec & Davidov, 2015; Grusec & Hastings, 2015).

친사회적 행동에 대한 보상을 받는 아이들은 이러한 행동을 계속할 가능성이 높다(Grusec & Davidov, 2015).

부모는 행동이 다른 사람에게 어떻게 영향을 미치는지 설명하는 것("네가 조쉬를 울게 만들었어. 때리는 것은 좋지 않단다.")과 같은 귀납적 기술을 사용할 때 자녀의 친사회적 행동을 촉진한다. 친사회적 아동의 부모는 자녀에게 성숙한 행동을 기대할 가능성이 더 크다. 그들은 규율의 권력-주장 기술(power-assertive techniques)을 덜 사용하는 경향이 있다(Roberts et al., 2014).

6. 공격성의 발달

어른들과 같이 아이들은 사랑스럽고 이타적이지만 공격적일 수도 있다. 물론 어떤 아이들은 다른 아이들보다 더 공격적이다. 공격성은 다른 사람을 해치거나 다치게 하기 위한 행동을 의미한다.

다른 사회적 행동과 마찬가지로 공격적인 행동은 발달 패턴을 따르는 것 같다. 학령전기 아동의 공격성은 종종 포상을 조건으로 하거나 소유 지향적이다(Persson, 2005). 어린 학령전기 아동은 테이블이나 차에서 선호하는 좌석과 같이 원하는 장난감과 원하는 상황을 얻기 위해 공격성을 사용하는 경향이 있다. 좀 더 나이가 있는 학령전기 아동은 싸움보다는 공유를 통해 장난감에 대한 갈등을 해결할 가능성이 더 높다(Underwood, 2011).

학령전기 아동의 분노와 공격성은 일반적으로 다른 학령전기 아동이 그들을 거부하게 한다(Gower et al., 2014; Walter & LaFreniere, 2000).

6~7세가 되면 공격성은 적대적이고 사람 지향적이 된다. 아이들은 서로 조롱하고 비판하며 서로 이름을 부른다. 그들은 또한 물리적으로 서로를 공격한다.

공격적인 행동은 특히 소년들 사이에서는 일반적으로 안정적이고 나중에 사회적이고 정서적인 문제를 예측할 수 있는 것으로 보인다(Nagin & Tremblay, 2001; Tapper & Boulton, 2004). 까다롭고 반항적으로 보이는 유아는 학령기 동안 공격적으로 행동할 가능성이 더 높다(Olson et al., 2000). 600명 이상의 어린이를 대상으로 한 종단 연구에 따르면, 공격적인 8세 아동은 22년 후인 30세에 또래보다 더 공격적인 경향이 있는 것으로 나타났다(Kokko et al., 2014). 두 성별 모두 공격적인 아동은 성인이 되어 범죄를 저지르거나 배우자를 학대하고 음주운전을 할 가능성이 더 높다.

7. 공격성 관련 이론

어떤 아이들이 다른 아이들보다 더 공격적이 되는 원인은 무엇일까? 아동기 동안의 공격성은 강화 및 모델링과

TRUTH

Ⓣ F 신체적 처벌을 받는 어린이는 그렇지 않은 어린이보다 공격적일 가능성이 더 높다.

신체적 처벌을 받는 어린이가 그렇지 않은 어린이보다 공격적일 가능성이 더 높은 것은 사실이다. 아마도 징벌적인 부모는 징벌적인 행동을 모델로 삼고 자녀에게 적대감을 심어줄 것이다.

같은 생물학적 요인과 환경 요인의 복잡한 상호작용에서 비롯된 것으로 보인다.

입증된 자료에 따르면 범죄 및 반사회적 행동을 포함한 공격적인 행동에는 유전적 요인이 관련될 수 있다(Bezdjian et al., 2011). 다른 형제자매와 마찬가지로 유전 암호의 절반만 공유하는 이란성(DZ) 쌍둥이보다 유전 암호를 완전히 공유하는 일란성(MZ) 쌍둥이 사이의 범죄 행위에 대한 일치(동의) 비율이 더 높다(Kendler et al. al., 2016).

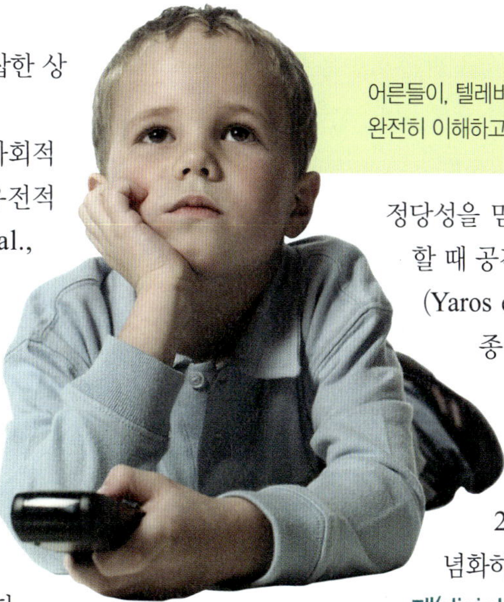

Photodisc/Getty Images

어른들이, 텔레비전이 어린 아이들에게 미치는 영향을 완전히 이해하고 있을까?

만약 유전학이 공격성과 관련이 있다면, 유전자는 남성 호르몬인 테스토스테론을 통해 적어도 부분적으로 역할을 수행할 수 있다. 테스토스테론은 자신감, 높은 활동 수준, 그리고 부정적 측면인 공격성과 관련이 있는 것으로 보인다(Carre & Olmstead, 2015; Platje et al., 2015).

초등학생을 대상으로 한 인지 연구에 따르면 공격성의 정당성을 믿는 아동은 사회적으로 도발을 당할 때 공격적으로 행동할 가능성이 더 높다(Yaros et al., 2014). 공격적인 아동은 종종 공감과 다른 사람의 관점으로 상황을 인지하는 능력이 부족한 것으로 나타났다(Waller et al., 2017; Underwood & Rosen, 2011). 그들은 희생자의 경험을 개념화하지 못하므로 공격적인 충동을 **억제(disinhibit)**할 가능성이 적다.

공격성에 대한 사회 인지적 설명은 강화 및 관찰 학습과 같은 환경 요인에 중점을 둔다. 아이들이 장난감을 잡기 위해 반복적으로 밀치고, 때리거나 행렬에 끼어들면, 다른 아이들은 보통 그들이 그렇게 하도록 내버려 둔다(Kempes et al., 2005).

억제 감정이나 충동적 행동을 누름

그림 8.1 반두라의 공격성 모방에 대한 연구

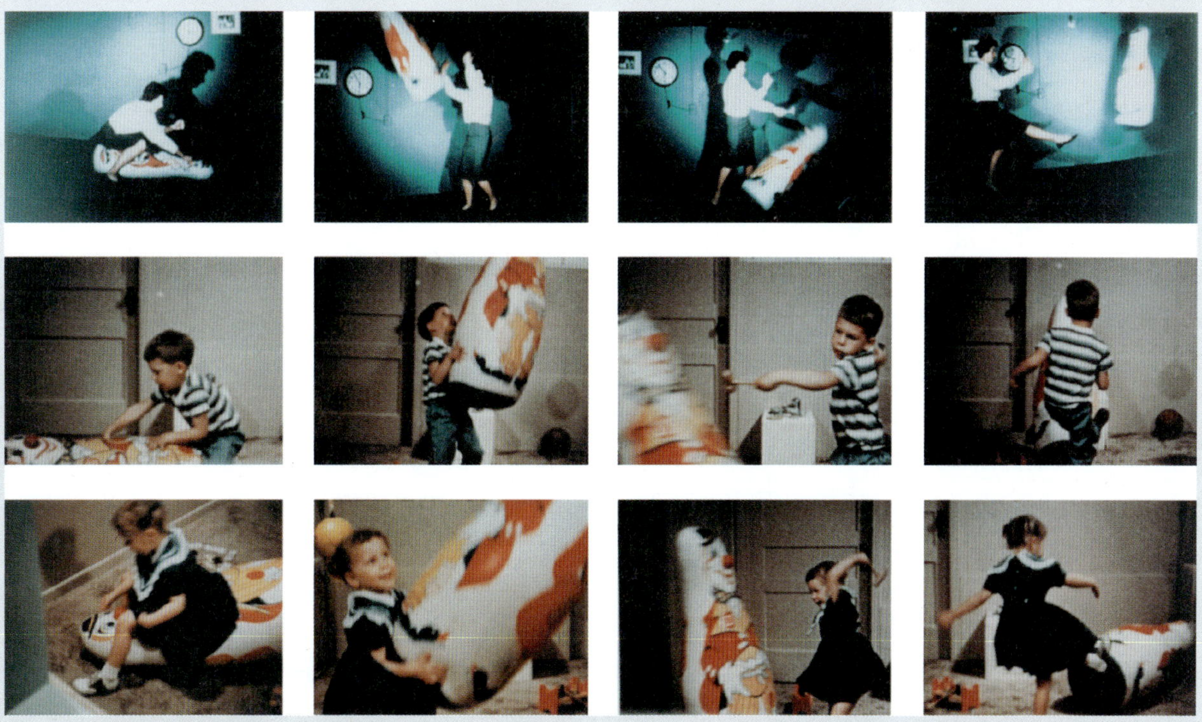

Albert Bandura/Dept. of Psychology, Stanford University

맨 윗줄의 사진은 성인이 보보 인형을 때리는 모습이고, 두 번째와 세 번째 줄은 공격적인 행동을 관찰한 성인을 모방하는 소년과 소녀를 보여준다.

따라서 공격적인 행동에 대한 보상을 받는 아동은 특히 자신의 목적을 달성할 대체 수단이 없는 경우 공격적인 수단을 계속 사용할 가능성이 높다. 공격적인 아이들은 또한 공격성에 가치를 두고 부추기는 또래들과 교제할 수 있다(Stauffacher & DeHart, 2006).

신체적 처벌을 받는 아동은 신체적 처벌을 받지 않는 아동보다 스스로 공격적이 될 가능성이 더 높다(Albert, 2017; Temple et al., 2018). 육체적으로 공격적인 부모는 공격성의 모델이 되고 자녀의 분노를 불러 일으킨다.

미디어 영향 반두라(Bandura), 로스(Ross, 1963)의 고전적인 실험은 어린이의 공격적인 행동에 대한 TV 모델의 강력한 영향을 시사한다. 학령전기 아동으로 구성된 한 그룹은 부풀린 보보 인형을 때리고 차는 성인 모델의 영화를 보았고, 통제 그룹은 공격성이 없는 영화를 보았다.

실험 및 대조군 어린이는 영화속과 같은 인형이 있는 방에 홀로 남겨졌고, 관찰자는 숨어서 아동들의 행동을 기록하였다. 공격적인 모델을 관찰한 어린이들은 인형 자체에 대해 훨씬 더 공격적인 행동을 유의미하게 보였다(그림 8.1 참조). 많은 아동들이 이 실험에서 모델을 위해 고안된 기이한 공격 행위, 즉 그들 스스로 생각하지 못했을 행동을 모방하였다.

텔레비전은 공격적인 모델 대부분의 원천이 되며, 대부분의 의료 전문가 조직은 미디어 폭력이 아동의 공격성에 기여한다는데 동의한다(Huesmann & Eron, 2013; Huesmann et al., 2017). 이러한 관계는 연령, 사회 계급, 인종과 문화가 다른 여자 아이들과 남자 아이들에게서도 발견되었다(Bushman et al., 2018). 폭력적 묘사가 기여하는 여러 가지 방법을 살펴보면 다음과 같다.(Anderson et al., 2017; Huesmann & Eron, 2013) :

- **관찰 학습** : 아이들은 관찰에서 배운다. TV 폭력은 아이들이 습득할 수 있는 공격적인 '기술'의 모델을 제공한다.
- **탈억제** : 처벌은 행동을 억제한다. 반대로 미디어 폭력은, 특히 캐릭터들이 그것에서 '도망칠' 때 공격적인 행동을 억제하지 않는다.
- **각성 증가** : 미디어 폭력 및 공격적인 비디오 게임은 시청자의 각성 수준을 높인다.
- **공격적인 생각과 기억의 뇌관** : 미디어 폭력은 '기폭제 역할'을 하거나 공격적인 생각과 기억을 불러 일으킨다.
- **습관화** : 우리는 반복되는 자극에 익숙해진다. 폭력에 노출된 아동은 폭력이 용인되거나 정상적이라고 가정하고 이에 대해 둔감해진다.

폭력적인 비디오 게임은 청중의 참여가 필요하기 때문에 폭력의 위험이 가장 클 수 있다(DeLisi et al., 2013; Lin, 2013). 게임을 하는 사람은 단지 시청만 하는 것이 아니다. 그들은 참여한다(Dubow et al., 2010).

FICTION

T (F) 미디어의 폭력이 공격에 기여한다는 과학적 증거는 없다.

미디어 폭력이 공격에 기여하는지에 대한 과학적 증거가 부족한 것은 사실이 아니다. 반세기 전으로 거슬러 올라가는 연구에 따르면 어린이는 미디어에서 관찰하는 폭력을 모방한다.

실험에서 폭력적인 비디오 게임을 하는 것은 공격적인 생각과 행동을 증가시켰다(Anderson et al., 2010; Gentile et al., 2017). 남성은 여성보다 폭력적인 비디오 게임을 한 후 공격적으로 행동할 가능성이 상대적으로 높으며 세계를 적대적인 장소로 볼 가능성이 더 높다. 그러나 성적이 더 높은 남녀의 학생은 성적이 낮은 학생보다 폭력적인 비디오 게임에 노출된 후 공격적으로 행동할 가능성이 적다. 따라서 남성과 여성의 문화적 고정 관념, 생물학적 성별 차이, 학업 성취와 같은 조절 변수도 미디어 폭력의 영향에 관련된다.

그림 8.2 미디어 폭력과 공격적인 행동 간의 연관성은 무엇일까?

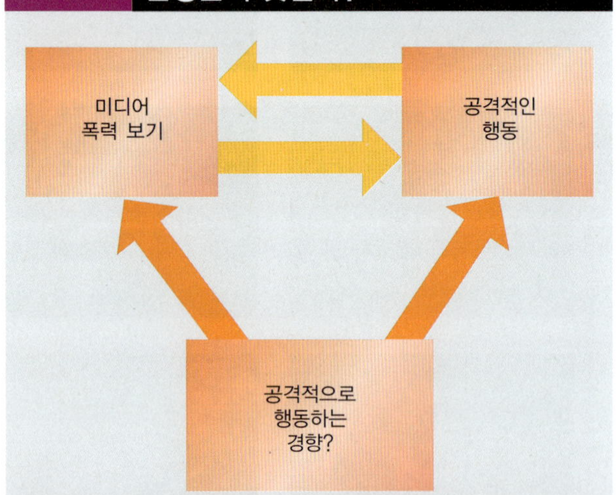

미디어 폭력이 공격적인 행동을 유발할까? 공격적인 어린이는 폭력적인 TV 프로그램을 보거나 폭력적인 비디오 게임을 선호할까? 아니면 성격 특성과 같은 다른 요소가 미디어 폭력을 추구하고 공격적으로 행동하는 경향이 있을까?

실생활에서의 폭력과 미디어 폭력 사이는 단순한 일대일 연결이 아니다. 미디어 폭력에 대한 노출과 공격적인 행동 사이에는 순환적인 관계가 있는 것 같다(Anderson et al., 2017). 그렇다. TV 폭력과 폭력적인 비디오 게임은 공격적인 행동에 기여하지만 공격적인 청소년 또한 이런 종류의 '오락'을 찾을 가능성이 더 높다. 그림 8.2는 시청자들 간에 TV 폭력과 공격적인 행동 사이의 가능한 연관성을 탐색하고 있다.

8-3 성격과 정서 발달

초기 아동기에 아동의 자아(자신이 누구이며 자신에 대해 어떻게 느끼는지)에 대한 감각이 발달하고 더욱 복잡해진다. 그들은 자신의 능력과 환경에 대하여 증가된 지배적인 힘에 대한 감각을 습득하기 시작한다. 그들은 세상으로 나가면서 두려움과 불안을 느끼게 하는 새로운 경험에 직면한다.

1. 자아(The Self)

자아에 대한 감각 또는 **자기 개념(self-concept)**은 영아기 동안 점차적으로 나타난다. 영아기와 유아기에는 시각적으로 자신을 인식하고 부모와 같은 타인과 자신을 차별화하기 시작한다.

학령전기 동안 아동은 계속해서 자아 감각이 발달한다. 대부분 말을 시작하자마자 그들은 연령대(아기, 아동, 성인) 및 성별(여자, 남자)과 같은 특정 범주의 용어로 자신을 설명한다. 구체적인 외부 특성으로 언급되는 자기 정의를 **자기 범주(categorical self)**라고 한다.

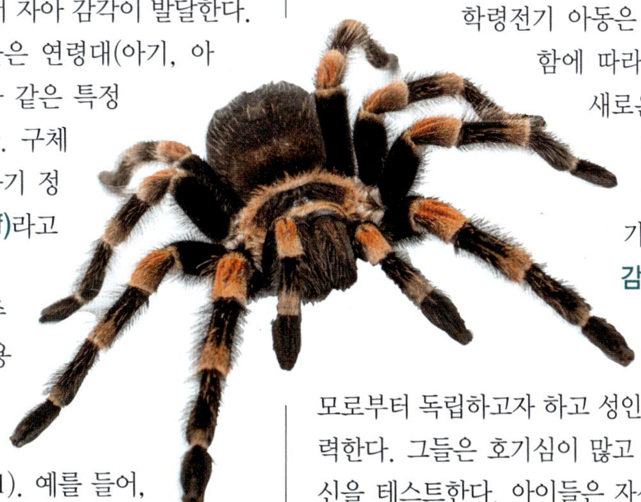

3살 정도의 어린 아이들은 자주 발생하는 행동과 내부 상태의 용어로 자신을 설명할 수 있고, 시간이 지남에 따라 상당히 안정된다(Rosen & Patterson, 2011). 예를 들어, "무서울 때 어떤 느낌이 드나요?"라는 질문에 대한 응답으로, 어린 아이들은 자주 "도망가고 싶어요"라고 대답한다(Eder, 1989). "일반적으로 어른들 주위에서는 어떻게 행동하나요?"라는 질문에 대한 대답으로 전형적인 반응은 "나는 주로 어른들과 잘 지낸다"는 것이다.

자아 개념의 한 측면은 자존감이다. 자존감이 높은 아이들은 더 안정된 애착이 형성될 가능성이 높고 자신의 필요에 주의를 기울이는 부모가 있다(Roisman & Groh, 2011). 그들은 또한 친사회적 행동을 보일 가능성이 더 높다(Grusec & Davidov, 2015).

학령전기 아동은 4세가 되면 자신의 두 가지 측면에 대해 판단하기 시작한다(Underwood & Rosen, 2011). 하나는 인지 및 신체적 능력(예 : 퍼즐 맞추기, 숫자 세기, 그네타기, 신발 묶기 등을 잘하게 됨)이고, 두 번째는 또래와 부모에 의한 사회적 수용(예 : 친구가 많고 엄마가 책을 읽어주는 것)이다. 그러나 학령전기 아동은 아직 역량의 다른 영역을 명확하게 구분하지 못한다.

학령전기 아동은 학교에서는 잘하지만, 신체 능력이 떨어진다고 보고할 가능성이 높다. 즉, '잘하는 것'이거나 그렇지 않은 것 둘 중의 하나이다(MacDonald & Leary, 2011; Piek et al., 2006).

아이들은 또한 초기 아동기에 점점 더 자기 조절 능력을 갖게 된다. 그들은 점점 더 배설 과정의 통제, 공격적 행동의 통제, 다른 아동들과 함께 놀이에 참여, 숫자를 세는 것과 글자를 소리내어 읽는 것과 같은 인지적 과제에 집중하는 능력이 발달한다. 자기 조절 능력은 뇌의 성숙과 보호자의 양육 관행과 관련이 있다.

2. 주도성 대 죄책감

학령전기 아동은 계속해서 자아감이 발달함에 따라 점점 더 세상으로 나가 새로운 기술을 배우는데 주도적으로 참여한다. 에릭 에릭슨(1963)은 이러한 초기 아동기를 **주도성 대 죄책감(initiative versus guilt)**의 단계라고 언급한다.

pets in frames/Shutterstock.com

이 단계의 아동은 부모로부터 독립하고자 하고 성인의 행동을 익히기 위해 노력한다. 그들은 호기심이 많고 새로운 것을 시도하고 자신을 테스트한다. 아이들은 자신의 계획, 꿈, 환상을 모두 실현할 수 없음을 배운다. 성인은 어린이가 특정한 일을 하는 것을 금지하고 어린이는 성인 규칙을 내재화하기 시작한다.

자기 개념 아동, 청소년, 성인, 성별, 실력 등 다양한 범주에 따르는 자기 설명과 자기 평가

자기 범주 외부 특성을 나타내는 자기 정의

규칙 위반에 대한 두려움으로 인해 아동은 죄책감을 느끼고 새로운 기술을 습득하려는 노력을 줄일 수 있다. 부모는 자녀가 배우고 탐구하려는 시도를 장려하고 지나치게 비판하거나 훈육하지 않음으로써 아이들이 건강한 주도권을 개발하고 유지하도록 도울 수 있다.

3. 두려움 : 초기 아동기의 공포

에릭슨의 견해에 따르면 부모의 금지 사항을 위반하는 것에 대한 두려움은 어린아이의 삶에 강력한 힘이 될 수 있다. 아이들의 두려움은 영아기에서 학령전기로 성장함에 따라 변한다. 두려움은 2년 반에서 4년 사이에 정점에 이르다가 점점 줄어드는 것 같다(Muris, 2017). 학령전기 기간은 시끄러운 소음, 넘어짐, 갑작스러운 움직임 및 낯선 사람에 대한 두려움이 감소하는 것으로 나타난다. 학령전기 아동은 동물, 상상의 생물, 어둠, 개인적인 위험을 두려워할 가능성이 가장 높다(Muris & Field, 2011).

어린 아이들의 환상에는 종종 그들이 들은 이야기와 미디어 이미지가 포함된다(Pearce & Field, 2016). 상상의 생물에 대한 무서움은 지속되기도 한다. 많은 학령전기 아동은 상상의 생물이 그들을 공격할 수 있다는 그런 두려움 때문에 밤에 불을 끄기 싫어한다. 또한 많은 학령전기 아동들이 실제 물건과 상황(번개, 천둥 및 기타 큰 소음, 높은 곳, 날카로운 물체 및 절단되는 물체, 피, 친숙하지 않은 사람, 낯선 사람, 찌르고 기어다니는 곤충)으로 인하여 개인의 안전에 대해 두려움을 갖는다.

FICTION

T (F) 학령전기 아동의 가장 흔한 두려움은 사회적 비승인에 대한 두려움이다.

실제로 학령전기 아동은 사회적 비승인보다 동물, 상상의 생물, 어둠, 개인적인 위험을 두려워 할 가능성이 더 크다.

학령기 중반의 아이들은 학교와 사회적 관계의 실패를 더욱 두려워하게 된다. 여학생은 남학생보다 더 높은 수준의 불안과 두려움을 나타낸다.

뮤리스(Muris, 2017)는 두려움이 유전학, 조건화, 모델링(거미에 대한 부모의 반응을 관찰하는 것과 같이), 회피 및 인지 편향(두려움의 대상을 끔찍하고 대처 능력을 벗어난 것으로 보는 것과 같이)을 포함한 여러 요인에서 기원할 수 있다고 주장한다.

고정 관념 집단에 대한 고정된 관습적인 아이디어

성 역할(gender role) 여성과 남성에게 전형적인 것으로 여겨지는 특징과 행동

8-4 성 역할의 발달과 성별 차이

"나는 여자야. 내 함성을 들어봐"라는 가사는 헬렌 레디와 레이 버튼의 노래 "I Am Woman"에 삽입된 구절이다. 이들은 남성의 보호가 필요한 연약한 여성에 대한 **고정 관념(stereotype)**에 맞서 눈길을 끌었다. 연약한 여성에 대한 고정 관념은 확고하고 지나치게 단순하며 관습적인 생각이다. 기사도적이고 보호적인 남성에 대한 고정 관념도 그렇다. 불행히도 이러한 고정 관념은 두 성별에 대한 요구를 만들고 기회를 제한한다.

남성과 여성의 문화적 고정 관념은 우리가 **성 역할**이라고 말하는 행동에 대한 광범위한 기대이다(Leaper, 2018). 성격에 대한 성별 차이의 인식을 조사한 연구자들은 우리 문화권의 사람들이 표 8.4와 같은 특정 그룹의 '남성적' 및 '여성적' 특성에 동의한다는 것을 발견하였다.

성 역할 고정 관념은 단계적으로 발전한다. 첫째, 아이들은 성별을 표시하는 법을 배운다.

표 8.4 '남성성'에 대한 문화적 고정 관념과 '여성적' 특성. 그것들은 정확한가?

남성성	여성성
모험심	다정한
공격적인	기분 좋은
적극적인	고마워하는
독단적	예술적
유능한	조심성 있는
조잡한	의존적인
자신감	감정적인
용기 있는	걱정하는
단호한	변덕스러운
무질서한	온화한
진취적인	친절한
독립적인	양육
지능형	참을성 있는
즐거움 추구	내숭떠는
신속한	민감한
합리적	감상적인
현실적	수줍은
무모한	상냥한
과학적인	순종
감각추구	귀가 얇은
엄중한	수다
거친	야심 없는

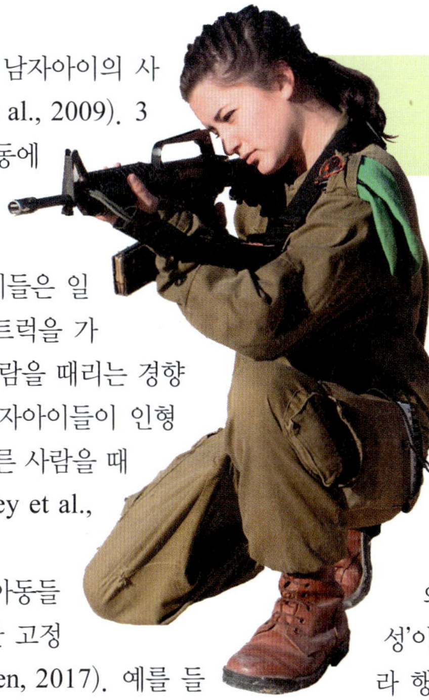

PhotoStock-Israel/Alamy Stock Photo

이 여성의 복장과 행동이 전통적인 여성의 성 역할 고정 관념에 부합할까? 그 이유는 무엇일까?

약 2살에서 2.5살에 여자아이와 남자아이의 사진을 구별할 수 있다(Alexander et al., 2009). 3세가 되면 장난감, 의복, 일 및 활동에 대한 성별 고정 관념에 대한 지식을 나타낸다(Farr et al., 2018; Todd et al., 2017). 이 나이의 아이들은 일반적으로 남자아이들이 자동차와 트럭을 가지고 놀고, 아버지를 돕고, 다른 사람을 때리는 경향이 있다는 데 동의한다. 그들은 여자아이들이 인형을 가지고 놀고, 어머니를 돕고, 다른 사람을 때리지 않는다는 데 동의한다(Cherney et al., 2006).

3세에서 9세 또는 10세 사이의 아동들은 활동, 직업 및 성격 특성에 대한 고정 관념이 점점 더 전통적이 된다(Liben, 2017). 예를 들어, '대담함'과 '깨진 물건을 수리' 하는 특성은 남성적인 것으로 보며, '종종 두려워한다', '요리하고 굽는다'와 같은 특성은 여성적인 것으로 간주된다.

아동과 청소년은 자신의 성별을 좀 더 나은 관점으로 인식한다. 예를 들이, 여자아이들은 다른 여자이이들이 남자아이들보다 더 착하고 더 성실하며 덜 이기적이라고 인식한다. 반면 남자아이들은 그들이 여자아이들보다 더 착하고 열심히 일하며 덜 이기적이라고 생각한다(Liben, 2017; Martin & Dinella, 2011).

1. 성별 차이

분명히 여성과 남성은 해부학적으로 다르 다. 그리고 성역할에 대한 고정 관념에 따르면 사람들은 여성과 남성의 행동, 성격 특성 및 능력면에서 차이가 있다고 생각한다(Maccoby, 2015). 영아기의 성별 차이는 작으며 오히려 일관성이 없다. 학령전기 아동은 장난감 선택과 놀이 활동에 약간의 차이를 보인다. 남자아이들은 더 거칠고 위험한 놀이에 참여하고 더 공격적이다. 여자아이들은 더 많은 공감을 보이고 더 많은 두려움을 보고하는 경향이 있다. 여자아이들이 남자아이들보다 다소 뛰어난 언어능력을 보이는 반면, 남자아이들은 여자아이들보다 다소 더 큰 시각-공간적 능력을 보인다.

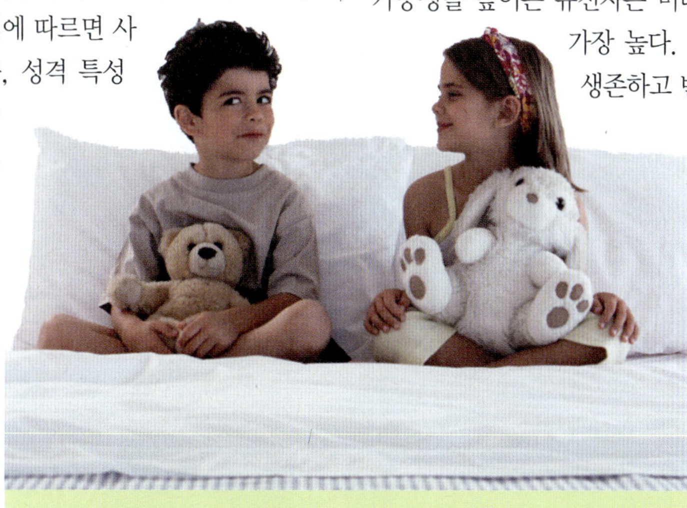

Heide Benser/Corbis

'소년의 장난감'과 '소녀의 장난감'이라는 것이 있을까? 그러한 아이디어는 어디에서 나올까?

2. 성별 차이에 대한 발달 이론

왜 (흔히) 어린 여자아이들이 자라면서 '여성'이라는 것이 의미하는 문화적 고정 관념에 따라 행동하게 되는 것일까? 왜 남자아이들은 '남성'이라는 고정 관념에 따라 행동하게 되는 것일까?

진화와 유전의 역할 진화 심리학자들에 따르면, 성별 차이는 수천 세대에 걸쳐 인간이 반복적으로 겪은 적응 문제에 대한 반응으로 자연 선택에 의해 형성되었다(Biernat & Sesko, 2018; Bugental et al., 2015). 일반적으로 사냥꾼, 가장, 전사였던 남성들은 모험적이고 공격적이며 적극적인 남성으로 보일 가능성이 더 높다(표 8.4 참조). 가정주부나 간병인의 역할을 더 많이 했던 여성들은 다정다감하고 유쾌하며 감성적인 사람으로 생각되기 쉽다. 우리 조상들의 생존 이야기가 유전자에 새겨져 있다. 생존이 가능한 자손을 생산하기 위해 유기체의 생존 가능성을 높이는 유전자는 미래 세대로 전달될 가능성이 가장 높다. 그러므로 우리는 조상들이 생존하고 번식하는 데 도움을 준 형질의 유전적 코드를 가지고 있다.

이러한 특성에는 뇌에서 발견되는 것과 같은 구조적 성별 차이와 호르몬과 같은 신체 화학의 차이가 포함된다. 문제는 진화가 또한 사회적, 심리적 성별 차이를 유전자에 뚜렷하게 새겼는가 하는 것이다.

뇌의 조직 뇌의 조직은 대부분 유전적으로 결정된다. 뇌의 반구는 7장에서 언급했듯이 특정 기능을 수행하도록 전문화되어 있다. 남성과 여성 모두 왼쪽 반구와 오른쪽 반구를 가지고 있지만, 문제는 그들이 두 개의 두뇌반구를 아주 똑같은 방식으로 사용하는지 여부이다. 기억을 형성하고 들어오는 감각 정보를 뇌의 다른 부분으로 전달하는 뇌의 구조인 해마를 생각해 보라.

마티아스 리페(Matthias Riepe)와 그의 동료(Gron et al., 2000)는 인간과 쥐가 미로를 탐색할 때 해마를 사용하는 방법을 연구했다. 남성은 길을 탐색할 때 양쪽 반구에서 해마를 사용한다(Gron et al., 2000). 그러나 여성들은 정보를 평가하고 계획을 세우는 뇌의 한 영역인 오른쪽 전두엽 피질과 함께 오른쪽 반구에 있는 해마에 의존한다. 리페와 그의 동료들은 뇌 활동의 다른 유형이 랜드마크나 지도 사용과 관련한 선호도에 기여할 수 있는지 궁금해 하였다.

성호르몬 연구자들은 해부학적 성별 차이의 발달과 함께 성격에 대한 성별 차이의 발달이 태아기 성호르몬 수치와 관련이 있을 수 있다고 제안한다(Berenbaum, 2018). 비록 태아 성호르몬 수치와 이후의 성-유형 놀이 사이의 상관관계를 분석하려는 많은 연구 결과들이 다양하게 나타나고 있지만, 보니 오영(Bonnie Auyeung)과 그녀의 동료(2009)는 212명의 임산부를 대상으로 한 연구 결과에서 모체의 스트레스로 인해 태내 환경에서 정상보다 높은 수준의 테스토스테론에 노출된 8.5세 여자 아이들은 보다 남성적인 유형의 놀이와 관련이 있음을 발견하였다. 에밀리 바렛(Emily Barrett, 2014)과 그녀의 동료는 태아가 스트레스를 받는 모체의 태내 환경에 노출되면 여아의 남성형 놀이가 증가하고 남아의 경우에는 감소시킬 수 있음을 발견하였다.

다른 연구에 따르면 어린이는 13개월부터 성별에 따른 선호도를 보이는 것으로 나타났다(남아는 트럭 장난감을, 여아는 인형을 선호함). 또 다른 연구에서는 생후 3~8개월의 영아 30명을 대상으로 성별에 따른 시각적 선호도를 조사했다(Alexander et al., 2009). 연구원들은 시각적 관심 방향을 나타내는 시각 추적 기술을 사용하여 장난감 트럭과 인형에 대한 흥미를 평가하였다. 여아들은 트럭보다 인형에 대한 시각적 선호도를 보였고(즉, 인형에 더 많은 시각적 고정을 둠), 남아들은 트럭에 대한 시각적 선호도를 보였다.

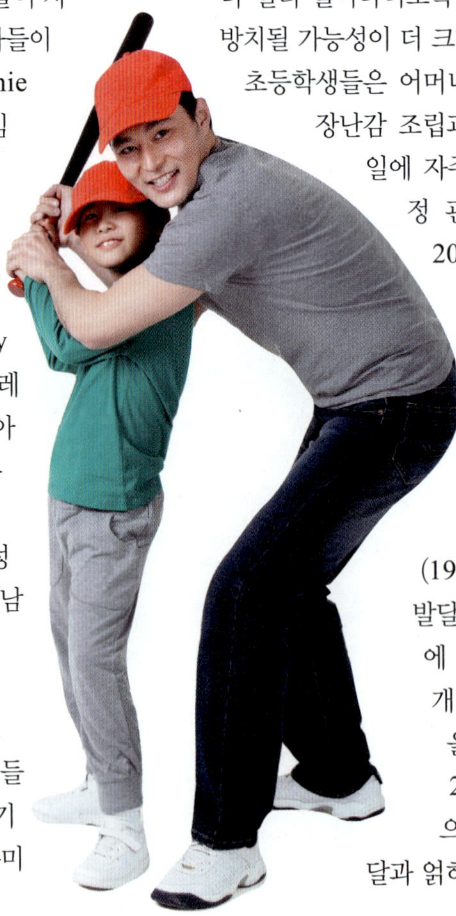

사회 인지 이론 사회적 인지 이론가들은 아동의 성별에 따른 보상과 처벌(강화)의 역할과 아동이 타인을 관찰하면서 배우고 자신에게 적합한 행동을 결정하는 방식에 대해 관심을 두었다. 아동들은 같은 성별의 모델을 관찰하고 모방함으로써 사회가 '남성적' 또는 '여성적'이라고 간주하는 것에 대해 많은 것을 배운다. 이러한 모델은 부모, 다른 성인, 다른 어린이, 심지어 TV 및 비디오 게임과 같은 전자 매체의 캐릭터일 수 있다.

사회화도 역할을 한다(Maccoby, 2015). 부모, 교사 및 기타 성인(다른 어린이 포함)은 아동에게 기대되는 성별 유형 행동에 대한 정보를 제공한다(Leaper, 2018). 아이들은 '성별에 적합한' 행동을 보일 때 미소와 존경과 우정으로 보상을 받는다. 아이들은 '부적절한' 행동을 보일 때 찡그린 얼굴과 친구를 잃는 처벌을 받는다.

남아는 독립적으로 행동하도록 권장되는 반면 여아는 제한될 가능성이 높다. 남아는 어린 나이에도 집에서 더 멀리 돌아다니도록 허락되고, 방과 후 감독 없이 방치될 가능성이 더 크다(Miller et al., 2006).

초등학생들은 어머니가 세차하기나 공놀이 하기, 장난감 조립과 같은 전통적으로 '남성적인' 일에 자주 참여한다면 성별에 따른 고정 관념을 적게 보인다(Leaper, 2018). 어머니의 근로는 또한 여아와 남아의 양극화된 성 역할 개념을 적게 보이는 것과 관련이 있다(Leaper, 2018).

인지 발달 이론 로렌스 콜버그(Lawrence Kohlberg)(1966)는 성별 유형에 대한 인지 발달 관점을 제안하였다. 이 관점에 따르면 아이들은 성별에 대한 개념을 형성한 다음 그들의 행동을 개념에 맞춘다(Zosuls et al., 2011). 이러한 발달은 단계적으로 발생하며 일반적인 인지 발달과 얽혀 있다.

콜버그에 따르면 성별 유형은 **성 정체성(gender identity)**, **성 안정성(gender stability)**, **성 항상성(gender constancy)**의 세 가지 개념을 포함한다. 성별 유형의 첫 번째 단계는 **성 정체성**이다. 성 정체성은 남성 또는 여성이라는 인식이다. 2세가 되면 대부분의 아이들은 자신이 남자인지 여자인지 말할 수 있다. 3세가 되면 많은 아이들은 해부학적 성별 차이를 구별할 수 있다(Campbell et al., 2004; Zosuls et al., 2011).

콜버그에 따르면 4~5세가 되면, 대부분의 아동은 **성 안정성**이 발달한다. 아동은 사람들이 평생 동안 각자의 성별을 유지한다는 것을 알게 된다. 여아는 더 이상 아빠가 될 수 있다고 믿지 않으며, 남아는 더 이상 엄마가 될 수 있다고 생각하지 않는다.

콜버그는 5세에서 7세가 된 아동의 대부분은 **성 항상성**에 대한 수준 높은 개념이 발달하고 사람들의 성별이 옷이나 행동을 바꿔도 변하지 않는다는 사실을 깨닫는다고 생각하였다. 머리를 짧게 자른다 해도 여자는 여전히 여자다. 앞치마를 입고 요리하는 남자도 여전히 남자다.

TRUTH

(T) F 30개월 된 여아는 자신이 소녀라는 사실을 알고 있을지 모르지만 여전히 자신이 엄마가 될 수 있다고 생각한다.

사실이다. 2.5살 아동은 성 정체성이 발달했을 가능성이 있지만 아직 성 안정성은 없다.

일단 아이들이 성 안정성과 항상성에 대한 개념을 정립하면, 자신의 성별과 일관된 방식으로 행동하려고 한다(Liben, 2017; Zosuls et al., 2011).

미국, 사모아, 네팔, 벨리즈, 케냐의 다문화 연구에서 성 정체성, 성 안정성 및 성 항상성에 대한 개념은 콜버그가 예측한 순서대로 발달함을 발견하였다(Leonard & Archer, 1989; Munroe et al., 1984).

그러나 연구에 따르면 성별 유형의 놀이는 성 정체성보다 일찍 나타난다. 1세 미만의 나이에서 여아는 인형과 부드러운 장난감, 남아는 단단한 운송 장난감에 대한 선호도를 보이지만 아직 발달하지 않은 성 정체성 개념에는 적합하지 않다(Alexander et al., 2009).

성별 스키마 이론 산드라 벰(Sandra Bem)(1981)의 성별 스키마 이론(gender schema theory)은 아이들이 세상에 대한 인식을 체계화하는 한 가지 방법으로 성별을 사용한다고 제안한다(Leaper, 2018; Martin & Ruble, 2004). 성별 스키마는 남성과 여성의 신체적 특성, 성격적 특성, 행동에 대한 개념들의 집합체이다.

성별 스키마 이론에 따르면, 일단 아이들이 자신을 여성 또는 남성으로 인식하게 되면, 성별 유형의 특성에 관한 정보를 찾기 시작하고 그에 부응하려고 한다(Liben, 2017; Tenenbaum et al., 2010). 잭(Jack)은 남자아이들이 그렇게 하기를 기대하기 때문에 화가 나면 보복하고자 할 것이다. 질(Jill)은 어린 여아에게 기대되는 대로 '다정다감한' 사람이 될 것이다.

오늘날 대부분의 학자들은 생물학적 인식과 사회적 인식이 상호작용하여 성별 유형에 관련된 복잡한 과정을 포함한 대부분의 행동 및 정신 과정에 영향을 미친다는 데 동의할 것이다.

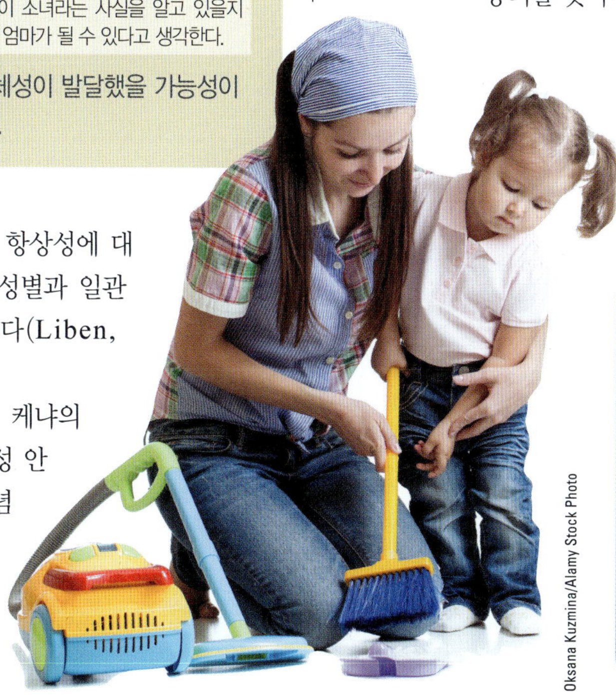

Oksana Kuzmina/Alamy Stock Photo

성 정체성 한 사람이 여성 또는 남성이라는 인식

성 안정성 성별이 변하지 않는다는 개념

성 항상성 외모나 행동의 변화에도 불구하고 성별은 변하지 않는다는 개념

성별 스키마 이론(gender schema theory) 사회의 성별 스키마에 대한 지식이 성 유형 선호도 및 행동 패턴에 대한 가정을 안내한다는 견해

점검하기

빈칸 채우기

책 뒷편에서 답을 찾을 수 있습니다.

1. 연구에 따르면 어린이는 성별 도식을 따르기 위해 _________를 왜곡하는 경향이 있다.
2. 에릭슨에 따르면, 유아기는 _________ 대 죄책감의 단계이다.
3. 구체적인 외적 특성을 나타내는 자기 정의를 _________자기라고 한다.
4. 연구 결과 이 호르몬은 _________ 높은 활동 수준과 공격성, 자신감과 연결되어 있다.
5. _________ 부모의 자녀는 자립과 독립, 높은 자존감, 높은 수준의 활동과 탐색적 행동, 사회적 역량을 보이는 경향이 있다.
6. 피아제에 따르면 첫 번째 유형의 놀이는 _________ 놀이이다.
7. _________ 행동은 이타주의라고도 한다.
8. 미취학 아동의 분노와 공격성은 일반적으로 다른 미취학 아동을 _________하게 만든다.
9. 아이들은 _________ 놀이를 통해 새로운 역할을 시도한다.
10. _________와 그의 동료(1963)에 의한 공격에 대한 고전적인 연구에서는 사람들이 보보 인형을 공격하는 것으로 나타났다.

선다형 문항

1. 여성 성 역할 고정관념의 일부에 해당하는 것은?
   a. 환자 b. 독립적인
   c. 현실적 d. 무질서한

2. 유아기 아동이 두려워 할 가능성이 가장 적은 것은?
   a. 번개
   b. 쏘고 기어가는 곤충
   c. 낯선 사람들
   d. 사회적 비승인

3. 폭력적인 매체를 보는 것이 공격적인 행동에 기여할 수 있는 이유는 다음과 같다. 해당하지 않는 것은?
   a. 공격적인 충동의 억제.
   b. 미디어 폭력이 실제가 아니라고 설명한다.
   c. 공격적인 생각과 기억의 프라이밍.
   d. 관찰 학습

4. 공감과 성별의 관계를 가장 잘 설명한 것은?
   a. 소녀는 소년보다 더 많은 공감을 보여준다.
   b. 남학생은 여학생보다 더 많은 공감을 보여준다.
   c. 소녀와 소년은 동일한 정도의 공감을 나타낸다.
   d. 주제에 대한 연구 문헌은 결론이 나지 않는다.

5. 아이들이 먼저 전형적인 '남아용 장난감' 또는 '여아용 장난감'에 대한 시각적 선호도를 보여주는 나이는?
   a. 첫 번째 생일 전에
   b. 1년에서 2년 사이
   c. 2세에서 5세 사이
   d. 5세에서 8세 사이

6. 파튼의 유형에 따른 비사회적 놀이의 형태는?
   a. 협동 놀이 b. 연합 놀이
   c. 방관자 놀이 d. 평행 놀이

7. 미취학 아동에게 친구의 어떤 점이 좋은지 물었을 때 그들의 대답은?
   a. 친구들은 그들의 가장 깊은 생각을 공유할 수 있다.
   b. 친구는 그들이 믿을 수 있는 사람들이다.
   c. 친구들은 장난감과 활동을 공유한다.
   d. 친구들은 같은 성별과 민족 배경을 가지고 있다.

8. 늦게 태어난 아이에 비해 첫째 아이의 특성은?
   a. 덜 불안하다.
   b. 더 자립적이다.
   c. 더 성인 지향적이다.
   d. 더 공격적이다.

9. 바움린드는 ________ 부모의 아들이 적대적이고 도전적이며, 딸은 독립성과 사회적 지배력이 낮다는 것을 알았다.
   a. 권위 있는
   b. 권위주의적인
   c. 관대-자유방임
   d. 거부-방치

10. 신체적 처벌을 받는 아동의 특성은?
    a. 성공할 동기가 더 많다.
    b. 다른 아이들보다 지능이 떨어진다.
    c. 왜 그들이 징계를 받고 있는지 이해하지 못한다.
    d. 다른 아이들보다 공격적일 가능성이 더 높다.

9 Middle Childhood: Physical and Cognitive Developmen
중기 아동기: 신체 및 인지 발달

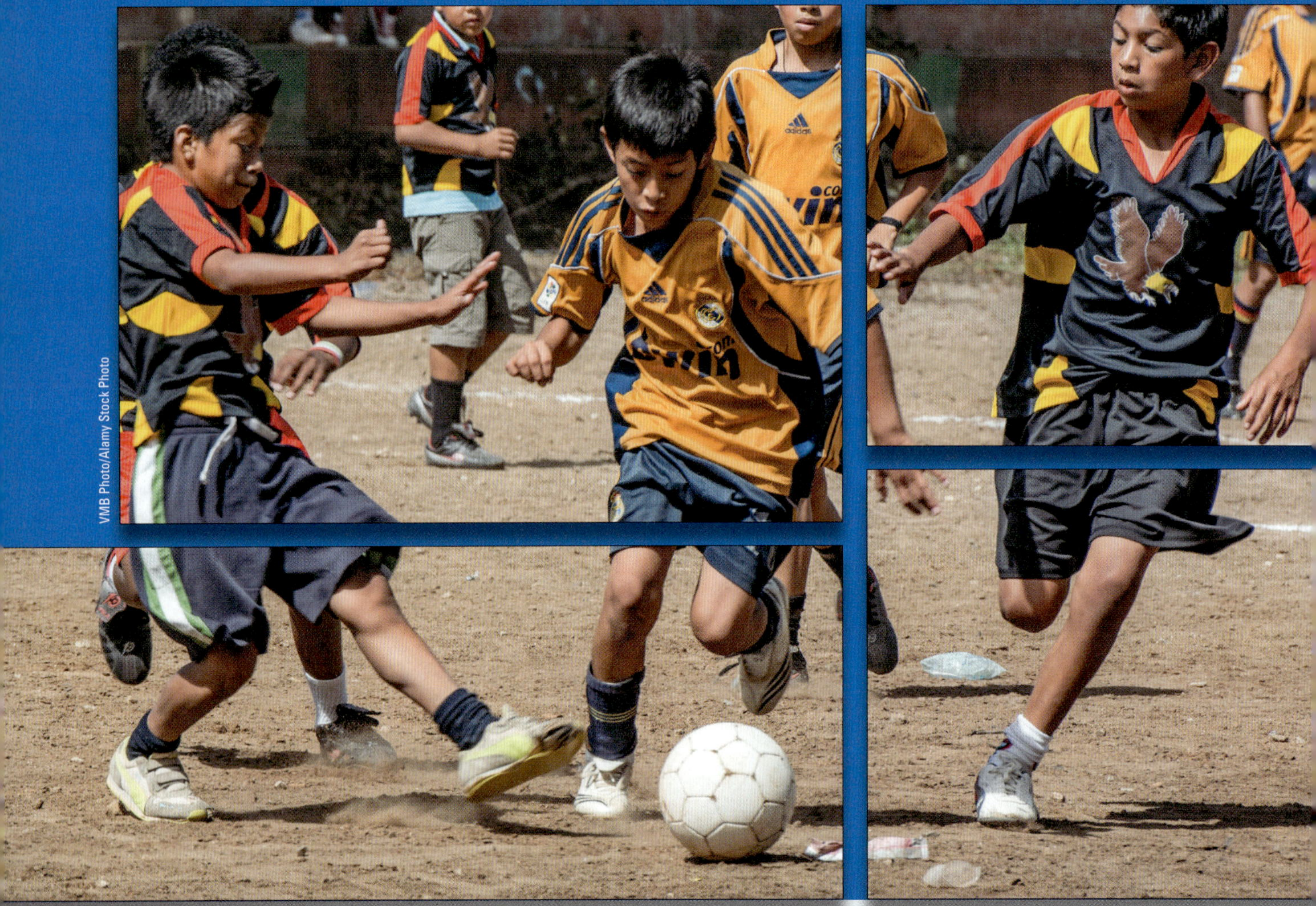

VMB Photo/Alamy Stock Photo

학습 성과

이 장의 성취 목표

- 9-1 중기 아동기의 신체 발달 추세에 대해 설명할 수 있다.
- 9-2 중기 아동기의 운동 발달 변화를 설명할 수 있다.
- 9-3 주의력 결핍 / 과잉 행동 장애 및 학습에 대해 논의할 수 있다.
- 9-4 피아제(piaget)의 구체적 조작기를 설명할 수 있다.
- 9-5 피아제와 콜버그(Kohlberg)의 도덕 발달 이론에 대해 논의할 수 있다.
- 9-6 중기 아동기의 정보 처리의 발달을 설명할 수 있다.
- 9-7 지능 이론에 따른 중기 아동기의 지적 발달을 설명할 수 있다.
- 9-8 읽기 및 이중 언어 사용을 포함한 중기 아동기의 언어 발달을 설명할 수 있다.

중기 아동기에는 평균적으로 체중이 두 배로 늘어난다.

중기 아동기에 아동은 성인 논리의 시작을 보여준다.

9-1 성장 패턴

중기 아동기는 일반적으로 학령기 시작부터 청소년기 **급성장(growth spurt)**이 시작되는 약 12세까지의 시기로, 6세에서 12세까지의 기간을 말한다. 남아와 여아들은 초기 아동기 성장 이후부터 급성장이 시작되기 전까지, 키가 매년 5cm 조금 넘게 자란다. 중기 아동기 동안 체중은 평균적으로 1년에 2~3kg씩 증가하지만, 아동은 체구가 단단해지기보다는 더 날씬해진다(Kuczmarski et al., 2000).

1. 영양과 성장

중기 아동기에는 평균 체중이 두 배로 늘어난다. 이 시기 아이들은 신체 활동과 놀이에 많은 에너지를 소비한다. 이러한 성장과 활동을 촉진하기 위해 아동들은 학령 전기 아동보다 더 많이 먹는다. 평균 4~6세 어린이는 하루 1,400~1,800 칼로리가 필요하지만 7~10세 아동은 평균 2,000 칼로리가 필요하다. 영양에는 칼로리 이상의 것이 포함된다. 과일과 채소, 생선, 가금류(poultry, 껍질 없이), 통 곡물을 섭취하고 지방, 설탕 및 전분 섭취를 제한하는 것이 건강에 좋다. 그러나 학교 식당과 시중에 대부분의 음식에는 설탕, 동물성 지방 및 소금이 많이 포함되어 있다(Bray & Bouchard, 2014).

신체적 성장에서 성별의 유사점과 차이점 9~10세까지 남아는 여아보다 체중이 더 나가고 키도 크다(그림 9.1 참조). 그 후 여아는 청소년기의 급성장이 시작되는 13~14세까지 키와 체중 모두 남아를 능가한다. 이후 남아가 급성장하고 여아보다 키가 크고 체중도 증가하게 된다. 중기 아동기 동안 키와 체중의 꾸준한 증가는 근력 증가와 병행된다. 약 11세부터 남아는 여아보다 상대적으로 근육이 더 많이 발달하고, 여아는 상대적으로 지방이 더 많이 발달한다.

급 성장 성장이 다른 기간에 비해 극적으로 빠른 속도로 진행되는 기간

신체질량지수(BMI) 자신의 키와 몸무게의 관계로 몸무게(킬로그램)를 키의 제곱으로 나눈 값

2. 체중(Weight)

바람직한 체중이 되는 것은 청소년과 성인의 문제가 아니다. 그것은 또한 아이들의 건강과 심리적 안녕에도 영향을 끼친다. 아동이 과체중으로 간주되는지 여부는 아동의 체중과 신장의 관계 및 그 관계가 같은 연령의 다른 아동의 체중 및 신장과 어떻게 비교되는지를 확인해야 한다.

신체질량지수(BMI)는 키와 몸무게의 관계를 말하며, 몸무게(킬로그램)를 키의 제곱으로 나눈 것이다. 조금 복잡하지만 질병통제 및 예방센터에서 제공하는 계산기를 포함하여 온라인에서 사용할 수 있는 아동(및 성인)용 신체질량지수 계산기가 많이 있다.

신체질량지수는 백분위 수로 제공되는 데 BMI가 85번째 백분위 수에서 95번째 백분위 수 이하인 경우 아동은 과체중으로 간주된다(Defining Childhood Obesity, 2016). BMI가 95번째 백분위 수 이상인 경우 아이의 체중은 비만으로 정의된다. 아동의 과체중 또는 비만과 관련된 다음 문제에 유의하라(Freemark, 2018; Mameli et al., 2018).

▶ 지난 세대 동안 아동 비만의 유병률은 두 배가 되었다.

TRUTH OR FICTION?

T	F	과잉 행동은 화학적 식품첨가물로 인해 발생한다.
T	F	각성제는 종종 이미 과잉 활동을 하는 아동을 치료하는 데 사용된다.
T	F	두 명의 어린이가 지능 테스트에서 동일한 항목에 정확하게 답할 수 있지만 한 명은 지능이 평균 이상이고 다른 한 명은 평균 이하일 수 있다.
T	F	지능이 높은 아이들은 창의적이다.
T	F	이중 언어를 사용하는 아동은 한 언어만 사용하는 아동보다 더 많은 학업 문제에 직면한다.

그림 9.1 체중과 신장에 대한 성장 곡선

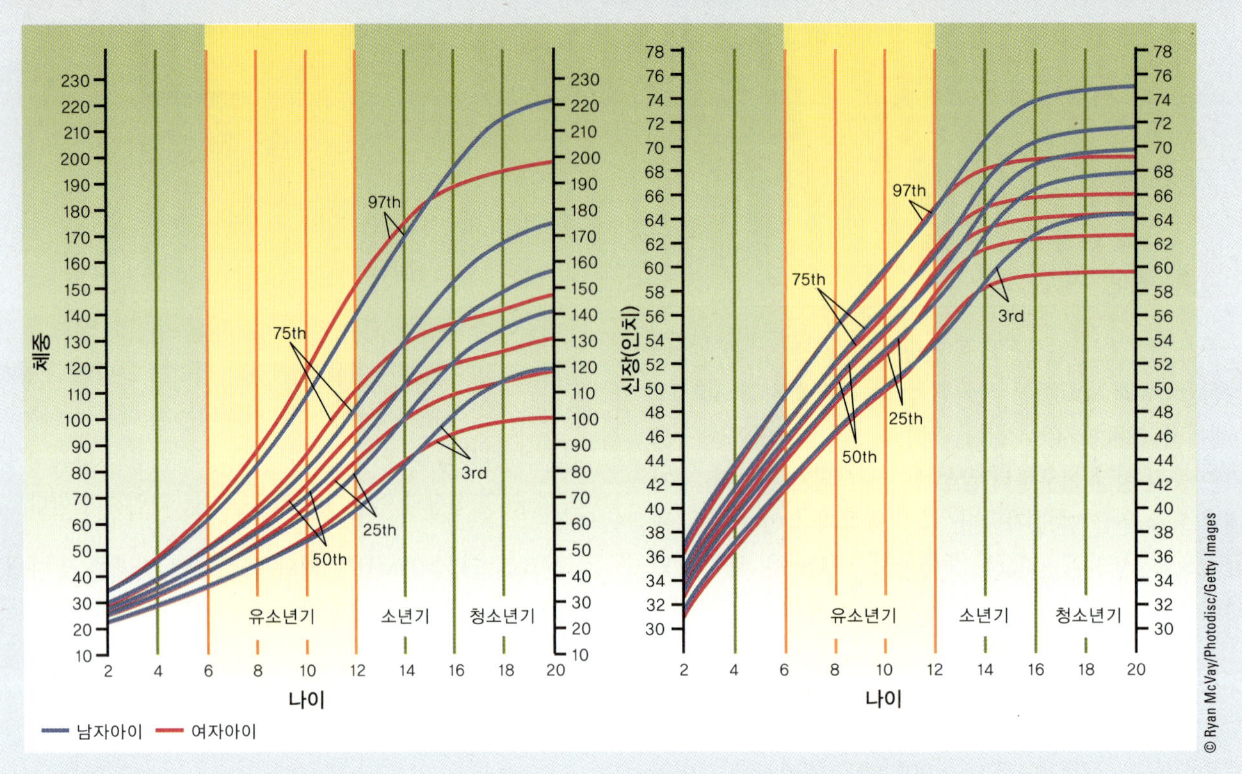

키와 몸무게는 중기 아동기에 상당히 안정적으로 증가한다.

출처 : Kuczmarski, RJ (2000, 12월 4일). CDC 성장 차트 : 미국. 중요 및 건강 통계의 사전 데이터, No. 314. 메릴랜드 주 하야츠빌 : 국립 보건 통계 센터.

- 비만 아동은 모두 심장 문제의 위험 요소인 고혈압과 콜레스테롤 수치가 높아질 가능성이 더 크다.
- 비만 아동은 당뇨가 발생할 가능성이 높다.
- 비만 아동은 정상 체중인 아동보다 아동기에 호흡기 문제와 천식, 관절 문제, 지방간 질환, 담석 및 위산 역류가 발생할 가능성이 크다.
- 비록 부모들과 다른 어른들은 종종 그들 아동의 '아기 지방(baby fat)'이 '더 큰 성장(outgrow)'을 의미한다고 생각할 수 있지만, 아동기의 과체중과 성인기의 과체중 사이에는 의미있는 연관성이 있다.
- 과체중 아동은 종종 또래에게 조롱과 괴롭힘의 원인이 된다(Bray & Bouchard, 2014; Brewis et al., 2018).
- 과체중 아동은 일반적으로 스포츠를 잘하지 못하고, 청소년기에 매력적이지 않은 것으로 간주된다.
- 대체로 과체중 아동은 심장병, 당뇨병 및 일부의 암과 같은 만성 건강 문제의 위험이 있다.

그림 9.2는 미국 6~11세 아동의 비만 유병률을 보여준다. 전반적인 유병률은 10대 중반과 20대 중반 사이에 나타난다. 그림 9.2에서는 두 가지 시사점이 있다. 하나는 라틴계 미국인과 아프리카계 미국인이 아시아나 유럽계 미국인보다 비만이 많다는 사실이다. 두 번째는 아시아계 여아들이 가장 날씬하다는 것이다.

그림 9.2 6~11세의 미국 비만 아동들

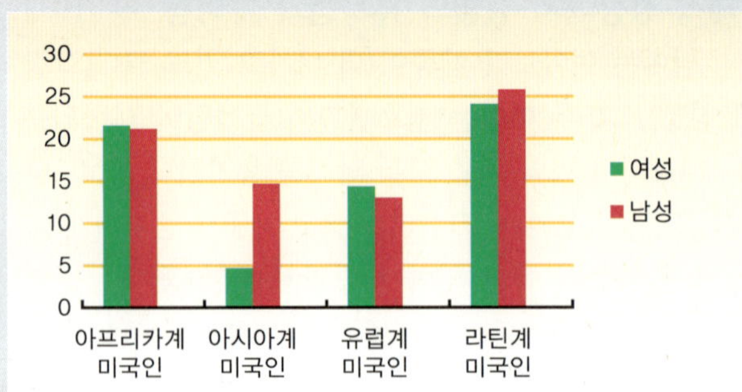

6~11세 미국 비만 아동의 추정 백분율

출처 : Ogden, C. (2017, 8월). 과체중 및 비만 통계. 국립 보건원. National Institute of Diabetes and Digestive and Kidney Diseases. https://www.niddk.nih.gov/health-information/healthstatistics/overweight-obesity에서 검색함 (2018년 4월 7일).

과체중의 원인 쌍둥이 연구나 입양 연구를 포함한 친족 연구의 결과, 유전이 과체중에 영향을 미친다는 것을 확인할 수 있었다(Qasim et al., 2018; Roy et al., 2018). 일부 사람들은 잉여분의 칼로리를 태우는 경향을 물려받는 반면, 또 어떤 사람들은 여분의 칼로리를 지방으로 바꾸는 경향을 물려받는다.

일부 유전자 치료의 드문 경우를 제외하고는 유전적 문제에 대해 우리가 할 수 있는 일이 없다. 중기 아동기 체중 증가와 비만을 유발하는 다른 요인으로는 학교와 보육원에서 단 음료(sugary drinks) 등 건강에 좋지 않은 음식 섭취, 살찌는 음식의 광고, 규칙적인 신체활동 부족(그리고 저소득 가정 아동의 경우 놀거나 운동할 수 있는 지역사회 공간 부족), 건강에 좋은 저렴한 음식에 대한 제한된 접근, '고에너지(고당분)' 음료의 가용성, 대용량의 크기(특대), 모유 수유 부족, TV 및 기타 미디어(couch-potato syndrome: 장시간 가만히 앉아 텔레비전만 보는 사람 증후군) 등이 포함된다(Ghobadi et al., 2018; Jochem et al., 2018). 과체중 부모는 잘못된 운동 습관의 예로써, 과식을 장려하고 건강에 해로운 음식을 집에 보관할 수 있다(Berge et al., 2018).

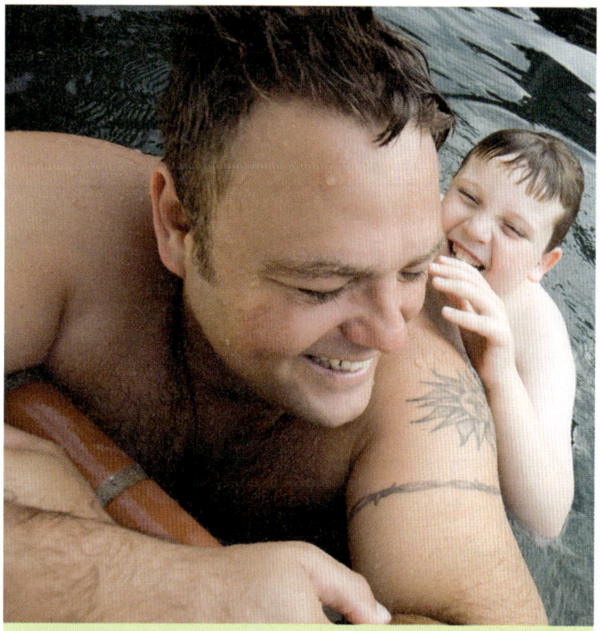

Huntstock, Inc/Alamy Stock Photo

과체중이 가족 내에서 발생한다는 것을 알고 있지만 그 이유는 정확히 알지 못한다. 유전이 중요한 역할을 하지만 환경 요인도 마찬가지이다.

9-2 운동 발달

학년(나이, 시기)이 높아질수록 아동의 속도, 힘, 민첩성 및 균형이 더욱 발달하며 이러한 발전은 보다 숙련된 운동 활동으로 이어진다.

1. 운동 기술의 성장

중기 아동기에는 운동 기술을 정확하게 수행하는 능력이 꾸준히 향상된다. 아동이 6세 정도가 되면 깡충깡충 뛰고(hopping), 뛰어오르고(jumping), 기어오르기(climbing)를 한다. 6~7세가 되면 보통 자전거를 타고 페달을 밟고 균형을 잡을 수 있다. 8~10세가 되면 아동은 체조와 팀 스포츠에 참여할 수 있는 균형, 조정력 및 힘을 보여준다.

이 기간 동안 근육은 더 강해지고 소뇌와 피질을 연결하는 신경 경로가 더욱 수초화 된다. 경험은 감각 운동 능력을 개선하지만 타고난 차이도 있다. 어떤 아이는 다른 아이들보다 더 나은 시력, 깊이 지각 또는 조정 능력을 가지고 있다.

반응 시간(reaction time)은 아동이 방망이를 휘두르거나 테니스 공을 치는 타이밍의 기본이 된다. 이러한 반응 시간은 초기 아동기부터 18세 정도까지 점차적으로 향상(반응 시간의 감소)되지만 개인차가 있다(Karatekin et al., 2007). 반응 시간은 성인기에 다시 증가한다.

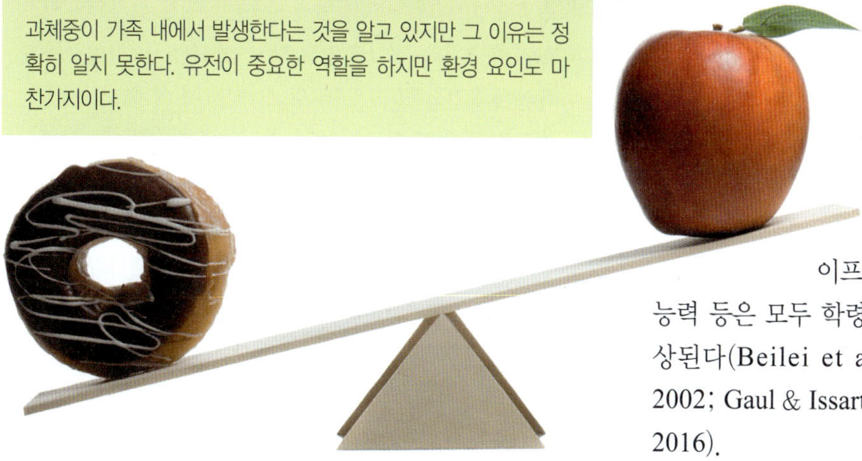

Rubberball/Mike Kemp/Getty Images

2. 정밀한 운동 기술

6~7세가 되면 아이들은 보통 성인처럼 신발 끈을 묶고 연필을 잡을 수 있다. 단추 채우기, 지퍼 잠그기, 양치질, 스스로 씻기, 나이프와 포크 사용의 조정력, 젓가락 사용 능력 등은 모두 학령전기에 발달하고 아동기 동안 더 향상된다(Beilei et al., 2002; Gaul & Issartel, 2016).

반응 시간(reaction time) 자극에 반응하는 데 필요한 시간

부모가 아동기 과체중과 비만을 예방하거나 되돌릴 수 있는 방법은?

부모는 자녀에게 새로운 유전자를 줄 수 없지만 다음과 같은 방법을 사용할 수 있다(Bray & Bouchard, 2014; Conrad, 2016; Freemark, 2018).

- 미국소아과학회의 권고를 따르고, 아동이 집, 학교, 또는 보육원에서 휴대용 비디오 게임을 하거나 텔레비전을 시청하는 미디어 노출시간을 하루 1~2시간 이내로 제한한다.
- 보육원을 방문하여 건강한 음식과 음료를 제공하는지, TV 및 비디오 시간을 제한하는지 확인한다.
- 학교와 협력하여 학교 급식 외에 구입할 수 있는 설탕, 지방, 소금 등이 첨가된 음식과 음료를 제한한다.
- 가정에서는 과일과 채소를 많이 제공하고 지방과 설탕을 제한하여 건강한 음식을 준비한다.
- 단 음료보다 물을 제공한다(설탕 대체제가 포함된 음료에 대해서는 의사에게 문의한다.).
- 자녀가 매일 신체 활동을 하는지 확인한다(보건, 건강 센터는 하루에 60분을 권장한다. 꼭 활발한 활동이나 웨이트 트레이닝일 필요는 없다. 빨리 걷기가 훌륭하다. 줄넘기, 윗몸 일으키기, 팔 굽혀 펴기 등이 모두 유익하다. 다만 하루에 한 시간 동안 운동하는 것을 장려한다. 만약 하루 한 시간이 비현실적이라면, 30분을 시도해 본다. 아무것도 안하는 것보다는 조금이라도 하는 것이 낫다.).

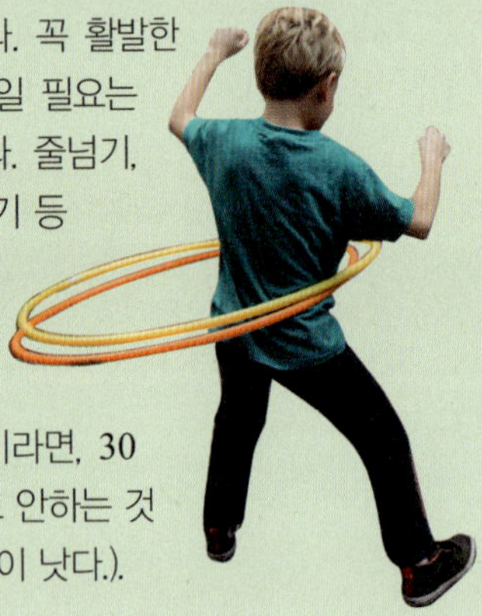
B.O'Kane/Alamy Stock Photo

3. 성별 차이점

중기 아동기 동안에, 남아와 여아는 대부분의 운동 활동을 비슷하게 수행한다. 남아의 경우에는 더 힘이 세지는데 특히 방망이를 휘두르거나 공을 던질 때 도움이 되는 팔의 힘이 더 강해지는 것을 볼 수 있다(Butterfield & Loovis, 1993).

주의력 결핍/과잉 행동 장애(ADHD) 과도한 부주의를 특징으로 하는 장애, 충동 및 과잉 행동

과잉 행동(hyperactivity) 지나치게 안절부절 못함과 과잉 활동; ADHD의 특징

여아는 춤, 균형잡기, 체조에 도움이 되는 팔다리 조정력이나 전반적인 유연성이 더 뛰어나다(Bruton et al., 2013). 사춘기 남아는 성별 차이에 있어 더 유리하다. 그러나 그 이전 시기에는(White, 2016) 중기 아동기와 청소년기를 지나는 동안 신체 활동이 남성적(예: 축구) 또는 여성적(예: 댄스)으로 점점 더 고착화 된다(Boiche et al., 2014).

4. 운동과 신체단련

운동은 심장병, 뇌졸중, 당뇨병 및 특정 암에 대한 위험을 줄인다(Kyu et al., 2016). 신체적으로 활동적인 아동은 비활동적인 아동보다 더 나은 자아상과 대처 기술을 가지고 있다(Noordstar et al., 2016). 그러나 미국 대부분의 아동은 신체적으로 건강하지 못하다(Kann et al., 2018).

심장과 근육은 달리기, 빨리 걷기, 풀장 왕복수영, 자전거 타기, 줄넘기 등의 유산소 운동에 한 번에 몇 분 동안 참여함으로써 단련된다. 하지만, 학교와 부모들은 체력을 증진시킬 가능성이 적은 야구와 축구와 같은 스포츠에 집중하는 경향이 있다.

9-3 학습에 영향을 미치는 장애

아동기의 특정 장애는 아동이 학교에 입학하는 중기 아동기에 발견될 가능성이 크다. 학교에서는 아동이 가만히 앉아 주의를 기울이고 특정 학업 기술을 습득해야 한다. 그러나 어떤 아동은 이러한 환경에 어려움을 겪는다.

1. 주의력 결핍/과잉 행동 장애 (ADHD)

> 아홉 살인 에디는 반에서 문제를 일으킵니다. 그의 선생님은 에디가 너무 안절부절 못해 다른 아이들이 수업에 집중할 수 없다고 불평합니다. 그는 … 계속 움직이고 교실을 돌아다니며 다른 아이들과 이야기 합니다. 그는 비행 행동으로 정학을 당했고, 가장 최근에는 반복적으로 형광등을 휘둘렀습니다. … 그는 수면을 충분히 하지 않았으며 항상 가족 중의 누구보다도 먼저 깨어났습니다. … 거실과 주방에서 물건을 부수고 있습니다. 한 번은 네 살 때 현관문을 열고 차가 많이 다니는 차도로 들어가서 방황했는데 지나가는 사람에 의해 구조되었습니다.
>
> 심리 검사에 따르면 에디는 학업 능력은 평균이지만 주의력이 '실제로 존재하지 않는' 범위였습니다. 그는 집중이 필요한 텔레비전이나 게임이나 장난감에 관심이 없습니다. -Adapted from Spitzer et al. (2002)

주의력 결핍-과잉 행동 장애(ADHD, attentiondeficit/

hyperactivity disorder)인 아동은 과도한 주의력 부족과 충동, 그리고 과잉 행동을 보인다. 정상적인 아이들도 때때로 과잉 행동을 하고 안절부절하기 때문에 과잉 행동의 정도는 매우 중요하다.

ADHD는 일반적으로 7세에 발생한다. 과잉 행동과 안절부절은 아이들의 학교생활 능력을 손상시킨다. 그들은 가만히 앉아있을 수 없고 다른 사람들과 어울리는 데 어려움을 겪는다. ADHD는 학령기 아동의 약 1~5%에서 진단되며 여아보다 남아에서 몇 배 더 많다.

ADHD는 때때로 과도하게 진단된다(Gordon et al., 2016; Schwartz & Cohen, 2013). 학교에서 잘못된 행동을 하는 일부 아동은 ADHD 진단을 받고 더 수용가능한 행동을 돕기 위해 약물 치료를 받는다.

ADHD의 원인은 뇌 화학물질인 도파민을 포함하는 ADHD의 유전적 요소가 있을 수 있으며, 이로 인해 사회적 보상과 그 밖의 보상을 인식하기가 더 어려워진다(Martel et al., 2011).

1970년대에는 식용 색소와 방부제가 ADHD를 유발한다고 널리 알려졌지만 연구에 따르면 이 견해가 틀린 것으로 나타났다(Nigg & Holton, 2014); (Rytter, et al. 2015). 연구자들은 ADHD가 뇌의 운동에 대한 실행 제어 능력을 감소시키고 더 원초적인 기능을 반영한다고 제안한다(Hale et al., 2011).

FICTION

T (F) 과잉 행동은 화학적 식품첨가물로 인해 발생한다.

과잉 행동이 식품첨가물로 인해 발생한다는 말은 사실이 아니다. 이 견해는 1970년대에 긍정적이었지만 이제 연구자들은 일반적으로 식용 색소와 방부제가 ADHD를 유발하지 않는다는 데 동의한다.

치료 및 결과 리탈린과 같은 **각성제**는 가장 널리 알려진 ADHD 치료법으로, 뇌 화학 물질인 도파민과 노르아드레날린의 활동을 촉진한다. 이러한 약물은 뇌의 더 원시적인 영역을 통제하기 위하여 뇌의 '실행중추(executive center)'를 자극한다. 각성제는 아동의 주의력을 증진시키고 학업 성과를 향상시킨다(Pearson & Crowley, 2012). 대부분의 ADHD 아동은 청소년기 및 성인기에도 주의력, 행동 또는 학습면에서 계속적으로 어려움을 가지게 된다(Martel et al., 2012).

TRUTH

(T) F 각성제는 종종 과잉 활동을 하는 아동을 치료하는 데 사용된다.

각성제가 과잉 행동을 하는 아동을 치료하는 데 빈번히 사용되는 것은 사실이다. 각성제는 아동의 뇌 하부 중추(과잉 행동을 유발할 수 있음)에 대한 피질 통제작용을 도와준다.

2. 학습 장애(learning disabilities)

지적능력이 있고 부유한 가정환경에 놓여 있는 일부 아동은 읽는 법을 배울 수 없고(**난독증**) 간단한 수학 문제 또한 해결할 수 없다(Armstrong & Squires, 2014). 그러한 많은 아동은 **학습 장애**를 가지고 있다.

학습 장애 아동은 수학, 쓰기 또는 읽기에 문제가 있을 수 있다. 어떤 아동은 말 소리를 발음하거나 상대방 말을 이해하는 데 어려움을 겪는다. 또 어떤 아동은 운동 조정 능력에 문제가 있다. 아동이 연령에 기대되는 수준 이하의 행동과 지능을 보이고, 시각 또는 청각 문제, 지적 장애 또는 사회 경제적 불이익과 같은 기타 장애의 증거가 없을 때 그 아동은 대개 학습 장애로 진단된다(Ferrer et al., 2010). 학습 장애는 평생 동안 지속될 수 있지만 조기 인식 및 치료를 통해 많은 아동이 장애를 보완하는 방법을 배울 수 있다.

미국 어린이의 5%에서 17.5%가 난독증인 것으로 추정된다(Shaywitz & Shaywitz, 2013). 대부분의 연구에 따르면 난독증은 여아보다 남아에서 훨씬 더 흔하다.

난독증의 기원 난독증에 대한 이론은 감각 및 신경학적 문제가 난독증 환자에게서 발견되는 읽기 문제에 관여한다는 데에 초점을 맞추고 있다. 유전적 요인이 관련된 것으로 보이는데, 난독증 부모가 있는 경우 25%에서 65%의 아동이 난독증을 보인다(Selzam et al., 2017). 난독증 아동의 형제자매 중 약 40%가 난독증이다. 유전적 요인은 뇌의 좌반구에서 신경학적 문제나 순환 문제를 일으킬 수 있다(Eden et al., 2015).

각성제(stimulants) 신경계의 활동을 증가시키는 약물

난독증(dyslexia) 문자 번복으로 특징지어지는 독서 장애, 따라 읽기, 느린 읽기 및 이해력 저하를 특징으로 하는 읽기 장애

학습 장애 특정 학업, 언어 및 말하기 능력의 부적절한 발달을 특징으로 하는 장애

그림 9.3 난독증 아동의 쓰기 샘플

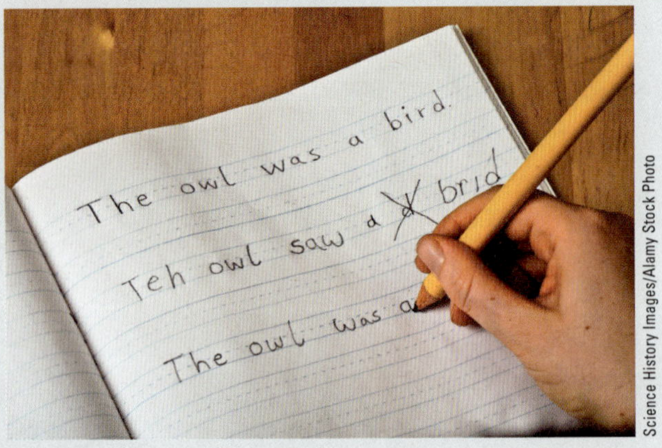
The owl was a bird.
Teh owl saw a brid
The owl was a
Science History Images/Alamy Stock Photo

난독증 아동은 글자를 거꾸로 (헷갈리는 w와 m) 또는 번복 (헷갈리는 b와 d) 하여 인식하므로, 위에 보이는 것처럼 회전 또는 번복된 글자로 기록한다.

순환 문제는 산소 결핍을 초래한다. 모이랑(angular gyrus)이라고 불리는 뇌 부분은 글과 같은 시각정보를 청각정보(소리)로 '번역' 한다. 모이랑의 문제는 독자가 문자와 소리를 연관시키기 어렵게 하여 읽기 문제를 일으킬 수 있다(Eden et al., 2015).

대부분의 연구자들은 음운과정(의미를 분화하는 소리의 단위인 어떤 음소가 환경의 영향을 받아 다른 음소로 바뀌는 과정)에 초점을 둔다. 즉, 난독증 아동은 다른 아이들처럼 정확하게 소리를 구별하기 어렵다(Tanaka et al., 2011). 그 결과 b와 d와 p를 구분하기 어려울 수 있으며, 그것은 읽기 능력을 손상시키는 혼란을 야기한다(Armstrong & Squires, 2014).

장애 아동 교육 아동기의 난독증 치료는 교정에 중점을 둔다(Bakker, 2006). 아동에게는 운율과 운율이 없는 단어 쌍을 식별하는 것과 같이 소리를 형태 단어와 혼합하는 방법을 알 수 있도록 고도로 구조화된 연습이 제공된다. 나중에는 교정보다는 순응에 초점을 맞추는 경향이 있다. 예를 들어, 난독증이 있는 대학생에게는 시험을 치르기 위하여 독해할 시간이 더 주어질 수 있다.

통합교육(특별교육철폐론, mainstreaming) 장애를 가진 학생과 일반 학생이 한 반에서 함께 공부할 수 있도록 하는 교육 체제

구체적 조작(concrete operations) 피아제 이론의 세 번째 단계로 유형의 물건과 사건에 관한 유연하고 가역적인 사고를 특징으로 한다.

탈중심화(decentration) 문제나 상황에 직면했을 때 하나 이상의 측면이나 차원으로 동시에 초점을 맞추는 것

하지만, 장애 아동을 별도의 학급에 배치하는 것은 그들을 낙인 찍고, 다른 아이들과 분리시킬 수 있다는 근거도 혼합되어 있다.

통합교육(특별교육철폐론, mainstreaming) 입장에서 장애 아동은 자신의 필요에 맞게 조정된 정규 학급에 배치된다. 경미한 학습 장애(mild learning disability)를 가지고 있는 대부분의 학생들은 정규 학급에서 학교 생활을 하게 된다(Fergusson, 2007).

9-4 인지 발달

당신은 판사가 망치를 두드리며 "정숙! 법정에서 정숙하십시오!"라고 하자 피고인이 "햄버거와 감자튀김이요, 재판장님"이라고 대답했다는 이야기를 들어본 적이 있는가? 이러한 아동의 농담은 단어와 구절의 모호성을 기반으로 한다.

대부분의 7세 어린이는 'order'라는 단어가 하나 이상의 의미가 있다는 것을 알고 법정에서 정숙(order)에 대한 농담이 재미있다는 것을 알게 될 것이다. 11세쯤 되면 아이들은 문법 구조의 모호성을 이해할 수 있다. 아이들은 사고 과정과 언어가 더욱 논리적이고 복잡해짐에 따라 중기 아동기 인지 발달은 엄청난 진전을 이룬다.

1. 피아제 : 구체적 조작기

장 피아제(Jean Piaget)에 따르면, 일반적인 아동은 7세가 되면 구체적 조작기로 진입하게 된다. 약 12세까지 계속되는 이 단계에서 아동은 어른과 같은 논리적 사고의 시작을 보여주지만, 일반적으로 추상적인 관념보다는 실체적인 대상에 집중하기 때문에 '**구체적**(concrete)'인 것이다.

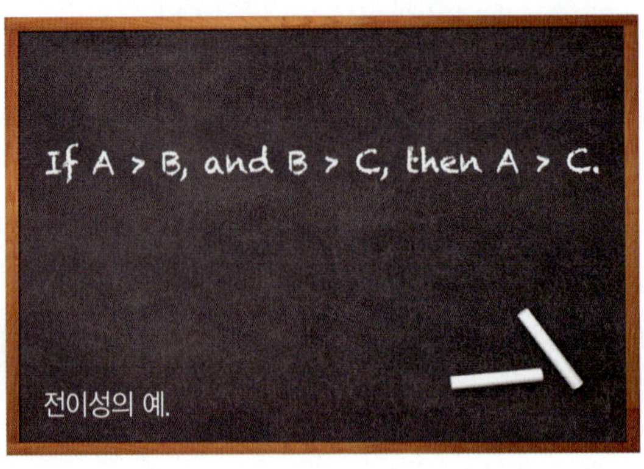

전이성의 예.

구체적 조작기의 사고는 가역적이고 유연하다. 숫자 2와 3을 더하여 5를 얻는 것은 연산이다. 5에서 2를 빼서 3을 얻으면 연산이 역전된다. 5에서 3을 빼서 2를 얻는 것은 유연성을 보여준다. 구체적 조작기의 아동은 전

조작기 아동보다 자기중심적이지 않다. 그들은 각각의 사람들이 상황과 가치가 다르기 때문에, 사물을 다른 방식으로 본다는 것을 인식한다. 구체적 조작기의 아동은 **탈중심화**(decentration)된다. 그들은 한 번에 문제의 여러 부분으로 집중할 수 있다.

보존(conservation) 구체적 조작기의 아동은 보존 법칙을 이해하고 있음을 보여준다. 일곱 살짜리 아동은 7장의 예에서 나온 납작한 찰흙 공이 여전히 둥근 것과 같은 양의 진흙임을 알기 때문에 '당신은 그것을 다시 뭉칠 수 있어요' 라고 말할 것이다. 구체적 조작기의 아동은 물체가 여러 속성이나 차원을 가질 수 있다는 것을 알고 있다. 점토의 높이와 너비를 모두 살펴봄으로써, 아동은 높이의 감소가 너비의 증가로 보상된다는 것을 인식하게 된다.

그림 9.4 순차 배열의 설명

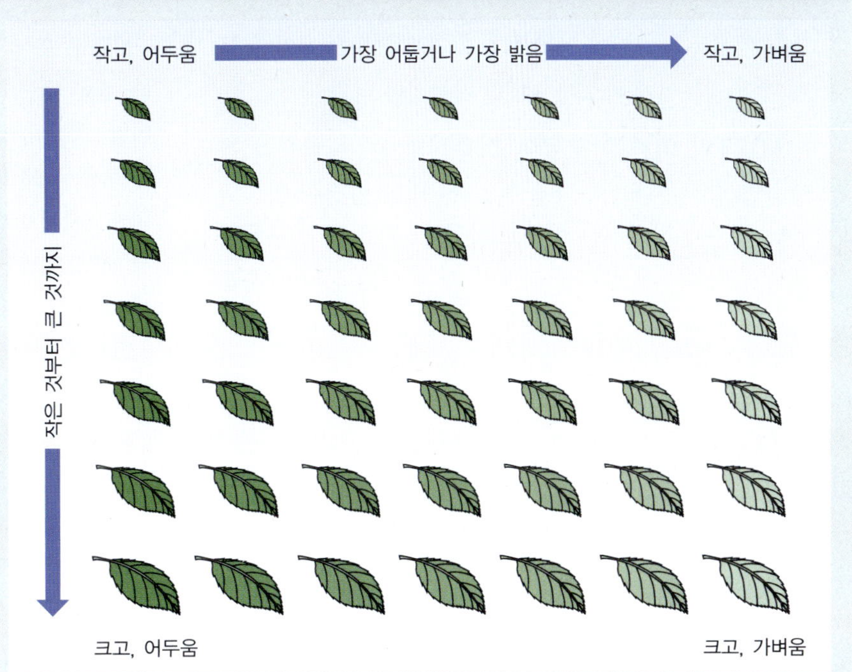

이 잎사귀를 분류하기 위해 아이들은 크기와 가벼움이라는 두 가지 차원을 한 번에 집중해야 한다. 그들은 또한 전이성의 원리를 이해해야 한다. 즉, A>B 및 B>C이면 A>C이다.

선이성(이행성, 추이성, transitivity) 만약 당신의 부모님이 당신보다 나이가 많고 당신이 당신의 자녀들보다 나이가 많다면, 당신의 부모님은 당신의 자녀들보다 나이가 많은 걸까? 대답은 물론 '그렇다'이다. 그런데 어떻게 이런 답을 얻을 수 있을까? 단순히 부모가 자녀보다 나이가 많다는 것(예: 5와 3에 비해 58과 56)을 근거로 '그렇다'고 대답했다면, 구체적-조작적 사고가 필요하지 않다. 이러한 생각의 한 측면은 **전이성**(transitivity)의 원리이다; 만약 일부 속성(예: 나이, 키)에서 A가 B를 초과하고 B가 C를 초과했다면, A도 C를 초과해야 한다.

연구자들은 연령, 키 또는 체중에 따라 가족 구성원을 정렬하는 것과 같이 일부 속성에 따라 물건을 배열하거나 순서를 지정하도록 요구함으로써 아동이 전이성의 원리를 이해하는지 평가할 수 있다. 대상을 연속적으로 배치하는 것을 **순차 배열**(seriation)이라고 한다. 전조작 및 구체적 조작기 아동에 대한 몇 가지 예를 고려해 보자.

피아제는 크기 순서대로 10개의 막대를 놓도록 요구함으로써 순차 배열에 대한 아동의 능력을 평가하였다. 4~5세 아동은 보통 무작위 순서로 스틱을 놓거나 소형, 중형, 대형과 같은 소규모 그룹으로 배열하였다. 그러나 구체적-조작적 사고가 가능한 7세와 8세의 접근 방식을 살펴보자.

그들은 전체적인 배열을 살펴본 다음 가장 긴 또는 가장 짧은 것을 선택하고 그것을 시작될 지점에 배치한다. 그리고 나서 다음으로 가장 긴(또는 가장 짧은) 것을 선택하고 작업이 완료될 때까지 이러한 순환식을 계속 사용한다.

구체적 조작기 아동은 전조작기 아동과 달리 한 번에 두 개의 차원으로 배열할 수 있는 탈중심화(decentration) 능력이 있다. Piaget와 그의 오랜 동료인 Barbel Inhelder (Inhelder & Piaget, 1959)가 사용한 순차배열 연구를 생각해 보자. 이 테스트에서는, 아동들에게 49개의 잎을 주고 크기와 밝기(작은 것에서 큰 것, 어두운 것에서 밝은 것)에 따라 분류하도록 하였다(그림 9.4 참조). 좌표가 왼쪽에서 오른쪽으로 완성됨에 따라 나뭇잎이 더 밝아진다. 또한 좌표가 위에서 아래로 채워질수록 잎이 커지는 것을 볼 수 있다.

분류의 통합(class inclusion) 4세 아동에게 고양이 네 마리와 개 여섯 마리의 사진을 보여주고 있다고 상상해 보자. 개가 더 많은지 동물이 더 많은지 묻는 질문에 그 아동은 개가 더 많다고 대답할 것이다.

전이성 A>B이고 B>C이면 A>C라는 원칙

순차 배열 속성 또는 특성에 따라 순서대로 개체를 배치하는 것

전조작기 아동은 두 개의 하위 분류(개, 고양이)와 더 큰 하위 분류(동물)에 동시에 집중할 수 없다. 그러나 구체적 조작기 아동은 그것이 가능하다. 따라서 그들은 개와 동물에 대한 질문에 올바르게 대답할 가능성이 더 높다.

PIAGET의 이론을 교육에 적용 피아제는 학습이 능동적인 발견을 포함한다고 믿었다. 또한 설명은 아동의 발달 수준에 맞춰져야 한다고 하였다. 예를 들어 구체적 조작기 아동에게 분수를 가르칠 때 교사는 강의할 뿐만 아니라 아동이 구체적인 물체를 여러 부분으로 나눌 수 있도록 해야 한다. 피아제는 타인의 관점을 고려하는 법을 배우는 것이 인지와 도덕의 발달에 있어 핵심 요소라고 믿었다.

9-5 도덕 발달 : 판단하는 아이

인지적 수준에서 도덕 발달은 아동이 어떤 행위가 옳고 그른지 판단하는 근거가 된다. 장 피아제와 로렌스 콜버그는, 도덕적 추론이 전 세계적으로 동일한 인지 발달 패턴을 가진다고 믿었다. 체중이 연령에 따라 증가하는 것처럼 도덕적 사고는 문화적 환경의 가치에 의해 영향을 받을 수 있지만 인지 발달 과정도 반영할 수 있다(Nucci et al., 2014). 도덕적 추론은 아동의 전반적인 인지 발달과 관련이 있다는 것이다.

1. 피아제(PIAGET)의 도덕 발달 이론

피아제는 아동이 구슬치기 같은 놀이를 하면서, 이야기 속 인물의 잘못이 심각하다고 판단하는 것을 관찰했다.

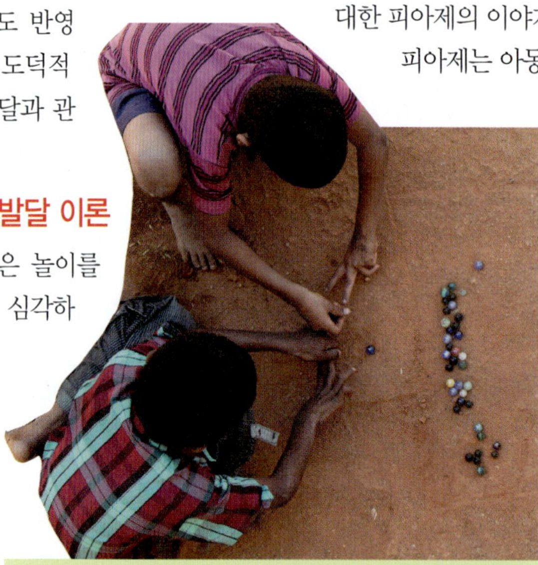

전조작기 초기의 아이들은 게임의 규칙이 어떻든 현실에 내재되어 있다고 믿는다.

도덕적 사실주의 권위나 게임의 규칙을 따를 때 도덕적이라고 행위를 판단하는 것

객관적 도덕성 도덕성을 객관적으로 인식하는 것, 즉 사람들의 인지기능 외부에 존재하는 것이라고 인식함

내재적 정의 잘못에 대한 보복은 잘못의 직접적인 결과라는 견해

자율적 도덕성 도덕 발달에 대한 피아제 인지발달 이론의 두 번째 단계로, 아동이 범죄자의 고의적 의도와 가해진 피해의 정도에 따라 도덕적 판단을 내리는 것을 말함

이러한 관찰을 바탕으로, 그는 아동의 도덕적 판단은 도덕적 사실주의와 자율적 도덕성의 두 가지가 겹쳐지는 단계에서 발달한다고 결론지었다(Piaget, 1932).

첫 번째 단계는 일반적으로 **도덕적 사실주의**(moral realism) 또는 **객관적 도덕성**(objective morality) 단계이다. 5세 무렵에 나타나는 이 단계에서 아동은 행동이 권위나 게임 규칙에 부합할 때 올바른 행동으로 간주한다. 어떤 일을 왜 해야 하는지 물었을 때 5세 아동은 "그게 그렇게 하는 방법이니까" 또는 "엄마가 그렇게 하라고 해서"라고 대답할 수 있다. 5세경에는 규칙을 사물의 구조에 내재된 것으로 인식한다.

그들에게 규칙은 궁극적으로 현실을 반영하는데, 이러한 이유로 도덕적 사실주의라고 한다. 규칙과 옳고 그름은, 사회적 요구를 충족시키기 위해 사람들로부터 파생된 것이 아니라 절대적인(absolute) 것으로 간주된다.

규칙을 세계의 구조에 내재된 것으로 보는 또 다른 결과는 **내재적 정의**(immanent justice), 즉 자동적 보복이다. 이것은 부정적인 경험이, 현실적인 인과관계가 없는 경우에도 이전의 악행에 대한 처벌이라는 생각을 포함한다.

전조작기 아동은 한 번에 한 차원에만 집중하는 경향이 있다. 따라서 그들은 가해자(wrongdoer)의 의도가 아닌 피해의 양만을 보고 행위의 부당성을 판단한다. 깨진 컵에 대한 피아제의 이야기에, 아동들의 반응을 생각해 보자.

피아제는 아동들에게 한 아이가 실수로 15개의 컵을 깨뜨리고, 다른 아이가 고의로 하나의 컵을 깨는 이야기를 들려주었다. 도덕적 사실주의 단계의 아동들은 일반적으로 가장 많은 피해를 입힌 아이가 가장 무례한 것이고, 그래서 가장 무거운 처벌을 받아야 한다고 말한다(Piaget, 1932).

피아제는 아동이 9~11세가 되면 **자율적 도덕성**(autonomous morality)을 보이기 시작한다고 하였다. 아동들은 사회적 규칙을 바꿀 수 있는 사회적 합의로 보기 때문에 그들의 도덕적 판단은 더욱 자율적이 되는 경향이 있다. 아동들은 규칙을 어기는 것이 상황에 따라 정당화 될 수 있다는 것을 알고 있다. 자율적 도덕성을 보여주는 아동은 동시에 다차원에 집중할 수 있으므로 사회적 규칙과 가해자의 동기를 고려하게 된다.

이 단계의 아동은 또한 다른 사람들의 관점을 받아들이고 그들에게 공감할 수 있는 큰 능력을 보여준다. 탈중심화와 공감의 증가는 아동이 피해의 양보다는 가해자의 의도를 더 중요하게 판단하게 한다. 고의로 컵 하나를 깨뜨린 아이는 실수로 컵 15개를 깨뜨린 아이보다 더 무거운 처벌을 받을만하다고 평가한다. 사고는 범죄로 간주될 가능성이 적어진다.

2. 콜버그(Kohlberg)의 도덕 발달 이론

콜버그(Kohlberg, 1981, 1985)는 아동이 사용하는 정보의 종류와 도덕적 추론의 복잡성에 대해 자세히 설명함으로써 도덕 발달에 대한 인지 발달 이론을 발전시켰다. 콜버그의 견해를 논의하기 전에 콜버그가 연구에 사용한 이야기를 읽고 다음 질문에 답해 보자.

> 유럽에서는 여성이 특정 암으로 사망하는 경우가 많았다. 의사들이 환자를 구할 수 있다고 생각한 약이 하나 있었다. 그 약은 같은 마을의 한 약사가 최근에 발견한 라듐(radium) 제재였다. 그 약은 만드는 데 많은 비용이 들기는 했지만, 약사는 약을 만드는데 드는 비용의 10배를 청구했다. 그는 라듐을 200달러에 구입하고 소량의 약물에 2,000달러를 청구한 것이다. 환자의 남편인 하인즈는 돈을 빌릴 수 있는 모든 사람에게 갔지만 비용의 절반에 해당하는 약 1,000달러를 모았다. 그는 약사에게 아내가 죽어가고 있다고 말하고 더 싸게 팔거나 나중에 지불할 수 있도록 요청했다. 그러나 그 약사는 "아니요, 나는 그 약을 발견했고 그것으로 돈을 벌려고 합니다."라고 말했다. 그래서 하인즈는 하는 수 없이 그의 아내를 위해 약을 훔치려고 약사의 가게에 침입했다. —콜버그(1969)

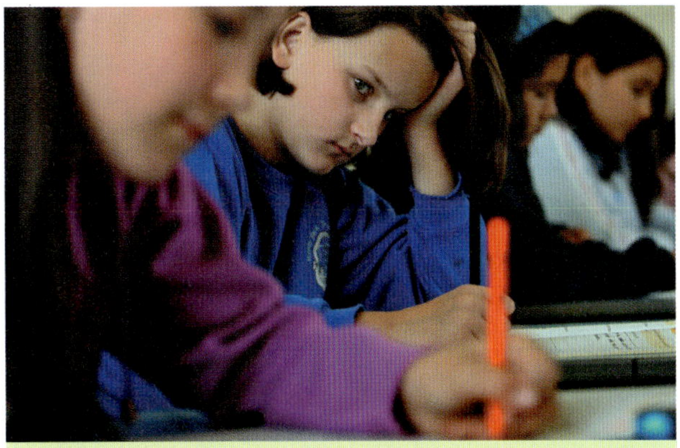

왜 어떤 아이들은 다른 아이들이 한 일을 자신이 한 것처럼 속임수를 쓰려고 할까요?

christopher jones/Alamy Stock Photo

표 9.1 콜버그의 도덕 발달의 수준 및 단계

발달의 단계	하인즈의 치료약 훔치기를 뒷받침하는 도덕적 추론의 예	하인즈의 치료약 훔치기를 반대하는 도덕적 추론의 예
수준 I : 전인습적–일반적으로 초기 아동기에 시작됨[a]		
1단계 : 순종과 처벌의 예상(행동 결과)에 의해 유도된 판단	약을 복용하는 것은 잘못이 아니다. 하인즈는 약사에게 비용을 $ 2,000 달러가 아닌 $ 200를 지불해도 된다.	돈을 지불하지 않고 물건을 가져가는 것은 불법이기 때문에 잘못된 것이다. 하인즈는 붙잡혀 감옥에 갈 것이다.
2단계 : 순진한 이기주의, 수단적 지향(사람들의 욕구를 만족시킬 때 그것은 옳은 일이다.)	하인즈 아내는 치료약이 정말 필요하기 때문에 그 약을 복용해야 한다. 하인즈는 언제든 약사에게 약값을 갚을 수 있다.	하인즈는 약을 훔쳐서는 안 된다. 그가 잡혀서 감옥에 간다면 그것은 그의 아내에게 아무런 도움이 되지 않을 것이다.
수준 II : 인습적 — 일반적으로 중기 아동기에 시작됨		
3단계 : 좋은 남자/좋은 여자 지향(도덕적 행동은 다른 사람들을 돕고 사회적으로 인정받는다.)	도둑질은 범죄이므로 나쁘지만 하인즈는 아내를 구하기 위해 약을 훔쳐야 한다. 그렇지 않으면 사람들이 그녀를 죽게 한 일에 대해 그를 비난할 것이다.	도둑질은 범죄다. 그러므로 하인즈가 도둑질을 하면 그의 가족이 불명예스러운 것이고 그를 비난할 것이기 때문에 약을 훔쳐서는 안 된다.
4단계 : 법과 질서 지향(도덕적 행동은 의무를 다하고 권위에 대한 존중을 보여주는 것이다.)	하인즈는 자신의 아내를 구하는 의무를 다하기 위해 약을 훔쳐야 한다. 그러나 결국 그는 약사에게 비용을 지불해야 한다.	우리 모두가 법을 자기 마음대로 어기게 되면 문명이 무너질 것이기 때문에 하인즈는 약을 훔치면 안 된다.
수준 III : 후인습적 — 일반적으로 청소년기에 시작됨[b]		
5단계 : 계약적 · 법적 지향(사회적 질서 유지를 위한 사회의 요구와 인간의 욕구를 비교하여 저울질 해야 한다.)	사회에는 법과 질서를 유지할 권리가 있어서 이 일은 복잡하지만 하인즈는 아내를 구하기 위해 약을 훔쳐야 한다.	하인즈가 약을 훔쳐야 한다고 생각하는 이유는 이해하지만 법은 사회 전체의 이익을 위해 존재하며 그러므로 어길 수 없다.
6단계 : 보편적 윤리 원칙 지향(비록 법을 위반하더라도 사람은 보편적 윤리원칙과 자신의 양심을 따라야 한다.)	이 경우 법은 인간 생명의 신성 원칙과 충돌하게 된다. 하인즈는 법보다 아내의 생명이 더 중요하기 때문에 약을 훔쳐야 한다.	하인즈가 약을 훔치는 것이 아내를 죽게 하는 것보다 더 나쁘다고 진정으로 믿는다면 그는 훔쳐서는 안 된다. 사람들은 자신이 옳다고 생각하는 일을 하기 위해 희생을 감수해야 한다.

[a]어린 시절에 자주 사용되지 않는 경향이 있다.
[b]전혀 개발되지 않을 수 있음.

콜버그는 다른 사람의 관점에서 도덕적 세계를 볼 수 있는 능력의 중요성을 강조했다. 하인즈 관점에서 상황을 생각해 보자. 당신은 어떻게 생각하는가? 하인즈는 약을 훔쳤어야 했을까? 그가 옳았을까, 틀렸을까?

표 9.1에서 볼 수 있듯이 문제는 단순히 '예' 또는 '아니오'보다 더 복잡하다. 하인즈는 법적 또는 사회적 규칙(이 경우 절도금지법)이 인간의 강한 욕구(아내를 구하려는 하인즈의 욕망)에 맞서 싸우는 도덕적 딜레마에 빠져있다. 콜버그 이론에 따르면 아동과 성인은 서로 다른 이유로 '예' 또는 '아니오'에 도달한다. 이러한 이유는 그들이 반영하는 도덕 발달 수준에 따라 분류될 수 있다.

아동(그리고 어른)들은 많은 도덕적 딜레마에 직면해 있다. 학교에서의 부정행위를 생각해 보자. 아이들이 시험에 실패하는 것을 두려워하면 속이려는 유혹에 빠질 수 있다. 다른 아이들은 서로 다른 이유로 부정행위를 하지 않기로 결정할지도 모른다. 한 아이는 들키는 것을 두려워할 수 있다. 또 다른 아이는 가능한 한 가장 높은 점수를 받는 것보다 그녀의 도덕적 원칙에 따라 사는 것이 더 중요하다고 결정할지도 모른다. 각각의 경우, 아이의 결정은 부정행위를 하지 않는 것이다. 그러나, 그 결정은 다양한 수준의 추론 결과를 반영하는 것이다.

콜버그는 도덕적 추론의 발달 단계가 모든 아동에게 동일한 순서로 진행된다고 주장하였다. 아동은 각기 다른 속도로 발전하지만, 모든 사람이 가장 높은 단계에 도달하는 것은 아니다. 그러나 아동은 2단계 이전에 1단계를 경험해야 하며, 그 다음 단계도 경험해야 한다. 콜버그는 도덕 발달의 세 가지 수준과 각 수준별 두 가지 단계를 이론화하였다.

전인습적 수준 전인습적 수준에 있는 아동은 행동의 결과에 따라 도덕적 판단을 내린다. 1단계는 순종과 처벌을 지향한다. 좋은 행동은 순종을 의미하므로 처벌을 피할 수 있다. 2단계에서 좋은 행동은 사람들이 자신과 다른 사람의 요구를 충족시킬 수 있도록 하는 것이다. 7세~16세 사이의 미국 아동을 대상으로 한 연구에서 콜버그(1963)는 1단계와 2단계 유형의 도덕적 판단이 7세에서 10세 사이에 가장 자주 활용된다는 것을 발견하였다. 1단계와 2단계의 도덕적 판단은 10세 이후에 가파르게 감소되었다.

전인습적 수준(preconventional level) 콜버그에 따르면, 주로 보상이나 처벌에 대한 예상을 토대로 도덕적 판단이 이루어지는 시기

인습적 수준 콜버그에 따르면, 주로 사회적 규칙과 관습을 반영하여 도덕적 판단이 이루어지는 시기

후인습적 수준 콜버그에 따르면, 이 시기의 도덕적 판단은 도덕적 원칙을 토대로 이루어지는데, 이때의 도덕적 원칙은 자기 자신의 도덕적 기준에 의존한다.

인습적 수준(conventional level) 인습적 수준에서는 도덕적 추론을 할 때 인습적인(가족, 종교적 · 사회적) 표준에 따라 옳고 그름을 판단한다. 3단계 '좋은 남자/좋은 여자 지향'에 따르면 다른 사람들의 요구와 기대에 부응하는 것이 도덕적 판단의 기준이 된다. 도덕적 행동은 '정상'인 것이면 대다수가 하는 것이다. 4단계에서 도덕적 판단은 사회 질서를 유지하는 규칙을 기반으로 한다. 권위와 의무를 존중하는 것은 매우 중요하다. 많은 사람들이 인습적 수준 이상으로 발전하지 않는다.

콜버그(1963)는 3단계와 4단계 유형의 판단이 중기 아동기에 나타난다는 것을 발견하였다. 7세 아동들에게는 거의 나타나지 않는다. 그러나 10세의 약 20% 아동에게서 나타나고 청소년에서의 비율은 더 높아진다.

후인습적 수준(postconventional level) 후인습적 수준에서 도덕적 추론은 그 사람 자신의 도덕적 기준에 기반한다(Snarey & Samuelson, 2014). 이 수준의 추론은 청소년과 성인 사이에서 발견된다.

9-6 정보 처리 : 학습, 기억, 문제 해결

아동의 정보 처리 핵심 요소는 다음과 같다.

- 선택적 집중력의 발달
- 기억력과 기억 과정에 대한 아동의 이해력의 발달
- 문제해결력의 발달, 예를 들어 올바른 공식을 찾아 적용하기

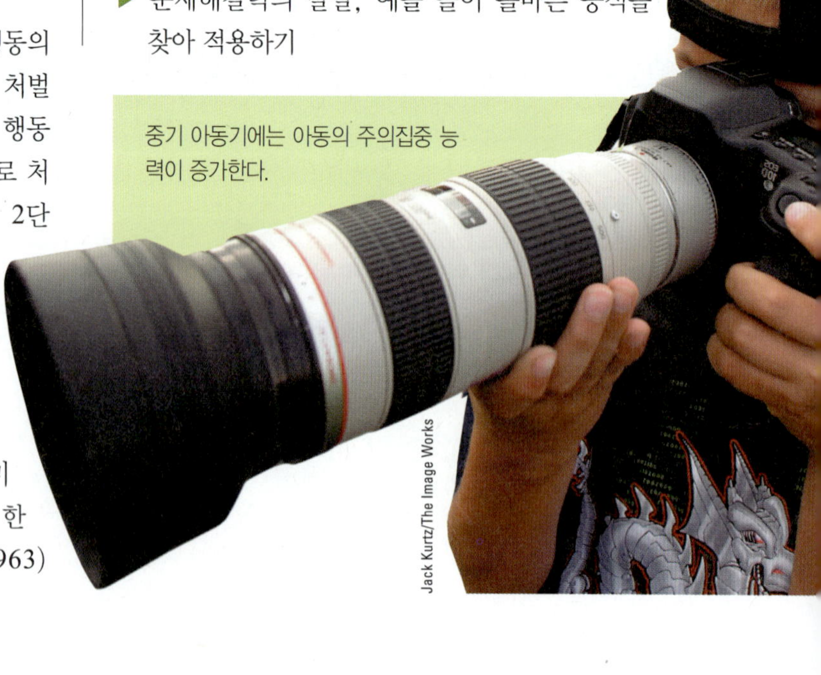

중기 아동기에는 아동의 주의집중 능력이 증가한다.

Jack Kurtz/The Image Works

그림 9.5 산만함을 극복할 수 있는 능력의 연령별 차이

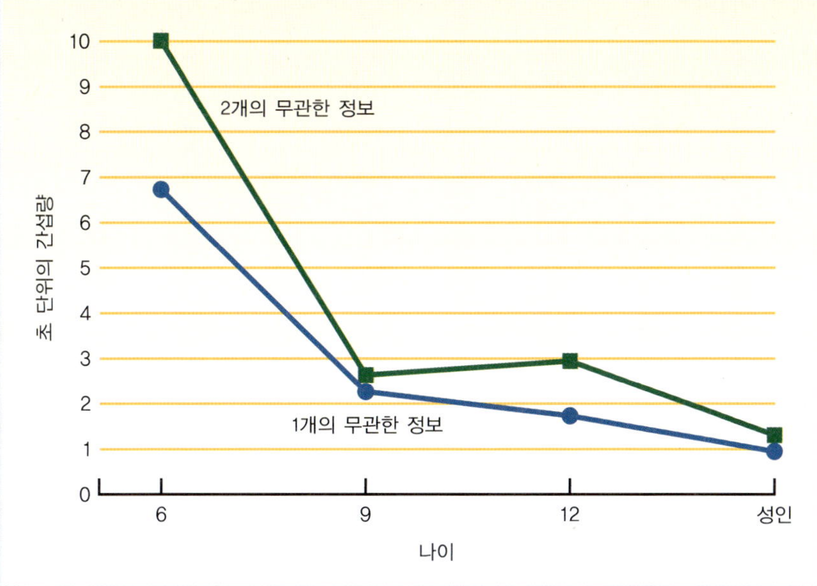

이 연구에서 주제와 무관한 정보는 모든 연령대의 분류 능력에 방해가 되었지만, 나이가 많은 아이들은 어린 아이들보다 영향을 덜 받았다.

출처 : Strutt, GF, Anderson, DR, & Well, AD (1975). 부적합한 정보가 신속한 분류에 미치는 영향에 대한 개발 연구. Journal of Experimental Child Psychology, 20, 127-135

1. 선택적 집중력(주의력)의 발달

주의를 집중하고 산만함을 차단하는 능력은 중기 아동기까지 꾸준히 발전한다(Lim et al., 2015).

문제 해결에 참여하는 전조작기 아동은 한 번에 문제의 한 가지 요소에만 주의를 집중하는 경향이 있는데, 그 이유는 보존(conservation) 개념이 부족해서이다. 구체적 조작기의 아동은 한 번에 문제의 다방면으로 주의를 집중할 수 있기 때문에 수와 양의 개념을 보존할 수 있다.

고전적인 실험은 중기 아동기에 선택적 집중과 산만함을 무시하는 능력이 어떻게 발달하는지 보여준다. 연구자들(Strutt et al., 1975)은 6세에서 12세 사이의 아이들에게 각 카드에 묘사된 그림(예 : 원형 대 정사각형)을 기반으로 카드 한 벌을 가능한 한 빨리 분류하도록 요청하였다. 한 가지 조건에서는 각 카드에 관련 차원(즉, 형태)만 표시되었다. 다른 조건에서는 분류와 관련이 없는 차원(예 : 그림의 가로 또는 세로 선)이 존재하도록 하였다. 세 번째 조건에서는 관련 없는 두 개의 차원(예 : 그림의 수평선 또는 수직선에 추가하여 그림 위 또는 아래에 별)이 존재하도록 하였다. 그림 9.5에서 볼 수 있듯이 무관한 정보는 모든 연령층의 분류 능력을 방해하였다. 그러나 나이가 많은 아이들은 더 어린 아이들보다 영향을 덜 받았다.

2. 정보의 저장과 검색의 발달

심리학자들은 정보를 저장하고 검색하는 과정을 기억이라고 말한다. 많은 심리학자들은 기억 기능을 감각 기억, 작업 기억, 장기 기억의 세 가지 주요 과정 또는 구조로 구분한다(그림 9.6 참조).

감각 기억(sensory memory) 우리가 물체를 보고 눈을 깜빡일 때, 물체의 시각적인 인상은 **감각 기억** 또는 **감각 등록기**라 불리는 곳에서 1초 동안 지속된다. 그런 다음 자극의 '흔적'은 사라진다. 감각 기억의 개념은 모든 감각에 적용된다. 예를 들어, 누군가를 소개받으면 이름의 소리 흔적은 흐려지지만, 그 이름에 집중하면 이름을 기억할 수 있다.

작업 기억(**단기 기억**) 아동이 감각 등록기 내의 자극에 집중할 때, 자극의 흔적이 흐려진 후 길게는 30초 동안 **작업 기억**(또는 단기 기억)으로 보관되는 경향이 있다. 단기 기억에 정보를 보관하는 능력은 인지 전략과 사라진 자극을 계속 인지할 수 있는 능력에 달려 있다. 중기 아동기의 기억 기능은 구성과 전략면에서 대체로 성인과 유사하여 초기 청소년기를 거치면서 양적으로만 향상된다(Alloway & Alloway, 2013).

청각 자극은 시각적 자극보다 단기 기억에서 더 오래 보관될 수 있다. 이러한 이유로 기억력 증진을 위한 한 가지 전략은 시각적 자극을 **부호** 소리로 인코딩(부호화)하는 것이다. 그러면 그 소리는 큰 소리로 또는 정신적으로 반복될 수 있다. 그림 9.6에서 린다의 이름 소리를 정신적으로 **연습**(rehearsing)하거나 반복하는 것은 다른 소녀가 그것을 기억하는 데 도움이 된다.

감각 기억 투입된 감각에 의해 처음으로 만나는 기억의 구조로, 정보는 몇 분의 1초 동안만 감각 기억에 보관됨

감각 등록기(sensory register) 감각 기억의 또 다른 용어

작업 기억(working memory) 흔적이 사라진 후 최대 30초 동안 감각 자극을 보관할 수 있는 기억력 구조

부호(encode) 투입된 감각을 보다 쉽게 처리할 수 있는 형태로 변환하는 것

연습(반복, rehearsing) 이 경우엔 정신적인 것을 말함

그림 9.6 기억의 구조

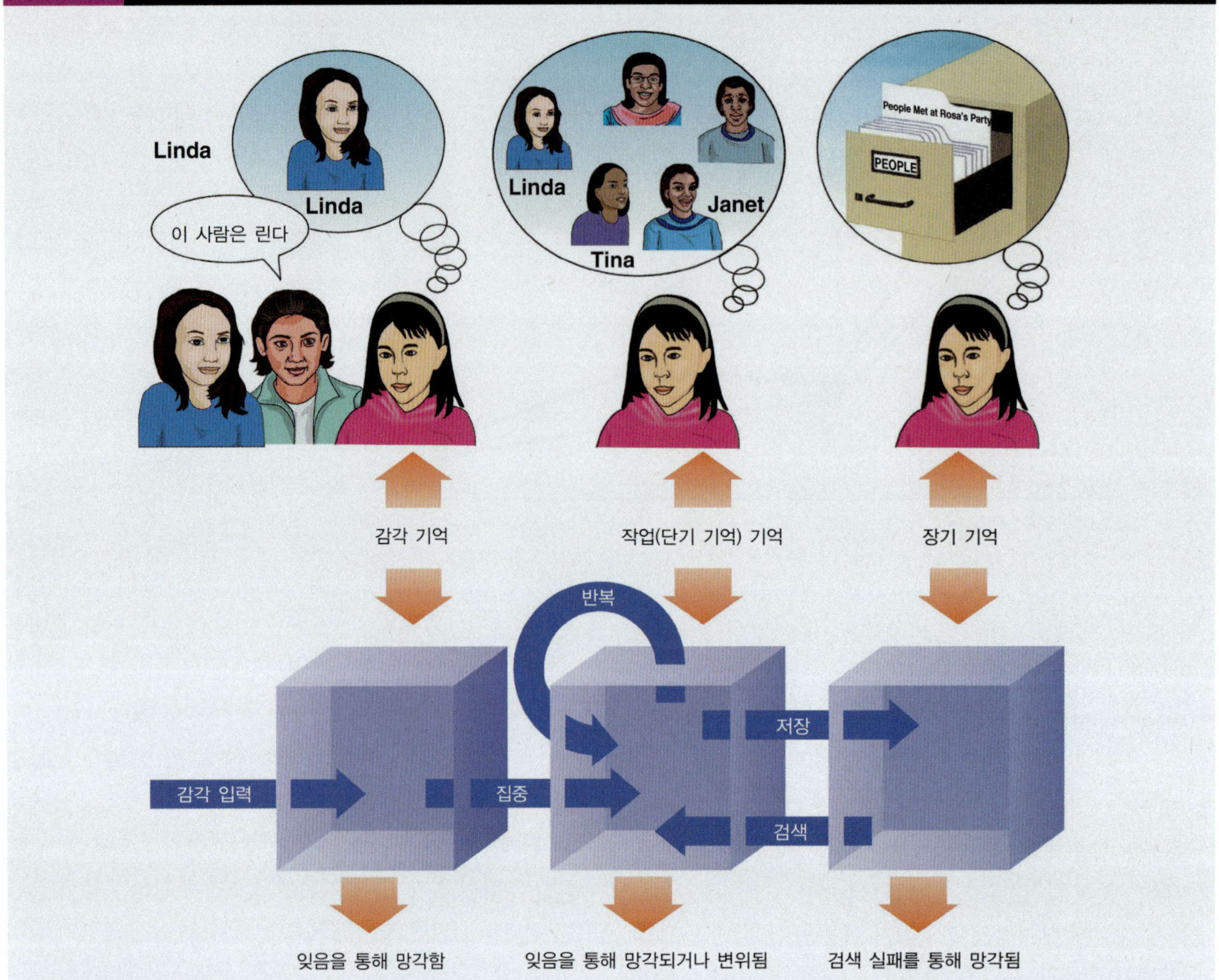

많은 심리학자들은 기억을 세 가지 과정 또는 '구조'로 나눈다. 감각 정보는 (1) 감각 기억으로 들어가며, 여기서 기억 흔적은 사라지기 전에 잠시 유지된다. 정보에 주의를 기울이면 많은 정보가 (2) 작업 기억 (또는 단기 기억), 장기 기억으로 전송되며 여기서 장기 기억으로 전달되지 않으면 소멸되거나 대체될 수 있다. 우리는 기억을 (3) 장기 기억(정확한 단서로 기억을 검색할 수 있는 곳)으로 옮기기 위해 연습(리허설) 또는 정교화 전략을 사용할 수 있다.

장기 기억(long-term memory) 장기 기억은 이름, 날짜, 장소, 조니가 2학년 때 네게 한 일, 12살 때 알리사가 너에 대해 한 말 등을 담은 정보의 거대한 창고라고 생각하면 된다. **장기 기억**은 며칠, 몇 년 또는 실용적인 목적으로 평생 지속될 수 있다. 장기 기억에 저장할 수 있는 정보의 양에는 알려진 제한이 없다. 때때로 우리는 초등학교 또는 고등학교 급우의 이름과 같은 장기 기억을 잊었거나 잊혀진 것처럼 느낄 수 있다. 그러나 우리는 그것을 검색할 정확한 단서를 찾지 못했을 가능성이 더 크다. 우리가 물건을 잘못 놓았지만 여전히 집에 있다는 것을 아는 것과 같은 방식으로 '잊음'이 된다.

> **장기 기억** 정보를 비교적 영구적으로 저장할 수 있는 기억 구조
>
> **정교화 전략** 잘 알려진 정보에 새로운 정보를 연관시켜서 새로운 정보의 보관량을 증가시키는 방법

나이가 많은 아동은 어린 아동보다 정보를 기억하기 위해 암기식 연습이나 반복을 사용할 가능성이 더 높다(Camos & Barrouillet, 2011). 암기식 연습보다 더 효과적인 방법은 새로운 자료를 잘 알려진 정보와 의도적으로 연관시켜 의미 있게 만드는 것이다. 새로운 자료를 알려진 정보와 연관짓는 것을 **정교화 전략**(elaborative strategy)이라고 부른다. 영어 교사는 아이들이 새로운 단어를 기억하도록 돕기 위해서 문장 내에서 새로운 단어

그림 9.7 장기 기억의 범주적 구조

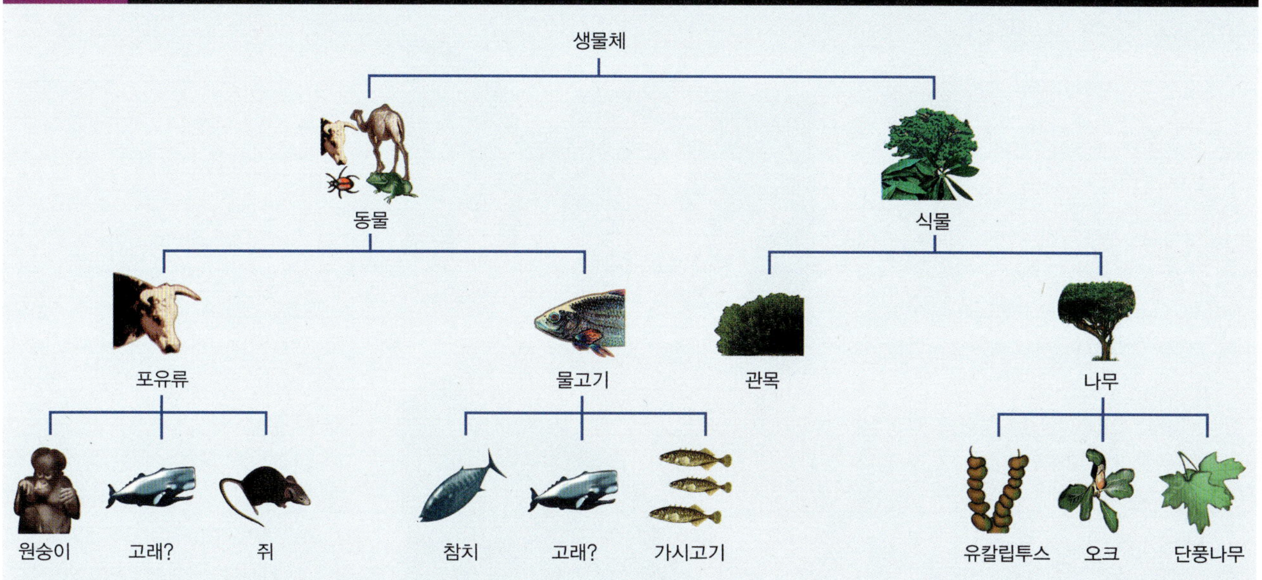

당신의 기억 저장고(스토리지)에는 고래 파일이 어디에 저장되어 있을까? 고래는 물 속에서 숨을 쉬는가? 그들은 온혈일까? 그들은 새끼를 어떻게 기를까? '고래' 개념을 분류하면 이러한 질문에 대한 답을 얻을 수 있다.

를 활용하는 정교화 전략을 사용한다.

장기 기억의 구성 아동의 개념지식이 발달함에 따라 장기 기억의 저장소는 범주별로 조직화 된다. 학령전기 아동들은 같은 기능을 공유하는 대상들을 묶어서 기억을 조직화하는 경향이 있다(Towse, 2003). '토스트'와 '땅콩 버터 샌드위치'는 둘 다 먹을 수 있기 때문에, 함께 분류될 수 있다. 중기 아동기에는 토스트와 땅콩 버터가 음식으로 결합될 가능성이 높다.

장기 기억에서 항목이 올바르게 분류되면 아동은 항목에 대한 정확한 정보를 기억할 가능성이 더 높다(그림 9.7 참조). 예를 들어, 고래가 포유류인지 몰랐거나 포유류에 대해 전혀 몰랐다면 정답은 무조건 암기한 학습 정도에 따라 달라질 것이다. 만약 아동이 고래를 물고기로 잘못 분류했다면 '기억'을 검색하여 틀린 답을 구성할 수도 있다.

특정 영역에 대한 지식은 관련 정보를 저장하고 검색하는 능력을 증가시킨다. 체스 전문가는 체스 말(馬)이 보드에 배치된 위치를 기억하는 데 있어 아마추어보다 더 능숙하다(Gobet & Simon, 2000). 이 연구에서 전문가는 8~12세 아동이였고 아마추어는 성인이었다!

3. 회상 기억의 발달

아동의 기억력은 그들의 인지 능력을 전반적으로 나타내는 좋은 지표이다(Alloway & Alloway, 2013; Gignac & Weisse, 2015). 분류와 기억에 관한 실험에서 연구자들은 2학년과 4학년이 되기 전에 4가지 범주(가구, 의복, 도구, 과일)로 분류되는 물체의 사진을 탁자 위에 놓았다(Hasselhorn, 1992). 아이들은 3분 동안 원하는 대로 사진을 배열하고 가능한 한 많이 기억하도록 하였다. 4학년 학생들은 2학년 학생들보다 사진을 분류하고 기억할 가능성이 더 높았다.

4. 상위 인지 및 상위 기억

아동 자신의 인지 능력에 대한 지식과 통제를 **상위 인지**(메타 인지)라고 한다. 상위 인지의 발달은 문제를 공식화하는 능력, 문제를 해결하는 데 필요한 과정에 대한 인식, 인지 전략의 활성화, 문제에 대한 집중력 유지 및 정답 확인으로 나타난다.

6학년 아동이 먼저 해야 할 숙제를 결정하고 내일 시험을 위해 주(州)별 수도(the state capitals)를 암기한 다음 자신이 어떤 것을 더 공부해야 하는지 스스로 시험하는 연습이 바로 상위 인지를 보여주는 것이다. **상위 기억**(metamemory)은 상위 인지의 한 측면으로 기능에 대한 아동의 인식을 말한다.

상위 인지(metacognition) 메타인지, 자신의 인지 능력에 대한 인식과 통제

상위 기억 지식 정보의 저장 및 검색과 관련된 기능 및 프로세스

아동의 목격자 증언

장 피아제는 샹젤리제를 따라 걷는 동안 누군가가 유모차에서 자기를 납치하려는 시도를 분명히 '기억' 했다.

그는 흥분한 군중, 그를 구한 간호사의 얼굴 찰과상, 경찰관의 흰색 지휘봉, 가해자의 도주를 회상했다. 비록 그것들은 그래픽이었지만, 피아제의 기억은 거짓이었다.

몇 년 후, 간호사는 자신이 그 이야기를 지어냈다고 인정하였다.

일반적으로 아동 증인은 정보를 얻기 위한 질문을 받게 된다. 그러나 그러한 질문은 '유도적'일 수 있다. 즉, 대답을 제안할 수 있다.

예 : "학교에서 무슨 일이 있었니?"라는 질문이 아닌 "선생님이 너를 만졌니?"와 같은 질문이다.

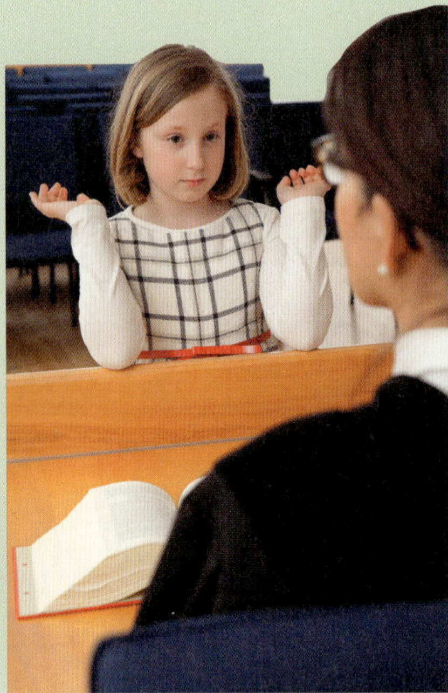

allesalltag/Alamy Stock Photo

아이들은 유도 질문에 의해 증언이 왜곡될까? 10~11세가 되면 아이들은 성인보다 더 영향을 받지 않게 되지만 이보다 어린 아이들은 현혹될 기능성이 더 높다(Goodman et al., 2011; Saywitz et al., 2017). 연구에 따르면 반복되는 질문은 아이들이 자신에게 일어나지 않은 사건을 구성하도록 유도할 수 있다(Bruck & Ceci, 2015). 그렇다면 범죄 사건의 유일한 증인이 아동일 때 조사관이 해야 할 일은 무엇일까? 매기 브룩(Maggie Bruck)과 그녀의 동료(2006)는 면접관들에게 아이의 반응에 영향을 주는 외설적인 질문을 최소화하거나 앞서가는 것을 피하라고 권고한다.

나이가 많은 아동들은 자신의 지식을 정확하게 평가할 가능성이 더 높다. 나이가 많은 아동들은 더 효과적으로 정보를 저장하고 검색한다(Daugherty & Ofen, 2015).

또한 나이가 많은 아이들은 기억을 촉진하는 데 사용할 수 있는 전략에 대해 더 많은 지식을 가지고 있다. 학령전기 아동은 일반적으로 누군가가 제안을 하면, 기억하기 위해 '연습'하는 방법을 사용하지만 6~7세가 될 때까지는 아동 스스로 '연습'하는 방법을 사용하지 않는다(Camos & Barrouillet, 2011). 아동들이 발달함에 따라 선택적 '연습'을 이용하여 중요한 기억 정보를 더 잘 사용하게 된다.

9-7 지적 발달, 창의력과 성취

어릴적 우리는 다른 가족 구성원 및 학교 친구와 비교하여 우리가 얼마나 지능적이었는지에 대해 생각했을 것이다. 우리는 학업적 성공, 직장에서의 승진, 적절한 사회적 행동과 **지능**(intelligence)을 연관시킨다(Mayer, 2011).

지능 추론하고, 계획하고, 문제를 해결하고, 추상적으로 생각하고, 복잡한 아이디어를 이해하고, 빠르게 배우고, 경험을 통해 배우는 능력을 포함하는 일반적인 정신 능력

성취 개인(자신)의 노력으로 달성되고 그 자신의 능력으로 가능하다고 여겨지는 업적

지능의 개념에 대한 우리의 친숙함에도 불구하고 지능은 물리적으로 보거나 만지거나 측정할 수 없다. 이러한 이유로 지능은 다양한 해석이 존재한다.

지능은 일반적으로 아동의 기본 능력 또는 학습능력으로 인식되는 반면, **성취**(achievement)는 아동의 후천적 역량이나 성과와 관련이 있다. 대부분의 심리학자들은 지능의 기초가 되는 본능의 역량은 대부분의 아이들이 처음으로 공식적인 학교 교육을 받는 중기 아동기에 나타난다는 것에 동의하고 있다.

1. 지능 이론(theories of intelligence)

지능에 대한 몇 가지 이론적 접근을 생각해 보자. 연구자와 실무자가 지적 기능을 어떻게 평가하는지 살펴 볼 것이다.

요인 이론(factor theories) 많은 연구자들은 지능이, 여러가지 주요 정신 능력 또는 요인으로 구성된다고 생각한다(Willis et al., 2011). 1904년에 찰스 스피어먼은 우리가 지능적이라고 생각하는 행동은 광범위한 추론 및 문제 해결 능력을 나타내는 공통의 기본적인 요인 또는 일반적인 지능을 가지고 있으며, 특정 능력 또는 요인은 음악이나 시와 같은 특정 개인의 능력을 설명한다고 제안했다.

심리학자 루이스 서스톤(1938)은 지능이 단어의 의미

그림 9.8 스턴버그의 지능의 삼원론

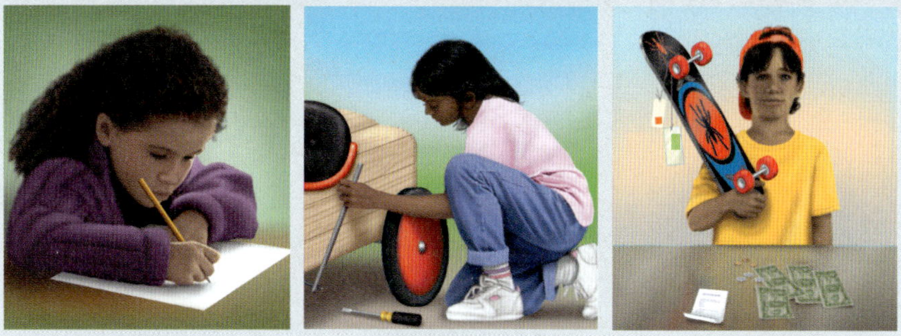

분석적 지능
(학업 능력)
문제 해결, 비교 및 대조, 판단, 평가하고 비판하는 능력

창의적 지능
(창의력과 통찰력)
발명, 발견, 가정하고 이론화하는 능력

실용적 지능
(세상 사는 지혜)
자신의 환경 요구에 적응하고 실제 상황에서 지식을 적용하는 능력

로버트 스턴버그는 지능을 '학업 능력', '창의력과 통찰력', '세상 사는 지혜'라는 세 부분으로 나누었다.

를 배우는 능력 및 시 · 공간 능력과 같은 몇 가지 특정 요소 또는 기본적인 정신 능력으로 구성되어 있다고 믿었다. 서스톤의 연구는 이러한 요소가 어느 정도 독립적이라고 제안했다.

스턴버그의 지능 이론 심리학자 로버트 스턴버그(Sternberg, 2015)는 지능 이론을 분석적 지능, 창의적 지능과 실용적 지능의 세 부분으로 구성했다(그림 9.8 참조). 분석적 지능은 학업 능력이다. 창의적 지능은 문제에 대한 해결책을 찾아내고 새로운 상황에 대처하는 능력으로 정의된다. 실용적인 지능 또는 세상 사는 지혜(street smarts)는 사회적 환경을 포함한 주어진 환경의 요구에 적응하는 능력을 말한다.

가드너의 다중 지능 이론 심리학자 하워드 가드너(1983; Sternberg, 2015)는 스턴버그와 마찬가지로 지능이 학습 능력 그 이상을 반영한다고 믿었다. 가드너는 각각의 질이 다르기 때문에 그의 이론에서 모든 종류의 지능을 통틀어 '지능'이라고 언급하였다(그림 9.9 참조).

가드너의 지능 중 세 가지는 언어(언어적) 지능, 논리(수학) 지능, 공간 지능(시각-공간 기술), 그 외 다른 것으로는 신체-운동 지능(무용수, 체조 선수들이 보여주는 것), 음악 지능, 대인관계 지능(공감과 타인과의 관계 능력으로 나타남), 개인 내적 지능(자기 이해 지능, 자기성찰)이 있다. 개인은 다른 분야에서는 주목할 만한 능력 없이 한 분야에서 뛰어난 '지능'을 보일 수 있다. 비평가들은 많은 사람들이 음악에서처럼 특별한 재능을 가지고 있다는 데 동의하지만 그러한 재능이 '지능'인지는 의문을 제기한다(Neisser et al., 1996).

2. 지적 발달의 측정

지능의 본질에 대한 의견 차이가 있을 수 있지만 심리학자와 교육자들은 매일 수천 건의 지능 테스트를 실시한다(Urbina, 2011).

그림 9.9 가드너의 다중 지능 이론

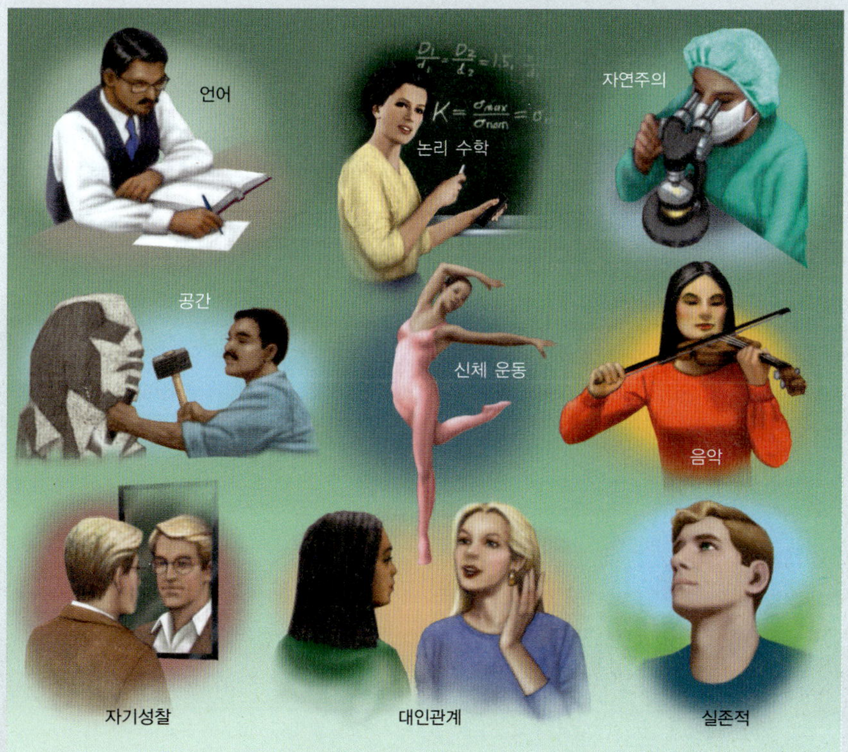

가드너는 여러 가지 '지능'이 있으며, 각각이 뇌의 다른 영역에 기반을 두고 있다고 주장한다.

스탠포드-비넷 지능 척도(SBIS, the stanford-binet intelligence scale)와 어린이와 성인을 위한 웩슬러 척도(the wechsler scale)는 가장 널리 사용되고 존경받는 지능 검사이다.

스탠포드-비넷 지능 척도(SBIS)와 웩슬러 척도는 **지능 지수(IQs)**라고 불리는 점수를 산출한다. 지능의 개념 자체는 정의하기가 더 어렵다. SBIS 및 웩슬러 척도는 수년에 걸쳐 신중하게 개발 및 수정되었다. 이러한 검사들은 아동에 대한 중요한 교육 결정을 내리는 데 사용되어 왔다. 많은 경우, 시험 점수가 일정 점수보다 낮거나 높은 아동은 지적 장애 아동 또는 영재 아동을 위한 특별 수업을 받게 하였다.

스탠포드-비넷 지능 척도 SBIS는 약 1세기 전 프랑스인 알프레 비넷과 테오도르 사이먼이 프랑스 공립학교 시스템을 위해 작업하면서 시작되었다. 비넷은 나이가 들면서 지능이 증가한다고 가정하였다. 따라서 나이가 많은 아이들은 더 많은 항목을 맞혀야 한다. 그래서 비넷은 난이도의 순서로 쉬운 것부터 어려운 것까지 일련의 질문을 정리했다. 이후 수정과 개선을 거쳤다.

비넷-사이먼 척도는 **정신 연령(MA, mental age)**이라는 점수를 산출했다. 정신 연령은 아이가 기능하는 능력의 지적 수준을 보여준다. 정신 연령이 6인 아동은 평균적인 6세 어린이와 같은 지적 수준을 보인다.

> **지능 지수(IQ, intelligence quotients)** (1) 지능 검사에서 아동의 정신 연령을 연대별 연령으로 나눈 비율 (2) 지능 검사 점수
>
> **정신 연령(MA)** 특정 연령의 아동의 전형적인 성과를 기반으로 아동이 기능하는 지적 수준
>
> **역연령(CA)** 사람의 실제 나이. 생활 연령

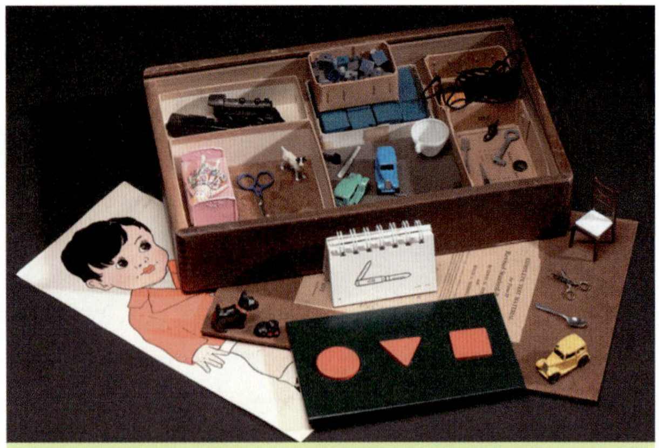

SSPL/The Image Works

1905년 프랑스의 알프레드 비넷과 테오도르 사이먼은 지능 측정에 대한 아이디어를 소개하였다. 이 버전의 테스트는 1937년 미국의 루이스 터먼과 모드 메릴이 제작하였으며, 어린 아이들을 위해 특별히 설계되었다.

루이스 터먼은 1916년에 미국 어린이도 사용할 수 있는 비넷-사이먼 척도를 만들었다. 터먼은 스탠포드 대학에서 작업을 수행했기 때문에 현재 스탠포드-비넷 지능 척도로 명명되었다. SBIS는 정신 연령이 아닌 지능 지수 또는 IQ를 산출하였다. 오늘날 SBIS는 2세부터 성인까지 아동과 함께 사용할 수 있다. 표 9.2는 다양한 연령대에 주어진 항목의 종류를 보여준다.

IQ는 아동의 정신 연령과 실제 또는 **역연령(CA, chronological age)** 간의 관계를 나타낸다. 정신 연령 8은 6세에게는 평균 이상이지만 10세에게는 평균 이하인 점수이다.

IQ는 다음 공식으로 계산된다.

$$IQ = \frac{\text{정신연령(MA)}}{\text{역연령(CA)}} \times 100$$

표 9.2 스탠퍼드-비넷 지능 척도에서 유사한 항목

나이	항 목
2세	1. 인형의 입, 귀, 머리카락 등의 부분을 식별하여 기초 어휘에 대한 지식을 보여준다. 2. 아이들은 모델과 일치하는 4개의 블록으로 탑을 올려서 시각-운동 조정과 함께 계산 및 공간 기술을 보여준다.
4세	1. 아이들은 "아버지는 남자다", "어머니는 ___다?" 및 "햄버거는 뜨겁다. 아이스크림이 ___다?"와 같은 질문을 받을 때 빠진 단어를 채움으로써 단어의 유창함과 범주적 사고를 보여준다. 2. 아이들은 "사람들은 왜 자동차를 소유하고 있는가?", "사람들은 왜 약을 먹고 있는가?"와 같은 질문을 받았을 때 정확하게 대답함으로써 이해력을 보여준다.
9세	1. 아이들은 이 질문에서와 같이 언어적 부조리를 지적할 수 있다. "오래된 묘지에서 과학자들은 조지 워싱턴이 5살이었을 때 그의 두개골이라고 생각하는 것을 발굴했다. 어리석다고 생각되는 일은 무엇인가?" 2. 아이들은 "코골이(Snore)와 운율이 맞는 숫자를 말해 줄 수 있니?" 그리고 "풀(Glue)과 운율이 비슷한 색을 말해 줄 수 있니?"와 같은 질문에 대답함으로써 말이 유창함을 나타낸다.
성인	1. 성인은 '병과 불행', '집과 가정' 및 '정직과 명성'과 같은 단어 쌍의 차이점을 정확하게 설명함으로써 단어의 의미와 개념적 사고에 대한 지식을 보여준다. 2. 성인은 "차가 북쪽으로 향하기 위해 오른쪽으로 돌면, 방향을 바꾸기 전에 어떤 방향으로 향하고 있었을까?"와 같은 질문에 올바르게 대답함으로써 공간 기술을 보여준다.

TRUTH

Ⓣ F 두 명의 어린이가 지능 테스트에서 동일한 항목에 정확하게 답할 수 있지만 한 명은 지능이 평균 이상이고 다른 한 명은 평균 이하일 수 있다.

두 어린이가 지능 테스트에서 같은 항목에 정확하게 답할 수 있지만 한 명은 지능이 평균 이상이고 다른 한 명은 평균 이하일 수 있다는 것은 사실이다. 아동의 수행 능력이 또래 집단의 다른 아이들과 비교되기 때문에 더 어린 아동이 더 높은 IQ를 갖게 된다.

이 공식에 따르면 정신 연령이 6이고 역연령이 6인 아동의 IQ는 100이다. 또한, 공식에서 역연령의 요인으로 인해, 다른 연령의 아동들은 시험에서 동일한 항목에 동일하게 답할 수 있지만 결국 다른 IQ 점수를 받게 된다.

오늘날 SBIS의 IQ 점수는 아동과 성인의 수행 능력을 같은 연령대의 다른 사람들과 비교하여 도출된다. 평균보다 올바르게 응답한 항목이 더 많은 사람들은 100 이상의 IQ 점수를 얻고, 올바르게 응답한 항목이 더 적은 사람들은 100 이하의 점수를 얻는다.

웩슬러 척도 데이비드 웩슬러는 학령기 아동(Wechsler Intelligence Scale for Children; WISC), 어린 아동(Wechsler Preschool and Primary Scale of Intelligence; WPPSI) 및 성인(Wechsler Adult Intelligence Scale; WAIS)에게 사용할 수 있는 일련의 척도를 개발하였다.

웩슬러는 그룹 테스트 질문을 다른 지적 과제를 추정하는 하위 검사로 평가한다(예 : 표 9.3에 표시된 항목). 이러한 이유로 하위 검사는 한 유형의 작업(예 : 단어 정의)에 대한 개인의 수행도를 다른 작업(예 : 블록을 사용하여 기하학적 디자인 구성)과 비교한다.

따라서 웩슬러 척도는 지적 기능을 전반적으로 측정할 뿐만 아니라 아동의 강점과 약점을 제안한다. 웩슬러는 일부 하위 검사를 언어 과제로 측정하고, 다른 일부는 수행 과제로 평가한다고 설명하였다. 일반적으로 언어 하위 검사는 언어 개념에 대한 지식이 필요한 반면, 수행 하위 검사(그림 9.10 참조)는 공간-관계 개념에 대한 인식이 필요하다. 웩슬러의 척도는 언어 및 수행 IQ를 계산할 수 있다.

그림 9.11은 웩슬러가 다양한 IQ 점수에 할당한 명칭과 해당 수준에서 IQ 점수를 획득한 인구의 대략적인 비율을 나타낸다. 대부분 아동의 IQ 점수는 평균에 가깝다. 인구의 약 5%만이 IQ 점수가 130 이상 또는 70 미만이다.

테스트 논란 대부분의 심리학자와 교육 전문가들은 지능 검사가 아프리카계 미국인과 하위 사회계층 구성원에 대해 어느 정도 편향된 것으로 생각한다(Daley & Onwuegbuzie, 2011; Saklofske et al., 2015). 지능 검사에서 좋은 점수를 얻기 위해 특정 유형의 문화적 경험이 필요하다면 그 검사는 **문화적 편견**(cultural bias)을 가지고 있다고 할 수 있다. 이런 이유로 심리학자들은 구조체 **탈문화**(culture free, 문화적 문항이 배제된) 또는 문화 공정성이 확보된 지능(culture fair) 검사를 구성하고자 노력해 왔다.

일부 검사는 표현적인 언어에 전혀 의존하지 않는다. 예를 들면 레이몬드 카텔(1949)의 문화 공정성이 확보된 지능 검사는 그림 9.12에서 볼 수 있듯이 기하학적 디자인의 진행 규칙에 대한 아동의 이해를 통해 추론 능력을 평가한다.

> **문화적 편견** 특정 문화적 배경을 가진 응시자에게 이점을 제공하는 지능 검사에 존재한다고 가정하는 요인
>
> **탈문화** 문화적 편견이 제거된 검사를 이야기한다.

표 9.3 웩슬러의 지능 척도에서 발견된 항목의 유형

언어 항목	비언어적 수행과제 항목
• **정보** : "미국의 수도는 어디입니까?" "셰익스피어는 누구입니까?"	• **그림 완성** : 그림의 누락된 부분을 가리킵니다.
• **이해** : "우편번호가 있는 이유는 무엇입니까?" "'제때에 꿰맨 한 땀이 아홉 번의 바느질을 던다'는 것은 무엇을 의미합니까?"	• **그림 배열** : 의미있는 이야기를 전달할 수 있도록 만화 그림을 순서대로 배열합니다.
• **산술** : "캔디바 3개가 25센트라면 캔디바 18개의 가격은 얼마입니까?"	• **블록 디자인** : 여러 가지 색상의 블록을 사용하여 기하학적 디자인의 그림을 복사합니다.
• **유사점** : "좋은 것과 나쁜 것은 어떻게 같습니까?" "땅콩버터와 젤리는 어떻게 비슷합니까?""	• **물체 조립** : 퍼즐 조각을 모아 의미있는 물체를 형성합니다.
• **어휘** : "운하는 무엇을 의미합니까?"	• **코딩** : 숫자와 관련된 기호를 빠르게 스캔하고 그립니다.
• **숫자 범위** : 검사자가 제시한 일련의 숫자를 앞뒤로 반복합니다.	• **미로** : 연필을 사용하여 출발지에서 집까지 올바른 경로를 추적합니다.

그림 9.10 지능 테스트의 수행과제 항목

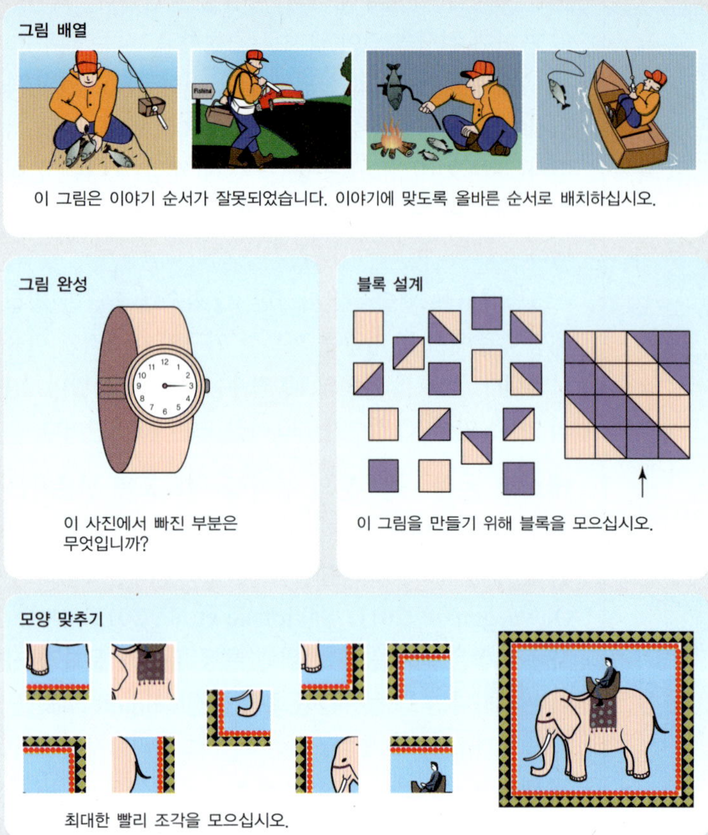

이 그림은 아동을 위한 데이비드 웩슬러 지능 검사(WISC)의 수행 하위 검사에 있는 문항과 유사한 항목을 보여준다.

출처 : Wechsler 아동을 위한 지능 척도, 제4판 (WISC-IV). Copyright © 2003 NCS Pearson, Inc. 허가를 받아 복제되었다. 판권 소유. "Wechsler Intelligence Scale for Children" 및 "WISC"는 미국 및/또는 기타 국가에서 Pearson Education, Inc. 또는 그 계열사의 상표입니다.

자들의 핵심 관심사로 남아있다(Saklofske et al., 2015).

3. 지적 발달의 패턴

지적 성장은 적어도 두 번의 주요 급성장 시기가 있는 것으로 보인다. 첫 번째는 약 6세에 발생한다. 그것은 학교 입학과 동시에 전조작적 사고에서 구체적인 조작적 사고로 전환 시기와 일치한다(Rose & Fischer, 2011). 학교는 이 시기에 지적 기능을 구체화하는 데 도움이 될 수 있다. 두 번째 급성장은 약 10~11세에 발생한다.

그러나 일단 중기 아동기에 이르면 아동은 여전히 급성장하고 있지만 지적 기능 발달에 있어 상대적으로 더 안정된 패턴을 경험하는 것으로 보인다(Rose & Fischer, 2011). 결과적으로 지능 검사의 예측력은 더 커진다.

마조리 혼직(marjorie honzik)과 그녀의 동료(1948)가 수행한 고전적인 연구에서 9세에 확인한 지능 검사 점수는 10세 때 확인한 점수와 강한(+0.90) 상관관계가 있는 것으로 나타났고, 18세 때 확인한 점수와는 좀 더 중등도(+0.76)의 상관관계가 있는 것으로 나타났다.

그러나 탈문화 검사는 그들의 기대에 부응하지 못했다. 첫째, 중산층 어린이는 여전히 하위 계층 어린이보다 더 나은 결과를 보인다(Daley & Onwuegbuzie, 2011; Saklofske et al., 2015). 예를 들어 중산층 어린이는 블록, 연필 및 종이와 같은 시험에 사용되는 재료에 대해 기본적인 지식을 갖출 가능성이 높고, 따라서 블록을 가지고 놀 가능성 또한 높다(Cattell 테스트와 관련된 연습).

둘째, 탈문화는 학업적 성공을 다른 지능 검사와 마찬가지로 예측하지 못하며 학업 적성은 교육

그림 9.11 IQ 점수의 이상적인 분포

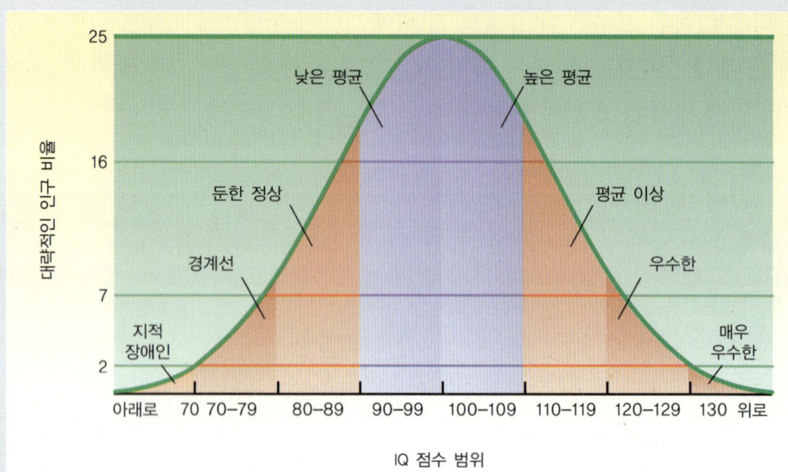

IQ 점수는 일반적으로 종 모양 또는 '정규 분포' 곡선에 따라 다양하게 나타난다.

그림 9.12 캣텔의 문화 공정성 지능 검사에서 도출한 샘플 항목

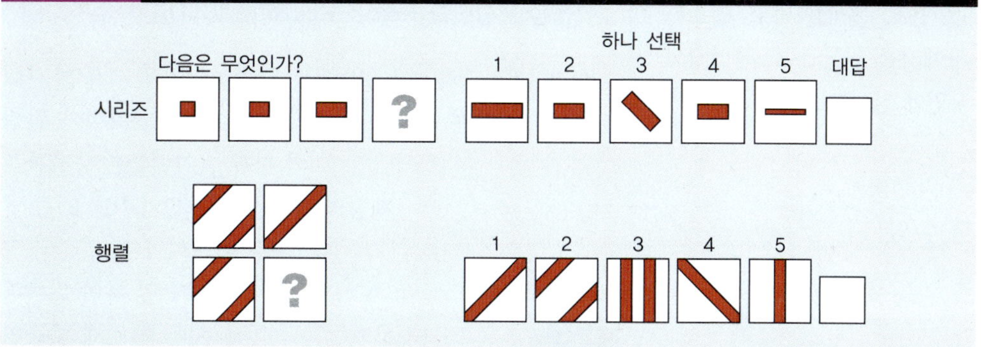

문화 공정성 검사는 문화적 배경에 따라 차별하는 항목을 제외하려고 시도한다.

출처 : Cattell의 Culture-Fair Intelligence Test의 샘플 항목 — 저작권 © 1949, 1960, 발행인 Hogrefe Ltd.의 허가를 받아 Culture Fair Scale 2, Test A by RB Cattell 및 AKS Cattell에서 복제되었습니다.

10세 때 가장 지적으로 가장 우수한 성적을 보였던 그룹 4에서는 10세 이후 가장 급격한 감소를 보였지만 여전히 인구 중 가장 높은 2~3%(McCall et al., 1973)에 속했다.

가정, 사회 경제적 상황, 교육의 변화를 포함한 환경 및 교육에서 많은 요인들이 IQ 점수의 변화에 영향을 미친다(Rose & Fischer, 2011).

11세 때의 검사 결과 77세의 점수와 중간에서 높은 정도의 상관관계가 있음을 나타내었다(Deary et al., 2004).

중기 아동기 지능 검사의 예측력이 높음에도 불구하고 개인차가 존재한다. 고전적인 펠스 종적 연구(그림 9.13 참조)에서 두 그룹(그룹 1과 3)의 아동들은 10세에서 17세 사이의 지능 검사 점수에서 합리적으로 일관된 증가를 보인 반면 세 그룹은 감소하였다.

4. 지적 발달의 차이

미국의 평균 IQ 점수는 100에 가깝다. 미국 아동의 약 절반이 90에서 110 까지의 넓은 평균 범위의 IQ 점수를 보인다. 거의 95%가 70에서 130 사이의 점수를 얻는다. IQ가 70 이하인 아동은 일반적으로 '지적 장애'로 분류된다. IQ가 130 이상인 아동은 일반적으로 '영재(gifted)'로 분류된다.

지적 장애(intellectual disability) 미국 지적 및 발달장애협회에 따르면(AAIDD, 2018), "지적 장애는 … 지적 기능과 적응 행동 모두에서 상당한 제한을 특징으로 하며, 이는 일상적인 사회적 및 실용적인 기술의 제한을 포함한다. 이러한 장애는 18세 이전에 발생한다." 지적 장애는 IQ 점수가 70~75 이하인 경우를 포함한다.

지적 장애가 있는 대부분의 아동(80% 이상)은 경미한 장애이다. 경증의 장애 아동은 교육기관과 사회 전반에 잘 적응할 수 있다(Hodapp et al., 2011). 많은 경증의 장애 아동은 특별 수업을 받는 학급(특수반)에 배치되지 않고 일반 학급에 배정 받는다.

그림 9.13 어린이의 IQ 점수 변화에 대한 5가지 패턴의 종단연구

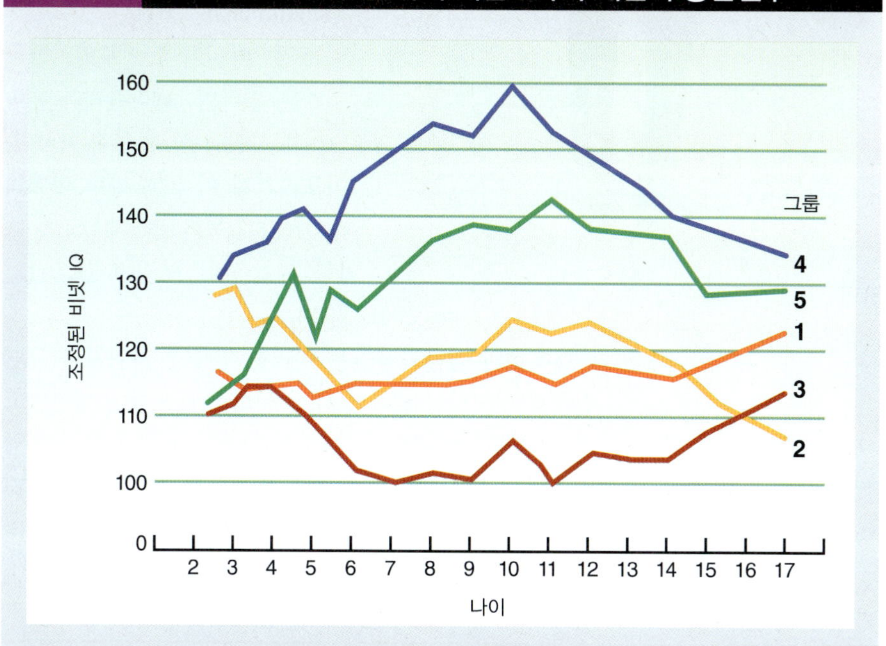

이 연구에서 IQ 점수는 5개 그룹 중 하나인 Group 1에 대해서만 2.5~17세 사이에 안정적으로 유지되었다.

출처 : McCall, RB, Applebaum, MI, & Hogarty, PS (1973). 발달은 정신적 성과를 변화시킵니다. 아동 발달 연구 학회 논문, 38 (3, ser. 150).

다운증후군 아동은 중등도의 지적 장애일 가능성이 높다. 그들은 스스로 말하고 옷을 입고, 음식을 먹고, 청소하는 것을 배울 수 있고 신체 장애자를 위한 보호 작업장과 같은 지원 조건에서 유용한 작업에 참여할 수 있지만 일반적으로 읽기 및 수학 기술을 습득하지는 못한다. 중증이고 심각한 장애 아동은 언어 및 자조 기술을 습득하지 못할 수 있으며 생존을 위해 다른 사람에게 계속 의존해야 할 수도 있다.

지적 장애의 몇몇 원인은 생물학적 장애이다. 지적 장애는 다운증후군과 같은 염색체 이상, 페닐케톤뇨증(PKU) 같은 유전적 장애 또는 뇌 손상으로 인해 발생될 수 있다(Haier, 2011; Hodapp et al., 2011).

뇌 손상은 어린 시절의 사고와 임신 중 문제를 포함하여 많은 원인이 있을 수 있다. 예를 들어, 모체의 알코올 남용, 영양실조 또는 질병 등은 태아를 손상시킬 수 있다.

문화-가족성 장애(cultural-familial disability)인 경우 아이들은 생물학적으로는 정상이지만 빈곤한 가정 환경 때문에 정상적으로 성장하지 못하여 연령에 맞는 행동을 하지 못한다(Carlier & Roubertoux, 2014). 그들을 살펴 보면 어른들과 교류하거나 자극적인 장난감을 가지고 놀 기회가 거의 없을 수 있다.

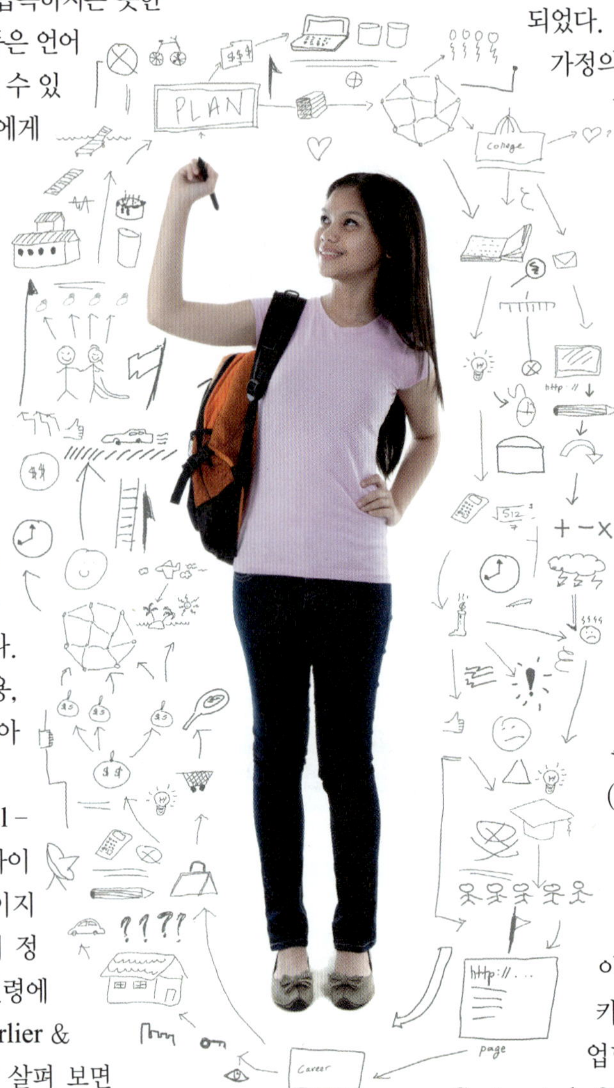

wong yu liang/Shutterstock.com

영재성(giftedness) 영재성은 표준 지능 검사에서 제공하는 과제에서 우수한 수준 이상을 달성하는 능력을 말한다. 누가 영재인지 결정할 때 대부분의 교육자들은 뛰어난 능력을 가지고 있고 언어나 수학과 같은 특정 학문 영역에서 높은 성과를 낼 수 있거나 체조와 춤에서와 같이 시각이나 공연 예술에서 창의성, 리더십, 신체적 재능을 보이는 아이들을 포함한다(Reis & Renzulli, 2011).

문화-가족성 장애 지식과 기술을 습득할 기회의 부족에서 비롯된 표준 이하의 지적 수행 능력(장애)

창의력 유연성, 창의력 및 독창성을 특징으로 하는 특성

IQ의 사회 경제적 및 민족적 차이 연구에 따르면 사회 경제적 집단과 인종집단 간에 IQ의 차이가 발견되었다. 미국 하류층 아이들은 중상류층 가정의 아이들보다 IQ가 10~15점 낮다. 또한 아프리카계 미국인, 라틴 아메리카 및 북미 원주민 아이들은 모두 유럽계 미국인 아이들의 기준보다 낮은 경향을 보였다(Nisbett, 2013). 그러나 로빈슨(2011)이 지적했듯이 "교육 받은 중산층 미국 흑인과 가난하고 교육이 부족한 미국 흑인 사이에는 IQ 격차가 있다." 즉, 모든 아프리카계 미국인을 하나의 부류로 볼 수 없다는 것이다. 아시아계 청소년은 대학수능시험(SAT)의 수학을 포함하여 과학의 성취도가 유럽 출신의 청소년보다 더 높다(Suzuki et al., 2011).

또한 아시아계 인도인, 한국인, 일본인, 필리핀계와 중국계 사람들은, 유럽계 미국인, 아프리카계 미국인, 라틴 아메리카인보다 고등학교와 대학교를 졸업할 가능성이 더 높다(Kurtz-Costes et al., 2014).

대부분의 심리학자들은 이러한 인종적 차이가 타고난 인종 차이보다는 교육에 대한 문화적 태도를 반영한다고 믿는다(Nisbett, 2009). 아시아 학생들과 그 부모는 학업적 성공을 열심히 노력한 결과라고 생각하는 경향이 있지만, 미국의 부모들은 학업의 성공을 타고난 능력 탓이라고 생각하는 경향이 있다(Sternberg & Kaufman, 2011). 따라서 아시아 학생들은 더 열심히 공부한다.

5. 창의력과 지적 발달

창의력(creativity)은 새롭고 유용한 일을 할 수 있는 능

력이다(Plucker et al., 2015). 창의적인 아동과 성인들은 이미 존재하는 해결책이나 시도되고 시험된 공식이 없는 문제들을 해결할 수 있다. 창의적인 아동들은 기회를 잡는다(Kaufman & Plucker, 2011). 그들은 한계를 거부한다. 예술과 음악의 가치를 인식한다. 그들은 사회적 규범에 도전하고, 다른 사람들이 액면 그대로 받아들이는 아이디어를 재검토한다.

일부 과학자들은 창의성과 혁신이 높은 수준의 지능을 필요로 한다고 주장하지만 지능과 창의성을 측정하기 위해 사용하는 검사는 IQ와 창의성 측정 사이에 중간 정도의 관계만을 보여주는 경향이 있다(Sternberg, 2018a, 2018b). 평균 정도의 IQ를 보이는 아동도 음악이나 예술과 같은 창의적인 영역에서 탁월하다.

FICTION

T (F) 지능이 높은 아이들은 창의적이다.

로버트 스턴버그의 지능 삼원론에서처럼 창의성이 지능의 한 측면으로 간주되지 않는 한, 높은 지능을 가진 어린이가 창의적이라는 것이 반드시 사실은 아니다.

아이들은 지능 검사에서 정답을 맞추기 위해 수렴적 사고를 주로 사용한다. **수렴적 사고**(**집중적 사고**, convergent thinking)에서 생각은 현재 사실로 제한된다. 문제 해결사는 최선의 해결책을 찾기 위해 생각을 좁힌다. 아동은 객관적 질문 또는 지능 검사 질문에 대한 정답을 찾기 위해 수렴적 사고를 사용한다.

창의적 사고는 수렴보다는 확산하는 경향이 있다(Plucker et al., 2015). **확산적 사고**(divergent thinking)에서 아동은 문제의 요소들과 자유롭게 연관된다. (우리는 논술형 질문에 답하거나 인터넷에서 검색할 키워드를 찾기 위해 아이디어를 생성하려고 할 때 확산적 사고를 사용한다.) 창의성 테스트는 사람의 사고가 얼마나 유연하고 유창하며 독창적인지를 결정한다. 창의성의 척도는 다음과 같은 이름의 그룹을 몇 가지 방법으로 분류할 수 있을까?

마사, 폴, 제프리, 샐리, 파블로, 조안

창의성의 또 다른 척도로는 익숙한 장난감이나 물건에 대한 개선이나 특이한 사용을 제안하고, 같은 부류에 속하는 물건의 이름을 짓고, 의미가 비슷한 단어를 만들고, 이야기의 다른 결말 쓰는 것을 포함한다.

6. 지적 발달의 결정

유전(heredity)이 인간 지능과 관련이 있다면, 가까운 친척이 먼 친척이나 친척이 아닌 사람들보다 더 유사한 IQ를 가져야 한다(Bouchard, 2013). 그림 9.14는 IQ와 유전에 대한 100편 이상의 연구들의 평균 결과를 보여준다(McGue et al., 1993; Plomin et al., 2013b). 일란성(단일체; MZ) 쌍둥이의 IQ는 다른 유형의 쌍둥이 IQ보다 더 유사하며, 심지어 쌍둥이가 떨어져 양육된 경우에도 IQ가 비슷하였다. 함께 양육된 일란성 쌍둥이의 평균 상관계수는 +0.85였고, 서로 떨어져 양육된 쌍둥이의 상관계수는 +0.67이었다. 이란성(dizygotic; DZ) 쌍둥이, 형제자매, 부모와 자녀의 IQ 사이의 상관계수는 일반적으로 유전적 관계의 정도와 비슷하다. 상관계수는 약 +0.40에서 +0.59까지 다양한 경향이 있다.

전반적으로 연구들은 지능의 **유전가능성**(heritability)은 40~60%라고 시사한다(Plomin et al., 2013b; Wadsworth et al., 2014). 당신의 IQ 점수와 다른 사람들의 IQ 점수 차이의 약 절반은 유전적 요인으로 설명될 수 있다.

그림 9.14로 돌아가서, 함께 양육된 일란성 쌍둥이는 떨어져 양육된 일란성 쌍둥이보다 IQ 점수 간에 더 높은 상관계수를 나타낸다. 이 발견은 일란성 쌍둥이, 형제자매, 부모, 자녀 및 친척이 아닌 사람들에게 적용된다. 이러한 이유로 유전성이 IQ를 결정하는 데 중요한 역할을 한다고 제안하는 동일한 연구 그룹은 환경도 역할을 한다는 것을 시사한다.

콜로라도, 텍사스 및 미네소타의 입양아를 포함하는 고전 프로젝트(Plomin et al., 2013a; Scarr, 1993; Sternberg & Kaufman, 2011)는 입양 자녀와 양부모 간 IQ의 상관관계보다 입양아와 친부모 간 IQ의 상관관계가 더 크다는 것을 발견하였다.

IQ에 대한 환경적 영향에 대한 연구는 IQ에 영향을 미치는 상황 요인을 발견하고자 하는 연구, 조기 박탈에서 회복하는 아동의 능력을 탐구하는 연구, 초기의 긍정적인 환경 효과를 탐구하는 연구를 포함한 다양한 연구 전략을 사용하였다.

수렴적 사고 단일 문제에 대한 최선의 해결책에 초점을 맞추려고 시도하는 사고 과정

확산적 사고 문제의 요소에 대한 자유롭고 유창한 사고 과정

유전가능성 한 사람에서 다른 사람으로 형질의 변이가 유전적 요인에 기인할 수 있는 정도

부모가 반응을 잘해 주고 어린 시절 적절한 놀이 도구와 다양한 경험을 제공받은 아동들은 더 높은 IQ와 성취도를 보인다(Bradley, 2006).

어린이집(Head Start)이나 다른 학령전기 프로그램 졸업생은 IQ 및 다른 검사 점수에서 상당한 향상을 보였다(Bierman et al., 2014).

많은 심리학자들은 유전과 환경이 상호 작용하여 지능에 영향을 미친다고 믿는다(Daley & Onwuegbuzie, 2011; Haier, 2011). 빈곤한 환경(impoverished environment)은 일부 어린이가 잠재력을 발휘하지 못하게 할 수 있다. 반대로 부유한 환경(enriched environment)은 주위 사람들이 자신의 잠재력을 실현하도록 장려할 수 있다.

9-8 언어 발달 및 문해력(文解力)

아동의 언어 능력은 중기 아동기에 더욱 정교해진다. 아이들도 읽는 법을 배운다. 많은 아이들이 다양한 언어 경험에 노출되어 있으며, 이러한 경험은 인지 발달에 영향을 미친다.

1. 어휘와 문법

6세가 된 어린이의 어휘는 거의 10,000 단어로 확장된다. 7~9세가 되면 대부분의 어린이는 단어가 다른 의미를 가질 수 있다는 것을 깨닫고 의미적 정교함을 요구하는 수수께끼와 농담으로 재미를 느끼게 된다('인지 발달' 장의 시작 부분에 있는 농담을 기억하라.).

8~9세가 되면 어린이는 "너는 아이스크림을 더 먹어, 그렇지 않니?" 또는 "당신은 아파요, 그렇지 않나요?"

그림 9.14 IQ와 유전 사이의 관계에 대한 연구 결과

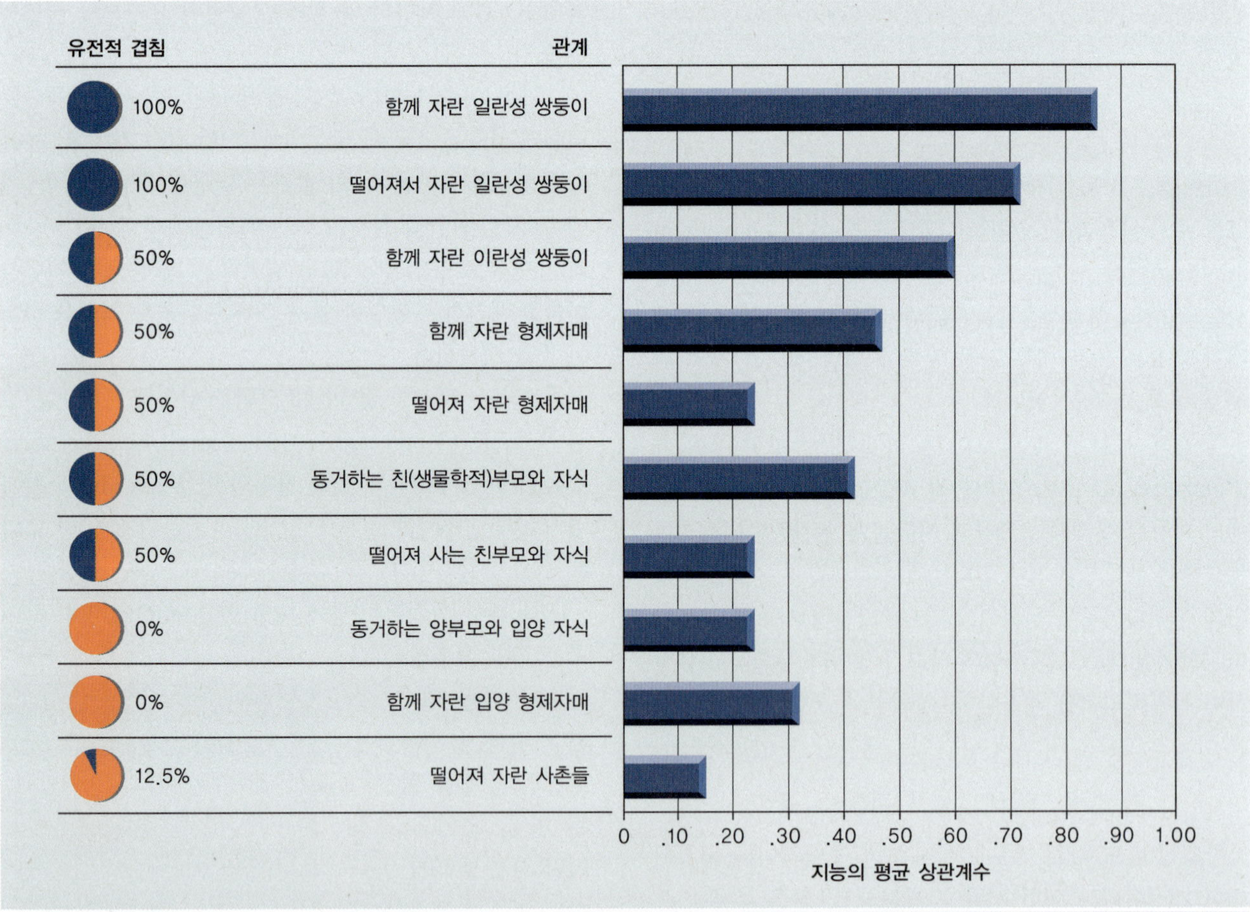

친척 및 함께 양육되거나 함께 사는 사람의 경우 상관계수가 강해지므로 지능의 기원에 대한 유전적 · 환경적 가설을 모두 뒷받침한다.

출처 : FromWeiten, 심리학, 8/e, 저작권 © 2010Wadsworth, Cengage Learning, Inc.의 일부입니다. 허가를 받아 복제되었습니다. www.cengage.com/permissions

그림 9.15 미국의 15개 대도시 지역에서 사용되는 언어의 수

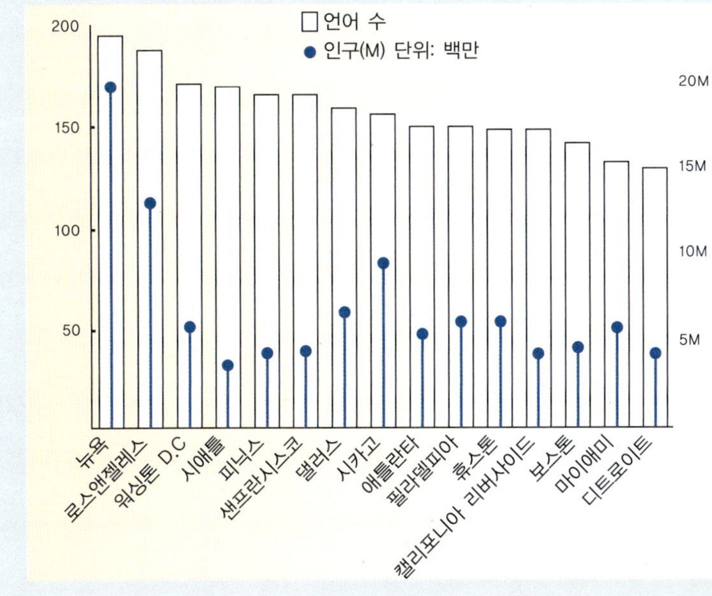

출처: 미국 인구 조사국, https://www.census.gov/content/dam/Census/newsroom/releases/2015/cb15-185_graphic.jpg

와 같이 평서문 뒤에 질문이 부가되는 '부가의문문'을 형성할 수 있다(Weckerly et al., 2004).

아이들은 발음과 복잡한 문법을 사용하는 능력에서 섬세한 발전을 보인다. 학령전기 아동은 "트럭이 차에 치였습니다."와 같은 수동적인 문장을 이해하는 데 어려움이 있지만 중기 아동기의 아동은 해석하는데 덜 어려워 한다(Aschermann et al., 2004).

이 기간 동안, 아이들은 "시금치는 먹겠지만, 사실 먹고 싶지 않다"와 같이 접속사를 사용하는 능력이 발달한다. 그들은 또한 간접목적어와 직접목적어의 구조를 형성하는 방법을 배우게 된다(예를 들어, "그녀는 언니에게 장난감을 보여주었다.").

2. 읽기를 가르치는 방법

아이들은 단어 인식 방법을 사용하든 음성어법(발음기호를 활용하여 영어의 발음을 가르치는 것)을 사용하든 시각과 청각정보를 통합하여 읽는다(보이는 것을 소리와 연관짓는다). **단어 인식 방법**(word-recognition method)은 고양이나 로봇과 같은 시각적 자극을 말을 만들어내는 소리의 조합과 연관시키는 것이다. 이 능력은 일반적으로 암기 학습(rote learning) 또는 광범위한 반복(extensive repetition)을 통해 획득된다.

음성어법(phonetic method)에서 아이들은 문자와 문자 조합(예 : ph 또는 sh)을 그들이 나타내는 소리와 연관시키는 법을 배운다. 그리고 나서 그들은 단어를 발음한다. 음성어법은 아동이 새로운 단어를 이해하는 데 사용할 수 있는 기술을 제공하지만 일부 아동은 단어 인식 방법을 통해 어릴 때 더 빨리 학습하기도 한다. 음성어법은 익숙한 단어로 속도를 늦출 수 있다. 대부분의 사람들은 단어 인식 방법으로 익숙한 단어를 읽고 새로운 단어를 발음하기 위해 노력한다.

일부 영어 단어는 '1과 2'와 같이 인식만으로 읽을 수 있다. 이 방법은 아동에게 기본적인 **시각 어휘**(sight vocabulary)를 제공하기 때문에 '위험, 중지, 독, 그리고 아동의 이름'과 같은 단어에 유용하다. 그러나 독해 기술은 아이들이 스스로 새로운 단어를 읽는 데 도움이 된다.

3. 이중 언어 사용 : 세상의 언어적 관점

2015년에 5천만에서 6천만 명의 미국인이 가정에서 영어 이외의 언어를 사용하였다(US Census Bureau, 2015). 약 4천만 명이 스페인어를 사용하고 백만 명 이상이 중국어, 프랑스어, 베트남어, 독일어 및 한국어를 사용한다(Gambino, 2016). 그림 9.15는 미국의 주요 대도시 지역에서 사용되는 언어의 수를 추정한 결과이다.

한 세기 전에는 **이중 언어**(bilingual) 가정에서 양육된 아이들의 인지 발달이 늦어진다고 알려져 있었다. 이론으로는 정신 능력이 제한적이라는 것이었고 그래서 두 개의 언어 시스템을 기억하는 사람들은 정신 능력이 과부하된다는 것이었다. 이중 언어를 사용하는 아동은 단일 언어를 사용하는 아동과 약간의 차이를 보이지만 이는 주로 가정과 학교에서 사용되는 어휘가 동일하지 않기 때문일 수 있다(Bialystok et al., 2010).

단어 인식법 아동이 단어에 반복적으로 노출되어 단어를 인식하게 되는 읽기 학습 방법

음성어법 아동이 글자와 글자 조합의 소리에 대한 지식을 바탕으로 단어 소리를 해독하는 읽기 학습 방법

시각 어휘 해석이나 이해가 아닌 전체적인 모양에 대한 친숙함을 기반으로 즉시 인식되는 단어

이중 언어 거의 동등하거나 동등한 기능을 가진 두 언어를 사용하거나 사용할 수 있는 것

FICTION

T (F) 이중 언어를 사용하는 아동은 한 언어만 사용하는 아동보다 더 많은 학업 문제에 직면한다.

이중 언어를 사용하는 아동이 한 언어만 사용하는 아동보다 더 많은 학업 문제에 직면한다는 것은 사실이 아니다.

이중 언어를 사용하는 아동은 일반적으로 하나의 언어만 사용하는 아동보다 더 많은 학업 문제에 직면하지는 않는다(Barac & Bialystok., 2011). 이중 언어를 구사하는 아동은 언어의 혼용이 있지만 일반적으로 어린 나이부터 두 언어를 구분할 수 있다(Francis, 2005), 가정에서 스페인어를 사용하는 미국 아동의 절반 이상이 두 언어 모두에 능숙하다(Shin & Bruno., 2003).

오늘날 대부분의 언어학자들은 두 개 이상의 언어에 대한 지식이 아동 인지 과정의 복잡성에 기여하기 때문에 이중 언어를 구사하는 것이 아동의 인지발달에 유리하다고 생각한다(Barac & Bialystok, 2011). 예를 들어, 이중 언어를 구사하는 아동은 언어에 사용되는 기호들이 임의적이라는 것을 더 잘 이해할 수 있다. 단일 언어를 사용하는 아동은 개(dog)라는 단어 자체가 왠지 짐승(beast)의 본성과 얽혀 있다고 잘못 생각하기 쉽다. 그러므로 이중 언어를 구사하는 아동들은 약간 더 많은 인지 유연성을 가지고 있다.

단일 언어와 이중 언어를 사용하는 5세 아동들을 비교한 연구에 따르면, 이중 언어를 사용하는 아동은 소리에 대한 단기 기억력이 약간 더 우수하였다(Bastian et al.). 성인 대상 152개 연구를 분석한 결과에서는 이중 언어 사용자들이 작업 기억력에서 역시 약간의 이점을 발견할 수 있었지만, 전반적으로 인지적 이점은 없었다(Lehtonen 등, 2018).

그럼에도 불구하고 많은 연구 결과들은, 이중 언어를 구사하는 아동이나 성인에게 한때 존재했던 인지적 발달 지연에 대한 근거를 명확하게 밝혀내지 못하였다.

점검하기

빈칸 채우기

책 뒷편에서 답을 찾을 수 있습니다.

1. 참다운 소년/소녀의 지향은 ________ 수준의 도덕적 발달의 특징이다.

2. ________ 기억에서 망각은 잊혀짐을 통해 발생한다.

3. 비넷-시몬의 IQ는 ________ 연령을 연대순으로 나눈 다음 결과는 100을 곱한 값이다.

4. 웩슬러 지능 척도에는 언어 항목과 ________ 항목이 모두 있다.

5. 미국 가정에서 가장 많이 사용되는 영어 이외의 언어는 ________이다.

6. 읽기를 가르치는 ________ 방법에서 교사는 '개와 존' 같은 시각적 자극을 구어를 만들어내는 소리 조합과 연관시킨다.

7. 스피어맨은 우리가 지능적이라고 생각하는 행동에는 공통된 기본 요소가 있는데, 그것은 ________라고 하였다.

8. A가 B를 초과하고 B가 C를 초과하면 A가 C를 초과한다는 것을 깨닫는 아이들은 ________ 원리를 이해하고 있는 것이다.

9. 나이가 많고 가정환경이 윤택한데도 읽는 법을 배울 수 없는 아이들은 ________로 진단되었다.

10. 피아제에 따르면 해를 끼친 정도만으로 옳고 그름을 판단하는 아이들은 ________ 도덕의 단계이다.

선다형 문항

1. 산만함에도 불구하고 능력이 증가하는 나이는?
   a. 6세에서 9세
   b. 9세에서 12세
   c. 12세에서 16세
   d. 초기 성인기 및 후기 성인기

2. 지적 장애가 있다고 판단되는 아동들의 IQ 수치는?
   a. 70~75　　b. 80~85
   c. 90~95　　d. 100

3. IQ 점수에서 유사성을 보일 가능성이 가장 높은 그룹은?
   a. 자녀와 양부모
   b. 아이들과 그들의 친부모
   c. 이란성 쌍둥이가 함께 자랐다.
   d. 일란성 쌍둥이가 떨어져 자랐다.

4. 신체 운동감각 능력도 지능이라고 생각하는 사람은?
   a. Sternberg　　b. Wechsler
   c. Gardner　　d. Terman

5. 아동기 비만의 원인은?
   a. 유전/유전학
   b. 패스트푸드 및 기타 환경 요인
   c. 유전과 환경 요인의 조합
   d. 아직 결정되지 않은 요인

6. 작업 기억에 정보를 보관하는 가장 좋은 방법은?
   a. 감각 입력　　b. 반복
   c. 계층적 조직　　d. 소멸

7. 도덕적 발달의 전인습적 수준에서 아이들이 옳고 그른 것을 판단하는 기준은?
   a. 보편적 추상적 원칙
   b. 인간의 필요와 사회적 필요를 비교한다.
   c. 순종과 처벌의 예측
   d. 법에 명시된 대로 다른 사람에 대한 의무

8. 주의력 결핍/과잉행동 장애에 대한 가장 일반적인 치료법은?
   a. 행동 요법　　b. 시간 초과
   c. 진정제　　d. 각성제

9. 지난 20년 동안 소아비만 유병률은?
   a. 감소했다.　　b. 약 20% 증가했다.
   c. 50% 증가했다.　　d. 두 배로 증가했다.

10. 주의력 결핍/과잉 행동 장애(ADHD)에 대한 다음 설명 중 과학적 연구에 의해 뒷받침 된 것이 아닌 것은 무엇인가?
    a. ADHD는 화학 식품 첨가물로 인해 발생한다.
    b. ADHD 발생에 유전적 요소가 있을 수 있다.
    c. ADHD는 뇌 화학물질인 도파민과 관련이 있는 것으로 보인다.
    d. ADHD는 운동에 대한 실행제어 부족과 더 원시적인 기능을 포함한다.

10 Middle Childhood: Social and Emotional Development
중기 아동기: 사회성 및 정서 발달

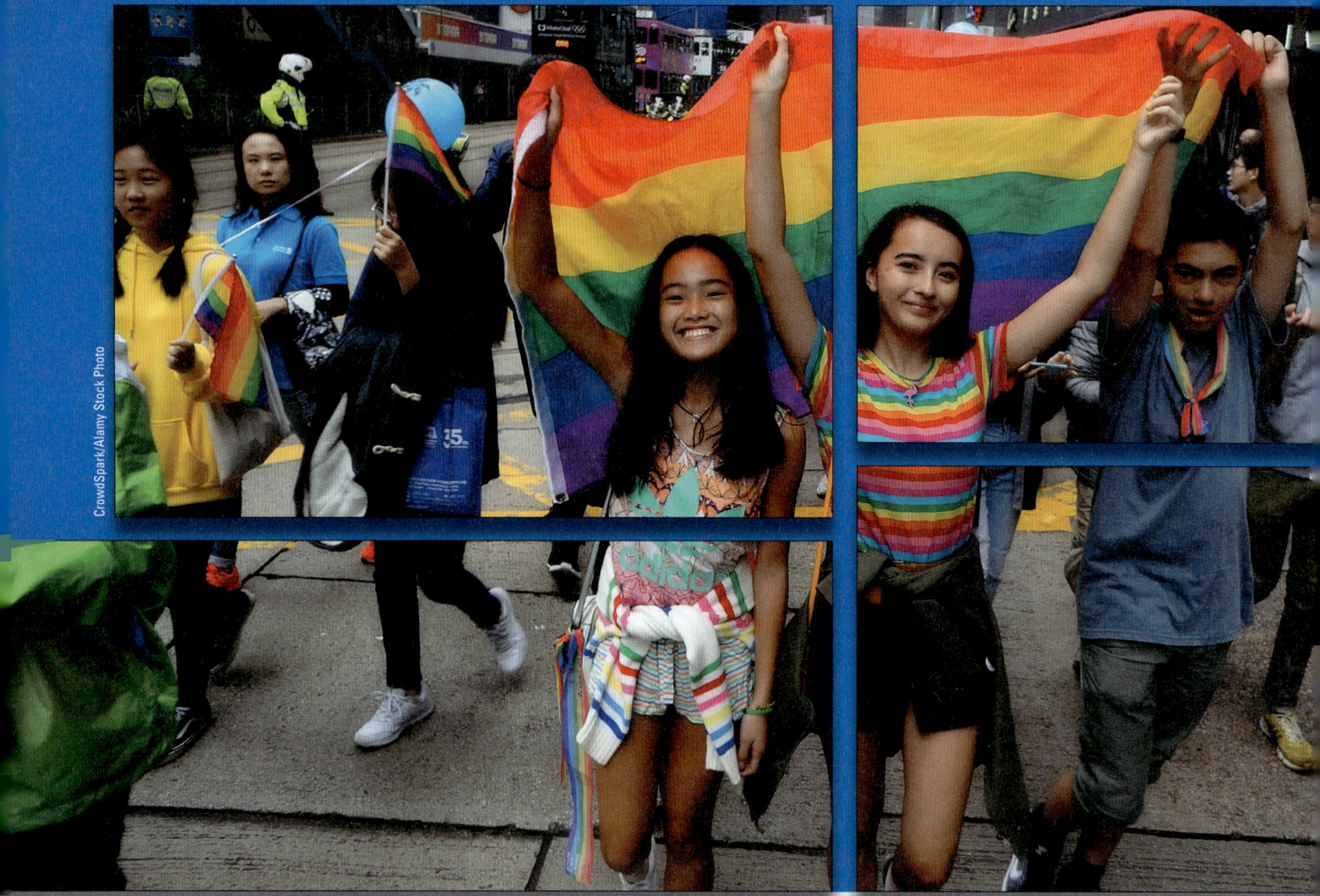

CrowdSpark/Alamy Stock Photo

학습 성과

이 장의 성취 목표

- **10-1** 중기 아동기의 사회성 및 정서 발달 이론을 설명할 수 있다.
- **10-2** 중기 아동기의 사회성 발달에 대한 가족의 영향에 대해 논의할 수 있다.
- **10-3** 중기 아동기 사회성 발달에 대한 또래의 영향에 대해 논의할 수 있다.
- **10-4** 중기 아동기의 사회성 발달에서 학교가 미치는 영향을 논의할 수 있다.
- **10-5** 중기 아동기 발달 과정에서 사회성 및 정서 문제에 대해 논의할 수 있다.

사람은 사회적 동물이고, 아기와 한두 명의 주된 돌봄자 사이에서 시작되는 사회적 관계는 또래 역할이 중요해지면서 확대된다.

> 6 ~ 12세 사이의 시기는 또래가 더 중요해지고 우정이 깊어진다.

학교에 입학하면 아동은 교사의 영향을 받게 된다. 부모와의 관계는 아이들의 독립성이 발달함에 따라 변화한다.

10-1 중기 아동기의 사회성 및 정서 발달 이론

이 연령대의 인격에 관한 주요 이론은 다른 학령전기와 청소년기보다 덜 언급되었다. 그럼에도 불구하고 몇 가지 일반적인 맥락이 나타난다.

1. 정신분석 이론(Psychoanalytic Theory)

프로이트에 따르면 중기 아동기의 아이들은 **잠재기(잠복기**, latency stage)로, 프로이트는 이 기간 동안 성적 감정이 억압(무의식) 상태로 남아 있다고 믿었다. 아이들은 이 기간을 이용하여 지적, 사회적 및 기타 문화적으로 가치있는 기술을 개발하는 데 집중한다.

프로이트와 마찬가지로 에릭 에릭슨(Erik Erikson)은 중기 아동기의 주요 발달 과제를 인지 및 사회적 기술의 습득으로 보았다. 에릭슨은 이 단계를 **근면성 대 열등감**(industry vs. inferiority)으로 명명하였다. 중기 아동기의 도전을 이겨낸 아이들은 근면감이나 역량이 발달한다. 학교 생활이나 또래 관계에 어려움을 겪는 아이들은 열등감을 느낄 수 있다.

2. 사회 인지 이론

사회 인지 이론은 중기 아동기에 보상의 중요성과 모델링에 초점을 맞추고 있다. 이 기간 동안 아동은 외부 보상과 처벌에 덜 의존하고 점점 더 자신의 행동을 통제한다. 아이들은 더욱 다양한 모델에 노출된다. 부모뿐만 아니라 교사, 다른 성인, 또래, 상징적 모델(예 : TV 캐릭터 또는 이야기 속의 여주인공)도 영향력 있는 모델 역할을 한다(Grusec, 2017).

잠재기 정신 분석 이론에서 성적 충동을 억제하고 다른 기술을 발달시키는 것이 특징인 심리성적 발달의 네 번째 단계

근면성 대 열등감 에릭슨의 심리사회발달 이론 중 중기 아동기에 나타나는 단계. 과업의 수행은 근면성을 발달시키는 반면, 실패는 열등감을 가져온다.

사회 인지 자신과 타인의 관계에 대한 아동의 이해 발달

3. 인지 발달 이론과 사회적 인지

피아제에 따르면 중기 아동기는 구체적 조작기와 일치하며 부분적으로 자기중심주의가 쇠퇴하고 다른 사람들의 관점에서 세상과 자신을 바라볼 수 있는 능력이 확장된다. 이러한 인지적 진보는 아동의 사회적 관계에 영향을 미친다(Slaughter, 2011).

사회적 인지(Social cognition)는 사회적 세계에 대한 인식을 의미하며, 우리 관심사는 아동의 조망수용능력(타인의 생각, 감정, 지식 등을 그 사람의 관점에서 이해하는 능력)의 발달이다(Bengtsson & Arvidsson, 2011). 로버트 셀먼과 그의 동료(Kwok & Selman, 2013)는 아이들에게 다음과 같은 사회적 딜레마를 제시함으로써 이러한 기술의 발달을 연구했다.

> 홀리는 나무 오르기를 좋아하는 여덟 살 소녀로 그녀는 동네 최고의 나무 등반가입니다. 어느 날 키가 큰 나무에서 내려오면서, 그녀는 나무 가지에서 떨어졌지만, 다치지는 않았습니다. 그녀의 아버지는 그녀가 떨어지는 것을 본 후, 화가 났고 그녀에게 더 이상 나무에 오르지 않겠다고 약속을 받아냅니다.

TRUTH OR FICTION?

T	F	아동의 자존감은 중기 아동기에 상승하는 경향이 있다.
T	F	취업 여성의 딸은 실업 여성의 딸보다 성취 지향적이며 더 높은 직업 목표를 설정한다.
T	F	중기 아동기에 인기 있는 아이들은 나이에 비해 매력적이고 상대적으로 성숙한 경향이 있다.
T	F	어떤 아이들은 그들이 비난받아 마땅하든, 그렇지 않든 간에, 삶의 모든 문제에 대해 그들 스스로를 탓한다.
T	F	학교 공포증이 있는 아동은 문제의 원인이 밝혀지고 해결될 때까지 집에 머무르는 것이 좋다.

그날 늦게 홀리와 그녀의 친구들은 씬을 만났습니다. 씬의 새끼 고양이는 나무에 갇혀서 내려갈 수 없어 즉시 조치를 취해야 합니다. 그렇지 않으면 떨어질 수 있습니다. 홀리는 새끼 고양이에게 다가갈 수 있을 만큼 나무를 잘 기어오르는 유일한 사람이지만, 그녀는 아버지와의 약속을 기억합니다. —셀먼(1980, 36쪽)

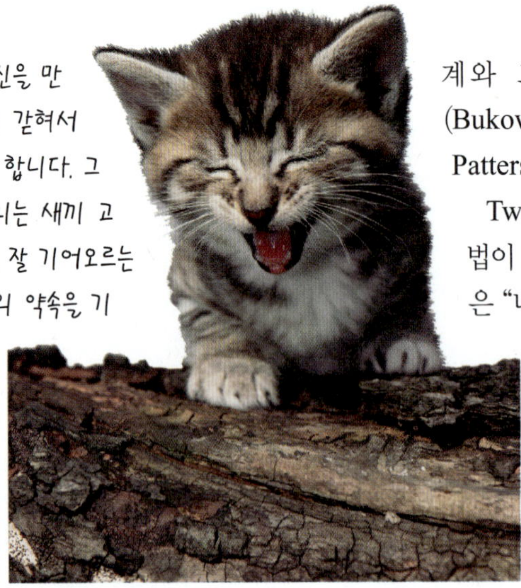

Radius Images/Getty Images

그때 아이들에게 "홀리가 나무에 올랐다는 것을 그녀의 아버지가 알게 되면 어떻게 생각하실까?"라는 질문을 하였다. 아동들의 반응을 바탕으로 셀먼(1976)은 아동기의 조망 수용능력의 5단계를 설명했다(표 10.1 참조). 더 나은 조망수용능력을 가진 아동은 더 나은 또래 관계를 갖는 경향이 있다(Abrams et al., 2014; Smith & Rose, 2011).

4. 중기 아동기의 자아 개념 발달

어린 시절에 아동의 자아 개념은 외모, 활동, 생활 상황과 같은 구체적인 외적 특성에 초점을 맞춘다. 그러나 중기 아동기 인지 발달 과정을 지나면서 더 추상적인 내부 특성 또는 성격 특성의 역할이 중요해진다. 사회적 관계와 그룹 멤버십이 의미있게 된다(Bukowski & Veronneau, 2014; Rosen & Patterson, 2011).

Twenty Statements Test라는 조사 방법이 이러한 진행을 뒷받침한다. 아이들은 "나는 누구인가?"라는 질문과 답을 쓸 공간 20칸이 있는 종이 한 장을 받게 된다.

9세 남자아이와 11세 여자아이의 대답을 생각해 보자.

남자아이 : 제 이름은 Bruce C입니다. 눈이 갈색입니다. 난 머리가 갈색입니다. 나는 눈썹이 갈색입니다. 나는 9살입니다. 나는 스포츠를 좋아합니다. 나의 가족은 7명입니다. 나는 눈부위가 멋져요. 나는 친구가 많아요. 나는 1923 Pinecrest Drive에 살고 있습니다. 나는 9월에 열 살이 됩니다. 나는 소년입니다. 키가 거의 2m인 삼촌이 있습니다. 우리 학교는 Pinecrest입니다. 제 선생님은 Mrs. V입니다. 나는 하키를 합니다. 나는 또한 반에서 가장 똑똑한 소년입니다. 나는 음식을 좋아합니다. 나는 신선한 공기를 좋아합니다. 나는 학교가 좋습니다.

여자아이 : 제 이름은 A입니다. 나는 인간입니다. 나는

표 10.1 조망 수용의 수준

수준	대략적인 나이(년)	상황의 판단
0	3~6세	아이들은 자기중심적이며 다른 사람들이 자신과 다른 관점을 가지고 있다는 것을 깨닫지 못한다. 이 나이의 아이는 일반적으로 홀리가 새끼 고양이를 좋아하기 때문에 새끼 고양이를 구할 것이고 그녀의 아버지도 새끼 고양이를 좋아하기 때문에 행복할 것이라고 말할 것이다. 아이는 모든 사람이 자신이 하는 것처럼 느낀다고 가정한다.
1	5~9세	아이들은 다른 상황에 있는 사람들이 다른 관점을 가질 수 있다는 것을 이해한다. 아이는 여전히 한 가지 관점만 '옳다'고 가정한다. 홀리는 왜 그녀가 나무에 오르는지 아버지가 모르면 그는 화를 낼 것이라고 말할 수 있다. 그러나 그녀가 이유를 말하면 아버지는 이해할 것이다. 아이는 정보 부족으로 인해 아버지의 관점이 홀리의 관점과 다를 수 있음을 인식한다. 그러나 정보가 확보되면 그는 '올바른'(즉, Holly의) 관점으로 인식하게 될 것이다.
2	7~12세	아이는 사람들이 서로 다른 가치나 생각을 가지고 있기 때문에 다르게 생각하거나 느끼는 것을 이해한다. 아이는 또한 다른 사람들이 아이의 관점을 이해할 수 있음을 인식한다. 따라서 아이는 다른 사람의 반응을 더 잘 예측할 수 있다. 전형적인 이 나이의 아동은, 그녀의 아버지가 왜 그녀가 나무에 올라갔는지 이해하고 따라서 그가 그녀를 처벌하지 않을 것이라는 것을 홀리가 알고 있다고 말할 수 있다.
3	10~15세	아이는 마침내 자신과 다른 사람이 동시에 서로의 관점을 고려할 수 있다는 것을 깨닫는다. 아이는 다음의 추론과 비슷한 말을 할 수 있다. 즉, 홀리의 아버지는 홀리가 나무에 올라가서는 안 된다고 생각할 것이다. 그러나 이제 그는 그녀의 이야기를 들었으므로 그녀가 옳다고 생각하는 것을 하고 있다고 느낄 것이다. 홀리는 아버지가 자신의 감정을 고려할 것이라는 것을 알고 있다.
4	12세 이상	아이는 상호 관점을 취하는 것이 항상 합의로 이어지는 것은 아니라는 것을 알고 있다. 더 큰 사회 집단의 관점도 고려해야 한다. 이 나이의 아동은, 사회가 아이들이 부모에게 순종하기를 기대하기 때문에 홀리는 왜 그녀의 아버지가 자신을 처벌할 수 있는지 깨달아야 한다고 말할 수 있다.

*연령은 중복될 수 있다. 출처: Selman, RL (1976). 사회적 인지적 이해. InT. Lickona (Ed.), 도덕 발달 및 행동 : 이론, 연구 및 사회적 문제. New York, NY : Holt, Rinehart & Winston.

소녀입니다. 나는 진실한 사람입니다. 난 예쁘지는 않습니다. 나는 공부는 그럭저럭 합니다. 나는 아주 좋은 첼리스트입니다. 나는 아주 좋은 피아니스트입니다. 나는 나이에 비해 키가 조금 큽니다. 나는 여러 소년을 좋아합니다. 나는 여러 소녀를 좋아합니다. 나는 테니스를 칩니다. 나는 아주 좋은 음악가입니다. 나는 항상 누군가와 친구가 될 준비가 되어 있습니다. 나는 대체로 잘하지만 화를 내기도 합니다. 일부 소녀와 소년은 나를 좋아하지 않습니다. 소년들이 나를 좋아하는지 아닌지 나는 잘 모르겠습니다.

–몬테 마요르 & 아이젠(1977)

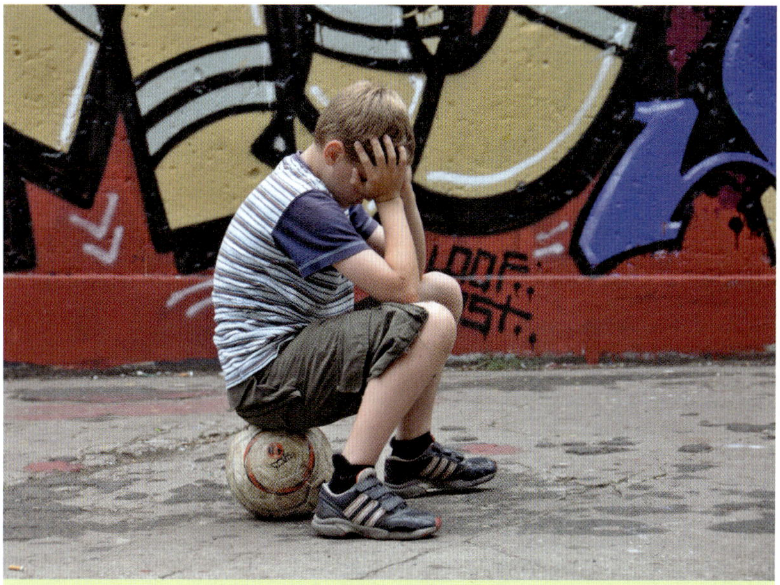

imageBROKER/Alamy Stock Photo

아동의 자존감은 중기 아동기에 감소하는 경향이 있는데, 부분적으로는 신체적 외모와 학업 및 사회적 영역에서의 성과를 보다 현실적으로 평가하기 때문이다.

아홉 살짜리 아이는 자신의 나이와 주소를 나열하고, 가족에 대해 이야기하고, 자기 정의에서 눈 색깔과 같은 신체적 특성에 중점을 둔다. 아홉 살짜리 아이는 초보적인 심리적 특성으로 간주될 수 있는 자신이 좋아하는 것을 언급한다. 그러나 구체적 조작기의 어린이에게 예상되는 대로 그들은 구체적 사고의 틀을 벗어나지 못한다. 9세부터 11세 아이들은 자신의 역량을 나열한다. 자신의 매력에 대한 불만에도 불구하고 자신의 음악적 능력을 고집하는 것과 같이 자신의 자존감을 높이기 위한 11세의 노력은 심리적 특성과 사회적 관계에 더 큰 관심을 보여준다.

자아 존중감(Self-Esteem) 아이들이 중기 아동기에 접어들면서 그들은 다양한 영역에서 자신의 가치를 평가한다(Rosen & Patterson, 2011). 학령전기 아동은 일반적으로 '일을 잘 하는지' '아닌지' 스스로 자신을 보는 경향이 있다. 그러나 5~7세가 되면 아동은 신체적 능력, 외모, 또래 관계, 부모 관계, 읽기, 수학 및 일반적인 학교 성취 정도의 7가지 다른 영역에서 그들의 역량을 판단할 수 있게 된다. 그들은 또한 일반적인 자기 생각을 말한다(Harter, 2012).

아동의 자존감은 중기 아동기에 감소하여 12~13세에 낮은 수준(low ebb)에 도달한다. 그런 다음 청소년기에 증가한다(Chung et al., 2017; Harter, 2012). 감소의 원인은 무엇일까? 학령전기 아동은 자기중심적이기 때문에 그들의 자아개념은 비현실적일 수 있다. 중기 아동기가 되면 아이들은 자신을 다른 아이들과 비교할 수 있고 더 정직하고 비판적인 자기 평가가 가능해진다. 여아는 남아보다 읽기, 일반 학업, 타인을 돕는 것에 대해 더 긍정적인 자기 개념을 갖는다. 남아는 수학, 신체 능력 및 외모에서 더 긍정적인 자기 개념을 갖는 경향이 있다(Leaper & Brown, 2018; Underwood & Rosen, 2011).

FICTION

T (F) 아동의 자존감은 중기 아동기에 상승하는 경향이 있다.

중기 아동기에 아동의 자존감이 높아진다는 말은 사실이 아니다. 사실 아동은 12세 또는 13세가 되면 자신의 강점과 단점에 대한 보다 현실적인 평가에 직면하기 때문에 자존감이 감소하는 경향이 있다.

권위 있는 부모의 양육은 분명히 아이들의 자존감에 기여한다(Chan & Koo, 2011; Garcia & Santiago, 2017). 호의적인 자아상을 가진 아이들에겐 제한하고, 참여하며, 사랑하는 부모가 존재하는 경향이 있다. 자존감이 낮은 아이들의 부모는 권위주의적이거나 거부하고 방치하는 부모일 가능성이 더 높다.

또래들의 사회적 수용은 학업, 사회 및 운동 영역에서 자기 인지 능력과 관련이 있다(Cillessen & Bellmore, 2011). 부모와 동급생은 중기 아동기에 아이들의 자존감에 똑같이 많은 영향을 준다. 친구와 교사는 상대적으로 영향력이 적지만 역시 중요하다(Harter, 2012).

학습된 무기력(learned helplessness) 학업에서 낮은 자존감이 나타나는 원인 중 하나는 학습된 무기력으로 알려져 있다. 학습된 무기력은 자신이 추구하는 보상을 얻을 수 없다는 후천적인 믿음이다. '무력한' 아동은 실패 후 그만두는 경향이 있는 반면, 자신의 능력을 믿는 아동은 전략을 지속하거나 변경하는 경향이 있다(Sorrenti et al., 2018). 이 차이의 한 가지 이유는, '무력한' 아이들이 성공은 노력보다 능력에 기인하며 특정 분야에서 자기의 능력이 거의 없다고 믿기 때문이다. 결과적으로 끈기는 쓸데없는 것으로 생각한다. 무력한 아이들은 일반적으로 IQ 및 성취도 테스트에서 더 낮은 점수를 받는다(Dweck, 2015).

수학에서 성별 차이가 나타난다(ElseQuest & Hyde, 2018). 연구자들은 여학생이 수학과 과학에서 남학생만큼 수행할 수 있는데도 자신의 능력에 대한 자신감이 떨어진다는 것을 발견하였다(Hall, 2012). 왜 그럴까? 많은 부모와 교사는 딸의 능력이 입증되었음에도 여아가 남아보다 수학 능력이 떨어진다는 고정관념을 가지고 있다.

10-2 가족

중기 아동기에 비록 또래, 교사 및 기타 외부인이 더 큰 역할을 하기 시작하지만 가족은 계속해서 아동 사회화의 핵심적인 역할을 한다(Dunn, 2015; Grusec, 2017).

1. 부모-자녀 관계

부모-자녀간 상호작용은 중기 아동기 동안 새로운 관심사에 초점을 맞춘다. 여기에는 학교 관련 문제, 집안일 할당 및 또래 활동이 포함된다(Grusec, 2017). 학령전기 시기에 비해 부모는 아동의 활동에 대한 모니터링을 덜하고 직접적인 피드백을 덜 제공한다. 통제는 **'공동 조절(coregulation)'**이라고 알려진 과정에서 점차적으로 부모에서 자녀에게로 이전된다(Maughan, 2011). 아이들은 부모의 표준을 내면화하기 시작한다.

아동과 부모는 함께 보내는 시간이 학령전기보다 중기 아동기에 줄어든다. 아동은 아버지보다 어머니와 더 많은 시간을 보낸다. 학령기 아동과 어머니의 상호작용은 계속해서 돌봄을 중심으로 이루어진다. 아버지는 상대적으로 여가활동에 더 많이 관여한다(Demby et al., 2015; Keown & Palmer, 2014).

인지 능력이 발달하기 때문에 10~12세 아동은 초기 아동기보다 부모를 더 엄격하게 평가한다(Grusec, 2017). 그러나 중기 아동기 동안 아이들은 부모를 정서적 지원의 가장 좋은 자원으로 평가한다(Grusec, 2017).

2. 레즈비언과 게이 부모

"그 아름다운 목걸이는 어디서 났어요?" 나는 소아과 의사 사무실에 있는 어린 소녀에게 물었다. "엄마로부터요." 그녀가 대답했다. 그녀의 가족은 두 명의 여성으로 구성되었으며, 각각 생물학적 자녀인 한 명의 소녀와 한 명의 소년을 가졌다.

레즈비언 및 게이 양육에 대한 연구는 두 가지 일반적인 범주로 분류된다. 즉, 아동의 일반적인 적응과 레즈비언 및 게이 부모의 자녀가 다른 아이들보다 레즈비언 또는 게이가 될 가능성이 더 높은지 여부이다. 연구에 따르면 일반적으로 레즈비언과 게이 부모의 자녀에게 보이는

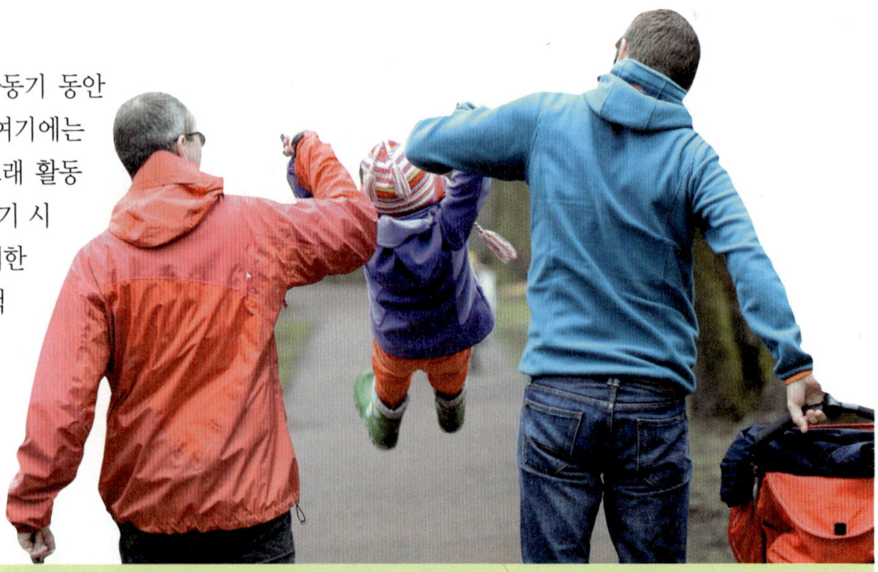
dpa picture alliance/Alamy Stock Photo

레즈비언이나 게이 부모에 의해 양육되는 것이 아이들의 적응이나 성적 취향에 영향을 미치는 것으로 나타나지 않았다. 그러나 레즈비언, 게이 또는 트랜스젠더 개인으로서 LGBT 가족은 지원하는 커뮤니티에서 더 잘한다.

학습된 무기력 환경을 통제할 수 없다는 후천적(습득된) 믿음

공동 조절(coregulation) 통제권(조절권)이 부모에서 자녀로 점진적으로 이전되는 것. 중기 아동기에 시작됨.

심리적 적응은 이성애 부모의 자녀와 비슷하다(Calzo et al., 2017; Patterson, 2017). 동성애에 대한 오명에도 불구하고 레즈비언과 게이 남성은 긍정적인 가족 관계를 유지할 가능성이 높다(Calzo et al., 2017; 패터슨, 2017). 그러나 레즈비언 및 게이 커플과 그 자녀의 심리적 적응은 해당 지역의 레즈비언 및 게이 가족에 대한 사회적 지원이 있는 지역 사회에서 더 우수하다는 점에 유의해야 한다(Lick et al., 2012; Oswald et al., 2013). 주요 대도시 지역과 같이 레즈비언 및 게이 인구 밀도가 높은 지역에서는 일반적으로 그들에게 더 많은 지원을 제공한다.

레즈비언과 게이 부모의 자녀는 성적 취향이 어떨까? 그린(Green, 1978)은 레즈비언이나 **트랜스젠더** 부모님에게 양육되고 있거나 양육되어진 3세부터 20세까지의 아동과 젊은 성인 37명을 관찰하였다. 한 아동을 제외한 모든 대상자는 성별과 나이에 맞는 전형적인 장난감, 의복, 친구(남성 또는 여성)에 대한 선호도를 보고하거나 회상했다. 성적 환상이나 성적 행동을 보고한 13명의 나이 많은 대상자들은 모두 이성애 지향적이었다.

3. X 세대 또는 EX 세대? 이혼한 부모의 아동은 어떻게 될까?

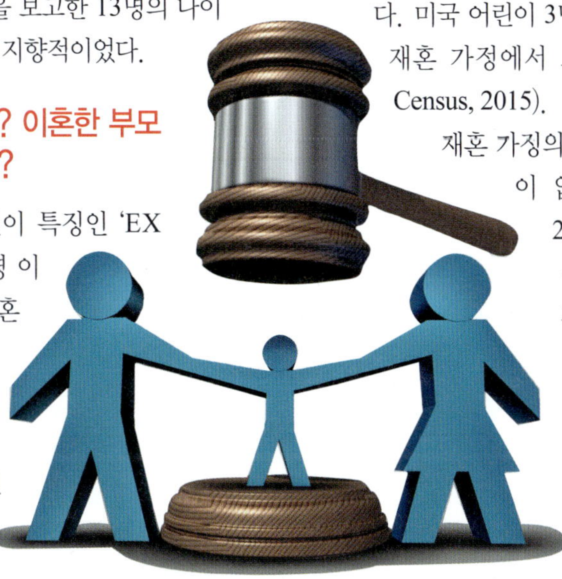

Brain light/Alamy Stock Photo

오늘날에는 전처와 전남편이 특징인 'EX 세대' 시대인가? 매년 백만 명 이상의 미국 아동이 부모의 이혼을 경험한다. 미국에서 결혼한 부모에게 태어난 유럽계 미국인 아동의 거의 40%와 아프리카계 미국인 아동의 75%가 이혼의 결과로 적어도 어린 시절의 일부를 한 부모 가정에서 보내게 된다(US Census Bureau, 2017).

이혼은 부모에게 힘든 일이지만 아이들에게 그것은 더 힘들 수 있다(Kim, 2011; Moon, 2011). 더 이상 아이들은 두 명의 부모와 함께 식사를 하지 않는다. 그들은 더 이상 부모와 함께 공놀이를 하거나, 영화관 또는 디즈니랜드에 가지 않는다. 부모는 이제 대체로 두 가구를 부양하고 있어서 결과적으로 자녀를 위한 자원이 줄어든다. 어머니와 함께 사는 많은 아이들은 가난에 시달리고 있다. 한때 함께 지냈던 어머니는 가끔 방문하며 직장에서 더 많은 시간을 보내고 아이들을 장기간 탁아소에 맡길 수 있다.

대부분의 아이들은 이혼 후 어머니와 함께 산다. 일부 아버지는 떨어져 있음에도 불구하고 자녀에게 헌신적이지만 다른 아버지들은 시간이 지남에 따라 자녀와 함께 보내는 시간이 줄어드는 경향이 있다. 아버지의 관심이 멀어지면 아이들의 활동과 사회적 상호작용이 박탈될 뿐만 아니라 자존감도 떨어진다. "아빠가 더 이상 나를 사랑하지 않는 이유는 무엇인가? 나에게 뭐가 문제인가?"라는 생각을 하게 된다.

이혼 가정의 아동은 행동 장애, 약물 남용, 학교 성적이 좋지 않을 가능성이 더 높다(Amato & Anthony, 2014; Hicks et al., 2013). 아동의 신체 건강이 저하될 수 있다(Kerker et al., 2015). 아동에게 이혼 후 안 좋은 결과는 대체로 첫 1년 동안이 가장 심하다. 그리고 나서 몇 년 후에 아이들은 좋아지는 경향이 있다(Malone et al., 2004).

재혼 가족의 생활 : 그의, 그녀의, 그들의 그리고…

대부분의 이혼한 사람들은 보통 자녀가 어릴 때 재혼한다. 미국 어린이 3명 중 1명 이상은 어린 시절의 일부를 재혼 가정에서 보내게 된다(U.S. Bureau of the Census, 2015).

재혼 가정의 영향에 대한 경험 법칙은 경험 법칙이 없다는 것이다(Harvey & Fine, 2011). 많은 의붓 부모는 의붓 자녀를 생물학적으로 그들 자식이었던 것처럼 대한다(Marsiglio, 2004). 그러나 생물학적 부모보다 의붓 부모에게 신체적 학대를 당할 위험이 큰 것과 같이 재혼 가정생활에는 몇 가지 위험이 있다(Adler-Baeder, 2006). 또한 의붓 부모에 의한 성적 학대는 생물학적 부모보다 훨씬 더 많이(약 8배) 발생한다.

재혼 가정에서 이러한 위험이 발생되는 이유는 무엇일까? 진화 심리학자들에 따르면 사람들은 종종 자신의 유전자가 다음 세대에 번성하기를 원하는 것처럼 행동한다. 따라서 의붓 부모(stepparents)가 다른 사람의 자녀 양육에 덜 헌신적일 수 있다.

트랜스젠더 잘못된 성의 몸에 '갇혀' 다른 성의 사람처럼 느끼는 사람들을 지칭한다. 일부 트랜스젠더(트랜스라고도 함)는 다른 성별의 사람들의 외모와 옷차림을 하는 것에 만족한다. 일부 사람들은 호르몬 치료와 수술을 받아 다른 성별 사람들의 신체적 특성을 갖기도 한다.

이혼에 대해 아이들과 이야기하기

이혼에 대해 아이들과 이야기하는 것은 어렵다. 다음 팁은 이러한 대화의 도전과 스트레스에 대해 자녀와 부모 모두에게 도움이 될 수 있다.

- 비밀로 유지하거나 마지막 순간까지 기다리지 마세요.
- 배우자와 함께 자녀에게 이야기하세요.
- 일을 간단명료하게 처리하세요.
- 이혼은 그들의 잘못이 아니라고 말해 주세요.
- 이것은 모든 사람에게 슬프고 속상한 것임을 인정하세요.
- 항상 그들의 부모가 될 것이라는 것과 둘 다 여전히 사랑한다는 사실을 자녀에게 안심시키세요.
- 서로의 결점이나 문제에 대해 아이들과 함께 토론하지 마세요.

출처: American Academy of Child & Adolescent Psychiatry. (2008). *Children and divorce*. Retrieved from http://www.aacap.org/cs/root/facts_for_families/children_and_divorce

우리는 '자녀를 위해' 결혼을 유지해야 할까? 많은 사람들은 도덕적인 이유로 결혼과 가족생활은 영원해야 한다고 생각한다. 사람들은 자신의 가치 체계에 비추어 이혼의 도덕적 측면을 고려해야 한다. 하지만 순전히 심리적 관점에서 말다툼을 하는 부모는 어떻게 해야 할까? 이에 대한 대답은 아이들 앞에서 어떻게 행동하는지에 크게 의존하는 것 같다. 연구에 따르면 심각한 부모의 다툼은 부모가 별거하거나 이혼할 때 자녀가 경험하는 것과 같은 종류의 문제와 관련이 있다(Troxel & Holt-Lunstad, 2013).

아이들이 성인이나 결혼 갈등에 노출되면 생물학적 '경보 반응(심장박동 수, 혈압 및 땀 분비 증가)'을 보인다(El-Sheikh, 2007). 따라서 많은 연구자들은 지속적으로 싸우는 부모가 이혼한 후 그들의 자식이었던 일부 아동은 더 잘 사는 경향이 있음을 인정한다(Amato & Anthony, 2014).

4. 모성 취업의 영향

이 장이 '모성 취업의 영향'으로 표시된 이유는 무엇일까? '부모 취업' 또는 '취업 부모'가 아닌 이유는 무엇일까? 아마도 여성이 주부로서의 전통적인 역할 때문일 것이다. 반세기 전에는 대부분의 여성이 집에 남아 있었지만 오늘날 18세 미만 자녀를 둔 기혼 모 4명 중 거의 3명, 이혼, 별거 또는 사별한 어머니 5명 중 4명이 취업 상태에 있다(England, 2017).

많은 논평가들은 모성 취업이 아동에게 미치는 영향에 대해 우려해 왔다. 부분적으로 이것은 어머니가 집에 남아 있어야 한다고 주장하는 보다 전통적인 가치에 기반을 두고 있지만, 연구 결과는 엇갈린다. 일부 연구에 따르면 모성 취업은 아동에게 미치는 영향이 부정적일 수 있다(Belsky, 2006b). 다른 연구에 따르면 취업한 어머니는 자녀에게 더 많은 학습 기회를 제공한다(Buehler et al., 2014).

한 가지 공통된 믿음은 엄마가 집에 있는 것보다 직장에 있는 것이 자녀의 비행으로 이어진다는 것이다. 연구자들은 12세부터 14세에 해당하는 707명의 청소년 데이터를 사용한 미국청소년 종단연구에서 어머니의 직업적 상태가 비행과 관련이 있는지 여부를 조사하였다(Vander Ven & Cullen, 2004). 그들은 모성 취업 자체는 비행과 아무런 연관이 없었지만 비행은 감독 부족과 관련이 있다는 것을 발견하였다.

모성 취업에 대한 장점도 있다. 취업한 여성의 딸은 일하지 않는 여성의 딸보다 더 성취 지향적이며 자신을 위한 더 높은 직업 목표를 설정한다(Greene et al., 2013). 일하는 엄마의 자녀는 성 역할 고정관념에서 보다 친사회적이며 불안감이 덜하고 융통성 있는 경향이 있다(Goldberg et al., 2012; Greene et al., 2013).

TRUTH

(T) F 취업 여성의 딸은 일하지 않는 여성의 딸보다 더 성취 지향적이며 더 높은 직업 목표를 설정한다.

취업한 여성의 딸이 일하지 않는 여성의 딸보다 더 성취 지향적이며 자신을 위해 더 높은 직업 목표를 설정한다는 것은 사실이다. 한 가지 가능한 설명은 어머니가 딸의 역할 모델이 된다는 것이다.

10-3 또래 관계(Peer Relationships)

가족은 처음 몇 년 동안 자녀에게 가장 강력한 영향을 미친다(Carr, 2011; Grusec, 2015). 그러나 아이들이 중기 아동기에 접어들면서 또래들이 더 많이 중요해진다(Wentzel & Muenks, 2016).

1. 사회화 영향 관계로서의 또래

부모는 성인과 관련된 경험만 자녀에게 제공할 수 있다. 또래는 자녀의 세대를 반영하는 관심과 기술을 가지고 있기 때문에 아이들은 또래와의 경험에서 서로 배우게 된다(Eivers et al., 2012; Gauvain, 2016).

또래들은 서로 협력하고, 리더와 관계를 맺고, 자신을 포함한 공격적인 충동에 대처하는 연습을 할 수 있다. 또래는 중요한 동료(confidants)가 될 수 있다(Dunn, 2015; Wentzel, 2014). 부모와 마찬가지로 또래는 친구가 어떤 유형의 충동(애정, 공격적 등)을 안전하게 표현할 수 있는지 배우도록 도와준다. 부모와 의견이 맞지 않는 아이들은 또래를 비교 대상으로 삼을 수 있다. 그들은 감정과 경험을 비교할 수 있다. 아이들이 또래들과 문제가 되는 생각과 경험을 공유할 때, 아이들은 자신이 외톨이가 아니라 정상임을 깨닫는다(Wentzel, 2014).

2. 또래 수용 및 거부

또래의 문제는 훗날 적응에 영향을 미치기 때문에 아동기에는 또래의 수용 또는 거부는 중요하다(Dunn, 2015; Wentzel, 2014). 인기있는 아이들은 매력적이고 나이에 비해 성숙하며 스포츠나 학업에서 성공하는 경향이 있지만, 매력은 남아보다 여아에게 더 중요한 것 같다(Rennels & Langlois, 2014). 사회적으로 말해서 인기있는 아이들은 친절하고, 협조적이며, 도움이 되고, 사회적으로 능숙하다(Rodkin et al., 2013; Xie et al., 2006). 그들은 또한 높은 자존감을 가지고 있다.

공격적이고 집단 활동을 방해하는 아이들은 때때로 또래들에 의해 거부된다(Boivin et al., 2005). 그러나 때로는 공격적인 아이들이 인기가 있다. 표면적으로 일반적인 규칙은 없다(Ojanen & Findley-Van Nostrand, 2014; Troop-Gordon & Ranney, 2014).

TRUTH

Ⓣ F 중기 아동기에 인기있는 아이들은 매력적이고 나이에 비해 상대적으로 성숙한 경향이 있다.

인기있는 아이들이 매력적이고 나이에 비해 상대적으로 성숙한 경향이 있는 것은 사실이다. 남자아이들보다 여자아이들이 매력을 더 중요하게 생각한다.

3. 우정의 발전

학령전기와 중기 아동기 첫 몇 년의 기간에 우정은 지리적 친밀성 또는 근접성을 기반으로 한다. 우정은 피상적이다. 즉 빠르게 형성되고 쉽게 부서진다. 중요한 것은 공유활동이고 누가 그네 세트와 샌드박스를 가지고 있느냐이다(Berndt, 2004; MacEvoy et al., 2016).

8세에서 11세 사이의 아이들은 서로의 필요를 충족시키고 바람직한 특성을 갖는 친구의 중요성을 인식한다(Lansford et al., 2014). 그들은 친구가 착하고 관심사를 공유한다고 말할 가능성이 더 크다. 그들은 행동과 성격이 비슷한 친구를 점점 더 많이 선택한다. 신뢰도, 상호이해 및 개인정보 공개 의지는 중기 아동기와 그 이후의 우정을 특징 짓는다(Lansford et al., 2014). 여아는 남아보다 더 친밀한 우정을 쌓고 마음을 터 놓는 친구를 찾는 경향이 있다(Zarbatany et al., 2000).

표 10.2 아동의 우정 개념 단계

단계	이름	나이(년)	진행 상황
0	순간적인 물리적 상호작용	3~6	아이들은 자기중심적이다. 친구라는 개념은 같은 것을 가지고 노는 것을 좋아하고 근처에 사는 사람이다.
1	단방향 지원	5~9*	아이들은 자기중심적이지 않지만 자신이 원하는 것을 하는 사람이 친구라고 생각한다.
2	자기가 좋을 때만 하는 협력	7~12*	친구는 서로를 위해 무엇인가를 하는 것으로 보이지만 초점은 여전히 자기 이익에 있다.
3	친밀하고 상호 공유	10~15*	초점은 개별적인 개인보다는 관계에 있다. 우정은 오랜 기간 동안 상호 지원을 제공하는 것으로 간주된다.
4	자율적 상호 의존적	12 이상*	아동(청소년 및 성인)은 사람들이 변화함에 따라 우정이 성장하고 변화하며 다양한 요구를 충족시키기 위해 다른 친구가 필요할 수 있음을 이해한다.

*연령은 중복될 수 있다.
출처: Selman, RL (1980). 대인 관계 이해의 성장 : 발달 및 임상 분석. New York, NY : Academic Press.

괴롭힘 : 고통의 전염병

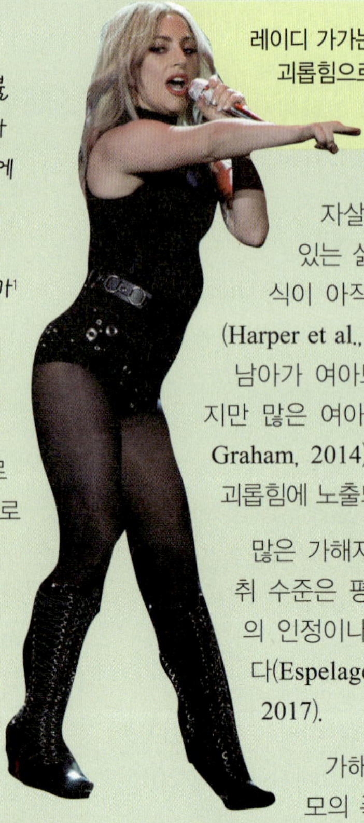

WENN Ltd/Alamy Stock Photo

레이디 가가는 이제 슈퍼스타가 되었지만, 학교에서 괴롭힘으로 인해 심각한 자기회의에 빠진 적이 있었다.

> 나는 수많은 사람들 앞에서 매우 끔찍하고 모욕적인 이름으로 불렸고, 한때 공부하는 데에 어려움을 겪었습니다. 수업에 참여하고 싶지 않았습니다. 그리고 저는 이성애자 학생이었기 때문에 고등학교 시절에 항상 너무 부끄러워서 수업에 집중조차 할 수 없었던 어떤 시절이 있었습니다. 나는 내가 누군지 너무 부끄러웠습니다.
>
> – 레이디 가가[1]

11살 마이클 윌슨이 자살했다. 그의 가족은 머리에 비닐봉지가 씌어진 그를 발견했다(Nurwisah, 2011). 마이클은 근이영양증이 있었다. 그는 휠체어를 사용하여 학교에 다녔다. 학교에서 12살짜리 아이가 자신의 아이폰을 강제로 빼앗았다. 그가 죽기 몇 달 전에 마이클은 "내가 그 학교로 돌아가야 한다면 자살할 것"이라고 말했다. 그리고 그는 그렇게 했다.

또 12살의 레베카는 버려진 시멘트 공장의 플랫폼에 올라가 뛰어 내려 자살했다. 그녀는 위협적이고 조롱하는 문자 메시지와 휴대폰 사진 공유, 즉 너무 흔한 **사이버 폭력**에 노출되었다(Alvarez, 2013).

괴롭힘은 학교 분위기에 치명적인 영향을 미친다. 학교에 대한 인식을 안전한 곳에서 폭력적인 곳으로 바꾸는 것이다(Bowser et al.,2018). 아홉 살 된 스테파니는 수잔과 의견이 맞지 않았고 수잔은 다시 학교에서 보이면 무자비하게 때릴 것이라고 말했다. 그녀의 경고를 강조하기 위해 수잔은 스테파니를 복도로 밀었다. 스테파니는 그것을 몰랐지만 아이러니하게도 수잔은 학교에서 다른 두 명의 소녀들에게 때때로 괴롭힘을 당했다. 스테파니의 반응은 자살이 아니라 학교 가기를 거부하는 것이었다.

마이클, 레베카, 스테파니의 상황에 특이한 점이 있었는가? 안타깝게도 아니다. 괴롭힘은 어디에나 있고 페이스북과 다른 방식으로 인터넷에서 괴롭힘을 당하는 피해자들이 자살하는 사례가 너무 많다(Salmonet al., 2018).

자살은 특히 자신이 누구인지, 나아가고 있는 삶의 방향이 어디인지에 대한 강한 의식이 아직 발달하지 못한 중학생에게 흔하다(Harper et al., 2018).

남아가 여아보다 괴롭힘을 당할 가능성이 더 크지만 많은 여아 또한 괴롭힘을 당한다(Juvonen & Graham, 2014). 대체로 미국 중학생의 절반 이상이 괴롭힘에 노출되어 있다(Bowser et al., 2018).

많은 가해자들에게는 공통점이 있다. 그들의 성취 수준은 평균보다 낮은 경향이 있으므로 동료의 인정이나 존중이 공부보다 더 중요할 수 있다(Espelage & Colbert, 2016; Stefanek et al., 2017).

가해자들은 사회경제적 지위가 낮고 부모의 폭력이 있는 가정에서 양육되었을 가능성이 더 높다(Tippett & Wolke, 2014). 괴롭힘은 또한 더 빈번한 행동 장애, 반항적 장애, 주의력 결핍/과잉 행동 장애(ADHD) 등의 진단과 관련이 있다(Becker et al., 2017).

마이클, 레베카, 스테파니와 같은 괴롭힘의 피해자는 일반적으로 불안하고 우울하며 때로는 다른 아이들이 그들 일에 끼어들지 않기 위해서 자신을 피하는 것을 발견한다(Eastman et al., 2018).

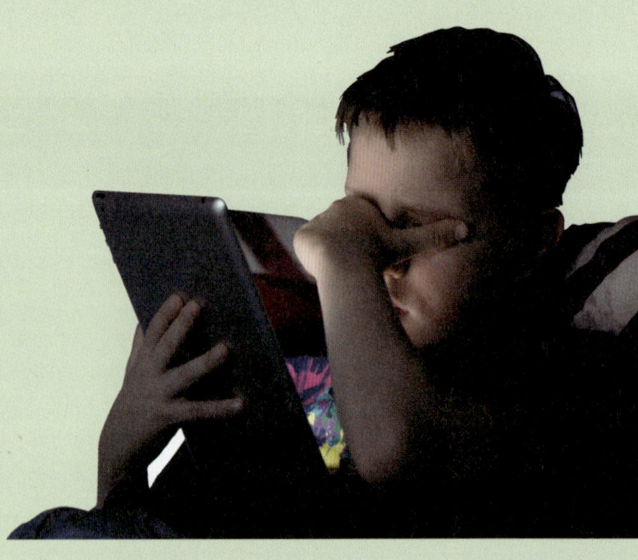

True Images/Alamy Stock Photo

사이버 폭력(cyberbullying) 위협 및 조롱하는 메시지를 전송하기 위해 휴대폰, 컴퓨터 및 태블릿과 같은 전자 장치를 사용하는 것

[1] Nicholas D. Kristof에서. (2012년 3월 1일). 괴롭힘을 당하지 않기 위해 태어났다. 뉴욕 타임즈, p. A31.

로버트 셀맨(Robert Selman, 1980)은 아이들의 우정에 대한 개념 변화를 5단계로 설명하였다(표 10.2 참조). 2단계들은 앞서 논의한 조망 수용 능력 수준에 해당한다.

친구는 다른 아이들과는 다르게 행동한다. 학령기 친구들은 단순히 아는 사람보다 대화가 많고, 주의를 기울이고, 편안하며, 놀이 중에 서로 반응한다(Saldarriage et al., 2015). 친구 사이에서 갈등이 발생할 수 있지만 그럴 때 다투지 않고 긍정적인 방식으로 해결되는 경향이 있다(Bowker et al., 2011).

중기 아동기 아동은 일반적으로 한 명 이상의 '가장 친한' 친구가 있다고 말한다(Berndt et al., 1989; Bowker et al., 2011). 9세의 아동은 평균 4명의 가장 친한 친구가 있다고 말한다. 가장 친한 친구는 다른 친구보다 자신과 닮은 경향이 있다. 중기 아동기에 남자아이는 여자아이보다 더 큰 그룹에서 노는 경향이 있다. 아이들의 우정은 거의 전적으로 같은 성별의 다른 사람들과 함께하며 성차별 경향을 이어가고 있다.

10-4 학교

학교는 아동 발달의 여러 측면에서 강력한 영향을 미친다. 학교는 부모와 마찬가지로 행동을 제한하고 성숙한 행동을 요구하며 의사소통을 시도하고 긍정적인 신체적 · 사회적 · 인지적 발달을 지향한다. 학교는 아동의 IQ 점수, 성취동기 및 직업 선택에 영향을 미친다(Kaplan & Owings, 2015; Woolfolk, 2019). 학교는 사회 및 도덕적 발전에도 영향을 미친다(Kaplan & Owings, 2015).

학교는 또한 경쟁적인 환경이며, 너무 잘하는 아이들은 물론, 우수한 정도의 학생도 다른 사람들에게 분노를 사거나 조롱을 당할 수 있다.

1. 학교 입학

아이들은 학교생활을 시작할 때 많은 새로운 과제를 수행해야 한다. 새로운 학업 과제, 새로운 학교 및 교사의 기대, 새로운 또래 그룹에 맞추기, 부모와의 자연스러운 분리에 대처하기, 스스로 참고 견디며 자기능력을 키우는 일 등이다.

아이들은 학교에 입학할 준비가 얼마나 잘 되어 있을까? 입학 준비에는 최소한 세 가지 중요한 요소가 포함된다.

1. 어린 시절 경험의 다양성과 불평등
2. 어린 아동의 발달과 학습에서의 개인차
3. 입학시 아동 역량에 대한 학교의 합리적이고 적절한 기대치 설정

어떤 아이들은 다른 아이들보다 덜 준비된 채로 학교에 입학한다. 유치원 교사들은 많은 학생들이 수업 준비 없이 학교에 입학한다고 보고한다(Kaplan & Owings, 2015; Woolfolk, 2019). 대부분의 교사들은 아이들이 성공하는 데 필요한 언어 능력이 부족하다고 말한다. 열악한 건강관리 및 영양, 적절한 부모의 자극 및 지원 부족으로 인해 많은 아이들이 학교에 입학하기 전에 학업 실패 위험에 처하게 된다.

2. 학교 환경 : 성공을 위한 단계 설정

연구 요약(Kaplan & Owings, 2015; Patrick et al., 2016)은 효율적인 학교에는 다음과 같은 특성이 있음을 나타낸다.

- 활동적이고 활기찬 학습 환경
- 질서 정연하지만 억압적이지 않은 분위기
- 교사의 권한 부여, 즉, 교사들의 의사 결정 참여
- 아이들이 배울 수 있는 기대감이 높은 교사
- 학업을 강조하는 커리큘럼
- 학생 성과에 대한 잦은 평가
- 학생들의 권한 부여, 즉, 학생들은 목표 설정, 결정, 협동 학습 활동에 참여

학교 환경의 특정 측면도 중요하다. 한 가지 핵심 요소는 학급 규모이다. 소규모 수업을 통해 학생들은 더 많은 개별적인 관심을 받을 수 있으며 특히 학업 실패 위험에 처한 학생들에게 읽기, 쓰기 및 산술 등의 '기본'을 더 효과적으로 가르칠 수 있다(Wentzel & Ramani, 2016).

3. 교사(Teachers)

교사는 부모와 마찬가지로 한계를 설정하고, 요구하고, 가치를 전달하고, 발달을 촉진한다. 그들은 강력한 역할 모델이자 강화를 제공하는 사람이다. 결국 아이들은 주중에 선생님과 함께 많은 시간을 보낸다.

교사가 학생의 성과에 미치는 영향 성취 수준은 교사가 학생들에게 학습내용을 숙달시키고, 가능한 대부분의 시간을 학업 활동에 할당하고, 교실을 효과적으로 관리할 때 증가한다. 학생들은 스스로 공부할 때 보다 교사가 적극적으로 지도하거나 감독할 때 수업에서 더 많은 것을 배운다.

좋은 가르침의 가치

"어떤 교사가 좋은 교사인지 결정할 수 있습니까? '좋은 가르침'을 객관적으로 측정할 수 있습니까?" 교육자가 아닌 경제학자 팀이 학생들이 수년 동안 번 돈이라는 측면에서 정확하게 측정해 보고자 하였다.

라체티(Raj Chetty)와 그의 동료(2012)는 20년 동안 초등학생과 고등학생을 추적한 결과, 연구를 위해 표준화된 성취도 테스트에서 학생들의 점수를 높이는 교사로 정의된 '좋은 교사'가 학생들의 지속적인 학업 및 재정적 이득에 기여한다는 사실을 발견했다.

연구팀은 이러한 교육을 '부가가치 교육'이라고 분류하였고, 그림 10.1에서 볼 수 있듯이 부가가치 교육과 28세 때의 재정적 성과 사이에는 강한 상관관계가 있다. (비교적 낮은 금액은 데이터가 수집된 시간을 반영한다.)

부가가치 교육은 원하지 않는 10대의 임신 위험까지 낮췄다. 한 해설자는 '좋은 4학년 교사가 있는 것'이 대학에 진학할 가능성을 25% 증가시키고, 10대 임신 위험을 25% 낮추며 학생의 평생 소득을 평균 $25,000까지 증가시킬 수 있다는 것을 보여준다고 데이터를 요약하였다(Kristof, 2012a).

그림 10.1 좋은 가르침의 장기적 영향

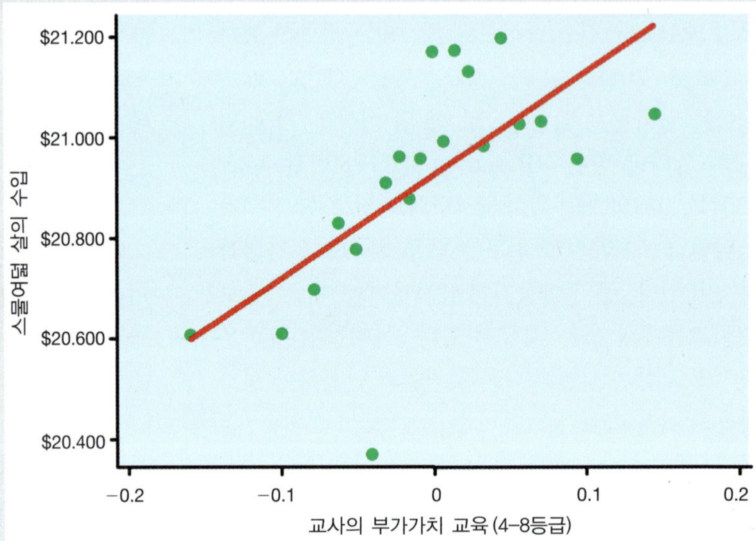

학생들의 표준화된 성취도 시험 점수를 높이는 교육은 또한 소득 잠재력을 높이고 10대 임신 위험을 낮춘다.

출처 : Strutt, GF, Anderson, DR, & Well, AD (1975). 부적Chetty, R., Friedman, JN, & Rockoff, JE (2012). 교사의 장기적 영향 : 교사의 부가가치 및 성인의 학생 결과. http://obs.rc.fas.harvard.edu/chetty/ 가져옴

가장 효과적인 교사는 질문을 하고 개인화된 피드백을 제공하며 훈련 및 연습 기회를 제공한다(Kaplan & Owings, 2015; Fox & Dinsmore, 2016).

학생의 성취도는 교실의 정서적 분위기와 관련이 있다(Meyer, 2016; Woolfolk, 2019). 교사가 비판, 조롱, 위협 또는 처벌에 많이 의존할 때 학생들의 학업 성취도는 낮아진다. 쾌적하고 친근하지만 지나치게 따뜻하지는 않은 분위기의 교실에서 성취도가 높다.

피그말리온 효과(Pygmalion effect) 개인이 상호 작용하는 사람들의 긍정적인 기대로 인해 개선된 성과를 보이게 되는 긍정적 자기 예언

자기 충족적 예언 발생을 예상하는 사람들의 행동으로 인해 발생되는 이벤트

교사의 기대 "찾고 있는 것을 찾았다."는 말이 있다. 소위 교육에서 말하는 **피그말리온 효과**(선입관에 의한 기대가 학습자에게 주는 효과)를 고려한다. 그리스 신화에서 사랑스러운 조각가 피그말리온은 그가 조각한 아름다운 동상에 생명을 불어 넣었다. 교사는 또한 자신이 생각하는 긍정적인 특성을 학생들 내에서 끌어내려고 노력한다. 로버트 로젠탈(Robert Rosenthal) 및 레노 제이콥슨(Lenore Jacobson, 1968)에 의한 고전적인 실험에서 교사의 기대는 **자기 충족적 예언**(self-fulfilling prophecies)이 될 수 있다. 로젠탈 및 제이콥슨(1968)은 처음으로 학생들에게 일련의 심리 검사를 제공했다. 그리고 나서 그들은 교사들에게 소수의 학생들이 현재까지 평균적인 성과를 보였지만 현재 학년도에 지적으로 꽃을 피우려고 한다는 것을 알렸다.

사실, 검사 결과 선택된 아이들에 대해서는 아무런 정보도 없었다. 이 아이들은 무작위로 선택되었다. 실험의 목적은 교사의 기대치를 높이는 것이 학생의 수업 성과에 영향을 미칠 수 있는지 여부를 결정하는 것이었다. 결과는 그렇게 되었으며 확인된 아이들은 IQ 점수에서 상당히 향상된 결과를 보였다.

그러나 후속 연구에서는 결과가 혼합되었다. 일부 연구에서는 피그말리온 효과에 대해 지지적인 결과를 나타내었다(Madon et al., 2001; Sarrazin et al., 2005a, 2005b). 다른 연구들은 그렇지 않았다. 그러나 이러한 결과는 소수민족 및 저소득 가정의 어린이들에게 심각한 영향을 미친다. 왜냐하면 교사들이 이 그룹의 어린이들에게 기대치가 적다는 징후가 있기 때문이다(Kaplan & Owings, 2015; Woolfolk, 2019). 기대가 적은 교사는 아이들을 격려하고 일하는 데 더 적은 시간을 할애할 수 있다.

교사가 모든 학생이 최선을 다하도록 동기를 부여할 수 있는 방법에는 어떤 것이 있을까?

여기에 몇 가지 제안이 있다(Gehlbach & Robinson, 2016; Wubbels et al., 2016):

- 학급과 수업을 흥미롭고 매력적으로 만든다.
- 학생들이 사회적 상호작용을 통해 이익을 얻을 수 있도록 한다.
- 교실을 안전하고 쾌적한 장소로 만든다.
- 학생들의 배경이 다양한 욕구 패턴을 일으킬 수 있음을 인식한다.
- 학생들이 그들의 성공과 실패에 대해 적절한 책임을 지도록 돕는다.
- 학생들이 자신의 노력과 성과 간의 관계를 알도록 격려한다.
- 학생들이 달성 가능한 단기 목표를 설정하도록 돕는다.

학급에서의 성차별 여아들은 수세기 동안 체계적으로 공식 교육에서 제외되었지만 오늘날 우리는 교사들 사이에서 **성차별**(sexism)을 하지 않을 것으로 기대한다. 어쨌든 교사들은 일반적으로 교육을 잘 받는다. 교사들은 또한 오늘날 변화하는 사회에서 그들의 젊은 책임자들의 요구에 대해 공평하고 민감하도록 훈련 받았다.

그러나 우리는 학교에서 성차별의 마지막을 듣지 못했을 수도 있다. 여학생과 교육에 관한 1,000개 이상의 연구 간행물에 대한 고전적인 검토에 따르면 여학생은 교사, 또래 남학생, 학교 커리큘럼에 의해 불평등을 느끼고 있었다(Sadker & Silber, 2007). 검토자들은 다음과 같은 결론을 내렸다.

- 많은 교사가 특히 수학, 과학 및 기술 분야 수업에서 남학생과 비교했을 때 여학생에게 관심을 덜 기울인다.
- 많은 여학생들이 같은 반 남학생 급우로부터 원치 않는 언어적, 신체적 **성희롱**(sexual harassment)을 당하지만 많은 교사들이 그것을 무시한다.
- 일부 교과서는 여전히 여성에 대한 고정관념을 포함하거나 여성을 무시하고 남성을 세상을 움직이는 사람과 흔드는 사람으로 묘사한다.

널리 인용된 연구에서 미라새드커와 데이비드 새드커(Sadker & Silber, 2007)는 4개 주와 컬럼비아 특별구에서 4학년, 6학년, 8학년 학급 학생들을 관찰했다. 교사와 학생은 유럽계 미국인과 아프리카계 미국인, 도시 교외, 시골 출신이었다. 거의 모든 경우에 그 결과는 우울할 정도로 유사했다. 과목이 수학(전통적으로 '남성적' 영역)이든 언어 예술(전통적으로 '여성적' 영역)이든 남학생들은 일반적으로 교실에서 의사소통을 지배했다. 여학생들이 말을 하거나 심지어 수다를 떨 가능성이 더 높다는 고정관념에도 불구하고, 남학생은 여학생보다 손을 들지 않고 대답할 가능성이 8배 더 높았다.

지금까지 우리는 성의 구별에 대한 증거가 있지만 성차별의 증거는 없다고 말할 수 있다. 그러나 교사는 학생들이 의견을 말하려할 때 공평하지 않았다. 남여 교사는 모두 남학생에게 기회를 주는 경향이 더 많았다. 여학생들은 손을 들고 부름 받기를 기다려야 한다는 사실을 상기시킬 가능성이 더 높았다.

성차별 성별에 따른 차별 또는 편견

성희롱 성적인 본성 측면에서 불쾌한 언어적 또는 신체적 행위

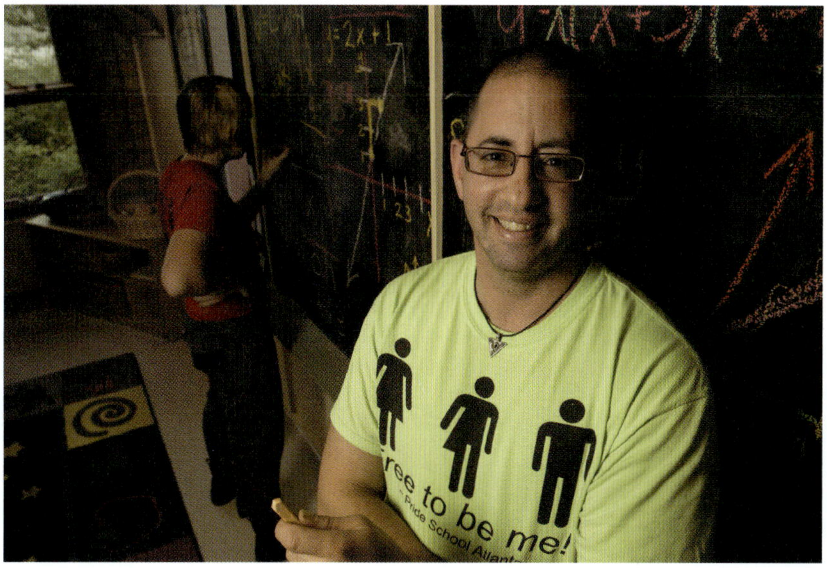

ZUMA Press, Inc./Alamy Stock Photo

남학생은 충동적인 것으로 예상되지만 여학생은 '여자답지 않은 행동'으로 질책을 받는다. 교사들은 자신의 수업을 녹화한 비디오 영상을 보기 전까지 자신이 남학생과 여학생을 다르게 대했는지 대부분 알지 못했다.

10-5 사회 정서적 문제

미국에서 수백만 명의 아동들이 정서적 또는 행동적 문제로 고통받고 있으며, 전문적인 치료를 통해 문제를 고칠 수 있지만 대부분은 이러한 치료를 받을 가능성이 낮다 (Cicchetti, 2016). 여기에서 우리는 행동 장애, 우울증 및 불안에 중점을 둔다.

1. 행동 장애(Conduct Disorders)

데이빗은 16세의 고등학교 중퇴자입니다. 그는 남의 집에서 비디오 장비와 컴퓨터를 훔친 혐의로 2년 동안 세 번이나 체포되었습니다. 혼자 행동하면서 데이빗은 도난당한 물건을 팔려고 할 때마다 잡혔습니다. 각각의 범죄에 대한 그의 행동을 설명하면서 데이빗은 반항을 하고 뉘우침을 보이지 않았습니다. 사실 그는 비슷한 범죄를 저지르고 얼마나 많이 도망쳤는지 자랑했습니다.

–Halgin & Whitbourne에서 각색(1993, p. 335)

데이빗은 **행동 장애**가 있다. 행동 장애가 있는 아동은 지속적으로 규칙을 어기거나 타인의 권리를 침해한다. 그들은 거짓말, 도둑질, 방화, 무단결석, 동물 학대, 싸움과 같은 행동을 보인다(American Psychiatric Association, 2013). 행동 장애는 일반적으로 8세에 나타나며 여아보다 남아에서 훨씬 더 흔하다(American Psychiatric Association, 2013; Gutman et al., 2018).

행동 장애가 있는 아동은 종종 사춘기 이전에 성행위에 관여하고 담배를 피우고 다른 물질을 남용한다. 그들은 좌절감에 대한 참을성이 낮고 분노폭발을 일으킬 수 있다. 그들은 곤경에 처했을 때 다른 사람들을 비난하는 경향이 있다. 학업 성취도는 일반적으로 학년 수준 이하이지만 지능은 보통 평균 이상이다. 행동 장애가 있는 많은 아동들 또한 ADHD 진단을 받는다(American Psychiatric Association, 2013).

행동 장애 규칙을 지속적으로 위반하고 다른 사람의 권리를 침해하는 것으로 표시되는 장애

행동 장애의 기원(Origins of Conduct Disorders) 행동 장애에는 유전적 요소가 있을 수 있으며(Salvatore & Dick, 2016; Tielbeek et al., 2017), 다른 원인으로는 반사회적 가족 구성원, 비정상적인 또래, 일관성 없는 훈육, 아동의 행동에 대한 부모의 무감각, 신체적 처벌 및 가족 스트레스가 있다 (Wu et al., 2015).

행동 장애의 치료 행동 장애의 치료는 어렵지만 부모 훈련과 관련된 인지 행동 기술은 가능성이 있는 것으로 여겨진다(Graham & Reynolds, 2013). 아동은 용납할 수 없는 행동에 대한 결과(예 : 타임아웃)가 있고 긍정적인 사회적 행동에 대한 보상을 받는 장점이 있다.

한 가지 방법은 아이들에게 대인 갈등을 관리하기 위한 사회적 기술과 문제 해결 기술을 가르치는 것이다(Burke & Loeber, 2016). 사회적 기술에는 다른 아이들에게 때리기보다는 성가신 행동(annoying behavior)을 중지하라고 요청하는 것이 포함된다. 아이들은 또한 공격적인 행동을 하기 전에 '멈추고 생각하는' 방법을 배운다.

2. 아동기 우울증

11세인 크리스틴은 "어떤 일도 잘 풀리지 않는다"라고 느끼고 있습니다. 그녀는 이전에 B 등급을 받은 학생이었지만 작년 1년 동안에 학교생활에서 낙제하고 있습니다. 그녀는 수면에 어려움을 겪고 항상 피곤하며 학교에 가기를 거부하기 시작했습니다. 그녀는 쉽게 울고, 그녀가 '추하고 멍청하기 때문에' 또래들이 그녀를 놀리고 있다고 생각합니다.

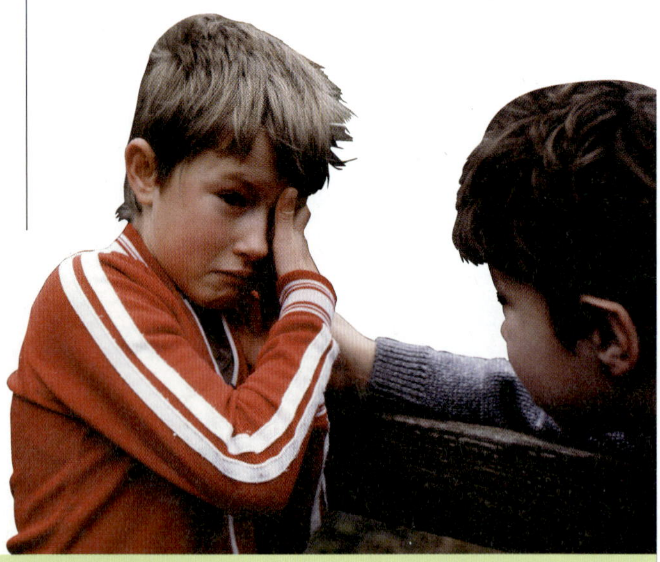

Kathy deWitt/Alamy Stock Photo

아동기 우울증은 실패감과 무력감, 상실감, 자신의 문제가 아닌 문제에 대한 자기비난, 그리고 유전적 요인 등 여러 가지 원인이 있을 수 있다.

그녀의 어머니는 최근 크리스틴이 쓴 '내 불행을 끝내기 위해 차 앞으로 뛰어들고 싶다'는 메모를 발견했습니다.

-웰러 앤 웰러 발췌 (1991, p. 655)

크리스틴과 같은 많은 아동들이 우울증을 겪는다. 우울한 아이들은 우울감에서 큰 슬픔을 느낄 수 있다. 그들은 식욕 부진, 불면증, 에너지 부족 및 비 활동성, 자존감 상실, 집중력 저하, 평소 가까운 사람과 활동에 대한 관심 상실, 울음, 절망감과 무력감, 자살에 대한 생각이 나타날 수 있다(American Psychiatric Association, 2013).

그러나 많은 아동들은 7세 정도까지 우울증을 스스로 인식하지 못한다. 아이들이 자신의 감정을 말할 수 없는 경우, 우울증은 사회적 활동도 중단하는 것과 같은 행동에서 나타난다. 어떤 경우에는 아동기 우울증이 행동 장애, 신체적 불만, 학업 문제 및 불안으로 '가려져' 있다.

어느 해에는 5~9% 사이의 아동이 심각한 우울증을 겪고 있는 것으로 추정된다. 아동기 우울증은 소녀와 소년에게서 똑같이 자주 발생한다.

우울증의 기원(Origins of Depression) 우울증의 기원은 복잡하고 다양하다. 심리적 · 생물학적 설명이 제안되었다. 일부 사회 인지 이론가들은 능력(지식과 기술)과 자존감 사이의 관계로 우울증을 설명한다. 학업, 사회적 및 기타 역량을 습득한 아동은 일반적으로 자존감이 높다. 능력 수준이 낮다는 인식은 무력감, 낮은 자존감, 우울증과 관련이 있다.

종단 연구에 따르면 학업, 사회화, 외모 및 스포츠의 문제는 우울증을 예측할 수 있다(Dweck, 2013). 일부 유능한 아이들도 과도한 부모의 기대 때문에 자신을 인정하지 않을 수 있다. 또는 아이들 스스로 완벽주의적일 수 있다. 완벽주의적인 아동은 자신의 기준을 충족할 수 없기 때문에 우울할 수 있다.

자기 자신(내적 귀인) 또는 타인(외적 귀인)을 비난하는 경향을 아동의 **귀인 양식**(attributional style)이라고 한다. 특정 귀인 양식은 무력감과 절망으로 나타나며 따라서 우울증을 유발할 수 있다(Cohen et al., 2011). 연구에 따르면 우울증을 앓고 있는 아동은 실패의 원인을 내부의 고정된, 전반적 요인, 그들이 상대적으로 변화시킬 수 없는 요인으로 돌릴 가능성이 더 높다(Cohen et al., 2011; Schleider et al., 2014). 무력감은 우울증을 유발한다. 수학 시험을 잘 못 본 두 아이의 경우를 생각해 보자.

존은 "나는 바보야! 나는 수학을 잘하지 못한다! 나는 결코 배우지 않을 거야."라고 생각한다. 짐은 "그 시험은 내가 생각했던 것보다 더 힘들었어요. 다음에 더 열심히 해야겠어요."라고 생각한다.

존은 문제를 전반적(그는 '멍청이')이고 고정된 것('절대 배우지 않을 것')으로 인식하고 있다. 짐은 문제를 전반적인 것이 아니라(선생님이 구성하는 수학 시험의 유형과 관련하여) 구체적이고 변경가능한 것으로 인식한다(더 열심히 노력함으로써 좋은 결과를 만들 수 있음). 실제로 존은 '그건 나 때문이야(내적 귀인)'라고 생각한다. 이에 비해 짐은 '그건 시험때문이야(외적 귀인)'라고 생각한다.

우울증의 유전적 요인에 대한 증거도 있다(Kendler et al., 2011). 2,794명의 쌍둥이를 대상으로 한 노르웨이 연구에 따르면 여성의 우울증 유전율은 49%, 남성은 25%로 추정된다(Orstavik et al., 2007). 신경학적 수준에서, 우울한 아동(및 성인)이 신경 전달 물질인 **세로토닌**(serotonin)을 '적게 활용'한다는 증거가 있다(Hankin, 2015; Locher et al., 2017).

우울증 치료 부모와 교사는 아이들이 겪는 상대적으로 경미한 우울증을 완화하기 위해 필요한 일을 할 수 있는데, 그것은 아이들을 즐거운 활동에 참여시키기, 기술을 개발하도록 격려하기, 적절할 때 칭찬하기, 스스로를 지나치게 자책할 때 지적해 주기 등이다.

그러나 우울감이 지속되면 치료가 필요하다. 오늘날 우울증에 대한 심리 치료는 인지 행동적인 경향이 있다. 아동(및 청소년)들이 즐거운 일을 하고 사회적 기술을 쌓도록 격려한다. 그들은 자신의 성취를 최소화하고, 자신의 문제를 과장하며, 단점에 대해 자신을 지나치게 비난하는 경향이 있음을 인식하게 된다.

TRUTH

(T) F 어떤 아이들은 자신의 책임이 있든 없든, 삶의 모든 문제에 대해 스스로를 탓한다.

어떤 아이들은 자신이 책임을 질 일이든 아니든, 삶의 모든 문제에 대해 스스로를 탓한다. (어른들도 그렇다!) 우울증에 빠진 아이들은 실패의 원인을 자신이 변화할 수 없는 요인 때문이라고 할 가능성이 더 높다.

귀인 양식 결과(성공 또는 실패)를 해석하는 것에 집중하는 방식으로, 자신이나 외부 요인에 대해 비난이나 책임을 부여하는 경향이 있다.

세로토닌 우울증과 같은 기분 장애에 관여하는 신경 전달 물질

우울한 아동은 세로토닌을 충분히 활용하지 못할 수 있기 때문에 뇌에서 세로토닌의 작용을 증가시키는 약물(선택적 세로토닌 재흡수 억제제 또는 Luvox, Prozac 및 Zoloft와 같은 SSRIs)이 때때로 아동기 우울증을 치료하는 데 사용된다. SSRIs는 종종 효과적이지만 식품의약국은 약물의 사용과 자살 사고 사이에 연관성이 있을 수 있다고 경고하였다(Gupta et al., 2015; Locher et al., 2017).

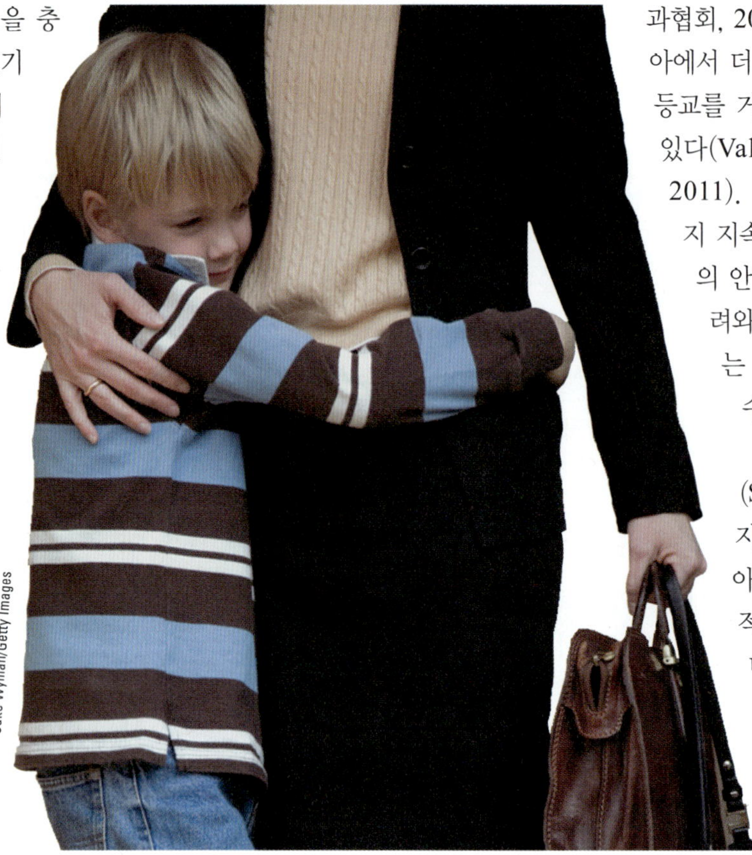

Jake Wyman/Getty Images

3. 아동기 불안

아이들은 여러 종류의 불안 장애를 나타내며 50~60%에서 우울증을 동반한다(Cummings et al., 2014). 그러나 많은 아이들이 우울증이 없더라도 **범 불안 장애**(generalized anxiety disorder, GAD) 같은 불안 장애를 보인다(Vallance & Garralda, 2011). 아동에게 나타나는 기타 불안 장애는 **공포증**(phobias)을 포함하여 **분리 불안 장애**와 **무대 공포증**(stage fright)이 있다.

분리 불안 장애 아이들이 보호자와 헤어졌을 때 불안감을 나타내는 것은 정상이다. 분리 불안은 정상이며 태어나면서 부터 시작된다. 그러나 일반적으로 애착의 유대감으로 인한 안정감은 아이들이 자신의 환경을 탐구하고 점진적으로 독립할 수 있게 한다.

분리 불안 장애는 아동과 청소년의 약 4~5%에 영향을 미친다(미국정신과협회, 2013). 분리 불안은 여아에서 더 자주 발생하며 종종 등교를 거부하는 것과 관련이 있다(Vallance & Garralda, 2011). 이 장애는 성인기까지 지속되어 자녀와 배우자의 안녕에 대한 과장된 우려와 그들과 헤어지게 되는 것을 참기 어렵게 할 수 있다.

분리 불안 장애(SAD)는 분리 불안이 지속되고 과도할 때, 아동의 발달 수준에 부적절할 때, 학교에 다니는 것과 같은 활동이나 발달과업을 방해할 때 진단된다. 6세 어린이는 메스꺼움과 구토 없이, 자신이나 부모가 해를 입을 것이라는 두려움 없이 1학년에 입학할 수 있어야 한다.

분리 불안이 있는 아이들은 부모에게 집착하고 집안에서도 어머니를 따라다니는 경향이 있다. 그들은 죽음과 죽어가는 것에 대해 두려워하고 잠잘 때도 누군가와 함께 있어야 한다고 고집한다. 그들은 악몽에 대해 불평할 수 있고, 학교 가는날에 배가 아프다고 할 수도 있다. 그들은 부모가 자기 혼자 내버려두고 집을 떠나지 말라고 떼를 쓰거나 또는 애원하는 경우도 있다.

분리 불안 장애(SAD)는 중기 아동기 이전에 발생하여 탁아소나 보육원에 적응하지 못할 수 있다. 분리 불안 장애(SAD)는 보통 아이들이 학교에 적응할 것으로 예상되는 중기 아동기에는 심각한 문제가 된다.

분리 불안 장애, 학교 공포증 및 등교 거부 분리 불안 장애(SAD)는 극단적인 형태의 분리 불안이다. 그것은 부모와의 이별에 대한 불안감이 특징이며 **학교 공포증**(school phobia) — 학교에 대한 두려움 — 또는 학교에 가기를 거부하는 것(두려움이나 기타 요인에 근거할 수 있음) 같이 표현될 수 있다.

범 불안 장애(GAD) 상황과 무관하게 불안이 지속적으로 나타나는 불안 장애

공포증 자신의 기능을 방해하는 비합리적이고 과도한 두려움

분리 불안 장애 (SAD) 부모와의 분리에 대한 불안으로 특징지어지는 정상적인 분리 불안의 극단적인 형태. SAD는 종종 학교 가기를 거부하는 형태를 취한다.

학교 공포증 학교에 다니는 것에 대한 두려움. 부모를 떠나는 것에 대한 극심한 불안으로 표현된다.

앨리슨 — 분리 불안 장애의 사례

분리 불안 장애(SAD)는 질병, 친척이나 애완동물의 죽음, 학교나 가정의 변화와 같은 스트레스가 많은 삶의 사건 후에 자주 발생한다. 앨리슨은 할머니의 죽음 이후에 문제가 발생했다.

앨리슨의 할머니는 앨리슨이 7세 때 돌아가셨다. 그녀의 부모는 열린 관 안에 있는 할머니를 보고 싶다는 앨리슨의 요청을 허용하기로 결정했다. 앨리슨은 방 건너편에서 아버지의 품에 안겨 망설이며 힐끗 바라보았고, 그리고나서 방에서 나가자고 하였다. 앨리슨의 다섯 살 여동생은 어떠한 기색없이 한가롭게 가까이에서 할머니를 바라보았다.

앨리슨은 이 무렵까지 2~3년 동안 죽음에 대해 염려해 왔지만 할머니의 죽음은 "내가 죽을까?" "모두 죽는가?"라는 새로운 질문을 불러 일으켰다. 그녀의 부모는 "할머니는 아주 많이 늙으셨단다. 그래서 더 이상 심장이 뛰지 않는단다. 너는 젊고 아주 건강해. 네가 죽음을 생각하려면 아주 오랜 시간이 지난 뒤에나 하려므나."라고 말하면서 안심시키고자 노력하였다.

앨리슨은 그녀의 집 어느 방에도 혼자 있을 수 없었다. 그녀는 부모님이나 그녀의 자매 중 한 명을 선택하여 그녀가 가는 곳마다 함께 다녔다. 그녀는 또한 할머니에 대한 악몽을 며칠 동안 말했고 부모님과 같은 방에서 자기를 고집했다. 다행히 앨리슨의 두려움은 학교로 확장되지 않았다. 그녀의 선생님은 앨리슨이 할머니에 대해 이야기하면서 시간을 보냈지만 그녀의 학업 성적은 분명히 나빠지지 않았다고 말했다.

앨리슨의 부모는 앨리슨에게 상실을 '이겨 낼' 시간을 주기로 결정했다. 앨리슨은 죽음에 대해 이야기하는 횟수가 점점 적어져서 3개월이 지나자 집안 어느 방으로든 혼자서 들어갈 수 있었다. 그러나 그녀는 부모님의 침실에서 계속 자고 싶어했다. 그래서 그녀의 부모는 그녀와 '약속'을 했다. 앨리슨이 잠 잘 시간에 자신의 침대로 돌아가는 데 동의한다면, 학년이 끝날 때까지(한 달 후) 자신의 침실로 돌아가는 것을 연기해 주기로 하였다. 추가 보상으로 부모는 그녀가 첫 한 달 동안 잠들 때까지 그녀와 함께 있어 주기로 하였다. 앨리슨은 추가 지연없이 이러한 방식으로 불안 문제를 극복했다.

저자의 파일

분리 불안이 모든 학교 거부의 원인이 되는 것은 아니다. 어떤 아이들은 학교가 즐겁지 않거나 불만족스럽거나 괴롭힘을 당하는 경우처럼 적대적이라고 생각하기 때문에 학교를 거부한다.

어떤 아이들은 학교에서 잘하지 못하거나 수업 시간에 질문을 받는 것에 대해 걱정한다(이 경우 무대 공포증이 있을 수 있다). 부모의 높은 기대는 급우들과의 문제와 함께 걱정을 증폭시킬 수 있다.

FICTION

T (F) 학교 공포증이 있는 아동은 문제의 원인이 밝혀지고 해결될 때까지 집에 머무르는 것이 좋다.

아동이 괴롭힘에 의해 위협을 받는 경우와 같이 학교에서 위험에 처했을 때는 문제가 해결될 때까지 자녀를 집에 두는 것이 좋다. 그러나 대부분의 경우에는 아이를 학교에 적응하도록 학교에 보내는 것이 보다 더 좋다.

학교 공포증 또는 등교 거부에 대한 치료 심한 괴롭힘이나 약자를 위협하고 조롱하는 것과 같은 극단적인 경우를 제외하고는 일반적으로 학교 공포증이 있는 아동이 집에만 있는 것은 좋지 않다. 괴롭힘이나 기타 형태의 가혹 행위를 당하는 경우 아이가 돌아오기 전에 학부모는 학교와 협력하여 문제를 해결해야 한다.

그러나 아동에게 실질적인 위협이 없다면 전문가들은 대부분의 학교 공포증 사례를 치료하는 첫 번째 규칙은 아이를 학교에 보내는 것이라는 데 동의한다. 두 번째 규칙은 아이를 다시 학교로 보내는 것이다. 그리고 세 번째 규칙 역시 … 당신은 이제 알 것이다.

이 장애는 종종 자녀가 정기적으로 학교에 등교하면 사라지는 경우가 많다.

사회적 · 정서적 문제에 대한 논의를 끝으로, 중기 아동기를 마무리하는 것은 안타까운 일인 것 같다. 선진국 대부분의 아이들은 청소년기의 도전과 극적인 변화를 견딜 수 있는 좋은 모습으로 중기 아동기를 아주 잘 보낸다.

등교를 거부하는 아이를 학교에 다시 보내기

아이가 학교에 다니기를 거부하는 이유를 이해하려고 노력하는 것은 잘못된 일이 아니다. 거부 이유를 아는 것은 부모와 교육자가 자녀가 적응하도록 돕는 전략을 고안하는 데 도움이 될 수 있다. 그러나 그러한 이해가, 아이가 학교에 가야 한다는 주장보다 선행되어야 하는가? 다시 말하면, 등교 거부의 명백한 원인을 파악하여 학교로 갈 수 있도록 하는 것이 최선의 조치일 수 있다. 다음은 자녀를 학교에 다시 보내기 위해 부모가 할 수 있는 일이다.

- 집에 있겠다는 아이의 요구에 굴복하면 안 된다. 자녀가 피곤하거나 아프다고 불평하는 경우 자녀에게 학교에서 기분이 나아질 수 있으며 쉬고 싶다면 학교에서 쉬어도 된다고 말한다.
- 자녀의 교사와 교장, 그리고 학교 간호사(학교 전문가의 협조)와 문제를 상의한다.
- 지나치게 엄격한 교사나 왕따와 같은 특정한 학교 관련 문제가 있다면, 그 아이가 그 상황에 대처하는 방법을 찾도록 도와준다. (이러한 문제를 처리하는 방법을 찾는 것은 종종 자녀가 학교에 있는 동안에도 잘 진행될 수 있다. 자녀가 등교하기 전에 이러한 문제를 모두 해결하려고 할 필요는 없다.)
- 학교에 다니는 것에 대해 아이에게 보상한다. (사실 부모는 '정상적인' 행동을 하는 아이들에게 보상을 하지 않아도 되지만 자녀가 학교에 다니기를 원하고 있지 않는가?)

이러한 방법들이 효과가 없다면? 전문가가 도움을 줄 수 있을까? 다양한 치료적 접근법이 시도되었으며, 인지 행동 접근법은 가장 효과적인 것으로 나타났다(Maynard et al., 2018; Wang et al., 2017).

한 가지 인지 행동 방법은 서서히 자녀가 두려움을 단계적으로 줄이기 위해 학교에서 점점 더 많은 시간을 보내도록 요구하는 방법이다. 이 점진적인 방법에서, 아이는 친구들과 함께 몇 가지 방과 후 활동에 참석하거나 개별적으로 교사와 함께 과제를 할 수 있다.

체계적인 둔감화 방법에서 지적 환경에 있는 동안 아동은 학교 사진이나 비디오를 볼 수 있다. 인지 구조화 과정에서 아동에게 학교가 '왜 끔찍한지' 이유에 대해 이야기하도록 할 수 있으며, 부모 또는 치료사는 건설적인 방식으로 아동의 주장에 대처할 수 있다.

매우 조심스럽게 다루어야 하는 '정동홍수법(계획적으로 공포의 원인에 직면시키는 방법)'에서, 아이는 단순히 학교에 다시 등교해도 끔찍한 일이 일어나지 않기 때문에 학교가 예상만큼 두렵지 않다는 것을 알게 될 것이다. 그러나 다른 학생들은 한동안 결석한 후 책상에서 불안해 하는 아이를 알아차리고 반응할 가능성이 있음을 알아야 한다.

항우울제는 종종 인지 행동 방법과 함께 사용되어 많은 성과를 거두었다(Wang et al., 2017). 그러나 항우울제는 복부의 불편함과 같은 부작용이 있을 수 있다. 또한 일부 의료 전문가는 항우울제가 아동의 자살 충동을 유발할 수 있다고 우려한다. 그러나 약물 자체는 상황에 대처하는 방법을 아이들에게 가르치지 않는다. 많은 보건 전문가들은 약물(이 경우에는 항우울제)은 아동이 학교를 떠나야 하는 이유에 대한 심리적 치료가 효과가 없는 것으로 입증된 경우에만 사용해야 한다고 제안한다(Melvin et al., 2017).

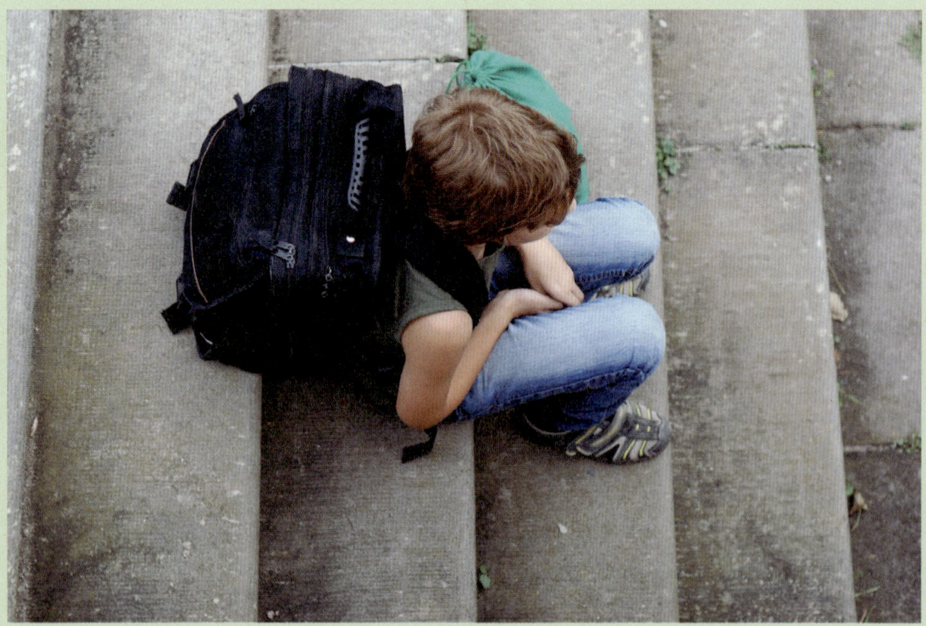

Panther Media GmbH/Alamy Stock Photo

점검하기

빈칸 채우기

책 뒷편에서 답을 찾을 수 있습니다.

1. 프로이트의 정신분석이론에 따르면, 중기 아동기는 정신성적 _________ 발달 단계에 있다.
2. 에릭 에릭슨은 중기 아동기 삶의 위기를 _________ 대 열등감으로 분류했다.
3. 셀만은 어린 시절에 _________의 5단계를 설명했다.
4. 중기 아동기에 통제권은 _________로 알려진 과정을 통해 부모에서 자녀로 점차 이전된다.
5. 선택적 세로토닌 재흡수 억제제는 어린 시절 _________에 처방될 가능성이 가장 높다.
6. 학생들에게 더 많은 것을 기대하는 교사는 종종 더 많은 것을 얻는다.
   이것은 _________ 예언의 예이다.
7. _________ 장애가 있는 아동은 지속적으로 규칙을 어기거나 타인의 권리를 침해한다.
8. 우울증에 걸린 아이들은 다른 아이들보다 자신의 실패와 결점을 내적, 고정적, _________요인 탓으로 돌리기 쉽다.
9. 중기 아동기에 어머니와 자녀간의 상호작용은 _________을 중심으로 계속되는 반면 아버지와의 상호작용은 여가 활동에 상대적으로 더 많이 관련된다.
10. 자기 개념에서 중기 아동기 아동은 초기 아동기 아동보다 _________ 특성에 더 집중할 가능성이 높다.

선다형 문항

1. 중기 아동기에 아이들의 자존감은 어떻게 될까?
   a. 상승한다. b. 감소한다.
   c. 동일하게 유지된다. d. 상승했다가 하락한다.

2. 어떤 종류의 양육이 아이의 높은 자존감에 기여할까?
   a. 권위주의자 b. 권위 있는
   c. 거부–방치 d. 허용하는

3. 10~12세 아동은 초기 아동기에 부모를 평가한 것과 비교하여 중기 아동기에 부모를 어떻게 평가하는가?
   a. 똑같다
   b. 덜 거칠게
   c. 더 심하게
   d. 이 문제에 대한 증거가 없다.

4. 레즈비언 또는 게이 부모의 자녀가 레즈비언 또는 게이 성적 지향을 가질 가능성은 얼마나 될까?
   a. 약 50 : 50(반)
   b. 이성애 부모가 키운 자녀보다 다소 더
   c. 이성애 부모가 키운 아이들과 거의 비슷하다.
   d. 이성애 부모에 의해 자란 자녀보다 적다.

5. 본문에 따르면 갈등에 처한 부모가 자녀를 위해 함께 있어야 하는지에 대한 연구결과는?
   a. 종교가 이혼을 금지한다면 함께 있어야 한다.
   b. 싸우는 부모조차도 편부모나 의붓 가족보다 아이들에게 더 나은 환경을 제공한다.
   c. 그들은 이혼해야 한다.
   d. 부모가 자녀 앞에서 어떻게 행동하는지에 달려있다.

6. 진화론에 따르면 의붓 부모는 의붓 자녀 양육에 덜 헌신적일 수 있다. 그 이유는?
   a. 자원이 충분하지 않다.
   b. 그들은 자신의 자녀들과 같은 시간 동안 의붓자식들과 어울리는 방법에 대한 경험이 없다.
   c. 의붓자식은 친부모가 돌보는 것만큼 돌보지 않는다.
   d. 사람들은 종종 자신의 유전자가 다음 세대에 번성하기를 원하는 것처럼 행동한다.

7. 다음은 이혼에 대해 자녀와 이야기하는 데 유용한 아이디어이다. 해당되지 않는 것은?
   a. 당신이 그들을 사랑하고 항상 그들의 부모가 될 것이라고 아이들을 안심시키는 것이다.
   b. 마지막 순간까지 기다리고 있다.
   c. 이혼이 모든 사람에게 슬프고 속상한 것임을 인정한다.
   d. 이혼이 그들의 잘못이 아니라고 아이들에게 말하고 있다.

8. 모성 취업이 자녀의 비행 가능성을 높이는가?
   a. 아니다
   b. 예–거의 항상
   c. 예, 그러나 모성 고용이 감독 부족과 관련이 있는 경우에만
   d. 예, 소녀용이지만 소년용은 아니다.

9. 7세에서 12세 사이의 아이들은 친구에 대하여 어떻게 여기는가?
   a. 이기심에 초점을 두고 서로를 위해 일을 한다.
   b. 그들이 원하는 것을 하고 있다.
   c. 오랜 기간 동안 상호 지원을 제공한다.
   d. 사람들이 변화함에 따라 변화하고 우정에 대한 새로운 목표를 개발한다.

10. 괴롭힘에 대해 정확한 것은 무엇일까?
   a. 그들은 다른 아이들보다 주의력 결핍 과잉 행동 장애를 가질 가능성이 적다.
   b. 그들은 사회 경제적 지위가 높은 가정에서 올 가능성이 있다.
   c. 그들의 학교 성취는 다른 아이들과 동일하다.
   d. 그들은 행동 장애를 가질 가능성이 더 높다.

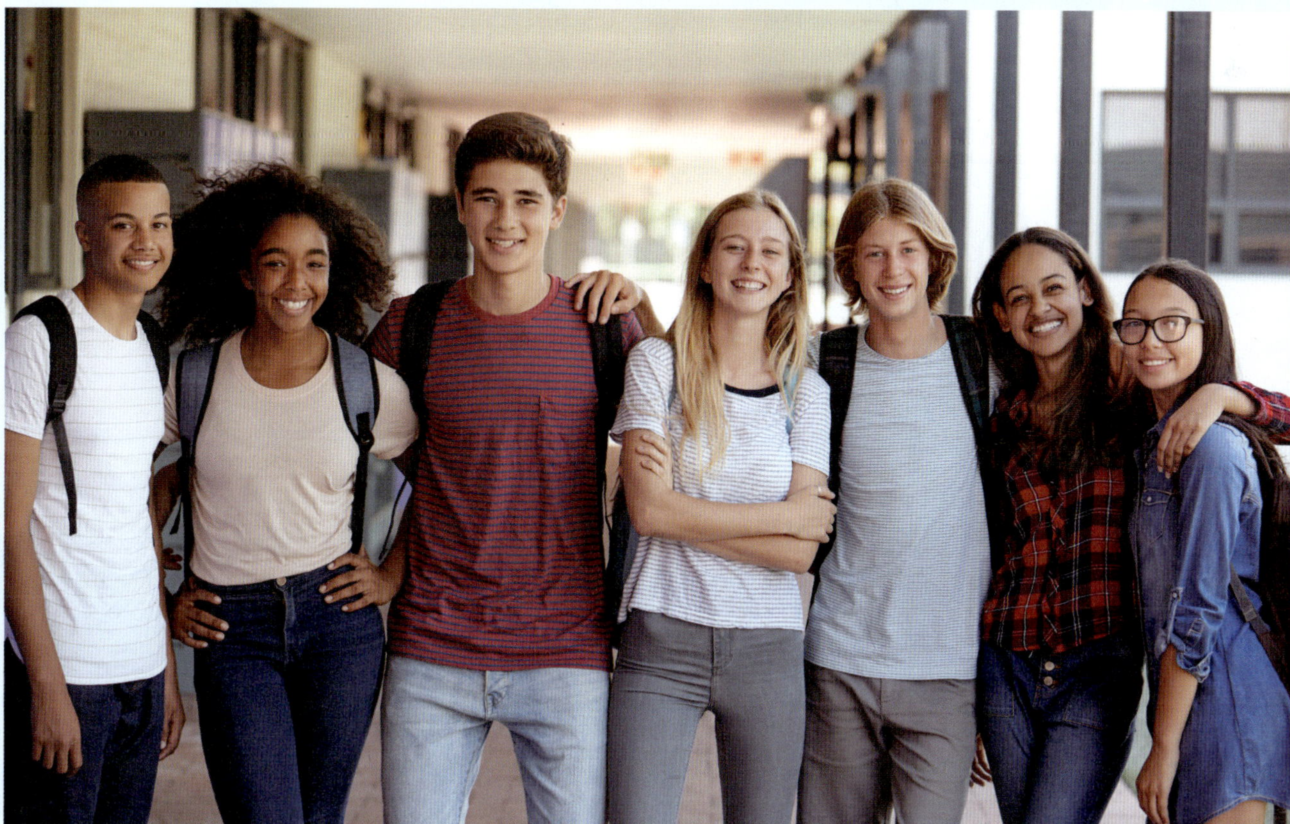

청소년기에는 신체 및 인지의 급속한 발달과 아울러 새롭고 넓은 세상이 기다리고 있다.

11 Adolescence: Physical and Cognitive Development
청소년기: 신체 및 인지 발달

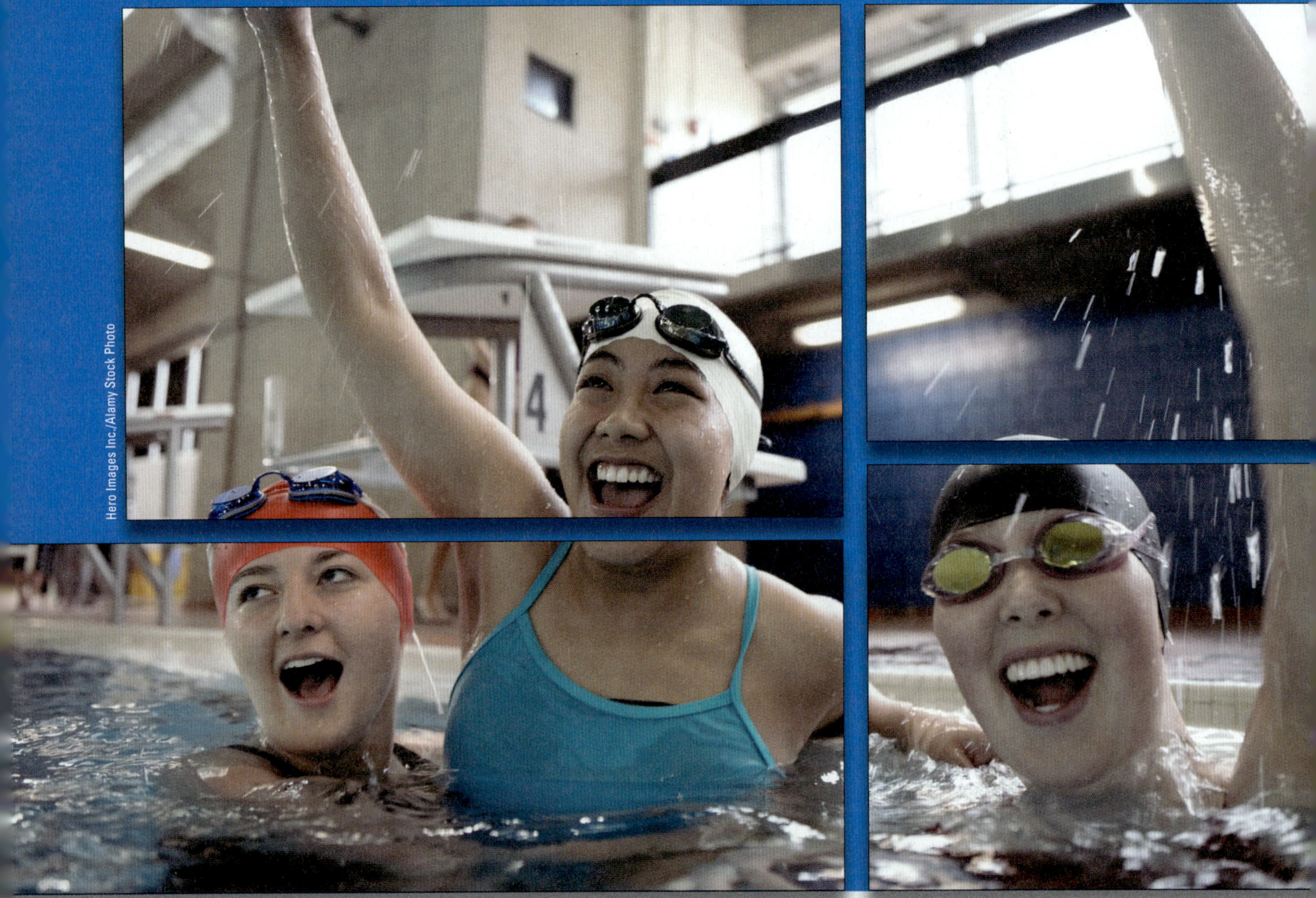

Hero Images Inc./Alamy Stock Photo

학습 성과

이 장의 성취 목표

- **11-1** 사춘기의 주요 사건과 사회 발전의 관계를 설명할 수 있다.
- **11-2** 사망, 섭식장애 및 약물 사용의 원인에 초점을 맞춰 청소년기의 건강 문제에 대해 논의할 수 있다.
- **11-3** 청소년 인지 발달과 피아제의 형식적 조작기에 대해 논의할 수 있다.
- **11-4** 인지 능력의 성별 차이에 대해 설명할 수 있다.
- **11-5** 콜버그(Kohlberg)의 청소년기 도덕 발달 이론에 대해 논의할 수 있다.
- **11-6** 학업 중퇴에 초점을 두고 청소년기 학교의 역할에 대해 논의할 수 있다.
- **11-7** 청소년기의 직업 경험에 대해 논의할 수 있다.

아마도 인생의 어떤 다른 기간도 11~12세에서 18~19세까지의 기간인 청소년기만큼 흥미롭고 당황스러운 시기는 없을 것이다. 영아기를 제외하고는 다른 어떤 시기보다 청소년 기간 동안 더 많은 변화가 발생한다. 미국 사회에서 청소년은 어린이도 어른도 아닌 즉, '물고기도 새도 아닌 (이것도 저것도 아닌)'시기라는 속담이 있다.

청소년은 아이를 낳을 수 있을 만큼 성장하였고 그들의 부모만큼 자랐지만, 16세 또는 17세가 될 때까지 운전면허를 취득할 수 없으며 성인과 동행하지 않으면 R등급 영화를 관람할 수 없다. 그들에 대한 제한, 독립에 대한 동경, 높은 수준의 성 호르몬으로 인한 성욕 증가를 고려할 때, 청소년들이 때때로 부모와 충돌하는 것은 놀라운 일이 아니다.

> 초기 아동기와 중기 아동기에 발생했던 상당히 안정적인 성장과 발달 패턴은 청소년기에 갑자기 끝난다. 극적인 신체적 변화에 대한 심리적인 영향은 무엇인가?

청소년기가 중요하고 분리된 발달 단계라는 생각은 G. 스탠리홀(Stanley Hall, 1904)에 의해 제안되었다. 홀은 청소년기가 혼란으로 특징지어진다고 믿었고, 그러한 청소년기의 갈등을 'Sturm und Drag(폭풍과 스트레스, 질풍노도)'라는 독일어 문구를 사용하여 표현하였다. 현대 이론가들은 더 이상 청소년기의 질풍노도를 피할 수 없다고 생각하지 않는다(Hollenstein & Lougheed, 2013; Smetana, 2011). 대신, 그들은 청소년기를 생물학적 변화가 특정 종류의 행동을 유도하는 시기로 보고 있지만, 발달은 또한 환경적 영향과 청소년의 감정과 행동을 조절하는 능력에 의해 형성된다(Hollenstein & Lougheed, 2013). 어떤 경우에도 청소년은 생물학적 변화와 사회적 기대에 적응해야 한다.

11-1 사춘기(Puberty) : 생물학적 분화

사춘기는 성적 성숙과 생식 능력으로 특징지어지는 발달 단계이다. 청소년기의 시작은 사춘기의 도래와 일치한다. 사춘기는 시상 하부, 뇌하수체, 생식선–암컷에서는 난소, 수컷에서는 고환–과 호르몬을 포함하는 **되먹임 회로**(feedback loop)에 의해 조절된다. 시상 하부는 뇌하수체를 자극하고 뇌하수체는 신체 성장과 생식선을 조절하는 호르몬을 방출한다. 생식선은 성 호르몬(안드로겐 및 에스트로겐) 생성을 증가시킴으로써 뇌하수체 호르몬에 반응한다. 성 호르몬은 시상 하부를 더욱 자극하여 되먹임 회로를 지속시킨다.

사춘기 생식 능력으로 이어지는 변화를 특징으로 하는 생물학적 발달 단계

되먹임 회로(feedback loop) 어떤 샘이 일련의 호르몬 메시지를 통해 서로의 기능을 조절하는 시스템

1차 성징 생식을 가능하게 하는 구조

2차 성징 생식 구조를 직접적으로 포함하지 않는 음성 변화와 체모 성장과 같은 성적 성숙의 신체적 지표

성 호르몬은 또한 1차 및 2차 성징의 발달을 유발한다. 그만큼 **1차 성징**은 생식을 가능하게 하는 구조이다. 여성의 경우 난소(ovaries), 질(vagina), 자궁(uterus) 및 나팔관(fallopian tubes)이다. 남성의 경우 음경(penis), 고환(testes), 전립선(prostate gland) 및 정낭(seminal vesicles)이다. **2차 성징**은 생식에 직접 관여하지 않는 성적 성숙(sexual maturation)의 신체적 지표이다. 여기에는 유방 발달, 목소리의 변성, 그리고 수염, 음모 및 액모의 출현이 포함된다.

1. 청소년기 급속 성장

초기와 중기 아동기의 특징인 키와 체중의 안정적인 성장은 청소년기에 급격한 성장을 이루면서 갑자기 끝나게 된다. 소녀는 평균적으로 10세가 조금 넘으면 소년보다 키가 빨리 자라기 시작한다. 소년은 12세 정도에 급성장하기 시작한다. 소녀와 소년은 성장이 급증하기 시작한지 약 2년 후, 각각 약 12세와 14세에 키가 가장 크게 성장한다(그림 11.1 참조).

TRUTH OR FICTION?

T	F	미국 청소년은 부모보다 키가 크게 자라고 있다.
T	F	소녀는 첫 월경 후 즉시 생식력이 있다.
T	F	일찍 성숙한 소녀는 늦게 성숙한 소녀보다 자존감이 더 높다.
T	F	약물 남용은 미국 청소년 남자의 주요 사망 원인이다.
T	F	남자 청소년이 자신을 액션 영웅으로 생각하고 마치 철인처럼 행동하는 것은 정상이다.

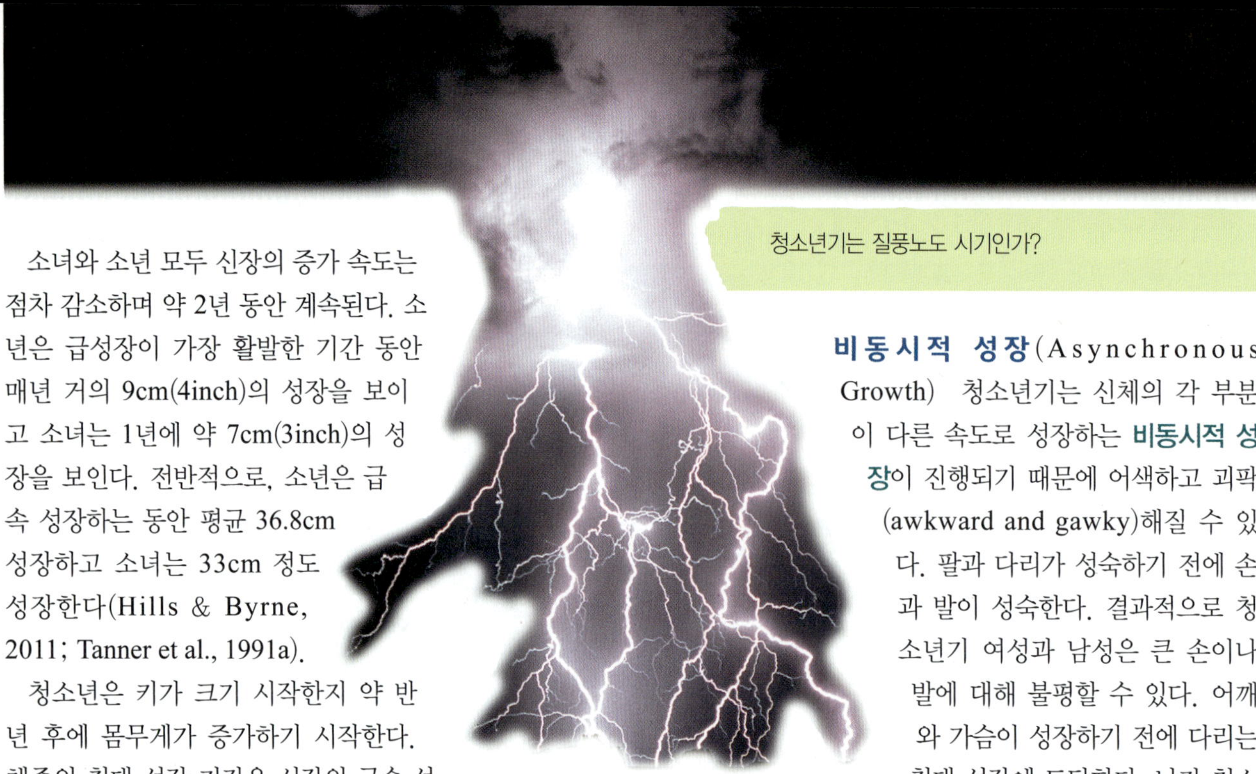

Indexstock Imagery/Jupiter Images

청소년기는 질풍노도 시기인가?

소녀와 소년 모두 신장의 증가 속도는 점차 감소하며 약 2년 동안 계속된다. 소년은 급성장이 가장 활발한 기간 동안 매년 거의 9cm(4inch)의 성장을 보이고 소녀는 1년에 약 7cm(3inch)의 성장을 보인다. 전반적으로, 소년은 급속 성장하는 동안 평균 36.8cm 성장하고 소녀는 33cm 정도 성장한다(Hills & Byrne, 2011; Tanner et al., 1991a).

청소년은 키가 크기 시작한지 약 반 년 후에 몸무게가 증가하기 시작한다. 체중의 최대 성장 기간은 신장의 급속 성장이 시작된 후 약 1년 반 후에 발생한다. 키와 마찬가지로 체중의 급격한 증가는 2년 이상 지속된다(그림 11.2 참조). 체중이 급증하는 시기가 신장이 급증하는 시기보다 늦기 때문에 많은 청소년들은 초기 청소년기에 비해 상대적으로 날씬하다. 그러나 청소년은 급성장기 영양 요구량을 확보하기 위해 엄청난 양의 음식을 먹는 경향이 있다. 활동적인 14세 및 15세 소년은 비만이 되지 않고 하루에 3,000~4,000 칼로리를 섭취할 수 있다.

청소년기에 소녀와 소년의 체형은 달라지기 시작한다. 소녀는 어깨에 비해 상대적으로 넓은 엉덩이가 발달하는 반면, 소년은 그 반대이다. 소녀는 소년보다 거의 두 배나 많은 지방 조직을 축적하기 때문에 소녀의 체형이 소년보다 더 둥글다. 소년은 소녀보다 2배 많은 근육 조직을 갖게 된다.

비동시적 성장(Asynchronous Growth) 청소년기는 신체의 각 부분이 다른 속도로 성장하는 **비동시적 성장**이 진행되기 때문에 어색하고 괴팍(awkward and gawky)해질 수 있다. 팔과 다리가 성숙하기 전에 손과 발이 성숙한다. 결과적으로 청소년기 여성과 남성은 큰 손이나 발에 대해 불평할 수 있다. 어깨와 가슴이 성장하기 전에 다리는 최대 성장에 도달한다. 남자 청소년들은 하체의 성장이 멈춘 1년 뒤 상체의 성장이 멈춘다(Tanner, 1989).

장기 추세(The Secular Trend) 20세기 동안 서구 세계의 청소년들은 이전의 청소년들보다 훨씬 더 빠르게 성장하고 키가 커졌다(NCD-RisC, 2016; Ulijaszek, 2010).

그림 11.1 급성장

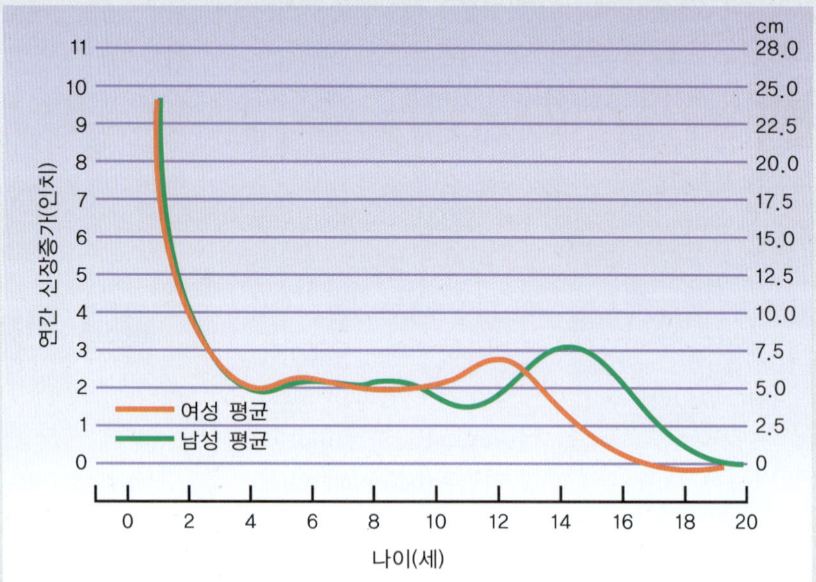

소녀는 소년보다 약 2년 더 빨리 사춘기 성장을 시작한다. 소녀와 소년은 성장이 시작된 지 약 2년 후에 최대 성장기에 도달한다.

비동시 성장 신체 부위에 따라 성장 비율과 성장 시기에 차이를 나타내는 불균형한 성장. 청소년기 초기에 발생하고 많은 청소년을 어색해 보이게 함.

그림 11.2 체중과 신장에 대한 성장 곡선

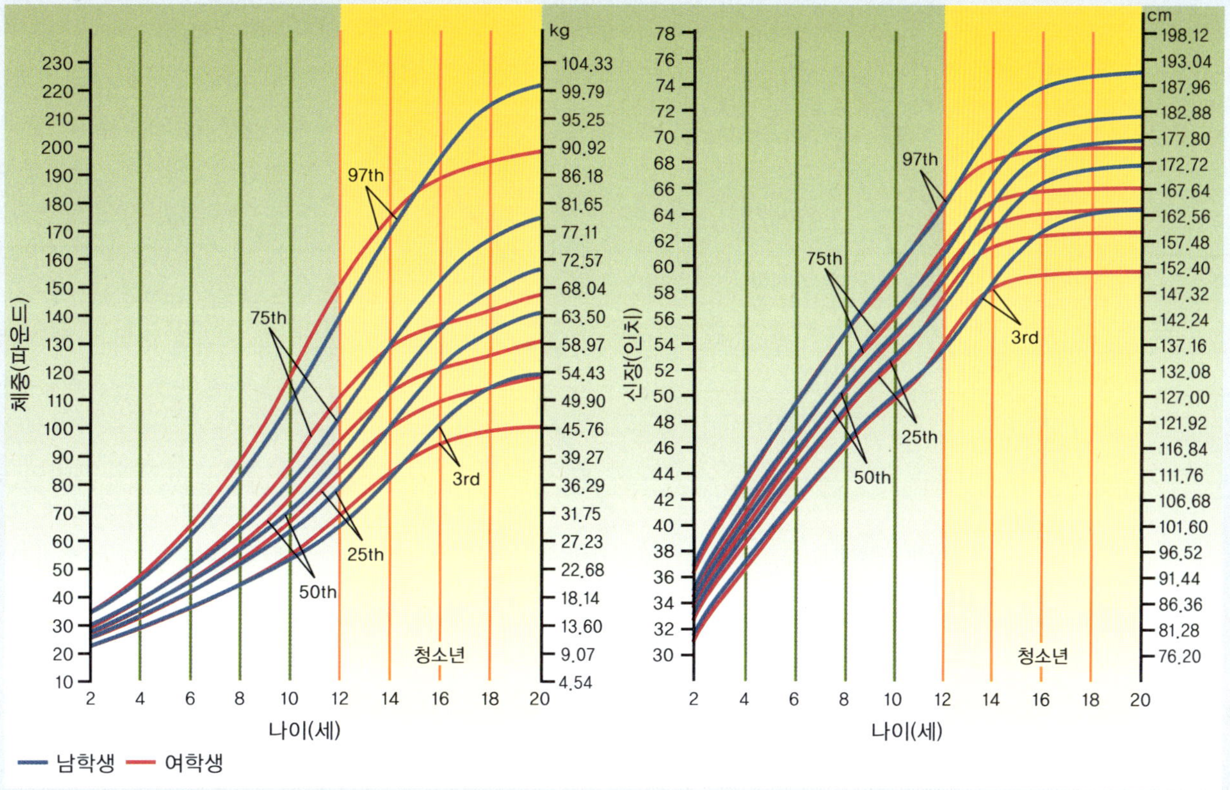

소녀들은 성장이 더 일찍 일어나기 때문에 9~10세부터 13세까지 소년보다 더 키가 크고 무겁다. 소년들이 성장을 시작하면 소녀들을 따라 잡고 결국 키가 크고 몸무게가 증가한다.

출처 : Kuczmarski, RJ (2000, 12 월 4 일). CDC 성장 차트 : 미국. 중요 및 건강 통계의 사전 데이터, No. 314. 메릴랜드 주 하야 츠빌 : 국립 보건 통계 센터.

FICTION

T (F) 미국 청소년은 부모보다 키가 크게 자라고 있다.

청소년이 부모보다 키가 크게 자라고 있다는 말은 매우 일반적이지만 사실은 아니다. 성인의 평균 키는 100년 전보다 커졌지만 중상류층 청소년들의 상승세는 멈춘 듯하다. 사회 경제적 지위가 낮은 청소년들에게는 여전히 사실인 것 같다.

성인의 키가 증가하는 이러한 시기적 경향은 또한 사춘기의 이른 시작을 동반했으며, 이를 **장기 추세**(secular trend)라고 한다. 그림 11.3은 스웨덴 청소년들이 1883년보다 1938년과 1968년에 더 빠르게 성장하여 최종 키가 몇 cm 더 커졌음을 보여준다. 지난 세기에 비해 평균적으로 15세 때 남학생은 키가 15cm 이상, 여학생은 7.5cm 이상 더 컸다(Tanner, 1989). 키와 몸무게의 이러한 장기 추세는 거의 모든 유럽 국가와 미국에서 확인되었다.

그러나 미국을 포함한 선진국의 중산층 및 상류층 가정의 청소년은 더 이상 부모보다 키가 커지지 않는 반면, 가난한 가정의 청소년은 대대로 키가 계속 커가는 추세이다. 유전이 성인 키의 주요 원인이 됨은 분명한 사실이지만, 영양과 일반 건강도 중요한 역할을 한다(NCD-RisC, 2016).

2. 소년의 변화

사춘기에 뇌하수체는 고환을 자극하여 테스토스테론의 생산량을 증가시키고, 이는 남성 생식기(male genitals)의 발달을 더욱 촉진한다. 사춘기의 첫 번째 가시적인 징후는 고환의 성장이 가속화되는 것으로, 평균 연령은 약 11.5 ± 2년이다. 고환(testicular)의 성장은 테스토스테론 생산 및 그 밖에 사춘기 변화를 더욱 가속화한다. 음경의 급성장은 약 1년 후에 시작되며, 나중에는 음모가 발달한다.

장기 추세 성인 키의 증가와 이른 사춘기를 나타내는 역사적 경향

그림 11.3 우리는 여전히 부모보다 키가 더 자라고 있나요?

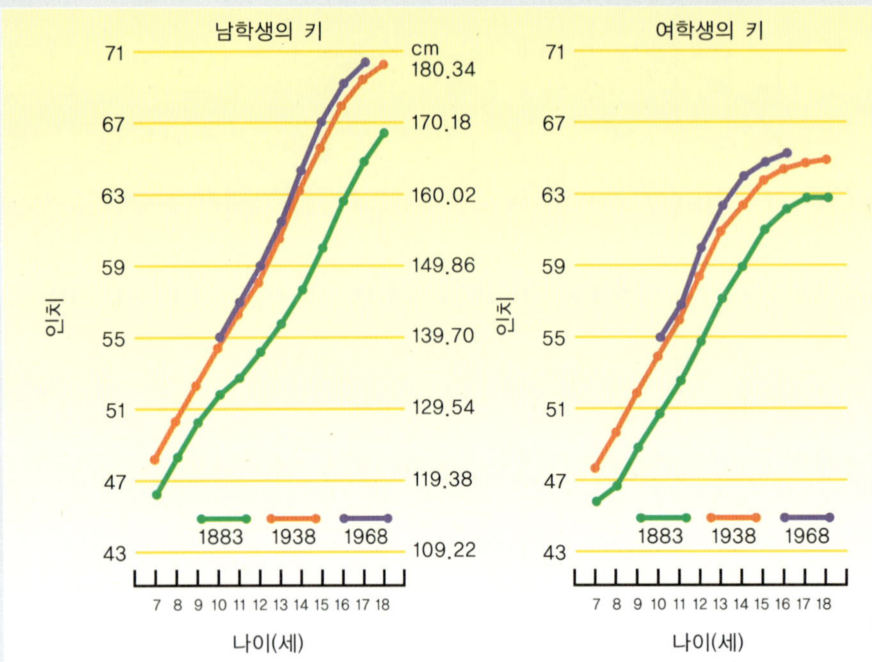

20세기 청소년들은 이전 세기의 청소년들보다 키가 커졌다. 중산층과 상류층의 청소년들은 더 이상 부모보다 키가 크지 않지만 사회 경제적 범위 안에서 하위권의 청소년들은 여전히 부모보다 더 크고 있다.

출처 : Tanner, JM (1989). 태아 속으로 : 임신 미숙으로 인한 육체적 성장. 매사추세츠 주 캠브리지 : Harvard University Press.

겨드랑이 털과 수염은 약 15세에 나타난다. 미국 청소년의 절반만이 17세부터 면도를 한다. 14세 또는 15세에 '성대' 또는 후두의 성장과 성대의 길어짐으로 인해 목소리가 깊어진다. 그 과정은 점진적이며 때때로 청소년기 소년은 목소리의 균열로 당황스러워 한다.

테스토스테론은 또한 여드름을 유발시키는데, 이는 75~90%의 청소년을 괴롭힌다(Goldstein, 2004; Taylor et al., 2011). 심한 여드름은 얼굴, 가슴, 등에 뾰루지와 블랙 헤드(과도하게 분비된 피지가 산화되어 검게 변한 것)로 나타난다. 심각한 여드름은 사회 경제적 수준이 높은 나이 든 사춘기의 유럽계 미국인 소녀들에게서 더 많이 발생한다(Silverberg & Silverberg, 2014).

남성은 영아기 초기에 발기(erections)가 가능하지만, 13~14세까지는 자주 발생하지 않는다. 청소년기 소년은 원치 않는 발기를 경험할 수 있다. **정액**(semen)을 생산하는 장기는 빠르게 자라며 소년들은 보통 13~14세가 되면 정액을 사정한다. 약 1년 후 그들은 야간 방출을 시작하는데 이는 에로틱한 꿈이 동반된다는 잘못된 믿음 때문에 '**몽정**(wet dreams)'이라고도 불린다. 성숙한 정자는 약 15세가 되면 사정 배출물에서 발견된다.

청소년의 거의 절반이 유방 비대를 경험하거나 **여성형 유방**이 되지만, 일반적으로 1~2년 후에 감소한다. 여성형 유방은 고환에서 분비되는 소량의 여성 성 호르몬에 의해 나타나는 반응이다.

20~21세가 되면, 테스토스테론이 긴뼈의 길이가 더 늘어나는 것을 막는 **골단 폐쇄**(epiphyseal closure)를 유도하기 때문에 더 이상 키가 자라지 않는다. 그러한 과정으로 남성의 사춘기는 끝나게 된다.

3. 소녀의 변화

소녀의 경우 사춘기가 되면 뇌하수체가 난소에 신호를 보내 에스트로겐 생성을 촉진한다. 에스트로겐은 빠르면 8~9세에 유방 조직('유방 새싹')의 성장을 자극할 수 있지만 일반적으로 10세 경부터 유방이 커지기 시작한다. 지방 조직과 관의 발달은 젖꼭지를 둘러싼 유방의 영역을 확장시키고 젖꼭지를 돌출시킨다. 유방은 일반적으로 약 3년 후에 완전한 크기에 도달하지만 유선(乳腺)은 여성이 아기를 가질 때까지 완전히 성숙하지 않는다.

에스트로겐은 또한 엉덩이의 지방과 지지 조직의 성장을 촉진하는데, 이는 골반을 넓어지게 하고 엉덩이를 둥글게 만든다. 11세가 시작되면 소녀는 음모와 겨드랑이 털이 발달한다.

사춘기 동안 에스트로겐은 음순, 질, 자궁을 발달시키고 안드로겐은 음핵을 발달시킨다.

정액 정자를 포함하는 체액과 정자에 영양분을 공급하고 전달하는 데 도움이 되는 물질

몽정 잠자는 동안 정액의 액체 방사

여성형 유방 남성 유방 조직의 확대

골단 폐쇄 뼈의 긴 끝을 뼈의 주요 부분에서 분리하는 연골이 뼈로 변하는 과정

질 내막의 두께는 혈류내 에스트로겐 양에 따라 달라진다. 에스트로겐은 일반적으로 테스토스테론이 남성의 성장을 멈추게 하기 몇 년 전에 여성의 급성장을 멈추게 한다.

초경(menarche) 미국인의 현재 평균 **초경**(첫 번째 월경) 연령은 13세(예를 들어 유럽계 미국인의 경우 평균 12.8세, 아프리카계 미국인의 경우 평균 12.2세)이다(Cabrera et al., 2014). 지난 150년 동안 초경은 서구 국가에서 점진적으로 더 이른 나이에 발생했는데, 이는 장기 추세의 또 다른 예이다(그림 11.4 참조).

그림 11.4 초경 연령의 감소

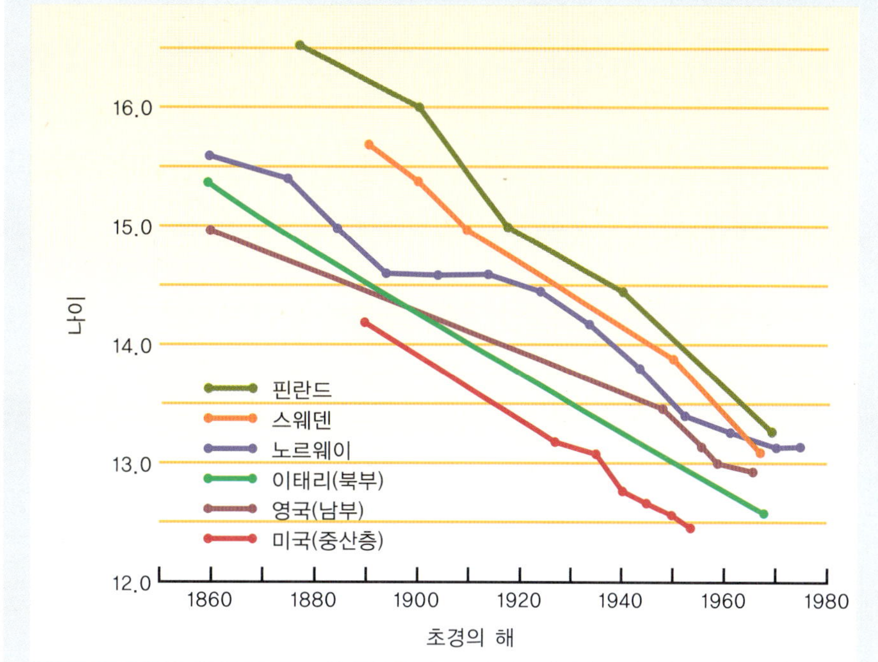

1800년대 중반부터 서방 국가 소녀들의 초경 연령은 감소하고 있는데, 이는 분명히 영양과 건강관리의 향상 때문이다.

출처 : Tanner, JM (1989). 태아 속으로 : 임신 미숙으로 인한 육체적 성장. 매사추세츠 주 캠브리지 : Harvard University Press.

무엇이 사춘기의 연령을 더 앞당기는 것일까? 한 가지 가설은 초경과 같은 사춘기 변화를 유발하기 위해 여성이 특정 체중에 도달해야 한다는 것이다. 지방 세포는 에스트로겐 수치를 높이는 호르몬을 분비하도록 뇌에 신호를 보내는 단백질을 분비하기 때문에, 체지방이 변화를 유발할 수 있다. 초경은 섭식장애를 가진 사람이나 운동선수들과 같이 체지방 비율이 낮은 소녀에게 더 늦게 나타난다(Lai et al., 2016; Yang et al., 2016). 초경의 평균 체중은 소녀의 신장에 따라 다르다(Novotny et al., 2011). 오늘날 소녀들은 영양과 건강 관리의 향상으로 인해 20세기 초반의 소녀들보다 크다.

생리주기의 조절 소년의 경우 테스토스테론 수치는 성인기 동안 상당히 안정적이지만 여성의 에스트로겐과 프로게스테론 수치는 현저하게 다르며 월경주기를 조절한다. 월경 후(자궁 내막이 벗겨지는) 에스트로겐 수치가 증가하여 다시 한 번 자궁 내막 조직이 성장한다.

초경 월경의 시작

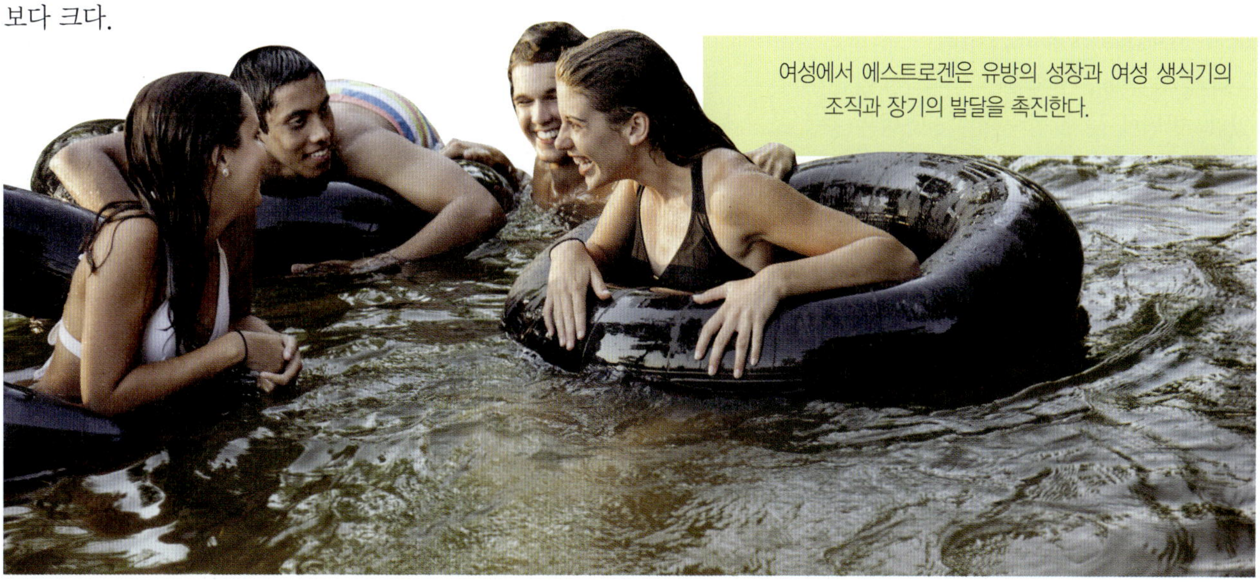

여성에서 에스트로겐은 유방의 성장과 여성 생식기의 조직과 장기의 발달을 촉진한다.

Mint Images Limited/Alamy Stock Photo

여성은 보통 초경 이후 12~18개월에 배란을 시작한다. 난자가 방출된 후 수정되지 않으면 에스트로겐과 프로게스테론 수치가 갑자기 떨어지고 다시 월경을 유발한다.

평균 월경 주기는 28일이지만 변이가 일반적이다. 소녀의 월경 주기는 초경 후 몇 년 동안 불규칙한 경우가 많지만 나중에는 더 규칙적이 된다. 초경 후 첫 12~18개월 동안 대부분의 주기는 배란 없이 발생한다.

FICTION

T (F) 소녀들은 첫 월경 직후 임신이 가능하다.

소녀가 첫 월경 후 즉시 임신이 가능하다는 말은 사실이 아니다. 소녀들은 보통 초경 이후 첫 12~18개월경에 배란을 시작한다.

4. 조기 성숙과 늦은 성숙

조숙한 소년은 늦게 성숙하는 또래보다 인기가 높고 학교에서 리더가 될 가능성이 더 높다(Teunissen et al., 2011). 그들은 더 침착하고, 편안하며, 성격이 좋다. 스포츠에서 그들의 우위와 또래들의 존경심은 그들의 가치 감각을 높인다.

부정적인 측면에서 조기 성숙은 공격성과 비행의 더 큰 위험(Dimler & Natsuaki, 2015)과 알코올 및 기타 약물 남용(Modecki et al., 2014)과도 관련이 있다. 코치는 스포츠에서 그들에게 너무 많은 것을 기대할 수 있으며 동료들은 그들이 경기에 맞서기를 원할 수 있다. 성적 기회는 그들이 어떻게 반응해야 하는지 알기 전에 욕구를 만들 수 있다(James et al., 2012).

늦게 성숙하는 청소년은 서두르지 않는 '이점'을 가지고 있다. 반면에 늦게 성숙하는 청소년은 종종 조기에 성숙한 청소년에게 지배당한다고 느낀다. 그들은 더 의존적이고 불안정하며 약물 남용에 더 많이 관여할 가능성이 있는 것으로 나타났다(Ge et al., 2003).

일반적으로 조기 성숙한 소년은 늦게 성숙하는 소년보다 자존감이 더 높지만 소녀들에게는 다소 엇갈리는 연구결과가 있다. 조숙한 소녀들은 그들과 같은 나이의 소년들에게 인기가 있을 수 있고 그들은 늦게 성숙하는 소녀들이 발달하고 싶어 하는 것을 '갖고' 있다. 그러나 그들은 사춘기의 신체적 변화를 시작하는 첫 번째 또래이기 때문에 어색함을 느낄 수 있다(Zimmer-Gembeck et al., 2018). 그들은 키와 발달하는 가슴 때문에 눈에 띄는 존재가 된다. 데이트 연령의 키가 큰 소녀는 키가 작은 소년이 그들에게 접근하거나 그들과 함께 보이기를 꺼리는 경우가 많다. 대체로, 조기에 성숙한 소녀는 나중에 성숙하는 소녀보다 심리적 문제와 약물 남용 위험이 더 크다(Graber, 2013; Mrug & Windle, 2014). 조기 성숙한 많은 소녀들은 학교에서 낮은 성적을 받고 더 일찍 성 행위를 시작한다(Mrug & Windle, 2014). 이러한 이유로, 조기 성숙한 소녀들의 부모는 경계와 엄격성을 증가시켜 새로운 자녀-부모 갈등을 초래할 수 있다.

FICTION

T (F) 조기 성숙한 소녀는 늦게 성숙한 소녀보다 자존감이 더 높다.

조기 성숙한 소년이 늦게 성숙하는 소년보다 자존감이 더 높은 것은 사실이지만, 소녀들에게는 반대로 작용하는 것 같다. 즉, 늦게 성숙하는 소녀는 조숙한 소녀보다 더 높은 자존감을 가지고 있는 것으로 보인다.

신체상 청소년은 특히 사춘기의 급격한 신체적 변화가 있는 초기 청소년기에 자신의 신체적 외모에 대해 매우 고민한다(ZimmerGembeck et al., 2018). 18세가 되면 소녀와 소년들은 자신의 신체에 더 만족한다(Zimmer-Bendek et al., 2018). 우리 사회의 청소년기 소녀들은 청소년기 소년보다 체중과 날씬함에 더 몰두하는 경향이 있다(Brown & Tiggemann, 2016; Tiggemann & Slater, 2017). 많은 청소년기 소년들은 근육량을 늘리기 위해 체중 증가를 원한다(Field et al., 2014).

11-2 청소년의 건강

미국 청소년 6명 중 약 5명이 건강 상태가 매우 양호하거나 우수하다(Adolescent Health, 2014). 만성 질환을 앓고 있거나 결석하는 학생은 거의 없다. 부상은 빨리 치유되고 있다. 건강 상태가 열악한 상태는 1~2% 뿐이다(Adolescent Health, 2014).

1. 사망의 원인

청소년기에는 사망률이 낮지만 남성 청소년이 여성 청소년에 비해 거의 두 배 이상 높다.

이러한 불일치의 주된 이유는 남성이 사고, 살인 또는 자살로 인해 사망에 이르는 더 많은 위험을 감수하기 때문이다(그림 11.5 참조). 이 세 가지 사망 요인이 대부분의 청소년 사망 원인이다(Heron, 2017). 청소년 사망의 거의 80%는 부상으로 인한 것이며 자동차 및 총기 부상이 그 절반 이상을 차지한다. 총기는 살인의 80%, 자살의 거의 50%를 차지한다.

FICTION

T (F) 약물 남용은 미국 남성 청소년의 주요 사망 원인이다.

약물 남용이 미국 남성 청소년의 주요 사망 원인이라는 것은 사실이 아니다. 사고, 살인, 자살이 모두 더 많은 사망 원인이다.

2. 영양

육체적 성장은 영아기 첫 해를 제외하고는 출생 후 다른 시기보다 청소년기에 더 빠르게 이루어진다. 사춘기의 급격한 성장을 촉진시키기 위해 소녀는 하루 평균 1,800~2,400 칼로리, 소년은 평균 2,200~3,200 칼로리가 필요하다(Nutrition.gov, 2018).

청소년의 영양 요구는 활동 수준과 사춘기 발달 단계에 따라 다르다. 성장이 최고조에 달할 때 청소년은 다른 청소년기에 비해 칼슘, 철, 아연, 마그네슘 및 질소를 두 배 더 많이 사용한다(Nutrition.gov, 2018). 칼슘 섭취는 여성이 골밀도를 형성하고 나중에 **골다공증**을 예방하는 데 특히 중요하지만 대부분의 십대들은 충분한 칼슘을 섭취하지 않는다. 청소년은 또한 권장량보다 더 적은 양의 비타민 A, 티아민, 철분을 섭취하지만 지방, 설탕, 나트륨은 더 많이 섭취할 가능성이 있다(Nutrition.gov, 2018).

청소년의 영양 결핍의 한 가지 이유는 불규칙한 식습관이다. 특히 다이어트 하는 사람들은 아침 식사를 자주 거른다(Wennberg et al., 2015). 십대들은 지방과 칼로리가 높은 패스트푸드와 정크푸드(junk food)에 의존할 수 있다. 정크푸드는 과체중과 관련이 있으며, 청소년기의 과체중은 성인기에 만성질환 및 조기 사망으로 이어질 수 있다(Wennberg et al., 2015).

3. 섭식 장애(Eating Disorders)

미국인의 이상향은 대부분의 정상 체중 미국 여성이 그들의 신체 크기와 모양에 만족하지 못하는 정도로 날씬해지는 것이다(Tiggeman, 2014; Prendergast et al., 2015).

인지 발달 측면에서 청소년들은 다른 사람들이 자신의 외모에 많은 관심을 기울이고 있다고 생각하는 경향이 있음을 우리는 알게 될 것이다. 날씬함과 청소년의 심리학에 대한 문화적 영향 때문에 그들은 식습관의 심한 장애를 특징으로 하는 섭식 장애에 매우 취약하다.

골다공증 뼈 조직의 점진적인 상실을 수반하는 질환

그림 11.5 미국의 15~19세 청소년의 주요 사망 원인

남성:
- 사고
- 자살
- 살인
- 암
- 심장질환
- 선천성 건강 문제
- 인플루엔자 및 폐렴
- 만성 호흡기 질환
- 뇌졸중
- 당뇨병

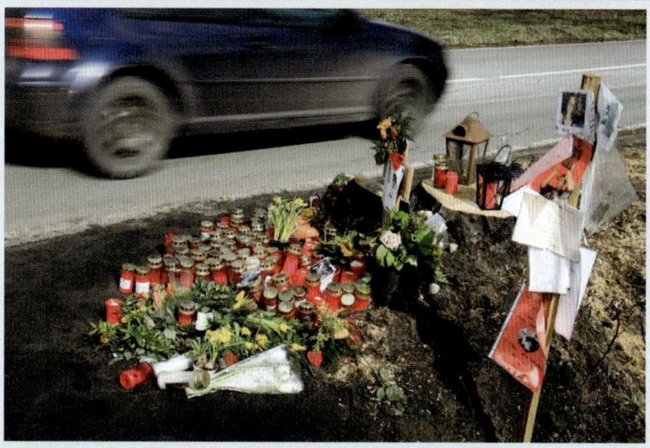

vario images GmbH & Co.KG/Alamy Stock Photo

여성:
- 사고
- 자살
- 암
- 살인
- 심장질환
- 선천성 건강 문제
- 임신과 출산 관련 문제
- 인플루엔자 및 폐렴
- 뇌졸중
- 만성 호흡기 질환

미국의 15~19세 청소년의 대다수는 건강 상태가 좋거나 우수한데, 이것이 이 연령대의 주요 사망 원인으로 사고와 자살이 되는 이유이다.

출처 : Heron, M. (2017). 사망 : 2015년의 주요 원인. 국가 생명 통계 보고서, 66 (5). 표 1. https://www.cdc.gov/nchs/data/nvsr/nvsr66/nvsr66_05.pdf에서 검색됨 (2018년 4월 16일)

신경성 식욕 부진증(Anorexia Nervosa) **신경성 식욕 부진증**은 체중 증가에 대한 극심한 두려움, 극적인 체중 감소, 왜곡된 신체 이미지, 건강한 체중을 유지하기 위해 충분히 먹는 것에 대한 저항을 특징으로 하는 생명을 위협하는 섭식 장애이다. 신경성 식욕 부진증은 여성뿐만 아니라 남성에게도 고통을 주지만 대부분의 연구에서는 여성 대 남성 비율을 10 대 1 이상으로 보고 있다(Stice et al., 2013a). 대체로 신경성 식욕 부진증은 청소년기 및 젊은 여성을 괴롭힌다(Stice et al., 2013a). 일반적인 신경성 식욕 부진증이 있는 사람은 사회 경제적 지위가 높은 젊은 유럽계 미국인 여성이다(Striegel-Moore et al., 2003).

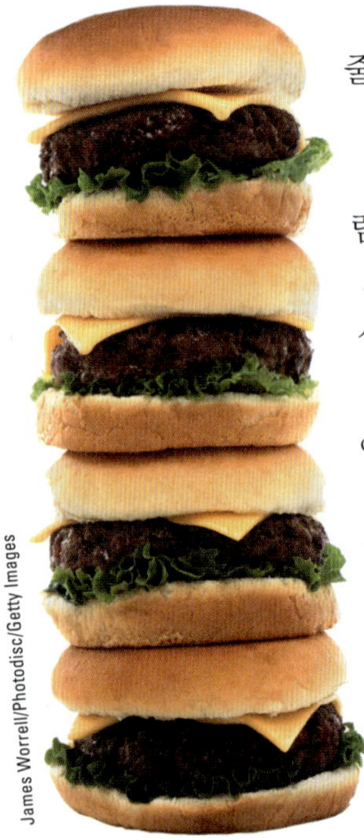

James Worrell/Photodisc/Getty Images

부유한 여성은 날씬한 몸매를 이상화하는 잡지를 읽고 날씬한 몸매를 가진 여성을 위한 부티크(boutiques, 양품점)에서 쇼핑할 가능성이 더 높다(Tiggeman, 2014). 여성 운동선수도 위험하다. 여성 운동선수의 3가지 징후(female athlete triad)는 에너지 가용성이 낮고 월경 문제가 있으며 골밀도가 낮은 여성을 말하는데, 이는 성인 후기에 문제가 된다(Ranson et al., 2018; Tosi et al., 2018).

신경성 식욕 부진증이 있는 여성은 1년에 체중의 25% 또는 그 이상을 줄일 수 있다. 심한 체중 감소는 배란을 저지하는 내분비계(즉, 호르몬 사용)의 이상을 유발한다(Mehler & Brown, 2015). 따라서 일반적인 건강상태가 악화된다. 그리고 호흡기 계통과 심혈관 계통에 문제가 발생한다(Mehler & Brown, 2015). 신경성 식욕 부진증 여성의 사망률은 약 4~5%이다.

소녀는 초경으로 인한 체중 증가 후 체중을 줄이기 위해 신경성 식욕 부진증이 자주 발생한다(Shroff et al., 2006). 다이어트와 운동은 체중이 감소한 후에도 계속되고 다른 사람들이 체중 감소가 너무 많이 진행되고 있다고 지적받은 후에도 계속된다. 식사 거부는 신경성 식욕 부진증의 주요 요인이다. 신체 이미지의 왜곡도 장애의 주요 특징이다(Paxton & Heinicke, 2018).

신경성 폭식증(Bulimia Nervosa) **신경성 폭식증**은 폭식과 제거의 순환이 반복되는 것이 특징이다. 폭식은 종종 다이어트 후에 나타난다(Martire et al., 2015). 다양한 제거 방법이 있는데 구토가 흔하다. 다른 방법으로는 엄격한 식이요법이나 단식, 하제(설사약), 극단적인 운동 요법이 있다. 섭식 장애가 있는 개인은 이상적인 체형과 체중에 만족하지 않을 것이다(Somasundaram & Burgess, 2018; Wade et al., 2015).

신경성 폭식증은 신경성 식욕 부진증과 마찬가지로 불규칙한 월경주기와 관련이 있으며(Mendelsohn & Warren, 2010) 청소년기와 초기 성인기 여성에게 고통을 주는 경향이 있다(Bravender et al., 2010). 섭식 장애는 그 자체로 불쾌하고 위험하지만 우울증과도 관련이 있다(Stice et al., 2013b; Wonderlich et al., 2018).

섭식 장애에 대한 관점 정신 분석 이론은 신경성 식욕 부진증이 젊은 여성의 성적 두려움, 특히 임신에 대한 두려움의 대처에 도움이 될 수 있음을 시사한다. 그들의 가슴과 엉덩이는 평평하고, 아마도 청소년들의 환상 속에서 그들은 무성의 아동으로 남아있을 것이다. 신경성 식욕 부진증은 일부 청소년이 가족으로부터 독립하여 성인의 역할을 하는 것을 방해한다.

청소년기 여성의 섭식 장애에 대해 특히 불안한 위험 요인은, 학대의 이력, 특히 성적 학대의 이력이다. 비록 섭식 장애의 원인이 학대와 방치라고 보고된 수는 변동이 있지만 이는 매우 의미있는 결과이다(Bulik with Molendijk et al., 2017; Dworkin et al., 2014). 확실히 젊은 여성은

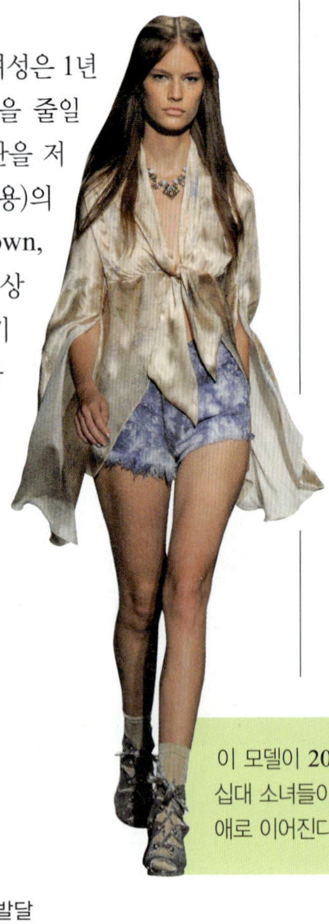

이 모델이 2020년대에 이상적인 수치를 가지고 있을까? 안타깝게도 너무 많은 십대 소녀들이 이와 같은 여성을 모방하려고 시도하고 그 노력은 때때로 섭식 장애로 이어진다.

Ron Adar/Alamy Stock Photo

신경성 식욕 부진증 체중 증가에 대한 비합리적인 두려움, 왜곡된 신체 이미지 및 심한 체중 감소를 특징으로 하는 섭식 장애

신경성 폭식증 체중 증가를 조절하는 수단으로 폭식과 제거를 반복하는 특징이 나타나는 섭식 장애

신경성 폭식증: 니콜의 사례

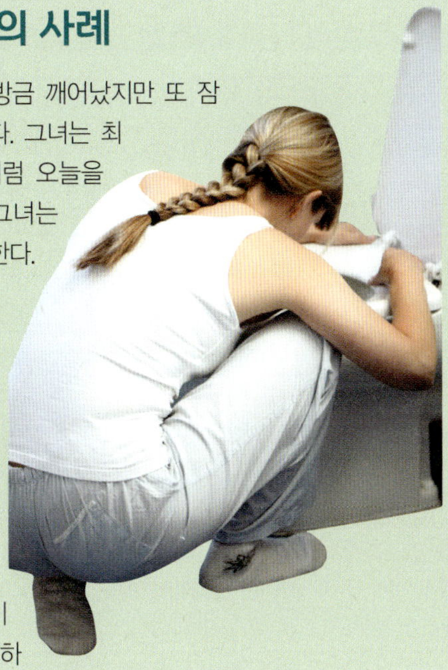
Jochen Tack/Alamy Stock Photo

니콜은 차갑고 어두운 방에서 방금 깨어났지만 또 잠자리에 들 시간이 되었으면 한다. 그녀는 최근 과거의 다른 많은 사람들처럼 오늘을 보내지 않을까 두려워 한다. 그녀는 매일 아침 스스로에게 질문을 한다. "내가 음식에 대한 생각에 집착하지 않고 하루를 지낼 수 있을까, 아니면 폭식할 궁리로 다시 하루를 보낼까?"

그녀는 오늘 새로운 삶을 시작할 것이고, 오늘 평범한 인간으로 살기 시작할 것이라고 스스로에게 말한다. 그러나 그녀는 그 선택을 자신이 할 수 있는 것이라고 전혀 확신하지 못한다. — Boskind-White & White (1983, p. 29)

패션모델과 같은 매우 날씬한 여성에 대한 사회적 이상을 가지고 있다. 건강 관련 자료에 의하면 문화적 이상이 날씬해짐에 따라 정상적인 체중을 가진 여성도 자신이 뚱뚱하다고 느끼고 과체중인 여성은 자신이 매우 비대하다고 느낀다(Paxton & Heinicke, 2018; Tiggemann, 2014). 섭식 장애는 가족 내에서 발생하는 경향이 있어서 유전적인 관련 가능성이 제기된다. 유전적 요인은 섭식 장애를 직접 유발하지는 않지만 집착적이고 완벽주의적인 성격 특성을 포함할 수 있다(Dodge & Simic, 2015; Wade & Bulik, 2017).

4. 약물 사용 및 약물 사용 장애

미국은 당신의 인식을 왜곡하고 기분을 변화시킬 수 있는 약물, 즉 당신을 흥분시키거나 진정하게도 하고 당신을 마을 곳곳으로 방황하게 만드는 약물로 넘쳐난다. 이러한 약물 중 일부는 합법적이지만 어떤 약물은 불법이다. 일부는 오락용으로 사용되고 다른 일부는 의학적으로 사용된다. 일부는 올바르게 사용하면 안전하고 그렇지 않으면 위험하다. 일부 청소년은 친구가 권하거나 부모가 하지 말라고 해도 호기심에 마약을 사용한다. 어떤 이들은 즐거움을 찾고 어떤 사람들은 탈출구를 찾고 있다.

청소년은 종종 학교에서 학습하는 능력을 손상시키는 약물에 관여하게 되고, 이는 무모한 행동과 연관된다(Spoth et al., 2017). 표 11.1에서 볼 수 있듯이 알코올은 고등학교(및 대학)에서 가장 인기있는 약물이다. 미국 고등학교 12학년의 거의 절반이 마리화나를 피웠고(Johnston et al., 2016), 5명 중 2명이 담배를 피운 것으로 나타났다. 일부는 암페타민이나 기타 각성제를 사용하고, 이 중 일부는 학습에 집중하기 위해 각성제를 사용한다. 코카인은 한때 잘 사는 사람들의 장난감이었지만 가격 하락으로 인해 고등학생들의 손에 들어왔다.

알코올과 담배는 청소년들이 가장 널리 사용하는 약물이다. 약물을 사용할 가능성은 8학년에서 12학년으로 올라갈수록 증가한다(표 11.1 참조). 왜? 한 가지 이유는 단순히 12학년 학생들이 마약을 사용할 기회가 더 많았기 때문이다. 그러나 연구자들은 학생들이 약을 사용한 경험이 있는지 여부에 주목한다. 따라서 많은 예(yes) 답변은 정기적인 사용이 아닌 한 두 번의 경험을 반영한다.

헤로인과 같은 다른 약물은 뉴스에서 언급되고 있지만 고등학생의 약 1%만이 사용했다. 존스톤과 그의 동료(2016)는 과거 세대에 걸쳐 약물 사용이 꾸준히 감소했기 때문에 부모 및 사회적 경고가 청소년에게 전달되고 있다고 지적하였다. 마리화나는 인기가 증가한 몇 안 되는 약물 중 하나이다.

표 11.1 당신은 다음의 각 시기에 어떤 약물을 사용했나요?

"예"라고 말하는 비율	평생	작년	지난 30일
알코올	45.2	39.9	21.8
암페타민	9.1	6.2	2.7
일반 담배	21.1	해당 없음	7.0
전자담배	해당 없음	해당 없음	13.2
코카인	2.7	1.7	0.8
엑스터시	3.5	2.2	0.8
헤로인	0.7	0.4	0.2
환각제	2.8	1.9	0.7
마리화나	30.0	23.7	14.0

소스 : 약물 사용에 대한 미래 국가 조사 결과 모니터링, 1975~2015 : 개요, 청소년 약물 사용에 대한 주요 결과. 앤 아버 : 미시간 대학교 사회 연구 연구소.

참고 : 약물 사용은 8학년부터 12학년까지 증가한다. 전자담배 사용은 청소년들의 일반 담배 사용을 능가했다. 마지막으로, 결과는 학교에서 청소년들 사이에서만 사용을 반영한다. 중퇴자는 포함되지 않는다.

전자 담배와 마리화나: 흡입량이 높아지면 건강에 어떤 위험이 있을까?

전자 담배(Vaping) : "멈출 수 없어"

일반 흡연이 부분적으로는 폐암과 다양한 호흡기 문제를 포함한 건강에 영향을 끼친다는 우려의 대안으로 전자 담배가 대두되었다. 전자 담배에는 담배잎이 없기 때문에 가장 해로운 물질인 탄화수소나 '타르'는 없다. 그러나 전자 담배에는 흡입되는 니코틴 함유 증기를 생성하는 배터리와 발열체를 가지고 있다. 증기 속의 니코틴은 일반 담배 속의 니코틴만큼 중독성이 있다. 미성년자는 전자 담배를 구입하거나 사용할 수 없지만 대부분의 청소년이 쉽게 이용할 수 있다.

메인에 있는 케이프 엘리자베스 고등학교의 교감은 전자 담배가 니코틴에 중독된 새로운 세대의 청소년을 만들고 있다고 기자에게 말했다(Zernike, 2018). 전자 담배는 얼마나 중독성이 있을까? 학교에서 '전자 담배'로 인해 반복적으로 지적된 한 학생은 교감에게 "멈출 수 없다"고 말했다.

많은 학생들이 화장실에서 전자 담배를 이용한다. 어떤 학생들은 수업 시간에 그것을 몰래 숨긴다. 일부 기기는 일반 담배처럼 생겼고, 줄(Juul)이라는 인기있는 기기는 매끈한 플래시 드라이브 장치처럼 세련되게 생겼다.

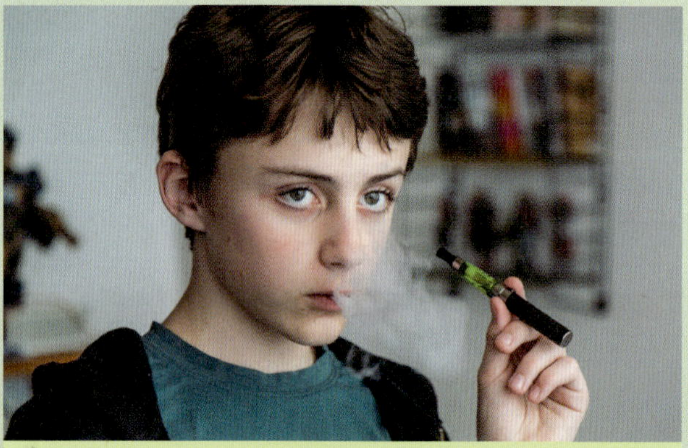

전자 담배(Vaping) : 전자 담배에는 일반 담배 연기에서 발견되는 탄화수소가 없을 수 있지만 중독성 있는 니코틴과 발암성 물질로 알려진 다양한 물질이 포함되어 있다.

그런 기기들은 쉽게 숨겨진다. 한 학교 관계자는 학생들이 "셔츠 깃이나 브래지어 끈에 줄(Juul)을 고정하고 가끔씩 몸을 기울여 담배를 피울 수 있다"고 말했다(Zernike, 2018). 줄(Juul)이나 이와 유사한 장치는 연기를 거의 남기지 않기 때문에 관계자는 "누가 알까요?"라고 덧붙였다.

미시간 대학교 미래 모니터링 설문조사에 따르면 현재 담배를 피우는 것으로 알려진 것보다 더 많은 청소년이 담배를 피우고 있다(Johnston et al., 2016). 8학년과 10학년의 경우 전자 담배 사용은 지난 수년 동안 사용이 감소한 일반 흡연 담배에 비해 두 배 이상 증가하였다.

이것은 좋은 소식일까, 나쁜 소식일까? 스스로 결정해야 하지만 고려해야 할 두 가지 문제가 있다. 첫 번째는 전자 담배는 피우지만 일반 담배는 피우지 않는 고등학생들이 고등학교 졸업 후 1년 동안 담배를 피울 가능성이 2~4배 더 높다는 연구 결과이다(Miech et al., 2017). 즉, 전자 담배는 이러한 청소년들과 젊은 성인들에게 담배를 피울 수 있는 기회를 제공하였다.

두 번째는 니코틴이 함유된 증기에는 탄화수소가 없지만 대부분은 화학물질인 디아세틸로 향을 낸다는 것이다. 그것은 세기관지염, 바이러스 감염(콧물과 코 막힘, 기침, 호흡 곤란, 때로는 열을 특징으로 함)을 포함하는 여러 호흡기 질환과 관련된다(Allen et al., 2016).

두 번째 이슈는 일반 담배를 사용하지 않는 전자 담배 사용자와 전자 담배나 일반 흡연 담배를 사용하지 않은 청소년의 타액과 소변 샘플을 분석한 연구에서 설명된다(Rubinstein et al., 2018). 참가자는 평균 16.4세였다. 전자 담배 사용자는 그들의 타액과 소변에 암을 유발하는 화학물질을 훨씬 더 많이 함유하고 있는 것으로 나타났다.[1]

*Vaper : 담배성분이 있는 액체를 수증기로 만드는 분무장치

[1] 연구에서 설명된 화학물질은 다음과 같다. 아크릴로니트릴, 아크롤레인, 프로필렌옥사이드, 아크릴아미드와 크로톤 알데히드.

이러한 화합물의 이름을 연구하거나 기억하는 것은 중요하지 않다. 전자 담배가 완벽하게 안전하다고 가정하지 않는 것이 중요하다. 전자 담배가 최근에 만들어졌다는 사실을 염두에 두어야 한다. 20년 이상 전자 담배를 피워도 '안전'하다는 종단적 연구결과는 아직 발표되지 않았다.

마리화나 : 합법 = 안전한가?

청소년들은 마리화나와 관련된 새로운 환경에서 성장하고 있다. 불법적이고 부도덕하다고 널리 알려져 있는 이 물질은 현재 미국의 많은 주에서 오락용으로 합법화되었다. 더욱이 '의료용' 마리화나는 만성 통증을 앓고 있는 환자를 돕기 위해 의사에 의해 처방되고 있다.

정신과 의사 리차드 프리드만(Richard Friedman, 2018)은 마리화나는 효과적인 진통제일 뿐만 아니라 통증을 줄이기 위해 아편 유사제를 사용하는 많은 사람들에게 도움이 될 수 있다고 주장한다. 국립과학기술의학원(2017)위원회는 만성 통증 치료에서 마리화나의 효능을 확인하고 마리화나가 화학 요법을 받을 때 암 환자가 경험하는 메스꺼움과 구토를 치료하는 데 효과적이라고 보고하였다.

마리화나의 장점을 확인한 후, 특히 청소년이 마리화나를 기분 전환용 약물로 사용하는 것에 대한 의문이 남아 있다는 점에 유의해야 한다. 소아과학회지 저널에 실린 약물 사용 및 예방에 관한 미국 소아과학회의 연구 요약에 제시된 몇 가지 우려 사항을 고려해 보자(Ryan et al., 2017).

> 발표된 수많은 연구에 따르면 청소년에게 기분 전환용 마리화나를 단기 및 장기적으로 사용할 경우 잠재적으로 부정적 결과가 나타났다. 이러한 결과에는 단기 기억력 손상, 집중력과 주의력 지속 시간 및 문제 해결 능력의 저하가 포함되며, 이들은 모두 학습을 방해한다. 운동 제어, 조정, 판단, 반응 시간 및 추적 능력의 변화도 확인되었다. 이러한 영향은 청소년, 특히 마리화나를 사용한 후 운전하는 청소년의 의도하지 않은 사망 및 부상 사고 증가에 기여할 수 있다. 마리화나 흡연과 관련된 폐 기능에 대한 건강의 부정적인 영향도 확인되었다. …
>
> 청소년기의 뇌, 특히 판단과 의사 결정을 제어하는 전두엽 피질 영역은 20대 초반까지 완전히 발달되지 않아 물질 사용이 뇌 발달에 어떤 영향을 미칠 수 있는지에 대한 의문을 제기한다. 마리화나를 정기적으로 또는 많이 사용하는 청소년의 뇌 기능을 검사하는 연구(각각 월 10~19회 또는 월 20회 이상 사용으로 정의됨)는 기억에 영향을 미치는 뇌 영역(해마), 실행 기능 및 계획을 포함한 여러 뇌 영역에서 발생할 수 있는 잠재적인 문제를 나타내고 있다(전전두엽 피질).

이 중대한 분석에도 불구하고, 일부 연구에서는 마리화나 흡연자, 가끔 흡연자 및 비 흡연자의 뇌에서 차이를 발견하지 못했다고 보고한다(예 : Koenders et al., 2017). 이 책은 마리화나가 뇌의 구조를 변화시킨다는 결론을 내리기 전에 더 많은 연구가 필요하다는 견해를 가지고 있다(Fitzcharles & Eisenberg, 2017). 그러나 가능성이 존재하지 않는 척하는 것은 좋지 않다. 소아과학회지는 매우 존경받는 저널이며 합법적인 내용이 반드시 당신에게 좋은 것은 아니다.

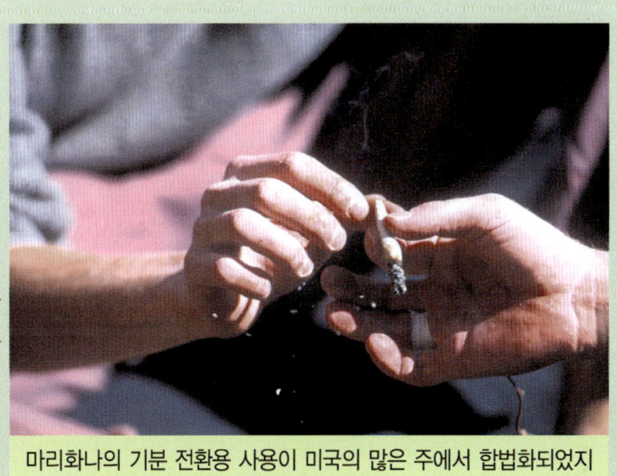

Daniel H. Bailey/Alamy Stock Photo

마리화나의 기분 전환용 사용이 미국의 많은 주에서 합법화되었지만 건강 측면의 위험성은 연구 중에 있다.

약물 사용은 어디까지이고 **약물 사용 장애**는 어디에서부터일까? 대부분의 심리학자들은 약물 사용 장애 정의를 미국신경정신과협회의 〈정신장애진단 및 통계 편람〉(5판, 2013)에 따른다. 이 편람에서는 약물 사용 장애는 약물의 반복적인 사용으로 발전할 수 있으며, 이로 인해 약물 사용에 대한 통제 장애, 사회문제, 위험한 행동(예 : 무모한 운전 또는 '무방비적' 성관계), 중독을 암시하는 생물학적 요소와 관련된 '뇌 회로'의 변화로 이어질 수 있다.

일부 물질은 신체적 중독으로 이어질 수 있으므로 복용량을 줄이면 다음과 같은 금단 증상, 일명 **금단 증후군**(abstinence syndrome)이 발생한다. 예를 들어, 중독된 개인이 알코올 섭취를 줄이면 떨림, 고혈압, 빠른 심박수, 불안, 안절부절 및 신경쇠약과 같은 증상을 경험할 수 있다. 가장 일반적인 세 가지 종류의 남용되는 물질은 진정제, 각성제 및 환각제이다.

진정제(Depressants) 진정제는 신경계의 활동을 늦춘다. 진정제에는 알코올, 양귀비에서 추출한 마약(예 : 헤로인, 모르핀 및 코데인), 진정제(예 : 바르비투르산염 및 메타쿠알론)가 포함된다.

알코올은 제어 능력을 감소시켜서 음주자가 술을 마실 때 다른 저항하는 행동을 하게 한다(Winograd & Sher, 2015). 알코올은 또한 취하게 하여 지각을 왜곡하고 집중력을 저하시키며 조정을 방해하고 비방의 말을 하게 한다. 알코올 사용은 21~34세 사이에서 가장 많이 발생한다. 매년 만 18세에서 24세 사이의 100만 명 이상의 학생들이 술에 취한 상태에서 사고로 부상당하고, 음주를 한 다른 학생들에게 폭행을 당하거나, 음주 상태의 대학생들에 의해 강간당한다.

헤로인, 모르핀 및 기타 마약성 진통제의 주된 의료적 이용의 목적은 통증 완화이다. 그러나 그들은 또한 격렬한 행복감을 제공할 수 있다. 헤로인은 중독성이 있으며 정기적인 사용자는 내성이 생긴다. 바르비투르산염은 통증, 불안 및 긴장 완화와 같이 다양하게 합법적 의료용 진정제로 사용되지만 사람들은 이러한 약물에 빠르게 의존하게 될 수 있다.

약물 사용 장애 잦은 중독(신체적 · 사회적 또는 정서적 건강의 손상; 그리고 가능한 육체적 중독)을 특징으로 하는 물질의 지속적인 사용 패턴

금단 증후군 약물 사용 수준의 급격한 감소로 인한 특징적인 증상의 군집

각성제(Stimulants) 각성제는 심장박동 및 기타 신체 기능을 가속화한다. 니코틴, 코카인, 암페타민이 가장 흔한 각성제이다. 니코틴은 담배의 중독성 화학물질이다(Harris, 2018). 거의 매년 48만 명의 미국인이 흡연 관련 문제로 사망한다(American Lung Association, 2016). 일반 담배 연기에는 숨가쁨을 유발하는 일산화탄소와 발암성 탄화수소('타르')가 포함되어 있다. 흡연은 대부분의 호흡기 질환과 폐암의 원인이 된다. 전자 담배에는 니코틴이 포함되어 있지만 탄화수소는 포함되어 있지 않다(Harris, 2018).

코카인은 심박수를 가속화하고, 혈압을 높이고, 심장동맥을 수축시키고, 혈액을 걸쭉하게 하여 심혈관 및 호흡기 붕괴를 유발할 수 있다(Liaudet et al., 2014). 과다 복용은 안절부절 못함, 불면증, 떨림, 심지어 사망을 유발할 수 있다.

암페타민은 사용자가 오랫동안 깨어 있도록 하고 식욕을 감소시킨다. 암페타민에 대한 내성은 빠르게 발전한다. 메탐페타민이라는 강력한 암페타민은 분명히 신체적 중독성이 있다(Cook et al., 2017). 메탐페타민 남용은 뇌 손상을 유발하여 학습과 기억에 문제를 일으킬 수 있다.

환각제(Hallucinogenics) 환각제는 환각이라고 불리는 지각 왜곡을 일으키는데, 그것은 때때로 현실과 혼동될

당신은 음주에 문제가 있습니까?

음주 문제가 있는지 어떻게 알 수 있을까? 다음 네 가지 질문에 답하면 이를 찾는 데 도움이 된다(NIAAA, 2005).

예 아니오 당신의 음주에 대해 금주해야 한다고 느낀 적이 있는가?

예 아니오 사람들이 당신의 음주를 비판하여 짜증나게 하는가?

예 아니오 당신의 음주에 대해 나쁘거나 죄책감을 느낀 적이 있는가?

예 아니오 당신의 신경을 안정시키거나 숙취를 없애기 위해 아침에("눈 뜨자마자") 먼저 술을 마신 적이 있는가?

'예' 대답이 한 개 있다면 음주 문제가 생길 가능성이 있다. 두 개 이상의 '예'는 문제가 있을 가능성이 높다. 두 경우 모두 귀하의 답변을 담당 의사나 다른 의료 서비스 제공자와 상담하는 것이 좋다.

정도로 강할 수 있다. 마리화나, 엑스터시, LSD 및 PCP는 환각제이다. 일반적으로 불을 붙여 피우는 마리화나는 사용자의 긴장을 풀어주고 기분을 좋게 하며, 감각을 민감하게 하면서 시각적 환각을 유발할 수 있다(예 : 시간이 느려지는 것처럼 보이는).

마리화나는 지각-운동 조정 및 단기 기억 장애와 같은 건강 위험을 수반한다(Ryan et al., 2017). 정기적으로 사용하는 사람은 중독의 징후인 금단 증상을 경험할 수 있다(American Psychiatric Association, 2013).

인기 있는 '파티' 약물인 엑스터시는 각성과 가벼운 환각 효과를 높여준다. 이 조합은 사용자가 이성적 억제와 보호되지 않은 성관계와 같은 위험한 행동의 결과에 대한 인식을 하지 못하게 하는 것으로 보인다. 엑스터시는 또한 작업 기억을 손상시키고 불안을 증가시키며 결국 우울증으로 이어질 수 있다(Wagner et al., 2017).

LSD는 또 다른 환각제인 리세르그산디에틸아미드(lysergic acid diethylamide)의 약자이다. 고용량의 환각제는 조정력과 판단력을 손상시키고(환각성 약물을 사용하는 동안 운전하면 심각한 위험을 초래함) 기분을 변화시키며 편집성 망상을 유발할 수 있다.

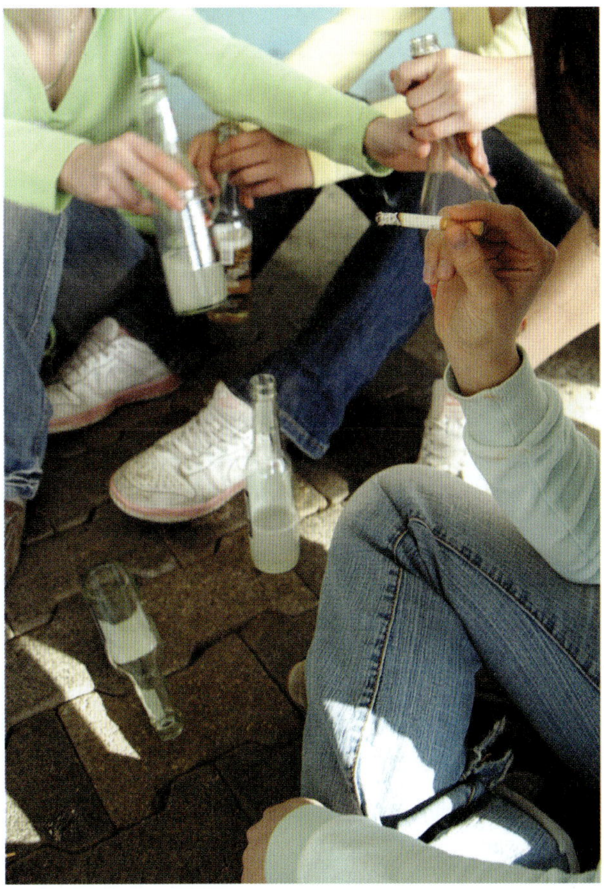

Flonline digitale Bildagentur GmbH/Alamy Stock Photo

11-3 인지 발달 : 피아제(Piaget)의 형식적 조작기

> 나는 매우 순수한 대학생입니다. '형식적 조작 사고'라는 것에 관심이 있는 일부 과격한 심리학자는 연방정부가 어떤 상황에서도 궁핍한 대학생들에게 더 많은 것을 주거나 빌려주면 안 된다는 제안에 대해 내가 일관된 논리적인 주장을 할 수 있다면 나에게 20달러를 지불하겠다고 약속했습니다. 이제 그것을 믿는 사람들은 그 주장을 뒷받침하는 방식으로 무엇을 말할 수 있습니까? 글쎄, 나는 그들이 이러한 추론을 제공할 수 있다고 생각합니다.
>
> —Flavell et al. (2002)

이 '매우 순수한 대학생'은 마치 청소년처럼 생각하고 있다. 구체적 조작기에 있는 청소년은 그대로 사실에 묶여 있지만, 청소년은 성인으로서 추상적 아이디어를 깊이 생각하고 세상을 있는 그대로 볼 수 있다. 우리 대학생은 어떤 사람이 믿지 않는 이유에 대한 논쟁을 찾을 수 있음을 인식하고 있다.

형식적 조작기(formal operations)는 장 피아제 이론의 최상위 단계이다. 이 단계의 청소년은 미성숙한 부분이 남아 있지만 인지적 성숙에 도달하게 된다. 선진국의 많은 아동들에게 형식적 조작기는 11~12세의 사춘기 무렵에 시작될 수 있다. 그러나 일부는 이 단계에 다소 늦게 도달하고 일부는 전혀 도달하지 못한다.

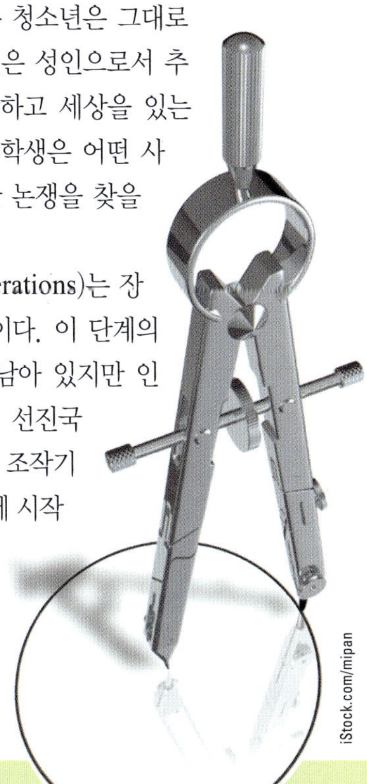

iStock.com/mipan

형식적 조작기의 청소년들은 기하학에서 발견되는 것과 같은 정교한 상징을 사용할 수 있다.

피아제는 연구자들이 그들의 연구에서 가설을 세우듯, 개체와 아이디어를 분류하고, 논리적인 사고에 참여하며 가설을 설정하는 개인의 능력 향상을 형식적 조작기의 달성으로 설명하고 있다. 청소년들은 상징, 진술, 심지어 이론까지 그룹화하고 분류할 수 있다.

환각제 환각을 일으키는 약물

형식적 조작 피아제 인지 발달 이론의 네 번째 단계로, 상징, 진술 및 이론과 같은 추상적 아이디어와 개념에 관한 유연하고 가역적인 조작 능력이 특징이다.

청소년은 주장을 믿지 않더라도 전제에서 결론, 그리고 다시 한 번 역으로 주장을 따르고 공식화 할 수 있다. 가설적 사고, 다른 상징을 표현하기 위한 상징의 사용, 그리고 연역적 추론은 청소년들이 현실 세계를 더 완벽하게 이해할 수 있게 하고 마음 속의 세계를 펼쳐 나갈 수 있게 한다.

1. 가설적 사고(Hypothetical Thinking)

형식적 조작 사고에서 청소년은 "무엇이 될 수 있는가?"라는 개념을 발견한다. 청소년은 즉각적인 경험을 초월한 상황에 자신을 투사하고 환상에 휩싸일 수 있다. 청소년들은 미리 생각하고 마음 속에서 다양한 가능성을 체계적으로 시도할 수 있다. 그들은 자신과 친구 및 교사에 대한 가설이 올바른지 확인하기 위해 "조사를 수행한다"(예 : 자신에게 가장 적합한 옷과 행동을 확인하기 위해 다른 옷과 행동을 '시험함').

진로 결정 측면에서 가능한 방향이 풍부하기 때문에 일부 청소년은 자신에게 가장 적합한 진로를 선택할지에 대한 불안을 느끼고 하나만 선택할 수 있기 때문에 상실감을 경험하게 된다.

2. 정교한 상징의 사용

초등학생들은 1과 2와 같은 추상적 상징이 의미하는 바를 이해할 수 있다. 또한 숫자를 더하고 빼는 등의 연산을 수행할 수 있다. 그러나 변수에 대한 기본 대수 기호인 엑스(x)를 생각해 보자. 11~12세 정도의 아동은 일반적으로 간단한 방정식에서 엑스(x)를 구하는 방법을 배웠다 해도 그 개념의 상징적 의미를 완전히 이해할 수 없다. 그러나 형식적 조작기 아동들은 엑스(x)가 의미하는 바를 직관적으로 이해할 수 있다. 형식적 조작기 아동 혹은 청소년들은 그들 자신의 경험에서 아무것도 의미하지 않는 심정으로 정신적 조작이 가능하다.

이러한 상징에는 기하학에서 사용되는 기호가 포함된다. 청소년들은 차원이 없는 점, 너비가 없고 길이가 무한한 선, 완전히 둥근 원을 가지고 학습하지만, 이러한 것들은 자연에서 발견되지 않는다. 이러한 상징을 조작할 수 있는 능력을 통해 청소년은 이론 물리학 또는 수학 분야에서 일하거나 엔지니어링 또는 건축 분야에서 일자리를 얻을 수 있다.

> **가상의 청중** 우리 주변의 다른 사람들도 우리와 마찬가지로 우리의 생각과 행동에 관심이 있다는 믿음. 청소년의 자기중심주의의 한 측면
>
> **개인적 우화** 우리의 감정과 생각은 특별하고 독특하며 우리는 무적이라는 믿음. 청소년의 자기중심주의의 한 측면

형식적 조작기의 개인은 일반적으로 한 가지를 의미하는 단어나 구(句)가 다른 것에 적용되는 언어의 은유적 형태를 이해하고, 인식하며 때로는 생성할 수 있다. 우리는 문학에서 은유를 발견하지만, 일상의 은유들(생계를 쥐어짠다, 명성이나 영광의 빛을 발한다, 실에 매달려 있다(위기일발), 결론으로 점프하다.)이 어떻게 우리의 경험을 향상시키는지 고려해야 한다.

청소년이 성인을 배려할 수 있는 예민함과 실제적인 문제를 인식하지 않고, 종교적 · 정치적 · 사회적 아이디어를 과감하게 발전시킬 때, 청소년의 향상된 인지 능력은, 역효과를 낼 수 있다. 예를 들어, '산업이 환경을 오염시키는 것을 허용해서는 안 된다'는 전제부터 시작해 보자. 산업 A가 환경을 오염시키는 경우, 청소년은 적어도 오염을 멈출 때까지 산업 A를 중단해야 한다고 주장할 수 있다. 논리는 합리적이고 목표는 고귀하지만 산업 A는 국가에 없어서는 안 될 수도 있고, 문을 닫으면 수천 명의 사람들이 일자리를 잃을 수도 있다. 경험이 많은 사람들은 타협을 선호할 수 있다.

3. 청소년의 자기중심성(Adolescent Egocentrism)

청소년들은 다른 사람들의 생각을 이해하는 새로운 자기중심주의를 보여주지만, 자신과 관련된 것들로부터 다른 사람들과 관련된 것들을 분류하는 데 어려움을 겪는다.

가상의 청중(The Imaginary Audience) 많은 청소년들이 수백만 명이 우상화하는 록 스타나 영화배우가 되는 것을 상상한다. **가상의 청중** 개념은 어떤 방식으로든 그 환상의 일부를 달성한다. 그것은 청소년들을 무대에 올려놓지만 찬사보다는 비평가들에게 둘러싸여 있다. 청소년은 다른 사람들이 자신의 외모와 행동에 실제보다 더 많은 관심이 있다고 가정한다(Martin & Soko, 2011). 무대 위에 있다고 생각하는 청소년의 자기 인식은 사생활에 대한 열망과 외모에 대한 집착으로 설명될 수 있다.

개인적 우화(The Personal Fable) **개인적 우화** 때문에 많은 청소년들이 적어도 자신의 마음으로는 스파이더 맨과 배트맨 같은 액션 영웅이 된다. 개인적 우화에서 그들은 자신의 생각과 감정이 특별하고 독특하다고 믿는다(Hill et al., 2011). 그것은 또한 무적이라는 일반적인 청소년의 믿음을 나타낸다.

TRUTH

Ⓣ F 남성 청소년은 자신을 액션 영웅으로 생각하고 마치 철인처럼 행동한다.

남성 청소년이 자신을 액션 영웅으로 생각하고 마치 철인처럼 행동하는 것은 정상이다. 이것은 '개인적 우화'가 작용하는 예이다. 남성의 우화는 높은 수준의 테스토스테론과 판단과 관련된 뇌 부분의 미성숙에 근거한다.

개인적 우화는 과시 및 위험 감수와 같은 행동과 관련이 있다(Smith et al., 2014). 많은 청소년들이 제약에 얽매이지 않고 담배를 피울 수 있다고 가정한다(Morrell et al., 2015). "암? 그것은 나에게는 일어나지 않는 일이야." 또는 "그것은 먼 훗날 얘기야."라고 생각하며 무모하게 살아갈 수 있다. 그들은 난폭하게 운전할 수도 있다. 그들은 종종 자발적이고 보호되지 않은 성행위에 관여하는데 이는 생물학적 욕구가 그들을 지배하고 성병(STIs)과 원치 않는 임신은 자신이 아닌 다른 사람들에게나 일어난다고 가정하기 때문이다.

많은 청소년들은 그들의 부모와 다른 성인들, 심지어 그들의 동료들까지 자신이 느끼는 것을 느끼거나 그들은 열정의 깊이를 알 수 없다고 생각한다. "당신은 나를 이해하지 못합니다!" 라고 청소년은 주장한다. 그러나 청소년들에게 위와 같은 일들은 자주 발생한다.

11-4 인지 능력에서의 성별 차이

여성과 남성은 어린 시절부터 전반적인 지능에서 눈에 띄게 다르지는 않지만(Miller & Halpern, 2014) 특정 인지 능력에서 성별 차이가 나타난다. 여성은 언어 능력이 남성보다 다소 우수한 반면, 남성은 시각적-공간적 능력이 다소 우월해 보인다(Reilly et al., 2017). 수학에 대한 그림은 더 복잡한데, 일부 영역에서는 여성이, 다른 영역에서는 남성이 탁월하다.

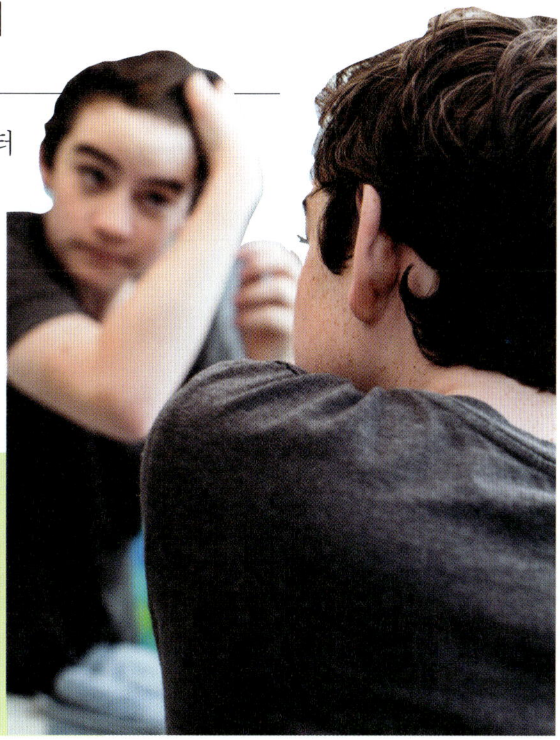

청소년은 많은 시간을 거울에 비친 자신을 보며 결점을 찾거나 그들 자신이 감탄하며 보낼 수 있다. 가상의 청중 개념은 그들을 무대에 올려놓지만 찬사보다는 비평가들에게 둘러싸여 있다.

Arina Habich/Alamy Stock Photo

1. 언어 능력(Verbal Ability)

언어 능력에는 읽기, 철자, 문법, 구두 이해력 및 단어 유창성이 포함된다. 집단으로서 여성은 평생 동안 언어 능력 면에서 남성을 능가한다(Miller & Halpern, 2014). 이러한 차이는 어려서부터 보이는데, 소녀는 소년보다 언어를 더 빨리 습득하는 것 같다. 그들은 언어 이전의 발성을 더 많이 만들고 첫 단어를 더 빨리 말하며 더 많은 어휘를 발달시킨다. 미국의 소년은 소녀보다 읽기 장애를 가질 가능성이 더 높다(Brun et al., 2009).

여성의 언어 능력이 뛰어난 이유는 무엇일까? 뇌의 조직과 같은 생물학적 요인이 작용할 수 있지만 문화가 성 중립적 · 남성적 또는 여성적인 역할이라고 인식하든 안 하든 문화적 요소는 무시되지 않는다(Goldstein, 2005).

나이지리아와 영국에서는 독서가 남성적인 활동으로 간주되며, 전통적으로 소년은 읽기 능력에서 소녀를 능가한다. 그러나 미국과 캐나다에서는 독서가 여성적이라는 편견을 가지는 경향이 있고 소녀는 독서에 더 탁월한 경향이 있다.

2. 시공간적 능력 (Visual-Spatial Ability)

시각적-공간적 능력은 물체나 모양을 시각화하고 정신적으로 조작하고 회전하는 능력을 말한다. 이 능력은 예술, 건축 및 공학과 같은 분야에서 중요하다. 소년은 8~9세부터 다양한 유형의 시각-공간 과제에서 소녀를 능가하기 시작하며, 그 차이는 성인기까지 지속된다(Miller & Halpern, 2014; Reilly et al., 2017).

성별 차이는 특히 물체가 공간에서 회전할 때 어떻게 보일지 상상해야 하는 과제에서 두드러진다(그림 11.6 참조).

그림 11.6 시각 측정에 사용된 테스트의 예 – 공간적 능력

정신 회전 테스트. 왼쪽에 있는 그림을 정신적으로 돌린다면 오른쪽에 있는 5개의 그림 중 어떤 것을 얻을 수 있을까?

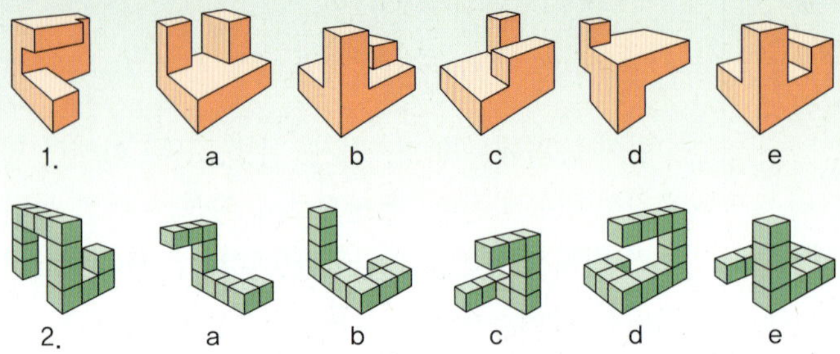

공간 시각화 작업에서 성별 차이는 발견되지 않았다. 주제별 순환 과제에서 성별 차이가 가장 크다. 이러한 차이점에 대한 몇 가지 가능한 원인은 무엇일까?

일부 연구자들은 시각적–공간적 역량을 진화론 및 성호르몬과 연관지어 생각한다. 그것은 영토를 만들고 방어하는 유전적 경향과 관련이 있을 수 있다(Rimfeld et al., 2017). 환경이론은 성별 고정 관념이 아동의 공간 경험에 영향을 미친다는 것이다. 블록, 레고 및 조립완구 세트와 같은 성 고정관념에 따른 '남아용 장난감'은 '여아용 장난감'보다 공간 능력을 더 많이 연습할 수 있게 한다. 소년은 또한 공간에서 공과 다른 물체를 움직이는 스포츠에 참여할 가능성이 더 높다(Gold et al., 2018).

3. 수학적 능력

반세기 또는 그 이상 동안 남성 청소년은 수학분야에서 일반적으로 여성을 능가하였으며, 연구는 이러한 믿음을 뒷받침하는 경향이 있다(Else-Quest et al., 2013; Miller & Halpern, 2014). 그러나 하이드(Hyde)와 그녀의 동료(2008)가 약 700만 명의 2~11학년을 대상으로 한 연구에 따르면, 표준화된 시험의 수학 성적은 비록 소년에게서 극단적인 높은 점수와 낮은 점수가 다소 더 많이 나타났지만, 점수 평균은 성별 차이가 발견되지 않았다. 시험 항목의 복잡성은 분명히 차이가 없었다. 비록 소녀가 일반적으로 수학에서 소년만큼의 능력이 있을지라도, 대부분의 미국인은 그들에 대해 다른 기대를 가지고 있으며, 이러한 기대는 여전히 일부 여학생이 'STEM 분야'(예 : 과학, 기술, 공학 및 수학 분야)에 진학하는 것을 방해할 수 있다(Else-Quest & Hyde, 2017).

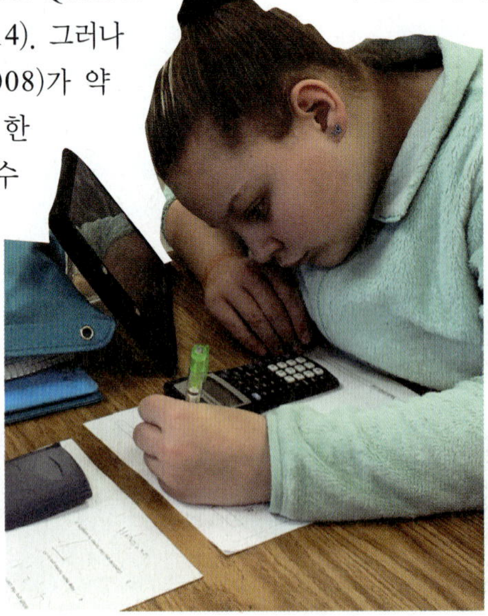

후인습적 수준 콜버그에 따르면, 도덕적 판단이 도덕적 원칙에서 파생되고 사람들은 도덕적 표준을 설정하기 위해 스스로 생각하는 기간이다.

11-5 도덕성 발달 (Moral Development)

초기 아동기의 아동들은 보상과 처벌 측면에서 옳고 그름을 판단하는 경향이 있다. 콜버그(Kohlberg)는 그러한 판단을 전인습적 사고라고 언급하였다. 중기 아동기에는 인습적 사고가 나타나는 경향이 있으며, 아동들은 일반적으로 사회적 관습, 규칙 및 법률에 따라 옳고 그름을 판단하기 시작한다(표 9.1 참조). 청소년기에는—전부는 아니지만—많은 개인이 형식적 조작 사고를 할 수 있게 되면서 윤리적 원칙에 따라 추론하여 다양한 상황에서 해야 할 일에 대한 결론을 도출할 수 있다. 그리고 이들 중 많은 사람들이 후인습적 도덕 추론에 참여한다. 그들은 다양한 행동을 추론하게 된다.

1. 후인습적 수준(The Postconventional Level)

후인습적 수준에서 도덕적 추론은 그 사람 자신의 도덕적 기준에 근거한다. 9장에서 소개한 하인즈의 경우를 다시 한 번 생각해 보자. 도덕적 판단은 인습적인 기준이나 권위 있는 인물이 아니라 개인적인 가치로부터 도출된다. 5단계의 계약적 · 법적 지향에서, 법은 합의된 절차에서 비롯되고 많은 권리가 큰 가치를 가지며 침해되어서는 안 된다는 것을 인식한다(표 11.2 참조). 그러나 하인즈(Heinz)의 경우와 같은 예외적인 상황에서는 법이 개인을 구속할 수 없다. 치료약을 훔치는 5단계의 이유는 불법임에도 불구하고 옳은 일이기 때문일 수 있다. 반대로 도움이 필요한 모든 사람이 법을 어기면 법 체계와 사회 계약이 깨어질 것이라고 주장할 수 있다.

표 11.2 콜버그의 도덕적 발달의 후인습적 수준

단계	하인즈의 치료약 훔치기를 뒷받침하는 도덕적 추론의 예	하인즈의 치료약을 훔치기를 반대하는 도덕적 추론의 예
5단계 : 계약적 · 법률적 지향 : 사회 질서를 유지하려는 사회의 욕구에 대해 인간의 긴급한 욕구를 평가해야 한다.	사회가 법과 질서를 유지할 권리가 있지만 하인즈는 아내를 구하기 위해 치료약을 훔쳐야 하기 때문에 상황이 복잡하다.	하인즈가 치료약을 훔쳐야 한다고 생각하는 이유를 알 수 있지만 법은 사회 전체의 이익을 위해 존재하고 따라서 법을 위반할 수 없다.
6단계 : 보편적 윤리 원칙 지향 : 사람들은 법을 어기는 것이라 할지라도 보편적인 윤리 원칙과 자신의 양심을 따라야 한다.	이 경우 법은 인간 생명의 신성 원칙에 위배된다. 하인즈는 아내의 생명이 법보다 더 중요하기 때문에 치료약을 훔쳐야 한다.	하인즈가 치료약을 훔치는 것이 아내를 죽게 하는 것보다 더 나쁘다고 진정으로 믿는다면, 그는 약을 훔쳐서는 안 된다. 사람들은 자신이 옳다고 생각하는 일을 하기 위해 희생해야 한다.

6단계 사고는 인간의 삶, 개인의 존엄성, 정의 및 호혜주의와 같은 가정된 보편적 윤리 원칙에 의존한다. 이러한 원칙과 일치하는 행동은 올바른 것으로 간주된다. 법이 부당하거나 개인의 권리에 반하는 것으로 간주된다면, 법을 준수하는 것은 잘못된 것이다.

하인즈의 경우 6단계의 관점에서 생명 유지 원칙이 절도를 금지하는 법보다 우선한다고 주장할 수 있다. 따라서 비록 감옥에 가야한다 하더라도, 하인즈가 치료약을 훔치는 것은 도덕적으로 필요하다. 또한 원칙적 지향에서 하인즈가 사회 계약이나 법이 가장 높은 원칙이라고 판단하면 그 결과에도 불구하고 법 테두리 내에서 행동해야 한다고 주장할 수 있다.

5단계와 6단계의 도덕적 판단은 콜버그(1963)의 7세와 10세 사이의 미국아동표본에서는 관찰되지 않았다. 도덕적 판단은 10대 초반과 중반에 증가하였다. 16세가 되면, 5단계 추론이 청소년의 약 20%에서 나타났고 6단계 추론이 청소년의 약 5%에서 확인되었다.

그러나 그림 11.7과 같이 3단계 및 4단계 판단은 모든 연령(7세에서 16세까지)에서 더 자주 이루어졌다는 것이 콜버그와 다른 조사자들의 연구에서 입증되었다(Commons et al., 2006; Rest, 1983).

2. 도덕적 행동과 도덕적 추론 (Moral Behavior and Moral Reasoning)

도덕적 판단이 더 성숙한 개인이 도덕적인 행동을 할 가능성이 더 높을까? 대답은 '예'인 것 같다(Bazerman & Tenbrunsel, 2011; Cheng, 2014). 도덕적 추론의 수준이 높은 청소년은 도덕적 행동을 보일 가능성이 더 크다. 연구 결과 도덕적 딜레마에 대한 집단 토론은 비행 소년의 도덕적 추론 수준을 향상시켰다(Walker & Frimer, 2011).

그림 11.7 연령과 도덕적 판단의 유형

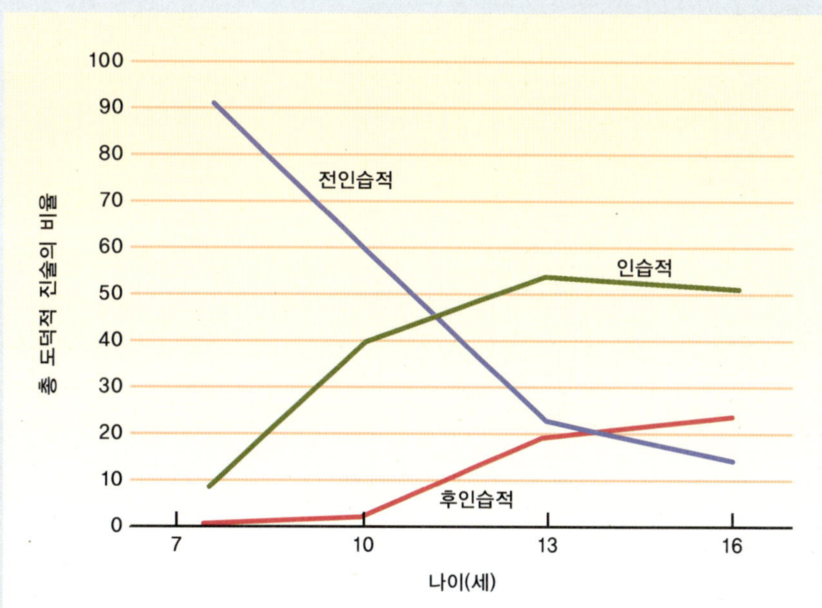

전인습적 추론의 발생률은 7세에 도덕적 진술의 90% 이상에서, 16세가 되면 도덕적 진술의 20% 미만으로 감소된다. 인습적 추론은 7세에서 13세 사이에 증가하지만, 13세와 16세가 되면 진술의 50~60%를 차지할 정도로 평준화된다. 후인습적 진술은 모두 7세와 10세에는 거의 없었지만 13세와 16세에는 진술의 약 20~25%를 차지한다.

출처 : Kohlberg, L. (1963). 도덕적 개발 및 식별. HW Stevenson (Ed.)에서 아동 심리학 : 전국교육학회 제62회 연감(277-332쪽). 일리노이주 시카고 : University of Chicago Press.

도덕적 발달에서의 성별 차이

남성이 여성보다 더 높은 도덕적 발달 수준에서 추론을 하는 것일까? 콜버그와 크래머(1969)는 남성의 평균적인 도덕적 발달 단계는 정의, 법, 질서를 강조하는 4단계라고 보고하였다. 여성의 평균 단계는 다른 사람들에 대한 배려와 관심을 강조하는 3단계로 보고되었다.

카롤 길리강(Gilligan, 1982)은 이러한 성별 차이가 사회화 패턴을 반영한다고 주장한다. 11세의 제이크는 하인즈의 딜레마를 수학 문제로 본다. 그는 생명이 재산보다 더 가치가 있다는 것을 보여 주는 방정식을 세운다. 따라서 하인즈는 치료약을 훔쳐야 한다. 그러나 11세의 에이미는 치료약을 훔치고 하인즈의 아내를 죽게 하는 것은 모두 잘못된 것이라고 지적한다. 그녀는 하인즈가 감옥에 가서 더 이상 아내를 돕기 위해 주위에 있지 못하는 것이 현명하지 않다고 말하면서 대출을 받는 것과 같은 대안을 찾는다.

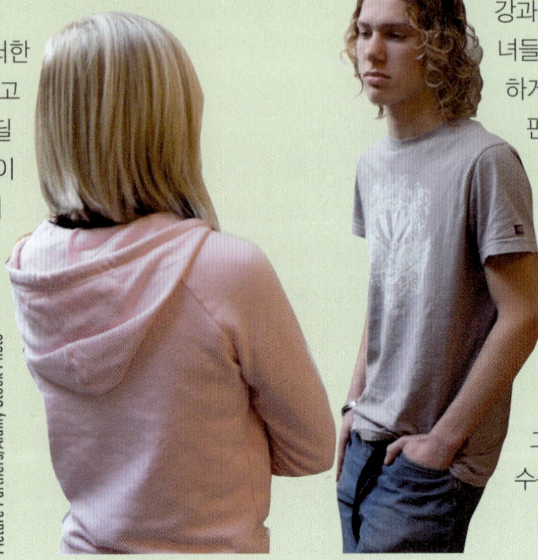
Picture Partners/Alamy Stock Photo

길리강은 에이미의 추론이 제이크의 추론만큼 정교하다고 생각하지만 콜버그의 체계에 따르면 낮은 도덕적 발달 수준을 보여 준다고 말할 수 있다. 그러나 길리강과 다른 연구자들은 에이미가 다른 소녀들과 마찬가지로 타인의 요구에 민감하게 반응하고 옳고 그름에 대한 단순한 판단 이전에 사회화 되었다는 점에 주목한다(you et al.,2011). 따라서 그들은 소녀들이 도덕적으로 더 민감하다고 생각한다. 즉 공감을 바탕으로 도덕적 판단과 행동을 할 가능성이 더 높다(Loewenthal,2016). 제이크에게, 명확한 결론은 더 높은 일련의 전제에서 도출되어야 하지만 그의 방법론이 더 높은 도덕적 발달 수준을 의미하는 것인지는 의심스럽다.

3. 콜버그 이론의 평가

연구결과들은 대부분의 아동이 후인습적 사고에 도달하지 못하더라도 아동의 도덕적 판단이 상향 발전한다는 콜버그의 견해를 뒷받침 한다(Boom et al., 2007). 후인습적 사고는 청소년기에 처음 발견되는 것으로 알려져 있는데 그것은 분명히 형식적 조작 사고가 그 전제 조건이기 때문이다(Patenaude et al., 2003).

콜버그는 도덕적 발달 단계가 선천적인 시퀀스(순서)의 전개를 따르므로 보편적이라고 믿었다. 그러나 그는 사회, 문화 및 교육 기관의 영향을 과소평가했을 수 있다(Dawson, 2002).

후인습적인 사고는 개발도상국에서는 거의 존재하지 않는다(Snarey, 1994). 아마도 후인습적인 추론은 자연적이고 보편적인 개발 단계가 아닌 콜버그의 개인적인 이상을 반영한 것이다(Gibbs et al., 2007). 말년에 콜버그(1985)는 이러한 가능성을 인식하여 그의 이론에서 6단계 추론을 삭제했다.

11-6 학교에서의 청소년

청소년 발달에서 학교의 중요성을 어떻게 강조할 수 있을까? 청소년은 친구나 교사의 의견에 큰 영향을 받는다. 그들의 자존감은 역량과 함께 오르거나 떨어진다.

중학교 또는 고등학교로의 전환은, 일반적으로 작은 동네 초등학교에서 더 많은 학생과 다른 수업과 다른 교사가 있는 더 크고 비인간적인 환경으로의 전환을 포함한다. 이러한 변화는 초기 청소년의 발달 요구에 맞지 않을 수 있다. 예를 들어, 청소년은 자율성을 높이려는 욕구를 표현하지만 중학교 교사는 일반적으로 초등학교 교사보다 학생의 개입을 덜 허용하고 더 많은 통제력을 발휘한다(Tobbell, 2003).

새로운 학교 환경으로의 전환은 종종 성적과 학교 활동 참여의 저하를 동반한다. 학생들은 또한 자존감 저하와 스트레스 증가를 경험할 수 있다(Rudolph & Flynn, 2007).

초등학교에서 상급학교로 전환하는 것은 소년보다 소녀에게 더 어려워 보인다. 어린 소년들은 나이든 소녀에게 관심이 없는 반면, 소녀들은 사춘기를 겪고 있고, 더 높은 학년 소년들의 관심을 유도할 가능성이 더 높다. 소녀는 삶의 큰 변화를 경험하는데, 동시에 삶의 많은 변화를 경험하는 아동은 적응하기가 더 어렵다(Tobbell, 2003).

그러나 전환에 그렇게 스트레스를 받을 필요는 없다(Rudolph et al., 2001). 초등학교와 중학교는 전환을 용이하게 할 수 있다. 일부 중학교는 학교 건물 내에 소규모 학교를 설립하여 보다 친밀하고 배려하는 분위기를 조성한다. 다른 학교들은 여름 동안 학생들에게 새로운 학교 문화를 소개하고 학업 능력을 강화하는 '가교 프로그램(bridge program)'을 운영한다.

1. 중퇴(Dropping out)

고등학교를 마치는 것은 중요한 발달 과제이다. 중퇴의 결과는 암울할 수 있다. 중퇴자는 실업자가 되거나 소득이 낮을 가능성이 더 높다(Skedgell & Kearney, 2018). 중퇴는 비행, 범죄 행위 및 약물 남용을 일으킬 가능성이 더 높다(Skedgell & Kearney, 2018).

과도한 결석과 학년 평균 이하의 독서량은 학교 중퇴의 두 가지 예측 요인이다(Skedgell & Kearney, 2018). 다른 위험 요소에는 낮은 성적, 낮은 자존감, 교사와의 문제, 약물 남용, 학년 수준에 비해 나이가 많은 것 및 남성이 포함된다(Chapman et al., 2011). 조기에 성인 역할을 하게되는 청소년, 특히 어린 나이에 결혼하거나 부모가 되는 청소년도 중퇴할 가능성이 더 높다(Chapman et al., 2011). 또한 저소득 가정이나 대도시 지역의 학생들은 위험성이 더 크다(Chapman et al., 2011).

중퇴 방지 학교 중퇴를 방지하기 위해 많은 프로그램이 개발되었다. 성공적인 프로그램에는 다음과 같은 몇 가지 특성이 있다(Bost & Riccomini, 2006; Reschly & Christenson, 2006). 유치원 조기 개입(예: Head Start), 고위험 학생 식별 및 모니터링, 소규모 학급, 개별 교육 및 상담 · 학습과 지역 사회 업무 경험을 연결하는 직업 구성 요소, 가족 또는 지역 사회 단체의 참여, 명확하고 합리적인 교육 목표 등.

불행히도 대부분의 개입노력은 일반적으로 학생들이 중퇴하기 직전까지 소개되지 않는데, 그것은 너무 늦은 것이다.

11-7 노동인구 내 청소년

삶의 경험은 직업을 개발하는 데 도움이 된다. 미국 10대 청소년들 사이에서 흔히 볼 수 있는 인생 경험 중 하나는 직업을 갖는 것이다.

1. 청소년 취업율

모든 고등학교 2학년 학생의 약 절반, 후배의 3분의 2, 선배의 거의 3/4이 학생 신분 중에 직업을 가지고 있다(Bachman et al., 2013). 유럽계 미국인은 소수 민족 학생보다 취업에 성공할 가능성이 더 높다(Bachman et al., 2013). 소년과 소녀는 똑같이 취업할 가능성이 있지만 소년이 더 많은 시간을 일한다(Staff et al., 2004).

14세에서 18세 사이의 수백만 명의 청소년이 합법적으로 고용되어 있지만 또 다른 2~3백만 명은 불법으로 일하고 있다(Holloway, 2004). 다른 청소년들은 너무 많은 시간 동안 일하거나 밤늦은 시간까지 일하거나 위험한 일을 한다. 중산층 청소년이 저소득층 청소년보다 취업할 가능성이 두 배 더 높지만, 저소득층 청소년은 더 오래 일한다(Bachman et al., 2003).

2. 청소년 취업의 장단점

청소년 취업의 잠재적인 이점에는 책임감, 자립심 및 규율을 지키는 법, 돈과 교육의 가치를 배우는 것, 긍정적인 작업 습관과 가치 습득, 그리고 직업적 포부를 높이는 것이 포함된다(Cinamon, 2018). 불우한 아프리카계 미국인 여성 청소년은 고등학교를 졸업하고 강압적인 연애 관계를 피할 가능성이 높지만, 그들은 불법 약물과 알코올을 사용할 가능성이 더 높다(Cinamon, 2018). 취업은 분명히 다양한 약물에 접근할 수 있는 더 많은 기회를 제공한다.

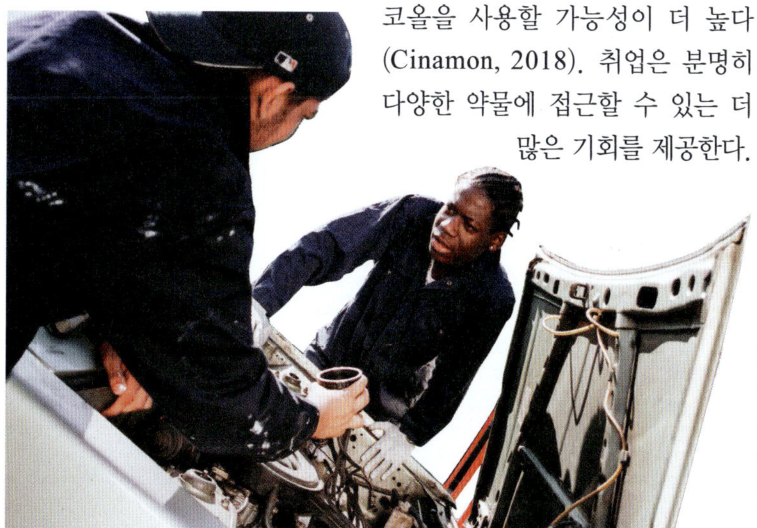

Marwood jenkins/Alamy Stock Photo

다른 연구자들은 일주일에 11~13시간 이상 긴 시간을 일하는 학생들이, 일하지 않거나 몇 시간만 일하는 학생들보다 성적이 낮고, 약물과 알코올 사용률이 높으며, 비행 행동을 더 많이 보이고, 자존감이 낮으며, 심리적 문제가 더 많이 발생한다고 발표하였다(Brandstatter & Farthofer, 2003). 아이러니하게도 학년 평균 성적이 학생시기의 취업에 의해 가장 부정적인 영향을 받는 청소년은 학력이 가장 높은 부모를 둔 유럽계 미국인과 아시아계 미국인이다(Bachman et al., 2013). 부모와 교육자들은 청소년들이 학교에 다니는 동안 일해야 하는 시간을 고려해야 할 필요가 있다.

3. 직업 선택

아이들은 자신이 록 스타나 우주 비행사가 되고 싶다고 말할 수 있지만, 성숙하고 경험을 쌓으면서 점점 더 현실적이 되고 종종 더 관습적으로 변한다. 청소년기에는 하고 싶은 일의 종류에 대한 생각이 보다 확고해지는 경향이 있지만 어떤 사람들은 대학생이 되어도 또는 그 이후에도 특정한 직업을 선택하지 못한다(Creed & Wamelink, 2015).

자기 효능감 기대 우리가 우리 상황의 요구를 성공적으로 충족시킬 수 있을 것이라는 믿음

사회적 · 인지적 관점에서 청소년의 직업 선택에 영향을 미치는 요인은 다음과 같다(Creed & Wamelink, 2015; Garcia et al., 2015).

- 역량 : 청소년의 지식 또는 기술
- 청소년의 경력과 관련하여 직업 또는 자신을 보는 방식
- 청소년의 기대치 : **자기 효능감 기대**를 포함한 자신의 직업에서 일어날 수 있는 기대감. 즉, 그의 직업에서 업무를 처리할 수 있다는 믿음

때때로 우리는 인지된 능력과 성격 특성을 기반으로 직업을 계획한다(Garcia et al., 2015). 때때로 우리의 초기 업무 경험은 우리를 특정 방향으로 안내한다(Creed & Wamelink, 2015). 대부분의 청소년은 실제로 성격, 경험 및 기회를 기반으로 상대적으로 작은 범위의 직업들 중에서 자신의 직업을 선택한다(Sawitri & Creed, 2015). 그리고 많은 청소년들이 그들에게 제공되는 직업에 전념하거나 지역 사회의 부모 또는 역할 모델이 제공하는 진로를 따른다(Kaziboni & Uys, 2015; Sawitri & Creed, 2015).

점검하기

빈칸 채우기

책 뒷편에서 답을 찾을 수 있습니다.

1. ________은 여드름의 발생을 유발하고, 청소년의 75~90%를 괴롭힌다.
2. 월경은 ________의 탈락이다.
3. 청소년의 주요 사망 원인은 ________이다.
4. 여성 청소년의 섭식 장애에 대한 충격적인 위험 요소는 ________학대의 역사이다.
5. 청소년은 다음과 같은 이유로 어색하고 괴팍할 수 있다. ________성장.
6. ________조작의 단계는 장 피아제의 이론에서 최상위 수준이다.
7. ________배출은 '몽정'으로도 알려져 있다.
8. 인지 수준에서 연구 증거에 따르면 청소년기 남성은 ________능력이 필요한 작업에서 청소년기 여성을 능가하는 경향이 있다.
9. 학교 중퇴의 두 가지 예측 변수는 학년 수준 이하의 독서와 과도한 학교 ________이다.
10. 성인 신장 증가에 대한 장기 추세는 이른 사춘기에 의해 동반되며 이것은 ________라고 알려져 있다.

선다형 문항

1. 청소년 중퇴의 위험 요인에 해당되지 않는 것은?
   a. 시골에 살고 있다.
   b. 과도한 학교 결석
   c. 학년 수준 이하의 독서량
   d. 십대 때 부모가 되는 것

2. 피아제의 형식적 조작 단계에 도달한 청소년은 아직 피아제의 구체적인 조작 단계에 있는 아동과 ________을 할 수 있는 역량면에서 다르다.
   a. 숫자 분포를 표시한다. b. 보존량
   c. 개체 영구성 d. 가설적 사고

3. 콜버그의 도덕 발달 이론의 관점에서 6단계 도덕적 추론은?
   a. 상호주의의 개념
   b. 모욕에 대한 복수를 추구한다.
   c. 보편적인 윤리 원칙
   d. 인간의 존엄성에 대한 믿음

4. 우리는 아마도 청소년기 여성이 남성들보다 ________면에서 더 나은 경향이 있음을 알게 될 것이다.
   a. 지도 공부
   b. 물체가 공간에서 회전하면 어떻게 보일지 상상해 본다.
   c. 대수 학습
   d. 독해

5. 미국 정부 통계에 따르면 총기가 청소년 자살의 약 ________%를 차지한다.
   a. 10 b. 25
   c. 50 d. 75

6. 완벽주의적이고 집착적인 성격의 특성으로 나타나는 현상은?
   a. 학교 중퇴
   b. 자살
   c. 콜버그의 6단계 도덕 발달 단계 달성
   d. 섭식 장애

7. 여성형 유방은 ________에서 분비되는 소량의 여성 성호르몬에서 비롯된다.
   a. 고환 b. 자궁 내막
   c. 골단 d. 자궁

8. 청소년 사망의 가능성이 가장 낮은 원인은?
   a. 살인 b. 폐렴
   c. 암 d. 자살

9. 조기 및 후기 성숙 청소년에 대해 옳은 것은?
   a. 조숙한 소년은 동요하고 성격이 좋지 않을 가능성이 더 크다.
   b. 조기 성숙하는 소년은 종종 늦은 성숙 소년이 지배한다.
   c. 조숙한 소녀들은 키와 가슴의 발달로 눈에 띄게 된다.
   d. 조기에 성숙한 여성은 심리적 문제와 약물 남용의 위험이 적다.

10. 많은 청소년들은 부모와 다른 성인들, 심지어 다른 청소년들도 자신이 느끼는 감정이나 열정의 깊이를 결코 이해할 수 없다고 믿는다. 이러한 사고의 과정이 반영하는 것은?
   a. 가상의 청중 b. 개인 우화
   c. 기호의 정교한 사용 d. 가상적 사고

12 Adolescence: Social and Emotional Development
청소년기: 사회성 및 정서 발달

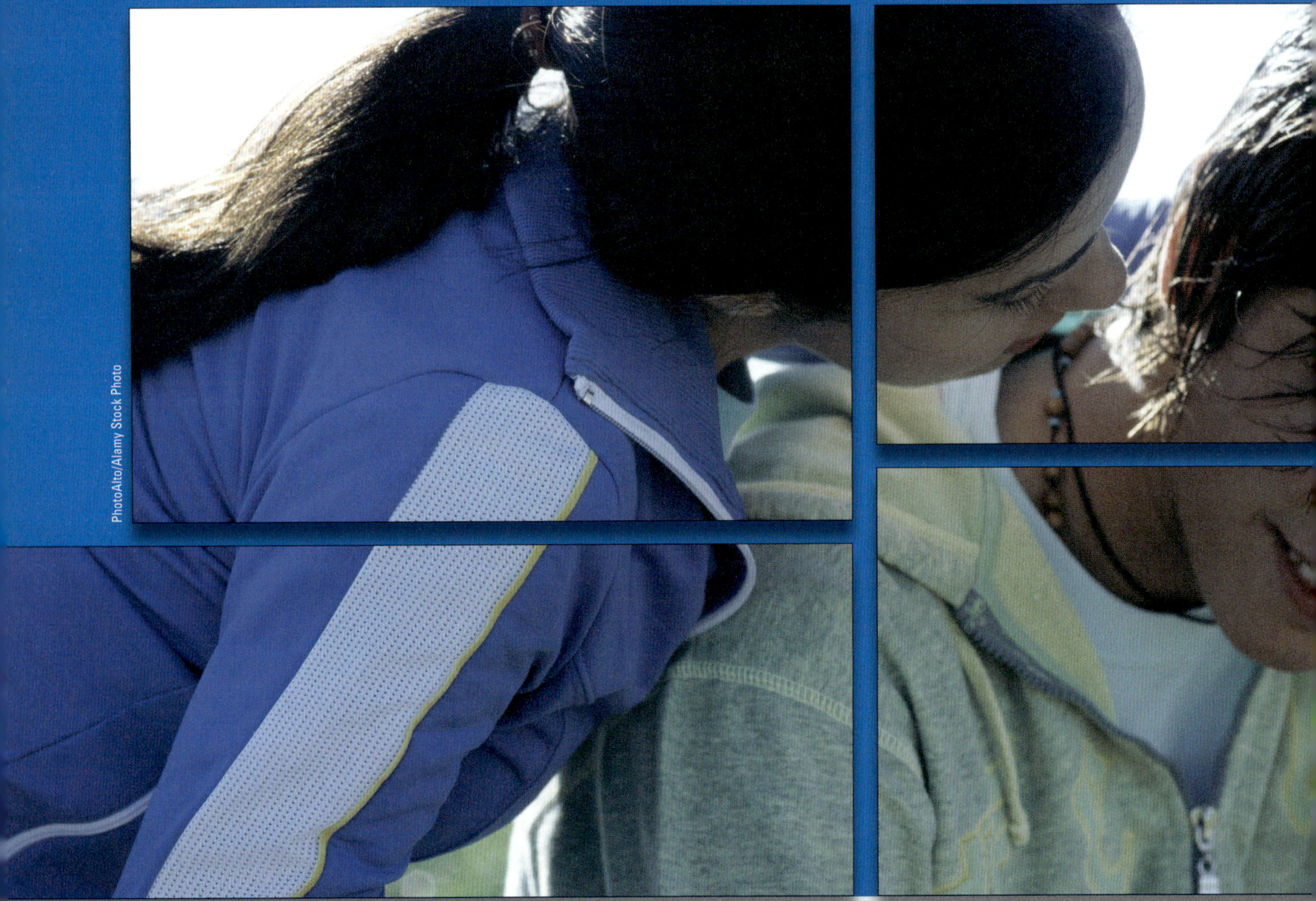

학습 성과

이 장의 성취 목표

- 12-1 청소년기의 정체성 형성에 대해 토론할 수 있다.
- 12-2 청소년기 부모 및 또래와의 관계를 설명할 수 있다.
- 12-3 성적 지향, 성적 행동 및 십대 임신에 초점을 둔 청소년기 성에 대해 논할 수 있다.
- 12-4 비행 청소년의 특성을 논할 수 있다.
- 12-5 청소년 자살의 위험 요소에 대해 논할 수 있다.

> 나는 인간으로서 어떤 사람인가? 혼란스럽다. 나는 민감하고 친절하며 외향적이지만 수줍음이 많고 자의식이 있고 심지어 고약할 수도 있다. … 나는 책임감이 있고 때로는 학구적이지만 다른 한편으로 나는 바보이다. "왜냐하면 네가 너무 공부만 하면 인기가 없을 테니까.…" 가끔은 내가 다른 사람인 것 같은 기분이 든다. 특히 남자 애들과 있을 때 … 나는 관심을 받고 재미있는 사람이 되고 싶다. 그러면 다른 사람들이 나를 쳐다 보고 … 그렇게 되면 나는 자의식과 창피함을 느끼고 다급히 내성적이 되고 내가 정말로 누구인지 모르게 된다. 나는 친한 친구와 함께 있을 때 진정한 '나'일 수 있다. 부모님과 함께 있을 때는 진정한 '내'가 될 수 없다. 그들은 나를 이해하지 못한다. 그들은 나를 아직 어린애처럼 대한다. 혼란스러워진다. "내가 어린아이일까? 어른일까?[1]"

15세 소녀의 이런 생각은 청소년기의 주요한 단면을 보여 준다. "나는 누구인가?"라는 질문에 대한 답을 찾기 위해, 그녀는 '진짜 나'를 결정짓는 행동들과 모순된 특징들을 조화시키기 위해 고군분투하고 있다. 청소년들은 현재의 모습뿐만 아니라 자신다운 자신이 되고 싶은 것에도 몰두하고 있다.

12-1 정체성의 발달: "나는 누구인가?"

이 장에서 우리는 청소년기의 사회성 및 정서 발달을 알아볼 것이다. 우리는 정체성 형성으로 시작할 것이다.

1. 에릭슨과 정체성 발달

에릭 에릭슨(Erik Erikson, 1902~1994)의 심리 사회적 발달의 다섯 번째 단계로 **자아 정체성 대 역할 혼돈**(ego identity versus role diffusion)이라고 불린다. 우선적인 과업은 청소년들이 자아 정체성을 확립하는 것이다. 자신이 누구이며 무엇을 의미하는지에 대한 감각이다. 그들은 미래의 직업, 정치와 종교적 신념, 성 역할 등의 선택에 직면해 있다. 형식적 조작 사고로 인해 청소년은 경험하지 못한 선택지를 가늠할 수 있다(Moshman, 2013).

자아 정체성 대 역할 혼돈 에릭슨의 다섯 번째 삶의 위기는, 청소년이 자신은 누구이며 자신이 무엇을 의미하는지(자아 정체성)에 대한 확고한 감각을 발달시키거나 자신이 누구인지에 대한 감각을 발달시키지 못하고 다른 사람의 의사에 굴복하는 경향이 있는 것을 말한다.

심리적 유예(psychological moratorium) 청소년이 다양한 역할, 가치, 신념 및 관계를 실험하는 기간

정체성 위기 사람이 자신의 가치를 검토하고 삶의 역할에 대한 결정을 내리는 발달의 전환점

[1] Adapted from Harter (1990, pp. 352~353)

정체성 발달의 한 측면은 청소년들이 서로 다른 역할, 가치, 신념, 관계를 실험하는 기간인 **심리적 유예**(psychological moratorium)이다(Erikson, 1968). 이 기간 동안 청소년은 그들 자신의 가치를 검토하고 삶의 역할에 대한 결정을 내리는 **정체성 위기**(indetity crisis)를 겪는다. 그들은 대학에 다녀야 할까? 어떤 직업을 추구해야 할까? 성적으로 어떻게 행동해야 할까? 누구랑?

정체성을 확립하기 위해 많은—모두는 아니지만—청소년들이 '동료' 그룹에 합류, 무리지어 또래들의 옷, 말, 헤어스타일, 이상을 노예처럼 모방한다(Erikson, 1963). 정체성 위기를 성공적으로 해결한 청소년은 자신이 누구이며 무엇을 의미하는지에 대한 강한 감각을 발달시킨다. 그렇지 않은 사람들은 다른 사람들을 용납하지 못하고 관습을 고수하는 청소년을 맹목적으로 따를 수 있다.

TRUTH OR FICTION?

T	F	미국 남성 청소년은 미국 여성 청소년보다 직업 선택에 대해 더 고민한다.
T	F	청소년은 부모에 대한 끊임없는 반항의 상태에 있다.
T	F	대부분 청소년들의 친구들은 '나쁜 영향'을 준다.
T	F	매년 미국 10대 중 약 3/4이 임신을 한다.
T	F	자살은 미국 청소년의 주요 사망 원인이다.

2. 정체성의 지위

에릭슨의 접근 방식을 기반으로 하여 제임스 마샤는 에릭슨이 정체성 발달에 중요하다고 믿었던 탐구 및 전념 차원의 네 가지 가능한 조합을 나타내는 네 가지 정체성의 지위를 이론화하였다(Kroger & Marcia, 2011; Marcia, 2010) (표 12.1 참조).

탐구는 목표, 가치 또는 신념을 확립하기 위해 적극적으로 질문하고 대안을 찾아가는 과정이 포함된다. 전념이란 자신의 목표, 가치 또는 신념에 대한 안정적인 투자이다. 즉, 마샤는 정체성 발달이 정체성을 탐색(탐구)하고 정체성을 획득하기 위하여 전념하는 정도로 설명하였다.

정체성 혼돈(Identity diffusion)은 가장 낮은 수준의 지위로 전념하지 않고 정체성을 형성하려고 하지도 않는 청소년을 포함한다. 이 단계는 떠돌아다니는 생활을 하거나 소외되고 반항적인 나이 어린 청소년과 나이 많은 청소년의 특징이다.

정체성 **유실**(상실, foreclosure) 상태에서, 개인은 대안을 고려하지 않고 전념하는 모습을 보인다. 이러한 전념은 일반적으로 어린 시절에 진행되고 종종 강한 인상을 남긴 부모, 교사, 또는 종교 지도자의 정체성을 그대로 따른다.

정체성 **유예**(moratorium) 지위는 선택을 시도하기 위해 적극적으로 대안을 모색하는 사람과 관련된다. 즉, 정체성 확립을 위해 노력하는 단계로 이 단계의 사람들은 종종 불안하고 강렬하다.

정체성 성취(Identity achievement)는 대안을 모색하고 비교적 확고한 전념을 개발한 사람들과 관련된다. 즉, 개인적 정체성을 확립한 단계로 이 단계의 사람들은 일반적으로 높은 자존감과 자기 수용을 가지고 있다.

정체성 지위의 발달 고등학교 이전의 아동들은 정체성에 대한 질문에 거의 관심을 보이지 않는다. 대부분은 정체성 혼돈 또는 유실 상태에 있다. 고등학교와 대학 기간 동안 청소년은 혼돈 및 유실 상태에서 유예 및 성취 상태로 점차 이동한다(Marcia, 2014; Moshman, 2013). 정체성 형성에서 가장 큰 성과는 대학에서 일어난다(Bartoszuk & Pittman, 2010; Berzonsky, 2011).

대학생들은 다양한 생활 방식, 신념 및 직업 선택에 노출되어 정체성 문제를 고려하게 된다. 당신은 전공을 한두 번(또는 그 이상) 변경한 학생인가? 만약 그렇다면, 당신은 대학생들 사이에서 흔히 볼 수 있는 정체성 유예 상태를 경험했을 가능성이 크다. 대학 졸업반 학생들은 정체성 위기를 해결한 결과 1학년 학생들보다 더 확고한 정체성을 가지고 있고(Meeus, 2016), 이러한 정체성은 더 높은 자존감 및 성적과 관련이 있다(Chavous et al., 2016; Ryeng et al., 2013).

3. 민족성과 정체성의 발달

자기 정체성의 발달은 모든 청소년의 핵심 과업이다(Kunnen & Metz, 2015). 이 과업은 소수 민족 그룹의 구성원인 청소년에게는 더 복잡하다(Azmitia, 2015; Umana-Taylor, 2016; Worrell, 2015). 지배적인 문화에 속하는 청소년 — 미국에서는 기독교인, 특히 프로테스탄트인 문화를 물려받은 유럽계 미국인 — 은 보통 하나의 문화적 가치를 자신의 정체성에 동화시키는 상황에 직면

정체성 혼돈 전념하는 것이 없고 대안을 모색하는 과정에 있지 않은 사람들을 특징으로 하는 정체성의 상태

정체성 유실 대안을 고려하지 않고 전념하는 사람들을 특징으로 하는 정체성의 상태

정체성 유예 정체성을 형성하기 위해 적극적으로 대안을 모색하는 사람들을 특징으로 하는 정체성의 상태

정체성 성취 대안을 모색하고 전념할 수 있는 것을 발달시킨 사람들을 특징으로 하는 정체성의 상태

표 12.1 제임스 마샤의 네 가지 정체성 지위

		탐구: 예	탐구: 아니오
전념	예	**정체성 성취** • 정체성 측면에서 가장 높은 발달 단계 • 탐색 기간을 경험 • 전념의 발달 • 개인적인 웰빙, 높은 자존감과 자기 수용감 • 인지 유연성 • 목표를 설정하고 이를 달성하기 위한 노력	**정체성 유실** • 대안을 고려하지 않고 전념 • 부모와의 신분, 교사 또는 기타 권위자의 정체성을 기반으로 전념 • 종종 권위주의적이고 융통성이 없음
전념	아니오	**정체성 유예** • 적극적인 대안 탐색 • 직업, 이데올로기적 신념 등에 관한 선택을 시도 • 때때로 불안하고 강렬함 • 부모와 권위자에 대한 양가 감정	**정체성 혼돈** • 정체성 측면에서 가장 낮은 발달 단계 • 전념의 부족 • 전념하려고 노력하지 않음 • 평온하고 관심이 없거나 불행하고 외로울 수 있음 • 분노, 소외, 반항적일 수 있음

하게 된다. 그러나 아프리카계 미국인과 이슬람계 미국인 같은 소수 민족 집단에 속하는 청소년은 지배적인 문화의 가치와 그들의 특정한 민족 집단의 가치라는 두 가지 문화적 가치에 직면한다. 만약, 문화적 가치가 충돌한다면 청소년은 자신들에게 가장 의미있는 가치를 선별하여 자신의 정체성에 통합할 필요가 있다(Cooper et al., 2015). 일부 청소년은 이것저것 일부씩만을 취하는 카페테리아 스타일을 보이기도 한다. 예를 들어, 젊은 가톨릭 여성은 비록 인위적인 피임 방법을 사용하는 것이 자신의 종교 교리와 상충된다 하더라도 인공적인 피임 수단을 사용하기로 결정할 수 있다.

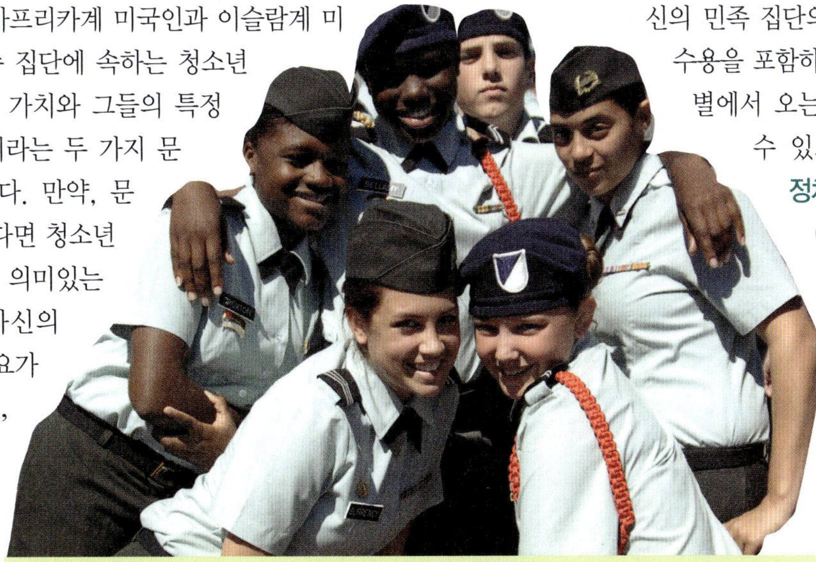

Dennis MacDonald/Alamy Stock Photo

많은 청소년들은 궁금해 한다. "나는 누구인가? 나는 무엇이 되고 싶은가?"

소수 민족 집단의 청소년들도 종종 편견과 차별을 경험한다. 그들의 문화적 영웅은 무시당할 수 있다. 성공적인 역할 모델의 상대적인 부족은 특히 빈곤한 청소년에게 문제가 될 수 있다. 지배적인 문화를 무조건 따르는 것은 소수 집단의 거부로 이어질 수도 있다. 반면에 소수 집단이 지배적 문화의 가치를 거부하는 것은 더 큰 사회에서 발전의 기회를 제한할 수 있다.

일부 연구자들은 **민족 정체성** 발달의 3단계에 대한 가설을 설정하였다(Phinney & Baldelomar, 2011; Syed & McLean, 2018). 첫 번째는 **검증되지 않은 민족 정체성**이다. 그것은 마샤의 정체성 지위 중 혼돈 또는 유실 상태와 유사하다. 두 번째 단계는 **민족 정체성**에 대한 **탐색**을 시작한다.

이 두 번째 단계는 마샤의 유예 단계와 유사하게 청소년이 자신의 인종을 인식하게 만드는 어떤 사건에 근거할 수 있다. 이 단계에서 청소년은 민족 문화를 탐색하고 문화 행사, 읽기, 토론에 참여하기도 한다. 세 번째 단계에서 개인은 자신의 민족 집단의 구성원으로서 자기 수용을 포함하고 개인이 사회적 차별에서 오는 스트레스를 이겨낼 수 있도록 도와주는 **민족 정체성**을 **확립**하게 된다(Romero et al., 2014).

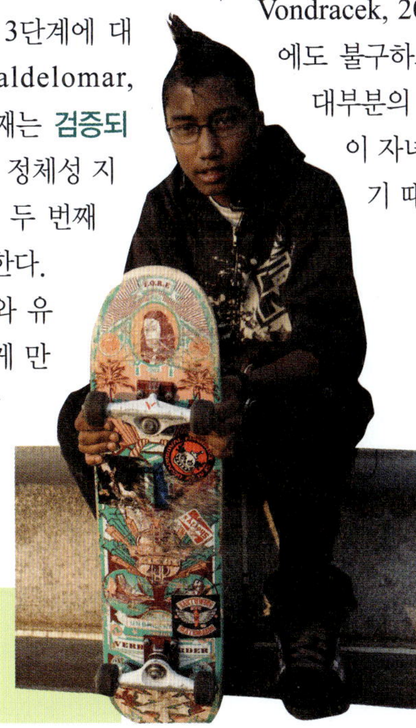

David Grossman/Alamy Stock Photo

소수 민족 그룹에 속한 청소년은 두 가지 문화적 가치를 선별해야 할 수도 있다.

4. 성별과 정체성의 발달

에릭슨은 정체성 발달에 성별 차이가 있다고 믿었으며 그의 견해는 그가 글을 쓴 시대를 반영하고 있다. 정체성 발달은 특히 관계 및 직업 선택과 관련이 있다. 에릭슨(1968, 1975)은 관계가 여성의 정체성 발달에 더 중요한 반면, 직업 및 이념 문제는 남성에게 상대적으로 더 중요하다고 추정하였다. 그는 젊은 여성의 정체성이 아내이자 어머니로서의 역할과 밀접하게 관련되어 있다고 믿었다.

오늘날 연구에 따르면 비록 여성이 직업과 가정의 요구에 대한 균형을 맞춰야 한다고 기대될 가능성이 높지만, 청소년기 여성과 남성 모두 직업 선택에 대해 고민하고 있다(Gross-Spector & Cinamon, 2018; Skorikov & Vondracek, 2011). 성 평등 문화에 대한 말뿐인 서비스에도 불구하고, 성별 차이는 지속되고 있다. 왜냐하면 대부분의 여성이 가정 밖에서 일하고 있음에도 여성이 자녀 양육에 대한 일차적 책임을 계속 맡고 있기 때문이다.

민족 정체성 소수 민족에 속한다는 지각(인식)

검증되지 않은 민족 정체성 민족 정체성 발달의 첫 단계로 정체성 지위의 혼돈 또는 정체성 유실 상태와 유사하다.

민족 정체성 탐색 두 번째 민족 정체성 발달 단계로 정체성 지위의 유예 상태와 유사하다.

민족 정체성 성취(확립) 마지막 민족 정체성 발달 단계로 정체성 지위의 성취 상태와 유사하다.

FICTION

T (F) 미국의 남성 청소년은 직업 선택에 대해 여성 청소년보다 더 많이 고민하고 있다.

직업 선택에 대해 미국 남성 청소년이 여성 청소년보다 더 고민한다는 말은 더 이상 사실이 아니다. 그럼에도 불구하고 여성들은 직업계획과 가족계획의 통합에 대해 더 많이 걱정하고 있다.

5. 자기 개념의 발달(Development of the Self-Concept)

청소년기 이전에 아동은 주로 자신의 신체적 특징과 행동으로 자신을 묘사한다. 청소년기가 다가오면서 아동들은 심리적 특성과 사회적 관계를 자기 묘사에 통합하기 시작한다(Arnett, 2015).

청소년의 자기 인식은 어린 아동들의 자기 인식보다 더 복잡해진다(Arnett, 2015). 학문적 재능이 있는 청소년에 대한 수잔 하터(Susan Harter, 1999)의 자기 인식 프로필(표 12.2 참조)에 따르면 많은 요소들이 작용한다. 청소년은 부모에게 불안하거나 냉소적이지만 친구에게는 말이 많고 쾌활하다고 자신을 표현할 수 있다. 자기 묘사의 이러한 모순과 갈등은 약 14세에 절정에 이르렀다가 이후 쇠퇴한다(Schwartz et al., 2011).

나이든 청소년은 발달한 형식적 조작 능력을 통해 자신의 모순적인 측면을 통합한다. 나이가 많은 청소년은 다음과 같이 말할 수 있다. "나는 적응력이 매우 뛰어나다. 내가 하는 말이 중요하다고 생각하는 친구들과 함께 있을 때 나는 매우 수다스럽다. 그러나 내 가족과 함께 있을 때는 그들이 정말로 내 말을 들어줄 만큼 관심이 없기 때문에, 나는 조용하다"(Damon, 1991, p. 988).

표 12.2 수잔 하터의 청소년을 위한 자아 인식 프로필의 요인들

하터의 테스트에는 다음과 유사한 항목이 포함된다.
1. 나는 잘 생겼다. (요인 : 일반적인 매력)
2. 학교 성적이 좋다. (학력)
3. 친구가 많다. (또래 지원)
4. 나는 스포츠를 잘한다. (체육 능력)
5. 나는 일을 잘 할 준비가 되어 있다. (직무 능력)
6. 나는 곤경에 빠지지 않는다. (행위)
7. 나는 내가 좋아하는 사람과 데이트 한다. (성적 매력)

출처: Worrell, F. C. (1997). An exploratory factor analysis of Harter's Self-Perception Profile for Adolescents with academically talented students. *Educational and Psychological Measurement*, 57(6), 1016–1024.

6. 자아 존중감(Self-Esteem)

자존감은 아동이 중기 아동기에서 약 12~13세로 성장함에 따라 감소하는 경향이 있다(Harter & Whitesell, 2003). 청소년은 인지 성숙도가 증가함에 따라 특히 외모 측면에서 이상적인 자아와 실제 자아 사이의 불균형을 점점 더 인식하게 된다(Fourchard & Courtinat-Camps, 2013; Stieger et al., 2014). 소년들은 비디오 게임이나 미디어에서 보는 전사의 체격을 갖고 싶다는 환상을 가질 수 있다. 대부분의 미국 소녀들은 날씬하지만 더 날씬하기를 원한다(Daniels & Gillen, 2015).

자아 존중감은 약 12~13세에 저점이었다가 점차 향상된다(Harter & Whitesell, 2003). 아마도 청소년들은 현실을 더 잘 반영하기 위해 그들의 이상적인 자아를 조정할 수 있다. 또한, 청소년의 학문적 · 신체적 · 사회적 기술이 발달함에 따라 그들의 자기 비판력은 감소할 수 있다(Schwartz et al., 2011).

대부분의 청소년에게 낮은 자존감은 일시적인 불편함을 유발한다(Harter & Whitesell, 2003). 하지만 사람에 따라서 낮은 자존감은 심각한 결과를 초래한다. 예를 들어, 청소년뿐만 아니라 성인에게서도 낮은 자존감으로 인해 우울하거나 자살하는 경우가 종종 발견된다(Stieger at al., 2014).

부모와 또래의 정서적 지원은 자존감에 중요하다. 가족과 친구로부터 높은 평가를 받는 청소년은 자신에 대해 긍정적인 느낌을 가질 가능성이 더 높다(Boudreault-Bouchard et al., 2013; Smetana, 2011).

12-2 부모 및 또래와의 관계

자신의 삶에서 정체성과 방향성을 확립하는 과업에 대처하는 청소년은 부모와 또래 모두에게서 많은 영향을 받는다.

1. 부모와의 관계

대부분의 청소년은 부모와 잘 지내지만 어린 시절보다 부모와 함께 보내는 시간이 적다(Smetana, 2017). 청소년은 아버지보다 어머니와 더 많이 교류한다. 십대는 어머니와 더 많은 갈등을 겪지만, 그들은 또한 그들의 어머니를 더 지지적이고, 그들 자신에 대해 잘 아는 사람으로 간주한다(Rote & Smetana, 2015; Smetana et al., 2013). 아버지와의 불편한 관계는 종종 청소년의 우울증과 관련이 있으며, 아버지와의 좋은 관계는 심리적 안녕에 기여한다(Rote & Smetana, 2015).

가족과 함께 보내는 시간의 감소는 청소년의 독립에 대한 노력을 반영할 수 있다(Smetana, 2011). 청소년이 가족 외 사람들과의 관계를 형성함에 따라 부모와 어느 정도 거리를 두는 것에 적응할 수 있다. 그러나 청소년은 부모에 대한 사랑, 충성심 및 존경심을 계속 유지한다(Collins & Laursen, 2006). 그리고 부모와 가깝다고 느끼는 청소년은 자립심과 자존감이 더 높고 학교 성적이 더 좋으며 사회에 적응 문제가 적다(Costigan et al., 2007; Rote & Smetana, 2015).

물론 부모와 십대 사이의 관계가 항상 장밋빛인 것은 아니다. 특히, 초기 청소년기는 논쟁이 증가하고 공유 활동과 애정 표현이 감소하는 특징이 있다(Smetana, 2011; van den Akker et al., 2010). 갈등은 일반적으로 집안일, 숙제, 통금 시간, 외모, 재정 및 데이트와 같은 가정생활의 일상적인 세부 사항들에 집중된다. 이는 일반적으로 청소년들은 이전에 부모가 통제했던 문제를 이제는 자신이 관리해야 한다고 믿기 때문이다(Costigan et al., 2007). 그러나 부모, 특히 어머니는 청소년이 숙제를 하고 방을 청소하도록 독려하는 등 대부분의 영역에서 자신이 통제권을 유지해야 한다고 계속 믿고 있다. 청소년이 나이가 들어감에 따라 그들은 그들의 부모와 타협할 가능성이 더 높다(Smetana, 2011, 2013). 한편, 부모와 청소년은 일반적으로 사회적 · 정치적 · 종교적 · 경제적 문제에 대한 가치와 신념이 매우 유사하다(Collins & Laursen, 2006). 비록 청소년과 그들의 부모 사이의 세대 차이라는 개념은 고정관념으로 지속될 수 있지만 그것에 대한 증거는 거의 없다.

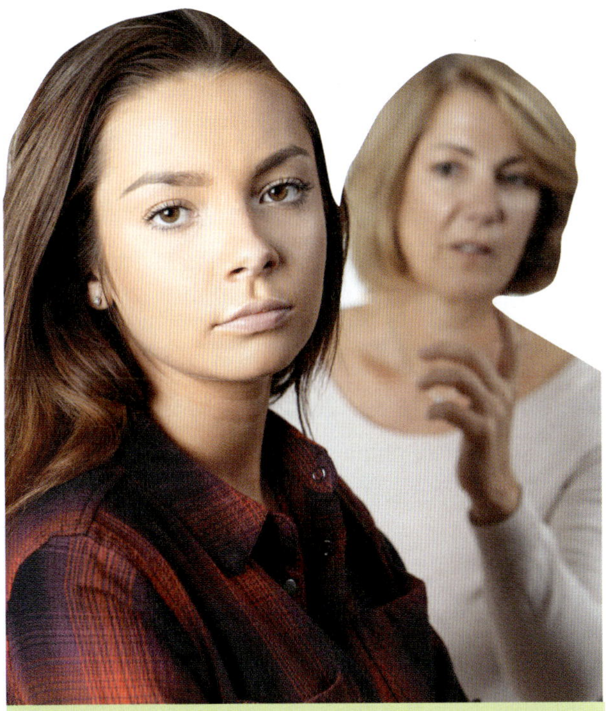

Ian Allenden/Alamy Stock Photo

청소년은 자주 자율성에 대한 욕구 때문에 부모와 갈등을 겪지만 대부분의 청소년과 부모는 정치적 · 종교적 · 경제적 문제에 동의한다.

FICTION

T (F) 청소년은 부모에 대한 끊임없는 반항 상태에 있다.

청소년들이 부모에 대해 끊임없이 반항하는 상태에 있다는 말은 사실이 아니다. 부모와 청소년은 일반적으로 사회적 · 정치적 · 종교적 · 경제적 문제에 대한 가치와 신념이 매우 유사하다.

청소년이 나이가 들어감에 따라 부모는 통제를 완화하고 처벌을 덜 사용한다(Smetana, 2013, 2017). 비록 부모-자녀 관계는 변하지만 대부분의 청소년은 부모에 대해 자신의 이상과는 다른 존재라는 생각을 더 하게 되더라도 부모와 가깝고 잘 지낸다고 느낀다(Collins & Laursen, 2006).

양육 방식 양육 방식의 차이는 청소년의 발달에 계속 영향을 미친다(Kenney et al., 2015; Vermeulen-Smit et al., 2015). 권위 있는 가정의 청소년(부모가 통제권을 행사하고 그 이유를 설명할 의사가 있는)은 가장 유능한 행동을 보인다. 그들은 더 자립심이 강하고, 학교에서 더 잘하며, 더 나은 정신 건강을 가지고 있고, 약물 사용을 포함한 심리적 문제와 비행의 발생률이 가장 낮다.

2. 또래와의 관계

아동기에서 청소년기로 전환되면서 부모와 또래의 상대적 중요성은 변화된다. 일반적으로 부모와의 관계는 긍정적인 태도를 유지하지만 활동, 영향력 및 지지의 원천으로서 또래의 역할이 증가한다. 4학년 학생들에게 부모는 가장 자주 사회적, 정서적 지지를 제공하는 사람으로 인식된다. 7학년이 되면 동성 친구들이 부모만큼 지지를 제공하는 것으로 보인다. 10학년이 되면 동성 친구들은 부모보다 더 많은 지지를 제공하는 것으로 보인다(Furman & Winkles, 2010; Laursen et al., 2010).

청소년기의 우정 청소년은 어린 아동들보다 친구가 더 많다(Laursen et al., 2010). 대부분의 청소년에게는 한두 명의 '가장 친한 친구'와 여러 명의 좋은 친구가 있다. 청소년들은 보통 하루에 몇 시간씩 자주 전화나 인터넷으로 친구들을 보고, 문자를 보내거나, 친구들과 시간을 보낸다. 퓨 리서치 센터(Anderson & Jiang, 2018)에 따르면 페이스북은 미국 성인의 절반 이상, 성인 및 12~17세 청소년의 거의 3/4(73%)이 사용한다.

페이스북 사용자가 가장 싫어하는 네 가지(Anderson & Jiang, 2018)는 다음과 같다.

- 사람들이 자신에 대해 너무 많은 정보를 공유한다.
- 다른 사람들이 당신의 허락없이 당신에 대한 사진을 포함한 정보를 게시한다.
- 다른 사람들이 당신이 비밀로 하려고 한 댓글이나 게시물을 본다.
- 당신에 대해 너무 많은 정보를 공개하도록 하는 압박감이 있다.

많은 청소년 페이스북 사용자들은 점점 더 많은 성인들이 페이스북을 사용하는 것에 대해 우려하고, 그들의 자기표현, '드라마'(부정적인 사회적 상호작용)에 대한 부담감, 친구들이 너무 많은 정보를 공유하는 것들을 주의깊게 관리하는 것이 중요하다고 보고하였다(Madden, 213).

청소년과 젊은 성인은 모든 성인을 합친 것보다 페이스북 친구가 더 많다고 보고하였다. 반면 모든 성인의 15%는 친구가 500명 이상이라고 보고했으며, 성인의 거의 두 배인 18~29세 사용자의 27%는 친구가 500명 이상이라고 보고하였다. 65세 노인들도 페이스북을 사용하고 있지만 그들 중 거의 4명 중 3명(72%)이 100명 이하의 친구를 가지고 있다. 이것은 나이가 많은 사람들이 젊은 사람보다 (실제) 친구가 적지만, 그들의 친구들은 그들과 더 많은 공통점을 가지고 있고 나이가 들수록 그들에게 더 깊이 전념한다는 연구 결과와 일치한다.

청소년기의 우정은 아동기의 우정과 다르다. 청소년은 수용, 친밀한 자기 공개 및 상호 이해를 강조할 가능성이 더 높다(Hall, 2011). 우정에는 약간의 성별 차이가 있다. 청소년기 소녀는 충성심, 친밀감, 동료애의 중요성을 강조할 가능성이 더 높지만, 남성에게는 지위(자신의 사회적 지배 수준에 있는 친구가 있는)가 더 중요하였다(Hall, 2011). 8학년(중학교 2학년)인 한 소녀는 가장 친한 친구를 이렇게 묘사하였다. "나는 그녀에게 말을 할 수 있고 그녀는 내가 말하는 것을 도와준다. 그리고 그녀는 내가 이상한 일을 하더라도 나를 비웃지 않는다. 그녀는 있는 그대로의 나를 받아들인다"(Berndt & Perry, 1990, p. 269).

파벌(패거리) 함께 어울리고 활동과 자신감을 공유하는 5~10명의 개인으로 구성된 집단

무리 함께 많은 시간을 보내거나 보내지 않을 수도 있고 그룹의 활동에 의해 식별되는 사람들의 느슨하게 조직된 대규모 집단

청소년과 그들의 친구들은 여러 면에서 비슷하다. 그들은 일반적으로 같은 나이와 같은 인종이다. 그들은 거의 항상 같은 성별이다. 십대 시절에 낭만적인 애착이 증가하더라도 대부분의 청소년은 여전히 동성인 친구를 가장 친한 친구로 선택한다(Field et al., 2014; Hartl et al., 2015). 친구들은 종종 학업 태도, 교육적 열망 및 성적이 비슷하다. 또한, 친구들은 음주, 마약 사용, 성행위에 대해 비슷한 태도를 보이는 경향이 있다.

우정은 심리적 적응에 기여한다. 친한 친구가 있는 청소년은 그렇지 않은 청소년보다 자존감이 높다(Brendgen et al., 2010).

친밀함과 친분은 소년보다 소녀의 우정에서 더 중요한 것으로 보인다(Leaper, 2013). 또한 청소년 및 성인 여성은 일반적으로 남성보다 친구에게 비밀, 개인적인 문제, 생각 및 감정을 공유할 가능성이 더 높다(Hall, 2011).

소녀 간의 우정 네트워크는 소년 간의 네트워크보다 작고 배타적이다(Leaper, 2013). 소녀는 한두 명의 친한 친구가 있는 반면 소년은 더 많은 덜 친밀한 그룹으로 모이는 경향이 있다. 또한 소녀와 소년의 우정 네트워크 활동도 다르다. 소녀들은 말하고 음악을 듣는 것과 같은 구조화되지 않은 활동에 더 많이 참여한다. 남학생은 조직화된 그룹 활동, 게임 및 스포츠에 더 많이 참여한다.

또래 집단(Peer Groups) 대부분의 청소년은 **패거리와 무리같은**(브라운, B. B., 2004) 하나 이상의 또래 집단에 속게 된다. **패거리**(cliques)는 함께 어울리고 활동과 자신감을 공유하는 5~10명의 개인으로 구성된다. **무리**(crowds)는 함께 많은 시간을 보낼 수도 있고 보내지 않을 수도 있고 활동이나 태도로 식별되는 사람들로 구성된 더 큰 집단이다. 무리는 일반적으로 '운동파', '두뇌파', '약쟁이' 또는 '괴짜'와 같이 다른 청소년에 의해 이름이 정해진다. 가장 부정적으로 분류된 집단('약쟁이', '불량품')은 더 높은 수준의 알코올 및 약물 남용, 비행과 우울증을 보여준다.

청소년 또래 집단은 아동기 또래 집단보다 성인의 지도나 통제가 덜한 상태에서 가능하다(Staff et al., 2004). 청소년 또래 집단에는 다른 성별의 구성원이 포함될 수 있으며, 이는 아동 또래 집단의 성별 분리와 크게 대조된다. 그러한 관계는 데이트와 연애 관계로 이어질 수 있다.

데이트와 연애 관계 연애 관계는 대개 초기 및 중기 청소년기에 시작되며 대부분의 청소년은 고등학교를 졸업할 때 데이트를 시작한다(Florsheim, 2003). 이성애자의 경우 데이트의 과정은 일반적으로 다른 성별의 또래가 있을 수 있는 상황(예 : 쇼핑몰에서 어울림), 다른 성별의 또래를 포함한 그룹 활동(예 : 학교 댄스 또는 파티), 그룹 데이트(예 : 영화에서 혼성 그룹에 가입), 그리고 전통적인 2인 데이트(Connolly et al., 2004; Kreager et al., 2015)와 같은 순서를 따른다.

데이트는 여러 기능을 제공한다. 무엇보다도, 사람들은 즐기기 위해 데이트를 한다. 특히 초기 청소년기의 데이트는 동료들과의 명성을 높이는 데에도 도움이 된다. 데이트는 청소년들에게 사람들과의 관계를 배우는 데 있어 추가적인 경험을 제공한다. 마지막으로 데이트는 청소년이 성인과 같은 교제(구애)를 할 수 있도록 준비시킨다.

데이트 관계는 초기 청소년기에 평범하고 일찍 끝나는 경향이 있다. 후기 청소년기에는 관계가 더욱 안정되고 헌신적인 경향이 있다(Connolly et al., 2000). 18세는 15세보다 연애 관계를 설명할 때 사랑, 신뢰, 헌신을 언급할 가능성이 더 높다(Furman & Winkles, 2010; Hall, 2011).

또래 영향 또래 압력은 초기 청소년기에 상당히 약하다. 그것은 청소년기 중반에 정점에 이르고 약 17세 이후에는 감소한다(Reis & Youniss, 2004). 또래의 영향력은 청소년기 동안 증가할 수 있는데 그 이유는 청소년이 가족으로부터 독립할 때, 또래가 자신의 행동을 측정하는 기준을 제공하기 때문이다(Smetana, 2011). 또래들은 또한 문제가 있을 때 지지를 제공한다(Smetana, 2011).

부모는 종종 십대 자녀가 잘못된 무리와 어울려서 자기파괴적인 행동을 하도록 설득당할까봐 걱정한다. 또래들이 청소년에게 알코올 및 약물 남용과 같은 부정적인 행동을 가할 때 또래와 부모의 영향이 상충될 것이라는 널리 알려진 가정에도 불구하고, 연구는 더 복잡한 결과를 나타내었다. 부모와 또래는 일반적으로 경쟁적인 영향보다는 상호 보완적이었다(Smetana et al., 2013).

부모와 또래는 또한 서로 다른 영역에서 영향력을 행사하는 것 같다. 청소년은 의복, 헤어스타일, 언어 패턴 및 음악과 같은 스타일 및 취향과 관련된 문제에서 또래의 표준을 준수할 가능성이 더 높다(Smetana, 2011). 그들은 도덕적 원칙과 미래의 교육 및 직업 목표에 대해서는 부모의 생각에 동의할 가능성이 더 높다(Smetana, 2011).

청소년은 서로 긍정적인 영향과 부정적인 영향을 미친다. 많은 경우, 고등학교를 졸업하고 학업적으로 성취하라는 또래의 압력이 비행에 가담하라는 압력보다 더 강할 수 있다(Smetana et al., 2013). 하지만 청소년들은 학교에서 잘하거나 너무 잘하지 못하도록 서로를 낙담시키는 경우가 많다. 담배를 피우고, 술을 마시고, 마약을 사용하고, 성행위를 하는 청소년도 이러한 행동에 참여하는 친구를 종종 가지고 있지만, 청소년은 처음부터 자신과 비슷한 친구와 또래를 선택하는 경향이 있다.

FICTION

T (F) 대부분 청소년들의 친구들은 '나쁜 영향'을 준다.

대부분 청소년의 친구가 '나쁜 영향'을 준다는 것은 확실히 사실이 아니다. 부모와 또래는 일반적으로 경쟁적인 영향보다는 상호 보완적이다.

12-3 성적 취향

내 첫 성적 경험은 고등학교 졸업 파티 후 차에서 일어났습니다. 우리는 둘 다 처음으로 매우 불확실했지만 사랑에 빠져 있었습니다. 우리는 8학년(중학교 2학년) 때부터 함께 했어요. 그 경험은 다소 고통 스러웠습니다. 다음 날 나는 엄마에게 다르게 보일지 궁금했던 기억이 납니다. 나는 아무 말도 하지 않았기 때문에 다르게 보이지는 않은 것 같습니다.

성 호르몬의 범람으로 인해 청소년은 강력한 성욕을 경험하는 경향이 있다. 또한, 그들은 짧은 옷차림을 하고, 엉덩이를 부비고, 가랑이를 잡는 팝 스타를 포함한 미디어, 거의 알몸의 속옷에 대한 인쇄 광고, '너의 남자 친구가 [무엇이] 되었는지 확인하는 방법'과 '너의 여자 친구를 흥분하게 만들 10가지'에 대한 수많은 기사 등 많은 성적 메시지들로 폭격을 받고 있다. 청소년들은 무리를 따르고자 하는 강한 동기를 갖고 있지만 부모와 교사의 견해에도 영향을 받는다.

그러면 십대는 무엇을 해야 할까요? 십대들이 하는 일은 다양한 방향으로 진행된다. 이 장에서 우리는 먼저 자위(masturbation)와 남녀의 성적 행동을 포함한 청소년의 성적 행동을 생각하였다. 11장에서 언급하였듯이 청소년은 종종 '적절한 예방조치 없는 성관계'의 경우와 같이 성인이라면 피할 수 있는 위험을 감수한다. 그런 이유로 우리는 십대 임신을 언급한 것이다. 모든 청소년이 다른 성별의 구성원을 파트너로 원하는 것은 아니다. 어떤 청소년은 자신과 같은 성별의 구성원을 선호한다. 그들은 동성애(게이 또는 레즈비언) 성향을 가지고 있다고 말한다. 그래서 우리는 다음 주제로 성적 지향을 다루고자 한다. 비록 게이 남성과 레즈비언이 성적 활동을 위해 동성의 구성원을 선호할지라도 성적 취향은 선택의 문제가 아니다. 우리가 앞으로 설명하겠지만, 게이 남성과 레즈비언의 성적 지향은 이성애자들과 같이 출생 전에 이미 생물학적으로 만들어진 것이다.

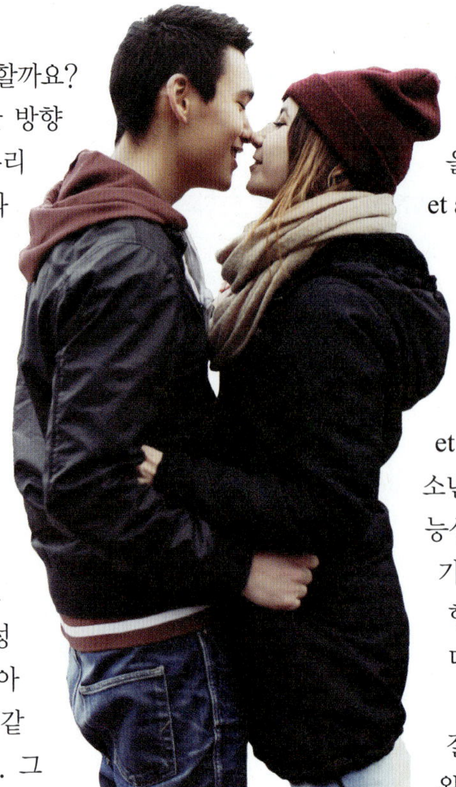
Ammentorp Photography/Alamy Stock Photo

1. 청소년 성행위

자위(Masturbation) **자위** 또는 성적 자기 자극은 청소년기에 가장 흔한 성적 배출구이다. 설문조사에 따르면 대부분의 청소년은 때때로 자위를 하고 대부분의 교육을 받은 청소년과 초기 성인기의 청년은 자위가 유익하다고 생각한다. 비록 신체적으로 해로운 것이라고 밝혀지지는 않았지만, 자위행위가 해롭다는 믿음과 자위행위에 대한 죄책감은 자위행위의 발생률을 줄여준다(Emmers-Sommer et al., 2018).

청소년기 남성의 약 3/4과 청소년기 여성의 절반이 자위를 한다(Robbins et al., 2011). 자위하는 남성은 자위하는 여성보다 더 자주 자위를 한다. 이러한 성별 차이가 남성의 더 강한 성욕, 여성에 대한 더 큰 사회적 제약 또는 둘 다를 반영하는지 여부는 불분명하지만, 젊은 여성은 젊은 남성보다 사회적 낙인과 쾌락 사이의 모순을 이해하는 데 어려움을 겪을 가능성이 더 높다(Emmers-Sommer et al., 2018; Hakim, 2015).

자위 성적 자기 자극

애무 가슴과 성기에 키스하고 만지는 것

남·녀의 성행위 오늘날의 청소년은 과거 세대보다 일찍 데이트를 시작한다. 더 일찍 데이트를 시작한 십대들은 고등학교 때 성행위를 할 가능성이 더 높다(Leadbeater et al., 2019). 또한 성행위를 일찍 시작하는 청소년은 피임법을 사용할 가능성이 적고 임신 가능성은 더 높다. 그러나 조기 데이트가 항상 조기 성관계로 이어지지는 않으며 조기 성관계가 항상 원치 않는 임신으로 이어지는 것은 아니다.

애무(Petting)는 미국 청소년들 사이에서 실질적으로 보편적이며 여러 세대에 걸쳐 행해져 왔다. 청소년들은 애정을 표현하고, 호기심을 충족시키고, 성적 각성을 높이고, 임신을 피하고 처녀성을 유지하면서 오르가즘에 도달하기 위해 애무를 사용한다. 많은 청소년들이 질을 통한 성교를 하지 않으면 자신이 성관계를 한 것으로 생각하지 않는다(De Rosa et al., 2010). 소녀는 소년보다 애무를 하도록 강요당하고 그것에 대해 죄책감을 느낄 가능성이 더 높다(Leadbeater et al., 2019; Slotboom et al., 2011).

1980년대 후반 이후로 성관계를 하는 고등학생의 비율이 점차 감소하고 있다. 키스, '애무하기', 구강 성교 및 성교의 발생률은 모두 나이가 들면서 증가한다. 표 12.3은 가족 성장 국가 조사(National Survey of Family Growth)의 결과를 통해 십대 남·녀의 성적 행동에 대한 몇 가지 결과를 요약한 것이다(Ethier et al., 2018).

2005년과 2015년 사이에 성관계를 가졌던 9~12학년 학생들의(중·고등학생) 비율이 급격히 감소했다. 남성은 여성보다 성관계를 가질 가능성이 더 높다. 15세에서 19세 사이에 성관계를 가질 확률이 급격히 증가한다는

표 12.3 성관계를 가졌다고 보고하는 고등학생 비율

년 / 성별	여자	남자
2005	45.7	47.9
2015	39.2	43.2

출처: Ethier, KA, Kann, L., & McManus, T. (2018). 2005~2015년, 전체적으로 29개 주와 미국의 고등학생 간의 성관계. MMWR Morbidity and Mortality Weekly 보고서, 66, 1393~1397.

것은 놀라운 일이 아니다(Martinez & Abma, 2015). 성관계를 가진 15~19세 소녀의 90% 이상이 한 번쯤은 콘돔을 사용했고, 대다수는 중단된 피임방법(모두 효과가 없음) 또는 피임약을 사용하였다.

사춘기의 영향 사춘기의 호르몬 변화는 아마도 성적 충동의 시작에 부분적인 역할을 할 것이다. 소년의 경우 테스토스테론 수준은 성적 행동과 관련이 있다. 그러나 소녀의 경우 테스토스테론 수준은 성적 관심과 관련이 있지만 성적 행동과는 관련이 없다. 따라서 사회적 요인은 소년보다 소녀의 성적 행동을 조절하는 데 더 큰 역할을 할 수 있다(De Rosa et al., 2010).

사춘기와 관련된 신체적 변화는 성적 행동의 시작을 유발할 수도 있다. 예를 들어, 소녀의 가슴과 소년의 근육 및 목소리의 변화 같은 2차 성징의 발달은 그들을 성적으로 더 매력적으로 만들 수 있다. 조기에 성숙한 소녀는 성적 관계를 유도할 수 있는 나이가 많은 친구가 있을 가능성이 더 높다.

부모의 영향 부모와 친밀한 관계를 유지하는 청소년은 어린 나이에 성적 행동을 시작할 가능성이 적다(Bynum, 2007). 또한 부모와 의사소통을 잘하는 청소년은 성적 행동의 시작이 늦어진다(Aspy et al., 2007). 이러한 청소년이 성관계를 가졌다면 그들은 피임방법을 사용할 가능성이 높고 보다 소수의 파트너를 갖게 될 가능성이 높다.

또래의 영향 청소년의 성적 행동에 대한 좋은 예측인자는 가장 친한 친구의 성적 행동이다. 십대들이 나이가 들 때까지 왜 성관계 갖기를 기다리지 않느냐는 질문을 받았을 때, 그 대답의 주된 이유는 보통 또래의 압력 때문이었다(Ali & Dwyer, 2011). 또래들, 특히 동성의 친구들은 또한 청소년 성교육의 핵심 원천으로서의 역할을 제공한다. 청소년들은 성교육 수업이나 부모보다 친구와 미디어(TV 쇼, 영화, 잡지, 인터넷)로부터 성에 관한 정보를 받을 가능성이 다소 높다고 보고한다(Kaiser Family Foundation et al., 2003).

섹스팅(Sexting) 섹스팅은 섹스 문자 메시지의 줄임말로, 성적인 내용이 담긴 문자 메시지를 보내거나 받는 것을 말한다. 섹스팅은 받는 사람을 자극하거나, 관계의 친밀함을 강조하거나, 누군가를 모욕하거나, 성적인 만남을 요청하거나 주선하는 데 사용될 수 있다(Walrave et al., 2015).

텍사스 고등학생을 대상으로 한 설문조사에 따르면 응답자의 28%가 자신의 누드 사진을 문자 메시지나 이메일로 전송한 적이 있다고 답하였다(Temple & Choi, 2014). 10명 중 3명(31%)이 '성적인' 메시지를 요청한 적이 있고, 절반 이상(57%)이 다른 사람에게 성적인 문자나 이메일을 보내달라고 요청한 적이 있었다. 섹스팅을 경험한 소녀는 일찍 데이트를 시작하고 위험한 성행위에 참여할 가능성이 더 크다.

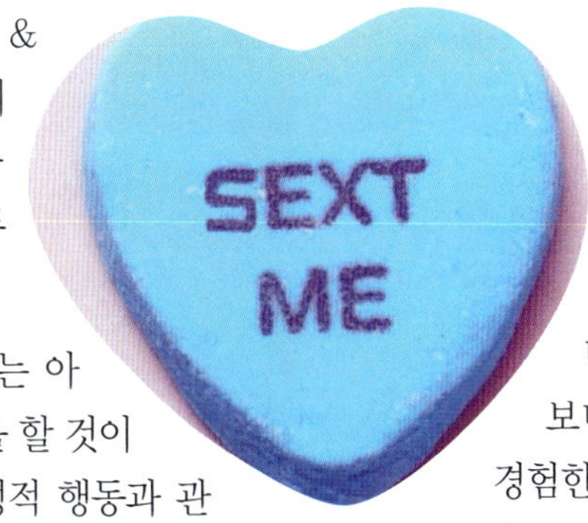

Lisa Werner/Stockimo/Alamy Stock Photo

당신은? '보내기'를 누르기 전에 다음 사항을 고려하라.

- **당신이 섹스팅을 하는 것이 개인적인 일로 남을 것이라고 믿지 마라.** 많은 십대들은 그들이 사적인 것으로 생략된 섹스팅을 받았다고 말한다.
- **너의 섹스팅 내용이 무엇이든 게시물이 절대 사라지지 않을 수 있다.** 잠재적인 고용주, 대학 채용 담당자, 교사 및 코치, 부모, 친구 및 완전히 낯선 사람은 당신이 게시물을 삭제하더라도 게시물에 접근할 수 있다.
- **섹스팅에 대한 압력에 저항하라.** 많은 여자 청소년들은 '남자들로부터의 압력' 때문에 섹스팅을 하게 되었다고 말한다.
- **'보내기'를 누르기 전에 수신자의 반응을 생각하라.** 소녀는 '농담'으로 외설적인 내용을 보낼 수 있지만, 남성은 소녀가 실제 생활에서 연결될 것이라고 생각할 수 있다.
- **당신이 게시하거나 보내는 어떤 것도 반드시 익명으로 유지되지 않는다.** 온라인에서 만나는 사람들은 종종 당신의 대화명과 당신이 제공한 기타 정보를 기반으로 당신을 추적할 수 있다.

2. 십대 임신

오늘날 미국에서 임신한 미혼 청소년의 대다수는 실수로, 그리고 책임감 있는 파트너 없이 임신을 한다(Teen Pregnancy in the United States, 2017). 선진국 대부분의 젊은 여성은 교육의 일부 또는 전부를 마칠 때까지 임신을 연기한다. 많은 사람들이 20대 후반, 30대, 심지어 40대가 될 때까지, 그리고 경력을 쌓을 때까지 그렇게 한다. 미국 미혼 청소년이 임신하는 이유는 무엇일까? 우선, 청소년기 소녀들은 학교나 집에서 소년의 성적 접근에 대처하는 방법에 대한 조언을 거의 받지 못한다. 또 다른 이유는 피임법을 사용하지 않는 것이다.

어떤 사람들은 피임을 할 가능성이 가장 적은 어린 나이에 성관계를 시작한다(Martin et al., 2015; Martinez & Abma, 2015). 많은 청소년기 소녀들, 특히 어린 청소년들은 피임기구를 쉽게 얻을 수 없다. 소녀가 피임기구를 구했다하더라도 그들 중 절반 미만의 소녀들만 안정적으로 피임기구를 사용한다.

일부 십대 소녀들은 파트너가 그들에게 헌신하도록 강요하기 위해 의도적으로 임신한다. 일부는 부모 또는 지역 사회의 도덕기준에 반항하고자 임신을 한다. 그러나 대부분의 소녀들은 자신과 파트너가 임신 가능성을 잘못 계산하기 때문에 임신을 하게 된다(Guttmacher Institute, 2016).

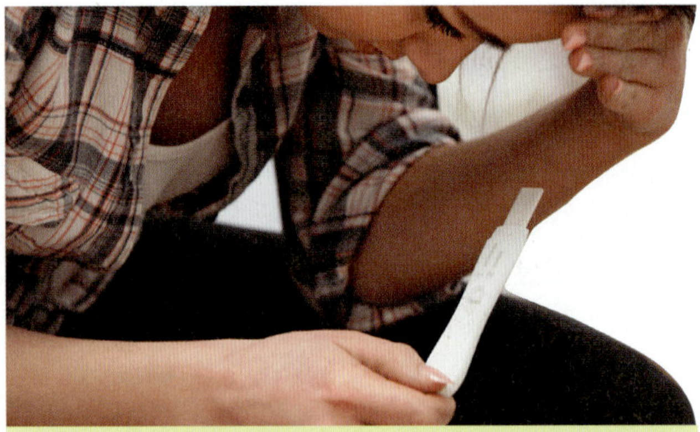

Ian Allenden/Alamy Stock Photo

매년 약 70만 명의 미국 청소년이 임신을 한다. 그들 대부분은 우연히, 그리고 헌신적인 파트너 없이 그렇게 한다.

이러한 모든 이유로 미국에서 매년 약 70만 명의 십대 소녀들이 임신하고, 그 결과 약 400,000명의 아기가 태어난다. 그러나 이 숫자가 크게 틀릴지 모르겠지만, 10년에서 20년 전에는 매년 약 100만 명의 소녀가 임신하고 있었다. 질병통제예방센터의 연구원들은 부주의한 성관계가 감소한 것을 학교, 미디어, 종교기관 및 지역사회의 교육 노력에 기인한다고 생각한다(미국의 Teen Pregnancy, 2017).

임신한 십대의 거의 절반이 낙태를 할 것이다(Guttmacher Institute, 2016). 또 다른 절반은 미혼모가 될 것이다.

TRUTH

Ⓣ F 미국 십대 중 약 3/4이 매년 임신을 한다.

미국의 미혼 십대 중 약 4분의 3이 매년 임신을 하는 것은 사실이다. 대부분은 임신 가능성을 잘못 계산했기 때문이다.

동성애자 자신의 성별 구성원에 대한 에로틱한 성향을 언급한다.

양성애자 남녀 모두에게 매력을 느낀다.

성전환자 심리적으로 다른 성별, 즉 자신의 성적 해부학과 일치하지 않는 성별에 속한다.

LGBT 레즈비언, 게이, 양성애자 및 트랜스젠더의 약어

성적 정체성 어떤 사람이 특히 자신의 성적 취향과 관련하여 자신이 성적인 존재임을 알리기 위해 사용한다.

십대 임신의 결과 실제로 아기를 원하고 양육할 수 있는 자원이 있는 젊은 여성들에게 십대 임신의 결과는 일반적으로 양호하다(Rathus et al., 2018). 여성은 청소년 후반기에 건강한 경향이 있다. 그러나 청소년의 계획되지 않은 임신 또는 원치 않는 임신으로 인한 의료적, 사회적 및 경제적 비용은 어머니와 자녀 모두에게 엄청난 금액이다. 청소년기 산모는 임신 기간 동안 의학적 합병증을 경험할 가능성이 더 높고 분만 기간이 연장될 가능성이 높다. 아기는 미숙하고 저체중아로 출생할 위험이 더 크다(Mathews & MacDorman, 2007). 이러한 의학적 문제는 반드시 어머니의 나이 때문이 아니라 10대 미혼모, 특히 가난한 10대 미혼모가 산전 간호를 받거나 적절한 영양을 공급받을 가능성이 적기 때문이다.

십대 미혼모는 동료들보다 고등학교를 졸업하거나 고등 교육으로 진학할 가능성이 낮다. 따라서 그녀는 수입이 적고 공공 지원이 더 많이 필요할 것이다. 십대 미혼모는 아기의 아버지로부터 도움을 받는 경우가 거의 없다. 아버지들은 일반적으로 가족은 물론이고 자기 스스로도 부양할 수 없다.

십대 임신 예방 과거 수십 년 동안 십대 임신을 예방하는 프로그램이 급격히 증가했다. 예방 노력에는 청소년 성과 피임에 대한 교육, 그리고 가족계획 서비스 제공이 포함된다. 미국 부모들 다수는 자녀들이 학교에서 성교육을 받기를 원한다.

성교육 프로그램은 얼마나 성공적일까? 효과적인 프로그램은 성에 대한 학생들의 지식을 증가시킨다. 성교육이 십대의 성적 행동을 증가시킬 것이라는 두려움에도 불구하고 일부 프로그램은 성적 행동의 시작을 지연시키는 것으로 보인다(Bennett & Assefi, 2005; Kirby, 2011). 이미 성적인 행동을 하고 있는 청소년들에게 성교육은 효과적인 피임법 사용 증가와 관련이 있다.

3. 성적 지향과 성적 정체성

청소년을 포함한 대부분의 사람들은 이성애적 성향을

청소년을 위한 '포르노 문해력'

미국 등 선진국 청소년의 대부분은 온라인에서 음란물을 본 적이 있다. 야한 사진, 잡지 및 '성인용' 상점이나 영화관에서만 사용할 수 있었던 포르노는 이제 노트북, 휴대폰 및 다른 전자 장치 등에서 사용할 수 있다(Owens et al., 2012). 일부 청소년은 음란물을 습관적으로 보고 다른 청소년은 간헐적으로 보며 또 일부는 한두 번 본 다음 관심을 잃는다(Willoughby et al., 2018). 정기적으로 음란물을 사용할 가능성이 높은 청소년은 남성이고, 사춘기에 더 많이 사용하며, 가족 관계에 문제가 있을 가능성이 더 높다(Peter & Valkenburg,Valkenburg, 2016).

정기적인 포르노 사용자는 성관계에서 지배적인 남성의 고정관념을 포함하여 엄격한 성별 고정관념을 고수할 가능성이 높고, 우연한 성적 경험을 할 가능성이 더 높으며, 또한 더 많은 성적 공격을 할 가능성이 높다(Peter & Valkenburg, 2016; Rodenhizer & Edwards, 2017). 대부분의 포르노 비디오는 '남성 중심적'이다.

그러한 포르노는 여성이 '항문 섹스를 원하고 남성이 자신의 몸에 사정함으로써 자신을 타락시키기를 원한다'고 부정확하게 가르치고 있다(French & Hamilton, 2018). 많은 남성 '배우'들은 성적으로 과장되었기 때문에 많은 청소년 남자들은 그들이 어떻게 따라갈 것인가를 걱정하게 된다(Jones, 2018).

무엇을 해야 할까? 삶을 살아가는 청소년들이 결코 음란물에 노출되지 않을 것이라고 기대하는 것은 비현실적이다. 대부분의 음란물이 '여성 중심'(즉, 다정하고 돌보는 관계의 맥락에서 성행위를 묘사하는 것)이 될 수 있다고 기대하는 것도 현실적이지 않다(French & Hamilton, 2018). 가능한 영역 내에 있는 것은 성교육 커리큘럼에 통합될 수 있는 '포르노 문해력'에 대한 가르침이다(Rothman et al., 2018). 청소년은 대부분의 음란물의 남성 중심적 성격, 남성 지배력과 지배적인 남성이 사용하려는 여성의 욕망을 과장하는 방법, 그것이 유해한 성적 고정관념과 연관되는지, 데이트 폭력과 문제 있는 관계로 어떻게 이어질 수 있는지에 대해 교육받을 수 있다(Jones, 2018; Rothman et al., 2018).

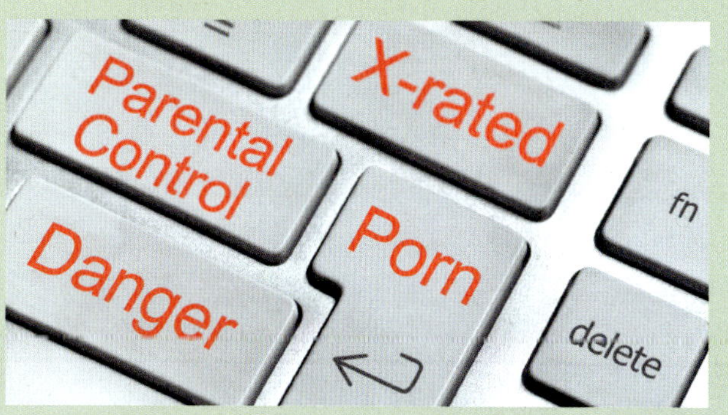

Peter Dazeley/Photographer's Choice/Getty Images

가지고 있다. 그들은 이성들과 연애 관계를 형성하는 데 성적으로 끌리고 관심이 있다. 그러나 어떤 사람들은 **동성애**적 성향을 가지고 있다. 그들은 자신과 같은 성별을 가진 사람들과 연애 관계를 형성하는 것에 매력을 느끼고 흥미가 있다. 동성애 성향을 가진 남성들은 **게이**, 동성애 성향을 가진 여성들은 **레즈비언**이라고 불린다. 그러나 동성애 성향이 있는 남성과 여성을 종종 함께 '동성애자' 혹은 '게이'로 분류하기도 한다. **양성애자** 사람들은 여성과 남성 모두에게 매력을 느낀다. **성전환자** 개인은 자신의 성적인 해부학적 구조에도 불구하고 실제로 다른 성별의 구성원이라고 생각한다. 레즈비언, 게이, 양성애자 및 트랜스젠더 개인을 총칭하여 종종 LGBT 사람들이라고 부른다.

한 사람의 **성적 정체성**은 특히 성적 지향과 관련하여 자신이 성적인 존재임을 다른 사람에게 알리기 위해 채택하는 라벨이다. 대부분 사람들의 성적 정체성은 성적 지향과 일치한다. 즉, 다른 성별의 구성원에게 매력을 느끼는 대부분의 사람들은 자신을 '이성애자'라고 인식한다. 같은 성별의 사람들에게 매력을 느끼는 대부분의 사람들은 자신을 동성애자인 '레즈비언' 또는 '게이'라고 생각한다. 그러나 일부 사람들의 성적 지향은 성적 정체성과 일치하지 않는다.

미국 여성과 남성의 약 7%가 자신을 '이성애자가 아닌 다른 사람'으로 정의하지만 나머지 93% 사람들의 행동은 다른 사람들이 자신을 분류하는 방식과 정확히 일치하지는 않는다. 예를 들어, 거의 두 배나 많은 사람들(약 14%)이 같은 성별의 사람과 구강성교를 했다고 말한다(Herbenick et al., 2010a, 2010b, 2010c; Reece et al., 2010).

성적 지향의 발달 성적 지향의 기원에 대한 이론은 자연과 양육, 즉 개인과 환경 요인의 생물학적 구성을 모두 고려한다. 일부 이론은 이 두 요소를 연결한다.

사회인지 이론가는 강화 및 관찰 학습과 같은 요소의 역할을 찾는다. 이러한 관점에서, 동성 구성원과의 성적 행동 강화는—이성의 구성을 찾을 수 없을 때 동성과의 행동에서 성적 쾌감을 느끼는 것—성적 지향에 영향을 미칠 수 있다. 마찬가지로, 동성인 사람에 의한 아동기 성적 학대는 동성인 사람과의 성적 행동 패턴으로 이어지고 성적 지향에도 영향을 줄 수 있다.

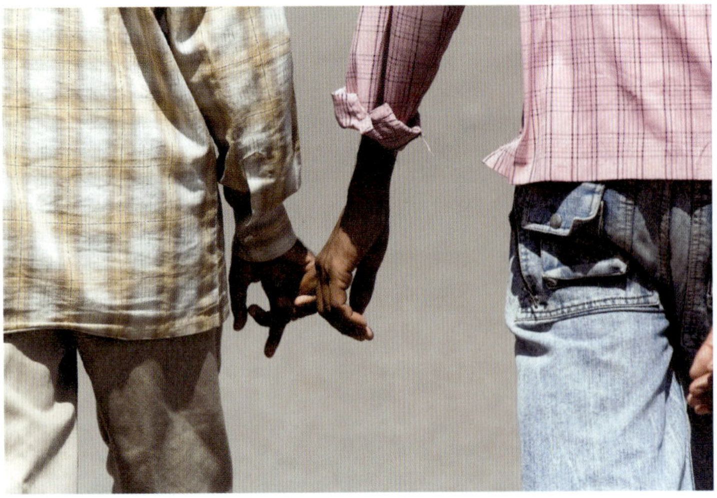

생식기와 뇌의 성적 분화는 모두 테스토스테론의 급증에 의존하지만 서로 다른 시간에 발생하기 때문에 독립적으로 발생할 수 있다. 따라서 개인의 성기는 한 방향으로 발전할 수 있는 반면, 성적 지향의 기초가 될 수 있는 생물학적 요인은 다른 방향으로 발전할 수 있다.

리치 사빈 윌리암스(Ritch Savin Williams, 2011)에 따르면, 게이와 레즈비언의 성적 지향 발달에는 여러 단계가 포함된다. 즉, 처음 동성 구성원에 대한 매력을 느끼고, 다음으로 게이 또는 레즈비언으로 스스로 낙인 찍으며, 이후 동성의 구성원들과 성적인 접촉을 하게 된다. 그리고 궁극적으로 타인에게 자신의 성적 지향을 공개하게 된다.

일반적으로 약 8~9세에 시작하는 경향이 있는 동성에 대한 초기 매력과 일반적으로 18세쯤에 발생하는 다른 사람들에게 자신의 성향을 공개하는 것 사이에는 약 10년의 간격이 있다. 그러나 일부 게이와 레즈비언은 자신의 성적 취향을 누구에게도 혹은 부모와 같은 특정인에게도 절대 공개하지 않는다.

'커밍아웃' 과정, 즉 자신의 성 소수자 정체성을 받아들이고 다른 사람에게 선언하는 과정은 길고 고통스러운 투쟁이 될 수 있다(Bry et al., 2017). 게이 청소년은 가족과 친구로부터 배척당하고 거부당할 수 있다. 우울증과 자살률은 이성애 청소년보다 게이 청소년에게서 더 높다(McConnell et al., 2015). LGBT 청소년 3명 중 1명은 자살을 시도했거나 자해를 시도했다(Liu & Mustanski, 2012). LGBT 청소년은 종종 약물 남용에 가담하고, 집에서 도망치며, 학교생활을 제대로 하지 못한다(Dermody et al., 2016; Moskowitz et al., 2013).

'다른 사람에게 커밍아웃'하는 것은 때때로 세상에 대한 공개 선언을 의미한다. 또 때로는, 청소년은 친한 친구 몇 명에게 이야기하는 것이 더 편하다고 느낀다. 동성애 청소년은 가족에게 알리기 전에 종종 부정, 분노, 거부 등을 포함한 가족의 부정적인 반응을 예상한다(Bry et al., 2017). 하지만 일부 가족은 좀 더 수용적이다.

남성과 남성 또는 여성과 여성의 즐거운 성적 만남에 참여하는 다른 사람들을 관찰하는 것도 성적 지향의 발달에 영향을 미칠 수 있다. 그러나 비평가들은 대부분의 사람들이 다른 사람들과의 성적 접촉을 경험하기 전에 자신의 성적 지향을 인식하게 된다고 지적한다(Calzo et al., 2011; Savin-Williams, 2011). 더욱이, 많은 사람들이 여전히 LGBT 커뮤니티에 눈살을 찌푸리는 사회에서, 젊은 사람들은 이성애가 아닌 다른 성향이나 정체성이 그들에게 긍정적 영향을 미칠 것이라고 믿지 않을 것이다.

성적 지향이나 정체성에 유전적 요인이 있다는 증거가 있다(Bailey et al., 2016). 동성애자 남성의 성적 지향에 대해 일란성(MZ) 쌍둥이의 약 52%가 일치하는 반면, 이란성(DZ) 쌍둥이의 경우 22%, 입양 형제의 경우 11%만이 일치하였다(Dawood et al., 2009). 일란성(MZ) 쌍둥이는 유전적 유산을 완전히 공유하는 반면, 이란성(DZ) 쌍둥이는 다른 형제자매와 마찬가지로 50% 정도가 겹친다.

성 호르몬이 하등 동물을 전형적인 수컷 또는 암컷 짝짓기 패턴으로 결정하는 경향이 있다는 것이 반복적으로 입증되었다(Hines et al., 2015; Pradhan et al., 2015). 그러나 성 호르몬이 발달하는 인간 배아와 태아에 영향을 미칠 수 있을까(GarciaFalgueras & Swaab, 2010)?

스웨덴 신경 과학자 이방카 사빅(Ivanka Savic)과 그녀의 동료(2011)는 남성 또는 여성으로서의 성 정체성과 성적 지향(이성애, 동성애, 양성애 또는 트랜스젠더)이 자궁 내 기간 동안 발달할 수 있다는 증거를 보고하였다. 그들은 성기의 성적 분화가 임신 첫 두 달 동안 발생하는 반면 뇌의 성적 분화는 임신 후반기에 시작된다는 점을 지적하였다.

청소년 비행 불법 활동이 특징인 아동 또는 청소년의 행위

12-4 청소년 비행

청소년 비행이란 불법 행위에 가담하여 형사 사법 제도에 접하게 되는 아동 또는 청소년을 의미한다. 가장 극단적으로 청소년 비행에는 살인, 강간, 강도와 같은 심각한

행동이 포함된다. 무단결석, 미성년자 음주, 가출, 성범죄와 같은 덜 심각한 범죄는 미성년자가 행하는 경우에만 불법으로 간주된다. 따라서 이러한 활동들은 신분 위반(status offenses)이라고 불린다.

반사회적 및 범죄적 행동은 많은 사회에서 청소년기에 극적으로 증가하다가 성인기에는 점점 감소하게 된다. 예를 들어, 미국에서 심각한 범죄 10건 중 약 4건은 21세 미만의 개인이 저지르고, 10건 중 약 3건은 18세 미만 청소년이 저질렀다(Snyder & Sickmund, 2006).

많은 불량 행위는 체포 또는 유죄 판결로 이어지지 않는다. 청소년이 체포되면 정신건강기관에 의뢰하는 것처럼 사례를 비공식적으로 처리할 수 있다(Snyder & Sickmund, 2006).

소년은 소녀보다 비정상적인 행동, 특히 폭력 범죄에 가담할 가능성이 훨씬 높다. 반면 소녀들은 무단결석이나 도주와 같은 신분 위반을 저지를 가능성이 더 높다(Snyder & Sickmund, 2006).

12-5 자살 : 청소년기 잃을 것이 아무것도 없을 때

청소년기는 인생에서 매우 흥미로운 시기이다. 많은 사람들에게 미래는 약속으로 가득 차 있다. 많은 사람들이 고등학교를 졸업할 때까지, 또는 대학에 들어갈 때까지의 날을 계산한다. 많은 사람들은 무엇이 될지에 대한 스릴 넘치는 환상을 즐긴다. 그리고 스스로 목숨을 끊는 사람들이 있다. 자살은 청소년 사망의 두 번째 주요 원인이다(Heron, 2016). 1960년 이후 15~24세 청소년의 자살률은 3배 이상 증가하였다. 매년 미국 청소년 10,000명 중 약 1~2명이 자살한다. 10명 중 1명은 적어도 한 번은 자살을 시도했다.

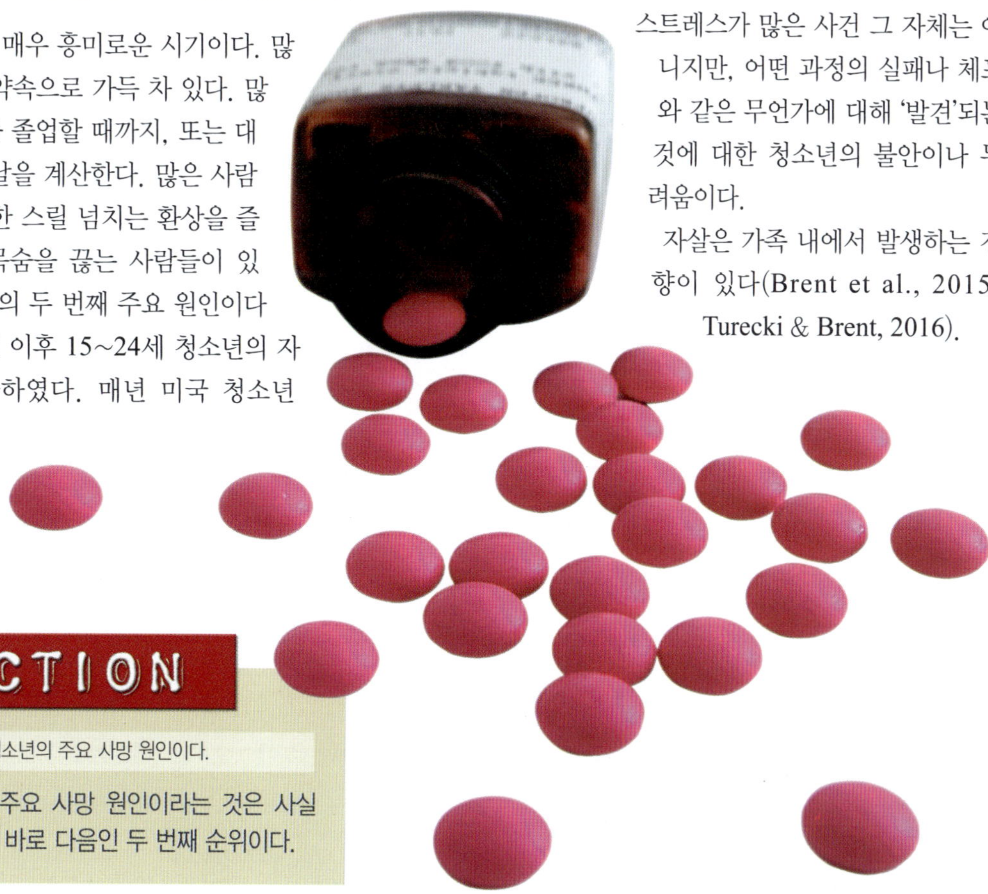

FICTION

T (F) 자살은 미국 청소년의 주요 사망 원인이다.

자살이 미국 청소년의 주요 사망 원인이라는 것은 사실이 아니다. 하지만 사고 바로 다음인 두 번째 순위이다.

1. 자살의 위험 요소

대부분의 청소년 (및 성인) 자살은 우울증과 절망감과 관련이 있다(Horwitz et al., 2017). 자살하는 청소년은 네 가지 영역의 심리적 문제를 경험한다. (1) 자아에 대한 혼란, (2) 충동, (3) 정서적 불안정, (4) 대인 관계 문제(Rathus & Miller, 2002).

자살을 택하는 청소년 중에는 자신에 대해 불가능할 정도로 높은 기대치를 설정하는 높은 성취욕을 가진 엄격한 완벽 주의자도 있다. 많은 십대들은 비교가 부적절하더라도 자신을 다른 사람과 부정적으로 비교함으로써 우울증과 절망에 빠지게 된다. ("예, 하버드에 입학하지 못했지만 어바인에 있는 캘리포니아 대학교에 입학했습니다. 훌륭한 학교입니다.")

청소년 자살 시도는 스트레스가 많은 삶의 사건, 특히 부모 또는 친구의 죽음, 남자 친구 또는 여자 친구와의 이별 또는 가족 구성원의 집을 떠나는 것과 같이 사회적 지지의 상실을 수반하는 사건 이후에 더 흔하다(Nock et al., 2008). 자살 행동의 다른 원인으로는 성, 학교 성적, 가정에서의 문제, 약물 남용에 대한 걱정이 있다(Nock et al., 2008). 자살을 촉발시키는 것은 항상 스트레스가 많은 사건 그 자체는 아니지만, 어떤 과정의 실패나 체포와 같은 무언가에 대해 '발견'되는 것에 대한 청소년의 불안이나 두려움이다.

자살은 가족 내에서 발생하는 경향이 있다(Brent et al., 2015; Turecki & Brent, 2016).

유전적 요인이 자살과 관련된 우울증과 같은 심리적 문제를 일으킬 수 있는 역할을 할까?

연구원들은 청소년들 사이에서 다음과 같은 자살 경고 징후를 발견하였다(May & Klonsky, 2011).

- 자살하는 것이 용납될 수 있다는 믿음
- 약물 남용 및 기타 유형의 비행
- 괴롭힘에 의한 피해자
- 광범위한 바디 피어싱(몸의 일부에 구멍을 뚫어 장식함)
- 스트레스
- 적대감
- 우울증 및 기타 심리적 장애
- 심한 흡연
- 낮은 자존감
- 11세에서 21세까지의 나이 증가

광범위한 바디 피어싱이 청소년들 사이에서 자살에 대한 경고 신호로 간주되는 이유는 무엇일까? 괴롭힘을 당해서 자살한 십대들을 뉴스에서 찾을 수 있을까? 과도한 흡연이 경고 신호라고 생각하는 이유는 무엇일까?

2. 민족성, 성별, 자살

자살 및 자살 시도 비율은 인종에 따라 다르다. 아메리카 원주민과 라틴 아메리카 청소년의 자살률이 가장 높은데, 그것은 부분적으로 그들에게 노출되는 스트레스 때문이고 또 다른 한편으로는 의료 서비스에 대한 접근성 부족 때문이다(Mueller et al., 2015; Rapp et al., 2017).

다음은 유럽계 미국인이다. 아프리카계 미국인 십대는 자살을 시도하거나 그것에 대해 생각할 가능성이 가장 낮다(Heron, 2016).

남성보다 약 3배 많은 청소년기 여성이 자살을 시도하지만 남성의 약 4배가 자살을 완료한다(Heron, 2016).

점검하기

빈칸 채우기

책 뒷편에서 답을 찾을 수 있습니다.

1. 양육 스타일 측면에서 ________ 부모를 둔 청소년이 가장 유능한 행동을 보인다.
2. ________남학생보다 여학생의 우정에서 더 중심적인 것 같다.
3. 18세가 15세보다 낭만적인 관계를 설명할 때 ________를 언급할 가능성이 더 높다.
4. 또래 영향력은 약 ________세 이후에 감소한다.
5. 넘치는 성 호르몬으로 인해 청소년들은 강력한 ________ 추진력을 경험하는 경향이 있다.
6. 대부분의 청소년은 ________ 성적 취향을 가지고 있다.
7. 일란성(MZ) 쌍둥이의 ________은(는) 동성애 남성 성적 지향과 일치한다.
8. 사빈 윌리암스에 따르면 게이 남성과 레즈비언의 성적 지향 발달의 첫 번째 단계는 다음과 같다 ________.
9. 10대들이 나이가 들 때까지 성관계를 기다리지 않는 이유를 묻는 질문에 보고된 주된 이유는 일반적으로 다음과 같다 ________.
10. 대부분의 청소년 자살은 ________의 감정과 관련이 있다.

선다형 문항

1. 청소년 자살의 위험 요인이 아닌 것은?
   a. 자살하는 것이 용납될 수 없다는 믿음
   b. 광범위한 바디 피어싱
   c. 우울증
   d. 11세에서 21세로 증가

2. 미국에서 발생하는 심각한 범죄의 약 ________%는 21세 미만의 개인에 의해 저질러진다.
   a. 10 b. 20
   c. 40 d. 60

3. 성적 지향에 대한 설명으로 옳은 것은?
   a. 성적 취향이 선호된다.
   b. 미국에서 대다수의 사람들은 레즈비언, 게이 또는 양성애자이다.
   c. 다이어트는 성적 지향에 영향을 미친다.
   d. 동성애자라고 보고하는 것보다 더 많은 사람들이 같은 성별의 사람들과 성행위를 한다.

4. 키스, 애무, 구강성교 및 성교의 발생에 대한 설명으로 옳은 것은?
   a. 이러한 행동의 발생률을 추정할 방법이 없다.
   b. 이러한 행동의 발생률은 나이가 들면서 증가한다.
   c. 10대들 사이에서 이러한 행동의 발생률은 빠르게 감소하고 있다.
   d. 애무나 구강성교를 하는 청소년은 더 이상 처녀가 아니다.

5. 청소년은 다음 사항에 대해 부모와 유사한 태도를 보일 가능성이 높다. 해당되지 않는 것은?
   a. 경력 목표
   b. 종교적 선호
   c. 교육의 가치에 대한 믿음
   d. 의복과 머리 스타일

6. 소셜 미디어를 사용하는 청소년 중 약 ________%가 페이스북 프로필 또는 계정을 가지고 있다고 보고한다.
   a. 34 b. 54
   c. 74 d. 94

7. 미국 청소년과 아버지의 관계에 대한 가장 정확한 진술은 무엇인가?
   a. 대부분의 청소년은 아버지가 없는 집에서 산다.
   b. 대부분의 청소년은 아버지와 끊임없는 논쟁을 벌인다.
   c. 남성 청소년은 어머니보다 아버지와 더 많이 상호작용한다.
   d. 아버지와의 좋은 관계는 청소년의 행복에 기여한다.

8. 자존감은 나이가 들면서 낮아지는 경향이 있다. 몇 살이 해당하는가?
   a. 10세 또는 11세 b. 12세 또는 13세
   c. 14세 또는 15세 d. 16세 또는 17세

9. 마샤의 정체성 측면에서 가장 발달된 청소년은?
   a. 정체성 성취
   b. 유실
   c. 유예
   d. 정체성 혼돈

10. 청소년과 그 친구들에 대한 다음 진술 중 진실이 아닌 것은?
    a. 친구는 같은 인종인 경향이 있다.
    b. 소녀들은 한두 명의 친한 친구가 있는 경향이 있다.
    c. 청소년은 다른 성별의 친구를 선호한다.
    d. 우정은 심리적 적응에 기여한다.

13 Early Adulthood: Physical and Cognitive Development
성인 초기(청년기): 신체 및 인지 발달

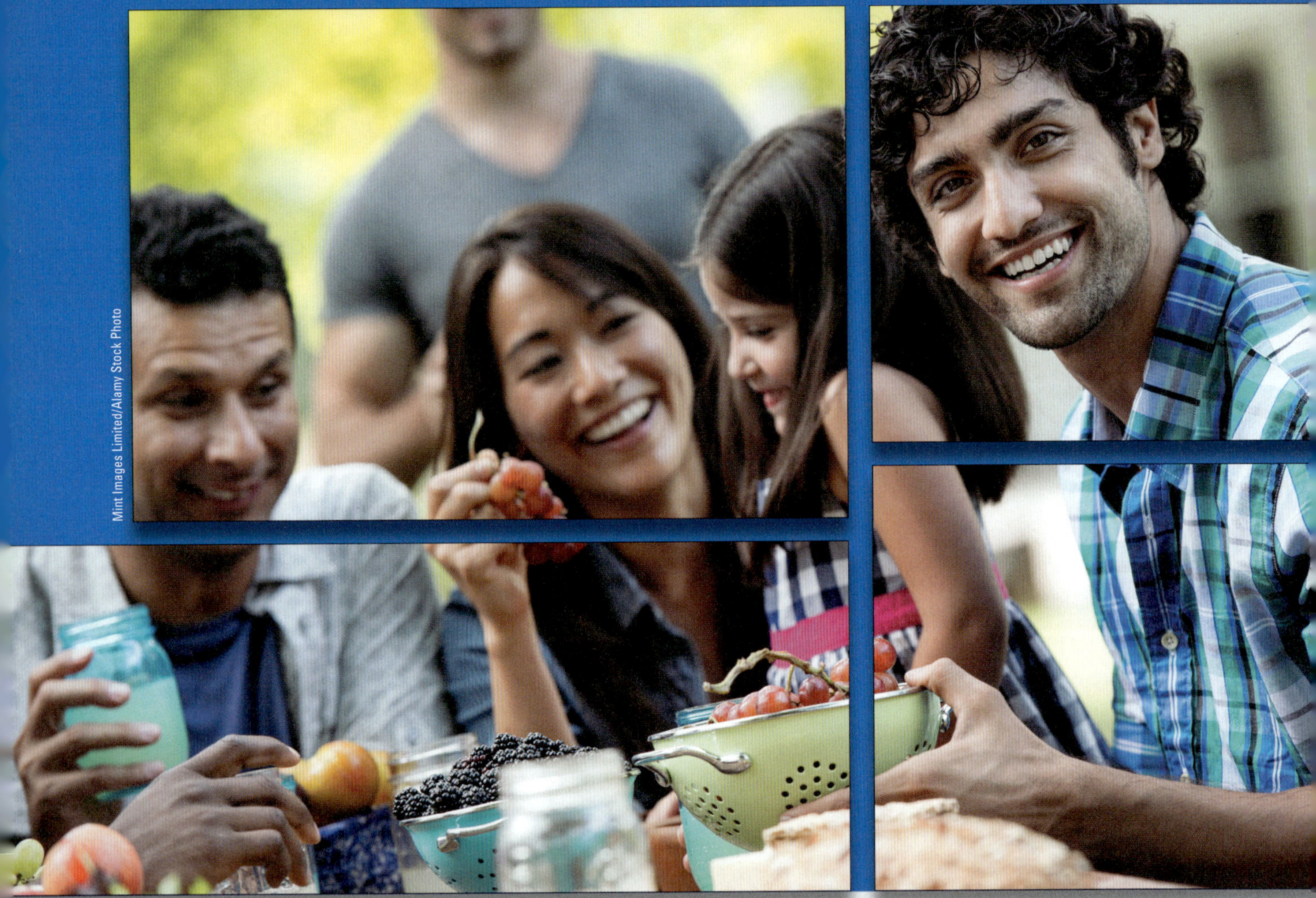

Mint Images Limited/Alamy Stock Photo

학습 성과

이 장의 성취 목표

- **13-1** 성인 진입기 단계를 논의할 수 있다.
- **13-2** 성인 초기(청년기)의 신체적 발달을 설명할 수 있다.
- **13-3** 성인 초기(청년기) 건강에 영향을 미치는 요인을 논의할 수 있다.
- **13-4** 성인 초기(청년기)의 성 건강 문제를 논의할 수 있다.
- **13-5** 후기 조작기적 사고와 대학 생활을 중심으로 성인 초기(청년기)의 인지 발달에 대해 논의할 수 있다.
- **13-6** 성인 초기(청년기)의 직업 선택과 자기 발전에 대해 설명할 수 있다.

오랫동안 성인기의 주요 기준은 결혼이었다(Crocetti & Tagliabue, 2015). 다른 기준으로는 직장을 갖고 부모로부터 독립적으로 생활하는 것이 포함된다.

오늘날 성인으로의 전환은 자신의 가치관과 신념에 대한 정착, 자기 책임 수용, 재정적인 독립, 부모와 동등한 관계 형성 등에 초점을 맞춘다(Kelly & Vuolo, 2018; Mortimer, 2012).

> 성인기는 보통 그들의 나이에 의해 결정되기보다 **"그들이 무엇을 하는지"**에 따라서 정의된다.

성인기는 두 단계로 나뉜다. 첫 번째는 **성인 초기**(Early adulthood)이며, 일반적으로 20세~40세 나이의 청년기로 이 시기는 성인 진입기와 겹칠 수 있다. 성인 초기는 주로 직업이나 삶의 길을 만드는 데 집중하는 시간이다. 10대 후반에서 20대 초반의 많은 청소년들이 여전히 부모에게 의존하며 자신의 정체성을 고민하고 타인과 친밀한 관계 맺기를 꺼리거나 어려워 하는 시기로, 급속하게 성인으로 전환되기도 하고 일부는 단편적인 전환에 그치기도 한다.

이는 청소년기와 성인 초기 사이에 또 다른 발달 단계가 존재할 수 있다는 것을 뜻한다. 제프리 아넷(Jeffrey Arnett, 2014)을 포함한 발달 이론가들은 이 시기를 **성인 진입기**(emerging adulthood)라고 정의하였다.

13-1 성인 진입기

> 우리 어머니들이 우리 나이였을 때, 그들은 약혼을 했고, 최소한 그들의 삶에서 어떤 일이 일어나는지 정도는 알고 있었다. 반면, 나는 기껏해야 내 삶에서 일어나는 일을 모호하게 알고 있을 뿐이고, 최악의 경우 영문학이나 정치학 같은 비현실적인 전공을 취득한 이중학위만 쥐고 있을 수도 있다. 약혼 반지도 없고 내가 누구인지 모르고, 하고픈 것이 있는 것도 아닌 상태로 말이다. 내 삶에 대한 강압에 시달리는 동안, 나는 지금이 꽤 흥미로운 시기라는 것을 깨달았다.
>
> 가끔 나의 미래인 넓은 세상을 바라보면, 나는 공허함 너머를 볼 수 있다. 앞날에 의지할 것이 없다는 것은 이제 나 자신에게 의지해야 한다는 것을 의미하고, 방향이 없다는 것은 나 자신의 방향을 만들어야 한다는 것을 의미한다는 것을 깨달았다.
>
> – Kristen, age 22, in Arnett (2000)

위의 글과 같이, 20대 초기 청년은 해야 할 일이 있다. 이들은 지금까지 자신과 외부 세상에 대한 정보를 축적해 왔다. 이제 그들은 자기만의 인생 방향을 개척해야 한다. 옛날에는 청소년기가 끝나면 곧바로 성인으로 전환했다. 지금은 풍부한 기회를 가진 선진국에서는 대략 18세에서 25세에 이르러 새로운 발전기, 즉 **성인 진입기**(emerging adulthood)의 시간을 보낸다.

청소년기와 성년기 사이의 성인 진입기는, 청년들이 삶에서 자신의 역할을 탐구할 수 있게 확장된 기회를 허용하는 뚜렷한 발달 시기이다. 일부 부모들은 대학과 대학원까지 자녀들을 지원할 만큼 생활이 부유하겠지만, 부모들이 재정상 지원할 수 없다면 정부가 학자금 대출을 지원하는 방식으로 기회를 줄 수 있다. 이러한 지원으로 많은 젊은이들이 정체성 문제를 해결하고 의미 있는 인생 계획을 세우는 기회를 누릴 수 있다. 하지만 여건상 성인 진입기에 머물만한 여유가 없는 젊은이들도 많다.

제프리 아넷(2012, 2016)은 5가지 특징이 성인 진입기의 단계를 구별한다고 가정하였다. 정체성 탐색, 불안정성, 자기 집중, 어중간한 느낌(애매함) 및 가능성의 시기이다.

성인 진입기(emerging adulthood)
18세에서 25세 사이의 이론적 개발 기간으로 선진국의 젊은이들이 확장된 역할 탐구에 참여한다.

TRUTH OR FICTION?

- T F 오늘날 미국에서 젊은이들의 죽음은 HIV/AIDS가 주원인이다.
- T F 월경의 불편함은 비정상이다.
- T F 대부분의 강간은 황량한 동네나 어두운 골목길에서 낯선 사람에 의해 저질러진다.
- T F 피아제는 인지 발달의 다섯 번째 단계인 사후 단계를 후 형식적 조작기 단계로 제안하였다.
- T F 백만 달러짜리 복권 당첨자들은 부자가 된 후 직장을 그만두고 나서 종종 목적이 없다고 불만족스러워 한다.

1. 정체성 탐색의 시기

18~20세까지와 25~30세까지의 젊은이들은 그들의 연애 생활과 직업에서 중요한 선택의 기로에 놓이게 된다. 그들은 지금 하는 일이 나의 직업이 될 수 있을 것인지(직업의 가능성), 어떤 사람이 나와 사랑하는 관계가 될 수 있을지 계속 실험하고 있다.

2. 불안정의 시기

이전에는 많은 청소년들이 고등학교를 졸업하면 바로 취업해서 수년, 때로는 평생 동안 직장을 유지했다. 오늘날 미국인들은 20세에서 29세 사이에 평균 7개의 다른 직업을 갖게 된다(Jeffrey Arnett, 2012, 2016).

이 기간 동안 연애 상대가 바뀌기도 하는데, 자신의 선택에 의해, 혹은 파트너가 떠나기도 한다. 그들은 종종 가구를 장만하지 않고 이곳저곳으로 옮겨 다니며 생활 방식을 바꾼다. 그리고 자신이 좋아하는 것과 실제로 할 수 있는 것을 찾고, 자신이 이용할 수 있는 자원을 탐색하며 교육의 방향을 학업 탐구에서 현실적인 방향으로 변화시킨다.

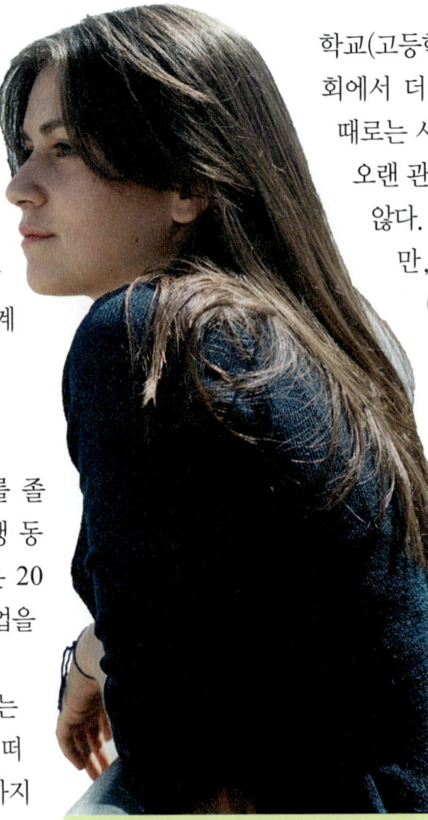

Bill Varie/Alamy Stock Photo

우리 사회에서 청년들은 자기중심적인 경향이 있다. 즉, 그들이 어릴 때보다 결정을 내리는 것이 더 자유롭고 성인이 될 것이라는 사실에 반응하고 있다는 의미이다.

3. 자기 집중의 시대

사람들은 성인 진입기에 유달리 자기중심적이다(Paulsen et al., 2016). 이는 어린 시절이나 청소년기처럼 자기중심적이거나 이기적인 것을 의미하는 것이 아니라, 결정을 내리는 것에서 더 자유롭다는 것을 의미한다. 그들은 이전보다 성숙하고 부모의 영향으로부터 더 독립적이다. 보통 이전보다 친구나 가족, 지인 등 더 많은 자원을 가지고 있지만, 아직 자신의 삶을 인생 동반자들의 삶과 연결시키려고 제약하지 않는다.

4. 애매한 시기

성인 진입기는 한 가지 면에서 청소년기와 유사하다. 청소년들이 어린 시절과 성인 사이 어딘가에 존재한다고 느끼는 것처럼 성인 진입기는 청소년기와 '진짜' 성인기 사이에 끼어 있다고 생각하기 쉽다.

학교(고등학교나 대학)를 벗어났지만 학교 밖 사회에서 더 많은 훈련이나 교육을 받기도 한다. 때로는 사춘기의 어리석은 유혹은 벗어났지만, 오랜 관계, 적어도 영원한 관계를 맺고 있지는 않다. 보호자에게 전적으로 의존하지도 않지만, 자급자족할 가능성은 거의 없다(Merten et al., 2018). 룸메이트 처지는 벗어나지만 자신의 명의로 된 아파트에 거주하지는 않는다.

과연 그들의 위치는 어디쯤일까? 계속 자리의 변화가 있을 것이다. 성인 진입기의 사람들은 청소년기에서 성인으로의 전환에 대한 정의를 잘 알고 있다. 아넷은(2000) "어른이 된 것 같다는 생각이 드는지?" 질문을 받았을 때, 18세~25세의 가장 흔한 대답은 "어떤 면에서는 그렇지만 다른 면에서는 아니다"라고 하였다(그림 13.1 참조).

많은 사람들은 이 시기에 청소년기의 갈등과 탐색적 항해를 넘어 발전했을 거라 생각하지만, 그들은 성인으로서 경제적 · 대인적 책임을 맡을 능력이나 욕망이 아직 없을 수도 있다.

그림 13.1 성인 지위의 주관적인 개념 "성인이 된 것 같은 느낌이 드나요?"라는 질문에 대한 응답

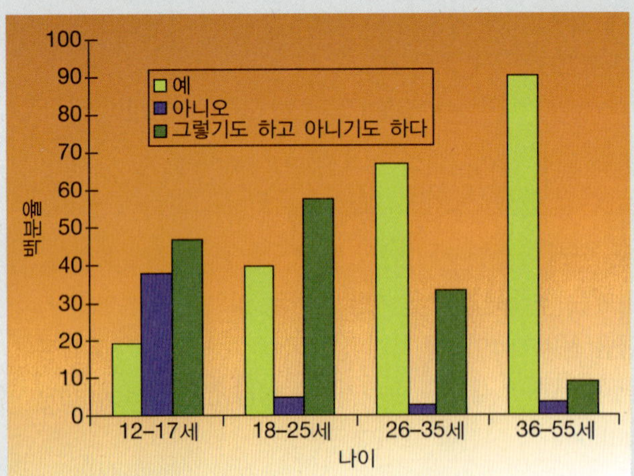

출처: Arnett, J. J. (2000). Emerging adulthood: A theory of development from the late teens through the twenties. American psychologist, 55(5), 469–480.

최근 미국의 대학 졸업생들이 갚아야 할 대출금이 평균 23,300달러라는 사실이 그들의 상황을 단적으로 보여준다(Martin &Lehren, 2012).

5. 가능성의 시기

성인 진입기에는 일반적으로 세상이 그들 앞에 열려 있다고 느낀다. 대부분의 성인과 마찬가지로, 그들은 가능성을 감지하고 낙관적인 생각을 가지고 있다(Arnett, 2016). 일이 잘 풀릴 것이라고 믿는 것이다. 이 가능성의 시기에 그들은 삶에 극적인 변화를 가져올 기회가 있다고 느낀다. 어린이와 청소년과는 달리 부모로부터 많은 부분에서 독립한다.

많은 사람들이 집을 떠나며, 또 다른 이들은 경제적인 이유로 집으로 돌아온다. 어떤 이들은 '회전문'처럼 자신이 있던 자리로 돌아오기도 한다. 경제력과 감정의 하락 및 흐름이 집을 떠났다가 돌아오는 요인인 것이다.

13-2 신체 발달

신체 발달은 성인 초기에 절정에 이른다. 대부분 감각의 예민함, 힘, 반응 시간, 그리고 심혈관 건강에서 최고점에 있다. 신장은 청년기에 가장 크고 중년기까지 안정적이다가 장년기에는 다소 감소한다. 남성의 체질량 중 근육의 비율이 높아서 보통 남성이 여성보다 물리적으로 강한 힘을 갖고 있다. 남녀 모두 체력이 20~30대 초반에 최고조에 달했다가 서서히 쇠락한다(Markham, 2006).

감각의 예민함은 20대 초반에 정점에 달한다(Fozard & Gordon-Salant, 2001; Naveh-Benjamin et al., 2014). 시력은 점차 쇠퇴해가는 중년이 될 때까지 안정적이며, 중년기가 되면 많은 사람들이 안경이 필요하게 된다. 청력은 일단 20대 후반에서 30대 초반이 되면 감소하는 경향이 있는데, 특히 음조가 높은 톤에 대해서는 더욱 감소한다.

심혈관계, 호흡기, 면역체계의 노화는 청년기에 시작되지만 점진적인 속도로 진행된다. 심장 근육은 더 경직되어 최대 심박수를 감소시키고, 강도 높은 운동에 필요한 산소 공급을 위해 충분한 혈액을 펌프질하는 심장의 능력이 감소된다. 하지만 규칙적인 운동은 모든 나이에서 심혈관계와 호흡 능력에 도움이 된다. 나이가 들수록, 면역체계는 백혈구를 적게 생산하고 질병에 저항하는 능력이 감소한다.

가임력은 청년기부터 감소하며, 35세 이후 여성은 태아의 다운증후군이나 다른 염색체 이상을 검사하도록 권고 받는다. 나이 든 남성도 염색체 이상을 일으킬 수 있다. 여성의 임신에 대한 가장 큰 문제는 난자의 질과 양이 감소하는 것이다. 그러나 생식 기술의 발달로 오늘날 3, 40대 여성들이 첫 아이를 포함하여 건강한 아이를 갖는 것은 드문 일이 아니다.

남녀 모두 중년이 되기 전에 머리카락이 가늘어지고 희끗희끗해지는 것을 발견할 수 있다. 청년기 단계가 되면, 그리고 중년기에는 더 확실하게, 피부가 느슨해지기 시작하고 탄력이 떨어지며, 주름도 남성보다 여성에게서 더 많이 생기기 시작한다.

13-3 건강과 운동

젊은 성인들은 대부분 건강하고 면역체계가 잘 기능하는 편이다. 표 13.1은 15~44세에 발생하는 사망의 원인을 보여준다.

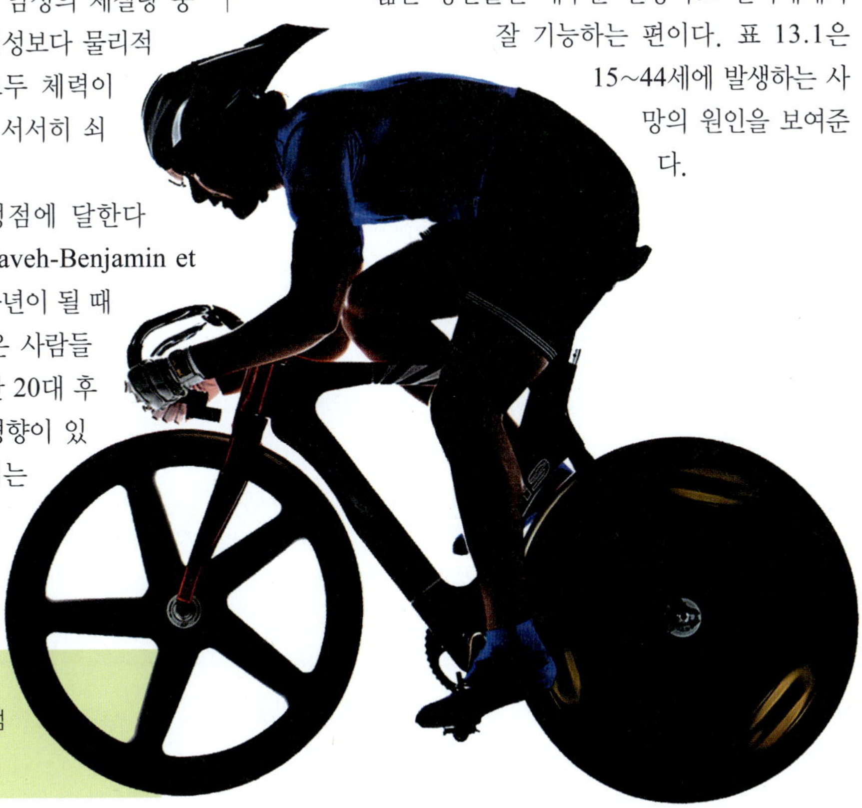

SM/AIUEO/Stone/Getty Images

체력과 감각의 예민함은 보통 20대에 정점에 이르다가 점차 감소한다.

표 13.1	15세~44세 사망의 주요 원인 (여성 및 남성 합산)	
15 – 24	25 – 44	35 – 44
사고	사고	사고
자살	자살	암
살인	살인	심장 질환
암	암	자살
심장 질환	심장 질환	살인
선천성 문제	간 질환	간 질환
당뇨병	당뇨병	당뇨병
호흡기 질환	뇌졸중	뇌졸중
인플루엔자 및 폐렴	HIV/AIDS	HIV/AIDS
비정상 임신	비정상 임신	혈액 중독

출처: National Vital Statistics System, National Center for Health Statistics, CDC. (2018). National Center for Injury Prevention and Control, CDC using WISQARS™. Retrieved from https://www.cdc.gov/injury/wisqars/LeadingCauses.html (April 22, 2018)

10대 후반에서 20대 초반의 주요 사망 원인은 주로 사고이다. 15세에서 24세까지는 건강한 편이기 때문에 2위와 3위의 사망 원인은 폭력에 의한 것이다. 즉, 자살이거나 살인에 의한 사망이다. 암과 심장병도 상위 5위 안에 든다.

HIV/AIDS는 25~44세 사이에서 훨씬 더 두드러진다. 왜냐하면 HIV/AIDS는 10대나 20대 초반에 감염이 발생했더라도 면역체계가 무너지는 데 몇 년의 시간이 걸리기 때문이다.

많은 청년들이 건강에서 양호하거나 우수하지만 건강관리는 매우 미흡하다. 그들은 건강에 대해 부주의하거나 건강 검사나 관리는 훗날로 미룬다. 직장이나 대학, 사회생활을 우선 걱정하고 건강 문제(식사, 흡연, 과식, 과도한 음주)는 나중에 해결할 수 있는 것으로 생각한다(Salvatore, 2018).

질병통제예방센터의 청소년 설문조사 결과를 살펴보자(Bonnie et al., 2015; McCracken et al., 2007). 다행스러운 것은 18~24세 젊은 성인의 약 30%가 운동에 대한 권장 수준을 충족한다는 것이다. 그러나 25세를 넘어가면 권장 수준으로 운동하는 비율은 급격히 감소된다.

그 밖의 긍정적인 소식 두 가지는 18세에서 24세까지 흡연자 비율이 20% 미만이라는 것과 성인 비만율은 20~24세에서 약 23%라는 것이다. 하지만 비만율은 20대 후반에서 40대 초반에 35%로 증가한다(노년기에는 40% 이상으로 증가한다). 24세에서 32세의 청년 10명 중 7명이 고혈압으로 진행되고 있으며, 고혈압은 심장병과 뇌졸중으로 연관된다.

음주 습관을 보면 청년의 약 30%가 한 번에 5잔 이상 폭음을 한다. 질병통제예방센터(CDC)의 다른 조사에 따르면 식습관의 개선도 필요한데, 12.2%의 청년만이 권장 과일량을 먹고, 채소의 권장량을 섭취하는 사람은 9.3%에 불과하다(Lee-Kwan et al., 2017).

FICTION

T (F) 오늘날 미국에서 HIV/AIDS는 젊은이들의 주요 사망 원인이다.

오늘날 미국에서 HIV/AIDS가 청년 사망의 주요 원인이라는 것은 사실이 아니다. 사고는 젊은이들에게 가장 두드러진 사망 원인이다.

체중 조절을 위한 TIP

가장 효과적이고 건강한 체중 조절 프로그램은 영양 지식을 향상시키고, 칼로리 섭취를 줄이며, 운동을 하고, 포화 지방과 콜레스테롤을 적게 먹도록 식습관을 바꾸는 것이다. 많은 건강 전문가에 의하면 미국 사람들은 동물성 지방을 너무 많이 섭취하고 과일과 야채를 충분히 섭취하지 않는다(www.choosemyplate.gov 참조). 식이와 운동을 병행하는 것이 식이를 단독으로 하는 것보다 효과적이며, 운동은 칼로리를 연소시키고 근육 조직을 형성하는데, 이것은 지방보다 더 많은 칼로리를 대사시킨다.

다음과 같은 식생활 인지 행동 방식도 도움이 된다.

- 칼로리 섭취 목표를 설정하고 이를 충족하는지 계속 체크한다.
- 미리 계획된 저칼로리 스낵을 먹는다.
- 먹고 싶다면 일단 5분 간 기다린다. 그리고 스스로에게 물어본다. "아직도 배가 고픈가?" 그렇지 않다면 그만 먹어야 한다.
- 유혹을 피한다. 식당에 들어가기 전 식사를 계획한다. 식재료 목록을 미리 작성해서 쇼핑한다.
- 칼로리 목표를 달성하면 자신에게 보상한다(음식이 아닌 보상).
- 문제상황을 상상해보고 문제 해결을 위한 리허설을 해본다. 직장에서 케익을 나누어주거나 당신에게 음식을 배부르게 주려고 하는 친척을 방문할 때 대처할 방법을 계획한다.
- 폭식했다고 포기하지 않는다. 다음날 다이어트를 다시 시작한다.

1. 식이 요법과 체중

CDC가 조사한 18~24세의 과체중 또는 비만율은 40%이다. 이 수치는 성인 전체 인구의 2/3 이상이 비만임을 고려하면 낮은 수치이다(Bray & Bouchard, 2014; Hales et al., 2017).

과체중이거나 비만인 젊은 여성들은 남성보다 더 많이 다이어트를 한다. 성인 전체 인구에서도 다이어트의 성별 격차가 나타난다.

젊은이들의 과체중이나 비만은 많은 생물학적 · 심리적 요인들과 관련이 있다. 과체중인 사람의 가족을 보면 공통적으로 과체중인 경향이 있으며, 과체중은 유전적 작용이 있다는 사실이 널리 받아들여지고 있다(Oasim et al., 2018; Saeed et al., 2018).

과체중이거나 비만인 사람들이 날씬한 몸매를 갖기 위한 노력은 기근(굶주림)의 시대에 생명을 보존하려는 유전적 메커니즘에 의해 무너질 수 있다.

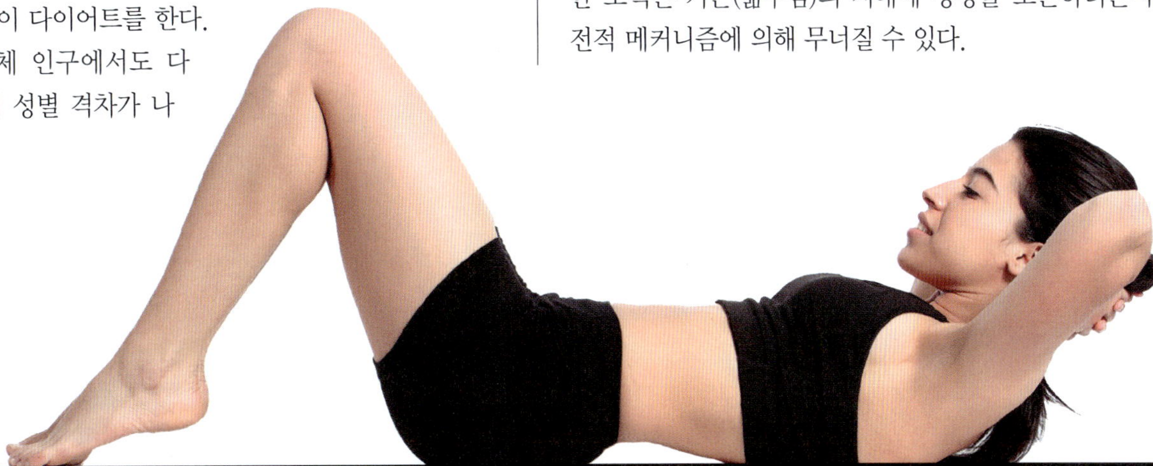

Antonio Guillem Fernández/Alamy Stock Photo

그림 13.2 체질량 지수(BMI)

신장	19	20	21	22	23	24	25	26	27	28	29	30	31	32	33	34
58"	91	96	100	105	110	115	119	124	129	134	138	143	148	153	158	162
59"	94	99	104	109	114	119	124	128	133	138	143	148	153	158	163	168
60"	97	102	107	112	118	123	128	133	138	143	148	153	158	163	168	174
61"	100	106	111	116	122	127	132	137	143	148	153	158	164	169	174	160
62"	104	109	115	120	126	131	136	142	147	153	158	164	169	175	180	186
63"	107	113	118	124	130	135	141	146	152	158	163	169	175	180	186	191
64"	110	116	122	128	134	140	145	151	157	163	169	174	180	186	192	197
65"	114	120	126	132	138	144	150	156	162	168	174	180	186	192	198	204
66"	118	124	130	136	142	148	155	161	167	173	179	186	192	198	204	210
67"	121	127	134	140	146	153	159	166	172	178	185	191	198	204	211	217
68"	125	131	138	144	151	158	164	171	177	184	190	197	203	210	216	223
69"	128	135	142	149	155	162	169	176	182	189	196	203	209	216	223	230
70"	132	139	146	153	160	167	174	181	188	195	202	209	216	222	229	236
71"	136	143	150	157	165	172	179	186	193	200	208	215	222	229	236	243
72"	140	147	154	162	169	177	184	191	199	206	213	221	228	235	242	250
73"	144	151	159	166	174	182	189	197	204	212	219	227	235	242	250	257
74"	148	155	163	171	179	186	194	202	210	218	225	233	241	249	256	264
75"	152	160	168	176	184	192	200	208	216	224	232	240	248	256	264	272
76"	156	164	172	180	189	197	205	213	221	230	238	246	254	263	271	279

(상단: 체질량 지수 (BMI), 표 안의 값: 체중(파운드))

BMI는 키와 몸무게를 기준으로 한다. 자신의 키를 찾은 다음 몸무게를 찾을 때까지 손가락을 왼쪽에서 오른쪽으로 움직여서 자신의 BMI를 찾을 수 있다. 그리고 나서 차트 상단을 보면 그 숫자가 BMI이다. BMI 25~29면 과체중, 30 이상은 비만으로 정의한다.

순응적 열생성(adaptive thermogenesis)(Browning, 2016; Carobbio et al., 2018)

우리 몸은 가급적 항상성(nomeostasis)을 유지하려고 한다. 이것은 일정한 상태를 유지하려는 성질이다. 그래서 체중이 어느 정도 감소하면 비정상적이라고 인식하여 기초 대사량을 감소시키며 원래 상태로 돌아가려고 노력한다. 이렇게 몸의 에너지를 적게 생산하게 만들어 대사가 느려지는 것이 **순응적 열생성**이다. 이것은 과체중인 사람들이 다이어트로 살을 뺄 수 없을 것이라는 의미는 아니다. 다만 예상보다 더 오래 걸릴 수 있다는 것을 의미한다.

또한, 체내의 지방 조직은 근육보다 음식의 신진대사가 느리다. 그러므로 지방 대 근육 비율이 높은 사람은 더 많은 근육을 가진 같은 체중의 사람보다 대사 활동이 더 느리다(Aksoy et al., 2018; Lafontan, 2014).

가족의 결혼식, TV 시청, 논쟁, 업무 스트레스도 과식을 조장해서 식이 조절을 실패로 이끈다. 또 우울, 불안과 같이 폭식을 부르는 부정적 감정은 체중을 감량하고자 하는 노력을 방해할 수 있다.

2. 운동

CDC(모든 이들을 위한 신체적 활동, 2011)에 따르면 18세 이상의 성인들은 일주일에 적어도 5일, 30분 이상의 활발한 육체적 활동이 필요하다. 30분간 경쾌하게 걷거나 낙엽 쓸기, 달리기 15분, 배구 45분이 적당한 활동이다. 하루 30분에서 60분 정도의 신체 활동을 10분에서 또는 15분으로 나누어 할 수도 있다. CDC가 권장하는 활동의 조합이 그림 13.3에 제시되어 있다.

순응적 열생성(adaptive thermo-genesis) 기근이나 다이어트 중에 적게 먹게 되는 경우 신체가 칼로리를 열로 변환하는 비율을 낮추는 과정

이 활동량은 심혈관 질환, 제2형 당뇨병, 그리고 대장암과 같은 특정 암에 걸리거나 사망할 위험을 상당히 감소시킬 수 있다. 운동은 또한 뇌와 인지 기능뿐만 아니라(Jonasson et al., 2017; P.J. Smith et al., 2010) 불안과 우울증 같은 심리적 장애에도 도움이 된다(Herring et al., 2012a, 2012b).

젊은 성인들이 쉽게 실천할 수 있는 팁은 하루에 두 번 15분 동안 또는 하루에 세 번 10분 동안 적당히 활발한 활동을 하며 운동을 그들의 일상에서 생활화하는 것이다.

3. 청년기의 물질 오용 및 남용

미시간 대학의 미래 관찰 연구(Schulenberg et al., 2017)에 따르면, 청년기에 알코올을 가장 많이 마신다.

그림 13.3 질병예방통제센터(CDC)가 권장하는 신체 활동

성인에게 다음 활동 중 한 세트가 권장된다.

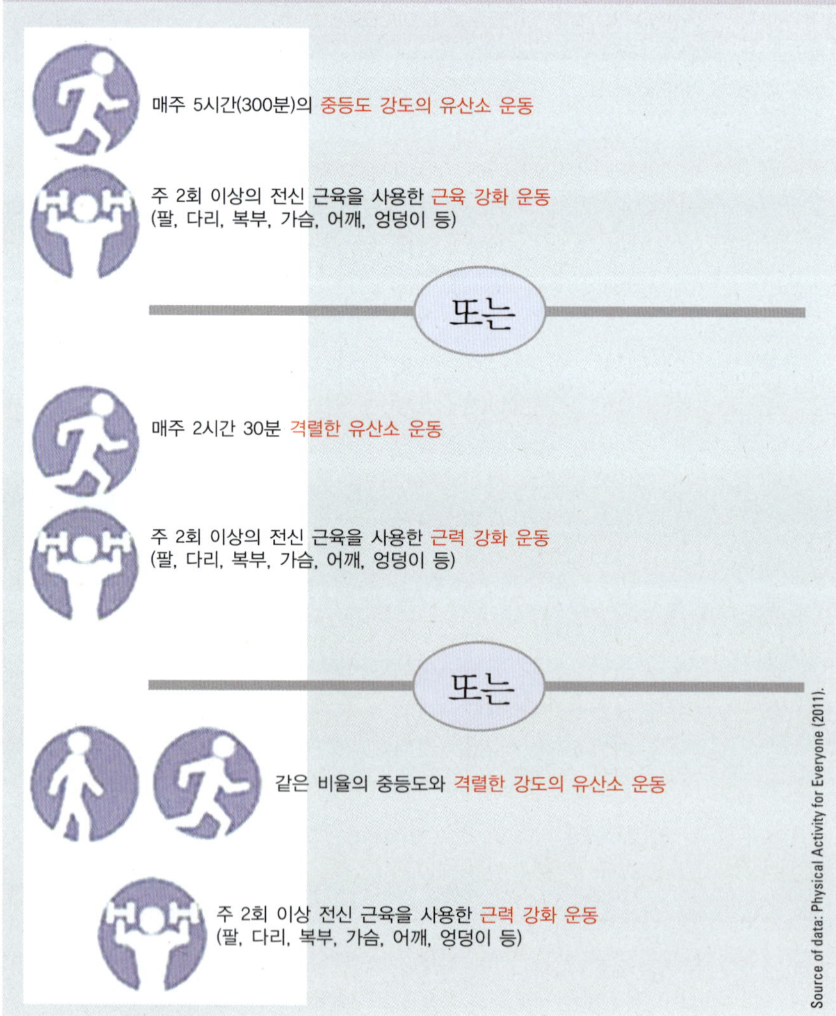

표 13.2 중독물질 사용의 예

물질	사용된 비율	
	대학생	청년들 (19~28세)
알코올	81.3	85.9
암페타민	13.6	18.7
코카인	5.3	10.4
엑스터시	8.4	12.5
전자 담배	26.8[1]	26.9[1]
헤로인	0.5	1.6
헤로인 이외의 마약	7.4	14.3
LSD	5.1	8.0
마리화나	51.0	58.7

출처: Schulenberg, J. E., et al. (2017). 표 2.1

[1]고등학교 3학년 학생들은 신생 또는 젊은 성인보다 전자 담배를 사용했을 가능성이 더 높으며(33.8%) 코호트 효과를 나타낸다. 즉, vaping은 고등학생이 사용하는 물질에 비교적 최근에 추가된 것이다.

표 13.2에서 볼 수 있듯이 대학생의 81.3%가 음주 경험이 있고, 청년층까지 확장하면 85.9%로 늘어난다. 이는 미성년자에게 음주금지법으로부터의 해방과 청년들이 음주를 하는 시간이 더 길어졌다는 단순한 사실을 나타낸다.

4. 마약 중독

마약 중독에 대한 몇 가지 사실을 살펴보자.

- 마약은 중독성이 강하다. 반복적으로 사용하면 우리의 신체는 마약을 복용한 것이 마치 정상적인 것처럼 인식한다. 그래서 계속 마약을 갈망하게 된다.
- 과다복용(과잉투여)의 비율은 25세에서 34세 사이의 유럽계 미국인 남성이 가장 높고(Hedegaard et al., 2017; KFF, 2018), 두 번째는 35세에서 44세이다. 그러나 과다 사용의 문제는 모든 인종과 연령층의 사람들에게 나타난다. 미국에서 마약의 과다복용으로 발생한 죽음은 2000년부터 200% 증가해서 2016년 42,000명 이상에 이르렀다. 이 수치는 교통사고, 총기 또는 HIV/AIDS로 사망하는 사람의 수를 초과한다.
- 수백만 명의 사람들이 메타돈(methadone), 옥시코돈(oxycodone), 하이드로코돈(hydrocodone)과 같은 마약을 통증을 완화시킬 목적으로 처방받으며, 4명 중 1명은 중독으로 고생한다(Prescription Opioid Overdose Data, 2017). 헤로인(heroin)보다 30~50배 더 강력한 펜타닐(fentanyl)은 가장 강력한 처방성 마약이다.
- 과다복용으로 발생하는 사망 중 대부분에서 펜타닐이 포함되는데, 처방 없이 길거리에서 구입하는 마약에 종종 펜타닐이 가미되어 있기 때문이다. 또한, 불법으로 사용하는 펜타닐은 황홀감을 높이기 위해 헤로인이나 코카인을 가미하기도 한다(Fentany, 2017).
- 펜타닐이나 펜타닐이 가미된 헤로인은 아파치(Apache), 탱고와 캐쉬, China Girl, China White, Dance Fever, Friend, Goodfella, Jackpot, Murder 8, TNT로 속칭되고 있다(Compton, 2017).

유흥을 즐기기 위한 목적으로 마약을 사용하는 사람도 있으며, 고통을 감소시키기 위해 처방받기도 한다. 처방성 마약, 헤로인, 합성 마약은 아편인 양귀비에서 유래된 것이 아니라 실험실에서 제조된 것으로 뇌와 다른 신체의 마약 수용체와 결합하여 고통을 감소시킨다.

뇌의 심부 영역에 있는 마약 수용체를 자극하면 졸음을 유발하고 호흡을 억제하기 때문에 사망의 위험이 있다. 신체는 일반적으로 마약과 유사한 물질(엔도르핀)을 자체적으로 생산하는데, 이는 불편함을 자연스럽게 느끼도록 도와주고 '달리기의 쾌감(runner's high)', 즉 도취감을 느끼게 한다(Fuss et al., 2015). 그러나 마약을 반복적으로 사용하면 엔도르핀의 생산이 감소하기 때문에 마약이 없으면 더 불편감을 느낄 수 있다.

의사들은 고통으로 마약을 처방받은 사람들이 의존성이 생겼다고 판단되면 처방을 중단할 수도 있다. 마약 의존성이 생긴 사람은 더 이상 합법적으로 그것들을 얻을 수 없을 때 불법 경로로 눈을 돌릴지도 모른다. 안타깝게도 불법적으로 구매하는 사람들은 자신이 구입하는 약물이 무엇인지, 용량이나 어떤 성분이 첨가되어 있는지도 모른 채 구매하게 된다.

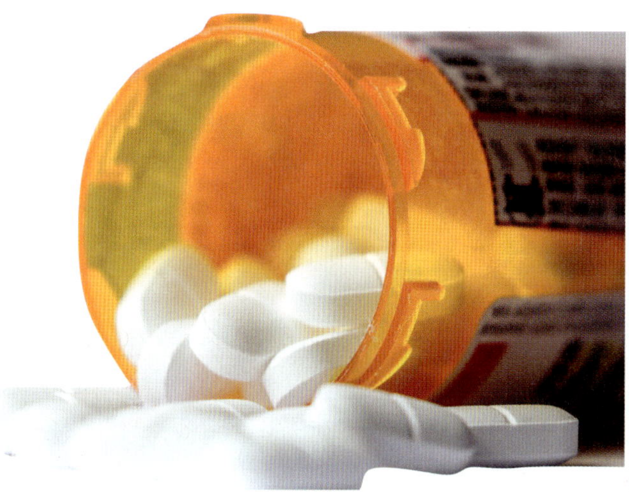

Charles Wollertz/Alamy Stock Photo

마약 의존에서 벗어나는 방법

- ▶ 수술이나 병으로 고통스러우면, 일정시간 동안 마약성 진통제를 사용한 다음 점차적으로 줄이거나 종료하도록 의사와 함께 계획한다.
- ▶ 마약은 끝없이 고통스러운 만성 통증 해소를 위해 처방될 때 가장 위험하다는 것을 인식해야 한다. 환자들이 마약에 대한 내성이 생기면서 효과가 떨어지고 중독과 과다복용의 원인이 된다.
- ▶ 복용량을 반으로 줄여서 효과가 있는지 기다려 본다. 그리고 며칠 후 1/4 용량으로 줄인 다음 중독성이 없는 진통제로 변경한다. 아세트아미노펜(타이레놀)과 이부프로펜(Advil, Motrin)의 조합은 마약만큼 효과적이다(Chang et al., 2017).
- ▶ 당신이 자신에게 고통이 끔찍하고 감당할 수 없다고 말함으로써 고통을 과대하게 표현하는지 고통에 너무 집중하고 있는 것은 아닌지 살펴보아야 한다. 고통은 참을 수 없거나 끝이 없다는 생각에서 벗어나야 한다.
- ▶ 여행을 떠나고 영화를 보거나 외출하여 식사하는 등의 방법으로 고통에만 집중된 환경을 변화시켜 본다.
- ▶ 마약을 사용하는 사람들을 멀리하고 다른 사람들과의 관계를 쌓는다.
- ▶ 마약과 연관된 문제가 있는지 확신할 수 없다면 전문가와 상의한다.
- ▶ 무엇보다도 사용하는 마약이 무엇인지, 이름과 복용량, 순도를 정확히 알아야 한다. 그리고 약에 대해 전문적인 의사가 처방한 약물을 구매한다. 불법으로 구매하면 안 된다.

5. 스트레스와 건강

매년 미국심리학회(American Psychological Association, 2012, 2015, 2017)가 조사하는 스트레스 중 반복적인 스트레스 원인은 돈(62%)과 일(61%)이다(그림 13.4). 친밀한 관계(58%)와 건강(46%)은 지속적인 관심 영역이다. 새롭게 등장한 영역은 사회분열(59%), 의료(43%), 정부에 대한 신뢰 부족(32%), 증오범죄(31%) 등을 이유로 국가의 미래가 중대한 스트레스 요인이라고 응답했다.

스트레스는 우리를 걱정하게 하고 우리의 기분에 영향을 준다(Capobianco et al., 2018). 또한, 심장병과 암과 같은 신체적 · 심리적 건강 문제를 예측하게 한다(Esler, 2017; Robichaud & Sonenberg, 2017).

스트레스 관리 요령

다음은 스트레스를 보다 효과적으로 관리하기 위한 몇 가지 제안이다. (American Psychological Association, 2018).

1. 스트레스를 경험하는 방식에 대해 인식한다.
2. 당신에게 스트레스를 주는 상황과 사람을 식별한다.
3. 어떻게 스트레스를 다룰까 혹은 어떻게 스트레스에서 벗어날지를 생각한다.
4. 스트레스에 대처하는 더 나은 방법을 개발한다.
5. 건강을 돌본다.
6. 사회적 지지를 얻는다.

조사 응답자들이 스트레스에 대처하는 방법은 음악 듣기(47%)와 운동 또는 걷기(46%)이다(미국심리학회, 2017). 그 밖에 최근에 언급된 방법은 TV 또는 영화 시청(40%), 인터넷 서핑(38%), 기도(29%), 낮잠(27%), 식사(23%), 음주(14%), 요가(12%), 흡연(12%)이 포함된다(미국심리학회, 2012, 2015).

13-4 성생활

파트너와의 성적 활동은 보통 20대에 최고조에 달한다. 그림 13.5는 월별 성관계 횟수에 대한 남녀 비율이다.

이 연령대가 가장 자주 성관계를 갖는 이유는 무엇일까? 답은 젊음과 기회의 조합이다. 20대 남녀는 청소년기에 분출했던 성 호르몬이 여전히 어느 정도는 영향을 미치고 있다. 그리고 이제 그들은 성관계를 가질 가능성이 높은 나이이다.

1. 성 매개성 감염

미국에서는 매년 수백만 명의 젊은이들이 성 매개성에 감염(STI)되는데, 여기에는 인간 유두종 바이러스

그림 13.4 미국심리학회에 따른 가장 일반적인 스트레스 원인(2017)

가장 일반적인 스트레스 원인	
국가의 미래	63%
돈	62%
직업	61%
현재의 정치 환경	57%
폭력과 범죄	51%

그림 13.5 연령별 성관계의 빈도

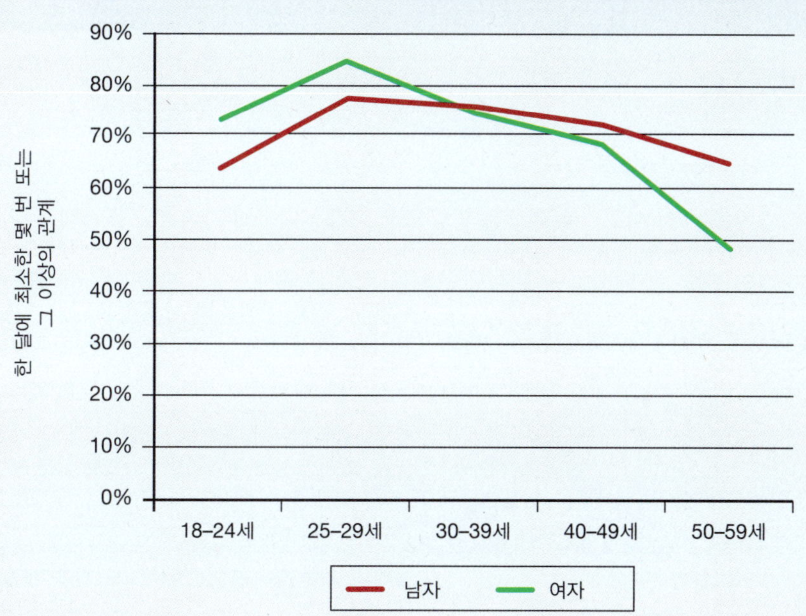

출처: Michael, R., Gagnon, J., Laumann, E., & Kolata, G. (1994). Sex in America: A definitive survey. Boston, MA: Little Brown.

(Human Papilloma Virus, HPV)에 의해 야기된 약 6백만 건의 새로운 감염이 포함된다(Genital HPV Infection; CDC Fact Sheet, 2017).

인간 유두종 바이러스(HPV)는 성기 사마귀를 유발하며 자궁경부암과 관련이 있다. 성적으로 활발한 남녀의 50%가 종종 이 바이러스에 감염된다. 많은 젊은 여성들이 첫 성교 이전에 HPV 감염을 예방하는 백신을 접종한다.

질이나 요로의 세균 감염으로 난임을 유발할 수 있는 클라미디어(Chlamydia)와 임질(Neisseria Gonorrhea)은 청년기에 많이 발생하는 성 매개성 감염이다. 매년 약 290만 건씩 클라미디어에 감염되며 특히 대학생들에게 발병률이 높다(Chlamydia ; CDC Fact Sheet, 2017). 클라미디어와 임질은 난임으로 이어질 수 있는 골반 염증의 주요 원인이다.

성기 사마귀, 생식기 헤르페스, 매독, HIV/AIDS는 그 뒤를 잇는 성 매개성 감염이다.

HIV(인간 면역 결핍 바이러스)/AIDS(면역 결핍성 증후군)

HIV/AIDS는 가장 파괴적인 성병이다. 치료하지 않고 방치하면 치명적이며, 치료를 받는 사람들의 장기적인 결과가 아직 알려지지 않았다. AIDS를 유발하는 HIV는 전 세계적으로 빠르게 확산되었으며, 약 3700만 명이 AIDS에 감염되어 살고 있다. 이 중 250만 명이 15세 이하의 어린이들이다(WHO, 2018).

미국에는 110만 명 이상이 에이즈를 앓고 있으며, 약 6명 중 1명은 HIV/AIDS를 인식하지 못하고 있다(Living with HIV, 2018).

HIV의 주요 전염 경로는 남녀의 성교인데, 미국에서는 주로 항문 성교로 전파된다(HIV Transmission, 2018).

감염된 사람들과 주사 바늘을 공유하는 것도 HIV 전염의 또 다른 경로가 된다. 이 밖에도 여러 파트너와 성관계, 콘돔 사용 실패, 약물 및 알코올 남용 등으로 전파될 수 있다. HIV/AIDS 및 다른 성 매개성 감염 치료가 표 13.3에 제시되어 있다.

2. 월경 문제

월경으로 인한 불편감은 혼자 겪는 문제가 아니다. 여성의 약 43%는 월경 기간마다 통증을 호소하고, 41%는 월경 중에 가끔 통증이 있다고 말한다(Grandi et al., 2012). 월경곤란증, 월경편두통, 무월경, 월경전 증후군, 월경전 불쾌감장애가 대표적 월경 문제이다(American College of obstetricians and Gynecologists, 2015).

이 중 **월경곤란증**이 가장 흔하게 나타나는 문제이며 골반 경련이 대표적인 증상이다. 경련은 **프로스타글란딘**이라 불리는 호르몬의 과잉으로 생기는데, 자궁 근육을 수축하게 만든다.

골반 주변의 체액 축적으로 더부룩한 느낌도 생길 수 있다.

월경곤란증(Dysmenorrhea) 통증을 동반한 월경

프로스타글란딘(Prostaglandin) 마치 진통처럼 자궁 근육을 수축하도록 만드는 호르몬

표 13.3 성 매개성 감염(STI)의 개요

질병 및 원인균	전파경로	증상	진단	치료
여성의 클라미디어요도염, 비임균성 요도염(Chlamydia, nongonococcal urethritis:) Chlamydia trachomatous bacterium	• 질, 구강, 항문성교 • 감염된 어머니의 산도를 통과하는 신생아	• 무증상 • 빈뇨 • 배뇨통증	• 여성 – 자궁경부 세포도말 검사 • 남성 – 정액 분석	항생제
성기헤르페스(성기단순포진,Genital herpes) Herpes simplex virus type 2(HSV-2)	• 질, 구강, 항문성교	• 생식기,허벅지,엉덩이 주변의 통증을 동반한 붉은 수포 • 고름이 찬 수포가 터지면서 바이러스 입자가 전파됨 • 발열, 통증	• 수포의 임상적 검사 • 수포에서 추출한 분비물 배양 검사	항바이러스 약물(통증 완화의 목적, 완치되지 않음)
임질(Gonorrhea) Neisseria gonorrhoeae	• 질, 구강, 항문성교 • 감염된 어머니의 산도를 통과하는 신생아	• 남성의 경우 누렇고 진한 분비물과 배뇨 시 타는 느낌(작열감) • 여성은 증상이 없거나 질 분비물, 배뇨 시 작열감, 불규칙한 월경	• 임상 검사(육안으로 관찰) • 분비물 배양	항생제
HIV/AIDS(human immunodeficiency virus/acquired immunodeficiency syndrome)	• 질, 항문성교 • 오염된 주사바늘 • 출산 중이나 모유수유를 통한 수직 전파	• 수년간 무증상 • 림프절의 부종, 열, 체중감소, 피곤함, 설사 • 기회감염으로 사망	• 혈액, 침, 소변 검사에서 HIV항체 발견 • HIV 존재 유무를 확인하는 기타 검사	항바이러스제의 칵테일 요법으로 생명을 연장함 치료법은 없음
HPV/Genital warts (성기사마귀) human papilloma virus (HPV)	• 감염된 수건이나 옷 • 성 접촉	• 성기와 항문 주위, 직장 내에 양배추 · 꽃 모양의 통증없는 사마귀 • 자궁경부암과 연관됨	• 임상 검사	• 예방 백신 접종 사마귀는 냉동요법, 국소적 도포, 소작술, 외과적 절제술
사면발이(Pubic lice) Pthirus pubis(곤충)	• 감염된 수건, 옷, 침대시트 • 성 접촉	• 생식기와 사면발이가 달라붙을 수 있게 체모가 있는 신체부위	• 임상 검사	• 피레트린(pyrethrins) 또는 피페로날 부토산화물(piperonal butoxide)의 국소적 도포
매독(Syphilis) Treponema pallidum	• 질, 구강, 항문성교 • 감염된 경성하감의 접촉	• 단단하고 통증없는 구진이 감염 2~4주 내에 발현 • 치료하지 않으면 단계가 진전됨	• 임상 검사 • 경성하감의 분비물 검사 • 혈액 검사	항생제

FICTION

T (F) 불편감을 동반한 월경은 비정상이다.

그렇지 않다. 통계적으로 월경할 때 어느 정도의 불편감은 있을 수 있다.

월경전 증후군(PMS) 월경 전 4~6일 즈음 반복적으로 나타나 여성에게 불편감을 주는 증상들

월경전 불쾌감장애 PMS에서 나타나는 증상들이 훨씬 심각한 정도

무월경(Amenorrhea)은 말 그대로 월경이 없는 것으로 난임의 징후이다.

월경전 증후군(PMS)은 생물학적 증상과 심리적 증상들이 복합적으로 나타나는 것으로, 매달 월경을 하기 4~6일 전에 영향을 미칠 수 있다. **월경전 불쾌감 장애**(Premenstrual dysphoric disorder, PMDD)는 PMS와 비슷한 증상이지만 더 심각하며 미국 정신의학협회(2013)에 의해 진단 범주로 사용되는 용어이다.

미국 정신의학협회에 따르면 PMDD의 진단을 내리려면 생리 전주 내내 몇 가지 증상이 나타나고 월경이 시작된 후 며칠 내에 끝나야 한다. 그 증상에는 긴장, 기분 변화, 짜증과 분노, 집중력 부족, 피로, 식욕 변화, 수면 부족이나 수면 과다, 압박감, 신체적 불편감 등이 있다.

월경 전에는 경미한 심리적 불편, 근육 긴장, 통증 등이 가장 많이 나타나지만, 소수에서는 사회 활동, 학업, 직업적 기능 또는 신체에 손상을 줄 정도로 심각한 증상을 보고한다.

월경전 증후군(PMS)은 성호르몬의 수준 변화에 대한 신체의 반응으로 나타날 수 있다. 또한, 식욕, 불안, 기분 변화와 연관된 세로토닌, GABA와 같은 신경전달 물질의 불균형과 관련이 있다(Eriksson, 2014; MacKenzie & Maguire, 2014).

PMS에는 여러 치료 방법이 있다. 운동, 식이 조절, 호르몬 치료, 그리고 신경계에서 세로토닌의 활동을 증가시키거나 불안감을 감소시키는 약물 치료 등이다.

3. 강간 : 가장 친밀한 폭력 범죄

워싱톤 포스트지(Washington Post, 2015)가 실시한 여론조사에 따르면 17~26세 여성 응답자의 20%가 대학 시절 성폭행을 당한 적이 있고, 남성의 5%도 성폭력의 피해를 겪었다고 답했다.

"함께 레슬링을 하고 있었는데 갑자기 성적인 상황이 발생했어요. 그만하라고 했지만 그는 내 말을 그저 농담이라고 생각했어요. 순간 나는 얼어 버렸어요.", "동의에 대해서는 의문의 여지가 없었습니다. 안 된다고 했지만 제 말에 신경도 안 썼어요."

이것은 여성들의 인터뷰 내용이다. 강간은 성적 문제일 뿐만 아니라, 남성에 의한 여성의 정복이기도 하다(Malamut 외, 2005).

강간의 정의는 나라마다 다르지만, 일반적으로 상대방의 동의없이 무력이나 협박에 의해 행해지는 성관계이다. 미국에서는 음경 삽입을 강간의 필수 요건으로 보지 않는다(우리나라는 강간의 정의에 음경 삽입이 포함된다). 부부 사이에서도 강간이 성립될 수 있다.

강간 피해자의 약 5%가 남성이며, 가해자 역시 일반적으로 남성이다. 그러나 여성이든 남성이든 피해자들 중 2/3는 가족이나 강간범의 보복이 두려워 신고하지 않거나, 신고하더라도 형사 사법제도에서 굴욕감을 느끼게 된다(Javaid, 2016).

FICTION

T Ⓕ 대부분의 강간은 인적이 드문 동네나 어두운 골목길에서 낯선 사람들이 저지르는 범죄이다.

그렇지 않다. 대부분의 강간은 피해자의 지인에 의해 저질러지는 범죄이다.

강간의 유형

한 조사에 의하면(Rape Abuse & Incest National Network, RAINN, 2018), 강간 사건의 45%는 지인, 25%는 현재 또는 전 배우자, 남자친구, 여자친구(여성에 의한 강간은 드물지만)에 의한 범죄이다. 낯선 사람에 의한 강간은 그보다 적게 일어난다.

지인의 강간은 낯선 사람이 저지르는 강간보다 경찰에 신고될 가능성이 낮다. 피해자가 지인의 성폭행을 강간으로 인식하지 않을 수 있기 때문이다.

그림 13.6 GPS를 활용한 강간 예방법

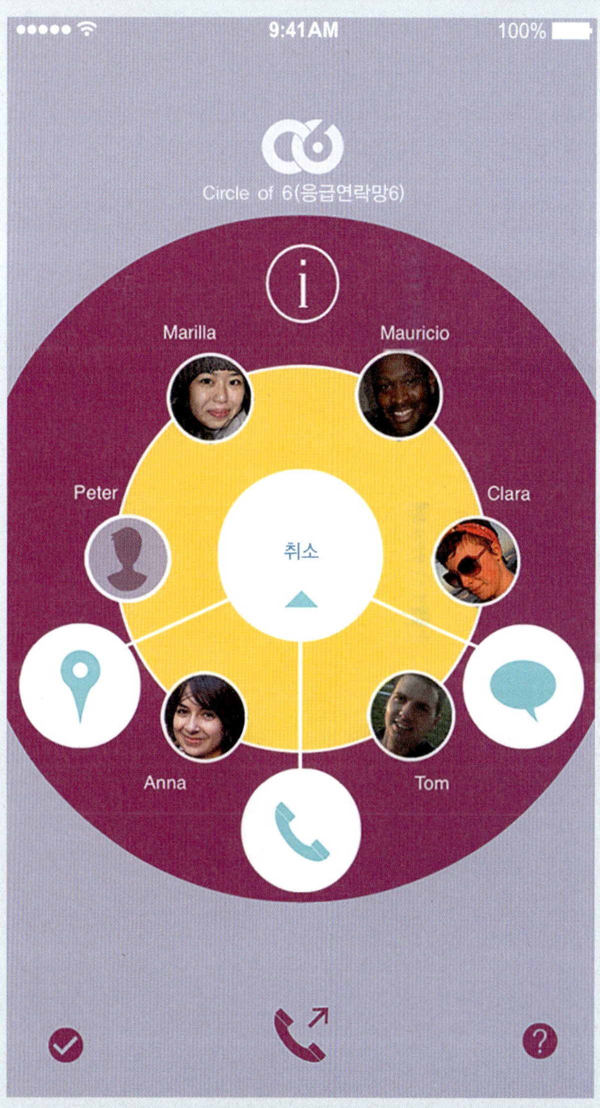

Circle of 6은 무료 강간예방 앱으로 학대를 예방하는 효과적인 방법으로 인정받고 있다. 친구에게 GPS를 사용해서 당신을 데리러 오도록 요청하거나 지금 당장 전화해야 할 때 사용한다.

심지어는 경찰에 신고를 하더라도 범죄보다는 '오해'라거나 연인의 다툼으로 취급될 수 있다(Campbell, 2006). 데이트 강간은 지인 강간의 한 형태이다. 연인끼리 술을 너무 많이 마신 후 주차된 남자의 차에 타거나 그의 집으로 갈 때 발생할 가능성이 더 높다(Dir et al., 2018; Strickman-Johnson, 2017).

강간에 대한 사회적 태도와 문화적 요소

전형적인 성 역할은 남성적인 것은 공격적이고 적극적으로 표현한다(Barnett et al., 2017).

많은 사람들은 사회적으로 지배적인 남성을 이상형으로 생각한다. 대부분 교육 과정이나 자라는 환경 속에서 남성은 어릴 때부터 스포츠에서 경쟁적이고 공격적인 존재로 각인되었다(Walton-Fisette, 2018). 반면에, 여성들은 최근까지도 타인에게 도움이 되고 협력적인 존재가 되도록 권장되는 경향이 더 크게 자리하고 있다.

'팀'의 동지애, 남녀의 유형을 나누는 성 고정관념은 남성들이 부드러움이나 공감 등 여성성을 가진 특성, 즉 공격성을 억제하거나 멀리하도록 유도한다. 피해자를 비난하며 강간을 부추기는 남녀 관계에 대한 문화적 편견들도 문제이다.

강간을 정당화하는 근거없는 신화(믿음)

강간에 대한 근거없는 신화는 강간을 정당화하는 사회적 분위기를 조성한다. 남녀 모두 강간에 대한 그릇된 신념에 취약하지만, 남자 대학생이 여자보다 잘못된 강간 신념을 더 잘 수용한다고 보여진다(Barnett et al., 2017; Shafer et al., 2018). 이런 고정관념은 강간범이 아니라 피해자를 비난한다.

강간 사건에 대해 피해자를 비난하는 일반적인 잘못된 신화의 예를 살펴보자.

① **첫 데이트 때 남자 집이나 아파트에 가려고 하는 여자는 기꺼이 성관계를 가질 의사가 있는 것이다.** – 그렇지 않다. 여성은 폭행을 당할 것이라고 예상하지 못하고 남성의 집에 갈 수 있다.

② **많은 여성들은 자신에게 관심을 끌기 위해서 성폭행을 당했다고 주장한다.** – 아니다. 누군가가 치통으로 아프고 힘들다고 호소한다면 관심을 끌기 위한 것이라고 생각하는가? 어떤 것을 불평할 때에도 주의를 끌기 위한 불평이라고 의심하지 않는다.

③ **건강한 여성이라면 진심으로 강간범을 거부할 수 있다.** – 그렇지 않다. 일반적으로 남성이 여성보다 강하고 여성을 제압할 수 있다는 것이 팩트이다.

④ **브래지어를 사용하지 않거나 짧은 치마와 노출된 옷을 입는 여성은 성관계를 요청하는 것이나 마찬가지이다.** – 그렇지 않다. 매력적인 모습이 되고 싶다는 여성의 욕망을 성적 초대와 혼동하면 안 된다.

⑤ **강간 피해자는 대부분 문란하거나 평판이 나쁘다.** – 사실이 아니다. 실제 평판이 나쁜 사람이라고 해도 그것이 피해자를 강간해도 된다는 것을 의미하지 않는다.

⑥ **여성이 신체를 쓰다듬고 애무를 하는 것은 성관계를 시작하게 만든다. 그래서 성관계에서 남성이 폭력을 행사했다고 비난할 수 없다.** – 여성은 관계 중 언제라도 거부할 권리가 있다. 오늘날 많은 대학 캠퍼스에서 연인 사이의 성관계는 여성의 긍정적 동의가 반드시 필요하다.

⑦ **히치하이킹(Hitchhiking)을 하는 여성들은 마땅히 강간을 당해도 당연하다고 여겨진다.** – 자동차 편승은 판단력이 떨어진다는 신호일 수도 있지만 강간은 적절한 '벌칙'이 아니다.

⑧ **길에서 지나가는 남자들에게 말걸기를 너무 즐기는 여자들은 가르침이 필요하다.** – 이 고정관념은 여성 혐오에 바탕을 두고 있다. 길을 걷는 여성들은 애완 동물의 교육이나 유혹, 성적 초대의 대상이 되어서는 안 된다.

⑨ **많은 여성들은 강간당하고 싶은 무의식적인 욕구를 가지고 있다.** – 그렇지 않다. 남성처럼 여성이 간혹 강간에 대한 환상을 즐긴다고 해도 실제 강간을 원하는 것은 아니다.

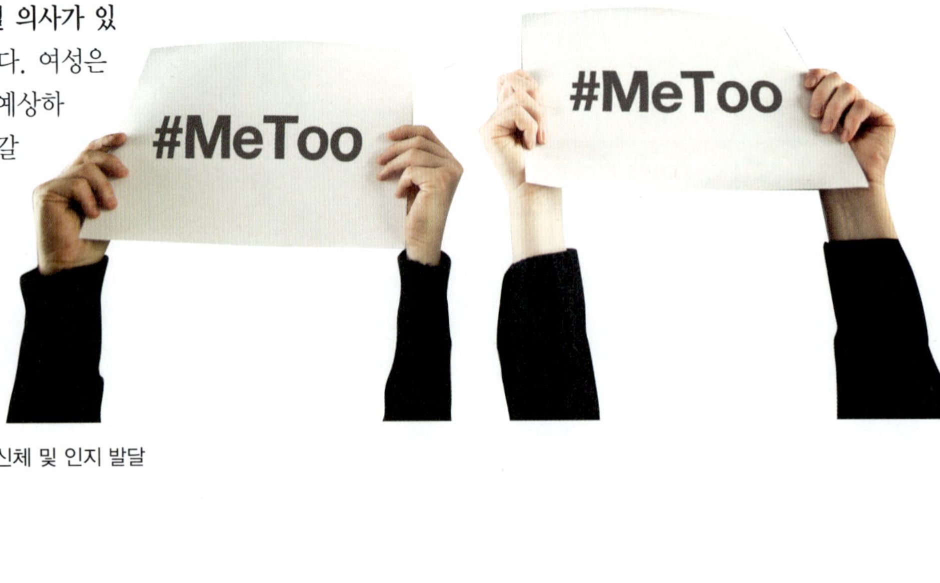

Igor Stevanovic/Alamy Stock Photo

⑩ **강간을 신고한 많은 여성들은 변명하는 남자들에게 화가 나거나 자신이 임신한 것을 알고 책임지기 싫어하는 남자들을 벌주기 위해 고발하는 것이다.** – 이것들은 단지 희생자를 비난하기 위한 더 많은 변명일 뿐이다.

4. 성희롱

2017년 영화 제작자 하비 와인스타인(Harvey Weinstein)과 영향력 있는 다수의 남성들이 수년간 여성을 성희롱해 왔다는 사실이 알려지면서 '미투(Me Too)'라는 해시태그(hashtag)가 유행했다. 그들은 여자들을 더듬어 성행위를 강요하고, 그들 앞에 나체로 나타나서, 그들 앞에서 자위했다.

빌 클린턴은 자신의 지위를 이용하여 젊은 백악관 인턴인 모니카 르윈스키와 성관계를 가졌다. 도널드 트럼프는 유명인으로서 여성에게 다가가 생식기를 만지는 등 무엇이든 할 수 있다고 말했다.

그 밖에도 성희롱에 연루되었거나 고발된 많은 남자 연예인들과 정치가들이 있다.

알리사 밀라노는 #MeToo 해시태그 사용을 장려한 것으로 알려져 있다. 대중들에게 성희롱을 알리도록 지지한 유명 여성들 중에는 기네스 팰트로, 애슐리 저드, 제니퍼 로렌스, 우마 서먼 등이 있다.

성희롱은 직장 내 여성들과 일부 남성들을 괴롭힐 뿐만 아니라, 일상생활을 하면서 거리를 지나가는 것도 고통스럽게 할 수 있다. 'Stop Street Harassment'(Chatterjee, 2018)라는 온라인 조사에 따르면 여성 응답자의 65~99%가 길을 지나면서 신음 소리, 곁눈질, 경적, 저속한 몸짓, 노골적인 성적 표현이나 성차별적 발언, 동성애 혐오, 더듬기, 스토킹을 경험했다고 응답했다. 실제로 길거리에서 폭행이 일어나기도 한다. 거리에서의 성적 괴롭힘은 정신적 피해와 신체적 위협일 뿐만 아니라 여성이 공공장소에 접근하고 즐기는 것을 두렵게 한다.

직장 내 성희롱은 직장 동료와 고용주들에 의해 무시되거나 사소한 일로 치부되는 경우가 많다. "왜 일을 크게 벌이지? 길거리에서 공격당한 것도 아니잖아."라고 피해자를 비난하기도 한다. 하지만 성희롱 피해자들은 그 사건으로 큰 고통 속에 살게 된다.

어떤 이들은 신체적인 아픔을 겪는다(Diehl et al., 2014). 또한, 어떤 이들은 외상 후 스트레스 장애를 겪는다(Larsen & Fitzgerald, 2011). 그리고 직장에서 괴롭힘으로 더 이상 참을 수 없어서 사직을 선택하기도 한다. 여자 대학생 피해자들은 성희롱의 고통 때문에 학업을 포기하고 전공을 바꾸었으며, 레지던트는 성희롱을 피해 전공의 수련과정을 떠났다(Diehl et al., 2014).

성희롱이 스트레스를 많이 받는 이유 중 하나는 피해자에게 비난이 쏟아지는 2차 가해 때문이다. 2차 가해자들은 그들이 괴롭혔다는 혐의는 과장된 것이라고 주장한다. 우리 사회에서, 여성들이 자신의 의견과 권리를 스스로 주장하면 종종 마녀 취급을 받기도 하지만 그들이 스스로를 보호하지 않으면 결국 피해자로 남게 된다(Klein et al., 2011; Schwartz & Hunt, 2011).

성희롱은 성적 욕망보다 권력남용과 더 관련이 있다(Quick &McFadyen, 2017). 특히 남성 구성원이 전통적으로 많은 소방서, 건설현장, 사관학교(Quick & Sademy)에서 더 그렇다(Quick & McFadyen, 2017). 미국 대법원은 성희롱을 성차별의 한 형태로 인정하고, 적대적인 괴롭힘이나 학대적인 근무 환경을 조성할 경우 고용주가 책임을 져야 한다고 판결했다.

13-5 인지 발달

신체 발달과 마찬가지로 성인 초기에 인지 능력이 가장 뛰어나다. 기억과 같은 인지 능력은 나이가 들면서 점차적으로 감소한다. 하지만 언어 능력은 그대로 보유하고 있으며 일반적 지식이나 어휘는 오히려 더 향상되기도 한다. 추론 또는 문제 해결 속도, 퍼즐 맞추기처럼 시공간적 기술이 필요한 작업 능력은 중년기에 감소하는 경향이 있다(Haasz et al., 2013).

결정적 지능(crystallized intelligence)과 **유동적 지능**(fluid intelligence)의 차이를 살펴보자. 결정적 지능은 일반적으로 나이가 들면서 증가하는 지적 성취이다. 수학 문제처럼 정보를 신속하게 처리하는 유동적 지능은 노화의 영향에 더 민감하다. 그렇다면 우리는 성인 초기와 관련하여 어떻게 인지 발달을 생각해야 하는가?

피아제는 인지 발달에서 형식적 조작기 이후의 5단계 인지 발달을 제안하지 않았고, 콜버그의 도덕 발달 이론의 마지막 단계인 후인습적 사고는 종종 청소년기에 발전한다.

성희롱 원치 않는 성적 농담, 몸짓, 신체적 접촉을 반복적이고 정교하게 하는 것

결정적 지능 예를 들어 어휘와 축적된 지식으로 보여지는 지적 성취도

유동적 지능 정신적 유연성, 정보를 빠르게 과정화하는 능력

FICTION

T (F) 피아제는 후 형식적 조작기를 인지 발달의 5단계라고 하였다.

그렇지 않다. 피아제의 인지 발달은 형식적 조작기에서 종료된다.

두뇌 발달의 관점에서, 학업성취도평가(SAT)와 미국 대학입학학력고사(ACT)에 의해 측정하는 언어적 · 수적 능력은 대부분 늦은 청소년기와 청년기까지 발달한다.

그러나 청소년기는 자기중심적인 성향 때문에 판단력, 문제 해결력, 인지의 다른 영역이 손상되기도 한다. 청년기의 특정한 경험이 추가적인 인지 발달로 이어질 수 있지만 보편적인 것은 아니며, 대개 청년기가 되기 훨씬 전에 개인의 인지 발달이 결정된다.

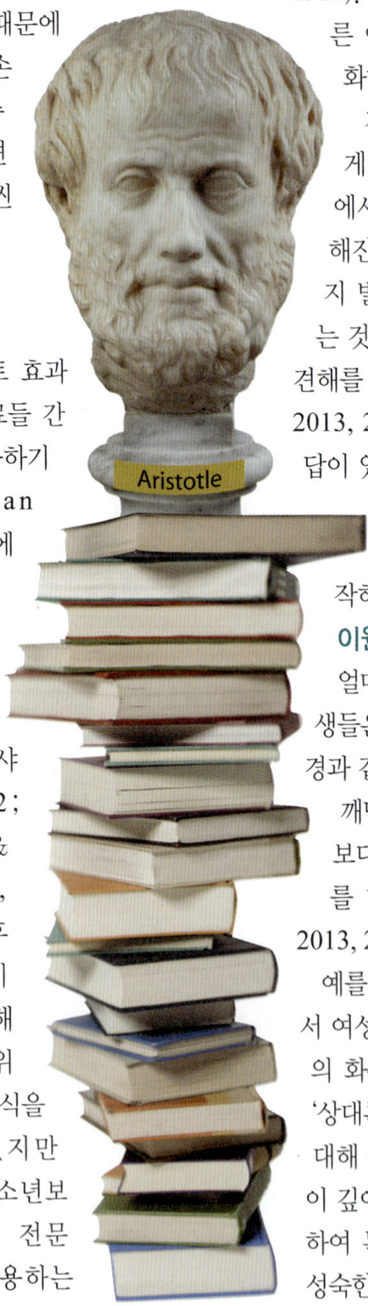

1. 연령대와 성별에 따른 인지 능력

월터 샤이에(K.Walter Schaie)는 코호트 효과(동시대에 존재하는 집단 특성을 가진 동료들 간에 유사성)에서 연령과 관련된 변화를 연구하기 위해 발달 모델을 도입했다(Bergeman &Boker, 2006). 그는 수십 년간 종단 연구에 걸쳐 각 연령 코호트에서 독립적이고 반복적인 표본을 사용하였다. 축적된 데이터는 연령대와 출생 코호트 내, 그리고 생애 주기에 걸쳐 많은 비교를 가능하게 했다.

그 결과 샤이에(2002; Schaie & Zanjani, 2006)는 후기 청소년이 과학에 대해 가장 광범위한 일반 지식을 가지고 있지만 청년이 청소년보다 과학적 전문 지식을 사용하는 데 더 집중하게 된다는 것을 발견했다. 많은 청소년들이 고등학교 때 생물학, 화학 및 물리학에 대한 일반적인 과학 지식을 습득한다. 그리고 그 어느 때보다 여학생들은 남학생들과 이 수업에 함께 참여하고 경쟁하고 있다. 이는 대수학, 기하학, 미적분학에서도 마찬가지이다.

> **이원적 사고** 인지 세계를 선과 악, 또는 우리와 그들과 같은 상반되는 것으로 나누는 것
>
> **상대론적 사고** 판단이 종종 절대적이지는 않지만 특정 신념 체계 또는 문화적 배경에서 만들어진다는 인식
>
> **실용적 사고** 현실과 타협을 기꺼이 받아들이는 의사 결정
>
> **인지-정서적 복잡성** 사람들이 자신의 직업 선택 및 그 밖의 문제에 대해 긍정적이고 부정적인 감정을 품을 수 있도록 하는 성숙한 형태의 사고

2. 인식론 (Epistemic Cognition)

인식론적 **인식의 개념**은 우리가 우리의 신념, '사실', 그리고 아이디어에 도달하는 방법에 대한 우리의 생각에 관한 것이다(Greene et al., 2016; Perry 1970 [1998], 1981). 청년들은 자신의 신념이 다른 사람과 다른 이유를 궁금해 하고 자신의 생각을 정당화하거나 수정하기도 한다.

자신이 알고 있는 것, 그리고 그것을 알게 된 방법에 대한 대학생들의 견해는 대학에서 사고의 다양성에 노출되면서 더욱 복잡해진다(Patton et al., 2016). 대학 생활의 인지 발달은 '훌륭한 책'에 대한 노출에 달려있는 것이 아니다. 다양한 배경의 학생들과 다른 견해를 가진 교수에 의해 육성된다(Moshman, 2013, 2018). 학생들은 모든 것에는 옳고 그른 답이 있고, 세상은 쉽게 흑과 백, 선과 악, 그리고 우리 대 그들로 나눌 수 있다고 가정한 상태로 대학이나 성인 생활을 시작하는 경우가 많다. 이러한 유형의 사고를 **이원적 사고**(dualistic thinking)라고 한다. 얼마 후 다문화 사회나 대학 캠퍼스에서 학생들은 선악에 대한 판단이 종교나 문화적 배경과 같은 특정 신념 체계에서 형성된다는 것을 깨닫고, 그러한 판단이 실제로 절대적 판단보다는 **상대론적 사고**(relativistic thinking)를 대변한다는 것을 알게 된다(Moshman, 2013, 2018).

예를 들어, 일부 세계 문화에서는 가정 밖에서 여성의 활동을 제한함으로써 여성을 '온실 속의 화분'처럼 둔다고 생각할 수 있다. 이제 막 '상대론적 사고'로 입문한 대학생은 이 주장에 대해 문제를 제기하기 어려울 수 있지만, 생각이 깊어짐에 따라 성인은 상대론적 사고에 근거하여 논의할 수 있게 된다. 즉, 인지적으로 더 성숙한 사람은 이렇게 말할 수 있다.

"보호자가 없는 여성을 야외로 나가지 못하게 해서 그들을 온실 속의 화분처럼 둔다는 말을 들었을 때 당신이 어디에서 왔는지, 당신의 문화적 배경을 이해한다. 하지만 나의 결론은 당신이 여성들을 2등 시민처럼 대하고 있다는 것이다. 당신은 여성들이 당신과 똑같이 하는 것을 결코 허용하지 않을 것이다."

3. 실용적 사고

기셀라 라보비 비에프(Gisela Labouvie-Vief, 2006)의 **실용적 사고**(pragmatic thought)에 대한 이론은, 성인은 일반적으로 직업, 대학원 또는 인생 파트너에 대한 선택 등을 할 때 가능성을 좁혀야 한다고 지적한다. '인지적으로 건강한' 성인은 자기중심적인 청소년보다 자신이 원하는 대로 세상에 맞서고자 하지 않고, 있는 그대로의 세상 안에서 타협하고 대처하려는 의욕이 있다(Labouvie-Vief et al., 2015b). 현실 세계를 다루기 위해서 성인은 자신의 목표에 뒤섞인 감정을 가지고 사는 것을 받아들일 수 있어야 한다.

라보비 비에프(Labouvie-Vief)는 그들이 자신의 선택에 대해 **인지의 정서적 복잡성**이 발달하는 경향을 발견했다. 예를 들면, 그들은 직업 선택에 대한 긍정적인 감정과 부정적인 감정을 모두 품고 있다("나는 결코 부자가 되지 않을지 모르지만, 아침에 일어나면 내가 하는 일을 기대하게 돼"). 그들은 파트너에 대해서도 복잡한 감정을 가질 수 있다("괜찮아, 그는 섹시하진 않지만 안정적이고 친절한 사람이야"). 성인은 현실을 받아들일 때 가장 잘 기능하지만 긍정적인 감정을 경험할 수 있는 목표를 선택한다(Labouvie-Vief et al., 2015b).

4. 후 형식적 사고(Postformal Thinking)

대부분의 연구자들은 청년들의 인지 과정이 적어도 우리의 문화적 환경에서는 청소년보다 여러 면에서 더 발달했다는 것에 동의한다(Kallio, 2011). 청년들은 일반적인 중등교육의 이점을 갖고 있고 고등교육 수업으로 전문지식과 기술을 습득하기도 한다. 많은 사람들이 직업에서도 지식과 전문성을 갖추었다.

청년들의 생각은 청소년보다 자기중심적인 성향이 덜하다. 그들은 세상을 흑백으로 볼 가능성이 적다. 즉, 더 상대적이다. 그들은 상대주의적인 경향이 많지만, 그 속에서 이상적으로 헌신할 수 있다.

예를 들어, 멕시코 만에서 환경 피해를 입히는 기름 유출사고를 목격한 청소년은 모든 석유 시추를 즉시 중단하고 석유회사의 임원을 평생 가두거나 더 큰 처벌을 원할 수 있다. 25세 청년도 이 상황에서 비슷한 분노를 느끼지만 대신 석유회사에 과징금을 부과하고 국가의 석유 수요를 고려해서 국가가 석유에 덜 의존할 때까지 시추의 안전성을 향상시키는 방법에 집중한다.

젊은 성인의 인지 능력을 피아제의 형식적 사고 단계를 넘어선 후 형식적 사고 단계로 분류하고, 인지 발달의 다섯 번째 단계로 간주해야 하는가에 대해서는 연구자들의 의견이 분분하다.

5. 대학과 인지 발달

에밀리(Emily, 22세)는 매사추세츠에 있는 대학 4학년 학생으로 남아프리카에서 보낸 한 학기를 설명하고 있는 중이다. 그녀가 HIV/AIDS 교육 프로그램에서 일했던 경험(그 경험은 전혀 장밋빛이 아니라 열악한 환경이었다.)을 그림으로 그리면서 그녀의 얼굴이 밝아졌다. 그녀는 남아공의 가난한 사람들의 상황과 다이아몬드 광산 노동자들의 '정말 비참한' 대우에 대해 논의했다.

에밀리의 경험 중 어느 것이라도 표준화된 시험에서 그녀의 점수를 향상시킬 수는 없을 것이며 법학대학원 입학시험(LSAT)과 같은 대학원 입학시험에 거의 영향을 미치지 않을 것이다. 그럼에도 불구하고 이러한 경험은 에밀리의 인지 발달에 큰 영향을 미쳤다고 말하는 것은 당연하다.

수많은 연구에 따르면 대학 생활은 전문대학과 4년제 대학 모두 폭넓은 경험을 통해 인지 발달을 돕는다(Patton et al., 2016). 최근 연구에 따르면 남성과 여성의 수학 능력이 전반적으로 거의 같지만 STEM 분야(과학, 기술, 공학, 수학)에 진입하는 남성의 비율이 여성보다 높다(Hyde, 2014).

왜? 심리학자 스테판 서시(Stephen Ceci), 웬디 윌리암스(Wendy Williams) 및 수잔 바네트(Susan Barnett, 2009)는 그 이유를 다음과 같이 설명한다. ① 수학을 잘하는 여성이 수학적 기술이 필요하지 않은 직업을 선호할 가능성이 수학을 잘하는 남성보다 높다. ② SAT 수학 시험과 대학원 공식 시험의 정량적 추론 섹션에서 매우 높은 점수를 얻는 남성 수가 여성 수보다 많다. ③ 수학에 능숙한 여성은 같은 수학적 능력을 가진 남성보다 언어 능력이 우수할 가능성이 더 높기 때문에 많은 여성이 다른 직업을 선택하도록 권장한다.

대학의 다양한 문화

해외 학기 동안 에밀리(Emily)는 학생들이 대학에서 경험할 수 있는 다양성을 최대한 활용했다. 일부 학생들은 지리적으로 가까운 것은 아니지만 자신의 가정과 문화적으로 가까운 대학에 다니기도 한다. 이 밖에도 다양한 대학이 있다. 다양성은 인종 및 문화(인종, 종교, 출신국가, 언어), 사회 경제적 수준, 성별, 연령 및 성적 취향과 같은 사람들의 그룹 간의 차이를 말한다.

많은 학생들이 대학을 시작하기 전에 '꿈꾸던' 것보다 더 많은 종류의 사람들을 캠퍼스에서 찾으며, 다른 배경, 장소, 삶의 방식을 가진 사람들을 만난다.

다음은 미국대학협회(Dey et al., 2010; National Task Force on Civic Learning and Democratic Engagement, 2012)에서 캠퍼스의 다양성의 이점을 활용하여 인지 성장을 성취하는 몇 가지 아이디어이다.

- 당신이 세상을 바라보는 방식이 일반적인 것이 아님을 인식한다.
- 각기 다른 사람들을 만날 기회를 수용한다.
- 문화 차이에 대한 당신의 초기 반응이 방어적일 수 있음을 인식한다.
- 다른 사람들의 문화적 견해와 그들에게 가치있는 것을 이해한다.
- 문화적 차이와 염려에 대한 다른 사람들의 설명을 주의깊게 듣는다.
- 시간을 들여서(Emily가 했듯이) 오랜 기간 동안 다른 문화에 몰두한다.
- 다른 관점에서 주어진 상황을 이해하도록 노력한다.

13-6 경력 개발

일은 삶의 중요한 부분이며, 청년기는 대부분이 경력을 쌓는 시기이다. 청년기의 경력 개발이 어떻게 일어나는지 살펴보자. 그러나 그 전에 "사람들이 일하도록 동기를 부여하는 것은 무엇인가?"에 대한 질문이 필요하다.

사람들이 일하는 첫 번째 이유는 분명하다. 생계, 부가적인 혜택, 미래의 안전보장은 모두 사람들이 직업과 취업을 추구하게 만든다. 이러한 일의 외부 요인이 외적 동기이다. 그러나 외적 동기만으로는 사람들이 일하는 이유를 설명할 수 없다.

일은 많은 내적 동기를 만족시키며, 삶에 자극을 주고 만족스러운 활동에 참여하고 자신의 재능을 개발할 수 있는 기회를 포함한다(Kanfer et al., 2017). 백만 달러 복권 당첨자들은 일을 그만 둔 후 목적이 없다는 느낌과 불만족을 느낀다. 복권 당첨자들은 대개 수표를 현금화 한 후 1년 이내에 당첨되기 이전과 같은 수준의 행복(또는 불행)이 보고되었다(Corliss, 2003). 사람들의 지혜에도 불구하고 돈이 항상 행복을 사는 것은 아니다.

많은 사람들이 급여 및 재정적 안정과 같은 외적 보상보다 삶에서 더 많은 것을 추구한다. 그들은 또한 도전적인 활동에 참여하고, 사회적 접촉을 넓히고, 의미있는 활동으로 하루를 채워서 얻은 본질적인 보상을 원한다.

사람들이 일을 하는 본질적인 이유는 다음과 같다(Sortheix et al., 2015) :

- **직업 윤리** – 우리는 게으름을 피하기 위한 도덕적인 의무가 있다는 견해이다.
- **자기 정체성** – 우리의 직업 정체성은 우리의 자아 정체성과 혼합되어 있다.
- **자기 성취** – 우리는 종종 우리의 일을 통해 개인적인 요구와 관심을 표현한다.
- **자기 가치** – 직업에 대한 인정과 존중은 자존감에 기여한다.
- **사회화** – 직장은 우리의 사회적 접촉을 확장한다.
- **공적인 역할** – 업무 역할은 공동체에서 우리의 기능을 정의하도록 한다.

여성이 남성보다 STEM 분야, 즉 과학, 기술, 공학 및 수학 분야에 들어갈 가능성이 낮은 이유는 무엇일까?

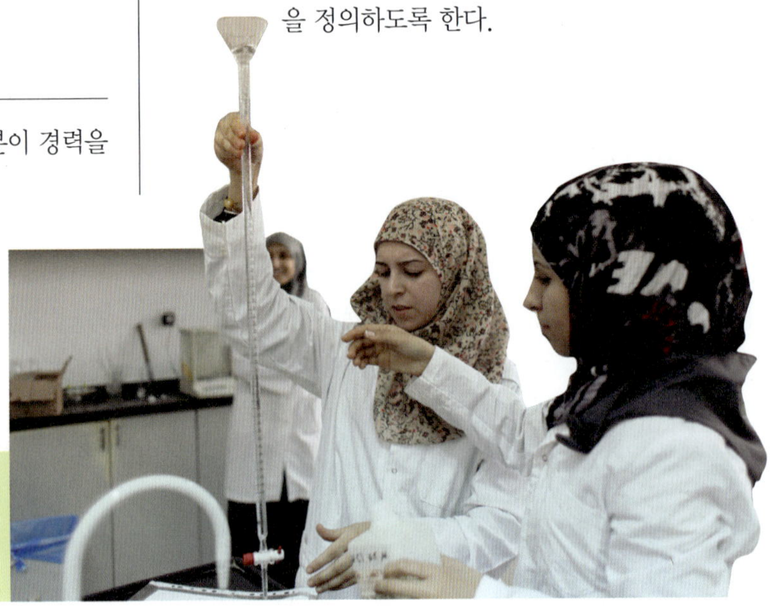
Eddie Gerald/Alamy Stock Photo

TRUTH

Ⓣ F 백만 달러짜리 복권 당첨자들은 부자가 된 후 직장을 그만두고 나서 종종 목적이 없다고 불만족스러워 한다.

사실이다. 일은 단순히 경제적 보상이 아니라 사회적·정서적·인지적 보상을 줄 수 있다.

1. 경력 선택 및 경력 개발 단계

경력 개발에는 여러 단계가 있다. 심리학자 도날드 수퍼(Donald Super, 1910~1944)의 경력 개발 이론을 오늘날 현실에 반영하여 수정한 내용은 다음과 같다.

첫 번째인 환상적인 단계는 유아기부터 11세까지 지배적으로 나타나며, 자기 잠재력과 직업 세계에 대한 아동의 비현실적인 개념을 포함한다. 어린 아동은 연기, 의학, 스포츠 및 판사와 같은 매력적인 직업에 초점을 맞춘다(Patton & McMahon, 2014). 그들은 이러한 직업과 그들의 능력 사이의 적합성을 거의 고려하지 않는다.

두 번째 단계는 임시 선택 단계로, 11세부터 고등학교 학생들은 매력적인 직업과 더불어 그들의 관심사, 능력, 한계를 기반으로 직업을 선택한다.

17세가 넘으면 현실적인 선택 단계로, 그들의 관심사, 능력 및 가치에 맞서 직업의 요구사항과 보상에 중점을 두고 직업 선택을 좁히기 시작한다(Patton & McMahon, 2014). 그들은 자신이 의도한 직업 세계로 들어가기 위한 필요한 지식과 기술을 습득하기 위해 자신의 교육 계획을 세울 수 있다. 일부는 부모나 존경하는 역할 모델의 길을 따른다(Patton & McMahon, 2014).

특정 기술과 관심사 때문이 아니라 그 당시 취직이 가능했던 것, 가족의 압력, 고소득 또는 특정 생활방식의 유혹 때문에 직업으로 뛰어드는 사람들도 많다. 그리고 여러 가지 다른 직업을 선택하면서 결국 자신에게 잘 맞는 직업을 찾기도 한다.

유지 단계에서 우리는 30대 후반에 이르면 직업 역할이 '안정'되기 시작한다. 예를 들면, 마케팅 부서에서 관리 부서로 이동하듯이 우리는 회사 내에서 또는 경력 내에서 직책을 변경할 수 있고, 이 때 우리의 경력이 계속 발전하고 있고 전진하고 있다고 느낀다. 물론, 사람들은 이 단계에서 그 일자리에 고정될 수도 있다(Savickas, 2012).

여기에서 우리는 경력 개발에 대한 전통적인 관점에서 벗어나 보자. 기업의 축소, 합병 및 인수로 많은 직원들이 더 이상 이전 사람들처럼 고용주에 대한 충성심을 느끼지 않는다(Murdock, 2017). 따라서 그들은 기회가 생길 때 '다른 직업으로의 이직'을 할 가능성이 더 높다.

사람들은 또한 급변하는 시대에 더 길고 건강한 삶을 살고 있다. 그들은 학교에 머물거나 교육, 훈련 및 재훈련을 위해 학교로 돌아간다. 사람들이 한 번 이상 직업을 바꾸는 것은 예외적인 사례가 아니라 일반적인 일이 되었다(Murdock, 2017). 즉, 직업에 대한 관심은 인생 과정을 거치며 안정되어 간다(Rottinghaus et al., 2007). 사람들은 직업을 바꿀 수 있지만 일반적으로 안정적인 이익을 반영하는 직업을 찾는다.

성공한 사람의 도식에서 마지막 단계는 은퇴 단계로, 그들은 직장과 연결점을 끊는다. 노년기에 대한 장에서 우리는 오늘의 은퇴가 최종적인 것이 아니라는 것을 알게 된다. 퇴직자들은 종종 불안해하고 두 번째 또는 세 번째 직업을 갖는다.

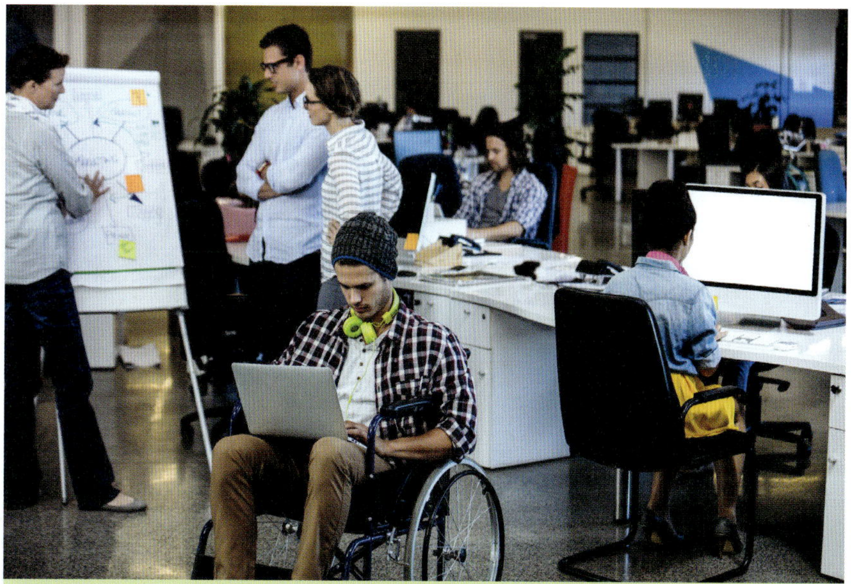

Wavebreak Media ltd/Alamy Stock Photo

도날드 수퍼가 경력 개발의 유지 단계라고 말한 시기에, 우리는 직업 환경에 따라 직업을 바꾸거나 직위를 바꿀 수 있지만 경력 역할에 정착하는 경향이 있다.

점검하기

빈칸 채우기

책 뒷편에서 답을 찾을 수 있습니다.

1. 18세에서 32세 사이에 가장 흔하게 보고되는 스트레스의 원인은 ________이다.

2. 아넷(Arnett)은 ________을(를) 불안정한 시대로 간주한다.

3. 다이어트에 대한 노력은 신체의 대사를 느리게 하는 적응적 ________이라는 신체 메커니즘에 의해 방해를 받을 수 있다.

4. 페리에 따르면, 세상은 쉽게 흑백으로 나눌 수 있다고 가정하는 사람들을 ________ 사고라고 한다.

5. 젊은 성인의 주요 사망 원인은 ________이다.

6. ________ 세 이후에 임신한 여성은 일반적으로 태아의 다운증후군 및 기타 염색체 이상 검사를 받는 것이 좋다.

7. 피아제(Piaget)의 인지 발달의 가장 높은 단계는 ________ 단계이다.

8. 사람들이 성숙함에 따라 라보비-비에프(Labouvie-Vief)는 그들이 할 수 있는 ________ 복잡성을 개발하는 경향이 있음을 발견했다. 직업 선택이나 배우자에 대해 긍정적인 감정과 부정적인 감정을 모두 품고 있다.

9. 질병통제예방센터(CDC)는 성인이 최소 ________ 분 동안 주 5일 격렬한 신체 활동을 할 것을 권장한다.

10. 다문화 사회나 대학 캠퍼스에서 학생들은 종교 또는 문화적 배경과 같은 특정 신념 체계에서 좋은 것과 나쁜 것에 대한 판단이 내려진다는 것을 깨닫게 되며, 이러한 판단은 실제로 절대적인 판단이 아니라 ________ 사고를 나타낸다.

선다형 문항

1. 피아제의 인지 발달 마지막 단계는?
   a. 후 형식적 조작 단계
   b. 인지–정서적 복잡성의 단계
   c. 형식적 조작 단계
   d. 실용적 사고 단계

2. 미국에서 가장 흔한 성병은?
   a. 클라미디어 b. HIV / AIDS
   c. 임질 d. HPV

3. 항생제로 성공적인 치료를 할 수 없는 것은?
   a. 생식기 포진 b. 클라미디어
   c. 임질 d. 매독

4. 지난 5년 동안 겪고 있는 스트레스의 양이 증가했다고 보고할 가능성이 가장 높은 연령 그룹은?
   a. 18~32세 b. 33~46세
   c. 47~65세 d. 66세 이상

5. 심박수를 가속화하고 동맥을 수축시킬 가능성이 가장 높은 물질은?
   a. 알코올 b. 마리화나
   c. 코카인 d. 헤로인

6. 과체중 사람들의 체중 감량을 돕기 위해 권장하는 사항이 아닌 것은?
   a. 미리 계획된 저칼로리만큼 간식을 먹는다.
   b. 자신을 유혹에 노출시키고 "아니오!"라고 말하는 연습을 한다.
   c. 칼로리 섭취 목표를 설정하고 목표를 달성하고 있는지 추적한다.
   d. 가능한 문제에 대한 해결책을 정신적으로 연습한다.

7. 아넷(Arnett) 설문조사에서 18세에서 25세 사이의 청년들에게 "성인이 되었다고 느끼십니까?"라고 물었을 때 가장 많은 수가 대답한 내용은?
   a. 예.
   b. 아니오.
   c. 어떤 면에서는 그렇고, 다른 면에서는 아니다.
   d. 확실하지 않다.

8. 성인 초기가 끝날 때까지 나타나는 피부의 특징이 아닌 것은?
   a. 여드름이 생긴다. b. 탄력성이 떨어진다
   c. 주름이 생긴다. d. 느슨해진다.

9. 25세에서 44세까지 두 번째 주요 사망 원인으로 살인을 대체하는 것은?
   a. 자살 b. HIV / 에이즈
   c. 인플루엔자 및 폐렴 d. 암

10. 질병통제예방센터에 따르면 18세에서 24세 사이의 약 (　　) %가 과체중이거나 비만이다.
    a. 20 b. 40
    c. 60 d. 80

14 Early Adulthood: Social and Emotional Development

성인 초기(청년기): 사회성 및 정서 발달

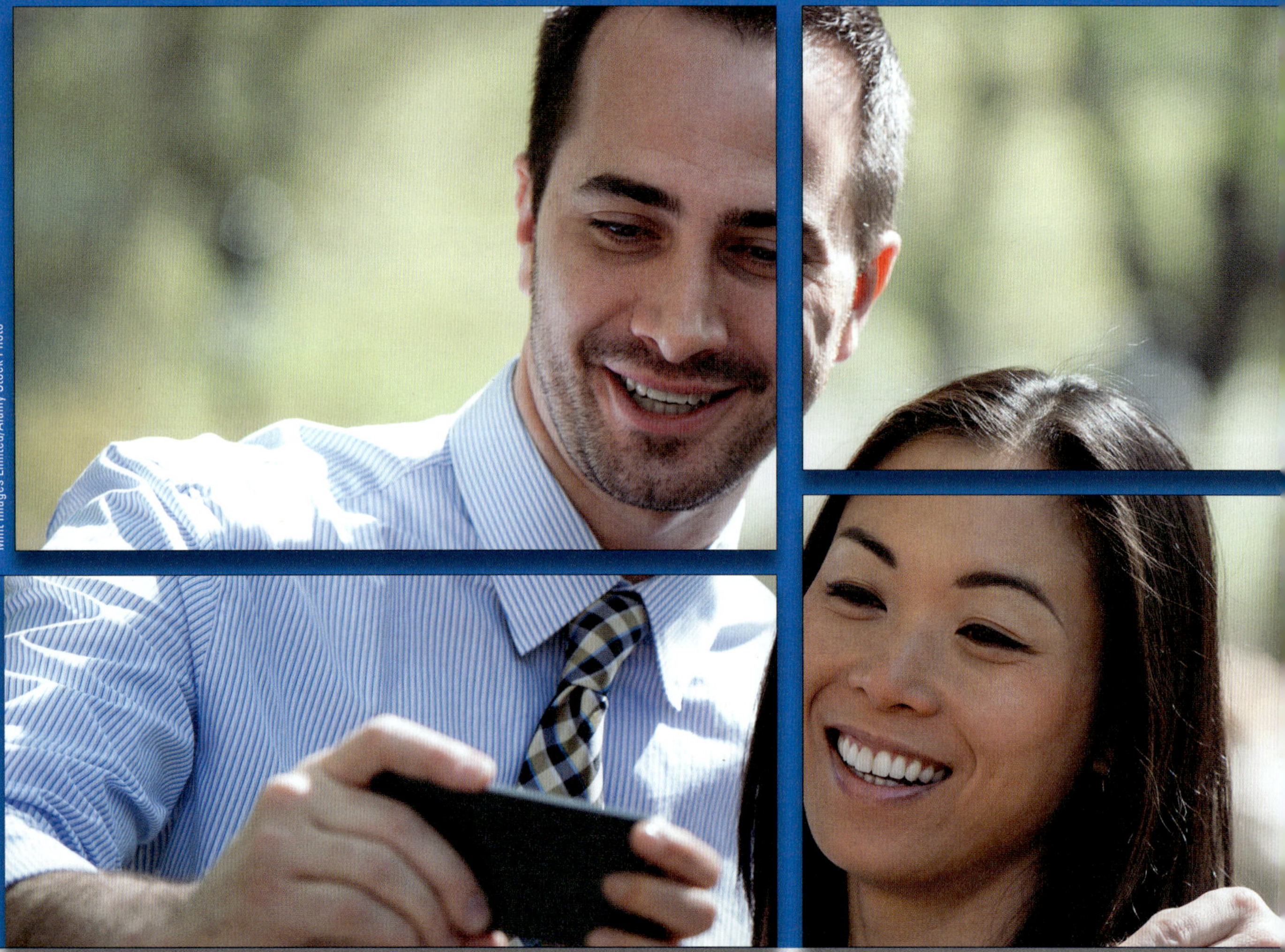

Mint Images Limited/Alamy Stock Photo

학습 성과

이 장의 성취 목표

- **14-1** 성인 초기(청년기)의 '분리' 경험을 이해하고 이와 관련된 문제를 검토할 수 있다.
- **14-2** 성인 초기(청년기)의 주요 과업인 친밀감과 고립감을 설명할 수 있다.
- **14-3** 성인 초기(청년기)에 경험하는 인생 주기를 논의할 수 있다.
- **14-4** 친밀한 관계 형성과 배우자 선택에 영향을 주는 요인을 검토할 수 있다.
- **14-5** 애정의 유형을 구분하고 매력과 사랑의 정서적 영향력을 설명할 수 있다.
- **14-6** 성인 초기(청년기)에 외로움의 원인과 이에 대한 반응을 논의할 수 있다.
- **14-7** '부모됨'의 의미와 영향 요인에 대해 설명할 수 있다.
- **14-8** 성인 초기의 다양한 생활 방식(독신, 동거, 결혼, 이혼)에 대해 논의할 수 있다.
- **14-9** 부모가 되는 것에 대해 논의할 수 있다.
- **14-10** 이혼과 이혼의 영향에 대해 논의할 수 있다.

성인 초기는 20세에서 40세까지의 기간이다. 어떤 이론가들은 이 기간의 시작을 17세 또는 18세라고 말하거나, 44세 또는 45세로 연장하기도 한다. 성인 초기 발달에 대한 전통적인 견해는 40여 년 전 발달 심리학자인 로버트 해비거스트(Robert Havighurst, 1900~1991)가 정의한 것이다.

해비거스트(1972)의 발달의 각 단계는 '특정한 과제' 수행을 포함한 성인 초기의 특정 과제를 다음과 같이 정의하였다.

- ☑ 1. 직업 생활을 시작하는 것
- ☑ 2. 배우자를 선택하고 구애하는 것
- ☑ 3. 파트너와 만족스럽게 사는 방법을 배우는 것
- ☑ 4. 가족을 형성하고 부모가 되는 것
- ☑ 5. 가정을 관리하는 책임을 맡는 것
- ☑ 6. 시민으로서의 책임을 갖는 것
- ☑ 7. 어울리는 사회 집단을 찾기

> 에릭 에릭슨이 제시한 성인 초기 '위기'의 핵심은 친밀한 관계를 수립하는 것이다.

오늘날 많은 젊은이들은 이 리스트를 보고 웃을지도 모른다. 또 어떤 이들은 당연하다고 생각할 수도 있다. 과거 세대의 사람들이 인간의 다양성과 이 시대의 현실을 고려하지 않은 채 전통적 견해에서 젊은 성인기의 과업을 작성한 목록이기 때문이다.

오늘날에는 많은 젊은 청년들이 독신으로 생활한다.

시민적 책임을 이전 세대만큼 중요하게 여기지 않고 자녀를 갖지 않기로 선택하거나 불임인 부부도 많다. 동성애자들은 성적 파트너가 있을 수 있고 그들의 결혼이 법적으로 인정되는 곳도 있지만, 많은 동성애자들이 부모가 되지는 않는다.

해비거스트는 이들을 염두에 두지 않았고, '분리'의 경험도 젊은 성인의 과업에서 제외하였다. 그러나 많은 이론가와 연구자들은 '분리'를 중요한 성인 초기의 '과제'로 보고 있다.

14-1 분리(Separation)

청년들은 여러 가지 이유로 각자 다른 시기에 집을 떠나거나, 처음부터 전통적인 가정생활을 해본 적이 없을 수도 있다. 고아원에서 자라거나, 한 위탁 가정에서 다른 가정으로 여기저기 위탁되거나, 구치소 또는 조부모나 다른 친척의 가정에 맡겨진 청년들은 전형적인 발달 단계와 다소 거리가 있을 수 있다. 부모가 가정생활을 제공할 수 없기 때문이다(Minkler & Fuller-Thomson, 2005).

고등학교를 졸업하지 않았거나 졸업 전부터 취업 시장에 진입한 청년들은 스스로 인생을 개척하기 전에 돈을 절약하고자 어느 정도 부모의 집에서 살기도 한다. 그들은 경제적인 이유로 룸메이트와 함께 생활할 수 있고 부모의 집보다 저렴한 곳을 구하여 독립적으로 생활하기도 한다. 그럼에도 불구하고 부모는 필요한 현금을 보조해 준다.

어떤 청년들은 집을 떠나 대학에 진학하거나 군입대를 한다. 집과 가까운 지역의 대학에 다니는 경우 집에서 그대로 살거나 룸메이트와 함께 이사하여 비용을 감당한다. 집을 떠나 먼 거리의 대학에 다니더라도 대개 집에서는 그들의 방은 손대지 않고 그대로 남겨둔다. 심리적으로 '둥지'가 필요한 경우를 대비해서 남겨두는 것이다.

매우 보수적이거나 불안정한 부모는 자녀가 대학생활을 위해 집을 떠난다는 사실에 심한 스트레스를 받아서 대학생활의 시작이 부모-자녀 관계를 손상시킬 수도 있다. 집을 떠나는 자녀가 딸일 때 더 스트레스를 받는 경향이 있다. '실제 바깥 세계'에서 여성은 남성보다 더 취약하게 보이기 때문이다. 또한, 어머니들은 아버지들보다 훨씬 더 높은 수준의 분리 불안(separation anxiety)을 보고한다(Keyy et al., 2017; Miller-Ott et al., 2014).

TRUTH OR FICTION?

- T F 사람들은 웃을 때 더 매력적으로 평가된다.
- T F 나와 반대된 특성을 가진 사람에게 끌리게 된다.
- T F 커플은 열정이 식은 후에도 계속 사랑에 빠질 수 있다.
- T F 질투는 사랑하는 느낌을 줄이고 불안감과 우울증을 고조시켜 이별을 초래한다.
- T F 많은 사람들이 다른 사람들에게 거절당하는 것을 두려워하기 때문에 외로운 상태를 유지한다.
- T F 오늘날 독신 생활은 일반적인 생활 방식이 되었다.
- T F 동거는 많은 커플들에게 정상적인 구애 단계가 되었다.
- T F 자녀를 갖는 것은 문제 상황에 놓인 결혼 생활을 회복하는 길이다.

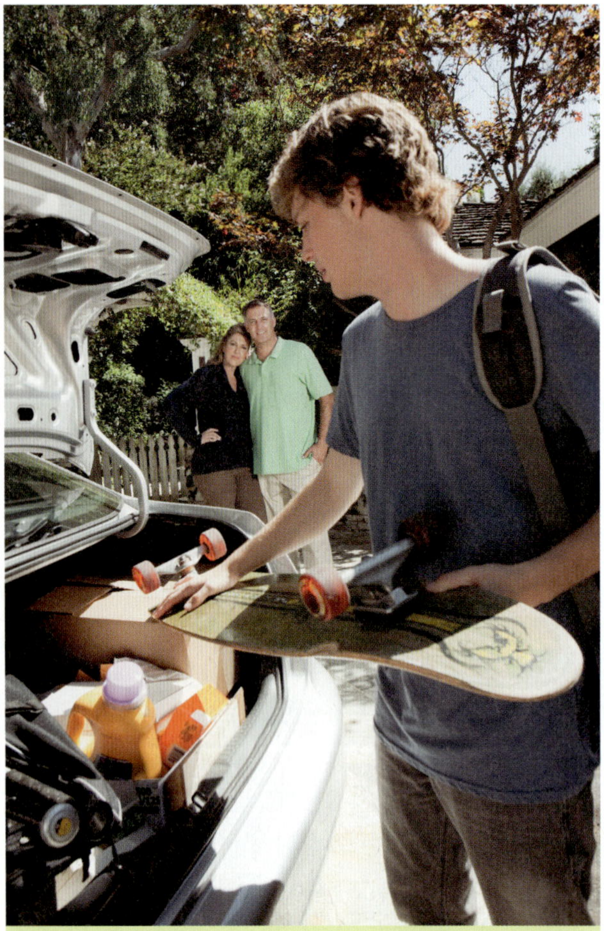

Image Source/Getty Images

이별은 다소 대응하기 힘든 경험일 수 있으며, 특히 거의 20년 동안 함께 한 가족과 '이별'할 때 더욱 그렇다.

성인기에 진입한 청년들이 둥지를 떠날 때 불안감을 느끼는 일부 부모는 **헬리콥터 육아**(helicopter parenting)에 접어든다. 헬리콥터 육아는 자녀들의 삶에서, 심지어 성장하거나 젊은 성인일 때에도 부모가 과잉보호를 하거나 과도하게 관여하려 한다는 것을 의미한다(Kelly et al., 2017). 노인들도 중년이 된 자녀들의 헬리콥터가 되기도 한다.

군대에 입대하는 청년들은 그들이 거주하였던 장소를 정리하게 된다. 휴가 중이거나 의무를 마치고 나면 돌아오긴 하지만, 군대에 입대하면서 가족, 지인과의 관계가 완전히, 그리고 갑작스럽게 단절된다.

대학에 들어가서 독립했던 젊은이들은 부모의 집에서 출퇴근이 가능한 거리에서 직장을 구하게 되면 재정적인 이유로 다시 집으로 돌아와 살 수도 있다(Chatterji et al., 2017; Selingo, 2016).

헬리콥터 육아 과도한 전화 통화와 개입으로 과잉 보호하는 육아 스타일

개별화 젊은 성인이 자신의 가치와 신념을 부모 및 사회 전체의 가치와 통합함으로써 개인이 되는 과정

세상으로 던져졌다가 다시 돌아온다는 의미에서 그들을 '부메랑 세대'라고 부른다. 신입 직장은 급여가 적다는 이유로, 혹은 집이나 아파트를 마련할 돈을 저축하기 위해서 그럴 수도 있다. 결혼을 한 청년들이 부모들의 집으로 들어오는 것도 드문 일이 아니다. 결혼하지 않고 동거하는 커플도 부모와 함께 생활하기도 한다.

1. 분리–개별화(Separation-Individuation)

성인기에 들어선 청년들은 가정을 떠나든 그렇지 않든, 이제는 부모와 심리적으로 헤어져야 할 때이다. 심리학자와 교육자는 이 과정을 '**분리–개별화**' 즉, 자신의 가치와 신념을 부모와 사회의 가치와 통합함으로써 한 명의 개인이 된다.

우리 사회에서 대부분 남성들은 분리–개별화를 성인 초기의 성격 발달의 주요 목표로 삼는다(Blazina et al., 2007). 그러나 많은 심리학자들은 여성은 다소 상황이 다르다고 말한다. 여성에게는 분리–개별화뿐만 아니라 사회적 관계를 맺고 관계를 유지하는 것도 주된 중점 목표이기 때문이다(Ziv & Hermel, 2011). 그럼에도 불구하고 많은 젊은 여성들은 그들의 가치와 행동 패턴을 어머니와 분리한다는 의미에서 온전한 자신이 되기 위해 노력한다(Sax & Weintraub, 2014).

그들의 관점이 부모의 관점과 다르다면 그들은 적극적으로 투쟁하고 부모로부터 독립하기 위해 다툴 가능성도 높다(Sax & Weintraub, 2014).

대학이나 직장으로의 삶의 전환은 분리–개별화에 중요한 역할을 한다. 취업과 재정적 독립은 부모와의 유대감을 감소시키지만 대학에 진학할 때에는 유대감이 유지될 수 있다(Sax & Weintraub, 2014). 이 유대감은 학생들이 부모로부터 받는 재정적, 정서적 지원의 양과 관련이 있다(Selingo, 2016).

14-2 친밀감 대 고립감

에릭 에릭슨(Erik Erikson, 1902~1994)은 청년들이 부모로부터 분리되는 데 문제가 있다고 지적했다. 정신분석가였던 그에게 상담했던 많은 젊은 여성들은 보수적인 가치를 가진 어머니가 자신의 가치와는 달라서 어려움을 겪고 있었다. 에릭슨은 삶의 각 단계마다 하나의 중심

갈등에 초점을 맞추었고 그가 성인 초기에 확인한 핵심 갈등은 **친밀감 대 고립감**(intimacy versus isolation)이다.

에릭슨(1963)은 친밀한 관계의 확립을 성인 초기의 핵심 '위기'로 보았다. 청소년기에 확고한 정체성을 발전시킨 청년들은 이제 결혼과 지속적인 우정을 통해 그들의 정체성을 다른 사람들의 정체성과 '융합'할 준비가 되어 있을 것이다.

에릭슨은 임상 경험을 통해, 청소년기에 자아 정체성(자신이 누구이며 무엇을 지지하는지에 대한 확고한 감각)을 얻지 못한 청년들은 타인과 친밀해질 준비를 못한다고 하였다. 그들은 변하고 있는 자신의 가치관이 친밀한 파트너의 가치관과 얼마나 상충되는지 가늠하지 못할 것이다.

그러므로 관계의 양립성을 중요시하는 우리 사회에서 자아 정체성의 부재나 변동은 10대 부부의 높은 이혼율에 영향을 준다. 서로의 열정이 사그라들면 각자가 세상을 바라보는 상반된 시각이 너무 거칠게 느껴져서 견디지 못하는 것이다. 에릭슨은 친밀한 관계를 발전시키기 위해 주변 사람들에게 손 내밀지 않는 청년들은 고립과 외로움으로 후퇴될 위험이 있다고 주장했다.

금욕이나 독신을 선택하는 청년들은 정상적으로 성장하지 못한다는 견해는 최근 몇 년에 걸쳐 많은 비판을 받고 있다(Traister, 2016). 사회는 변하고 있다. 아직 전통적인 가족들과 보수적인 견해들이 잔재하지만, 전반적인 추세는 다양한 관점과 생활 방식에 대한 관용의 방향으로 나아간다.

14-3 삶의 계절

다니엘 레빈슨(Daniel Levinson, 1920~1994)은 하버드 대학에서 에릭슨과 함께 일했던 심리학자이다. 그는 동료들과 함께 '남자가 겪는 인생의 사계절(1978)'이란 책을 출판했으며, 1996년에는 '여자가 겪는 인생의 사계절'을 출판했다.

이 책을 통해 레빈슨은 분명히 구별되는 성인기 삶의 특성이 있다는 에릭슨과 견해를 같이 하며, 인생 주기에서 일련의 시기 또는 단계들을 '계절(season)'에 비유하였다. '계절'에서 개인에게 진행되는 상황들과 정신적인 안녕 상태는 사회적, 신체적인 요구 또는 위기에 의해 만들어진다.

일반적으로는 관계의 발전, 자녀 양육, 직업 선택 또는 경력 개발과 같이 성공과 실패로 구분할 수 있는 사건들이 요구나 위기가 된다. 어느 일정한 시기에 개인의 기본적인 삶의 패턴이 **생활 구조**(life structure)이다.

개인의 종교, 인종, 사회 경제적 지위도 개인의 생활 구조와 삶의 만족도에 영향을 미친다. 많은 청년들은 레빈슨이 '**꿈**(the dream)'이라 부른 것–누군가가 되고, 역사에 자신의 흔적을 남기려는 욕구–을 삶의 잠정적인 청사진으로 채택한다. 여성도 비슷한 발달 과정을 겪지만 가족과 사회 전반에 걸쳐 더 많은 사회적 제약을 경험할 수 있다(Levinson, 1996). 따라서 독립을 위해 집을 떠나는 시간은 여성이 더 오래 걸릴 수 있고, 지금의 집(부모와 함께 사는 가정)에서 다른 집(남편과 꾸리는 가정)으로 가도록 압력을 받기도 한다.

28~33세는 레빈슨이 전환기(transition)로 특정한 시기이다. 이 시기의 특징은, 남녀 모두 20대 후반과 30대 초반에 이르면 "내 인생은 어디로 가고 있는가?", "내가 왜 이것을 하고 있는가?"라고 재평가를 한다는 것이다.

레빈슨과 그의 동료들은 30대 후반에는 삶을 정착하거나 뿌리를 내린다는 특징을 발견했다. 그들은 자신의 가정에 재정적, 정서적 투자를 해야 한다고 생각한다. 그들의 관심은 승진 또는 임기, 경력 발전, 장기 대출, 그리고 대부분은 그들의 가족을 양육하는 데 집중한다.

오늘날 레빈슨의 견해는 적어도 젊은 여성에게는 다소 구태의연하게 들린다(Traister, 2016). 그들이 바라는 한 독신 생활과 독립이 더 쉽게 인정되고 드문 일이 아니기 때문이다. 사실 대부분 직업을 가진 미국 여성들은 그들의 결혼 상태나 생활 방식에 대해 다른 사람들이 어떻게 생각하는지 신경 쓰지 않는다.

14-4 매력과 사랑: 둘을 묶는 힘은?

젊은 성인은 자신을 가족과 분리하며 다른 사람들과 즐기는 시간이 많아진다. 우리는 우정과 연인 관계로 발전할 사람을 자유롭게 선택할 수 있으며, 이러한 연관성을 촉진하는 정서적 힘은 매력과 사랑이다.

친밀감 대 고립감 에릭 에릭슨에 따르면, 한 사람이 중요한 타인과 친밀한 관계를 발전시키거나 그렇지 못할 경우 사회적 고립으로 향하는 위험을 성인 초기의 주요 갈등 또는 삶의 위기라고 보았다.

생활구조 삶의 각 단계에서 관계, 경력, 인종, 종교, 경제적 지위 등에 의해 정의된 개인 생활의 기본 패턴, 레빈슨의 이론

꿈 다니엘 레빈슨과 그의 동료들에 따르면, 누군가가 되고, 역사에 자신의 흔적을 남기려는 욕구는 청년에게 잠정적인 청사진 역할을 한다.

1. 매력(Attraction)

우리는 신체적 매력에 의해 좌지우지 되지 않는다고 스스로 교양 있게 여기고 싶어할 것이다. 감수성, 따뜻함, 지능이 우리에게 더 중요하다고 주장할 수도 있다. 하지만 우리는 신체적인 매력이라고 생각하는 최소 기준에 부합하지 않는 사람에게서 매력을 찾기가 어렵다.

수십 년간 연구에서 육체적 매력이 대인 관계와 성적 끌림의 주요 결정 요인임을 볼 수 있다. 오직 사진 속 모습만 보고 다른 사람에게 관심을 표현하는, 즉 잠시 끌리는 감정(the power of Tinder)은 데이트나 성적인 접촉, 장기적인 관계 형성을 위한 파트너를 선택하는 데 있어서 신체적 외모의 중요도를 뜻한다.

여성들도 매력적인 눈매에 동조되지만 남성은 여성보다 시각적인 자극에 더 잘 반응하는 경향이 있다(Meltzer et al., 2014). 진화 심리학자들은 여성이 배란기, 즉, 아이를 임신할 수 있는 시기가 되면 남녀가 서로에게 더 끌리는 것이 합리적이라고 주장한다. 남성이 여성의 배란 시기를 무의식적으로 느낄 수 있는 어떤 단서를 느끼도록 여성이 행동하거나, 평소와는 다르게 행동하는 것이다(Dinh et al., 2017).

흥미롭게도 여성은 임신 가능한 배란기에 더 매력적인 방식으로 옷을 입고 장식하는 경향이 있다(Starratt & Alesia, 2014).

육체적 매력이 성적 매력에 중요한 역할을 하지만 단순히 '멋진 외모 = 성적 매력도'라는 공식은 성립하지 않는다. 다른 요소들도 중요한 역할을 하기 때문이다. 예를 들면, 상대방에게 양질의 관계를 제공할 수 있는지도 중요하다(Eastwick & Hunt, 2014). 그리고 여성은 남성의 외모 조건 대신 좋은 관계성을 선택하려 한다는 점에서 파트너 선택에 더 유연할 수 있다. 진화론의 관점에서, 여성은 양질의 관계에서 자녀를 양육할 수 있다면 남성보다 더 생식적으로 성공할 수 있다고 인식한다.

일반적으로, 여성은 키가 큰 남성을 더 매력적이라고 생각한다(Sohn, 2015). 키는 사회적 지배력, 지위, 자원에 대한 접근, 보호 및 긍정적인 유전적 특성을 암시하기 때문에 파트너 선택에서 중요한 역할을 한다(Meston & Buss, 2009). 여자 대학생은 데이트 상대가 자신보다 15.2cm 정도 더 큰 키를 선호하며, 남자 대학생은 평균

얼굴의 매력적 요소에 기여하는 특징은 무엇인가?

아름다움에 대한 우리의 기준은 주관적인가? 아니면 매력에 대한 일반적인 기준이 있을까? 그림 14.1은 영국과 일본에서 매력적인 얼굴이라 생각되는 특징들을 제시했다.

그림 14.1 아름다움은 보는 사람의 눈에 달려 있을까?

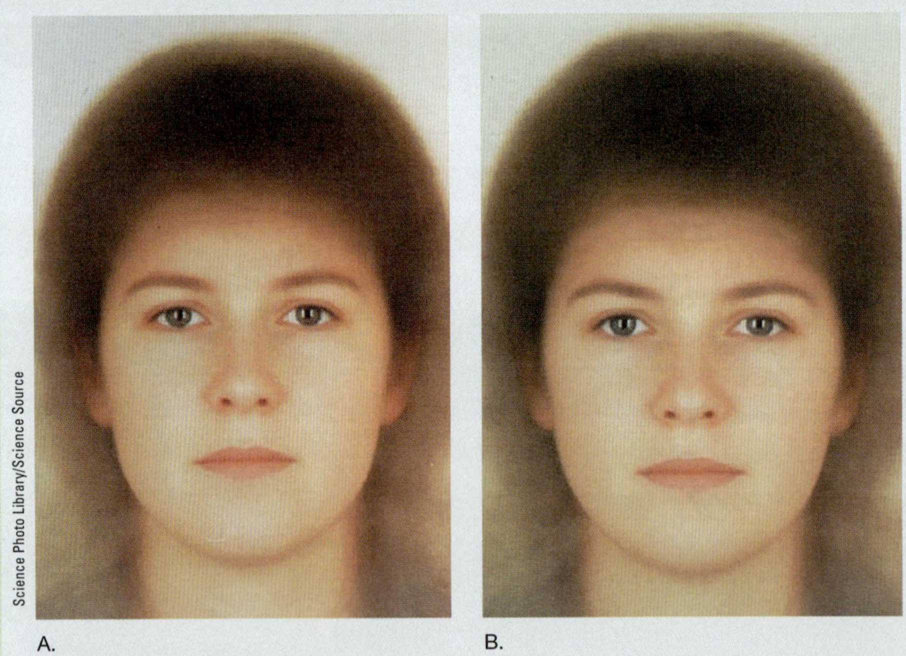

영국과 일본인 모두 큰 눈, 높은 광대뼈, 좁은 턱이 매력적인 여성이라고 인식하는 공통 요소였다. Part A는 60명 중 가장 매력적이라고 평가되는 15명의 여성을 합성한 것이고, Part B는 그 특징을 더 과장되게 만든 것이다. 즉, 평균과 구분되는 방향으로 더 강조한 것이다. 그 결과 Part B는 Part A보다 더 높은 광대뼈와 좁은 턱을 가진, 더 매력적인 이미지로 평가되었다.

적으로 그들보다 10.2~12cm 정도 작은 여성을 선호한다(Furnham, 2009). 전형적인 성 역할과 마찬가지로 키 큰 여성을 키 큰 남성만큼 좋게 보지는 않는다.

요즘은 '호리호리한 몸매'도 매력적인 선호도에 포함된다(Milhausen et al., 2015). 남녀 모두 (거식증이 아닌) 날씬한 체형을 매력적이라고 생각한다. 미국 성인 22,815명을 대상으로 한 설문조사에서 남성과 여성 모두 미래의 파트너는 좋은 외모(남성의 92%, 여성의 84%)와 날씬함(남성의 80%, 여성의 58%)이 바람직하거나 필수적이라고 답했다(Fales et al., 2016).

여성은 상대적으로 안정적인 수입(남성 74%와 여성 97%)과 많은 돈을 버는 남성(남성 47%와 여성 69%)을 원했다. 이러한 결과는 모두 진화론과 일치한다. 여성은 자녀를 성공적으로 키우기 위한 환경 구축에 도움이 되는 파트너의 능력에 비교적 더 많은 관심을 보인다.

붉은 색의 매력

발렌타인 데이에 선물할 사탕을 살 때 무슨 색의 상자에 담을까? 파랑? 혹은 초록? 물론 대답은 빨간색이다. 여성용 립스틱의 인기 색상은 어떨까? 노란 립스틱? 또는 검정 립스틱? 이 또한 빨간 립스틱이다(Elliot, 2015). 빨간색은 여성용 란제리에서도 인기 있는 색상이다.

붉은색이 매력적인 느낌과 관련된 이유는 무엇일까? 붉은색을 사용한 역사, 즉 문화적 조건일까? 아니면 붉은색과 육체적 매력의 연관성이 우리의 생물학적 유산에 뿌리를 두고 있는 것일까?

개코 원숭이, 침팬지, 고릴라, 히말라야 원숭이를 포함한 많은 비인간 영장류의 암컷은 배란에 가까워질 때, 즉 가임기에 생식기 부위가 붉어지고 때로는 가슴과 얼굴이 붉어진다.(Elliot, 2015; Elliot et al., 2013).

피부의 홍조는 프로게스테론에 비해 상대적으로 에스트로겐 수치가 높아져 피부 표면 아래의 혈액 흐름을 증가시키기 때문이다. 붉은 피부 톤은 짝에게 매력을 발산하는 성적인 신호로 알려져 있다. 짝짓기를 시도할 때 볼 수 있듯이 수컷 영장류는 실제로 빨간색이 나타나는 암컷에게 매력을 느낀다. 인간에게도 배란 시기에 홍조를 띠는 여성의 피부가 남성에게 성적 신호일 수 있다.

앤드류 엘리옷과 다니엘 니에스타(Daniele Niesta, 2008)는 같은 여성의 사진을 여러 색의 배경에 놓고 실험을 진행했다. 흰색 등 다른 색상의 배경보다 빨간색 배경

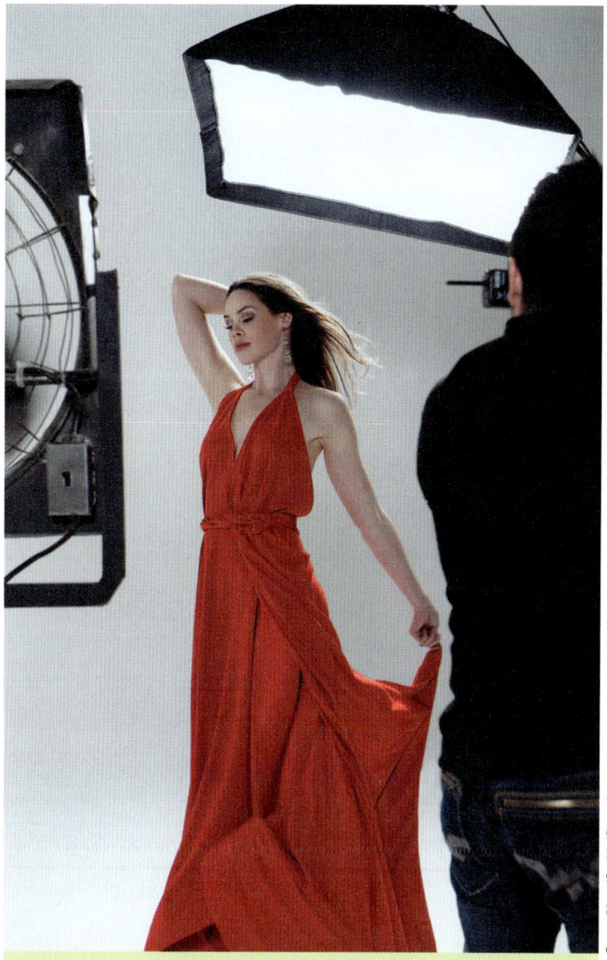

왜 그들은 그녀를 빨간색으로 꾸몄을까? 그 해답은 문화적 조건과 인간의 생물학적 유산에 있다.

에 사진을 놓았을 때 남성은 같은 여성을 더 매력적으로 평가했다. 그러나 같은 실험에서 여성들은 다른 여성들의 사진이 빨간색으로 테두리가 있다고 해서 더 매력적이라고 평가하지는 않았다.

하지만 여성은 남성 사진에 빨간색 테두리가 있거나 남성이 붉은색 옷을 입었을 때 매력적이라고 생각한다. 여성과 남성 모두 빨간색은 건강을 나타내는 지표가 될 수 있다. 높은 산소를 함유한 혈액 수준은 건강한 유기체에 의해서만이 유지될 수 있기 때문이다(Elliot, 2015).

선천적 매력에 대한 선호도

매력에 대한 인식에서 나타나는 남녀 차이는 표면적으로는 성 차별적으로 보인다. 그러나 일부 진화 심리학자들은, 진화론적 힘이 파트너에 대한 선호도에서 성별 차이를 지속시키게 된다고 말한다(Conroy-Beam et al., 2015; Fales et al., 2016). 생식적 이점이 있기 때문이다.

청결한 상태, 좋은 안색, 깨끗한 눈, 좋은 치아, 풍성한 머리카락, 단단한 근육, 곧은 걸음걸이와 같은 신체적 특징은 일반적으로 여성과 남성 모두에게 매력적이다. 아마도 이 특징들은 생식 가능성을 나타내는 지표일 것이다.

나이와 건강은 상대적으로 여성의 매력에 더 중요하게 작용하는데, 여성의 생식 능력과 관련되기 때문이다(여성의 잠재적인 생식 능력은 '생물학적 시계'로 제한된다). 젊음과 관련된 신체적 특성, 매끈한 피부, 탄탄한 근육, 윤기있는 모발 등이 여성의 매력과 더욱 밀접하게 연관될 수 있다.

그러나 남성의 생식적 가치는 나이나 신체적 매력보다 가족을 얼마나 잘 부양할 수 있는지에 더 많이 좌우될 수 있다. 따라서 재생산자로서 남성의 가치는 경제적 지위나 신뢰성과 같이 안정적인 육아 환경에 기여하는 요소와 더 얽혀 있다(Fales et al., 2016).

비 신체적 특성이 매력에 미치는 영향

우리 문화에는 아름다움에 대한 물리적 기준이 있지만 비 신체적 특성도 우리의 인식에 영향을 미친다. 예를 들어 파트너의 매력은 친숙함, 좋아함, 존중, 가치와 목표 공유와 같은 특성으로 강화될 수 있다(Weekes-Shackelford & Shackelford, 2014). 또한, 사람들은 웃지 않을 때보다 웃을 때의 얼굴을 더 매력적으로 평가한다(O'Doherty et al., 2003).

매력 인식에 대한 성별 차이

성 역할에 대한 기대치는 매력에 대한 인식에 영향을 미칠 수 있다. 예를 들어, 사회적인 지배력을 가진 여성에게 남성이 호감을 느끼는 것보다 사회적인 지배력이 있는 남성에게 여성이 호감을 느끼는 경우가 더 많다(Weekes-Shackelford & Shackelford, 2014).

장래의 데이트를 상상하면서 여성은 수동적인 남성보다 외향적이고 자기 표현적인 행동을 하는 남성을 매력적이라고 생각한다(Riggio & Woll, 1984).

TRUTH

(T) F 사람들은 웃는 얼굴이 더 매력 있다고 생각한다.

사람들이 웃을 때 더 매력적이라고 여기는 것은 사실이다.

그러나 전통적인 성 역할을 기대하는 남성은 외향적이고 자기 표현적인 행동을 하는 여성을 꺼려할 수도 있다.

그림 14.2에 표시된 퓨 리서치 센터(Pew Research Center) 설문조사는 여성과 남성이 배우자 또는 파트너를 선택하는 데 있어 매우 중요하게 생각하는 조건을 보여준다(Wang & Parker, 2014).

남녀 간 가장 큰 차이가 있는 것은 경제 안정성의 추구로 나타났는데, 여성 응답자의 78%(남성은 46%)가 배우자나 파트너가 안정된 직업을 유지하는 것이 매우 중요하다고 답했다.

남성(62%)과 여성(70%) 모두 부부가 자녀의 출산과 양육에 대한 유사한 신념을 갖는 것을 매우 중요하게 여겼다. 소수의 남성(7%)과 여성(10%)만이 파트너나 배우자의 인종 또는 민족적 배경을 공유하는 것이 매우 중요하다고 답했다.

그림 14.2 결혼 전 배우자에게 바라는 점

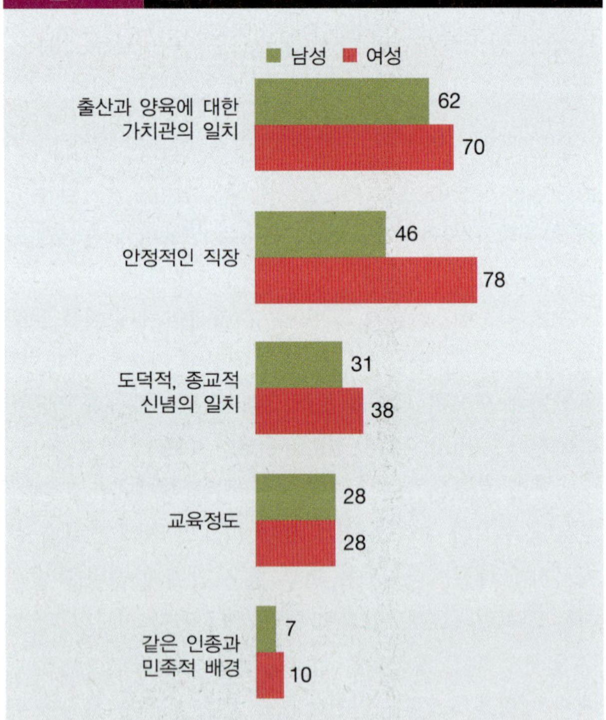

한 번도 결혼하지 않았던 성인들에게 파트너나 배우자를 선택할 때 가장 중요하다고 답한 항목과 비율

출처: Wang, W., & Parker, K. (2014). Record share of Americans have never married. Pew Research Center. Retrieved from http://www.pewsocialtrends.org/2014/09/24/record-share-of-americans-have-never-married/ (August 15, 2018)

매력-유사성 가설: 나와 반대 성향의 사람? 나와 비슷한 사람?

매력-유사성 가설은 매력 정도와 특성이 비슷한 사람들끼리 연인 관계로 발전할 수 있다는 것이다(Bahns et al., 2017). 헌신적인 관계에 있는 사람들은 그들의 태도와 문화적 특성이 파트너와 비슷할 가능성이 가장 높다(Montoya & Horton, 2013). 파트너는 인종과 민족, 나이, 교육 수준 및 종교가 서로 같은 경향이 있다.

FICTION

T (F) "나와 반대된 특성을 가진 사람에게 끌리게 된다."

"반대된 특성의 사람에게 끌린다"는 문화적 격언은 근거가 없는 것으로 보인다. 신체적 매력과 태도가 비슷한 사람들은 일반적으로 서로에게 더 끌릴 가능성이 높다.

상호주의(reciprocity) : 만약 당신이 나를 좋아한다면 탁월한 판단력이 있는 것이다.

당신이 잘 생기고, 훌륭하고, 감정적으로 성숙하다고 말한 사람이 있는가? 당신의 취향이 우아하다고 말했는가? 아, 매우 훌륭한 판단이다! 우리는 존경과 칭찬을 받을 때 이러한 감정과 행동을 상대에게도 느끼는 경향이 있다. 이것을 상호주의라 한다.

상호주의(reciprocity)가 매력의 감정을 불러일으키기도 하지만(Sprecher et al., 2008) 일부 연구에서는 여성은 자신에 대한 감정이 불확실한 남성에게 더 끌리는 경우가 있다고 하였다(Dai et al., 2014).

그러나 상호주의의 힘은 분명히 많은 부부가 서로 행복하고 합리적으로 잘 적응할 수 있도록 돕는다. 누군가 자신에게 매력을 고백한다면, 그 감정을 받는 사람은 확실히 고백한 사람에게 더 많은 관심을 기울일 가능성이 높다.

2. 사랑

낭만적인 사랑은, 애착이나 성적 흥분과는 반대로 사랑의 개념이 이상화된 문화적 맥락에서 경험한다(Berscheid, 2010; Karandash, 2017). 예를 들면, 서양 문화에는 세대를 거쳐 전해 내려오는 대표적인 낭만 동화로 사랑의 개념을 이상화하는 전통이 있다. 낭만 동화의 내용을 들으며 낭만적 사랑의 개념을 처음 접하게 되고, 나중에는 낭만적인 소설, 드라마 및 영화 대본, 친구와 친척의 이야기를 통해 계속 꽃피우게 된다.

연구자들은 사랑이 많은 경험을 포함하는 복잡한 개념이라는 것을 발견했다(Sternberg, 2014). 사랑에 대한 두 가지 심리적 관점을 살펴보자. 두 가지 모두 정서적인 각성이 포함된다.

각성의 평가로서의 사랑

사회 심리학자 엘렌 버쉬드(Ellen Berscheid)와 얼라인 핫필드(Elaine Hatfield)(Berscheid, 2010; Hatfield & Rapson, 2002)는 낭만적 사랑을 강한 생리적 각성과 그 각성을 사랑으로 인지한 평가로 정의했다.

각성은 사랑하는 대상과 함께 있거나 그 대상을 생각할 때 심장의 두근거림, 땀에 젖은 손바닥, 속이 울렁울렁한 느낌으로 경험할 수 있다. 이것이 바로 생리적 각성이다.

각성에 대한 인지적 평가란, 그 각성이 두려움이나 사랑 등 어떤 원인에 의한 것임을 알게 되는 것이다. 따라서 사람이 사랑에 빠졌다는 인식은 다음에서 비롯된다.

매력-유사성 가설 신체적 매력과 특성들이 비슷한 사람들끼리 낭만적인 관계로 발전하는 경향이 있다는 견해

상호주의 우리가 존경받고 칭송받을 때 똑같이 상대에게 반응하는 경향.

낭만적인 사랑 친밀하다는 느낌과 열정으로 생겨나는 사랑의 형태

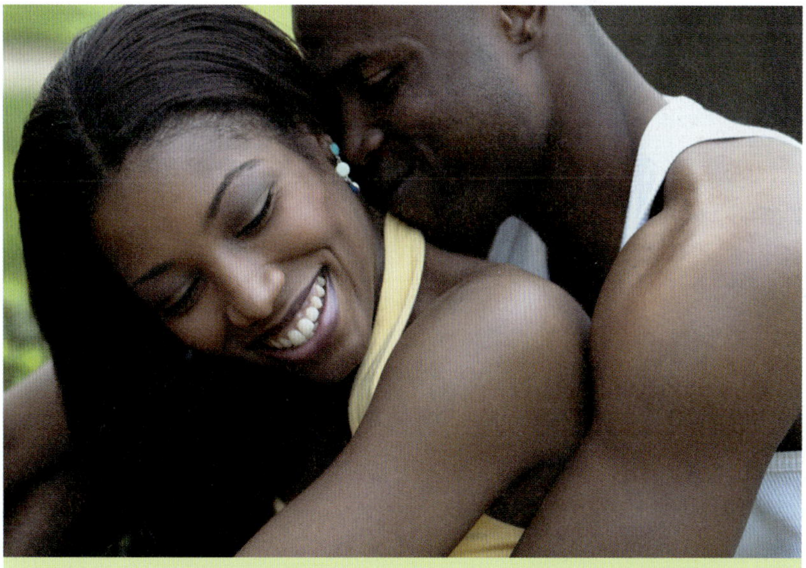

Blend Images Photography/Veer

낭만적인 사랑은 열정과 친밀감을 포함하는 복잡한 개념이다.

① 적절한 사랑의 대상(즉, 록 콘서트와 같은 이벤트가 아닌 사람)과 연결된 강렬한 각성 상태
② 낭만적인 사랑을 이상화하는 문화적 바탕
③ 그 사람의 사랑의 감정에 대한 각성의 인식

스턴버그의 사랑의 삼각형 이론

로버트 스턴버그(Robert Sternberg, 2006a)의 사랑에 대한 '삼각형 이론'은 사랑의 경험을 구성하는 세 가지 요소로 구성된다고 말하였다.

① **친밀감** : 유대감이 있는 사람을 향한 따뜻함의 경험과 내면의 생각을 공유하려는 욕구
② **열정** : 생리적 각성을 동반한 강렬한 낭만적 욕구나 성적 욕망
③ **헌신** : 좋고 힘든 시간을 거치며 서로의 관계를 유지하기 위한 헌신

친밀 친밀감과 유대감에서 발생하는 다른 사람에 대한 따뜻함의 경험

열정 다른 사람에 대해 강렬한 낭만적 감정이나 성적 욕망

헌신 다른 사람에게 자신을 바치기로 한 결정

스턴버그의 모델은 각 꼭지점에 사랑의 3 요소가 배치된 삼각형 도형으로 다양한 종류의 사랑을 개념화하였다(그림 14.3 참조). 스턴버그의 모델에서 열정, 친밀감, 헌신을 잘 보유한 커플은 건강한 커플이다.

모델에 따르면, 사랑의 구성 요소가 다양하게 조합되면 여러 유형의 애정 관계의 특징이 나타난다. 예를 들어, 열병(열정적인 사랑)은 성적 욕망으로 대표되지만 친밀감과 헌신의 특성은 나타나지 않는다. '사랑에 빠졌다'는 것은 열정이나 열광 상태를 의미할 수 있지만 우정은 일반적으로 공유된 관심사, 좋아하는 것 및 존경에 기반한다.

우정과 열정적인 사랑이 반드시 겹치지는 않지만, 좋은 친구 관계였던 사람들이 사랑에 빠지는 것을 막을 수는 없다. 하지만 대부분 이들은 가장 친한 친구일 것이다. 스턴버그의 모델에서 진정한 우정에서 발견하는 친밀감과 사랑에서 발견하는 열정의 속성이 낭만적인 사랑과 성숙한 사랑, 두 가지 형태에서 함께 나타난다.

그림 14.3 스턴버그의 사랑의 삼각형 이론

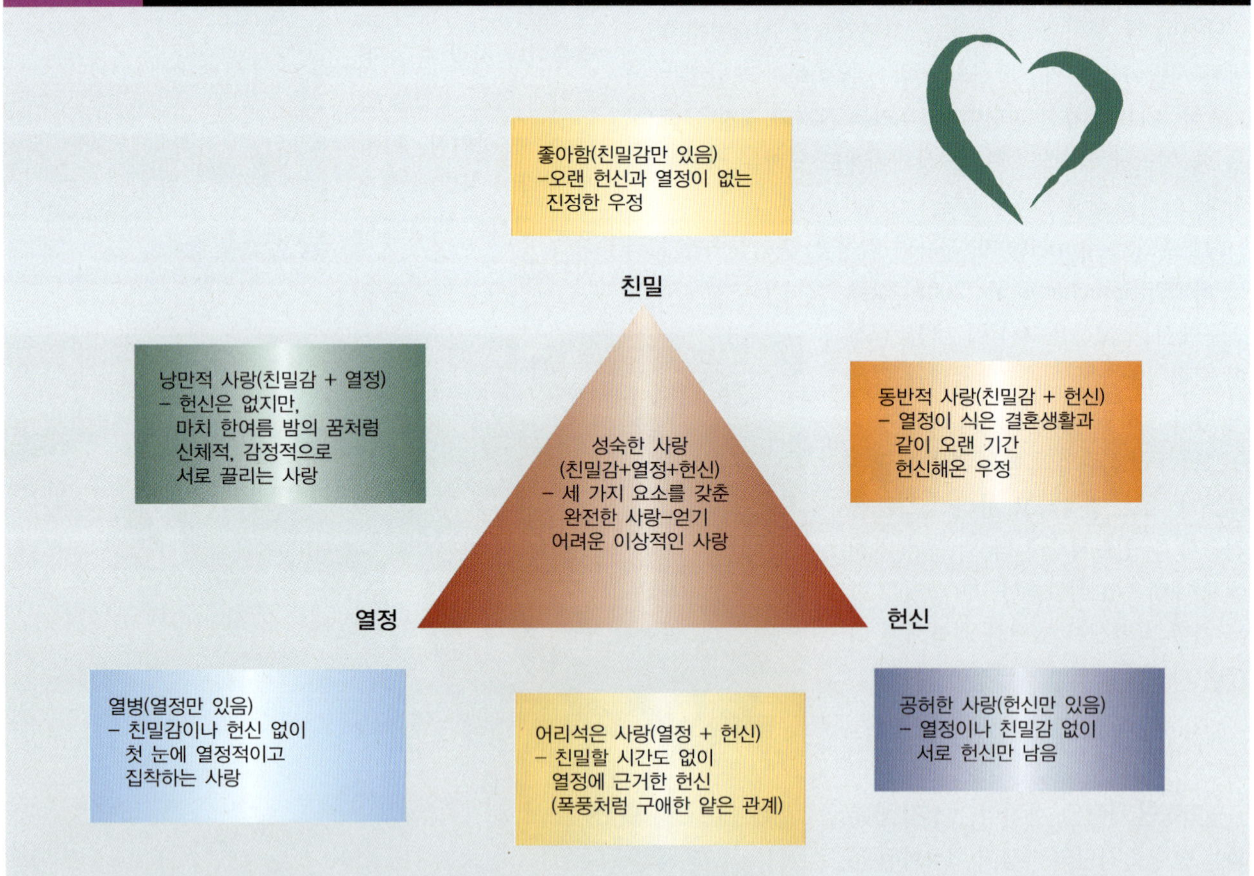

출처: Sternberg, R. J. (1986, April). A triangular theory of love. Psychological Review, 93(2), 119–135.

이러한 사랑 유형은 헌신의 차원에 따라 다르게 나타난다.

낭만적인 사랑에는 열정과 친밀감이 있지만 헌신이 부족하다. 낭만적인 사랑은 붉게 타 오르다가 깜빡이거나 세 구성 요소가 모두 꽃을 피우는 성숙한 사랑으로 발전하기도 한다.

성숙한 사랑은 많은 서양인들이 갈구하는 이상적인 것이다. 때때로 사랑의 관계가 열정과 헌신을 모두 갖고 있지만 친밀감이 없을 때 스턴버그는 이것을 열병이라 부른다. 열병은 불타오르는 회오리같은 구애로 시작되지만 이들은 곧 파트너와 잘 맞지 않는다는 것을 깨닫는다.

동반적 사랑에서는 친밀감과 헌신은 강하지만 열정이 부족하다. 시간이 지나 열정이 점차 희미해졌지만 깊고 변치 않는 우정이 남아있는 오랜 결혼생활의 관계가 대표적인 동반적 사랑이다(Sprecher & Fehr, 2011).

TRUTH

Ⓣ F 커플은 열정이 식은 후에도 계속 사랑에 빠질 수 있다.

부부가 동반적 사랑으로 발전했다면 열정이 식은 후에도 '사랑에 빠진' 것은 사실이다.

질투(jealousy)

오! 주님, 질투를 조심하십시오.
그것은 초록 눈을 가진 괴물입니다.

—윌리엄 셰익스피어, 오델로

셰익스피어의 연극 오델로는 질투의 감정을 잘 보여준다. 베네치아의 오델로는 초록 눈을 가진 괴물(green-ey'd monster), 질투에 대해 경고했다. 그러나 오델로는 그의 감정을 통제할 수 없었고 질투에 눈이 멀어 사랑하는 아내 데스데모나를 죽이게 된다.

만일 다른 사람이 당신의 파트너에게 성적인 관심을 보이거나 반대로 파트너가 다른 사람에게 관심을 보일 때 질투의 감정이 나타난다. 질투는 애정의 소실, 불안과 거부감, 자존감 상실, 불신으로 이어질 수 있다.

그러므로 질투는 서로의 관계가 실패로 끝나는 이유가 되기도 한다. 극단적인 경우 질투는 우울증을 일으키거나 배우자 학대, 자살, 또는 오델로와 마찬가지로 살인의 원인이 되기도 한다(Kerr & Capaldi, 2010; Weizmann-Henelius et al., 2011).

TRUTH

Ⓣ F 질투는 사랑하는 느낌을 줄이고 불안감과 우울증을 고조시켜 이별을 초래한다.

사실이다. 그러나 온화한 형태의 질투라면 상대방에 더 관심을 기울이고 잘 돌보게 강화하는 효과가 있을 수 있다.

대학생을 포함하여 일부 청년들은 질투를 게임처럼 여긴다. 그들은 파트너에게 자신이 다른 사람들에게 매력적이라는 것을 의도적으로 알린다. 공개적으로 바람을 피우거나 소문을 만들어 파트너가 그들에게 더 많은 관심을 기울이게 하거나 관계를 테스트하며, 고통을 가하거나, 소홀한 파트너에게 복수하기도 한다(Meston & Buss, 2009).

14-5 외로움

외로움의 감정은 어릴 때부터 청소년기까지 증가한다. 이 감정은 또래 친구들이 가족 관계를 대체하기 시작하면서, 다른 청소년들이 성공적으로 친구를 사귀고 다른 이들의 호감을 얻는 것을 고통스럽게 인식하며 나타난다(Adam et al., 2011). 한편, 청년들은 대학에 입학하거나 더 좋은 직업을 얻기 위해 새로운 도시로 이사하면서 맞이하는 삶의 변화로 인해 외로움을 느끼기 쉽다(Cacioppo & Cacioppo, 2018). 종종 오래된 어린 시절 친구와 이웃을 떠나게 되기 때문이다(Kagan, 2009).

일부 청년들은 연애 중에도 외로움을 느낀다. 평균 21세인 101쌍의 커플을 대상으로 한 연구에서 파트너가 있음에도 불구하고 그들의 열악한 관계가 외로움과 우울증을 만들고 있었다(Segrin et al., 2003).

외로움은 또한 사회적 지원이 부족하다고 느끼는 개인의 감정을 의미한다. 스트레스는 비만 및 고혈압과 같은 다양한 건강 문제로 이어질 수 있으며, 사회적 지원은 사람들이 스트레스에 대처하는 데 도움이 된다(Adam et al., 2011). 외로움은 건강 문제, 심지어 조기 사망과도 관련이 있다.

외로움의 원인은 다양하고 복잡하다. 외로운 사람들은 사회적 기술, 즉 사회성과 타인에 대한 관심, 공감 능력 등이 부족하다는 특징이 있다(Montesi et al., 2013).

거절에 대한 두려움은 자주 자신의 사회적 기술을 탓하게 하고, 타인과의 관계에 실패할 것이라 여기게 한다(Montesi et al., 2013). 외로운 사람들은 친구가 될 수 있는 사람에게 자신의 정보를 차단하고(Valkenburg et al., 2011), 인간 본성에 대해 냉소적이며(예 : 사람들을 이기적이라 생각함) 너무 많은 것을 요구한다.

TRUTH

Ⓣ F 많은 이들이 다른 사람들의 거절이 두려워서 외로움을 유지한다.

많은 사람들이 다른 사람에게 거절당하는 것을 두려워해서 외로움을 유지하는 것은 사실이다.

14-6 독신 생활

20대 초반의 가장 일반적인 생활 방식은 결혼하지 않은 독신 생활이다. 미국의 25세 이상의 남녀 비율은 1960년에 여성 8%, 남성 10%에서 2012년에는 여성 17%, 남성 23%로 두 세대를 지나면서 두 배 이상 증가했다(Wang & Parker, 2014).

독신자 비율이 증가하는 데 몇 가지 요인이 있다. 한 설문조사에서 사람들이 독신으로 사는 세 가지 주요 이유는 적합한 사람을 만나지 못했고(30%), 경제적 안정성이 충분하지 않으며(27%), 정착할 준비가 되지 않았기(22%) 때문이다(Wang & Parker, 2014).

이제는 커플들이 결혼을 선택하지 않고 성생활을 하거나 때로는 의미있는 관계를 갖지 않을 수도 있다.

많은 청년들이 교육이나 직업적인 목표를 추구하기 위해 결혼을 연기한다. 혹은 결혼 대신 동거를 결정하기도 한다. 그림 14.4에 보여지듯이 나이가 들어 결혼하기도 한다. 초혼의 평균 연령이 남녀 모두 과거보다 높아지고 있다.

여성 혼자 아이를 키우는 한부모 가정은 30년 전 전체 가구의 1/4이었던 것과 비교하면 두 배가 되었다(Wilcox & Marquardt, 2011). 이 여성들 중 일부는 처음부터 미혼모로 시작했지만 이혼의 증가로 인해 여성이 가구주인 한부모 가정이 늘어났다.

오늘날 독신인 사람들은 과거보다 사회적 낙인을 덜 받을 수 있다. 사회적으로 부적응했다거나 실패했다는 인식이 감소한다.

한편, 많은 청년들이 독신을 선택한 것은 아니다. 그들 중 일부는 아직 이상적인 남성과 여성을 찾지 못했을 뿐이다. 그러나 많은 청년들은 결혼을 앞둔 일시적인 단계로 독신을 생각하는 것이 아니라 자유로운 삶의 방식과 하나의 대안으로서 독신을 바라보고 있다.

외로움에 대처하기

자신의 삶에서 외로움을 극복하기 위해 무엇을 할 수 있을까? 몇 가지 제안이 있다.

1. 비관적 감정에 도전한다. 일을 성사시킬 때 하는 행동처럼 태도를 취한다.
2. 인간 본성에 대한 냉소주의에 도전한다. 물론 많은 사람들이 이기적이고 그 사람들을 알 가치가 없지만, 당신의 임무는 당신이 소중히 여기는 자질을 가진 사람들을 찾는 것이다.
3. 사회적 관계의 실패는 견딜 수 없으며, 그래서 사회적 관계를 포기한다는 생각에 도전한다. 우리 모두는 어느 정도 거절을 당하며 사는 방법을 배워야 하며, 당신이 소중히 여기는 자질을 소유한 사람들, 당신에게서 가치 있는 것을 발견할 사람들을 계속 찾아야 한다.
4. 사람들 사이로 가라. 혼자서 모퉁이에 있지 말고 카페테리아에 있는 사람들과 함께 테이블에 앉아, 관심 있는 사람들에게 미소를 지으며 '안녕'이라고 말한다.
5. 수많은 사회적 접촉을 만들기 위하여 위원회, 교내 스포츠, 사회 활동 그룹, 사진 클럽 또는 스키 클럽에 가입한다.
6. 좋은 경청자가 되어 사람들에게 의견을 묻고 실제로 그들이 말하는 것을 듣는다.
7. 사람들에게 당신을 알 수 있는 기회를 준다. 의견을 교환하고 관심사에 대해 이야기하며 공통점을 찾는다.
8. 당신은 친구가 될 가치가 있음을 기억하고, 우리 중 누구도 완벽하지 않음을 알아야 한다.
9. 대학 상담 센터를 이용한다. 사회성을 향상시키려는 학생들을 위한 모임이 센터에 있는지 물어보는 것도 좋다.

여성의 직업생활이 확대됨에 따라 오늘날 여성은 어머니나 할머니 세대만큼 재정적으로 남성에게 의존하지 않는다. 하지만 그렇다고 해서 '혼자 산다'는 생활방식이 문제가 없는 것은 아니다. 많은 독신자들이 외로워한다(Cacioppo & Cacioppo, 2018).

어떤 이는 안정적이고 의미 있는 관계를 원하고 또 다른 이는 신체적 안전을 걱정한다. 혼자 사는 일부 청년들은 친밀감, 교제, 성관계의 욕구를 충족시키기 어렵다고 느낀다. 이러한 우려에도 불구하고 대부분의 싱글은 잘 적응하고 있다.

독신은 그들만의 공통된 특징이 없다. 성적 관심이나 생활방식도 각기 다르다. 많은 경우 친구와의 친밀한 네트워크를 통해 정서적, 심리적 안정을 얻고 활발한 성생활을 하기도 한다.

그림 14.4 평균 초혼 연령(1950년대부터 2017년까지)

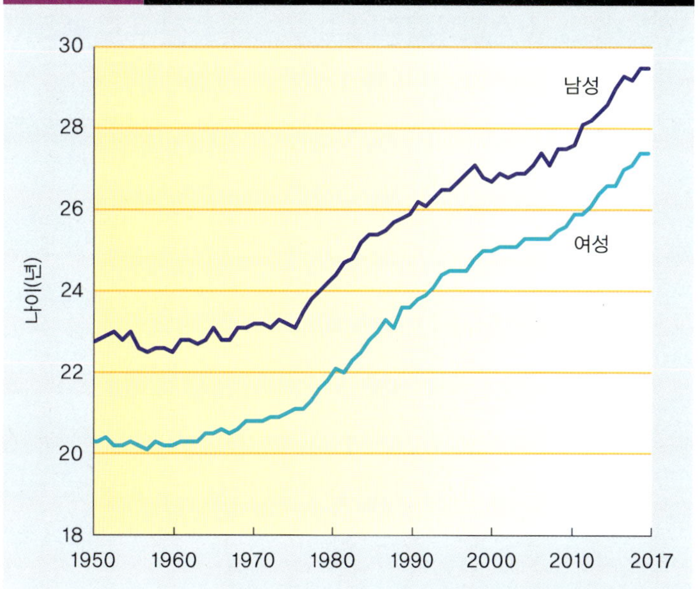

출처: 미국 인구조사국, 현재 인구조사, 연간 사회 및 경제 보충자료. Retrieved from https://www.census.gov/content/dam/Census/library/visualizations/time-series/demo/families-and-households/ms-2.pdf

연속적 일부일처제 어떤 사람들은 주로 한 명의 안정된 파트너와 성관계를 갖지만 때로는 바람을 핀다. 우연한 성적 만남을 추구하는 일부 사람도 있다. 대조적으로, 일부 독신자는 선택 또는 기회 부족으로 금욕주의를 유지한다. 종교적인 이유가 있거나 다른 일에 집중하기 위해 **금욕**(celibacy)을 선택하기도 한다. 그들은 성관계가 매력적이지 않다고 생각하거나 성병을 두려워한다.

TRUTH

Ⓣ F 오늘날 독신 생활은 일반적인 생활방식이 되었다.

사실이다. 오늘날에는 독신으로 남아있는 것에 대해 부정적인 시선이 적다.

연속적 일부일처제 일련의 독점적 성적 관계

금욕 선택이나 기회부족과 상관없이 성행위를 자제하는 것

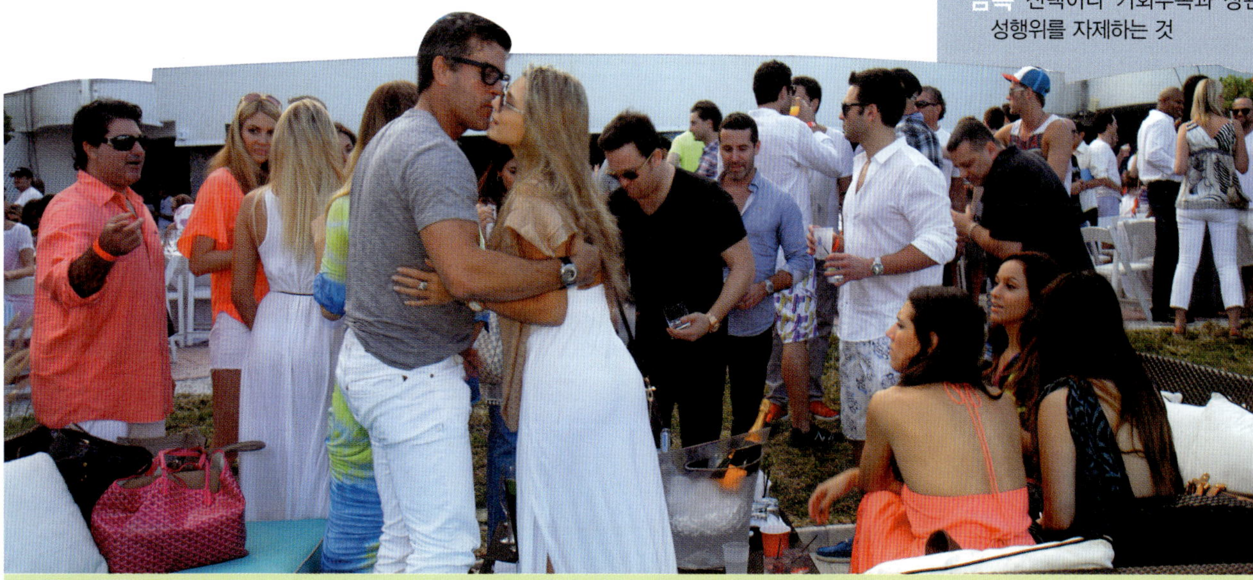

Education & Exploration 3/Alamy Stock Photo

독신은 그들만의 공통된 특징이 없다. 젊은 싱글들은 각기 다른 성적 관심을 갖고 서로 다른 삶의 스타일로 이끌어 간다.

청소년과 소셜 미디어 : '(338명) 친구로부터 약간의 도움을 받다.'

페이스북(Facebook) 사용자가 자신의 친구 수를 자랑하는 것을 보았는가? (페이스북 사용자는 평균 338명과 친구를 맺고 있다[Morry et al., 2018; Reich et al., 2018].) 아니면 팔로워 수를 자랑하는 트위터 사용자 또는 "사람들은 나를 계속 친구로 만들고 싶어해요. 나는 그들 중 일부는 누구인지조차 모르는데 말이죠."라며 사용자가 간접적으로 '성취'하는 것을 볼 수도 있다.

우리는 대부분 사회적인 인정을 받고 싶어한다. 심리학자 칼 로저스가 지적한 바와 같이 우리의 자존감은 종종 우리가 다른 사람들로부터 받는 존중을 반영한다. 페이스북 사용자의 경우 친구 수는 사회적 승인을 나타낼 수 있으며 자존감과 관련이 있다(Morry et al., 2018; Park & Back, 2018). "좋아요"도 마찬가지이다. 사용자가 댓글이나 기타 항목을 게시할 때 자신의 가치와 연결된다(Zell & Moeller, 2018).

그림 14.5 미국 내 연령별 페이스북 사용자 비율

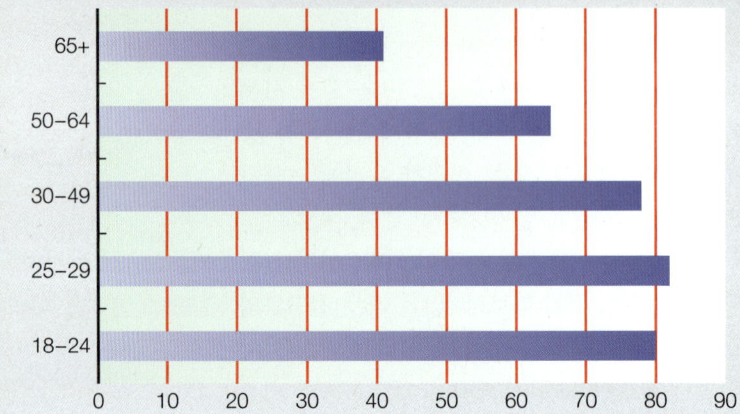

출처: Data presented by Smith, A., & Anderson, M. (2018). Social media use in 2018. Pew Research Center. Retrieved from http://www.pewinternet.org/2018/03/01/social-media-use-in-2018/ (April 29, 2018)

페이스북 사이트에서 하루 평균 1시간 30분을 보내는 사용자에게 '좋아요'는 상징적인 사회적 상호작용을 나타내며 만약 0개 또는 몇 개에 불과하다면 기본적인 사회적 요구와 정서적 삶에 위협이 될 수 있다(Reich et al., 2018). 이들은 친한 친구가 눌러주는 '좋아요'를 가장 만족스러워 한다.

소셜 미디어의 사용은 미국인의 삶에서 없어서는 안 될 부분이다. 미국인 3명 중 2명(68%)은 페이스북을 사용한다고 답했고, 4명 중 거의 3명(73%)은 유튜브를 이용한다(Smith & Anderson,2018).

청소년들은 어떨까? 퓨 리서치 센터에서 조사한 18~29세의 88%(Smith & Anderson, 2018)가 소셜 미디어를 사용하고 있다고 보고한다. 이 수치는 연령에 따라 감소하여 30~49세(청소년과 중년에 걸쳐있는 그룹)에서 78%, 50~64세의 64%, 65세 이상인 경우 37%로 사용자가 감소한다.

그림 14.5는 미국 페이스북 사용자의 연령 분석을 보여준다. 청소년 5명 중 4명이 이 사이트를 방문한다. 이 사이트의 사용자들은 많은 사이트를 자주 방문한다. 퓨 리서치 센터 여론조사 결과(그림 14.6 참조) 페이스북 사용자 4명 중 3명은 하루 한 번 이상 방문한다. 대부분의 스냅챗이나 인스타그램 사용자도 마찬가지이다. 트위터(46%)와 유튜브(45%) 사용자 중 절반 정도가 매일 사이트를 방문한다.

사용자들은 자존감을 높이는 것보다 더 많은 이유로 소셜 미디어를 방문한다. 그들은 가족 및 친구들과 개인적인 소식을 공유한다(젊은 청소년들의 부모는 자녀와 통화로 배울 수 없는 것을 자녀들의 소셜 미디어를 방문하면서 배운다).

그림 14.6 미국 내 소셜 네트워크 사용자의 하룻동안 방문 횟수

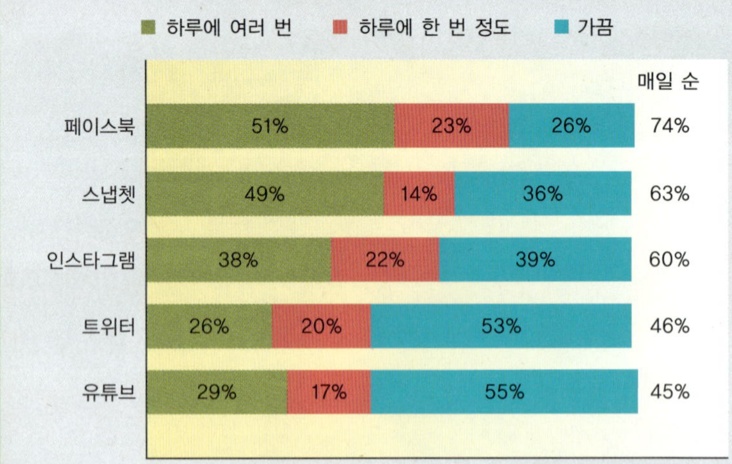

출처: Smith, A., & Anderson, M. (2018). Social media use in 2018. Pew Research Center. Retrieved from http://www.pewinternet.org/2018/03/01/social-media-use-in-2018/ (April 29, 2018)

그들은 개인적, 정치적 견해를 표현하고 피드백의 형태로 정보를 얻는다. 또한, 사이트는 사용자의 방문 기록과 프로필을 특정 광고 및 뉴스 기사를 위해 활용한다. 사용자의 기록에 따라 광고는 미국 자연사 박물관 및 뉴욕 식물원과 같은 상업 아울렛 또는 문화 장소를 보여준다. 흥미롭게도 미국인의 3분의 2(67%)는 소셜 미디어에서 일부 뉴스(세계와 국내 뉴스)를 얻고 있다고 보고한다(Shearer & Gottfried, 2017).

트위터와 페이스북은 주요 뉴스의 자원이다. 가끔은 스토리가 게시된다. 다른 방법으로는 사용자에게 신문 및 케이블 TV 뉴스와 같은 뉴스 매체의 확장된 기사에 대한 링크가 제공된다. 이 사이트는 사용자가 자유주의적 관점의 뉴스를 원하는지 보수적인 뉴스를 원하는지 재빠르게 학습한다.

그림 14.7 미국의 연간 동거 비율

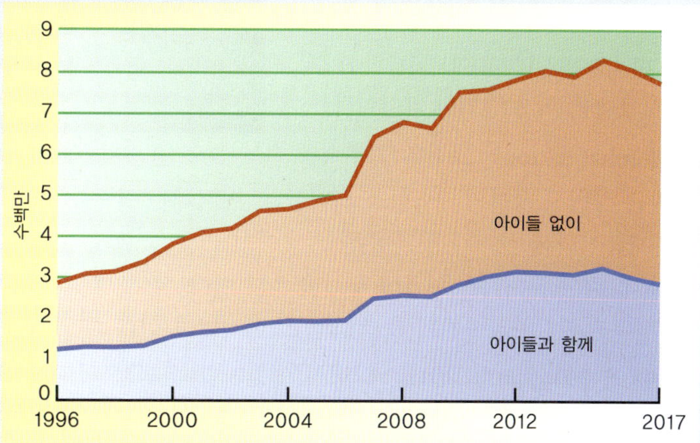

출처: U.S. Census Bureau, Current Population Survey, Annual Social and Economic Supplements 1996 to 2017. https://www.census.gov/content/dam/Census/library/visualizations/time-series/demo/families-and-households/uc-1.pdf

"날 사랑한다고(LOVE ME TINDER)?"

그리고 틴더(Tinder)가 있다. CNN 해설자인 멜 로빈스(Mel Robbins, 2015)는 "틴더가 데이트를 채팅을 통한 만남 문화로 대체했나요?"라고 물었다. 그녀는 20대 남성이 등장하는 영상을 보며 잠정적인 '데이트 종말'을 언급했다. 맨해튼의 한 스포츠 바에서 술을 마시는 남성이 화면에 확대된다. 그는 왼쪽, 오른쪽으로 계속 살피면서 "틴더렐라"가 끝없이 공급되는 것을 확인한다.

"남자들은 모든 것을 경쟁의 관점으로 본다"고 한 남자가 로빈스에게 말했다. "누가 가장 섹시한 여자와 잤어?"처럼 말이다. 데이트 앱을 사용하면 "당신은 항상 배회하고 있다. 술집에서 두세 명의 소녀와 이야기하고 가장 좋은 것을 선택하거나 하루에 수백 명과 커플맺기를 할 수도 있다. 일주일에 3개의 틴더 데이트를 준비하고 있고, 기회가 오면 모두와 잠자리를 가지고, 1년 동안 당신과 잤던 사람을 100명까지 셀 수도 있다."(Sales, 2015).

이 기사는 뉴욕 바가 찍힌 영상의 월스트리트 거리의 젊은 사람들에 대해 설명하고 있다. 하지만 그게 전부일까? 실상은 더 복잡하다. 대학생 1,372명에게 시행한 연구에 근거하면, 남성은 여성보다 더 단기적인 목표를 가지고 있다. 쾌락과 같은 섹스, 육체를 즐기는 파트너의 선호도, 스트레스 감소, 자존감 및 사회적 지위 향상과 같은 목표이다(Kennair et al., 2015). 일반적으로 젊은 여성은 젊은 남성보다 낭만적이고 지속적인 관계의 맥락에서 성적 관계에 관심이 있다(Gorelik & Shackelford, 2016).

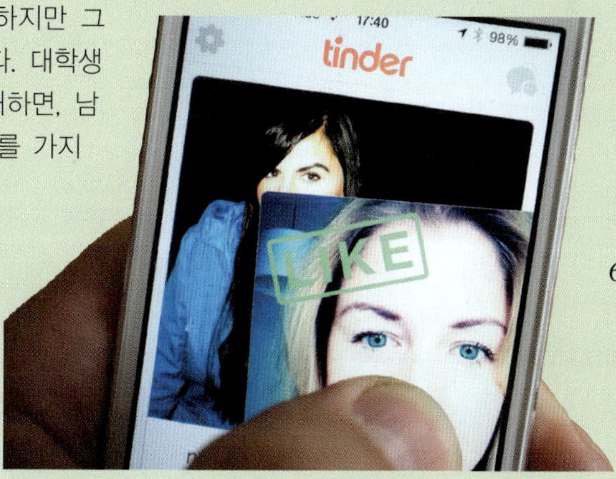

Cyberstock/Alamy Stock Photo

그러나 젊은이들의 실제는 다를 수 있다. 18세에서 30세 사이의 틴더 사용자에 대한 연구 기사에 따르면, 'Love Me Tinder'('Love Me Tinder'라는 노래 제목을 붙인 연극)가 말하고자 하는 것은 가벼운 섹스에 대한 욕구보다 사랑에 대한 욕망이 더 크다는 것이다(Sumter et al., 2017).

연구원들은 또한 틴더를 사용하는 다른 동기, 즉 의사 소통의 용이성, 자신의 가치에 대한 검증, 흥분하는 스릴 및 유행에 참여하는 동기를 발견했다. 유행? 틴더는 성인기에 이제 막 접어든 청소년들이 하고 있는 일은 유행처럼 보인다. 그렇다. 남성들은 여성보다 가벼운 섹스에 더 관심이 많았다. 그렇지만 사랑에 대한 탐색은 더 중요했다.

남성도 틴더를 사용하는 가장 큰 동기로 틴더가 제공하는 의사 소통의 용이성을 꼽았다. 18~30세 연령층에서는 나이가 많은 응답자들 사이에서 사랑의 욕구가 더 강했다. 연구자들은 "틴더는 잠깐 재미 위주로 우연히 엮어지는 앱처럼 되어서는 안 된다. 청소년들이 헌신적이고 낭만적인 관계를 시작할 수 있는 새로운 길이 되어야 한다"(p. 67).

14-7 동거

POSSLQ(동거인)는 미국 인구조사국에서 동거인(People of Opposite Sex Sharing Living Quarters)을 언급하기 위해 사용하는 비 로맨틱한 약어이다.

> **만약 당신이 내 동거인이라면 나는 아무것도 하지 않을 것이다.**
>
> – 찰스 오스굿

동거(cohabitation). 그것은 거주지를 공유하는 상반된 성별의 사람들을 의미한다. 여기에는 결혼하지 않고 함께 살거나 성관계를 갖는 이성 커플을 포함한다. 하지만 동거하는 커플이 동성일 수도 있다.

지금은 동거가 생활양식의 하나로 널리 인식되고 있다(Wilcox & Marquardt, 2011). 그래서 예전처럼 죄책감을 갖고 숨기면서 동거생활을 한다는 이야기는 거의 듣지 못한다.

오늘날 사람들은 '함께 사는 것' 같은 편견 없는 표현으로 동거를 더 많이 언급한다. 위에서 인용한 퓨 리서치 센터의 조사에 따르면 사람과 사회 전체가 더 나아지려면 삶의 우선 순위에 결혼과 자녀를 두어야 한다고 생각하는 사람은 현재 성인의 46%에 불과하다. 즉, 50% 정도는 다른 것을 우선 순위에 두는 것이다(Wang & Parker, 2014). 결혼하지 않은 25~29세 중 24%가 현재 동거를 선택하고 있다(Wang & Parker, 2014).

미국에서 동거하는 남녀 커플로 구성된 가구 수는 1960년 50만 쌍 미만에서 현재 약 8백만 쌍으로 10배가 넘게 증가했다(그림 14.8 참조). 동거하는 동성 커플 50만 쌍 이상은 제외한 수치이다.

오늘날 절반 이상의 부부가 결혼하기 전에 먼저 동거를 시작한다(Daniels et al., 2015). 동거하는 미국 여성이 3년 이내에 파트너와 결혼할 확률은 58%이다(Copen et al., 2016). 일부 사회 과학자들은 동거가 구애의 새로운 단계라고 인정한다.

그림 14.8에서 보듯이 오늘날 고등학생의 절반 이상이 상호관계를 확인하기 위해 부부가 결혼하기 전에 함께 사는 것을 긍정적으로 생각한다. 그럼에도 불구하고 동거로 시작한 커플 중 약 40%는 결국 이혼하는 것을 볼 때 '시험(계약)결혼'이 부부에게 정확한 정보를 제공하지는 못하는 것으로 보인다.

동거 결혼하지 않고 낭만적인 파트너와 함께 사는 것

이혼 후 새로운 파트너와 동거하는 사람 중 절반 정도는 아이들이 있다(Copen et al., 2016). 결혼하지 않고 동거하는 커플도 셋 중 한 쌍은 자녀가 있다(Copen et al., 2016).

젊은 성인들은 여러 가지 이유로 동거한다. 결혼과 마찬가지로 동거는 혼자 사는 것의 대안이다. 낭만적인 파트너는 서로에 대해 깊은 감정을 가지고 있지만 결혼할 준비가 되어있지 않았을 수 있다. 일부 커플은 결혼의 법적 얽힘 없이 지속적인 관계를 가질 수 있어서 동거를 선호한다(Wilcox & Marquardt, 2011). 때로 부부로서 출발하기 전에 상호간의 적합성과 관계를 시험하기 위해 동거를 선택한다(Wang & Parker, 2014).

동거는 결혼제도나 성 역할에 대해 전통적이지 않은 견해를 갖는 것과 관련이 있다(Wilcox & Marquardt, 2011). 예를 들면, 이혼한 사람들은 결혼한 적이 없는 사람들보다 동거를 선택할 가능성이 더 높다. 아마도 이혼 경험으로 인해, 은행계좌를 공유하는 부부관계보다 자신의 삶을 공유하고자 할 수 있다. 또한, 동거하는 사람은 종교의 중요성을 강조할 가능성이 더 적다(Wilcox & Marquardt, 2011).

그림 14.8 고등학생의 동거에 대한 생각

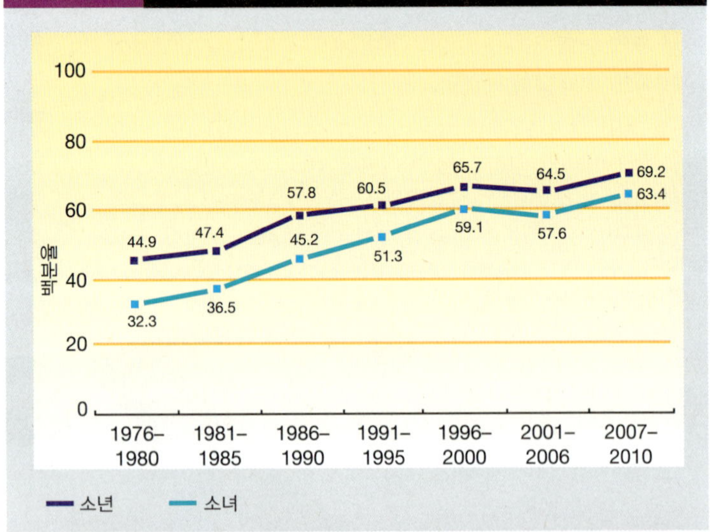

미국 고등학생 고학년 중 "서로 잘 지낼 수 있는지 확인하기 위해 결혼 전 함께 사는 것은 좋은 아이디어이다."라는 질문에 "동의한다"거나 "대부분 동의한다"고 답한 비율

출처: Bachman, J. G., Johnston, L. D., & O'Malley, P. M. (2011). 미래 모니터링 : 전국 고등학교 3학년 설문지 응답 2010. 사회 연구원 조사 연구 센터. 앤아비. 미시간 : 미시간 대학교.

그림 14.9 동거와 이혼 위기의 관계

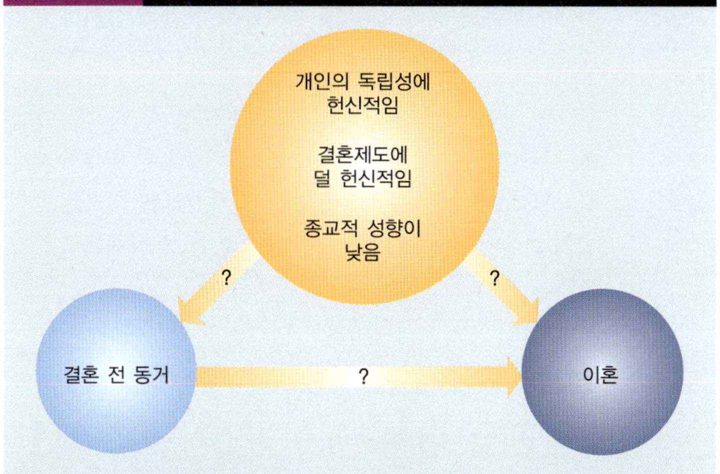

결혼 전 동거가 이혼의 위기를 증가시킬까? 아니면 동거를 장려하는 요소들이 이혼의 위기에 영향을 줄까?

한편, 많은 동거인들은 결혼한 사람들보다 그들의 관계에 덜 헌신적이다. 적어도 단기적인 관계에서 남성들은 대개 성적 다양성에 관심을 더 갖기 때문에 결혼을 약속하지 않으려는 남성들이 더 자주 발생한다(Schmitt, 2017; Shackelford & Hansen, 2015)

TRUTH

Ⓣ F 동거는 많은 커플들에게 정상적인 구애 단계가 되었다.

오늘날 결혼의 절반 이상이 동거로 시작한다. 그리고 대부분의 고등학생들은 결혼 전 동거를, 서로의 관계를 테스트하는 긍정적인 방법으로 평가한다.

그러나 장기적으로는 남녀 모두 관계 형성, 애정, 동반자 및 자원 공유를 위해 투자하려고 한다(Njus & Bane, 2009).

경제적 요인도 동거의 요인으로 작용한다. 청년들은 가계비 분담의 이점 때문에 동거하기로 결정할 수 있다. 정부의 지원을 받고 있는 사람이 법적으로 결혼하면 지원을 받지 못할 위험이 있다(Wilcox & Marquardt, 2011). 대학생들은 자신의 생활방식을 공개하면 부모의 지원을 잃을 수도 있기 때문에 비밀리에 동거를 할 수도 있다.

함께 사는 커플은 동거가 관계의 꼬임을 해결하는 데 도움을 주어 궁극적으로는 결혼 생활을 단단하게 만든다고 생각한다. 그러나 일부 연구에서는 결혼 전 동거한 커플들이 결혼 후 10년 이내에 이혼할 가능성이 두 배 더 많다. 왜 그럴까?

동거가 반드시 이혼의 원인이라고 결론지을 수는 없다. 다만, 동거자는 동거를 선택하지 않은 사람보다 전통적인 성향이나 종교적 성향이 낮은 경향이 있으므로 결혼제도에 관련된 관심이나 가치에 덜 헌신하는 경향이 있다. 따라서 동거자들의 태도나 동거 그 자체가 반드시 높은 이혼율의 원인이라 할 수는 없다.

14-8 결혼 : 매듭을 묶음

그림 14.10과 같이 미국에서 결혼 비율은 급격히 감소하고 있지만, 30~44세의 성인들에게 결혼은 가장 흔한 생활방식이다. 이들은 청년과 성인 중기에 진입하고 있으며, 대학원을 졸업하거나 어느 정도의 경력을 쌓을 만큼 성숙해졌다.

또한, 충분히 젊기 때문에 일반적으로 사별의 경험은 적을 것이다.

그래서, 결혼한 부부로 구성된 미국 가구의 전체 비율은 감소하고 있지만, 30~44세의 대다수는 결혼생활을 하고 있다.

그림 14.10 1976~2014년 결혼 경험이 있는 젊은 성인

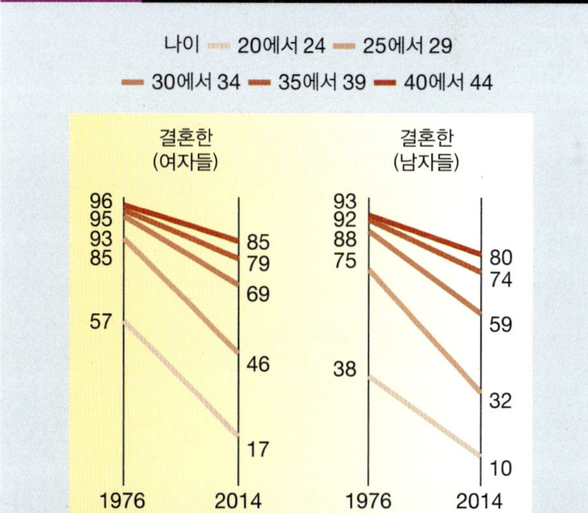

출처: 미국 인구 조사국 : 미국의 통계 요약 1961(표 27), 1971(표38), 1981(표49) 및 2001(표 51)에 대해서는 www.census.gov/prod/www/abs/statab.html에서 온라인으로 제공됨. 일반 인구 특성 1990년(표 34). www.census.com/prod/cen1990/cpi-cp-i.html에서 온라인으로 이용 가능; 현재 인구 보고서, 2010년 "미국의 가족 및 생활 배치" (표 uc3). http://www.census.com/population.www.socdemo.hh-gam.cps202.html에서 온라인으로 제공.

1. 사람들은 왜 결혼을 할까?

동거가 많아진 이 시대에도 사람들은 결혼을 한다. 결혼은 개인적이고 문화적인 요구들을 충족시킨다. 전통 주의자들에게는 성관계를 정당화할 수 있는 결정이다. 결혼은 자녀의 사회화 과정과 자녀를 지원하는 제도를 제공한다. (이론적으로) 결혼은 성관계를 제한하여 아내가 낳은 자녀가 남편의 자녀라고 확신할 수 있게 한다. 또한, 결혼은 한 가족에서 다른 가족으로, 한 세대에서 다른 세대로 부(재산)를 질서 있게 전달하도록 한다.

오늘날 많은 사람들이 서로에게 애정을 느낀다면 혼전 성관계를 수용할 수 있다고 인식하기 때문에 성에 대한 욕구로 결혼 동기가 부여될 가능성은 적다. 그러나 결혼은 안정감을 주고 특별한 애착을 형성하는 사람과 감정, 경험, 생각을 공유하는 기회를 제공한다. 대부분의 청년들은 남은 인생을 함께 보낼 계획이 있는 사람들에게 결혼이 중요하다는 것에 동의한다(Jayson, 2008).

일반적으로 사람들은 자신이 더 행복해질 것이라고 믿기 때문에 결혼을 원한다. 그림 14.11과 같이 1970년대 이후로 결혼이 "매우 행복하다"고 답하는 비율이 감소했음에도 불구하고 결혼을 한 사람들은 그들의 결정이 옳은 결정이었다고 말한다(그림 14.11 참조).

2. 결혼의 유형

일부일처제(monogamy)와 일부다처제(polygamy)의 두 가지 결혼 유형이 있다. **일부일처제**는 한 사람이 한 명의 사람과 결혼하는 것이고 **일부다처제**는 한 사람에게 두 명 이상의 배우자가 있고 각 사람에 대한 성적 접근이 허용되는 것이다.

중매 결혼

브로드 웨이 뮤지컬인 '지붕 위의 피들러'에서는, 19세기 러시아에서 결혼 가능한 세 소녀의 유대인 아버지 테비예(Tevye)가 가족의 종교적, 문화적 전통을 영속시키기 위해 그의 딸에게 유대인 남성과 결혼할 것을 요구한다. 오늘날 인도(Annabi et al., 2018)와 파키스탄(Zaidi & Shuraydi, 2002)의 전통 사회에서는 신랑과 신부의 가족들이 결합을 주선하는 중매 결혼을 자주 볼 수 있다.

일부일처제 한 사람과 다른 한 사람과의 결혼

일부다처제 한 사람이 두 명 이상의 배우자가 있고 그들 각각에 대한 성적 접근이 허용되는 결혼

'피들러'에서와 같이 중매 결혼의 목적 중 하나는 신부와 신랑이 가족의 전통을 이어갈 수 있도록 유사한 배경을 공유하는 것이다. 중매 결혼을 지지하는 사람들은 개인의 마음보다 가족의 지혜를 따르는 것이 현명하다고 주장하는데, 특히 연애에 의한 결혼은 지속적이고 헌신적인 사랑이라기 보다 열병이라고 생각하기 때문이다.

이들은 또한 '자기가 선택한 결혼'보다 중매 결혼의 이혼율이 더 낮다고 말한다(그러나 중매 결혼을 하는 부부는 일반적으로 전통적인 가치관을 갖고 결혼생활을 시작한다는 점에 유의해야 한다)(Fan & Lui, 2008).

동성 결혼

> 결혼권은 개인의 자유에 내재된 기본권입니다. 동성 커플의 적법 절차 및 평등 보호 조항은 그들이 그러한 권리와 자유를 박탈당하도록 두지 않을 것입니다. 현재 법원은 동성 커플이 결혼할 기본권을 행사할 수 있다고 판결합니다. 더 이상 그들에게서 자유를 빼앗을 수 없습니다.
>
> 대법원 판사
>
> Anthony Kennedy, 2015, p.33

그림 14.11 행복한 결혼생활

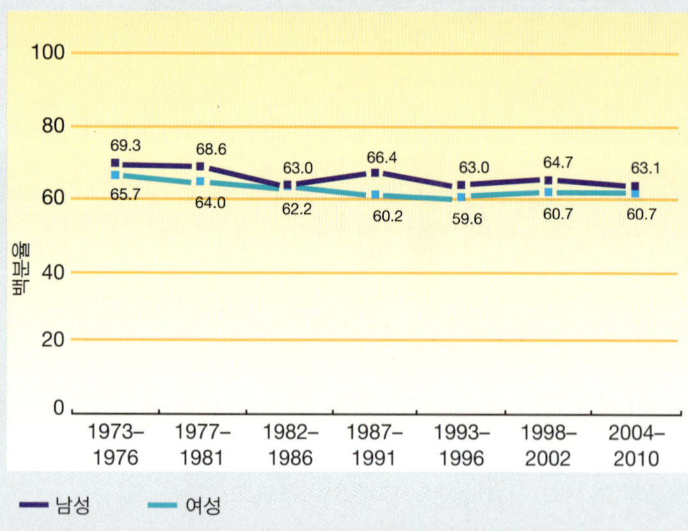

결혼생활이 "매우 행복하다"고 답한 18세 이상 기혼자의 비율

출처: Wilcox, W. B., & Marquardt, E. (Eds.). (2011). 노조 현황 : 미국에서의 결혼 2011. Institute for American Values. 버지니아 주 샬롯 스빌 : 버지니아 대학교 : 전국 결혼 프로젝트.

2015년 한 번의 결정으로 미국 대법원은 수천 년의 역사, 수십 년의 논쟁끝에 미국에서 동성 결혼의 합법화를 향한 문을 열었다. 당시 50개 주 중 약 30개 주가 이미 동성 결혼을 인정했고, 이웃 국가인 캐나다와 멕시코를 포함한 많은 국가에서 동성 결혼이 인정을 받았다. 유럽의 네덜란드, 스웨덴 및 노르웨이, 이스라엘과 남아프리카 공화국이 인정 국가들이다.

대법원 판결은 하룻밤 동안 작성됐지만, 자신과 해부학적 성이 같은 사람과 결혼할 권리를 얻기 위한 투쟁은 수십 년 동안 계속 되었다. 미국 헌법의 5차 수정안은 연방정부가 '법의 정당한 절차' 없이 사람들의 생명, 자유 또는 재산을 박탈하지 않고 모든 개인이 법에 따라 '균등한 보호'를 받을 것을 보장하도록 요구한다. 제14차 수정안은 적법한 절차와 동등한 보호를 바탕으로 주정부가 개인의 권리를 박탈하는 것을 더욱 금지하고 있다.

많은 미국인들은 성서에서 다음과 같은 가르침을 받는다. "누구든지 여인과 동침하듯 남자와 동침하면 둘 다 가증한 일을 행한 것이다. 그들은 반드시 죽임을 당할 것이며 자기의 피가 자기에게로 돌아가리라"(레위기 20:13). 여기서 알 수 있듯이 사실상 미국 대법원은 정교분리를 지지하여 미국이 신권국가가 아니라 법치국가라는 데 동의했다. 케네디(Kennedy) 판사는 다음 성명에서 볼 수 있듯이 사람들이 종교적 근거를 들어 법원의 판결에 동의하지 않을 수 있음을 인정했지만 주에서는 '동성 커플의 결혼을 금지'할 수 없다고 주장한다.

> 종교적 신념과 교리를 고수하는 사람들은 신의 계율에 따라 동성 결혼을 용납해서는 안 된다는 것을 자신의 깊은 신념과 확신에 따라 계속 주장할 수 있습니다. 그러나 헌법은 주정부가 이성 커플과 동일한 조건으로 동성 커플의 결혼을 금지하는 것을 허용하지 않습니다.
>
> 대법원 판사
>
> Anthony Kennedy, 2015, p.32

불과 100년 전까지만 해도, 대다수의 미국인은 동성 결혼에 반대했다(Leubsdorf & Nelson, 2015). 그리고 2001년까지도 3명 중 1명(35%)만이 동성 결혼을 인정했지만 2017년에는 절반 이상(64%)의 사람들이 동성 결혼을 인정했다(그림 14.12 참조).

3. 결혼할 파트너 선택 : 하늘이 맺어준 사람? 나의 이웃?

우리는 종종 인종, 사회 계급, 종교 등의 요소에 따라 배우자의 범위를 결정한다(Laumann et al., 2007). 청년들은 같은 지역이나 같은 사회 계층의 사람들과 결혼하는 경향이 있다. 주변 사람들이 종종 비슷한 사회적 수준의 사람들로 구성되기 때문에 신데렐라 동화책에 나오는 결혼은 보기 어렵다.

그림 14.12 동성 결혼에 대한 의견

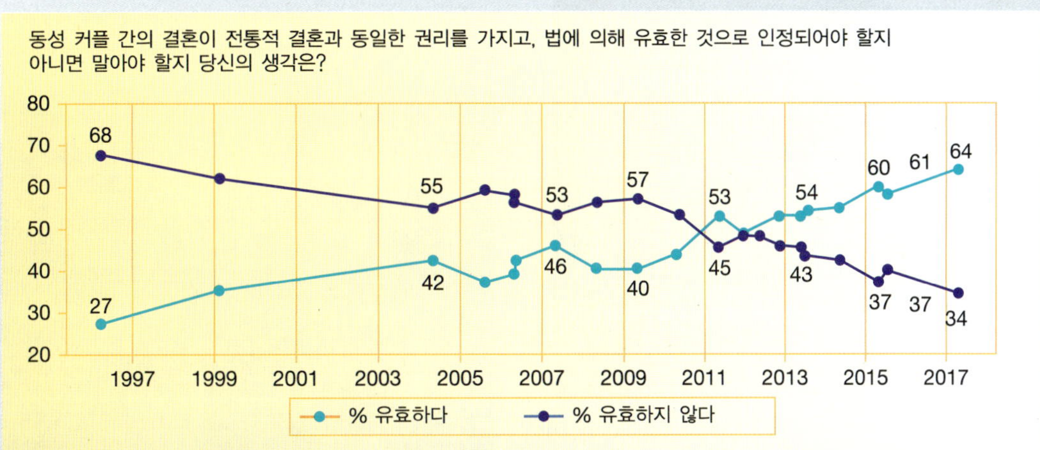

2001년 미국인의 57%가 동성 결혼을 반대하고 35%는 동의하였으나, 2017년까지 이 수치는 역전되어 미국인의 64%가 동성 결혼에 동의하고 34%가 반대하였다.

출처: McCarthy, J. (2017, 5월 15일). 동성애자 결혼에 대한 미국의 지원을 new high로 http://news.gallup.com/poll/210566/support-gay-marriage-edges-new-high.aspx에서 검색 (2018년 4월 29일)

결혼은 아주 훌륭한 제도이
다. 그러나 난 아직 그 제도가
준비되지 않았다.
-맥 웨스트
On Marriage
만약 두 사람이 가장 난폭하고 가장 제 정신이
아니고 가장 야만적이고 그리고 일시적인 정열
의 상황 하에 있을 때 그들은 그들이 흥분하고
비정상적이고 기진맥진한 상태가 될 때 죽음이
그들을 갈라 놓는다.
-죠오지 버나드 쇼

Brad Thompson/Shutterstock.com
Fuse/Getty Images

청년들은 신체적 매력, 태도, 배경, 관심이 비슷한 사람들과 결혼하는 경향이 있다(Luo, 2017).

2010년 미국 인구조사(US Census Bureau, 2011) 결과 당시 혼인 중 약 95%와 동거 커플의 80~90%가 같은 인종의 파트너를 선택했다. 이런 개념이 **동질혼**(homogamy)이다.

연구에 따르면 비슷한 배경을 가진 사람들 간의 결혼은 더 안정적인 경향이 있다(DeCuyper et al., 2012). 아마도 파트너와 가치나 태도를 더 많이 공유하기 때문일 것이다(Eeckhaut & Stanfors, 2013).

동질혼 비슷한 사람들과 결혼하는 관행

대부분의 사람들은 보통 (남편이 아내보다 2~5세 더 많도록) 자신의 연령대에 해당하는 파트너를 선택하는 연령 동질혼(age homogamy)을 따른다.

연령 동질혼을 선택하는 사람들은 청년기에 결혼하는 경향이 있다. 늦게 결혼하거나 재혼하는 사람은 나이가 너무 가까운 파트너를 선택하지 않거나 대개 다른 연령대의 사람들과 만난다(Qian & Lichter, 2018).

4. 결혼 만족도

낭만적인 관계의 본질과 파트너에 대한 만족은 성인기 동안 다양한 단계에서 부부의 안녕에 큰 영향을 미친다(Boerner et al., 2014). 결혼 만족도의 성별 차이에 대한

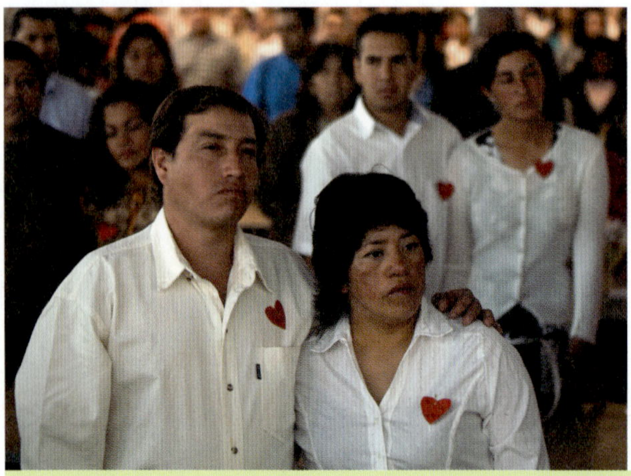
LUIS ACOSTA/AFP/Getty Images

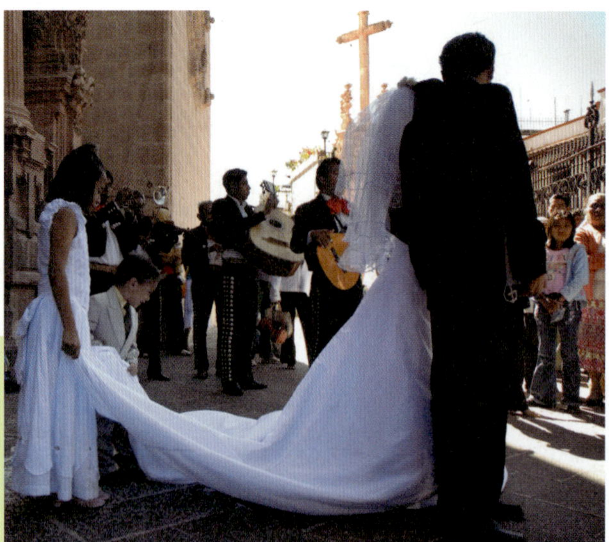
Diana Bier Taxco Wedding/Alamy Stock Photo

같은 나라 (이 경우 멕시코)에서도 사람들은 다양한 방식으로 결혼한다. 왼쪽에 있는 부부는 다른 많은 부부들과 함께 밸런타인 데이에 시민 결혼식에 참석하고 있다. 오른쪽에 있는 부부는 전통적인 교회 결혼식을 했고 이제 사진사들은 교회 근처에서 사진을 찍고 마리아치 앙상블은 그들의 결혼을 축하하기 위해 세레나데를 부른다.

메타 분석에 따르면 아내가 남편보다 결혼생활을 불행하게 여기고 이혼을 고려할 가능성이 높지만 그 차이는 크지 않았다(Jackson et al., 2014).

결혼한 부부를 대상으로 한 이탈리아의 한 연구에 따르면 능력에 대한 배우자의 자신감이 결혼의 질을 높이고 관계에 영향을 주었다(Bertoni et al. 2007). 결과적으로 결혼관계의 질은 개인의 신체적 영향 및 심리적 건강에 긍정적인 영향을 미친다(Boerner et al., 2014).

또한, 신뢰, 정직, 내면의 감정을 나누는 친밀감도 결혼의 만족도와 밀접한 관련이 있고 배우자의 심리적 지원도 마찬가지이다(Helliwell & Aknin, 2018).

사회생활에 대한 만족감은 결혼 만족도를 증가시키고, 모든 삶의 만족도에 영향을 준다(Dyrbye et al., 2014). 우울증 같은 심리 상태와 생활 방식도 결혼 만족도에 영향을 줄 것이다.

배우자 중 한 명이 폭음을 하고 다른 한 명은 그렇지 않다면 시간이 지날수록 결혼 만족도가 떨어진다(Homish & Leonard, 2007). 폭음하는 사람이 남자든지 여자든지 상관없다. 또한, 폭력이 있는 경우도 결혼 만족도는 급격하게 감소하였다(Lawrence & Bradbury, 2007).

첫 출산한 107명의 부부들의 조사에서 연구자들은 출산 1년간 영유아의 수면 패턴과 울음이 결혼 만족도에 미치는 영향을 조사했다. 일반적으로 결혼 만족도는 해가 지남에 따라 감소했으며 아기의 울음이 주요 원인으로 보인다(Meijer & van den Wittenboer, 2007). 부모의 수면 상실은 어려움을 더욱 가중시키는 요인이었다.

14-9 부모 세대

오늘날 많은 사람들이 결혼 나이가 늦어지면서 부모가 되는 것도 미루고 있다(Arnett, 2012; Wilcox & Marquardt, 2011). 우리나라 여성의 첫 번째 출산의 평균 연령은 32.3세이다(2020년 출생통계, 통계청). 자녀를 낳는 것은 일반적으로 청년기에 경험하는 것이 이상적으로 생각되지만, 매년 많은 10대 소녀가 자녀를 낳는다.

부모가 되는 것은 개인, 사회, 재정 등 거의 모든 삶의 영역에서 변화를 요구하는 중요한 삶의 사건이다(Redshaw & van den Akker, 2007). 사실, 현대 선진국에서 많은 개인이나 부부는 더 이상 부모가 된다는 것을 결혼이나 가족관계의 필수 부분으로 생각하지 않는다(Doherty et al., 2007).

아이를 갖지 않거나 한 명만 낳기로 결정하는 것이 점점 보편화되는 추세이다. 미국 여성은 50년 전 평균 3~4명(3.65)을 출산했지만 지금은 약 2명의 자녀를 낳고 있다. 우리나라는 급격하게 출산율이 떨어지면서 2020년도 합계 출산율은 0.84명이다. 즉, 1명의 자녀도 낳지 않는 사람이 많아지고 있다(2020, 통계청 출산 통계 자료).

이성 커플과 동성 커플의 관계에 대한 만족도

많은 연구자들이 관계의 만족도, 관계의 악화 및 관계의 종료를 예측하는 요인을 연구하였다. 이 연구에서 이성 커플과 동성 커플을 만족시키는 요소에 차이가 있는지 확인하기 위해 노력했지만 흥미로운 사실은 차이점을 찾기가 어렵다는 것이다.

이성애와 동성애 부부 모두 파트너와 권력을 공유할 때, 파트너에게 사회적 지원을 받을 때, 공정하게 싸울 때, 파트너가 관계에 헌신한다고 인식할 때 더 만족하였다(Lennon et al., 2013; Markey & Markey, 2014).

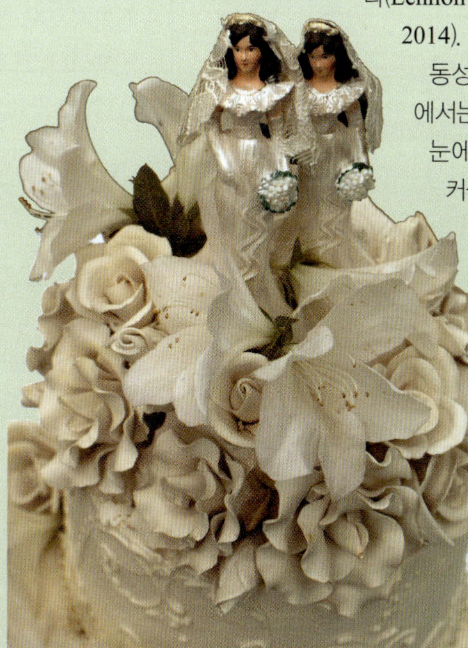
Masterfile

동성 커플과 이성 커플은 몇 가지 특징에서는 차이점이 있다.

눈에 띄는 것 한 가지 차이점은 동성 커플은 안정성의 측면에서 유리하다. 그들은 집안일을 성 역할에 대한 고정관념 없이 균등하게 분배하는 경향이 있다(Kurdek, 2005, 2006).

이성 커플의 관계에서 안정성에 도움이 되는 몇 가지 차이점도 있는데, 그들은 가족의 지원을 받을 가능성이 더 높고 사회 전체에서 낙인 찍힐 가능성이 적었다.

일부 아이들은 가임기까지 생존하지 못하기 때문에 미국의 경우 2.11명의 자녀가 있어야 '대체 수준'에 도달할 수 있다. 지금의 출산율이 동일하게 유지되고 이민자가 없다면 국가의 인구는 감소하게 된다.

사람들은 왜 자녀를 낳으려고 할까? 피임 방법의 신뢰도가 높아지면서 성행위와 생식이 분리되었다. 이 점을 고려하면, 가장 전통적인 가족제도에서 살거나 실수로 임신한 커플, 또는 성폭력 피해자인 여성을 제외한다면, 임신은 그들의 선택 사항이다.

선진국에서 대부분의 부부는 개인의 행복이나 웰빙을 위해 자녀를 갖기로 선택한다(Dyer, 2007). 더 전통적인 사회에서는 결혼관계의 유대감 강화, 사회적 안정을 제공함, 일손을 도움, 사회적 지위 제공, 가족 이름과 혈통을 유지, 재산권과 상속권 확보를 위해 자녀를 낳게 된다(Dyer, 2007). 이러한 이유들 때문에, 노년기에 노인을 돌봐야 하는 자녀들이 많아진다. 국가의 사회 보장제도가 노인을 지원하는 데 도움이 되지만, 많은 중년층(특히 딸)은 자녀 양육을 위해 힘을 쓰는 동시에 고령의 부모나 친척에게 정서적으로, 또는 다른 측면의 지원을 하기 위해 또 다시 노력을 해야 한다.

실제로 아이를 갖는 것이 결혼생활을 문제 상황에서 구원할 가능성은 거의 없다. 많은 연구에서도 신생아를 돌보는 스트레스가 더해지면서 출산 후 1년 동안 부부 간 적응의 질이 크게 저하되는 경우가 많았다(Pollmann-Schult, 2014).

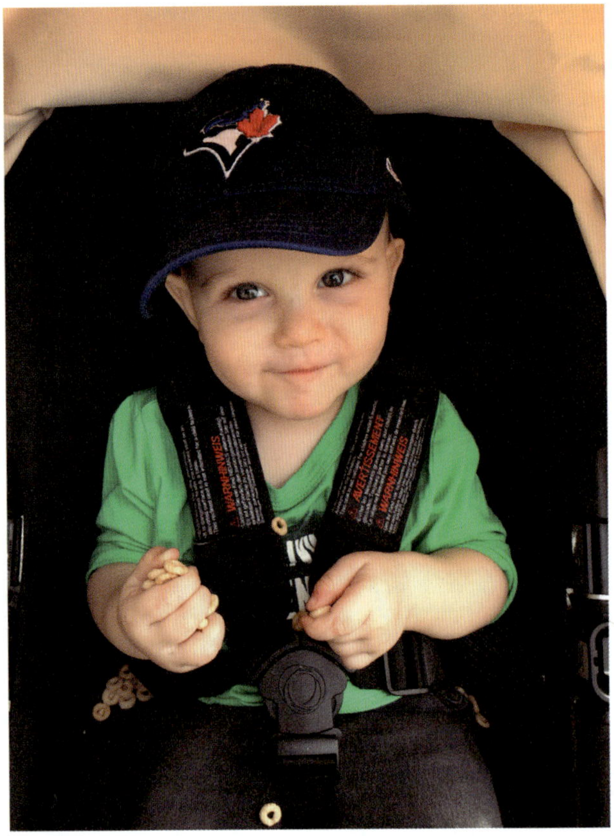
Spencer Rathus

FICTION

T (F) 자녀를 갖는 것은 문제 상황에 있을 때 결혼생활을 회복할 수 있는 방법이다.

자녀를 갖는 것이 곤경에 처한 결혼생활을 회복하는 방법이라는 것은 사실이 아니다. 결혼생활의 결과로 변한 환경은 부모나 아이의 적응에 도움이 되지 않는다.

1. 부모 세대와 역할 과부하

맞벌이 가정에서 신생아가 출생했을 때 생기는 변화에 대한 연구를 살펴보면 특히 출산 직후에 산모가 직장에 복귀해야 하는 부모는 자주 우울해 하고, 갈등이 생긴다(Rholes et al., 2014). 아버지는 아기를 돌보는 역할을 말로 대처하여 립 서비스에 그치거나 이것저것 도움을 주고자 몇 가지 일을 하지만 거의 항상 1차 보호자는 어머니이므로 역할이 과부하 된다. 즉, 어머니는 아기의 1차 보호자이면서 어려운 경제 상황에서 생계 수단의 한 부분의 책임자로서 역할의 어려움을 겪는다.

그러나 가정생활은 스트레스가 기본으로 전제된 곳이 아니다. 자녀를 계획하고 출산하고 양육하는 과정에 대한 한 종단 연구에서는 가정생활이 이처럼 스트레스를 받을 필요가 없다는 근거를 보여준다(McHale & Rotman, 2007).

연구자들은 첫 아이를 기대하는 45쌍의 부부들을 임신 기간부터 유아기까지 반복적(출생 후 3개월, 12개월, 30개월)으로 조사한 결과, 배우자의 양육에 대한 신념에 일반적으로 동의하고 누가 무엇을 해야 하는지 합의가 된 부부들은 출산 후 안정적으로 견고한 적응 양상을 보였다. 즉, 부부가 똑같이 육아를 나누어야 한다고 믿고 그에 따라 살고 있다면 출산 후 생활에 잘 적응하게 된다. 혹은, 한 명의 부모가 주로 돌봄을 책임지는 것이 바람직하며 그 시나리오를 준수해야 한다고 믿을 때에도 좋은 적응 양상이 나타났다. 즉, 표현된 신념과 부부의 행동이 일관성이 있을 때 부부의 적응을 예측할 수 있다.

2. 맞벌이 가정의 부모

현대 생활의 재정적 현실과 여성운동은 여성의 자리를 가정에서 직장으로 확장시켰다. 따라서 결혼한 젊은 성인이나 아이를 동반한 젊은 성인이 맞벌이 가정인 경우가 더 많다.

유럽과 미국의 연구에 따르면 맞벌이 가정의 어머니는 아버지보다 더 많은 스트레스를 받고 맞벌이 가정에서는 가족 내 역할에서 심각한 성별 차이가 보일 수 있다(Schneewind & Kupsch, 2007; Wall, 2007).

884명의 맞벌이 부부에 대한 연구에서도(Chesley & Moen, 2006) 자녀 양육은 맞벌이 여성에게는 웰빙 감소로 이어지지만, 아이러니하게도 맞벌이 남성에게는 웰빙 증가와 관련된다. 여성의 직장 생활로 두 번째 수입이 추가되기 때문에 남성들은 경제적 스트레스에서 벗어날 수 있었을 것이다. 여성의 직업이 근무 일정을 유연하게 조정할 수 있다면 고정된 일정에서 근무하는 여성보다 스트레스를 덜 받게 된다. 이것은 과부하된 역할을 더 잘 관리할 수 있는 근무 여건 때문일 것이다.

직장에서 일어나는 일이 반드시 직장에만 머무르지는 않는다(Drummond et al., 2017). 113명의 맞벌이 부부를 조사한 결과, 직장에서의 문제가 부부 사이에 긴장감을 조성하고, 건강 문제 및 관계의 불만족에 영향을 주는 것으로 나타났다(Matthews et al., 2006).

일과 가정생활의 균형에 문제가 생겨서, 일을 줄이거나 직장을 완전히 그만 두는 것은 주로 아버지가 아니라 어머니이다(Wall, 2007).

맞벌이 가정에서 자란 194명의 청소년들은 그 경험 때문에 자라서 아이를 낳게 되면 일반적으로 여학생인 경우는 자신이, 남학생인 경우는 배우자가 미래에 일을 줄이거나 그만 둘 것이라고 생각했다(Weinshenker, 2006).

그러나 이들은 경력 중단이 촉발하는 문제에 대한 시각은 제시하지 못했다. 하지만 그들의 어머니가 일한다는 사실은 남녀 평등주의에 대한 청소년(여성과 남성)들의 인식을 고무시키는 영향을 주었다.

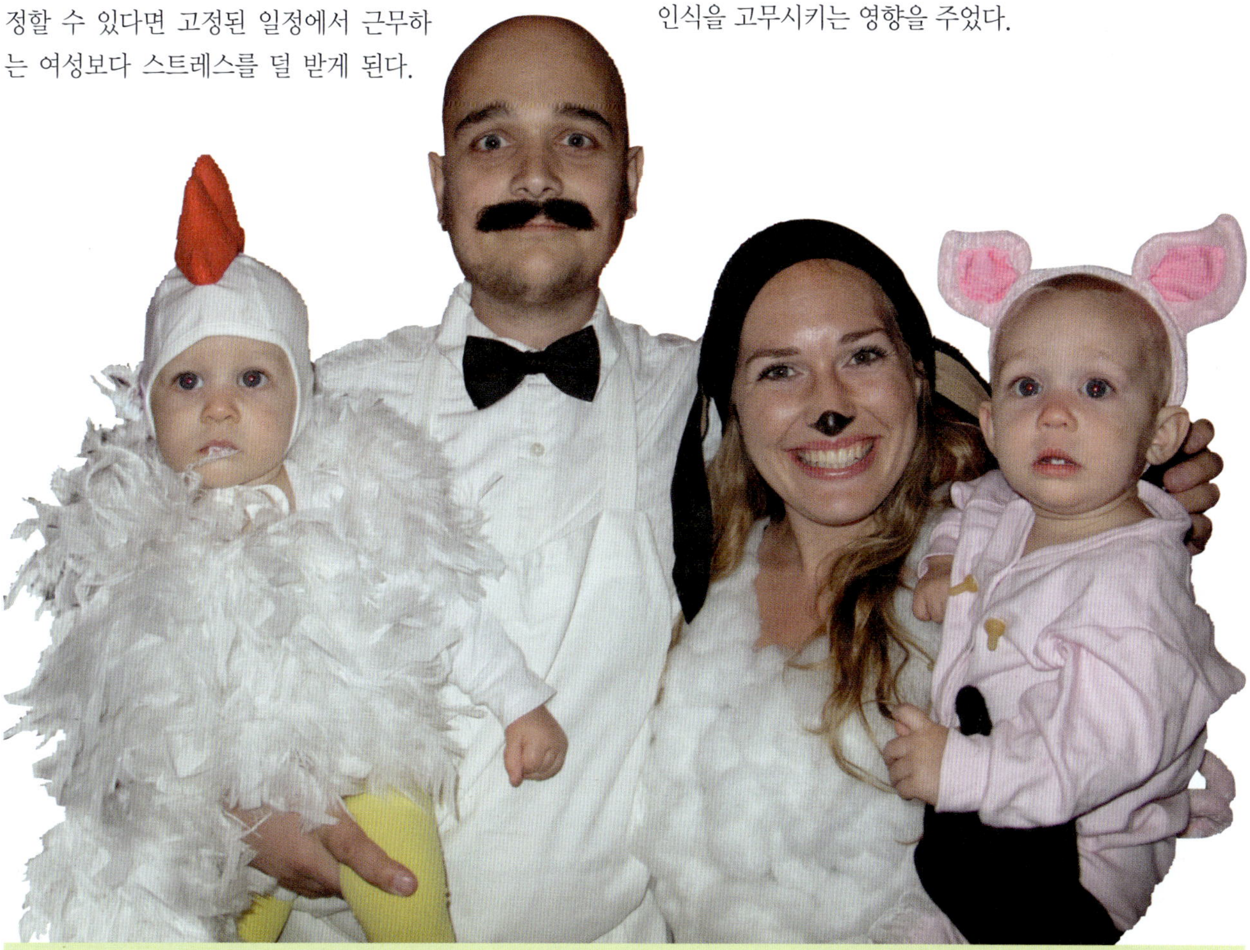

Jade Brookbank/Taxi/Getty Images

본문에서 우리는 "사람들이 왜 아이를 낳는가?"라는 질문을 던졌다. 반대로 우리는 "왜 아이들에게 부모가 있는가?"라고 물을 수도 있다.

3. 큰 분열 : 첫 아이를 출산하는 연령

여성이 첫 자녀를 낳는 나이는 일반적으로 미국에서 1972년 21세에서 현재 26.3세(출생과 탄생, 2016)로 올라가고 있다.

우리나라 여성의 첫 출산 연령은 1990년 24.8세에서 2020년 32.3세로 계속 증가하고 있다(2020, 통계청 출산통계). 그 이유 중 하나는 호르몬 임플란트 및 자궁내 피임기구(IUD)와 같은 장기간 지속되는 피임 방법의 사용과 성교육으로 10대에서 원하지 않는 임신과 출산이 감소하기 때문이다. 그러나 단순히 첫 출산 연령의 숫자에만 의미를 두어서는 안 된다. 첫 아이 출산 시 여성의 나이는 결혼 여부와 대학 학위 소지 여부에 따라 크게 다르기 때문이다.

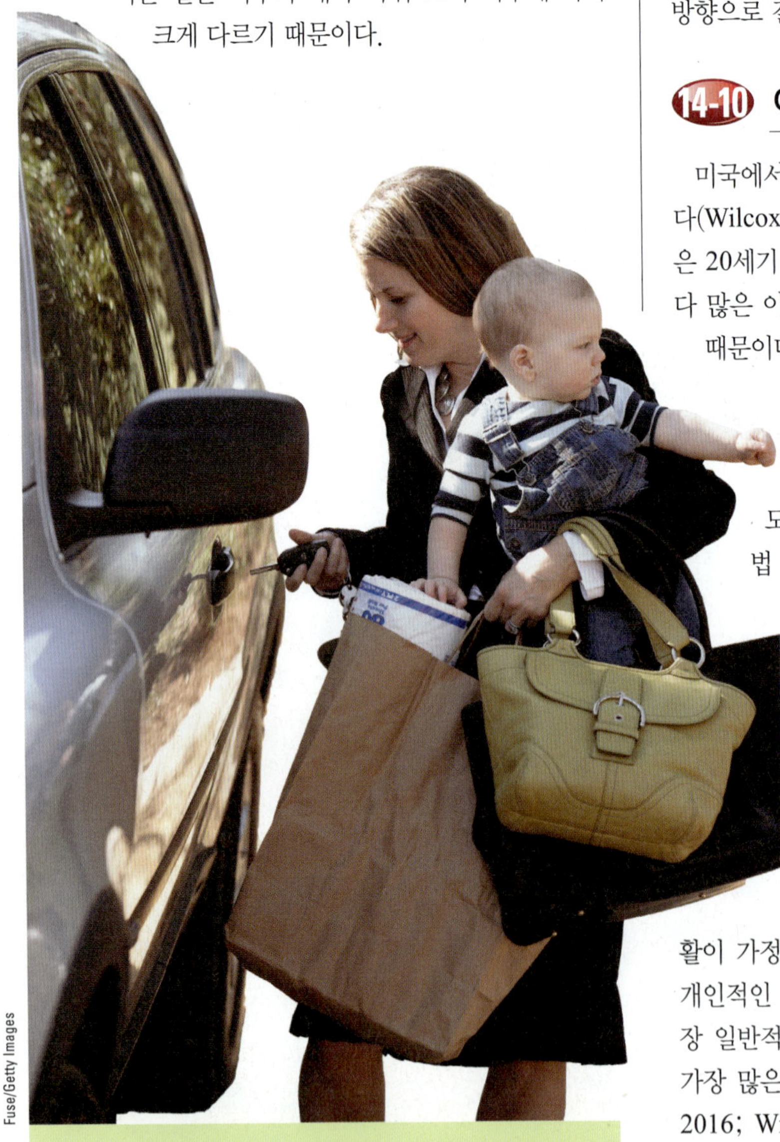

Fuse/Getty Images

미국 연구에 따르면 맞벌이 가정의 어머니는 아버지보다 더 많은 스트레스를 받는다.

뉴욕 타임즈(마이어스, 2018)에 의뢰하여 조사한 미국의 미혼 여성의 평균 초산 연령은 23.1세, 기혼 여성은 28.8세, 대학 학위 이상(기혼 또는 미혼) 여성은 30.3세로 나타났다. 대학생에게는 30세의 나이가 이전 세대의 20세와 같을 수 있다. 그들은 부모가 되기 전에 경력을 쌓고 재정적 안정을 만들기 위해 노력한다.

30대(또는 그 이후)에 양육을 시작하는 여성은 종교적이거나 보수적이기보다 자유로운 가치관과 태도를 갖는 경향이 있고, 집안 일과 육아 책임을 파트너와 더 동등하게 공유한다. 그러나 이들 모두에게 파트너가 있는 것은 아니다. 늦게 자녀를 낳는 일부 여성들은 자녀를 낳고자 한 자신의 선택을 파트너 없이 혼자 자녀를 낳고 키우는 방향으로 결정할 수도 있다.

14-10 이혼 : 결합의 파기

미국에서 결혼의 40~50%는 이혼으로 마침표를 찍는다(Wilcox & Marquardt, 2011). 그만큼 미국의 이혼율은 20세기 내내 꾸준히 증가했다. 이혼한 여성이 남성보다 많은 이유는 이혼한 남성이 재혼할 가능성이 더 높기 때문이다.

이혼이 증가하는 이유는 무엇일까?

1960년대 중반까지 이혼의 유일한 법적 근거는 간음이었다. 그러나 지금은 미국의 거의 모든 주에서 무과실 이혼법이 제정되어 혼인 위법 행위를 발견하지 않고도 이혼이 허용된다.

여성의 경제적 독립성도 이혼율에 기여했다. 오늘날 많은 여성들이 문제가 있는 결혼생활에서 벗어날 수 있는 경제적 수단을 가지고 있다. 그리고 중요한 것은 많은 사람들이 결혼을 절대적인 제도가 아니라 변경 가능한 조건으로 간주한다는 것이다.

오늘날 젊은 청년들은 조부모 세대보다 결혼에서 더 많은 것을 원한다. 그들은 결혼생활이 가정생활과 자녀 양육을 위한 제도일 뿐만 아니라 개인적인 성취도 이루기를 기대한다. 오늘날 이혼의 가장 일반적인 이유는 의사소통의 문제와 이해 부족이며, 가장 많은 불만이 남편의 비난이다.(Theiss & Leustek, 2016; Wilcox & Marquardt, 2011). 영국의 한 연구에 따르면 폭력, 외도, 파트너에 대한 헌신 부족도 이혼의 이유가 된다(Lampard, 2013).

1. 이혼 비용

이혼은 일반적으로 재정적, 정서적 문제로 이어진다. 가구가 분리되면서 각 파트너 모두 이전 생활 수준을 유지할 수 없다. 이혼은 남성보다 여성의 재정 상태에 더 큰 타격을 준다. 경력을 쌓지 않은 여성은 더 젊고 경험이 많은 근로자와 경쟁하기 위해 고군분투를 해야 한다.

이혼한 어머니들은 종종 자녀 양육을 전적으로 책임지고 소득을 증가시켜야 하는 복합적 스트레스에 직면한다. 이혼한 아버지의 상황이 어려워져서 위자료와 자녀 양육비를 지불하기가 어려울 수도 있다.

이혼은 또한 배우자와 부모로서의 실패했다는 느낌, 미래에 대한 외로움과 불확실성, 우울증을 유발할 수 있다. 결혼한 사람들은 삶의 스트레스와 긴장에 더 잘 대처하는 것으로 보인다. 아마도 서로 감정적인 지원을 제공하기 때문일 것이다. 이혼한 사람들은 신체 및 정신질환의 비율이 매우 높으며(Lorenz et al., 2006; Perry, 2014) 자살률도 높은 경향이 있다(Batterham et al., 2014).

중년기의 사회적, 정서적 발달에 관한 장에서 언급했듯이, 부모가 이혼할 때 자녀가 가장 큰 피해자인 경우가 많지만 만성적인 결혼 갈등은 자녀에게 심리적 고통을 준다(Amato, 2006; Amato & Anthony, 2014). 연구자들은 이혼 후 아동의 문제가 이혼 자체뿐만 아니라 이혼 후 양육의 질 저하와 관련이 있다고 지적한다.

양부모 모두 양육 책임을 이행하고, 부부 사이의 의견 차이나 단점을 우선순위에서 제쳐두고 충분히 양육 방식에 동의할 때 자녀의 적응이 강화된다. 이혼한 부모가 아이들 앞에서 서로에 대해 부정적인 말을 하지 않을 때 도움이 된다(Hetherington, 2006).

적응의 어려움에도 불구하고 이혼한 많은 사람들이 결국 다시 재혼하여 혼인 상태로 돌아온다. 실제로 이혼은 개인적인 성장과 쇄신, 그리고 자신을 살피고 새롭고 보람 있는 삶을 살 수 있는 기회를 제공할 수 있다. 부모가 이혼한 대부분의 아이들도 회복되지만 회복에는 1~2년이 걸릴 수 있다(Arkowitz & Lilienfeld, 2013).

다음 장에서 볼 수 있듯이 성인 중기는 성인 초기부터 계속되는 도전과 또 다른 새로운 도전들을 제시한다. 가족을 보호해야 하는 과제는 지속되고 때로는 자녀와 손자, 또한 연로한 부모의 두 방향으로 이동한다.

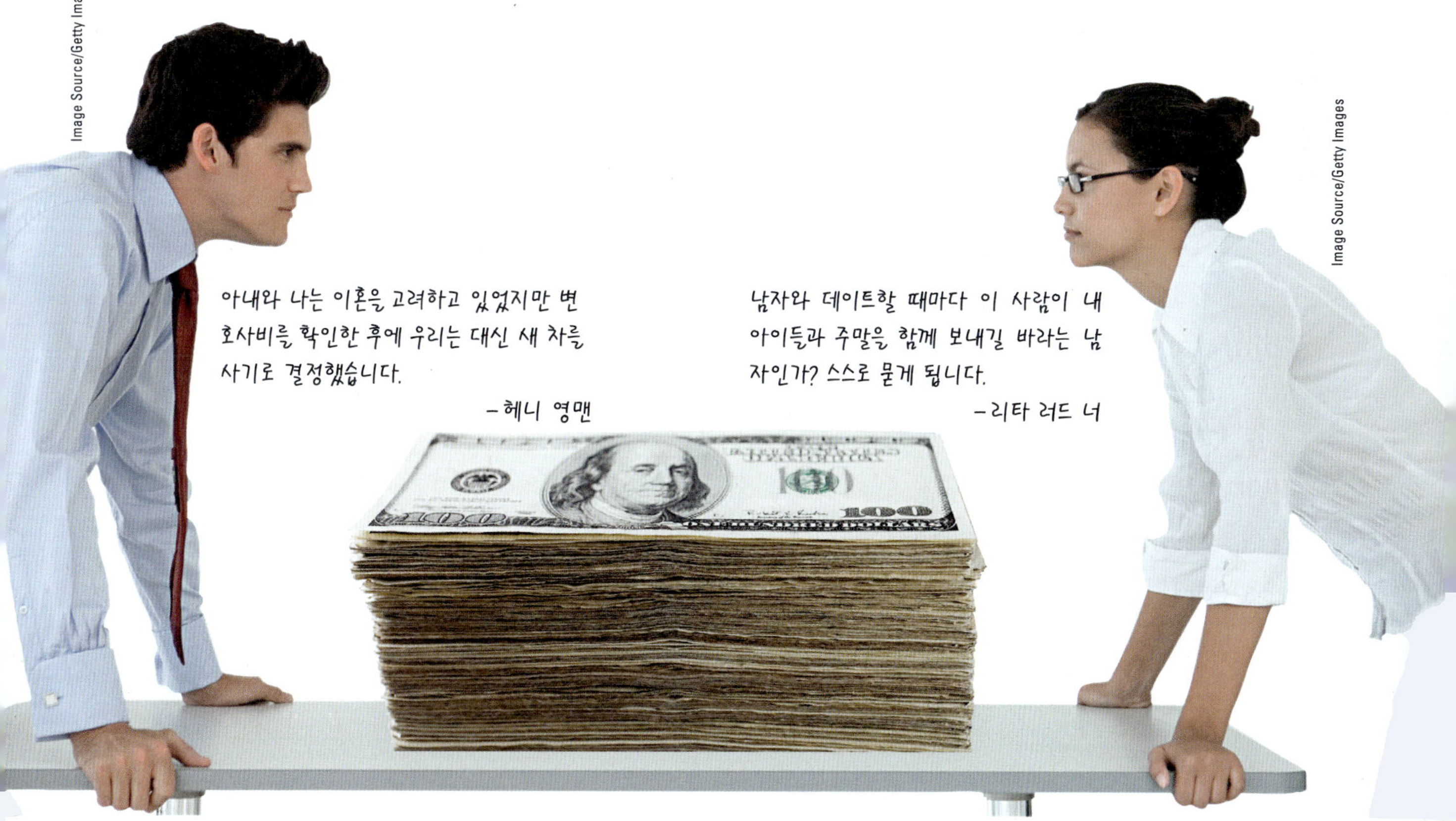
아내와 나는 이혼을 고려하고 있었지만 변호사비를 확인한 후에 우리는 대신 새 차를 사기로 결정했습니다.
-헤니 영맨
남자와 데이트할 때마다 이 사람이 내 아이들과 주말을 함께 보내길 바라는 남자인가? 스스로 묻게 됩니다.
-리타 러드 너
Image Source/Getty Images

Image Source/Getty Images

점검하기

빈칸 채우기

책 뒷편에서 답을 찾을 수 있습니다.

1. 에릭 에릭슨(Erik Erikson)에 따르면, 성인 초기의 삶의 위기는 _________대 친밀감이다.

2. 다니엘 레빈슨(Daniel Levinson)은 젊은 성인이 역사에 자신의 흔적을 남기려는 욕구를 _________(으)로 언급한다.

3. 남성은 _________ 색상의 배경을 가진 여성을 더 매력적이라고 평가한다.

4. _________ 심리학자들은 짝에 대한 선호도의 성별 차이가 생식 이점과 관련이 있다고 하였다.

5. 스턴버그(Sternberg)에 따르면 서로에 대한 열정만 경험하는 사람들은 일종의 _________라고 부르는 사랑을 경험하고 있는 것이다.

6. 재정적 필요로 인해 집을 떠났다가 돌아온 청년들을 _________세대라 한다.

7. 연속적 _________의 관행에서 한 사람은 연속적인 독점 성관계를 갖는다.

8. 비슷한 사람끼리의 결혼 개념을 _________라고 한다.

9. _________은(는) 20대 초반 미국인들에게 가장 흔한 생활 방식이다.

10. "초록 눈을 가진 괴물"은 _________(이)다.

선다형 문항

1. 개별화(개인화)는 어떤 과정으로 일어나는가?
   a. 자신의 원래 가족에 대한 반항
   b. 친척과의 관계보다 일이나 대학에서 우정을 우선으로 함
   c. 모라토리엄에 들어감
   d. 자신의 가치를 부모와 사회의 가치와 통합함

2. 에릭슨과 해비거스트가 다른 연구자들에게 비판을 받은 견해는?
   a. 돈은 청년기의 전부이다.
   b. 청년들은 부모와 사회 전반에 대해 너무 비판적이다.
   c. 일부 개인은 대학에 진학할 준비가 되지 않았다.
   d. 금욕이나 독신으로 남아있는 청년들은 정상적으로 발달하지 않는다.

3. 다니엘 레빈슨과 그의 동료들이 언급한 30대 후반의 특징은?
   a. 정착하거나 뿌리를 내린다.
   b. 20대에 구축하기 위해 고군분투했던 삶을 파기한다.
   c. 정치적으로 더 자유롭다.
   d. 이원론적 사고에서 벗어난다.

4. 스프리처와 그녀의 동료에 따르면 ________는(은) 데이트, 성별 및 장기적인 관계와 함께 파트너를 선택하는 주요 고려 요소이다.
   a. 지성　　b. 신뢰성과 사회적 지위
   c. 외모　　d. 유머 감각

5. 동거와 이혼 사이의 관계는 무엇인가?
   a. 동거는 이혼의 원인이다.
   b. 불안정한 사람들이 동거한다.
   c. 동거와 이혼 사이에는 연관성이 없다.
   d. 동거와 이혼 사이에는 양의 상관관계가 있다.

6. 퓨 리서치 센터 설문조사에 따르면 4명 중 3명 이상의 미혼 여성이 배우자나 파트너를 선택할 때 ________를 매우 중요하게 생각할 가능성이 높다.
   a. 자녀 양육에 대한 태도　　b. 나이
   c. 안정적인 직업　　d. 종교

7. 스턴버그의 사랑 이론에 따른 사랑의 3요소가 아닌 것은?
   a. 질투　　b. 열정
   c. 헌신　　d. 친밀

8. 외로운 사람들은 다음과 같은 특성을 모두 가지고 있는 것으로 나타났다. 해당되지 않는 것은?
   a. 거절에 대한 두려움
   b. 불충분한 생활수준
   c. 사회적 기술부족
   d. 다른 사람들에 대한 관심부족

9. 오늘날 미국에는 약 ________ 백만 명의 남녀 커플이 동거하고 있다.
   a. 2.5　　b. 5.0
   c. 8　　d. 15.0

10. 동성 커플의 불안정성을 돕는 요인은?
    a. 이성 커플보다 가족의 지원을 받을 가능성이 더 높다.
    b. 이성 커플보다 집안일을 더 균등하게 분배하는 경향이 있다.
    c. 이성 커플보다 사회에서 낙인찍힐 가능성이 적다.
    d. 대도시에 사는 경향이 있다.

15 Middle Adulthood: Physical and Cognitive Development

성인 중기(중년기): 신체 및 인지 발달

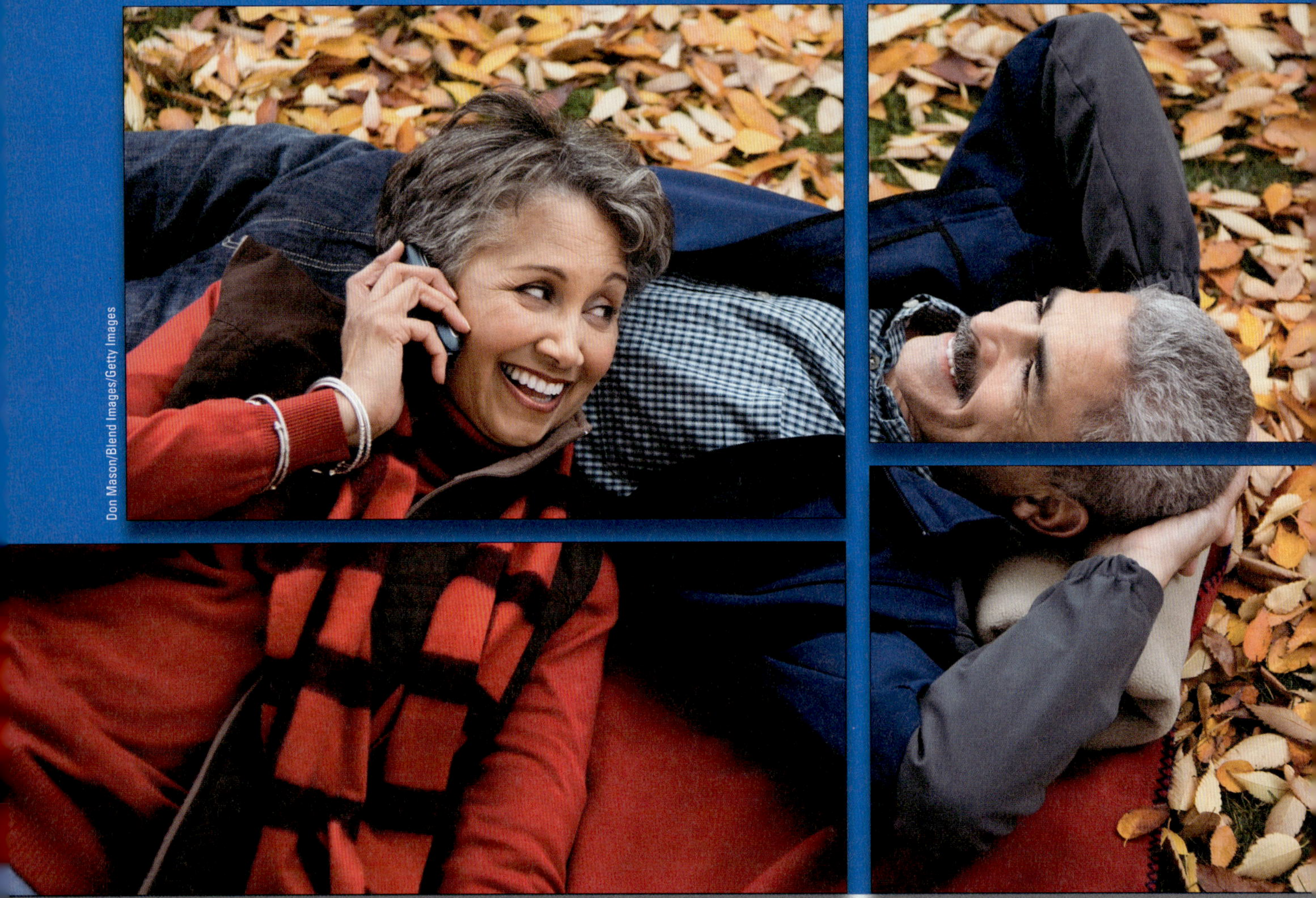

Don Mason/Blend Images/Getty Images

학습 성과

이 장의 성취 목표

- **15-1** 성인 중기(중년기)의 신체 발달을 설명할 수 있다.
- **15-2** 성인 중기(중년기)의 암, 심장병 등 주요 건강 문제에 대해 논의할 수 있다.
- **15-3** 면역 체계의 기능을 설명할 수 있다.
- **15-4** 성인 중기(중년기)의 성적 변화와 성기능 장애를 설명할 수 있다.
- **15-5** 성인 중기(중년기)의 인지 발달을 설명하고 결정적 지능과 유동성 지능을 구별할 수 있다.
- **15-6** 성인 중기(중년기)의 창의성과 지식 증진에 대해 논의할 수 있다.

어떤 이론가들은 중년기를 인생의 황금기로 설명한다. 어떤 이는 그 시간을 인생의 위기 혹은 쇠퇴의 시기라 묘사한다.

> 일부 이론가는 중년기를 인생의 절정기로 보는 반면 일부 다른 사람들은 위기나 쇠퇴의 시기로 묘사하고 있다.

몇 년 전, 미국 가족위원회(The American Board of Family Practice)는 1,200명의 미국인에게 언제 중년이 시작됐다는 것을 알게 되었는지 물었다. 46%의 응답자가 새로 나온 음악 그룹(아이돌 그룹)이 누군지 모른다는 것을 깨닫게 되면서 중년이라는 것을 인식했다고 답했다(Beck, 1992).

만일 지금 투표를 한다면 넷플릭스 '오징어 게임'에서 누가 승리했는지 모를 때 중년이 시작된다고 답하는 사람들이 많을 것이다.

연대기로 구분할 때 대부분의 이론가들은 **성인 중기**(middle adulthood)를 40세에서 65세까지로 정의하고, 60세에서 65세는 중년 후반기로 보고 있다. 그러나 일부 이론가들은 우리가 진정으로 늙었다고 느끼는 만큼만 노화되고 있다고 주장하고, 오늘날의 65세는 예전에 55세와 마찬가지라고 주장하고 있다.

신체적인 관점에서 말하면 우리는 성인 초기(청년기)에 정점에 이르지만 바른 식습관과 규칙적인 운동을 하는 사람들은 여러 면에서 중년기에 천천히 상대적으로 적은 신체적 쇠퇴를 겪을 것이다. 나이가 들어감에 따라 다양한 질병에 더 취약해지지만 부상이나 사망을 초래할 수 있는 무책임한 행동은 줄어든다.

반면에 일부 감각과 성적 변화는 중년기에 주요 문제가 될 수 있다. 인지적 측면에서는, 성인 중기(중년기)에 많은 지적 기능이 정점에 이르지만 처리 속도가 약간 떨어지고 기억력도 다소 저하될 수 있다. 그럼에도 불구하고 이들은 종종 전문 지식을 갖추고 있기 때문에 인지적으로 균형을 취하고 있다.

15-1 신체 발달

우리 앞에 두 사람이 있다고 가정해 보자. 두 명은 같은 방식 또는 같은 비율로 노화가 진행되지 않는다. 이것이 노화의 **개인차**(interindividual variability)이다. 그러나 개인차가 있어도 생리적 노화는 신체의 외피계(신체의 피부, 머리카락, 손톱), 감각, 반응시간 및 폐 용량의 변화로 정의되며 이 변화는 불가피하다. 신진대사, 근육량, 힘, 골밀도, 유산소 능력, 혈당 내성 및 체온조절 능력의 변화는 어느 정도 조절될 수 있으며 때로는 운동과 식이요법을 통해 더 좋아질 수도 있다.

피부와 머리카락 머리카락은 머리카락 색깔을 담당하는 멜라닌(melanin)이 감소하면서 일반적으로 성인 중기에 회색빛으로 변하기 시작한다. 특히, 남성은 노화와 함께 탈모도 가속화된다. 노화로 인한 많은 주름은 자외선에 노출되어 발생한다. 성인 초기에 접어들면 점차적으로 피부에 탄력을 주는 단백질을 적게 생성하기 시작한다. 또한, 우리 몸은 정기적으로 탈락되고 재생되는 피부 바깥층의 각질 세포(keratinocyte)를 더 적게 만들어서 피부가 건조해지고 갈라지기 쉬운 상태가 된다.

성인 중기 40~45세에 시작하여 60~65세에 끝나는 성인 초기와 성인 후기 사이의 단계

개인차 사람들마다 다른 방식으로 또는 다른 비율로 노화가 진행되는 현상

감각 기능(sensory functioning) 나이와 관련된 정상적인 시력 변화는 30대 중반에 나타나기 시작하지만 시력에 문제가 있다고 느끼는 시기는 중년기이다.

TRUTH OR FICTION?

T F 선진국 사람들은 세계 최고의 의료 서비스를 통해 이익을 얻는다.

T F 폐경은 여성의 성적 욕구가 끝났다는 신호이다.

T F 성 기능 장애는 드문 질환이다.

T F 한 국가의 평균 IQ 점수는 시간이 지나도 일정하게 유지된다.

T F 표준화된 지능 테스트의 언어 하위 영역 점수는 평생 동안 증가할 수 있다.

T F 모든 유형의 기억 기능은 성인 중기에 감소한다.

T F 성인 중기의 사람들은 더 이상 성인 초기처럼 창의적이지 않다.

노안(presbyopia, '오래된 시력'의 라틴어)은 렌즈의 탄력 상실로 근처의 물체나 작은 글씨에 초점을 맞추거나 인식하기 어렵게 만드는 것을 의미한다. 백내장, 녹내장 및 청력 상실은 일반적으로 성인 후기의 문제이다.

반응 시간(reaction time) 자극에 반응하는 데 걸리는 시간은 주로 신경계의 변화로 나이가 들어가면서 증가한다. 뉴런의 역할은 시각이나 소리같은 신호를 감지하고 이에 대한 근육 반응을 조정하는 것인데, 25세 무렵부터 뉴런이 감소하기 시작한다.

Canva Pty Ltd/Alamy Stock Photo

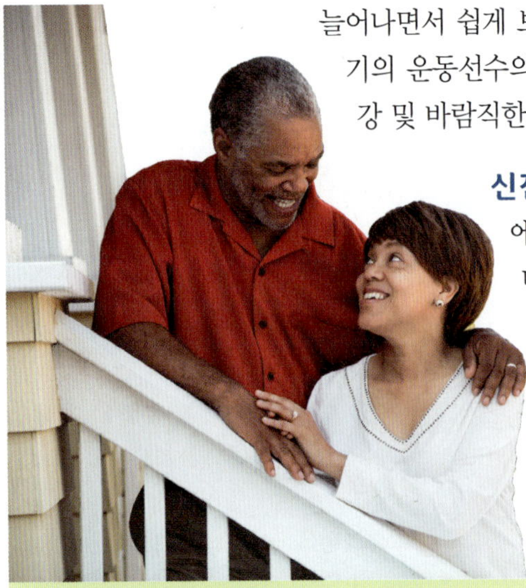

중년에 머리카락이 회색으로 변하고 신체적 과정이 약간 감소하지만 건강한 식이요법, 운동 및 건강검진으로 중년기를 즐겁고 생산적으로 만들 수 있다.

폐활량(lung capacity) 폐 조직은 나이가 들어감에 따라 경직되고 확장하는 공간이 감소한다. 그 결과 호흡 능력은 성인 초기와 후기 사이의 절반으로 감소하게 된다. 우리는 규칙적인 운동으로 이러한 손실을 대부분 막을 수 있고, 중년기에 운동을 시작하면 이전보다 호흡 능력이 확장될 수 있다.

제(除) 지방 신체질량과 체지방(Lean-body mass, Body fat)

20세부터 10년마다 거의 약 3.17kg의 제 지방량(체중에서 체지방량을 제외한 값)을 잃게 되고, 45세 이후에는 제 지방량의 손실률이 가속화된다. 근육을 포함하여 제 지방량이 사라진 자리는 지방으로 대체되어 결과적으로 평균 체질량지수(BMI, Body Mass Index)가 상승한다.

근력 근육의 손실은 힘을 약화시킨다. 그러나 근육의 변화는 완만하게 나타나고 중년기에 운동을 하면 남아있는 근육 세포의 크기가 늘어나면서 쉽게 보상할 수 있다. 중년기의 운동은 청년기의 운동선수의 능력에 도달하지 못하지만 활력, 건강 및 바람직한 체형에 기여한다.

신진 대사(metabolism) 신진 대사는 에너지를 생산하기 위해 신체에서 일어나는 과정 또는 음식물을 '태우는' 것이다. 휴식 시 대사율—기초 대사율(BMR)—은 나이가 들면서 감소한다. 지방 조직은 근육보다 칼로리를 적게 태우며 BMR의 감소는 주로 근육 조직의 손실과 이에 상응하는 지방 조직의 증가에 기인한다.

나이가 들어감에 따라 체중을 유지하는 데 필요한 칼로리가 적기 때문에 중년층(및 노인)은 청년과 같은 양을 먹으면 체중이 증가할 가능성이 높다.

골밀도(Bone Mass Density, BMD) 주로 칼슘으로 구성된 뼈는 40세 무렵부터 밀도와 힘을 잃기 시작한다. 골밀도가 감소하면 뼈는 더 골절되기 쉽다. 척추, 엉덩이, 허벅지(대퇴골) 및 팔목의 뼈는 나이가 들면서 가장 골밀도가 저하되는 부분이다. 17장에서 골다공증에 대해 살펴보기로 한다.

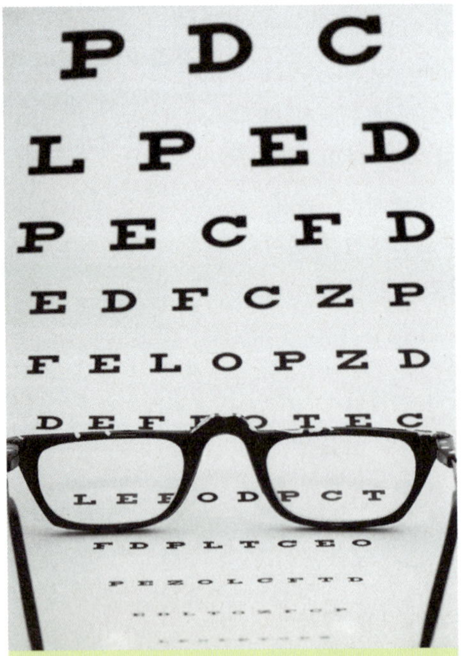

중년에는 눈(알)이 뻣뻣해져 작은 글씨에 초점을 맞추기가 더 어려워진다. 많은 사람들이 이 단계에서 돋보기를 사용하기 시작한다.

유산소 용량 나이가 들면서 심혈관 시스템의 효율성이 떨어진다. 심장과 폐 근육이 위축되어 폐로 들어오는 산소가 적고 심장이 혈액을 덜 내뿜기 때문에 유산소 용량이 감소한다. 최대 심박수는 나이가 많아지면 감소하지만 어느 나이에서나 운동은 유산소 용량을 증가시킨다.

혈당 수치 혈당 또는 포도당은 세포의 기본 연료이자 에너지원이다. 포도당의 에너지는 세포의 활동을 지원하고 체온을 유지한다. 포도당은 혈류를 순환하며 췌장에서 분비되는 호르몬인 인슐린의 도움을 받아 세포로 들어간다.

나이가 들면 우리 몸의 조직은 혈

노안 수정체의 탄력 상실로 가까운 물체에 초점을 맞추기 어렵게 된 노화 현상류에서 포도당을 흡수하는 능력이 떨어지고 신체 조직은 인슐린에 대한 민감성을 잃는다. 따라서 췌장은 동일한 효과를 얻기 위해 더 많은 인슐린을 생산해야 한다. 결국 혈당 수치가 상승하여 성인기에 발병되는 제2형 당뇨의 위험이 많아진다.

15-2 건강

선진국에서 40~65세 사람들의 건강은 그 어느 때보다 양호하다. 대부분 질병에 대한 예방접종을 받고 예방적 건강관리를 실천한다. 40세가 되면 매년 건강검진을 받는 것이 권장된다.

그러나 다양한 질병의 발생과 치료에 있어서 인종, 민족, 성별간 차이가 있다. 특정 그룹의 사람들은 고혈압이나 특정 유형의 암과 같은 만성 질환이 발생할 가능성이 더 높다. 세계 최고의 의료 서비스를 통해 이익을 얻는 선진국 사람들은 일부에 불과하다.

일부 인종이나 소수 민족 집단은 의료 서비스를 받을 수 없으며, 경제적 상황이나 거주지에 따라 의료 서비스에 접근이 어려울 수 있다. 남성은 어떤 증상이 있을 때 질병을 찾기 위해 병원에 가는 것을 여성만큼 잘 하지는 않는다.

FICTION

T (F) 선진국 사람들은 세계 최고의 의료 서비스를 통해 이익을 얻는다.

선진국 사람들이 세계 최고의 의료 서비스를 통해 이익을 얻는다고 말하는 것은 잘못된 것이다. 사실 선진국에도 '최고의 의료 서비스'에 접근할 수 없는 사람이 많다.

중년기 사람들은 건강의 관점에서 장차 문제가 될 수 있는 일들에 집중한다. 그러나 대부분은 정기적인 건강검진을 받고, 식단에 주의를 기울이고, 운동을 하고, 흡연을 피하고, 적당히 술을 마시고, 지지적 관계 유지와 스트레스를 조절한다면 건강을 해치는 일들을 중단할 수 있다.

1. 중년기의 주요 사망 원인

청년기에는 세 가지 주요 사망 원인인 사고, 살인, 자살에 대한 예방을 강조했다. 중년기에는 사망 원인으로 질병이 대두되기 시작한다(표 15.1 참조). 암과 심장병이 1위와 2위이며 사고는 3위에 해당한다. 물론 암과 심장병도 어느 정도 예방할 수 있다.

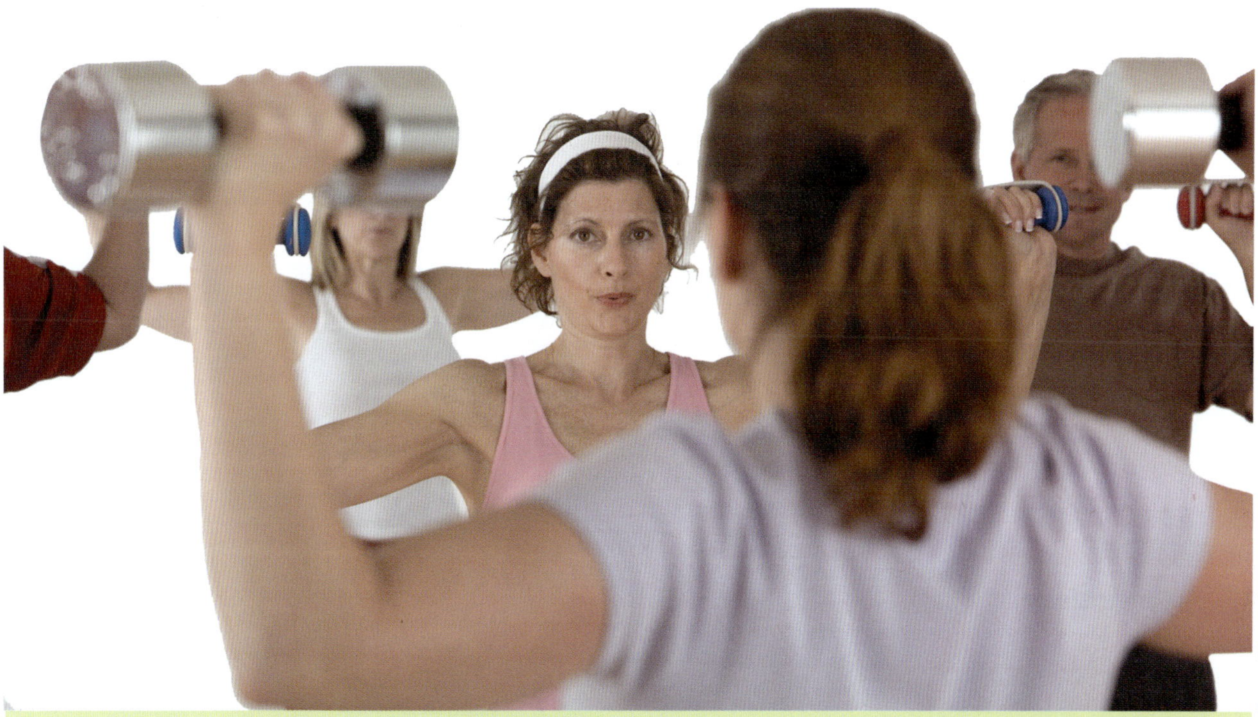

Comstock Images/Stockbyte/Getty Images

중년에는 근력이 점차적으로 감소하지만 앉아서 TV만 보던 사람이 운동을 시작하면 근육량을 크게 증가시킬 수 있다.

표 15.1	중년기 사망의 주요 원인 – 미국 2016
45~54세	55~64세
암	암
심장 질환	심장 질환
사고	사고
자살	호흡기 질환
간 질환	당뇨병
당뇨병	간 질환
뇌졸증	뇌졸증
호흡기 질환	자살
혈액 중독	혈액 중독
살인	신장 염증

출처: National Vital Statistics System, National Center for Health Statistics, CDC. **Produced by**: National Center for Injury Prevention and Control, CDC using WISQARSTM. Retrieved from https://www.cdc.gov/injury/wisqars/pdf/leading_causes_of_death_by_age_group_2016-a.pdf (July 11, 2018).

국립 암연구소(2015)에 따르면 남성은 약 50세부터 전립선암 검진을 시작해야 한다. 대부분의 남성은 의사가 장갑을 낀 손가락으로 전립선을 촉진하는 직장수지검사(digital rectal exam)를 받아야 한다. 전립선 특이 항원(PSA)에 대한 혈액 검사는 확실성을 보장하지 않기 때문에 의사에게 확인하는 것이 필요하다.

여성은 40세에 유방암 검사를 시작한다. 심전도(EKG)는 일반적으로 50세에 심장 건강을 측정하는 데 사용되며 2~3년마다 반복해서 촬영한다.

2. 암(Cancer)

미국인의 65세 이상(여성은 폐경기 이후 심장병으로 사망률이 급격히 증가)에서는 심장병이 사망 원인 1위이지만, 암은 중년기 전 기간에서 사망의 원인이 된다. 미국에서 사망자 4명 중 거의 1명이 암에 해당하지만 많은 경우 조기에 발견하면 전이를 억제하거나 치료할 수 있다.

암은 세포의 무분별한 성장을 특징으로 하는 만성 비전염성 질병으로, 과잉된 조직 덩어리 종양을 형성하는데 양성(비 암성) 또는 악성(암)이라고 한다. 양성 종양은 전이되지 않으며 생명에 거의 위협이 되지 않는다. 반대로 악성 종양은 주변 조직을 침범하여 파괴한다. 악성 종양은 원발성 종양에서 떨어져 나와 혈류나 림프계를 통과하여 새로운 종양을 형성하고 신체의 다른 곳으로 전이된다. **전이(metastasis)**는 중요한 신체기관 및 시스템을 손상시키며 많은 경우 죽음으로 이어진다.

전이 악성 또는 암성 세포가 처음 발생한 곳이 아닌 다른 신체 부위로 이동하는 것

표 15.2는 다양한 암을 진단 받을 수 있는 생사의 확률을 제시한 표이다.

암은 세포의 유전 물질인 DNA가 변하여 세포가 무기한 분열할 때 시작된다. 변화는 내부 또는 외부 요인에 의해 발생할 수 있는 DNA의 돌연변이에 의해 촉발된다. 내부 요인에는 유전, 면역체계의 문제 및 호르몬 요인이 포함된다. 외부 물질은 발암물질이라고 하며 일부 바이러스, 담배 및 기타 다른 곳의 화학 화합물, 자외선(UV)을 포함한다.

미국에서는 남성 2명 중 1명, 여성 3명 중 1명은 충분히 오래 살면 결국 암이 생기고, 5명 중 1명은 암으로 사망한다(American Cancer Society, 2018; 표 15.2 참조). 암으로 인한 사망률은 45~54세의 기간에 비해 55~64세의 10년 동안 거의 세 배가 된다.

암은 모든 인종과 민족에서 나타나지만, 아프리카계 미국인은 평균 이상의 대장암 발병률과 대장암으로 인한 사망률을 보인다(American Cancer Society, 2016a).

표 15.2 암의 발생으로 인한 삶의 위험

위치	남성		여성	
	발생	사망	발생	사망
모든 암	1/2	1/5	1/3	1/5
방광	1/27	1/106	1/89	1/294
뇌	1/143	1/189	1/185	1/244
유방	1/833	1/3,333	1/8	1/38
자궁경부	—	—	1/161	1/455
결장 및 직장(대장)	1/22	1/52	1/24	1/57
식도	1/132	1/130	1/455	1/500
호치킨병	1/435	1/2,500	1/526	1/3,333
신장 및 신우	1/48	1/161	1/83	1/303
후두	1/182	1/500	1/833	1/2,000
백혈병	1/56	1/98	1/79	1/141
간 및 담관	1/72	1/101	1/167	1/192
폐 및 기관지	1/15	1/17	1/17	1/21
피부 흑색종	1/36	1/233	1/58	1/476
다발성 골수증	1/113	1/208	1/154	1/256
비호지킨 림프종	1/42	1/119	1/53	1/152
구강 및 인두	1/62	1/250	1/147	1/556
난소	—	—	1/79	1/108
췌장	1/63	1/72	1/65	1/74
전립선	1/9	1/41	—	—
위	1/95	1/213	1/154	1/323
고환	1/250	1/5,000	—	—
갑상선	1/159	1/1,667	1/56	1/1,429

출처: American Cancer Society. (2018). Lifetime Risk of Developing or Dying from Cancer. Retrieved from https://www.cancer.org/cancer/cancer-basics/lifetime-probability-of-developing-or-dying-from-cancer.html (April 30, 2018).

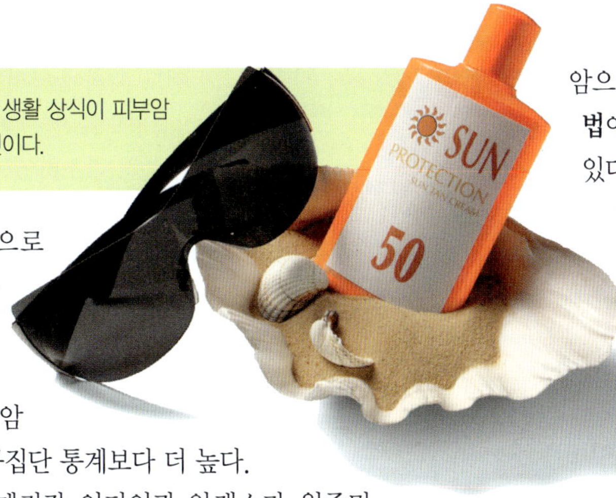

iStock.com/wragg

자외선 차단에 대한 생활 상식이 피부암 예방에 도움이 될 것이다.

또한, 전립선암으로 인한 평균 사망률도 두 배이다. 라틴 아메리카 여성의 자궁경부암 발병률은 다른 인구집단 통계보다 더 높다.

40세 이상의 아메리칸 인디언과 알래스카 원주민 여성 중 약 절반 만이 최근 유방조영술(mammogram)을 촬영했다. 이들은 암으로 인한 생존율이 가장 낮은 집단이다.

대부분 사망률 차이는 늦은 발견이나 치료의 부족 때문이다. 진단이 늦어지는 이유 중 하나는 많은 소수 집단이 건강보험이 없거나 의료시설을 이용할 수 없기 때문이다. 이들 중 일부는 비인격적이고 인종 차별적이라고 생각하는 의료 시스템의 선별 검사를 거부하기도 한다. 암의 원인은 많고 위험 인자는 인구집단에 따라 다르지만 암으로 인한 사망 3명 중 2명은 **흡연**과 **식이요법**이라는 두 가지 통제 가능한 요소와 관련이 있다(American Cancer Society, 2016b).

담배 흡연은 미국에서 폐암 사망의 87%를 유발하며 구강, 후두, 인두, 식도 및 방광 등에서 발생하는 대부분의 암을 촉발한다. 간접 흡연도 암으로 인한 사망에 연관이 있다. 식습관은 서양 문화에서 모든 암의 약 30%의 원인이 된다. 그러나 많은 암 사례는 가족력 또는 유전과 관련이 있다.

암을 치료하는 전통적인 방법은 수술(암 조직의 외과적 제거), 방사선(암 세포를 죽이고 종양을 축소하기 위한 고선량 방사선), 화학요법(암 세포를 죽이거나 종양을 축소시키는 약물) 및 호르몬 요법(종양 성장을 막는 호르몬)이 있는데 이러한 방법에는 한계가 있다. 항암제와 방사선은 악성 조직뿐만 아니라 건강한 조직도 파괴한다. 또한, 메스꺼움, 구토, 식욕부진, 탈모 및 면역체계 약화와 같은 부작용이 있다.

그림 15.1 암의 위험 요인

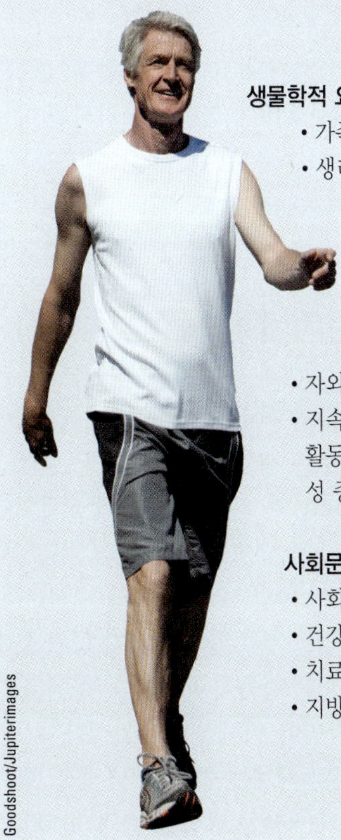

Goodshoot/Jupiterimages

생물학적 요인 :
- 가족력
- 생리적 환경 : 비만

정신적(성격과 행동) 요인 :
- 소비습관 : 흡연, 음주(특히 여성) 동물성 지방 섭취
- 자외선 노출(피부암)
- 지속된 스트레스 : 면역 체계의 활동을 감소시켜 암에 대한 취약성 증가

사회문화적 요인 :
- 사회경제적 상태
- 건강 서비스에 대한 접근성
- 치료와 진단 시기
- 지방 섭취율이 높은 음식 문화

3. 심장 질환

2018년, 남녀의 주요 사망 원인은 심장병과 암이다. 심장병이 생기면, 심장으로 가는 혈액의 흐름이 심장에 필요한 산소를 공급하기에 불충분하다. 심장병의 가장 흔한 원인은 혈액순환을 방해하고 혈전(thrombus)의 위험을 증가시키는 **동맥 경화증**(arteriosclerosis)이다.

동맥 경화증의 가장 흔한 형태는 플라그라고 불리는 지방 퇴적물이 동맥의 안쪽 막에 축적되어 생기는 **죽상 경화증**(atherosclerosis)이다(그림 15.2 참조). 플라그는 심장에 혈액 공급을 막고 심장 마비를 일으킬 수 있다.

심장 질환의 위험 인자는 그림 15.3에 나와 있다. 나이, 인종, 민족과 같은 일부 인자는 개인이 통제할 수 없는 것이지만, 다른 위험 요소(흡연, 운동, 식이요법 및 건강 검진 받기)들은 어느 정도 통제가 가능하다.

심장 마비의 징후 심장 마비는 즉각적인 조치가 필요한 의료 응급 상황이다. 심장 마비가 발생하면 대부분의 사람들이 2시간 이내에 골든 타임(Golden Time)이라고 하는 처음 몇 분과 처음 한 두 시간이 생존과 치료에 중요하다.

동맥경화증 동맥의 경화(딱딱하게 굳는 현상)

죽상 경화증 동맥 내막의 지방(플라그) 축적 또는 침착

그림 15.2 죽상 경화증

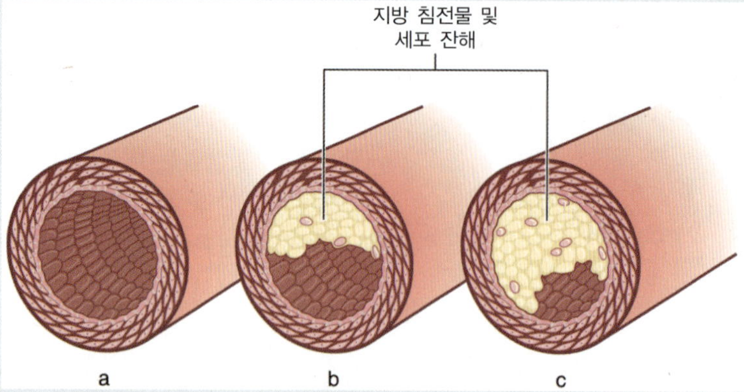

죽상 경화증은 플라그라고 부르는 지방 침전물이 동맥 벽을 따라 축적된다. 동맥이 좁아지면 혈액 흐름이 제한되고 심장 마비나 경색이 발생하게 된다. (a) 정상 (b) 중등도의 플라그 침전 (c) 위험 수준의 플라그 침전

그림 15.3 심장질환의 위험 요인

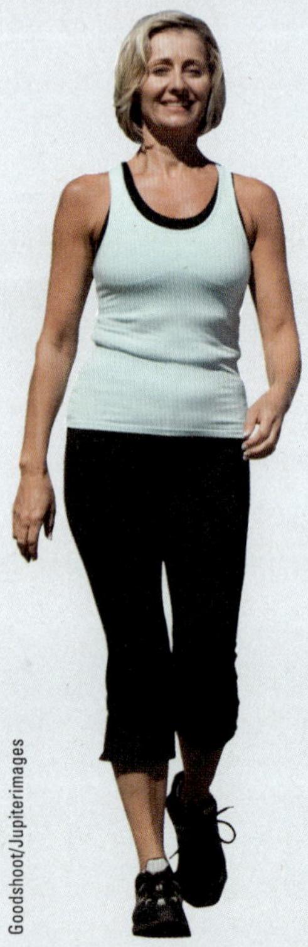

Goodshoot/Jupiterimages

생리적 요인 :
- 비만
- 높은 혈중 콜레스테롤 농도
- 고혈압

정신적 요인(성격, 행동) :
- 신경질적 성격과 분노
- 업무 압박, 만성 피로, 스트레스
- 불안, 우울, 정서적 긴장
- 폭음
- 흡연
- 과식
- 신체활동 부족

사회문화적 요인 :
- 아프리카계 미국인
- 건강 관리 체계에 대한 접근의 어려움
- 늦은 진단과 치료 지연

하지만 많은 사람들이 심장 마비의 증상을 소화불량이나 속 쓰림과 같은 심각하지 않은 원인으로 축소하여 평가한다.

백혈구 항원-항체반응으로 신체의 이물질을 인식하여 파괴하는 세포

심장 마비에서 생존은 심장 조직의 손상 정도와 심장 박동을 제어하는 전기 전도 체계에 달려 있다.

심장병으로 인한 사망률은 지난 50년간 꾸준히 감소하였는데, 흡연자 비율의 감소와 치료 개선으로 인한 것이다.

심장 마비의 징후를 인식하면 생명을 구할 수 있다. 심장 마비의 징후는 아래와 같으며, 다음 증상이 모두 나타나지는 않는다.

- 압박으로 묘사되는 강렬하고 길게 나타나는 흉통으로 가슴에 심한 압박감이 있고 꽉 조이는 느낌을 경험한다. 어떤 사람들은 가슴을 쥐어짜거나 거대한 주먹이 심장 전체를 감싸는 듯한 감각을 호소한다. 그러나 어떤 사람들은 가슴 통증 없이 심장 마비가 나타난다.
- 가슴을 넘어 왼쪽 어깨, 팔, 등, 턱과 잇몸까지 확장되는 통증
- 상복부에 장기간 통증이 지속됨
- 짧은 호흡
- 실신 또는 근력 약화
- 심한 땀, 메스꺼움 또는 구토
- 불안과 공포

심장 마비의 징후를 경험하거나 그 사람과 함께 있으면 즉시 치료를 요청해야 한다. 119에 전화하여 지시를 따르도록 한다.

15-3 면역 체계

면역 체계는 감염 및 다른 질병 원인에 대한 신체의 방어이며, 여러 가지 방법으로 질병과 싸운다. 그 중 하나는 백혈구의 생산으로 박테리아, 곰팡이 및 바이러스와 같은 병원체와 낡고 암성인 체세포를 삼켜서 사멸시킨다. 백혈구(WBC, White blood cell)의 전문 용어는 **류코사이트(Leukocyte)**이다.

백혈구는 모양을 구분하는 방법으로 이물질을 인식한다. 이물질은 **항원**(antigen)이라고 부르는데, 신체가 항원에 대한 반응으로 **항체**(antibody)를 만들기 때문이다. 항체는 스스로 이물질(항원)에 부착되어 이물질을 비활성화시키며 파괴를 위해 표시한다. 면역 체계는 종종 몇 년 동안 혈류에 항체를 유지하여 항원과 싸우는 방법을 '기억' 한다.

염증(inflammation)은 면역 체계의 또 다른 기능이다. 신체 손상이 일어나면 출혈을 막기 위해 손상 부위의 혈관이 먼저 수축한 다음, 나중에 혈관이 확장된다.

혈관의 확장은 손상된 부위로 혈액, 세포 및 천연 화학 물질의 흐름을 증가시켜 발적, 부종 및 열감을 유발한다.

증가된 혈액 공급은 백혈구를 범람시켜 박테리아와 같은 미세한 생명체를 공격하는데, 그렇지 않으면 국소적인 손상이 감염의 경로가 될 수 있다.

1. 스트레스와 면역 체계

단기간의 스트레스는 악셀레이터 페달을 밟으면 빠른 가속으로 자동차가 나가는 것처럼 면역 체계의 기능을 향상시킬 수 있다. 그러나 장기적인 스트레스는 모든 가스를 태우는 것처럼, 면역 체계의 기능을 억제한다(Adamo, 2014).

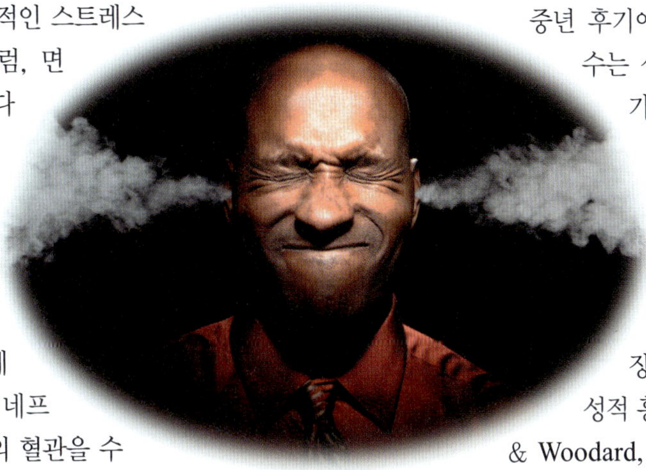

따라서 스트레스는 우리를 감기와 같은 감염에 더 취약하게 만든다(Christian & Glaser, 2012; Cohen, 2016). 분노와 관련된 스트레스 호르몬(스테로이드, 에피네프린, 노르에피네프린)은 심장의 혈관을 수축시켜 취약한 사람들에게 심장 마비를 일으킬 수 있다(Adamo, 2014).

만성적인 적대감과 분노의 스트레스는 콜레스테롤 수치를 증가시키고 심장병의 위험을 높인다(Fernandez & Smith, 2015).

15-4 성생활

중년의 대부분의 사람들은 원활한 성생활을 할 수 있다(Jannini & Nappi, 2018; Schwartz & Velotta, 2018). 표 15.3은 청년기의 성행위 빈도와 중년기의 빈도를 비교한 것이다. 일반적으로 성행위의 빈도는 중년기에 감소하는 경향이 있지만 그 속도는 점진적이다. 50~59세 여성의 상당수가 성적 활동이 둔화된다.

이들의 성적 활동의 감소는 일부 기회 부족에 기인한다. 50~59세 나이의 여성들은 남편과 사별하여 혼자 있는 비율이 점점 늘거나 이혼한 여성이라면 나이가 들면서 재혼할 가능성도 점점 더 낮아진다.

중년 후기에는 50세 이상 여성의 대다수는 성적으로 활동적이며 파트너가 있는 5명 중 3명 이상이 성적으로 만족한다고 보고한다(Gass et al., 2011). 그러나 종종 성적인 문제가 부부 관계를 어렵게 만들 수 있다. 중년 여성들에게 가장 흔한 문제는 성욕의 부족과 성적 흥분의 어려움이다(Kingsberg & Woodard, 2015). 남성들에게 가장 흔한 문제는 발기부전이다.

나이가 들면서 성적 공상, 성적 충동, 성적 활동이 감소할 수 있지만 앞서 언급한 바와 같이 사람들은 나이가 들어도 성생활을 지속한다(Connaughton & McCabe, 2015). 중년의 대부분은 자신이 섹스를 좋아한다고 보고하고 오르가즘이 성적 성취감에 중요하다고 생각한다. 성적 성취감은 정신적 웰빙, 친밀감, 문화적 기대도 포함된다.

표 15.3 지난 12개월 간 성관계 빈도

나이	전혀 없음	연간 몇 번	매월 몇 번	주당 2~3회	주당 4회 이상
남자					
25-29	7명	15	31	36	11
30-39	8	15	37	33	6
40-49	9	18	40	27	6
50-59	11	22	43	20	3
여자					
25-29	5명	10	38	37	10
30-39	9	16	36	33	6
40-49	15	16	44	20	5
50-59	30	22	35	12	2

출처: Percentages for 18- to 24-year-olds are excluded because they are likely to reflect sexual opportunity as well as sexual interest and biological factors.

Source: Robert T. Michael, John H. Gagnon, Edward O. Laumann, & Gina Kolata (1994). *Sex in America: A definitive survey*. New York, NY: Warner Books, Table 8, p. 117.

1. 폐경기, 주폐경기, 갱년기

폐경(menopause)은 월경이 중단되는 '삶의 변화'이다. 폐경은 49세에서 51세 사이에 가장 일반적으로 나타나는 정상적인 과정으로 1년 간

월경이 중단되었을 경우 폐경을 진단할 수 있다. **주폐경기(Perimenopause)**는 폐경기의 시작부터 완전 폐경까지를 말하며 일반적으로 3~11개월의 무월경 또는 불규칙한 월경이 특징적으로 나타난다.

폐경은 **갱년기(Climacteric)**로 알려진 장기적인 과정에 있는 특수한 사건이다. 갱년기는 난소의 생식 능력이 점진적으로 감소되면서 에스트로겐 생성이 줄어들어 나타나는 변화이다. 갱년기는 일반적으로 약 45~60세까지 약 15년 동안 지속될 수 있지만 사람마다 개인차가 크다. 많은 여성들의 월경 주기는 35세가 지나면서 평균 28일 정도로 짧아진다. 40세에는 평균 25일로, 40대 중반에는 평균 23일 정도로 단축된다.

40대가 끝날 무렵에는 주기가 불규칙해져서 일부 기간은 단축되거나 무월경이 있는 기간도 있다.

에스트로겐 결핍은 식은 땀, 안면 열감 및 안면 홍조(갑자기 붉어지는 피부)와 같은 불쾌한 갱년기 증상을 유발할 수 있다. 일과성 홍조와 열감은 식은 땀과 번갈아 나타나며 갑자기 차갑고 축축한 느낌이 든다. 이러한 모든 감각은 혈관 운동의 불안정성 때문에 나타나는데, 일정한 체온을 유지하기 위해 혈관을 확장하거나 수축시키는 신체 기전에 장애를 일으키는 것이다.

에스트로겐 결핍의 추가 징후로는 어지러움, 두통, 관절통, 손이나 발의 따끔거림, 타는 듯한 피부 또는 가려운 피부, 심계항진 등이 있다.

이 시기의 피부는 일반적으로 건조해진다. 그리고 성적 흥분기에 질 윤활액이 현저히 감소되며 유방 조직의 부분적인 소실이 있다. 하지만 폐경이 여성의 성욕이 끝났다는 신호는 아니다.

장기적인 에스트로겐 결핍은 골다공증과 같은 뼈의 취약성과 관련이 있다. 골다공증(Osteoporosis)은 생명을 위협할 수 있는 장애가 될 수 있다. 뼈의 취약성은 심각한 골절 위험을 증가시키고 특히 고관절 골절이 흔하게 일어난다. 많은 노인 여성이 골다공증의 고위험군에 해당된다(Harvey et al., 2017). 또한, 에스트로겐 결핍은 인지 기능과 심리적 웰빙을 손상시킬 수 있다(Engler-Chiurazzi et al., 2016; Koyama et al., 2016).

호르몬 대체요법 에스트로겐 결핍으로 심각한 신체 증상이 있는 일부 여성은 합성 에스트로겐과 프로게스테론으로 구성된 호르몬 대체요법(HRT)의 도움을 받는다. HRT는 호르몬 결핍으로 인한 안면 홍조와 열감, 식은 땀 등을 감소시킬 수 있다. 에스트로겐 대체요법은 골다공증과 결장암의 위험을 낮춘다(Giannini et al., 2016; Sturdee et al., 2011).

그러나 HRT의 사용은 논란의 여지가 있다. 50~79세의 폐경 후 여성 16,600명을 대상으로 한 여성 건강 연구(Women 's Health Initiative)에 따르면 에스트로겐-프로게스틴 복합제에 노출된 여성은 유방암, 뇌졸중 및 혈전의 위험이 크게 증가하는 것으로 나타났다(Chlebowski et al., 2003). 이와 유사한 연구 결과들이 발표되면서 HRT를 사용하는 여성의 수가 지난 몇 년 동안 크게 감소하였다(Rabin, 2007).

HRT에 대한 대안 중 하나는 프로게스틴 단독 요법, 즉 에스트로겐 없이 프로게스틴을 사용하는 것으로 안면 홍조를 줄일 수 있다. 또한, 선택적 세로토닌 재흡수 억제제(SSRI)도 안면 홍조의 빈도와 심각도를 줄이는 것으로 나타났다(Shams et al., 2014).

2. 성 호르몬과 생식력의 성별 차이

여성의 경우, 폐경기는 성 호르몬과 생식력이 상대적으로 뚜렷하게 감소하는 시기이다. 남성은 남성 호르몬 생성과 생식력의 감소가 더 점진적으로 나타난다. 따라서 70대 남성이 아이를 낳는다는 것은 놀라운 일이 아니다. 그러나 50대의 많은 남성들은 순환계 문제, 호르몬 결핍, 또는 다른 요인으로 발기부전을 겪게 된다(McCabe et al., 2016).

이러한 증상을 해결하기 위해 미국에서는 매년 100만 건 이상의 테스토스테론 및 관련 약물 치료를 하지만 그 효과가 완전히 입증되지 않았으며 전립선암 및 심장 질환의 위험이 증가할 수 있으므로 주의하도록 해야 한다.

폐경 월경의 중단

주폐경기 일반적으로 3~11 개월의 무월경 또는 불규칙한 기간을 특징으로 하는 폐경기 시작부터 완전 폐경까지의 기간

갱년기 일반적으로 약 15년 동안 지속되는 난소 생식 능력의 점진적인 감소이며 개인차가 크다.

FICTION

T (F) 폐경은 여성의 성적 욕구가 끝났다는 신호이다.

폐경이 여성의 성욕을 종식시키는 신호라는 말은 사실이 아니다. 일부 여성은 생식에서 성을 분리하기 때문에 실제로 성적으로 해방되었다고 느낀다.

3. 성기능 장애

성기능 장애는 성적으로 흥분하거나 오르가즘에 도달하는 데 어려움이 지속적이거나 반복되는 문제이다. 많은 사람들이 때때로 성적인 문제를 겪지만 성기능 장애는 만성적이며 심각한 고통을 유발한다.

성기능 장애의 발생 현황에 대한 정확한 수치를 알 수는 없지만, 전 세계의 설문조사 데이터를 요약한 로널드 루이스(Ronald Lewis) 등(2010)의 보고서를 기반으로 다음과 같이 일반화할 수 있다(표 15.4 참조).

- 여성은 남성보다 성기능 장애의 유병률이 높다.
- 조루를 제외한 모든 성기능 장애의 유병률은 나이와 함께 증가한다.
- 가장 흔한 여성의 성적 문제는 성욕 감소와 오르가즘에 도달하기 어렵다는 것이다.
- "남성은 항상 성행위를 할 준비가 되어 있다"는 고정관념에도 불구하고 많은 남성들이 성적 욕구가 낮다고 보고한다.

반복적인 발기부전은 성행위 중 발기하거나 발기를 유지하는 데 지속적인 어려움을 겪는 것이다. 발기부전이 있는 남성들은 성행위에서 얻는 즐거움보다 실패를 걱정하기 때문에 성행위를 시도하려 할 때 불안함을 느낄 수 있고 결과적으로 그들은 성관계를 회피하게 된다. 남성이 발기부전으로 좌절감을 느끼기 때문에 파트너도 성적 접촉을 피할 수 있다.

FICTION

T (F) 성기능 장애는 드문 질환이다.

성기능 장애가 드물다는 말은 사실이 아니다. 전 세계의 설문조사에 따르면 성기능 장애는 특히 나이가 들어감에 따라 매우 흔하게 나타난다.

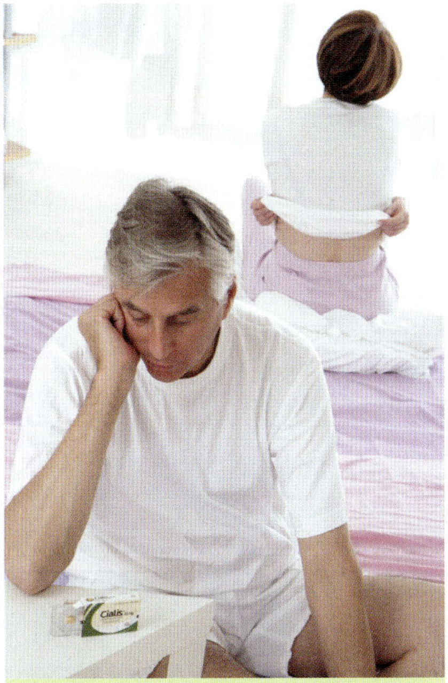

성기능 장애는 사람들이 중년에 이르면 더욱 흔하게 나타나고 매우 실망스러울 수 있다. 시알리스(Cialis)와 비아그라(Viagra)와 같은 약물은 발기부전이 있는 남성에게 도움이 된다.

성인 중기와 후기에 발생하는 테스토스테론 수치 감소로 남성의 성적 욕구가 점차적으로 감소하고 근육량과 근력의 감소에도 부분적으로 영향을 미친다. 여성의 성적 욕구 역시 나이가 들면서 신체적, 심리적 변화로 감소할 수 있다(McCabe et al., 2016). 약물, 특히 불안, 우울증 또는 고혈압 약물도 성적 욕구를 감소시킬 수 있다.

피로는 남성의 발기 장애, 여성은 부적절한 질의 윤활 작용과 고통스러운 성 관계로 이어질 수 있다. 하지만 이에 대해 너무 많은 의미를 부여하거나 앞으로의 성관계를 미리 걱정하지 않는 한 단순한 상황으로 그치기도 한다. 그러나 성교 통증은 근본적인 감염이나 의학적 문제를 의미할 수도 있다.

발기부전의 생물학적 원인은 남성이 나이가 들거나 발기와 관련된 신경 손상이 있을 때 더욱 흔하며, 음경을 통과하는 혈액의 흐름에 영향을 미친다. 음경으로 이어지는 혈관이 막히거나 동맥이 좁아져서 음경에 혈액과 산소를 박탈할 때 발기 문제가 발생할 수 있다.

마찬가지로 노화는 여성의 성적 반응에 영향을 미칠 수 있다. 주폐경기와 폐경 후 여성은 젊은 여성과 달리 질벽이 얇고 질 윤활액이 적게 생성되어 성교통과 성행위에 대한 불안감을 유발할 수 있다.

성기능 장애 성적으로 흥분하거나 오르가즘에 도달하는 데 있어 지속적이거나 반복적으로 발생하는 문제

표 15.4 성기능 장애 유병률

	여자	남자
한 가지 이상의 성기능 장애	40~45%	20~30%
성욕 감소	17~55%	8~25%
성적 각성과 윤활 문제 : 남성의 발기 부전	8~28%	1~40%*
오르가즘 장애**	16~25%***	12~19%
조루증****		8~30%
성교통	1~27%	1~6%

출처: Lewis, R. W., Fugl-Meyer, K. S., Corona, G., Hayes, R. D., Laumann, E. O., Moreira Jr, E. D., . . . & Segraves, T. (2010). Definitions/epidemiology/risk factors for sexual dysfunction. *The Journal of Sexual Medicine*, 7, 1598–1607.

* 유병률은 40~60대에 두 배가 되고 60~70대에 다시 두 배가 된다.
** 오르가즘에 도달하기 어려움
*** 일부 연구는 노인 여성의 80%로 매우 높은 비율을 차지한다.
**** 남자나 파트너가 원하기 전에 사정하는 것

수용성 인공 윤활제로 질의 윤활액을 대체할 수 있고 에스트로겐 대체 요법은 노화의 성적 변화를 일부 중단하거나 혹은 되돌릴 수 있다(McCabe et al., 2016). 한편 여성의 성적 파트너는 현실적인 기대감을 가질 필요가 있으며, 무리한 요구나 불편감이 없이 참여할 수 있는 성적 활동을 고려해야 한다.

중년과 노인 남성은 발기부전을 예방할 수 있도록 체중 조절과 규칙적인 운동을 시도할 수 있다. 운동은 동맥의 폐색을 감소시켜 음경으로 혈액 흐름이 원활하게 유지하도록 도울 수 있다. 경구용 약물(비아그라, 레비트라, 시알리스)은 일반적으로 발기 장애를 치료하는 데 사용된다.

15-5 인지 발달

중년기의 인지 능력은 다양한 방식으로 계속 발달한다(Schaie, 2013). 예를 들어, 켄사스에 있는 53세 농부를 생각해 보자. 그의 웩슬러 성인 지능 척도 점수는 27세부터 감소한다. 이 점수는 언어 지능과 동작성 하위 검사로 구성된다. '언어 지능'은 주로 단어의 의미에 대한 지식으로 측정하고 '동작성 하위 검사'는 정해진 시간에 공간 관련 하위 영역의 수행 능력을 검사한다. 그의 '언어 지능'은 53세에도 거의 동일하게 유지되지만 '동작성 하위 검사'는 나이가 들수록 감소한다. 또 다른 예로 대학에서 20대 중반까지 경영학을 전공했던 40대 중년 여성을 생각해 보자. 그녀는 29세에 시카고로 이주하였고 40대인 지금 역사와 오페라에 매우 능통한 지식을 갖고 있다. 그녀의 학업 능력이 최고조에 달하던 대학 학부 시기에는 그녀는 역사와 오페라에 대해서는 전혀 지식이 없었다.

여기 55세의 남성이며 가정 의학 전문의가 있다. 그는 샌프란시스코에서 열린 전문가 회의에서 새로운 의학 진단 검사의 발표를 듣고 그 이면에 있는 과학을 이해해 보고자 시도했지만 이전만큼 능숙하지 못한 자신을 발견하고 좌절하였다. 그럼에도 불구하고 그는 그의 신념에 따라 검사 결과를 기반으로 보고서를 해석하는 방법을 배웠다. 그리고 대부분의 동료가 자신과 같은 상황이라는 것을 알게 되었다.

마지막으로 47세 여성의 이야기를 들어보자. 그녀는 학사 과정을 마치기 위해 대학에 돌아왔다. 처음에는 젊은 대학생들과 경쟁이 두려웠지만 그녀가 생각하는 '뇌기능의 손실'을 보상하는 것보다 그녀가 배우고자 하는 목적 의식이 더 중요하다는 것을 알게 되었다.

다중방향성 인지 발달의 맥락, 일부 측면의 지적 기능은 향상될 수 있지만 다른 지적 기능의 일부 측면은 유지하거나 쇠퇴할 수 있다.

가소성 지적 능력은 절대적으로 고정되어 있지 않으며 특정 조건에서 수정될 수 있다는 사실

1. 지적 능력의 변화

성인기의 지적 발달은 다중방향성(multidirectionality), 개인차(interindividual variability), 가소성(plasticity)을 보여준다.

다중방향성의 개념은 지적 기능의 한 부분이 안정되거나 어떤 부분은 감소하는 동안 지적 기능의 다른 측면이 개선될 수 있다는 것이다. 즉 중년이 되어서 모든 지적 기능이 쇠퇴의 방향으로 가지 않고 각기 다른 방향으로 변할 수 있다. 다중방향성은 학위에 의해 엄격하게 측정되기보다, 유전과 환경의 상호작용을 반영한다.

예를 들면 앞에서 언급한 55세의 가정 의학 전문의처럼 특정한 지적 영역(새로운 과학)에서 자신의 기회를 늘리기 위해 추가 연구에 참여하기로 한 개인의 선택처럼 다른 방향으로 나아가는 것이다.

우리는 신체 발달 측면에서 개인차를 논의하였다. 이것은 인지 발달에서도 발견된다. 사람들은 각자의 다른 문화 환경에서 성숙한다. 어떤 이들은 여전히 여성 교육에 눈살을 찌푸리며 어떤 지역은 타 지역보다 더 좋은 학교가 많아 학습에 좋은 환경을 제공한다.

일부 청소년은 높은 점수를 받거나 선생님의 칭찬을 받으면 친구들이 못마땅해 하고 야유하는 하위 문화에 속할 수도 있다. 이러한 개인차는 중년기에도 발견할 수 있다. 어떤 사람들은 새로운 지식을 얻으려 거의 노력하지 않고 "판에 박힌 생활"에 빠져 있지만, 다른 중년기 사람들은 새로운 것에 굶주리고 때때로 책을 읽고 박물관을 방문하고 여행을 한다.

가소성(plasticity) 사람의 지적 능력이 절대적으로 고정되어 있지는 않으며, 삶에서 어느 시기라도 특정 조건

FICTION

T (F) 한 국가의 평균 IQ 점수는 오랜 시간이 지나도 일정하게 유지된다.

한 국가의 평균 IQ 점수가 일정하게 유지된다는 말은 사실이 아니다. 미국의 IQ 점수는 실제로 지난 몇 세대 동안 일부는 학교 교육으로 인해 일부는 미디어의 정보 폭발로 인해 상승한 것이다.

그림 15.4 세대별 지적 능력의 차이

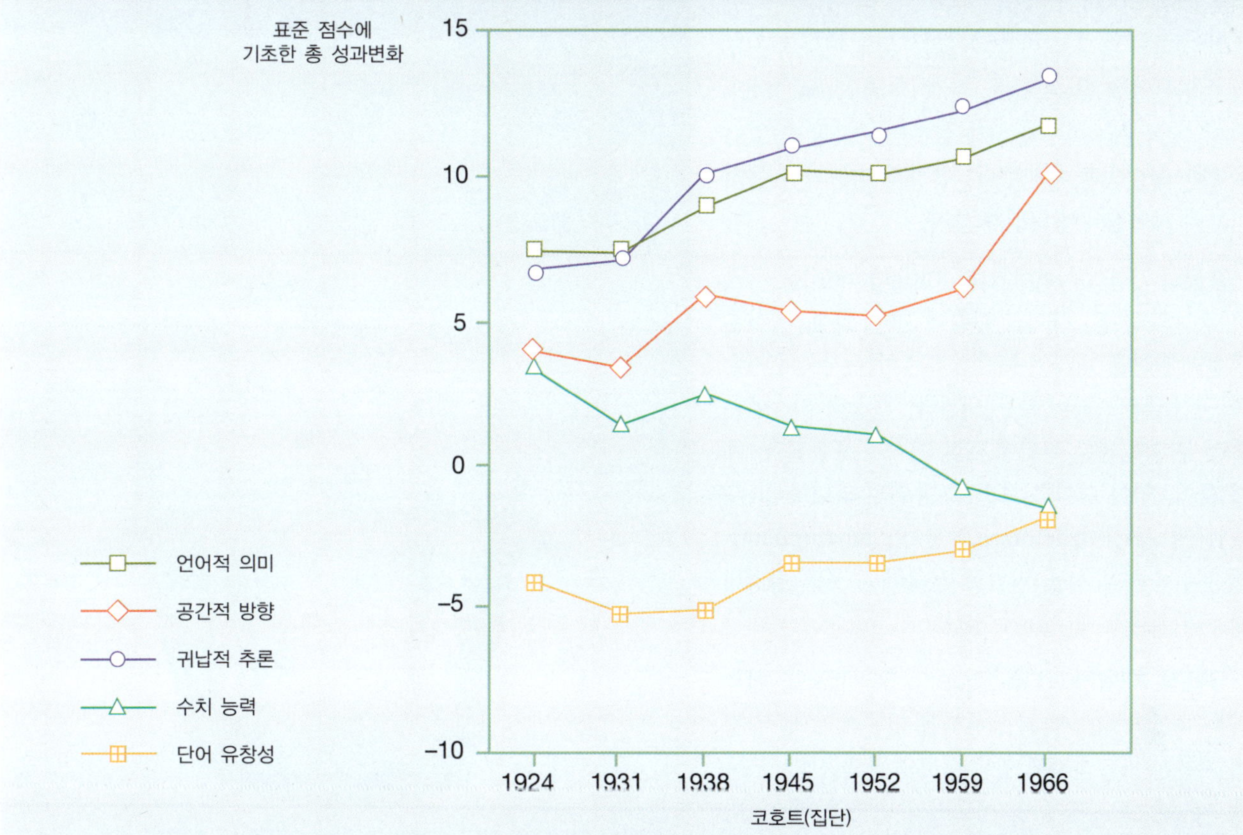

시애틀의 종단적 연구에서 최근 태어난 코호트는 수치 영역을 제외한 모든 지적 능력의 점수가 이전 세대보다 더 높았다. 오늘날 수치 능력의 저하에 영향을 준 기술적 요인은 무엇인가?

출처: K. Warner Schaie. (1994). The course of adult intellectual development. *American Psychologist*, 49, 304–313. American Psychological Association.

에서 수정될 수 있다는 것이 가소성이다.

언어 학습을 위한 이상적인 시기는 어린 시절일 수 있지만 40대, 50대 또는 그 이후에 새로운 언어를 선택하여 구사할 수 있다. 우리는 우리 자신을 새장에 가두지 않는 한 일생 동안 새로운 단어의 의미를 배울 수 있다.

소위 '플린 효과(Flynn effect)'를 생각해 보자. 철학자이자 연구원인 존 플린(John Flynn, 2003)은 1947년과 2002년 사이에 미국에서 IQ 점수가 약 18점 증가했음을 발견하였다. 심리학자 리처드 니스벳(Richard Nisbett, 2009)은 우리의 유전 암호가 반세기 동안 충분히 변하지 않았을 것이며, 결국 더 나은 교육 시스템과 대중 매체의 보급과 같은 사회적, 문화적 요인이 변화의 이유가 되어야 한다고 결론 내렸다.

코호트 효과 1947년에 중년이었던 사람들과 2002년에 중년이었던 사람들은 서로 다른 집단에 속한다. 그림 15.4는 워너 샤이(K. Warner Schaie)에 의해 1956년에 시작된 시애틀 종단적 연구의 코호트 효과를 보여준다.

참가자들은 7년마다 테스트를 받았으며 수년 간의 연구 결과를 토대로 코호트 효과와 지적 기능에 대한 종단 효과를 평가하였다. 그림 15.4는 최근에 태어난 성인 그룹이 그들보다 이른 시대에 태어난 집단보다 5가지 정신 능력 중 4가지 영역(귀납적 추론, 언어적 의미, 공간적 방향 및 단어 유창성)의 유년기 평가 결과가 우수하다는 것을 보여준다(Schaie, 1994, 2016).

앞선 시대에 태어난 코호트는 수치 능력에서 더 좋은 점수를 획득했다. 샤이는 사회 구성원의 지적 기능이 그들이 경험한 교육과 오늘날의 기술을 반영한다고 지적한다(Charness & Schaie, 2003). 젊은 코호트는 실제로 더 나은 교육 시스템에서 자라면서 추상적(귀납적 추론, 단어의 의미 학습, 기하학적 도형의 공간 방향)으로 사고하는 교육을 받은 결과로 볼 수 있다.

결정적 지능 vs 유동적 지능 수학 능력과 어휘력은 주로 지능 검사로 측정된 항목이고, 이 점수가 사람들의 경험의 결과로 변할 수 있는 실제 지능의 척도인지 의문을 던질 수 있다. 존 혼(John Horn, 1982)은 테스트 상의 점수와 실제 점수를 구분할 수 있는 유용한 구별법을 제시했다. 결정적 지능과 유동적 지능의 차이점에서 확인해 보자.

결정적 지능(Crystallized intelligence)은 축적된 정보와 경험, 사회적 관습에 대한 인식, 올바른 결정과 판단을 내리는 능력에 의존하는 지식과 기술의 군집(클러스터)으로 정의된다. 결정적 지능에는 특정 분야의 전문 어휘에 대한 지식도 포함된다. 예를 들어, 영어 단어를 보면 그 용어의 의미를 알 수 있다(예: 수사학rhetoric, 의성어onomatopoeia). 건강에 좋은 음식을 먹기로 선택하는 것도 결정적 지능의 신호로 간주될 수 있다.

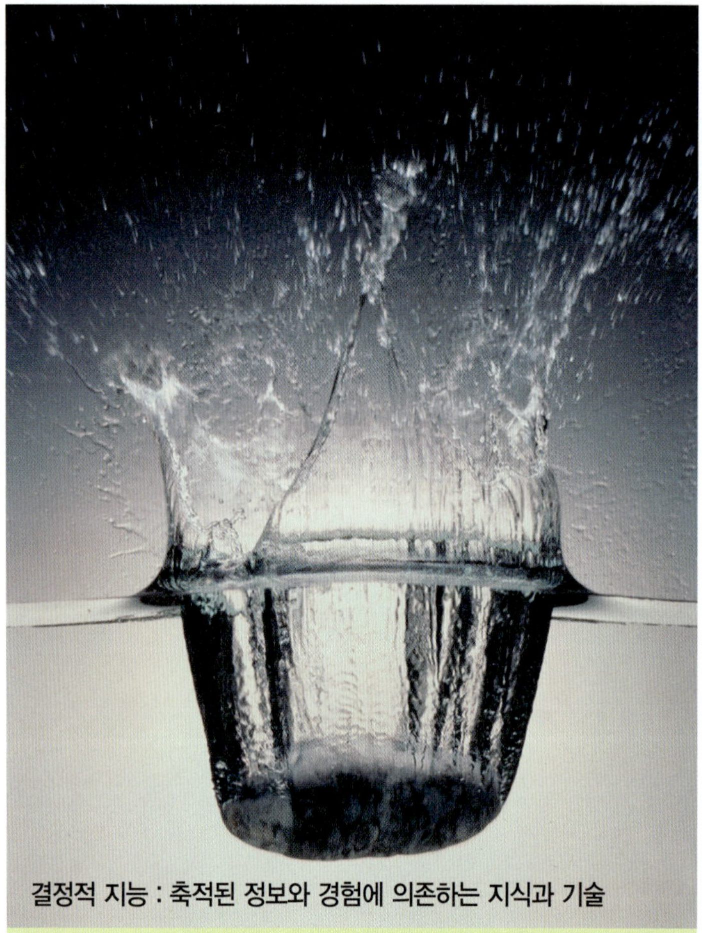
결정적 지능 : 축적된 정보와 경험에 의존하는 지식과 기술
결정적 지능 vs 유동적 지능

Ray Massey/The Image Bank/Getty Images

유동적 지능(Fluid intelligence)은 정보를 처리하는 개인의 기술이다. 컴퓨터를 떠올려 보자. 결정적 지능은 스토리지에 있는 정보의 양과 같다. 유동적 지능은 프로세서 및 메모리의 크기와 비슷하다(즉, 작업 기억-한 번에 염두에 둘 수 있는 정도). 유동적 지능은 정보에 접근하고, 조작하고, 신속하고 정확하게 답변에 도달하기 위해 협력한다. 결정적 지능은 환경 요인이 강력한 역할을 하는 반면, 유동적 지능은 신경학적 요인이 상대적으로 강력한 역할을 한다(Salthouse, 2016).

결정적 지능은 성인이 될 때까지 나이가 들면서 증가하는 경향이 있다. 노인성 치매가 없다면 결정적 지능은 표준화된 지능 테스트의 언어 능력 점수와 함께 증가할 것이다. 반면 유동적 지능은 감소하는 경향이 있다(Salthouse, 2016). 워너 샤이(1994, 2016)의 종단 데이터(그림 15.5 참조)는 유동적 지능과 가장 밀접한 관련이 있는 지각 속도가 성인 초기부터 늦은 성인기까지 가장 극적으로 감소하는 요소임을 보여준다. 공간 방향이나 숫자와 같은 유동적 지능도 성인 후기에 극적으로 감소한다. 언어 능력과 귀납적 추론은 결정적 지능과 더 관련이 있으며 성인 중기를 거치며 증가하고 노년기에도 유지된다.

그림 15.5는 그룹 동향을 보여주며, 개인차가 있다.

다음의 항목은 노년의 인지 능력이 저하되지 않도록 하는 조건이다(Schaie et al., 2004; Ziegler et al., 2015).

- 좋은 신체 건강
- 편안한 주택 등 유리한 환경 조건
- 독서를 통해 지적 활동을 유지하고 시사에 대한 최신 정보를 얻음
- 새로운 아이디어와 새로운 삶의 스타일에 개방적인 태도
- 지적으로 활동적인 파트너와 함께 생활

결정적 지능 축적된 정보와 경험, 사회적 관습에 대한 인식, 올바른 판단에 의존하는 지식과 기술의 집합체

유동적 지능 사람의 정보처리 기술

TRUTH

(T) F 표준화된 지능 테스트의 언어 하위 영역 점수는 평생 동안 증가할 수 있다.

사실이다. 이 점수는 결정적 지능을 반영한다.

▶ 자신의 업적에 만족

이러한 요소가 존재하면 모든 연령대에서 개인의 잠재력을 극대화하도록 도울 수 있다.

2. 정보처리

노화에 관한 흥미로운 점 중 하나는 장기 기억이 비교적 손상되지 않은 상태에서도 새로운 정보를 작업 기억에 보관하는 것이 더 어려워 진다는 것이다.

정보처리 속도 정보처리 속도를 측정하는 방법에는 여러 가지가 있다. 하나는 단순히 물리적 반응 시간인데, 자극에 반응하는 데 걸리는 시간을 측정하는 것이다. 뜨거운 스토브를 만지면 손을 떼는 데 얼마나 걸릴까? 대부분 평가에서 사람들은 빛이 깜박일 때 버튼을 누른다.

중년기의 사람들은 청년보다 빛에 더 느리게 반응한다. 즉, 반응시간이 더 길다는 것이다(Hartley, 2006). 반응시간의 차이는 몇 분의 1초에 불과하지만, 전형적인 중년의 사람이 사격할 때 군대나 프로 스포츠의 사격선에서 벗어나게 할만큼 충분한 차이이다(Salthouse, 2010, 2016a, 2016b; Thompson et al., 2014).

고속도로에서 충돌을 피하려고 반응하는 차이도 같다.

반응 시간은 처리 속도의 한 측면일 뿐이다. 유동적 지능과 얽혀있는 지각 속도의 넓은 인지적 측면도 있다. 반응 시간과 마찬가지로 중년기의 변화는 그다지 극적이지는 않다.

읽기와 쓰기에 대한 지속적인 경험 때문에 중년의 교육받은 사람은 가로세로 낱말 풀이(대부분 결정적 지능에 의존함)를 이전보다 더 잘할 수 있다. 하지만 청년기보다 새로운 도시를 탐색하는 것(주로 유동적 지능에 의존)은 다소 어려울 수 있다(Salthouse, 2016a, 2016b).

그림 15.5 나이에 따른 6가지 지적 능력의 변화

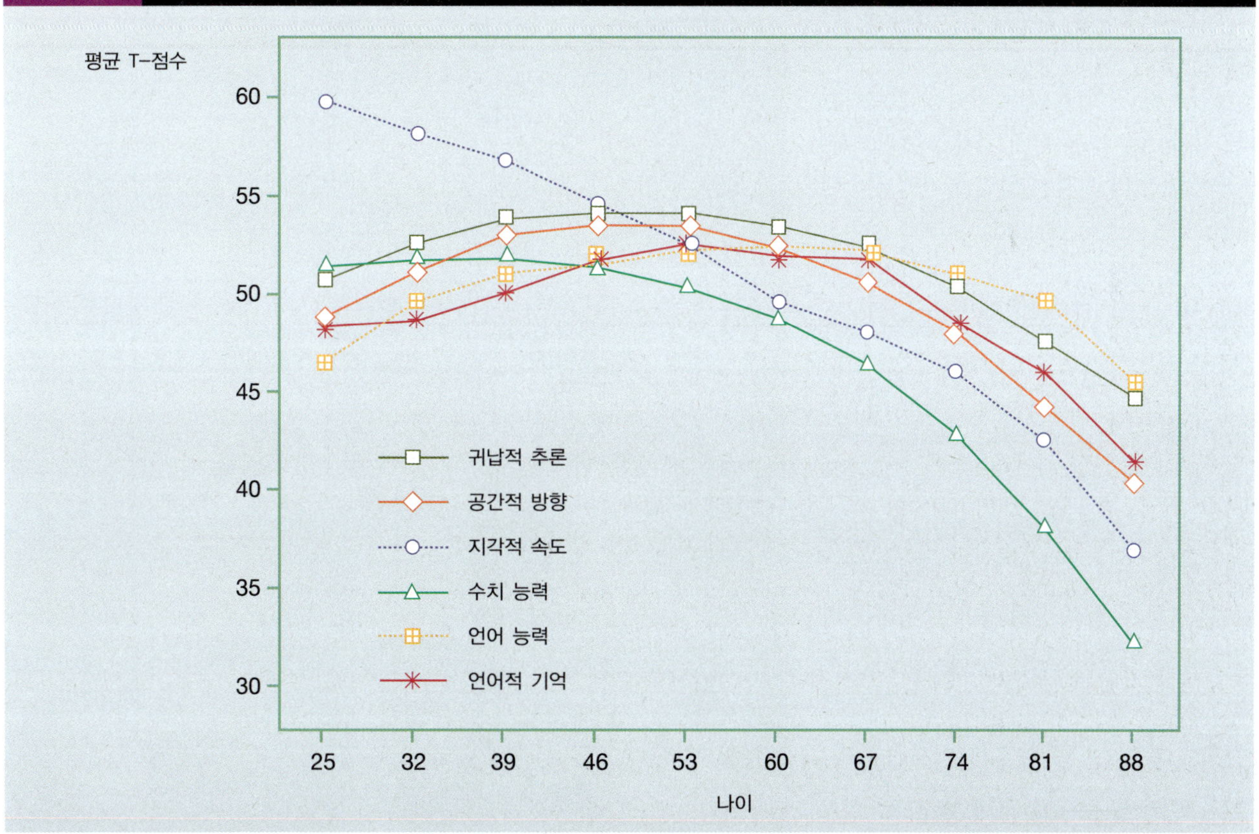

대부분 지적 능력은 초기 청년기부터 성인기 중반에 이르기까지 유지된다. 수치에 대한 능력은 중년기에 완만하게 감소하다가 노년기에 급격하게 감소한다.

출처: Schaie, K. W. (1994). The course of adult intellectual development. *American Psychologist*, 49, 304–313. Copyright © American Psychological Association.

대부분의 연구자들은 처리 속도의 저하가 신경계통의 무결성의 변화를 반영한다고 믿지만, 그럼에도 불구하고 뇌의 뉴런의 죽음에서 뇌의 특정 부분의 변화와 신경 전달 물질 분비의 변화에 이르기까지 많은 가설들이 등장하고 있다(Hartley, 2006).

기억(memory) 워너 샤이(2016)의 종단적 연구에 따르면 기억력은 중년기 전반에 걸쳐 개선되고 53세에서 60세 사이에 안정성을 보여준 지적 요인 중 하나이다. 샤이의 결과에도 불구하고 대부분의 연구자들은 중년과 노년기 사람들이 단어, 숫자 또는 산문 구절 목록을 암기하는 데 청년보다 수행을 잘 못한다고 결론지었다(Salthouse, 2014, 2016a, 2016b).

암기의 주요 전략은 암기 리허설과 정교한 리허설이다. 중년 후기에 이르면 반복적으로 암기하여 새로운 정보를 배울 수 있는 능력이 다소 저하된다. 또한, 산만함을 선별할 능력이 부족하다(Darowski et al., 2008). 자료를 분류하는 능력이나 빠르게 분류하는 능력이 부족하기 때문에 정교한 리허설(즉, 우리가 이미 알고 있는 지식에 새로운 정보를 관련지음)은 다소 어려울 수 있다.

지금까지 일이나 단기 기억을 살펴보았다. 이제 저장 또는 장기 기억을 살펴보자.

모든 유형의 기억이 성인 중기에 감소한다는 것은 사실이 아니다. 대체로 우리는 중년기에 일반적인 지식을 유지하거나 확장할 가능성이 더 높다(Salthouse, 2010, 2016a, 2016b).

예를 들어, 그 전에는 지식이나 경험이 거의 없었던 것을 더 많이 배움으로써 확장하게 되는 것이다.

그리고 절차적 기억이 있다. 자전거를 타는 방법, 키보드 사용 방법, 펜으로 쓰는 방법, 자동차 운전 방법 등을 수행하는 방법에 대한 일종의 운동 기억을 뜻한다. 노인이 되어도 글을 쓸 수 있듯이 우리는 평생 동안 절차적 기억을 유지할 수 있다.

전문 지식 및 실무적 문제 해결책 인간 발달에 대한 지식이 있는 고용주라면 중년들을 고용하기를 원할 것이다. 중년의 사람들은 젊은 사람들의 언어 능력이 있고 유동적 지능을 거의 잃지 않았으며 더 많은 전문 지식과 실용적인 문제 해결 기술을 가지고 있기 때문이다(Hess & Queen, 2014).

수년에 걸쳐 그들은 부하 직원과 상사를 더 잘 응대할 수 있는 사회적 기술을 습득한다. 그들은 다른 이들의 한계와 잠재력에 대해 더 좋은 느낌으로 다가가고 그들에게 동기를 부여하는 방법을 더 잘 이해하고 있다. 또한, 스트레스가 많은 상황에서 다른 이들을 더 평안해지도록 돕는 경험이 있을 것이다.

첫 아이가 울었을 때 너무 어리둥절했던 부모는 이제

FICTION

T (F) 모든 유형의 기억 기능은 성인 중기에 감소한다.

모든 유형의 기억 기능이 성인 중기에 감소한다는 것은 사실이 아니다. 장기 기억 및 일반 지식은 종종 나이가 들면서 향상된다.

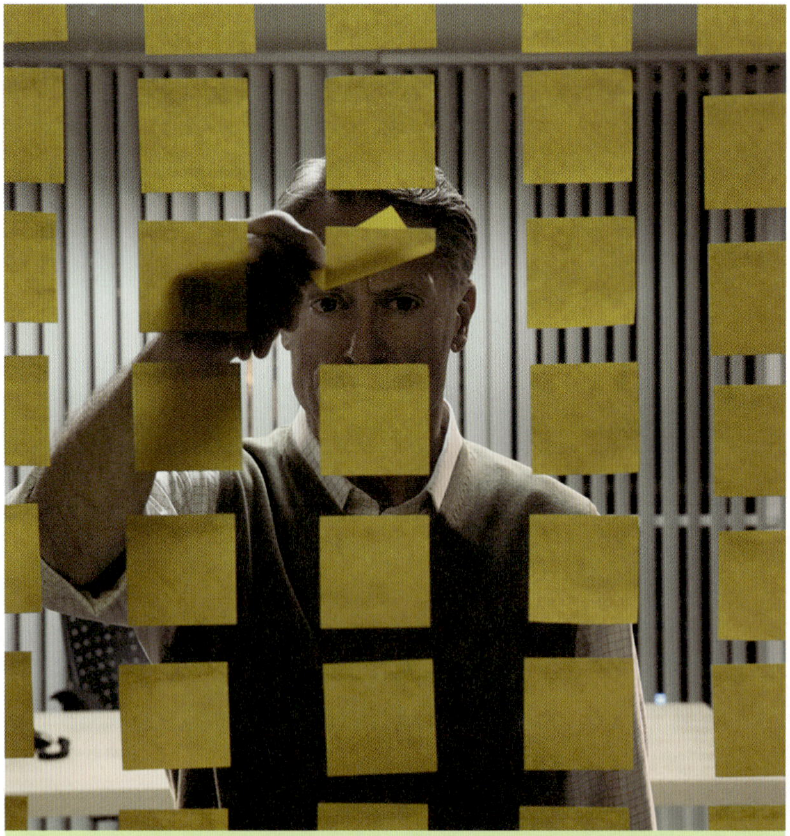

Siri Stafford/Getty Images

나이가 들면서 기억 상실이 더 흔해진다. 스마트 폰이나 포스트 잇 같은 서면 메모가 의도했던 일을 상기시키는 데 도움이 된다.

손자가 울 때 마음이 편해질 수 있다. 이와 같은 정서적 차이의 일부는 '관여하지 않기'이다. 그러나 일부는 아이들이 어렸을 때 울든 아니든 살아남아 정상적인 인간으로 성장할 것이라는 수년간의 배움에서 나온 것이기도 하다.

직업 측면에서 중년들은 초기 훈련이나 교육으로 수년 간 경험의 이점을 얻었다. 중년의 사람들은 무엇이 그들에게 효과가 있고 무엇이 그들에게 효과가 없는지를 배웠다. 예를 들어, 중년들은 자신의 직업에서 '이론적으로 학습한 것'과 인턴십에서 얻은 지식을 현실 세계에서의 수년 간의 경험으로 보충하였다.

피아니스트 아르투르 루빈스타인(Arthur Rubinstein)은 세월이 흐르면서 종종 '정신적인' 연습으로 성취감이 높아졌다. 그는 빠른 악절을 연주할 때 다소 스피드가 떨어졌지만 빠른 악절 진입 전에 속도를 늦추는 것으로 보상했고, 점차 페이스를 높이면서 멋진 연주를 만들었다.

15-6 창의력과 학습

중년기는 창의력을 발휘하고 지식을 확장하며 지적 경험을 얻을 수 있는 수많은 기회를 제공한다.

1. 창의성

중년의 사람들은 창의력을 발휘할 수 있으며 실제로 많은 중년층이 창의력을 발휘한다. 화가 파블로 피카소(Pablo Picasso)가 스페인 내전에 항의하기 위해 그린 '게르니카(Guernica)'는 56세의 나이에 창작한 예술에서 가장 유명한 작품 중 하나이다.

작가 토니 모리슨(Toni Morrison)은 퓰리처 상을 수상한 소설 '가장 사랑하는'을 썼다. 발명가 토마스 에디슨(Thomas Edison)은 44세에 영화를 보기 위한 초기 방식인 키네토 스코프(kinetoscope)를 만들었다.

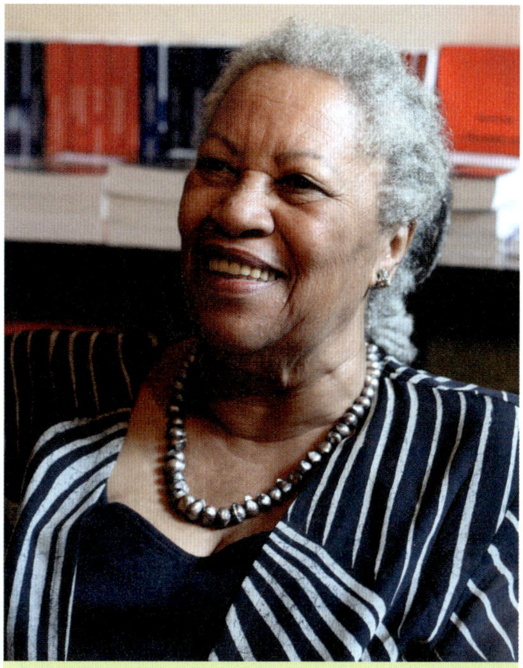

Olga Besnard/Shutterstock.com

작가 토니 모리슨은 57세에 퓰리처 상을 받은 소설 '가장 사랑하는(Beloved)'을 썼다.

그러나 연구자들은 청년과 중년층 사이에서 창의성이 다소 차이가 있다는 것을 발견하였다. 청년들에게 상대적으로 발견될 가능성이 높은 창의성은 음악, 수학 및 물리학 영역을 포함한다(Norton et al., 2005; Simonton, 2006b).

역사상 가장 위대한 작곡가로 여겨지는 볼프강 아마데우스 모차르트는 35세의 나이로 사망하였다. 알버트 아인슈타인(Albert Einstein)은 36세에 일반 상대성 이론을 발표하였다.

작가와 비주얼 아티스트는 종종 중년으로 발전하지만 그들의 가장 감성적이고 열렬한 작품은 어린 나이에 만들어질 수 있다. 시인들의 가장 감정이 충만한 작품은 청년기에 쓰여지는 경향이 있다(Simonton, 2007).

FICTION

T (F) 성인 중기 사람들은 더 이상 성인 초기처럼 창의적이지 않다.

성인 중기의 사람들이 더 이상 성인 초기처럼 창의적이지 않다고 말하는 것은 너무 일반적이다. 많은 사람들이 창의적이다. 파블로 피카소, 토니 모리슨, 토마스 에디슨은 모두 중년에 창조적인 성과를 거두었다.

2. 성숙한 학습자

대부분의 성인에게 학습은 끊임없는 과정이다. 우리는 집 근처에 새로운 가게가 개업하거나 미디어를 보고 들으면서도 배운다. 우리는 식구들에게 일어나는 일을 듣거나 애완동물을 관찰할 때도 배운다. 그러나 심리학자와 교육자들이 사용하는 '성인 학습'이라는 용어는 일반적으로 어떤 공식적인 교육 환경에서 일어나는 학습을 의미하는 것이다.

중년의 학습을 교육 환경으로 제한하더라도 방대한 다양성과 개인차를 발견한다. 하지만 성숙한 학습자들은 공통점이 있다.

그들은 젊은 학습자들보다 주제 자체를 흥미롭게 생각하고 동기 부여가 매우 잘 되는 경향이 있다(Leslie, 2017)

> 성숙한 학습자들은 매우 의욕적이며 젊은 학습자보다 흥미로운 주제를 찾는 데 동기 부여가 잘 되는 경향이 있다.

미국에서 35세나 그 이상의 여성 중 거의 5명 중 3명은 제2의 교육을 시작한 학생이다(미국 교육부, 2015). 가정 생활을 하다가 다시 대학에 입학하는 사람들은 가족의 요구나 하는 일들이 덜 까다로운 조건을 갖췄으리라 생각할 수 있다. 그러나 사실은 다르다(Hostetler et al., 2007).

가족과 직장에서 많은 요구를 받는 여성이 다시 대학에 갈 가능성이 가장 높다. 하지만 일단 입학하게 되면 스트레스의 주요 원인은 시간 제약이다. 가족과 고용주가 정서적으로 지원한다면 그들은 스트레스를 최소화하고 최선을 다한다(Kirby et al., 2004).

고등 교육 기관에 재학 중인 중년 학생의 비율은 1970년 이후 약 10%에서 17%로 크게 증가했다(미국 교육부, 2005). 대학 캠퍼스의 규칙, 규정과 활동은 일반적으로 젊은 학생들을 위해 설계되었기 때문에 그들은 종종 주변인 같다는 감정을 느낀다(Morgan, 2013).

중년기 학생들은 자신의 생각이나 관점을 그들이 속한 학급과 공유해야 하는지 종종 확신하지 못한다. 아마도 그들은 자신의 아이디어가 구식이라고 생각할 수도 있다. 다시 학교로 돌아온 중년 학생들이 직장이나 사회적 역할에서 지휘적인 위치를 차지했었다면 교사-학생 관계에서 그들이 종속적 지위에 있음을 받아들이기 어려울 수 있다. 그러나 대체로 연구에 따르면, 젊은 대학생과 중년의 재입학생, 강사 모두 중년 학생이 포함된 교실에서 나타난 다양한 관점으로 혜택을 볼 수 있다(Morgan, 2013).

다음 장에서는 이 시기에 일어나는 사회성과 정서적 발달을 살펴봄으로써 중년기에 대한 탐구를 계속할 것이다.

점검하기

빈칸 채우기

책 뒷편에서 답을 찾을 수 있습니다.

1. 신체의 피부, 머리카락 및 손톱 시스템을 _________시스템이라고 한다.
2. 중년에는 _________의 생산 감소로 인해 머리카락이 회색으로 변한다.
3. 노안은 눈에서 수정체의 _________의 상실을 의미한다.
4. 중년에 일반적으로 _________가(이) 제 지방량을 대체하여 BMI가 상승한다.
5. 45세에서 64세 사이에는 _________가 주요 사망 원인이다.
6. 미국에서 암으로 발생하는 사망 3건 중 2건은 제어 가능한 두 가지 요인인 흡연과 _________에 기인한다.
7. 심장병은 가장 흔하게 _________에서 발생한다.
8. _________라는 용어는 삶의 거의 모든 시간에 특정 조건에서 사람들의 지적 능력이 절대적으로 고정된 것이 아니라 수정될 수 있다는 의미이다.
9. 우리들이 매우 고령의 나이에도 글을 쓸 수 있다는 사실은 사람들이 평생 동안 _________ 기억들을 유지할 수 있음을 시사한다.
10. _________효과는 1947년에서 2002년 사이 미국에서 IQ 점수가 평균 18점 증가했다는 연구 결과를 나타낸다.

선다형 문항

1. 가장 흔한 유형의 암은?
   a. 방광암　b. 신장암
   c. 폐암 및 기관지암　d. 갑상선암

2. 여성의 ________ 명 중 1명은 평생 동안 어떤 종류의 암이라도 발생할 위험이 있다.
   a. 2　b. 3
   c. 5　d. 10

3. ________ 미국인은 대장암과 그 질병으로 인한 사망률이 평균보다 높다.
   a. 아프리카계　b. 아시아계
   c. 유럽계　d. 원주민

4. 담배 흡연은 미국에서 폐암 사망의 ________%의 원인이 된다.
   a. 27　b. 47
   c. 67　d. 87

5. 심장병에 대한 위험 요인 중 조절이 가능한 것은?
   a. 성별　b. 나이
   c. 흡연　d. 가족력

6. 스트레스에 대한 설명 중 정확한 것은?
   a. 스트레스는 암을 유발한다.
   b. 스트레스는 면역 체계를 억제한다.
   c. 스트레스는 완전히 통제할 수 있는 요소이다.
   d. 분노와 관련된 스트레스 호르몬은 심장으로 가는 혈관을 확장한다.

7. 여성의 에스트로겐 결핍 증상이 아닌 것은?
   a. 인지 기능의 일부 손상
   b. 일과성 열감 및 홍조
   c. 심장병 위험 증가
   d. 출산율 증가

8. 성기능 장애의 유병률에 대한 설명으로 맞는 것은?
   a. 유병률에 대한 추정치는 매우 다양하다.
   b. 남성은 여성보다 오르가즘에 도달하는 데 어려움을 겪을 가능성이 더 많다.
   c. 젊은 남성은 노인보다 발기부전을 일으킬 가능성이 더 높다.
   d. 남성은 여성보다 성교 중에 통증을 경험할 가능성이 더 높다.

9. 성인기 동안 안정된 상태를 유지하는 기능은?
   a. 수치 능력　b. 지각 속도
   c. 언어 능력　d. 공간 방향

10. 인지 기능 중 성인기에 증가하거나 확장할 가능성이 가장 높은 것은?
   a. 일반 지식　b. 새로운 도시 탐색
   c. 유동적 지능　d. 수학적 문제 해결 능력

16 Middle Adulthood: Social and Emotional Development
성인 중기(중년기): 사회성 및 정서 발달

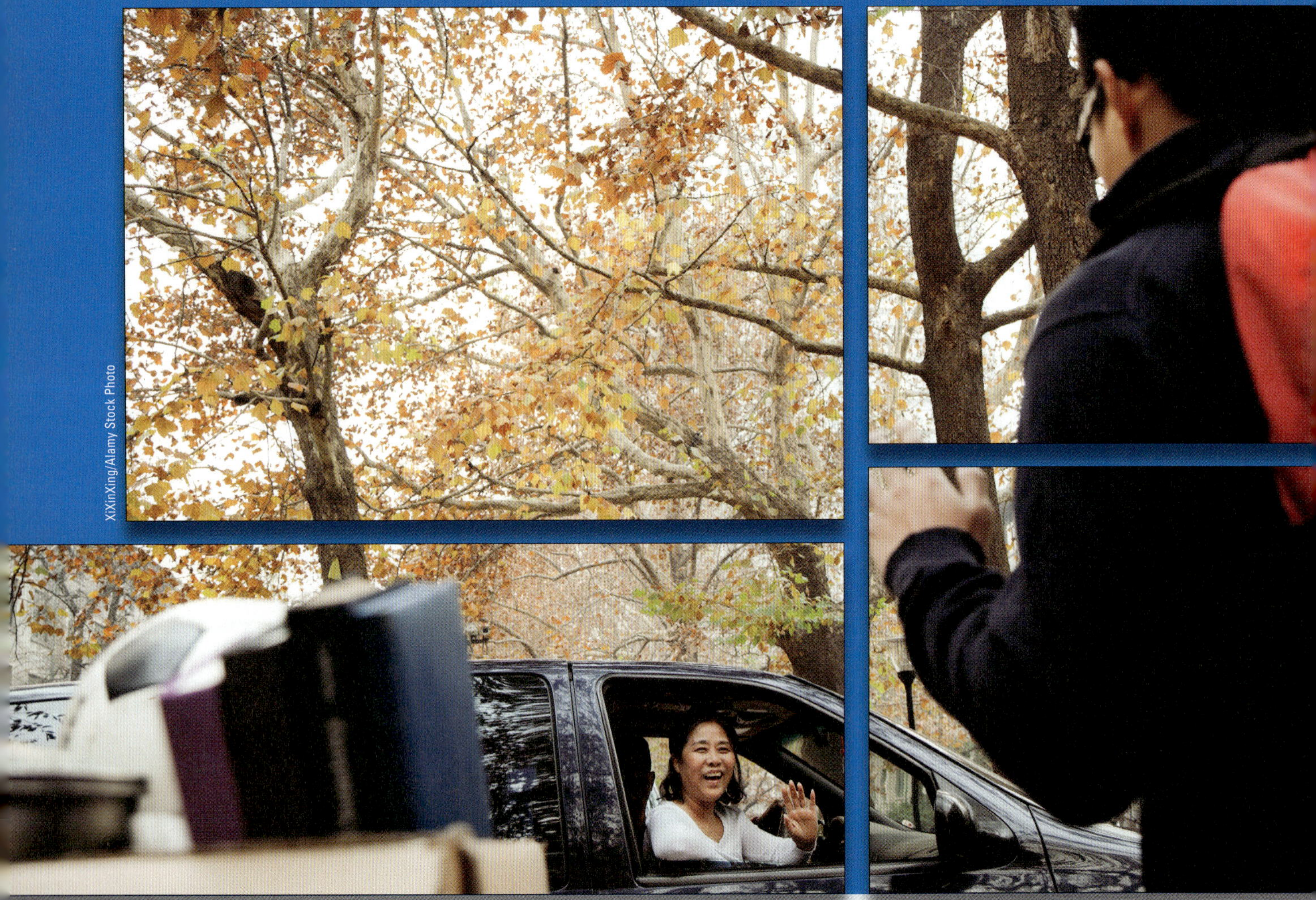

XiXinXing/Alamy Stock Photo

학습 성과

이 장의 성취 목표

- **14-1** 성인 중기(중년기)의 발달 이론에 대해 논의할 수 있다.
- **14-2** 성인 중기(중년기)의 사회적, 정서적 발달의 안정성과 변화에 대해 논의할 수 있다.
- **14-3** 성인 중기(중년기)의 경력 개발에 대해 설명할 수 있다.
- **14-4** 조부모에 초점을 맞추고 '샌드위치 세대'에 있는 중년기의 대인관계에 대한 특성에 대해 논의할 수 있다.

한때 "아버지가 가장 잘 안다"는 타이틀로 꼿꼿이 선 짐 앤더슨(Jim Anderson)을 캐릭터 배우로 방영한 TV 시트콤이 있었다.

듣자하니 그는 24시간 양복을 입고 있는 보험 대리인이었다. 그의 아내는 하루 종일 앞치마를 자랑스럽게 입었다. 이 시리즈는 짐작컨대 중년에 3명의 아이들과 함께 사는 그들의 모습을 잡았는데, 왜냐하면 그들은 평균 2명 이상의 자녀를 가졌기 때문일 것이다.

> 바깥세상으로 막 '진입'하는 아이들 스스로가 외부 세계에 홀로 설 수 있도록 중년기 동안 도와주어야 한다.

나이 많은 두 10대의 이름은 버드와 프린세스이다. 그들은 넓고 깨끗한 교외의 집에서 살았고 그곳에 어울리는 차를 가지고 있었다.

로버트 해비거스트(Robert Havighurst)가 1970년대 중년기의 '발전 과제'로 제안한 것은 아마도 그러한 '훌륭한' '전형적인' 미국 가정의 비전을 염두에 두고 있었다(그림 16.1 참조).

해비거스트의 비전에는 게이와 레즈비언, 독신 생활을 선택하는 사람들, 그리고 '의미있는' 사회적, 시민적 책임을 수행하지 않는 사람들, 인종적, 소수 민족을 위해 자녀를 가질 수 없거나 갖지 않기로 한 사람들은 정상 범주에 놓일 여지가 없다.

그러나 해비거스트는 중년에 처한 많은 사람들에게 영향을 미치는 몇 가지 문제에 도달했다. 이 장에서 논의할 문제이다.

현대 사회에서 자녀들이 자립하는 것은 우리가 예상했던 시간보다 오래 걸릴 수도 있다. 그러나 대부분의 사람들은 중년기에 자녀들을 가정의 품에서 또 다른 세계로 떠나보낸다. 그리고 그들이 자립할 수 있도록 돕는다.

중년기에 이르면 그 동안 운동, 문화 등 여가 활동에 대한 자신의 선호도가 바뀌었다는 것을 발견할지도 모른다.

어떤 사람들은 이전에 좋아하던 일을 지속하기도 한다. 그들 중 일부는 배우자와 더 깊은 관계를 맺지만 중년기까지 결혼하지 않고 혼자 살 수도 있고, 배우자가 사망하거나 이혼을 겪기도 한다. 어떤 경우는 양쪽 자녀들과 함께 재혼 가정을 구성하여 살기도 하며, 이 과정에서 갈등을 빚기도 한다.

중년기에 지역 사회나 시민 활동에 활발하게 참여하는 사람이 있는가 하면, 사회적인 일에 관계 없이 고독하게 있을 수도 있다. 혼자서 외롭게 지내는 것은 정신적, 육체적 안녕에 부정적인 결과를 가져올 수 있다.

해비거스트의 목소리는 우리의 성과를 만족스러운 수준으로 유지하기에는 비관적으로 들린다.

중년기에 많은 사람이 자신의 분야에서 최고의 성과에 도달하고 있다. 이들은 전문 지식과 기술을 얻었고 대부분 그 능력을 유지하고 있다. 그러나 불행히도 그들 중 일부는 일자리를 잃거나, 능력보다 낮은 수준의 일을 해야 할 수도 있고, 다시 일자리에 합류하지 못할 수도 있다.

신체적 노화에 적응하는 문제가 생기고, 젊은 시절 생각지 못했던 건강 문제를 겪기도 하며, 연로한 부모를 부양해야 할 수도 있다. 중년기 자녀와 연로한 부모 모두 어느 정도의 성숙함을 갖추었다면 부모와의 관계에서 새로운 기쁨을 찾을 수도 있다.

그림 16.1 로버트 해비거스트의 중년기의 발달 과제

오늘날 우리 중 소수의 사람들이 이상적으로 생각하는 중년기의 발달 과제에 대한 전통적인 40년 된 견해이다. 다수의 사람들은 인생의 동반자나 자녀가 없을 뿐만 아니라 직업도 없는 경우가 있다. 이들은 여가 활동을 할 시간이 없다.

- ☑ 아이들이 외부 세계에서 자신을 확립하도록 지원
- ☑ 다양하고 즐거운 여가 활동 개발
- ☑ 우리의 삶의 파트너와 더 깊은 관계 구축
- ☑ 의미 없는 사회적 · 시민적 책임에 관여
- ☑ 업무 성과를 만족스러운 수준으로 유지
- ☑ 중년기 동안 노화에 따른 신체적 변화에 적응
- ☑ 연로한 부모를 돌보는 데 필요한 요구와 책임에 대한 적응

TRUTH OR FICTION?

T	F	대부분의 사람들은 성인 중기에 중년의 위기를 경험한다.
T	F	엄마들은 막내 아이가 집을 떠날 때 '빈 둥지 증후군'을 경험한다.
T	F	성인 중기의 사건은 성격에 큰 변화를 일으키는 경향이 있다.
T	F	대학 교육을 받은 여성은 중년에서 노년으로 발전함에 따라 개인의 고통이 증가한다.
T	F	직업 만족도는 청년들보다 성인 중기 동안 증가한다.
T	F	중년의 성인들은 청년층보다 친구가 적은 경향이 있다.

16-1 성인 중기 발달 이론

성인 중기의 발달 이론은 중년을 별개의 단계 또는 삶의 단계로 간주할 수 있는지를 다룬다. 에릭슨의 심리 사회적 발달 이론에서 중년기는 특별한 삶의 위기로 특정지어진다. 다니엘 레빈슨(Daniel Levinson)은 중년기는 인생 전환의 시기이고 중년의 위기가 있다고 하였다.

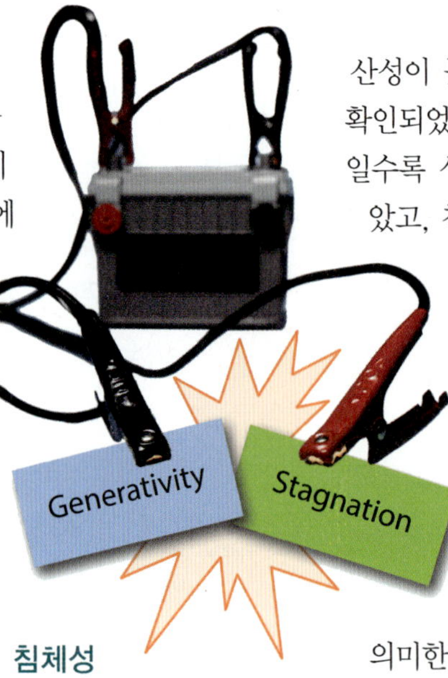

1. 에릭 에릭슨의 심리 사회적 발달 이론

에릭슨(Erikson & Erikson, 1981)은 중년의 주요 발달 과업을 **생산성(generativity) 대 침체성(stagnation)**으로 보았다. 생산성은 새로 만들어 내거나 생산하는 능력이다. 에릭슨은 사회적 생산성을 생식을 향한, 즉 자녀를 낳고 양육하고자 하는 본능적 추진력에 바탕을 둔 것으로 보았다. 생산성의 반대 개념은, 자연적인 추진력을 거부하거나 이에 대한 억압을 의미하며 결국 침체를 초래하게 된다.

자신의 아이를 가질 수 없거나, 사회적 여건 또는 대인관계의 조건이 아이를 낳는 것을 어렵게 만들 수 있으며 이런 경우 자신의 아이의 양육으로 생산성을 달성하기는 어렵다. 이 때 다른 대체 방법으로 생산성의 과업을 달성할 수 있다.

예를 들면, 다른 사람들의 자녀 교육이나 복지를 위해 힘쓰거나 예술 작품과 같은 지속적인 가치를 지닌 물건을 만들고 자선 활동이나 시민 사업에 기여할 수 있다.

에릭슨 등(e.g., Hayslip, 2015; Hebblethwaite & Norris, 2011)은 조부모가 되는 것이 생산성을 달성할 수 있는 추가 기회를 제공한다고 언급했다. 생산성은 미래 세대에 기여할 뿐만 아니라, 삶의 의미심장함과 자존감도 높여준다(Newton & Jones, 2016).

에릭슨에 의하면 생산적인 행동에 참여하지 않는 사람들은 침체되어 있고 일상이 정체되어 삶의 의미와 목적을 잃을 위험이 있다고 보았다. 여기에 대해서는 아직 모호한 부분이 있다.

생산성 vs 침체성 에릭슨의 일곱 번 째 삶의 위기가 되는 심리 사회적 발달의 단계(자녀를 키우거나 사회에 기여하는 것과 같은)로 생산성과 침체성(발달·성장 또는 발전의 부족이 특징)

반 하이엘(Van Hiel) 및 동료들(2006)은 약 200명의 중년들에게 일련의 심리 검사를 실시했는데, 이들 중 다수는 생산성이 높고 또한 침체성도 높은 것으로 확인되었다. 이들 중 생산성이 높은 사람일수록 성실성 항목에서 높은 점수를 받았고, 침체성이 높은 사람들일수록 신경증적 항목이 더 높은 점수를 받았다. NEO인격검사(NEO Personality Inventory)로 측정하는 신경증은 정서적인 불안정성이라 정의되며 우울, 죄책감, 분노, 불안과 같은 부정적인 감정을 없애지 않고 지속시키는 경향을 의미한다.

여기에서 한 가지 생각해 볼 것은, 생산적인 활동이 적어서 침체가 되는 것인지, 생산적이지 못한 사람들은 신경증적인 인격 성향과 어떤 관련성이 있는지를 고민해 보아야 한다.

반 하이엘 연구팀은 457명의 중년층에 대한 연구에서, 생산성과 침체성이 서로 반대의 개념이기보다 각각의 독립적인 차원일 수 있다고 밝혔다. 다시 말하면 중년층들은 생산성이 낮고 동시에 침체성이 낮을 수도 있다.

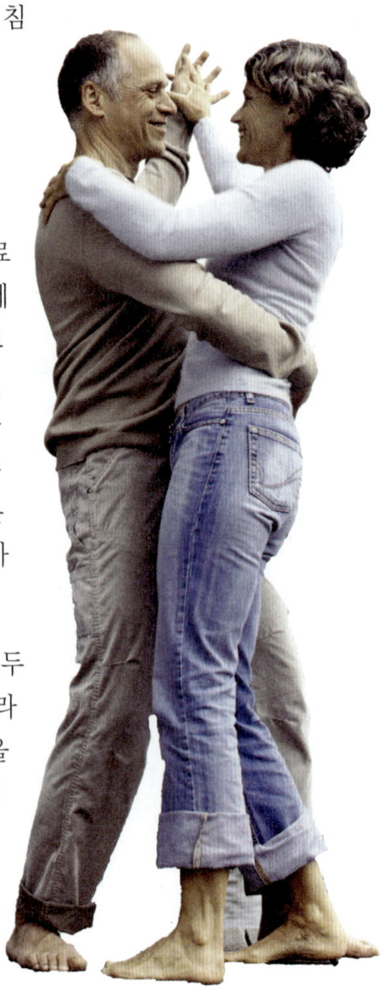

2. 다니엘 레빈슨의 인생주기 모형

다니엘 레빈슨과 동료(1978)에 따르면, 인생에서 40~45세는 중년으로서의 전환기라 할 수 있다. 즉, 미래를 기대하기보다 돌아볼 것이 더 많음을 두려워하고 위기감을 느끼는 중년기로의 심리적 변화가 나타난다는 것이다.

에릭슨과 레빈슨은 모두 이 위기를 중년의 위기라 불렀으며 젊음의 소멸을 감지하고 닥쳐올 죽음에 몰두하게 되면서 불안을 느끼고 자기 의심의 시간으로 정의하였다(Allison & Setterberg, 2016).

레빈슨은 폐경, 부모나 친구의 죽음, 자녀가 '둥지'를 떠나는 것과 같은 일련의 사건이 위기를 촉발할 수 있다고 믿었다. 위기에 봉착하면 사람들은 여전히 매력적이라는 것을 증명하기 위해 외도, 스포츠카(특히 빨간색) 구매, 또는 직업을 바꾸는 등 노화를 부정하는 시도를 하기도 한다. 그러나 많은 사람들은 45세 이후를 인생의 새로운 방향과 성취로 가득찬 제2의 인생으로 여긴다.

오늘날 많은 사람들에게 소위 중년의 위기는 기업과 정부의 규모 축소로 인한 경력 단절의 형태로 외부로부터 강요되는 압박이다. 그러나 다른 직업으로 옮겨갈 수 있을 만큼 충분히 유연한 사람들은 만족감이 높아지기도 한다.

50대는 종종 40대보다 더 느긋하고 생산적이다. 많은 50대들은 자녀의 독립 후 '빈 둥지', 노화의 영향, 젊은 직장인들과 경쟁에 적응할 필요가 있지만, 가장 어린 자녀의 독립은 대개 긍정적인 사건으로 여겨진다.

3. 중년 진입 : 위기, 전환점 또는 인생의 전성기?

지금까지 35세나 40세가 되거나 중년에 접어드는 시기를 중요시했다. 임신한 여성이 태아의 염색체 이상을 확인하도록 권장하는 나이가 35세이기 때문이다(Norton et al., 2014).

FICTION

T (F) 대부분의 사람들은 성인 중기에 중년의 위기를 경험한다.

연구에 따르면 '대부분의 사람들'이 성인 중기에 중년의 위기를 경험한다는 말은 사실이 아니다. 중년의 위기는 규칙이 아니다. 그러나 일부의 어떤 사람들은 확실히 중년의 위기를 경험하고 있다.

그림 16.2는 다양한 선천성 질환 검사에 대한 여성의 태도를 보여준다. 또한, 여성은 35세 이후에 피임약 사용을 중단하거나 바꿔야 하며 더 엄격한 기준과 관리하에 경구 피임약을 사용하도록 권고받는다(Russo & Nelson, 2016; Shoupe, 2016).

이 나이에 여성들은 '생물학적 시계'가 째깍거리고 있다는 사실을 잘 느끼게 된다. 물론 오늘날 40~45세는 새로운 30~35세나 마찬가지라고 말할 수 있다. 그리고 35세 여성 대부분이 안전하게 피임약을 사용할 수 있고, 많은 여성들이 30대 후반과 40대 초반에 임신을 한다.

그림 16.2 출산 전 선천성 질환 검사에 대한 여성의 견해

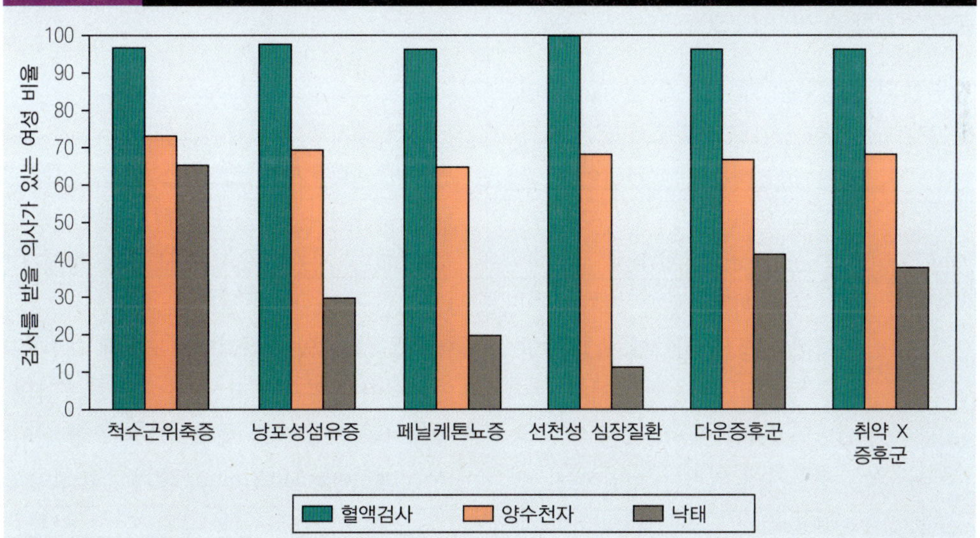

출처: Norton, M. E., Nakagawa, S., & Kuppermann, M. (2014). Women's Attitudes Regarding Prenatal Testing for a Range of Congenital Disorders of Varying Severity. Journal of Clinical Medicine, 3, 144–152. Figure 1.

다양한 태아 건강 문제를 선별하기 위해 혈액 검사를 받을 것이고, 문제를 검사하기 위해 양수 검사를 받을 것이며, 문제가 발견되면 낙태를 할 의사가 있는 여성의 비율을 나타내고 있다. 여성들은 양수 검사보다는 (덜 침습적인) 혈액 검사를 할 의사가 있다는 점에 유의해야 한다. 또한, 척수근 위축을 제외하고 대부분의 여성은 이러한 문제 중 하나가 있는 것으로 태아를 낙태하지 않을 것이라고 말했다.

그렇지만 35세 이상의 임신한 여성은 태아에 대해 세심하게 관찰할 것을 권고 받는다.

이제 사람들이 70대 후반과 80대까지 생존할 가능성이 높아지면서 35세보다 40세의 나이가 현실적인 인생의 중간 지점이자 전환점이 되었다(Zhu et al., 2011). 한 가지 예로, 정자의 수와 운동성은 40세에 현저하게 감소하기 시작한다(Zhu et al., 2011).

중년기의 인생사건

- 부모의 상실 가능성
- 이혼 또는 별거
- 건강 상태의 변화
- 부모를 돌볼 필요성
- 아이들 또는 친구와 자신과의 관계 변화
- 재정적 어려움
- 외모의 변화
- 실직 또는 전직의 책임

레빈슨과 그의 동료(1978)는 40대 전후 중년으로의 전환기를 꿈이거나 꿈에 못 미치는 상태라고 인식하게 되면 그것이 중년으로 전환되는 '위기', '중년의 위기'라고 하였다.

예를 들어 전도 유망했던 발레리나가 성인 중기까지 링컨 센터에서 '호두까기 인형' 발레 공연을 열지 못했을 때, 와튼대학의 경영학 전공자가 성인 중기에 포춘(Fortune) 500대 기업의 부사장이 되지 못했을 때, 해군사관학교에서 수석 졸업한 후 40~50대까지도 해군 제독이 된 적이 없는 사람, 이들은 성인 중기에 자신이 서 있는 위치가 결국 꿈이거나 꿈에 못 미치는 상태라고 인식하게 될 수 있다. 그래서 젊은 시절에 문제가 없었던 사람도 이 시기에는 심리 치료가 필요할 수 있다(Becker, 2006).

성인 중기 사람들의 초상화는 대개 부정적이다. 성인 중기 성인들이 실제로 손실이 생기고 사회에서 낮은 평가를 경험하는지는 의견이 분분하다(Cheng et al., 2017; Thomas et al., 2016).

어떤 이론가들은 갑자기 비극이나 상실, 파멸에 초점을 맞춘 중년의 초상화를 제시하는 반면, 어떤 이론가들은 인생의 황금기에 있거나 진입하는 사람들을 발견한다(Graham & Lachman, 2012; Seeman et al., 2011).

우리는 인생에서 어떤 질병에 걸릴 수 있지만 15장에서 언급한 바와 같이 중년층의 대부분은 신체적 능력을 유지하고 있다. 그러나 운동 선수와 무용수 같이 최고의 신체적 기능에 의존하는 전문가들은 그런 손실이 자신을 새로운 분야로 몰아갈 수 있을만큼 충분히 영향을 준다는 것을 알고 있다.

계다가 지적인 측면에서도 유동적 지능은 손실이 거의 없지만 결정적 지능의 손실은 계속 증가한다.

특히 자신의 분야에서 계속 기술을 개발하는 전문가들은 더욱 그렇다.

중년층, 특히 전문직 종사자들은 대개 청년기보다 더 많은 돈을 번다. 중년기에 경력이 변화되거나 자리를 옮길 가능성이 있지만 지리적으로나 직업적으로 정착할 가능성이 더 높다.

성인 중기에는 낭만적인 관계나 사회적 관계를 유지하고 가족 구성원에 자녀가 생기면서 사회적 지지 체계를 구축할 수 있다. 이 모든 것의 이면에는 자녀 양육, 배우자와 연로한 부모 돌보기, 그리고 직장 내에서의 업무 처리 등에서 오는 압박감과 과도한 책임감도 있다.

이런 도전에도 불구하고 많은 중년 성인들은 생산성이 높고 회복력이 높다.

4. 특정한 삶의 사건 경험

성인 중기의 인생사건으로 사람들은 도전과 변화에 직면하게 된다. 가장 스트레스가 높은 사건은 배우자나 자녀의 죽음이다. 부모 또는 형제자매의 죽음, 결혼과 이혼 또는 별거, 자신, 자녀, 부모 또는 형제자매의 건강 상태나 입원 상황, 부모 돌보기, 자녀와의 관계 변화, 재정적 어려움, 외모와 체중 또는 노화에 대한 우려, 고용의 불안정성이나 일자리 상실, 중요한 친구와의 관계 변화, 직장에서의 책임 변경 등도 스트레스를 유발하는 사건이다(Mechanic & McAlpine, 2011; Stegenga et al., 2012).

성인 중기의 큰 변화 중 하나는 마지막 자녀가 가정을 떠나는 것인데, 아이를 키워왔던 여성은 자녀의 빈 자리에 대해 비통해하는 **빈 둥지 증후군**을 경험하게 된다. 그러나 이러한 변화는 종종 긍정적인 사건일 수 있다(Aronsson, 2014; Mitchell, 2016). 오늘날 선진국의 많은 중년 여성은 '젊은 느낌'을 유지하며 생활한다.

중년 전환 사람들이 기대하는 것보다 후회할 것이 더 많다고 믿기 시작하면서 이론적으로 40세에서 45세 사이에 발생하는 중년기로의 심리적 전환

중년의 위기 사람들이 자신의 젊음이 지나가는 것을 감지하고 자신의 노화와 사망률에 관심을 갖게 되는 극적인 자기 의심과 불안의 시기

빈 둥지 증후군(empty nest syndrome) 부모, 특히 어머니가 막내 아이가 집을 떠날 때 경험할 수 있는 외로움이나 목적 상실감

대부분은 직장이 있고 육아와 가사 이외의 활동에서 삶의 만족을 찾는다.

18세 또는 21세까지 독립하지 못하는 자녀도 있다. 심지어 30세까지도 못할 수 있다. 성인이 된 이후에도 재정적 문제로 또는 단지 편의를 위해 부모의 집에 함께 돌아와 사는 **회전문 현상**이 나타나기도 한다. 출가했다가 다시 부모에게 돌아와 생활하는 **부메랑 세대**도 있다(Houle & Warner, 2017).

스트레스로 발생하는 신체적 질병과 우울증 등 삶의 부정적인 사건은 성인 중기 건강에 해가 된다(Sutin et al., 2010). 일부는 스트레스로 인해 약을 처방받거나 약국에서 구매하는 등 약물에 의존하게 된다.

성인 중기에 가족이나 친구를 이해하려는 노력과 그들에게 필요한 도움을 주는 태도는 스트레스 요인을 조절할 수 있다(Aronsson, 2014). 이런 노력으로 스트레스를 완화하고 웰빙 감정을 조성할 수 있는 통제감을 가질 수 있다(Jopp & Schmitt, 2010).

FICTION

T (F) 막내 아이가 집을 떠날 때 어머니는 "빈 둥지 증후군"을 경험한다.

막내 아이가 집을 떠날 때 어머니가 "빈 둥지 증후군"을 경험하는 것은 (보편적으로) 사실이 아니다. 많은 중년 여성들은 막내가 집을 떠날 수 있다는 사실에 대해 엇갈린 감정을 가지고 있으며, 일부는 안도의 한숨을 쉬기도 한다.

누가 위기를 겪고 있는가?

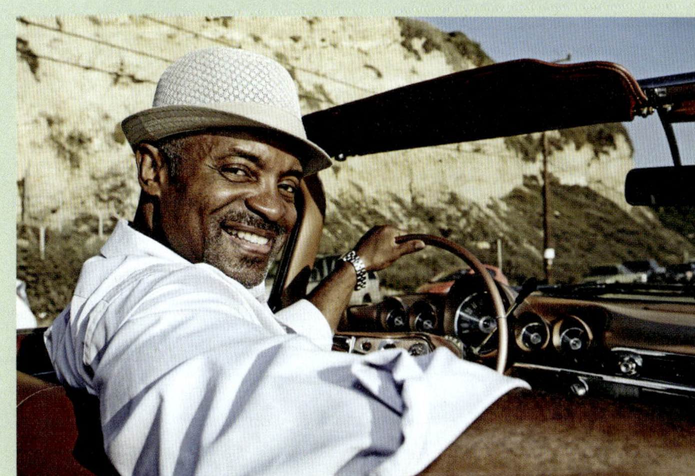

Peathegee Inc/Blend Images/Superstock

정신과 의사인 리차드 A. 프리드먼(Richard A. Friedman, 2008)에 따르면 말이 안 되는 한 가지 변명은 "내 개가 내 자리를 차지했다."는 것과, 또 하나는 "중년의 위기를 겪고 있다."는 것이라고 하였다. 죽음이 곧 다가올 때 일부 사람들은 새롭고 빠르고 값비싼 차를 사는 것과 같이 나이를 거부하려는 충동으로 갑자기 직장을 그만두기도 한다.

프리드먼은 아내를 속이는 중년 남성의 경험은 중년의 위기를 조장할 수도 있다고 말한다. 그들은 아내를 사랑하고 자신에게 무엇이 필요한지 모른다고 말하기도 하지만, 대개는 참신함을 추구하기도 하고 재미를 위해 많은 위험을 감수하기도 한다. 일상이 지루하다는 것은 중년 위기와 같은 의미가 아니다.

16-2 성인 중기의 안정성 및 변화

키나 몸무게의 변화를 측정하는 것은 수월하다. 하지만 사람들의 성격 변화나 유지는 어떻게 측정이 가능할까? 성격의 다섯 가지 기본 요소를 평가하는 방법이 다음에 제시되어 있다. **'Big 5' 성격 특성**이 이것이다(Costa & McCrae, 2010; McCrae & Costa, 1999).

성격의 주요 5가지 요소는 외향성, 우호성, 성실성, 신경증(정서적 불안정성) 및 경험에 대한 개방성이다(표 16.1 참조). 성격은 사람들의 기본 기질과 관련이 있을 수 있으며, 선천적으로 어떠한 성격을 가지고 태어난다고 말하기도 한다(McCrae et al., 2000).

성격의 표현이 문화의 영향을 받는 것은 확실하지만, 단지 환경 조건에 그치지 않고 점차 성숙해지는 경향이 있다. 예를 들면, 기본적으로 새로운 경험을 잘 받아들이는 성격이라면 개방적인 사회보다 전통적이고 근본주의적인 사회로 생활 환경이 변화했을 때 그 환경을 잘 받아들이며 행동양식을 변화할 수 있을 것이다.

'빅 파이브' 성격 특성 현대에서 파생된 기본 성격 특성의 통계적 방법 : 외향성 · 우호성 · 성실성 · 신경증(정서적 불안정성) 및 경험에 대한 개방성

표 16.1 '빅 5' : 성격 모델의 다섯 가지 요소

인자	이름	특성
I	외향성	수다스러움과는 대조적으로 단호함, 침묵, 수동성, 신중한 활동
II	우호성	이기심 불신과는 대조적으로 친절, 신뢰, 따뜻한 적대심
III	성실성	부주의 경솔함과는 대조적으로 철저함과 신뢰성
IV	신경증	민감성과 대처능력과는 대조적으로 신경질, 긴장, 변덕, 부정적 자극
V	경험 개방성	상상력과는 대조적으로 호기심, 창의력, 소박함, 지각력 부족

1. 성격의 변화

정서 발달에서 전환점이나 위기의 개념은 사람들이 성격의 급격한 전환, 또는 변화를 겪고 있음을 암시한다. 결혼, 직장 생활, 자녀의 출산과 양육 등 성인기 생활 사건은 개인의 성격에 깊은 영향을 미칠 수 있다(Robert McCrae, Paul Costa Jr. 2006).

그러나 적어도 성인 중기까지 혹은 성인 중기 동안에는 "빅 5 성격 요소"는 상당히 안정적으로 유지된다(Lucas & Donnellan, 2011).

성격 요소 중 외향성은 성인기에 걸쳐 점진적으로 감소하고, 우호성은 성인기 말기에 증가하는 경향이 있다(그림 16.3).

성실성은 청년기부터 극적으로 증가하여 중년기에 최고치에 도달한 다음 노년기에 감소하는 양상을 보인다.

신경증, 즉 정서적 불안정성(instability)은 성인 중기에 조금 점차적으로 증가하지만 노년기에는 감소해서 불안정한 수준이 낮아진다. 가장 극적인 변화는 경험에 대한 개방성이며, 젊은이들의 영역에 있는 것으로 보인다.

청년기부터 강하게 감소하지만 다른 특징들과 마찬가지로 성인 중기까지는 합리적인 안정성을 유지하고 노년기에 급격하게 저하된다. 성인 중기는 삶의 전성기가 아니더라도 가장 안정된 시기일 것이다.

FICTION

T (F) 성인 중기의 사건은 성격에 큰 변화를 일으키는 경향이 있다.

흥미롭게도 성인 중기의 사건과 세월의 흐름이 성격에 큰 변화를 일으키는 경향이 있다는 것은 사실이 아니다. '빅 5' 성격 특성은 중년기에 상당한 안정성을 보여준다.

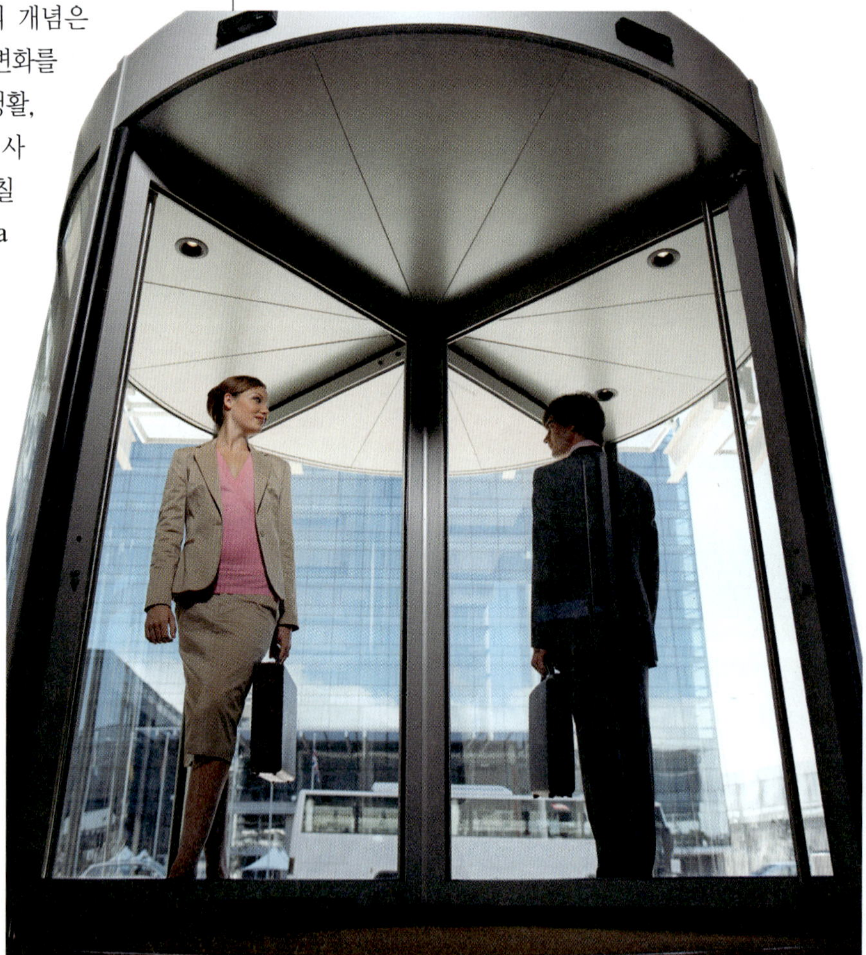

Stuart McClymont/Stone/Getty Images

20년 후 그들의 성격은 어떨까?

그림 16.3 성인기 성격 특성의 변화 '빅 5'

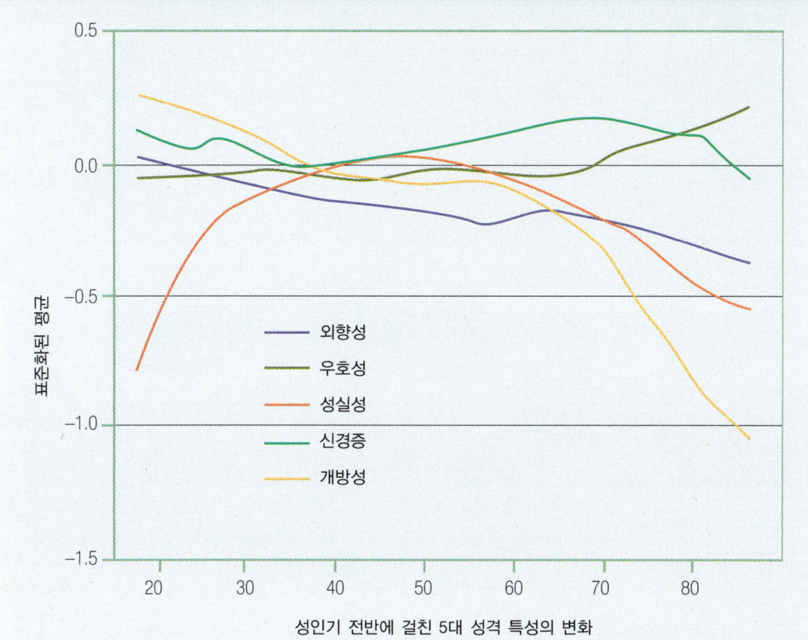

연구에 따르면 성인 중기 (40세부터 60세 또는 65세)는 외향성, 우호성, 성실성 등의 성격 요인 측면에서 비교적 안정적인 삶의 기간이다. 신경증(정서적 불안정성)은 성인 중기에 걸쳐 점차적으로 증가하고, 경험에 대한 개방성은 안정성을 보여준 후, 성인 중기 동안 매우 점진적으로 감소한 다음 노년기에 더 급격히 감소한다.

출처: Lucas, R. E., & Donnellan, M. B. (2011). 일생에 걸친 성격 개발 : 독일의 국가표본을 사용한 종단 분석. 성격 및 사회 심리학 저널, 101(4), 847-861.

FICTION

T (F) 대학교육을 받은 중년여성이 중년에서 노년으로 변해감에 따라 개인의 고통이 증가함을 느낀다.

위의 글은 사실이 아니다. 대학교육을 받은 여성은 개인의 고통 증가, 노화 자체에 대한 관심 증가를 제외하고는 중년에서 노년으로 발전해 가며, 많은 여성들이 더 권위를 갖게 된다.

생산성은 40대와 60대가 거의 같았고 모두 20대보다 높았다. 나이가 들수록 노화에 대한 염려가 높았지만 개인적인 고통은 낮았는데, 이는 나이가 많은 여성이 더 안정되어 있다는 것을 시사한다.

그러나 이 표본은 대학 교육을 이수한 여성들만 포함된다는 것을 기억해야 한다. 이들은 노년에 재정적 어려움과 건강상 문제를 일으킬 가능성이 적을지도 모른다.

2. 대학 교육을 이수한 성인 중기 여성들의 성향

다음은 여성의 다양한 성격 유형을 사정하기 위해 개발된 척도이다(Abigail Stewart, JoanOstrove, Ravenna Helson, 2001).

- 정체성 확립(내가 누구인지 아는 것, 나는 무엇을 대표하는가를 확인함)
- 자신감
- 노화에 대한 염려
- 생산성
- 개인적인 고통(괴로움)

알리사 주커(Alyssa Zucker) 연구팀(2002)은 3개의 코호트(대학교육을 이수한 20대, 40대, 60대 여성)에서 성격 요소들을 조사했다(그림 16.4). 정체성 확립, 자신감, 노화에 대한 염려의 세 척도는 60대, 40대, 20대의 순으로 높았다.

그림 16.4 5가지 성격 주제에 따른 연령별 대학교육을 받은 여성의 평균 점수

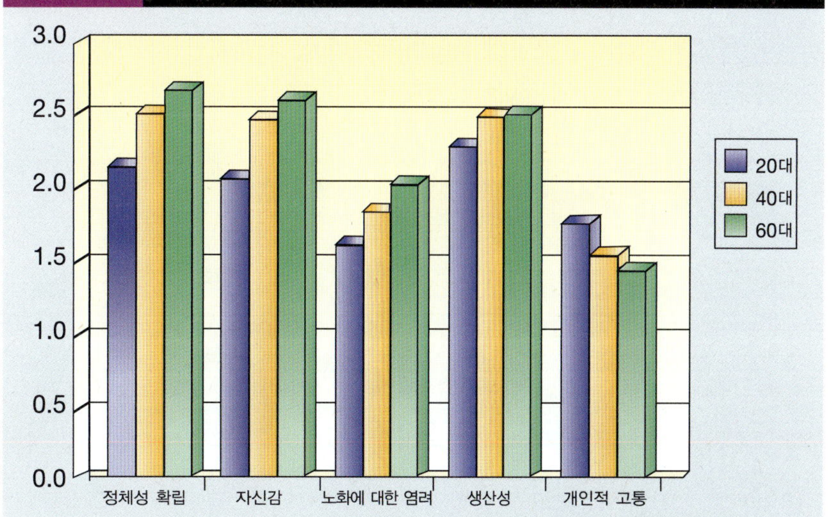

출처: Zucker, A. N., Ostrove, J. M., & Stewart, A. J. (2002). 성인기의 대학 교육을 받은 여성의 성격 발달 : 인식 및 연령 차이. 심리학과, 17, 236-244.

16-3 성인 중기의 직업과 경력

많은 사람들이 성인 중기에 자신의 분야에서 최고의 성과를 만든다. 그들은 기초적인 잔일부터 오랜 기간 동안 익혀왔고 직급상 혹은 자신의 전문 분야에서 높은 위치로 올라간다. 일과 직업은 사회적 혜택, 자아 정체감, 그리고 자존감을 지속시키는 원동력이 된다.

1. 직업 만족도

비영리 민간 조사연구 기구(2010)의 조사에 따르면 미국 근로자의 45%만이 자신의 직업에 만족하는 것으로 나타났다. 불만족 중 약 10%는 실업자였고 그 외는 급여, 능력의 인정, 건강 또는 퇴직 수당 등이 불만족 요인이었다. 직업 만족도는 업무에 대한 흥미, 적절한 자율성, 그리고 보육시설의 이용 가능성 등이 영향의 요인이었다(Russell, 2008; Zaniboni et al., 2016).

2,000명 이상의 대학 직원을 대상으로 한 연구에서 직업 만족도는 성인 중기 동안 꾸준히 증가했다(Hochwarter et al., 2001). 남성 집단, 특히 교수와 같은 사무직 근로자의 직업 만족도가 가장 높았고, 생산직 근로자는 소외감과 불만족이 높았다. 상사의 무례한 대우, 근로 조건이나 업무 향상 방안에 대한 의견을 묻지 않는 것이 불만으로 나타났다(Judge & Klinger, 2008).

불만은 상급자가 자신보다 나이가 어릴 때 특히 강하게 나타났다. 여성은 종종 직장과 가족의 요구 사이에서 균형을 맞추려 노력해야 하고 "눈에 보이지 않는 장벽"을 경험한다(Lyness & Judiesch, 2014). 고용이 되긴 하지만 승진이 어렵다고 느낄 수 있다. 이런 이유로 많은 중년 여성과 생산직 근로자의 직업 만족도가 높긴 하지만 사무직 남성의 수준에는 미치지 못한다.

반면에 자동화 시스템과 외주로 위탁하는 업무가 증가하면서 많은 중년기 사람들이 직장에서 변화의 위협을 느낀다(Krumm et al., 2013). 직업 윤리에 대해서는 세대별 차이가 없다는 일부 연구(Zabel et al., 2017)도 있지만, 중년의 근로자들은 젊은 청년보다 직업 윤리가 강하고 일을 삶의 중심으로 여기는 경향이 있다(Stewart et al., 2017; Twenge, 2010).

TRUTH

(T) F 직업 만족도는 청년들보다 성인 중기에 증가한다.

직업 만족도가 성인 중기 동안 증가하는 경향이 있는 것은 사실이다. 그러나 우리는 전체 인구 표본에 대해 이야기하고 있다. 분명히 많은 사람들은 시간이 지남에 따라 만족감이 떨어지고 일부는 일을 하지 않는다.

2. 경력 변화

사람들은 더 많은 돈, 안전한 직업, 큰 명성, 현재보다 더 삶의 자극이 될 수 있는 일을 찾아서 직장을 옮기거나 직업을 변경한다. 경력이나 진로를 변경하는 것은 대부분 젊은 청년시절에 실행한다. 성인 중기에는 책임감을 더 강하게 느끼고 자신이 추구하는 것에 확고한 경향이 있다. 다시 시작할 시간과 능력이 아직 있는지 의문을 갖기도 한다. 이러한 이유로 대부분의 성인 중기 경력 변화는 관련 분야로 전환하게 된다(Vogelsang et al., 2018).

연예계라면 젊은 시절 배우였던 사람이 감독이나 제작자가 될 수 있고, 교육 분야에서는 교사나 교수가 교육행정으로 이동할 수 있다. 제약회사에서 20년 간 실험이 주업무였던 화학자는 사람들과 함께 할 수 있는 곳을 찾아 떠날 수도 있고 자신만의 시간을 더 많이 원하기도 한다. 그래서 고등학교 화학 교사로 이직해서 여름 방학 중에는 여행을 떠날 수도 있다.

이러한 변화들은 모두 자발적이고 계획된 변화이다. 자신의 의지에 따라 직업을 변경하고

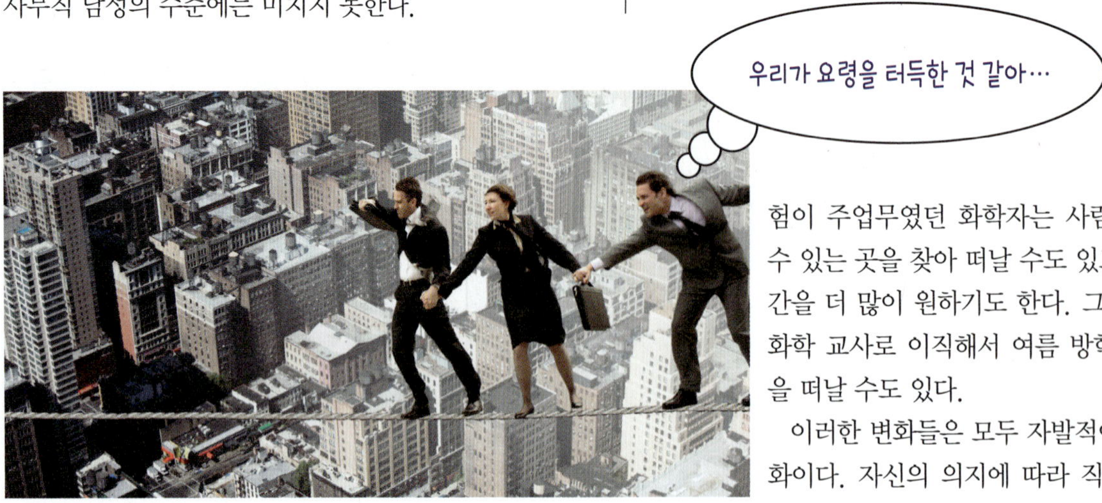

Kay Lee Davies/Photodisc/Getty Images

더 나은 근로 조건과 혜택을 얻게 되면 정신 건강에 긍정적인 변화가 나타날 수 있다(Hartung & Cadaret, 2017; Strazdins et al., 2011). 그러나 일부 사람들은 이혼, 동료와의 갈등, 해고와 같은 개인적인 위기로 직업을 바꾸게 된다. 이러한 경우라면 자신의 생활수준을 유지하기 위해 할 수 있는 일이라면 무엇이든 선택할 것이고, 심리적인 안녕에 대한 대가를 지불하게 된다(Strazdins et al., 2011).

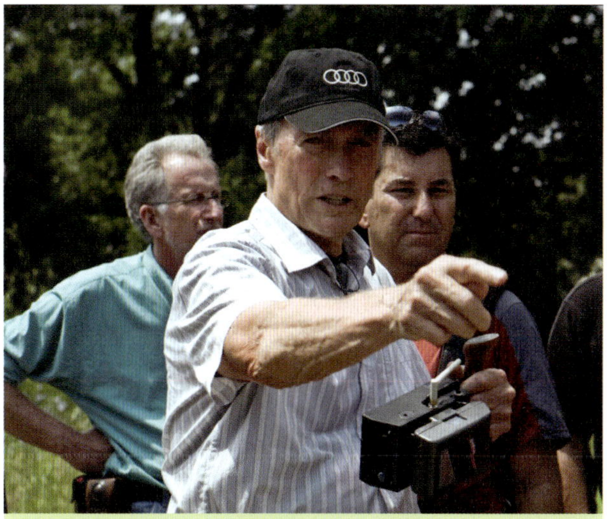

AF archive/Alamy Stock Photo

그의 영화 '그란 토리노'를 감독하는 클린트 이스트우드. 수십 년 동안 연기한 후 이스트우드는 중년에 영화감독이 되어 2000년대와 2010년대에 오스카상 후보 및 오스카상 수상작을 제작하였다.

3. 실직

성인 중기 실직에 대한 이야기를 읽어보자. 40대 후반의 한 여성이 근무하던 회사가 매각되고 새로운 관리팀이 들어오면서 임원직을 잃게 되었다. 그녀는 회사의 '고위급 임직원 우선 해고' 정책으로 자신이 취약한 위치에 있다는 것을 알고 있었다. 그래도 자신의 직급이 임원층 서열에서 경고를 피해갈 수 있다고 생각했으나 결과는 좋지 않았다. 새로운 경영진은 그녀가 담당했던 직급을 절반으로 줄였다. 그녀는 해고 통지 후 처음으로 퇴직금이 좋다는 사실을 알았다.

우선 휴식을 취하기 위해 한 달을 쉬고 회사에서 고용한 헤드헌팅 회사를 이용하여 새로운 직장으로 이전할 것을 계획했다. 그러나 곧 자신이 일하는 분야가 상대적으로 작은 규모의 산업이고 자신의 레벨에서는 공석이 거의 없다는 것을 알게 되었다.

실직 초기에는 이전의 직장 친구들이 그녀 주위에 많이 모여 있었지만 점차 하나 둘 떨어져 나가기 시작했다. 4개월 후 그녀는 깊은 우울증에 빠지게 되었다.

연구에 따르면 비자발적으로 실직한 사람들은 고용 상태의 피험자보다 신체적, 심리적 안녕 수준이 낮고, 성인 중기에 실직한 사람들은 청년층 실직자보다 웰빙 수준이 낮다(van der Noordt et al., 2014). 특히, 자신의 삶에서 일을 중요시하고 재정적 여유가 없으며 사회적 지지 체계가 약한 사람들, 그리고 실직 후 자신을 탓하는 사람들은 심각한 상태에 빠질 수 있다(Kwon & Park, 2017).

반대로 정서적인 지지와 재정적 자원이 있고 시간을 잘 활용하여 구직이나 일자리를 대체할 수 있는 현실적 전략을 가지고 있는 사람은 상황을 개선할 수 있다.

실직한 여성들의 구직 노력과 직종 탐색은 나이에 따라 다르다. 연구 결과에 따르면, 4개의 기혼 여성 집단 중 21세 이하는 22~35세, 36~49세 또는 50~62세 여성보다 취업을 위해 더 많은 시간을 할애하였다(Kulik, 2000).

50~62세는 일을 좋아하는 한 저임금 일자리에 취업할 가능성이 높았고, 22~49세는 가정생활에 갈등이 생기거나 근로 조건 때문에 일자리를 거부할 가능성이 높았다. 노년층 여성은 실직한 이후 웰빙 수준의 감소를 경험하긴 했지만 재정적 부담으로 인한 고통은 가장 적었다.

16-4 성인 중기의 대인 관계

'성인 중기'라는 용어는 청년과 노년 사이에 있는 사람들을 설명하기 편한 단어이다. 가족 관계의 관점에서, 그들의 세대는 다른 방식으로 중간에 놓이게 된다. 대개 자신의 자녀(및 손자)와 부모 사이에서 **샌드위치 세대**로 불린다.

1. 부모-자녀 관계의 진화

유아 시기는 부모에게 전적으로 의존하는 시기이다. 어린이들 역시 부모에게 의존한다. 청소년이 되면 독립을 위해 노력하며, 점차 성숙해지고 경험을 쌓으면서 부모들은 청소년기의 자녀들과 통제권을 공유하기 시작한다. 사실 청소년이 자제력을 발휘하지 못하거나 여러 생활 영역(예: 학교에 데려다 주기, 청결하도록 지도하기, 옷을 선택해 주기, 숙제 완료하도록 지도하기)에서 부모의 지도가 필요할 때 부모는 스트레스를 받게 된다.

미국의 대부분 부모는 자녀가 청년이 되면 자녀 혼자 또는 룸메이트와 함께 살도록 독립하는 것을 허용한다. 많은 경우 자녀들은 부분적으로 재정상 의존하며, 이 상황이 때로는 몇 년 동안 계속된다(Kins & Beyers, 2010).

부모와 가까운 곳에 있게 된다면, 어느 정도 정서적으로 의존할 수 있고 때로는 부모가 자신의 선택을 인정하지 않을 때 상처를 입기도 한다. 자녀가 정기적으로 전화하거나 이메일을 보내고, 적절하게 부모에게 들르거나 자녀의 거주지에 부모의 방문을 허용한다면 부모들은 대개 개별적인 삶을 사는 자녀에게 만족한다. 반면에, 이른바 헬리콥터 부모는 자녀를 통제하고 그들의 영역을 침범하여 대학 생활의 적응을 방해하고 전반적인 가정생활의 질을 떨어뜨릴 수 있다(Darlow et al., 2017; Kelly et al., 2017).

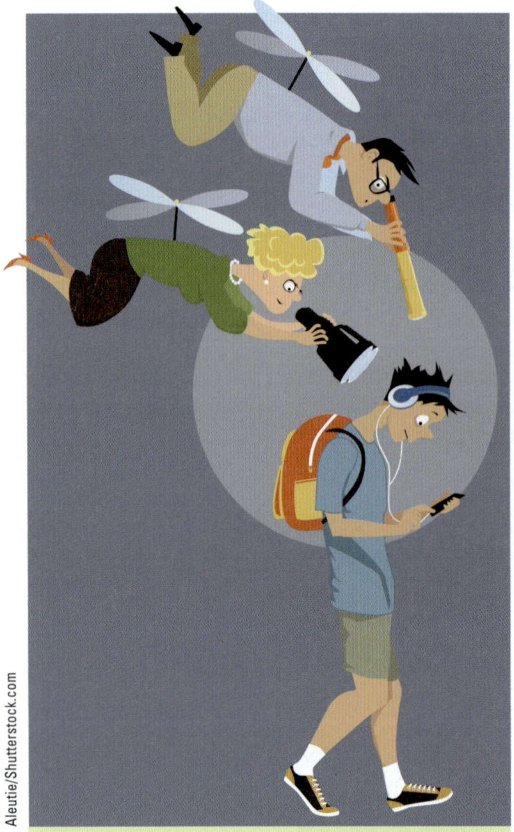
Aleutie/Shutterstock.com

일부 부모는 자녀가 집을 떠날 때 -심지어 자녀가 신입생이거나 청년일 때에도 분리불안을 느낀다. 소위 '헬리콥터 부모'는 과잉 보호를 하여 자녀에게 방해가 되기도 한다.

일부 전통 사회에서는 결혼하거나 다른 중요한 사건이 발생할 때까지는 일반적으로 고향을 떠나지 않는다. 이탈리아인들과 비교해 보면 독일인들은 일반적으로 결혼 전에 독립적인 거주지를 마련한다(Alessandra Rusconi, 2004). 이탈리아에서는 대기업 도시의 청년들은 독일 모델을 따르는 경향이 있는 반면, 시골과 남부 이탈리아인은 결혼할 때까지 집에 남게 된다. 어떤 문화에서는 성인이 된 자녀가 부모의 근처에 사는 것이 일반적인 관습이어서 자녀가 다른 지역으로 이사하게 되면 큰 고통을 느끼고 당혹스러워 한다.

자녀가 배우자를 데려오거나 결혼하는 것은 새로운 도전에 직면하는 사건이다. 우선, 자신의 자녀에게 '충분히 좋은' 사람이 될 수 없을 것처럼 느껴지고, 때로는 자녀가 확연히 잘못된 선택을 하거나 잘 맞지 않는 파트너를 만날 것이라 생각한다.

이런 경우 부모는 자신의 감정을 솔직하게 표현해야 하는지, 한다면 어떻게 표현해야 할지를 결정해야 한다.

자녀의 결혼으로 자녀가 선택한 배우자와 법적 가족이 되거나, 그들의 가족 및 친인척들과 새로운 관계가 형성된다. 양가 집안 사이에 문화나 분위기가 잘 맞을 수 있지만 그렇지 않을 수도 있다.

그래도 부모는 자녀들을 위해 가족끼리 모이는 자리에서 친근하게 행동하려고 노력할 것이다. 이제 결혼한 자녀들은 아이를 갖게 될 것이다. 새로운 관계는 또 다른 스트레스의 원인이 될 수 있다.

2. 조부모 되기

다음 두 문항 중 하나를 선택해 보자.

어떤 방법을 선택하여 살 것인가? 어떤 방법이 자녀와의 관계를 손상시키는가?

- 조부모로서 손자손녀의 양육법을 알려 줄 권리가 있다.
- 조부모로서 손자손녀에게 잘못된 행동을 하는 사위나 며느리를 보면 입을 꼭 다물고 있어야 한다.

새로 조부모가 된 이들에게 가장 어려운 일은 무모한 간섭과 고통스러운 방치 사이의 적정선을 찾는 것이다.

청년기는 자녀를 낳아 부모가 되는 시기이고, 중년은 조부모 역할을 시작하는 시간이다. 자녀를 낳고 자녀와 관계를 맺는 것과 마찬가지로 손자손녀가 생기고 그들과 관계를 형성하는 것은 장단점이 있다. 하지만 일반적으로 손자가 있는 경우 더 바람직한 삶의 균형을 이루게 된다. 중국, 그리스, 폴란드의 각 문화에서 조부모가 손자를 갖는 것은 확연하게 긍정적인 사건으로 인식되며 사회적으로나 심리적으로 도움이 된다(Filus, 2006).

부모와 마찬가지로 조부모는 손자를 돌보는 데 참여하고 손자들의 놀이 활동과 교육 활동에 참여하고 있다. 그러나 문화에 따라 역할이 다를 수 있다.

미국에서 부모는 자녀를 돌보는 역할에 더 많은 시간을

조부모로서 레즈비언과 양성애자 여성

레즈비언과 양성애 할머니에 대한 광범위한 인터뷰를 통한 한 연구에 따르면 이 여성들의 경험은 어떤 면에서는 이성애자의 경험과 비슷하고 어떤 면에서는 상당히 다르다(Orel, 2006).

대부분의 이성애 조부모와 마찬가지로 레즈비언과 양성애 할머니는 자신이 손자를 위한 정서적 지원의 중요한 원천이라고 믿고 있었다.

그들은 또한 자녀들이 손주들과의 관계를 돕거나(촉진) 방해(낙담)했으며, 패턴이 때때로 바뀔 수 있다고 보고했다. 반면에 연구에 참여한 할머니들은 자신의 성적인 취향을 손주들에게 공개해야 하는지, 공개한다면 어느 시기에 어떻게 해야 하는지에 대해 걱정하였다.

사용하고 조부모는 상대적으로 놀이나 교육 활동에 더 많이 참여하고 있다. 이것은 물론 조부모와 손자손녀가 다른 곳에 거주한다는 전제에서이다.

조부모-손자 관계에서 성별 차이를 살펴보자. 미국, 폴란드, 그리스, 독일 및 중국에서는 손자들이 청소년기까지 할아버지보다 할머니와 함께 활동하는 시간이 많다(Mann et al., 2013). 또한, 아버지보다 어머니의 부모와 더 많이 시간을 보낸다. 여기에 손자의 성별은 거의 영향을 미치지 않는다. 할아버지와 축구공 놀이를 하던 손자도 할머니와의 접촉에 더 끌리는 경향이 있다. 이렇게 할머니의 참여가 더 많음에도 불구하고 손자들은 할아버지의 가치를 더 높게 평가한다.

조부모가 갖는 장점을 과장되게 이야기해 보자면, 손자들과 놀 수 있지만 집에 가서는 아이의 부모가 되는 일에서 떠날 수 있다는 것이다. 그러나 대부분 이런 사고방식은 돈이 풍부하거나 여가 시간이 많을 때의 이야기이다.

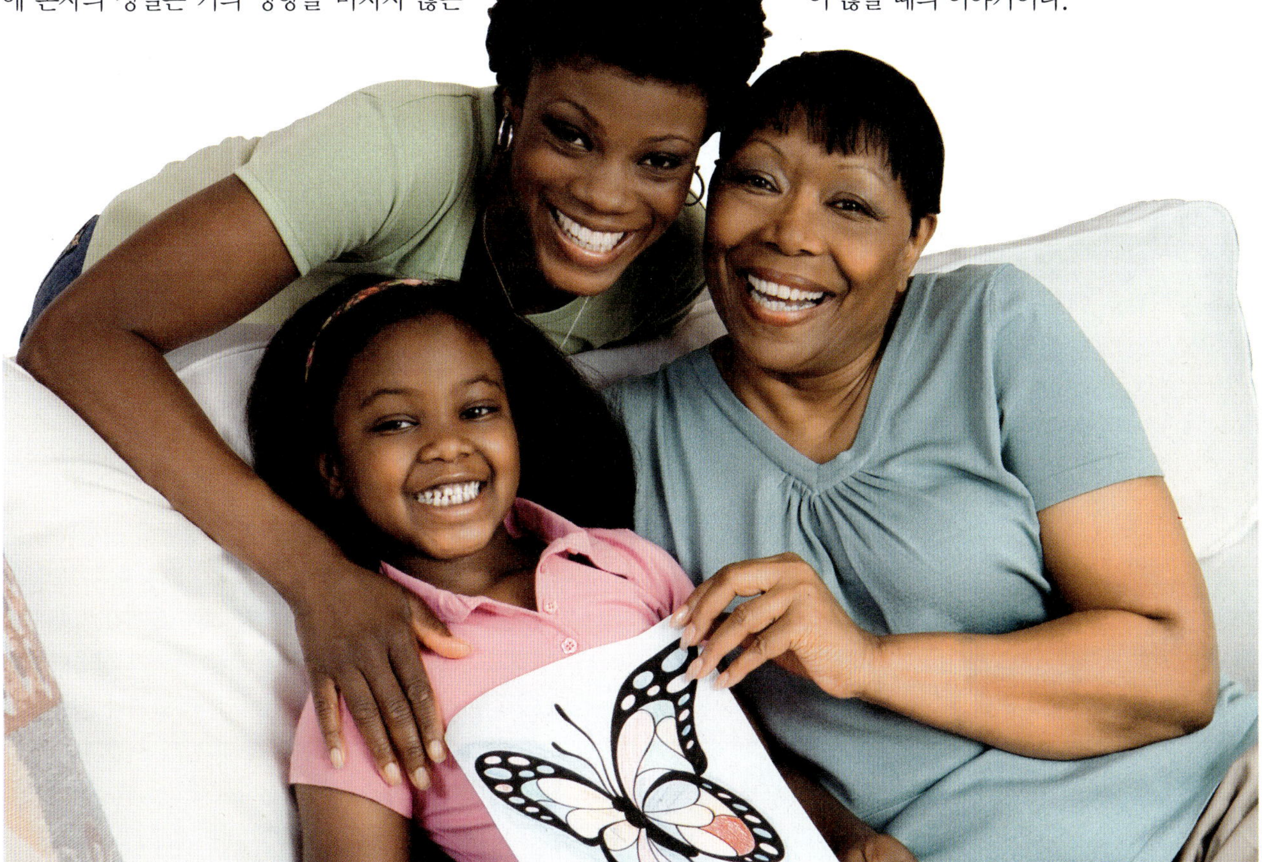
Creatas Images/Getty Images

오늘날 흔하게 발생하는 가족 별거나 이혼 또는 가족 단위로서의 정체성 상실은 또 다른 문제를 낳는다(Bridges et al., 2007; Soliz, 2007). 어떤 조부모는 손자를 거의 볼 수 없거나 만나지 못한다. 너무 멀어서 그럴 수도 있고 가족 갈등으로 감정이 악화되어 만나지 않을 수도 있다. "조부모는 의무감에서 벗어나 손자의 가장 예쁘고 좋은 모습을 함께 하고 즐긴다"는 말은, 수많은 경우 조부모가 손자의 양육에 일차적인 책임을 진다는 사실을 무시하기 때문에 나타난다(Goodman, 2007a; Hayslip & Kaminski, 2006; Whitley & FullerThomson, 2018).

대부분 조부모의 삶은 손자의 역할을 함께 보며 즐기고, 손자를 자주 보지는 못하더라도 늘 그리워한다.

조부모의 책임

대부분은 친부모가 자기 자녀의 양육 과정을 결정하지만 때로는 조부모가 중요한 역할을 하게 된다(Yankura, 2013). 편부모와 손자와 함께 사는 조부모는 손자에게 많은 영향을 미치고 가족의 전반적인 적응에 기여하기도 한다(Doron & Markovitzky, 2007). 하와이 원주민들 사이에서는 조부모가 손자를 양육하는 것이 관례로 여겨진다(Yancura, 2013).

조부모가 부부 및 손자와 함께 사는 경우는 대개 조부모의 영향력이 적다(Doron & Markovitzky, 2007; Goodman, 2007b). 이러한 상황이라면 조부모는 가족의 조정에 기여할 가능성이 적다. 그들은 부족한 부분을 채워주는 역할로 인정받지 못하고, 종종 아들과 며느리, 딸과 사위 사이에서 불화의 근원으로 여겨진다.

손자를 돌보는 유일한 사람이 조부모가 될 수도 있다. 이런 경우는 일반적으로 손자가 한 명의 부모를 갖게 되면서 시작된다(Hayslip et al., 2013; Park & Greenberg, 2007). 부모 중 한 명이 사망했는데, 나머지 한 명이 군복무를 해야 하거나 다른 먼 곳에 의무적으로 가야할 수도 있다.

마약이나 범죄에 연루되었다면 도망칠 수도 있다. 부모는 조부모에게 자녀와 함께 살면서 돌봐주기를 부탁할 것이다. 만약 자녀가 손자와 함께 살기 위한 "노력"은 하고 있으나 현실적인 여건이 안 된다면 그 시간이 연장될 수밖에 없다.

어떤 이유에서든 조부모가 손자를 양육하고 중년기처럼 다시 부모가 된다는 것은 보람도 있을 수 있지만 스트레스가 되기도 한다(Hayslip et al., 2014). 조부모가 젊은 부모들과 함께 학교 모임에 계속해서 참석하게 된 상황에 대해 어떻게 설명을 해야 하는가? 조부모가 자신의 직업에서 경력의 정점에 있는 상태라면, 모든 크고 작은 집안 일을 할 시간이 있는가? 손자들과 함께 어린이 TV 프로그램 앞에 앉아 있어야 하는가?

이것은 가끔 손자들과 놀거나 박물관에 데려간 다음 집으로 돌아가는 것과는 거리가 먼 것이다. 그것은 '일'을 부모에게 맡기는 것이다.

그러나 대부분의 조부모는 손자의 삶에서 자신의 역할을 즐긴다. 그들의 손자들은 할아버지, 할머니가 원하는 만큼 자주 보지 않더라도 그들을 소중하게 생각한다(Bridges et al., 2007). 조부모의 자녀 양육 경험은 부모보다 더 편안한 방식으로 손자와 관계를 맺을 수 있는 큰 자산이 된다.

3. 중년 자녀와 고령자 부모

기대 수명이 증가하기 때문에 선진국의 중년층 절반 이상이 적어도 한 명의 부모가 생존해 있고, 함께 노년기를 겪게 된다(미국 인구 조사국, 2018). 중국, 일본, 한국 등 동아시아에서 연로한 부모는 자녀 및 손자와 함께 사는 경향이 있지만 미국에서는 그렇지 않다(Kwok, 2006).

대부분의 연로한 미국인 부모들이 플로리다나 아리조나 같이 쾌적하고 연중 내내 날씨가 따뜻한 지역으로 이사한다고 생각할 수 있지만 실제로는 그렇지 않다. 고령자 부모 중 거의 3분의 2가 자녀가 사는 근처에 거주하고 있으며 (U.S Census Bureau, 2018) 자주 방문하고 통화를 한다.

중년 자녀와 고령자 부모의 관계는 상당히 가까워질 수 있다. 중년 자녀가 결혼했던 초창기에 고령자 부모가 가졌던 기대감과 긴장이 과거의 시간 속에 흘러갔기 때문이다. 고령자 어머니가 중년 딸의 남편 선택에 실망했었더라도 이제는 결혼생활이 끝났거나 잘 풀렸거나 집중해야 할 손자가 있는 나이이다. 이렇게 몇 년의 시간과 사건들이 관계에 대한 관점을 변화시킨다.

연로한 부모가 도움을 필요로 하는 경우, 보통 **샌드위치 세대**라고 일컫는 중년의 딸에게 맡겨진다.

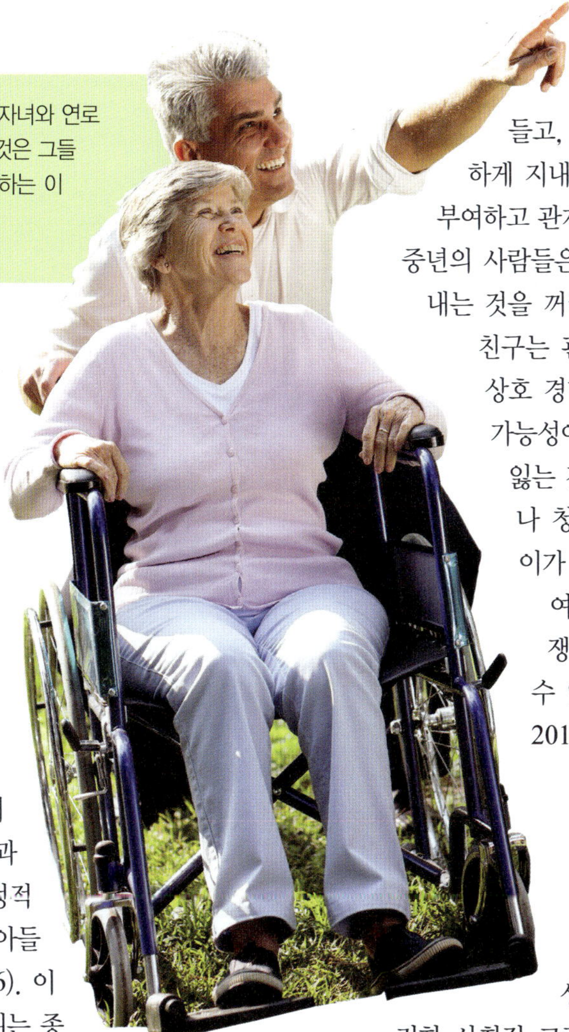

많은 중년층이 도움을 필요로 하는 10대 자녀와 연로한 부모 사이에 끼어 있다고 느끼는데, 이것은 그들이 때때로 '샌드위치 세대'에 속한다고 말하는 이유이기도 하다.

그녀는 여러 세대들의 사이에 놓여 부모를 돌보는 동시에 자녀도 돌보아야 한다(Burke, 2017; Evans et al., 2018).

때로는 손자들을 돌볼 수도 있다. 이런 임무를 나눌 형제가 근처에 살면 매우 다행스러운 일이다. 이 시기에 그녀가 일할 가능성이 높다는 점을 감안할 때 그녀의 역할은 배가 되고 과부하가 걸린다(Chassin et al., 2010).

중국이나 홍콩과 같이 다른 사회에서는 노부모들이 보통 아들의 가족과 함께 산다. 그러나 정서적으로나 재정적으로 노부모를 돌보는 주요 책임은 아들이 아닌 경우가 더 많다(Kwok, 2006). 이 가부장적 사회에서 아들의 우선 순위는 종종 첫째, 자신의 자녀, 둘째, 자신의 부모, 셋째, 자신의 아내가 된다.

4. 형제자매

미국에서 대부분의 형제자매 관계는 노년까지 계속된다. 중년의 대다수는 형제 또는 자매가 한 명 이상 살아있다. 보통 성인기에서 형제 관계는 가깝지만 어린 시절의 형제 관계의 특성이 반영되기도 한다. 대개 자매는 형제보다 더 친밀한 관계를 갖는다(Connidis, 2015; Connidis et al., 2017). 간혹 어린 시절이나 청소년기에 적대적이거나 경쟁적이었던 형제자매도 장애가 있는 부모를 돌보는 데 협력하면 성인 중기에 더 가까워진다. 반대로 친한 형제자매 관계도 한 형제가 다른 형제에게 부모를 돌보는 모든 일을 위임하면 멀어지기도 한다.

5. 친구

청소년은 대개 또래 집단과 여럿이 어울리며 관계를 맺고 청년기에 들어서면 많은 수의 친구를 갖게 된다. 중년에는 친구 수가 다소 줄어들고, 개인적으로나 커플들끼리 친하게 지내는 소수 친구에게 더 가치를 부여하고 관계를 유지한다.

중년의 사람들은 '아무나'와 함께 시간을 보내는 것을 꺼리게 된다. 따라서 남아있는 친구는 관심사, 활동 및 수 년 간의 상호 경험 측면에서 '친밀한 관계'일 가능성이 높다. 이런 이유로 친구를 잃는 것이 더 깊이 느껴진다. 그러나 청년기와 마찬가지로 성별 차이가 있다. 중년의 남자들은 중년 여자들보다 친구 관계가 더 경쟁적일 수 있고 친밀감이 낮을 수 있다(Blieszner & Ogletree, 2017).

토니 안토누치(Toni Antonucci)와 키라 부르디트(Kira Burditt, 2010)는 남성이 여성보다 친밀한 사회적 관계가 없을 가능성이 더 높다고 보고한다. 이러한 사회적 고립은 열악한 신체적, 심리적 건강 및 사망률로 이어진다(Antonucci & Burditt, 2014; Fischer & Beresford, 2015).

20세에서 93세 사이의 디트로이트 남성 1,421명을 대상으로 한 설문조사에서 그들은 밀접한 사회적 관계가 없는 남성이 친밀한 사회적 관계가 있는 남성보다 훨씬 더 우울하다는 것을 발견했다(Antonucci & Burditt, 2004).

샌드위치 세대 자신의 자녀와 연로한 부모의 도움을 충족시켜야 하는 중년층

TRUTH

(T) F 중년의 성인들은 청년층보다 친구가 적은 경향이 있다.

중년층은 청년층보다 친구가 적은 경향이 있다. 그러나 그들은 남아있는 친구들과 더 많은 공통점을 가지고 있다.

성인 중기 : 삶에 대한 재해석?

중년의 위기(Midlife Crisis)? 뉴욕 타임즈 칼럼니스트 데이비드 브룩스(David Brooks)가 언급했듯이, '중년'이라는 단어를 사용하면 거의 자동적으로 '중년은 어떠 어떠한 위기'로 정의된다. 사람들이 청춘이 사라지고 전망이 좁아지고 죽음이 다가오고 있다고 느끼는 여정의 중간 단계로 생각한다. 그래서 중년은 끝난 세대로 취급된다.

그러나 바바라 브래들리 해거티(Barbara Bradley Hagerty)의 책에 따르면 '재창조된 삶'이며 중년의 위기는 그럴 듯하게 들리긴 하지만 근거가 거의 또는 전혀 없는 진부한 표현 중 하나이다.

해거티는 "40대, 50대, 60대는 이해하기 어려운 시기이고 어떤 면에서는 삶의 가장 중요한 단계"라고 썼다. 중년은 고가 횡단도로 구역이 아니다. 중년은… "오늘 내리는 결정이 이 행성에서의 여정 중 나머지 부분을 결정하는 분주한 허브"(Hagerty, pp. 4~5)라고 썼다.

1970년대에 쓰여 진 책 '역정'(Passages)에서 게일 쉬히(Gail Sheehy)는 '쓸쓸한 40대'와 '체념한 50대'와 같은 용어로 중년기를 비방했다.

연구에 따르면 사람들은 성인이 되었을 때 어디에 있었는지, 어디로 가고 있는지에 대해 성찰할 가능성이 많지만, 쓸쓸해 보이거나 체념한 듯한 상태가 아니라 희망을 주는 세대로 볼 수 있다.

쉬히조차도 50대가 '체념'을 하는 것만큼 '다시 새로운 변화'를 만들 수 있고, 긍정적인 변화가 남은 인생을 자동조정장치(Autopilot)에 맡기지 않는 사람들에게 흥미로운 삶을 만들 수 있다고 하였다.

자동조정장치를 쉬히는 '사직서'라고 지칭한다. 사직서는 자신의 인생 경로는 이미 정해졌고 벗어날 수 없다고 믿는 것이다.

그러나 성인 중기가 청년기와 똑같지는 않지만 여전히 활력이 남아있다. 브룩스가 쓴 것처럼 오늘날 사람들은 "건강하고 활력이 더 오래 지속되는 경향이 있다. 2016년에 우리는 68세, 69세, 74세에 첫 임기를 위한 대통령 후보에 출마한 사람들을 보았다." 따라서 40대, 50대, 60대에 자신의 삶에서 '다음으로 다가올 큰 미래'가 무엇인지 생각하기도 한다.

이제 18~25세인 청년들은 성인 진입기라는 새로운 발달 단계에 있다. 브룩스는 이 시기가 '오디세이의 해', 즉 사람들이 "새로운 경력의 선택, 새로운 도시 및 새로운 파트너를 찾기 위해 시도"하는 데 더 많은 시간을 할애하는 발견의 해라고 말한다.

그러나 성인 중기의 모습도 바뀌었다. 브룩스에 따르면 하강의 시작이라고 생각했던 지점이 이제 전환점이 될 가능성이 있다. 이 전환점은 최대한 활용할 수 있는 가장 준비된 시기다. 그것은 당신이 당신 삶을 뒤돌아 볼 수 있는 순간이며, 지금까지의 삶을 다른 눈으로 보게 된다.

바라건대 당신은 지혜를 쌓았을 것이다. 더 많은 연민으로 세상을 보고, 반대되는 생각을 동시에 파악하고, 모호함을 용인하고 삶의 작은 좌절에 평정하게 반응하는 것을 의미한다.

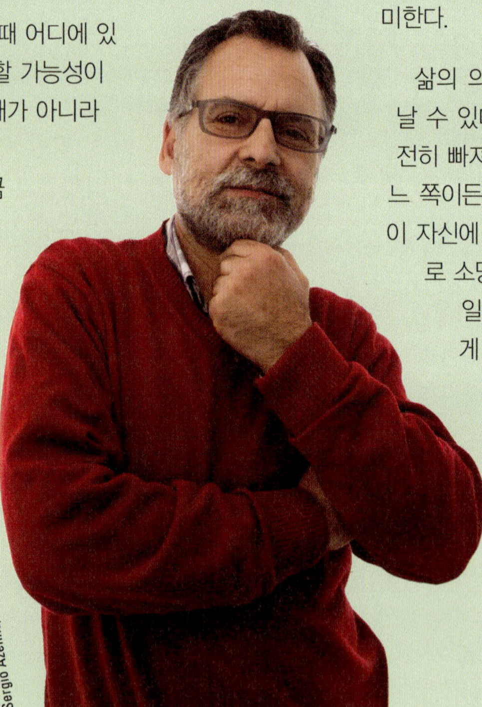
Sergio Azenha/Alamy Stock Photo

삶의 의미와 목적에 대한 새로운 감각이 솟아날 수 있다. 중년의 사람들은 "기존의 약속에 완전히 빠져들거나 새로운 것을 받아들이거나... 어느 쪽이든 약간의 성숙함을 지니고 있다면, 그들이 자신에 대해 보지 못했던 것을 바라보고, 실제로 소망하는 바가 무엇인지 알 수 있다.

일의 결정과 판단에서 다른 사람이 어떻게 생각하는지 계속 신경쓰는 것을 벗어나고, 자신의 틀을 고집하지 않고 벗어날 가능성이 높다"(Brooks, p. A25).

[1]Brooks, D. (2016, March 22). The Middle-Age Surge. *The New York Times*, p. A25.

[2]Hagerty, B. B. (2016). *Life reimagined: The science, art, and opportunity of midlife.* New York: Riverhead Books.

점검하기

빈칸 채우기

책 뒷편에서 답을 찾을 수 있습니다.

1. 가장 어린 자녀가 집을 떠나면 여성은 고통스러운 ________을 경험할 수 있다.
2. '빅 파이브 성격 모델' 중 ________은 정서적 불안정성을 말한다.
3. ________의 특성은 청년기부터 급격히 증가하며 노년기에는 정점을 찍고, 그 후 감소가 나타난다.
4. '빅 파이브 성격 모델'에서는 중년기에서 노년까지 성장함에 따라 ________의 특성이 증가하는 경향이 있다.
5. 아비가일 스튜어트(Abigail Stewart)와 그녀의 동료들에 따르면, 한 사람이 기회를 포착하고 자신이 성취할 수 있다고 분명한 마음을 갖는 것에 대한 믿음은 ________ 확신성의 측면이라고 한다.
6. 에릭 에릭슨에 따르면 중년의 삶의 위기는 생산성 대 ________이다.
7. 다니엘 레빈슨에 따르면, 40세에서 45세 사이의 나이는 중년의 ________으로 구성된다.
8. 22세부터 35세, 36세부터 49세, 또는 50세부터 62세까지의 여성들을 대상으로 한 연구에서, ________세의 여성들은 그들이 일을 좋아하는 한, 임금이 낮은 직업을 받아들일 가능성이 가장 높았다.
9. 노부모와 자녀를 돌보는 중년 성인은 때때로 ________ 세대에 속한다고 한다.
10. 20세에서 93세 사이의 디트로이트 남성들을 대상으로 한 조사에서 가까운 사회적 유대관계가 없는 남성들이 관계를 맺고 있는 남성들보다 훨씬 더 많은 ________인 것으로 나타났다.

선다형 문항

1. 반 하이엘과 동료들이 생산성과 침체성을 조사했을 때, 그들이 발견한 것은?
   a. 생산성이 높은 사람들은 불안과 우울증이 높다.
   b. 침체성을 측정 가능한 형태로 조사하는 것은 불가능하다.
   c. 생산성이 높을수록 침체성이 적다.
   d. 생산성과 침체성은 독립적 차원이다.

2. 레빈슨의 중년의 위기 개념에 대한 연구에서 발견한 것은?
   a. 여성이 남성보다 중년의 위기를 경험할 가능성이 더 높다.
   b. 남자는 여자보다 중년의 위기를 경험할 가능성이 더 높다.
   c. 조부모는 손자가 없는 사람들보다 중년의 위기를 덜 경험할 수 있다.
   d. 레빈슨이 상상했던 것처럼 중년의 위기 같은 것은 없을지도 모른다.

3. 중년층의 연구에 대한 내용에 해당하는 것은?
   a. 신체적 능력이 거의 떨어지지 않는다.
   b. 더 이상 오르가즘에 도달할 수 없다.
   c. 막내 아이가 집을 떠날 때 매우 화가 난다.
   d. 일에 대한 관심을 잃는 경향이 있다.

4. 다음은 모두 '5대' 성격 모델의 요소이다. 해당하지 않는 것은?
   a. 경험에 대한 열린 태도　　b. 성실함
   c. 지성　　d. 우호성

5. 알리사 주커와 그녀의 동료들의 연구에 따르면 여성이 20대에서 60대까지 성장에서 나타나는 특성은?
   a. 자신감 있는 힘　　b. 노화에 대한 우려
   c. 신원 확실성　　d. 개인적인 고통

6. 알렉산드라 루스코니가 독일과 이탈리아인을 비교한 결과에 해당하는 것은?
   a. 독일인들은 일반적으로 결혼하기 전에 독립적인 집을 세운다.
   b. 이탈리아 인들은 일반적으로 결혼하기 전에 독립적인 집을 세운다.
   c. 독일인들은 조부모가 될 가능성이 더 높았다.
   d. 이탈리아인은 조부모가 될 가능성이 더 높았다.

7. 성인 중기 대부분의 형제관계는 어떻게 발전하는가?
   a. 스트레스를 받는다.
   b. 가까이 있다.
   c. 감정적으로 느낌이 없다.
   d. 일반화하기에는 너무 많이 변한다.

8. 성인 중기의 우정은 청년기의 우정과 비교할 때 어떻게 변화하는가?
   a. 더 많은 친구가 있다.
   b. 줄 수 있는 것보다 우정에서 얻을 수 있는 것에 더 관심이 있다.
   c. 청년기의 친구와 비슷하다.
   d. 친구를 빠르고 쉽게 사귀고 헤어진다.

9. 나이가 많은 부모가 자녀 근처에 얼마나 많이 살고 있을까?
   a. 10분의 1　　b. 절반
   c. 25%　　d. 2/3

10. 대부분의 연구자들이 중년의 시작으로 보는 시기는?
   a. 30과 35세　　b. 35와 40세
   c. 40과 45세　　d. 45와 50세

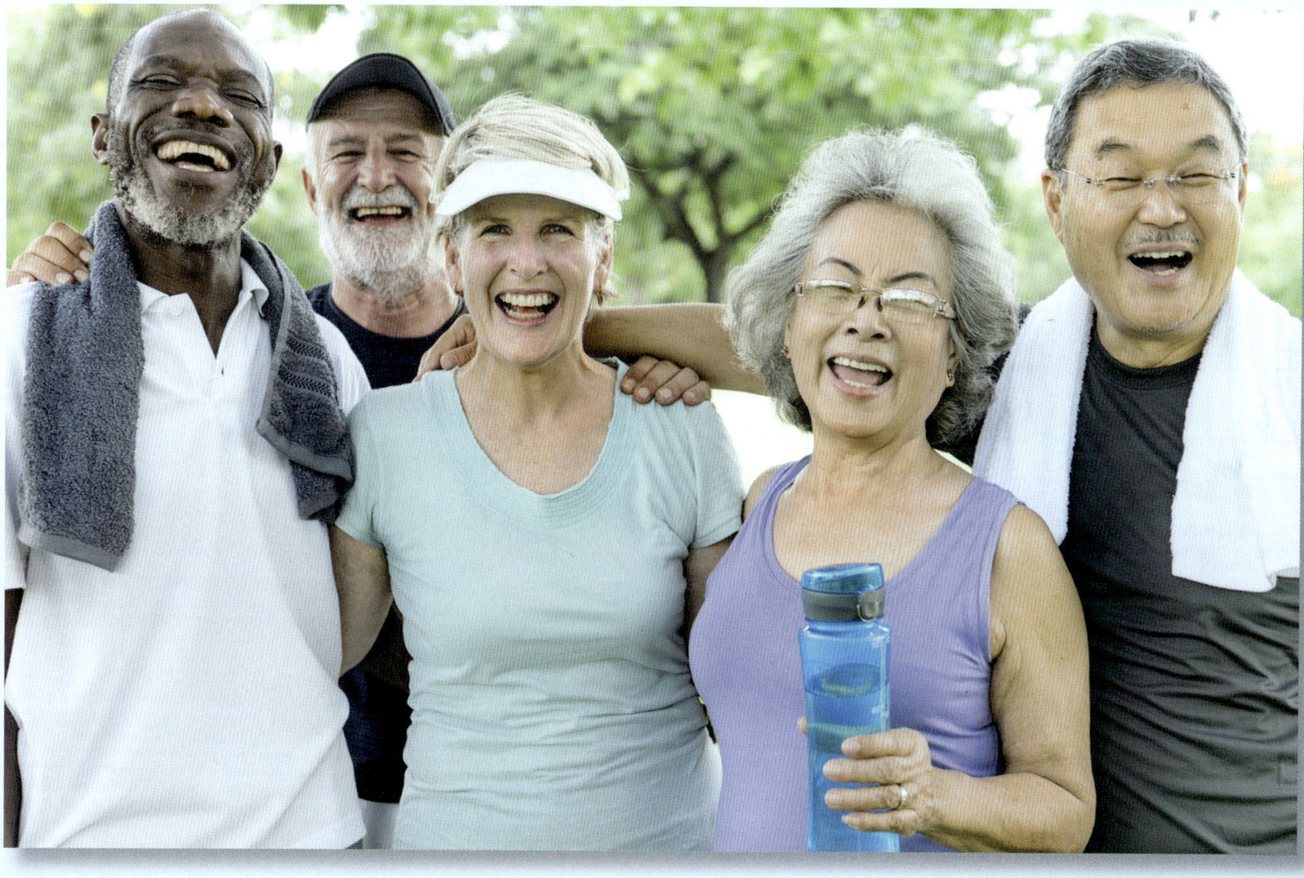

고령화 사회로 진입하면서 노화 및 질병 뿐만 아니라 고독 및 이별 등의 충격으로부터 벗어나기 위해서는 건강을 위해 노력하는 일이 중요하다.

17 Late Adulthood: Physical and Cognitive Developmen
성인 후기(노년기): 신체 및 인지 발달

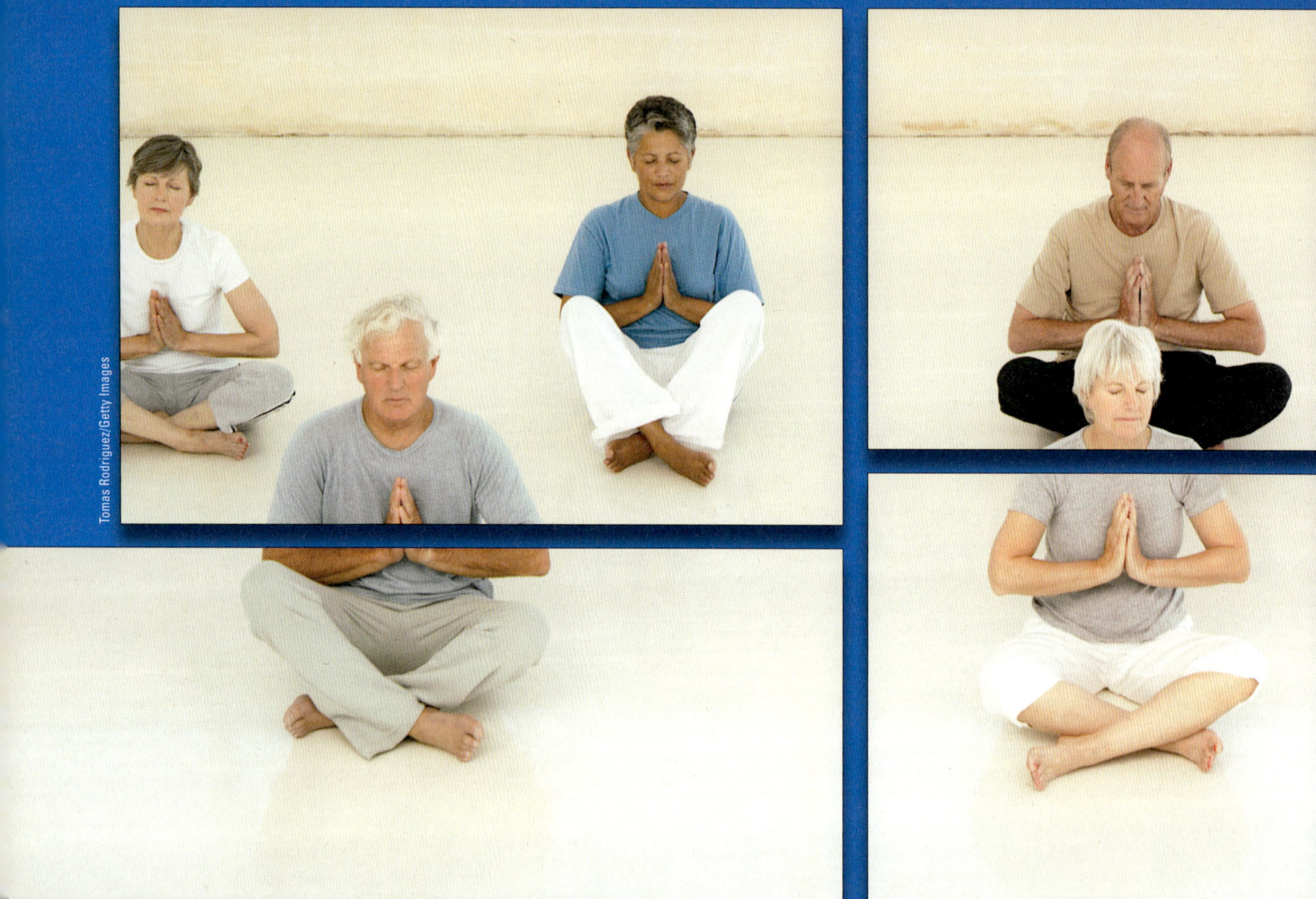

Tomas Rodriguez/Getty Images

학습 성과

이 장의 성취 목표

- **17-1** 성인 후기(노년기)의 신체적 발달에 대해 논의할 수 있다.
- **17-2** 노화 이론에서 프로그램 이론과 세포손상 이론을 비교할 수 있다.
- **17-3** 성인 후기(노년기)의 주요 건강문제를 확인할 수 있다.
- **17-4** 성인 후기(노년기)의 인지 발달 단계를 논의할 수 있다.

Agequake(에이지퀘이크)란 고령화 사회로 진입하면서 생겨나는 사회적 문제이다. 65세 이상의 인구가 급증하여 갑작스럽게 고령화 사회로 접어들면서 나타나는 사회적 충격을 의미한다.

> 65세 이상의 사람들은 미국 인구에서 가장 빠르게 증가하는 계층이다.

점점 더 많은 사람들이 오래 생존하면서 우리는 '인구의 고령화'에 빠지게 되었으며, 이는 사회의 여러 측면에서 중대한 영향을 미치고 있다.

17-1 신체 발달

1900년에 65세 이상의 인구는 25명 중 1명이었다. 오늘날 이 수치는 4배 이상 증가하여 6명 중 한 명이 65세 이상이다(Colby & Ortman, 2015). 미국은 2060년까지 4명 중 1명이 65세 이상에 해당할 것이며, 75세 이상 인구도 두 배로 늘어날 것으로 예상된다. 역사적 맥락으로 거슬러 올라가면, 인류 역사가 시작한 이래 19세기 초까지 극히 일부만이 50세까지 살았다고 추측된다.

1. 수명과 기대수명

사람의 수명은 최상의 환경이 주어졌을 때 생존할 수 있는 시간의 길이이다. 인간을 포함한 종의 수명은 유전적 프로그래밍에 달려 있다. 좋은 유전자와 환경, 그리고 심각한 부상이나 질병을 겪지 않는다면 인간의 최대 수명은 약 115년이다.

특정 연령의 사람이 앞으로 살 것으로 기대되는 연수를 **기대여명**(Vaerage remaining life expectancy)이라고 하며, **기대수명**(Life expectancy)은 특정 인구집단에서 출생한 사람이 실제로 살 것으로 기대할 수 있는 연수를 나타낸다.

100년 전에 미국에서 태어난 유럽계 미국인 아동은 47세까지 산다고 예측됐지만 그 당시 아프리카계 미국인의 기대수명은 35.5년에 불과했다(Andersen & Taylor, 2009).

현대의 기대수명은 큰 진전을 보이며 늘어났다. 항생제의 출현은 이런 변화에 기여하였다. 1세기 전까지 만해도 홍역, 천연두, 소아마비, 디프테리아와 같은 질병이 영아 사망률을 높이며 기대수명이 낮았으나 현재 이러한 질병은 통제되거나 사라졌다. 결핵과 같은 세균성 감염 등 주요 사망 원인들은 현재 항생제로 대부분 통제가 가능하다.

성인 후기 마지막 단계인 65세부터 시작되는 노년기

수명(장수) 사람이 최적의 조건에서 살 수 있는 최대 시간

기대수명 사람이 실제로 주어진 환경에서 살 것으로 기대할 수 있는 시간

장수에 기여하는 다른 요인으로는 안전한 식수 공급과 식습관 개선의 공중보건 활동, 그리고 심장질환, 암, 당뇨와 같은 만성질환에 대한 건강관리이다. 표 17.1은 세계 여러 국가에서 2015년도에 출생한 남녀의 평균 수명이다.

오늘날 기대수명 오늘날 우리나라의 평균 신생아의 기대수명은 83.3세이며, 이 중 여성의 기대수명은 약 86.3세, 남성은 80.3세이다(2019, 통계청 생명표). 기대수명은 성별, 인종, 지리적 위치 및 건강 관련 행동에 따라 차이가 있다(National Center for Health Statistics, 2018).

예를 들어, 미국의 경우 고급 카운티에 거주하는 아시아계 미국인 여성의 기대수명은 80세 이상이지만, 살인 위험이 높고 복잡한 도시 환경에 사는 남성의 기대수명은 60세로 비교적 낮다.

살인 위험이 높은 집단의 경우 젊은 층의 사망자가 많으므로 10대와 20대 사망자의 사망 연령이 전체 평균을 낮추게 된다.

TRUTH OR FICTION?

T	F	평균 수명은 지난 수십 년 동안 미국에서 일반적으로 증가하였다.
T	F	식민지 미국에서는 노화가 매우 긍정적으로 여겨져 남성이 실제보다 나이가 많다고 주장하는 경우가 많았다.
T	F	여성은 70세가 지나면 오르가즘에 도달하는 능력을 잃는다.
T	F	대부분의 노인은 보호시설의 관리가 필요하다.
T	F	약물 남용은 성인 후기(노년기)에 드물다.

표 17.1 국가 및 성별에 따른 평균수명

	남성	여성
아프리카		
이집트	71	76
케냐	63	66
리비아	75	79
남아프리카	62	65
아시아		
아프가니스탄	50	52
중국	73	78
인도	68	70
이란	70	73
이스라엘	80	84
일본	84	90
한국(남한)	77	83
파키스탄	65	69
라틴아메리카		
아르헨티나	74	81
브라질	70	77
쿠바	77	82
도미니카공화국	76	80
아이티	62	65
자마이카	72	75
멕시코	73	79
유럽		
프랑스	79	85
독일	78	83
그리스	78	83
아일랜드	78	83
이탈리아	79	85
폴란드	74	83
러시아	65	77
스페인	79	85
스웨덴	80	84
영국	78	83
북아메리카		
캐나다	79	85
미국	77	82

출처: CIA. (2018). The world factbook. Retrieved from https://www.cia.gov/library/publications/the-world-factbook/ (July 16, 2018).

또한, 의료 서비스에 접근성이 높은 사람이 더 오래 생존한다. 그리고 여성의 경우 당뇨와 폐암, 남성의 경우 HIV/AIDS와 같은 만성질환도 기대수명을 낮춘다. 이와 관련된 행동에는 흡연, 과식, 불법 약물 주입, 무분별한 성관계 등이 있다.

기대수명의 성별 차이 여성의 기대수명은 남성보다 5년 정도 더 길다(CIA World Factbook, 2014년 추정). 이런 격차가 발생하는 이유는 무엇일까?

TRUTH

Ⓣ F 지난 수십 년 동안 미국에서 평균 수명이 일반적으로 증가하였다.

지난 수십 년 동안 미국에서 평균 수명이 일반적으로 증가한 것은 사실이다. 그러나 지리적 위치, 생활방식 및 의료 서비스에 대한 접근성은 모두 기대수명의 극적인 차이와 관련이 있다.

우선, 여성 호르몬인 에스트로겐이 심장질환에 대한 보호 역할을 하기 때문에 일반적으로 심장질환은 남성보다 여성이 나중에 발병하게 된다. 그리고 남성은 사고, 간경변, 뇌졸중, 자살, 살인, HIV/AIDS 및 특정 암으로 사망할 가능성이 여성보다 높다. 이는 음주, 무모하거나 충동적 행동 및 흡연과 같이 건강에 해로운 습관을 남성이 더 많이 갖고 있다는 것을 반영한다. 또한, 많은 남성들은 정기적인 건강검사를 받거나 의사와 건강 문제에 대해 이야기하는 것을 꺼린다(American Heart Association, 2018).

쉽게 예방하거나 치료할 수 있는 질병을 심각하거나 생명을 위협받을 때까지 치료를 받지 않을 수도 있다. 예를 들어, 여성 스스로 유방을 검진하여 유방암 징후를 알게 되는 것이, 남성이 자신의 고환에서 비정상적인 덩어리를 발견하는 것보다 가능성이 더 높다.

표 17.2는 65세 이상 연령대의 기대수명을 보여준다. 나이가 많을수록 더 오래 살 수 있다고 말할 수 있다. 예를 들어, 60세 남성은 83.3세까지 23.3세를 더 살 것으로 기대하며, 70세는 85.2세까지 15.2세를 더 살 것으로 예상할 수 있다. 이렇게 나타나는 이유는 오로지 건강한 사람만이 장수 연령으로 도달하기 때문이다.

표 17.2 노년의 각 연령에 대한 기대수명

나이	예상 수명
65 – 70	19.3
70 – 75	15.6
75 – 80	12.2
85 – 90	6.6
90 – 95	4.6
95 – 100	3.2
100 이상	2.3

출처: Abridged life table for the total population. (2016, February 16). National Vital Statistics Report, 64(2).

2. 신체적 사회적 변화

생물학적 기능은 20대에 신체적으로 최고 정점에 도달한 후 점차 감소하기 시작한다. 노화는 변화하는 신체와 사회적 현실에 적응하는 것이지만, 변화에 맞추어 조정하는 것, 그 이상이 포함된다. 삶의 방향성에 있어서 흥미있는 변화와 개인적인 성장을 가져올 수 있는 것이다.

나이가 들면서 통합된 인격, 더 많은 조화로움이 생길 수 있다. 우리는 정신적 기술(mental skill)과 능력의 변화에 적응하는 법을 배워야 한다. 노인의 기억이나 지능을 유동적으로 발휘하는 것이 예전만큼 민첩하지 않을 수 있지만, 성숙과 삶의 경험은 지혜의 원천이 된다.

노화는 사회적 측면의 특성도 지니고 있다. '젊은이', '중년' 또는 '노인'으로서의 행동, 그리고 자아 개념은 대부분 문화적 신념에서 비롯된다. 과거 식민지 시대에는 '어른스러운', '성숙한' 사람들이 큰 명성을 얻었기에 남성은 대개 자신의 실제 나이보다 많다고 주장했다.

생식 능력을 중요하게 여겼던 사회였으므로 여성의 경우는 그렇지 않았다. 이와 대조적으로 현대는 오히려 나이가 드는 것에 대한 편견으로 연령 차별이 생겨났다.

노년층을 짜증 많은, 느릿느릿한, 건망증이 있는, 자신의 방법만 고집한다고 생각하는 전형적인 편견은 사람들이 노인들을 홀대하는 시선을 만들고 노인들의 성과와 수고를 무너뜨리기도 한다.

TRUTH

Ⓣ F 식민지 미국에서는 노화가 매우 긍정적으로 간주되어 남성은 종종 실제보다 나이가 많다고 주장하였다.

식민지 미국에서 노화가 매우 긍정적으로 여겨져 남성이 실제보다 나이가 많다고 주장한 것은 사실이다. 성숙함은 명성의 표시로 간주되었다.

15장에서 우리는 성인기 초기에서 중기, 후기로 나아가면서 발생하는 여러 신체적 변화를 학습했다. 여기서는 감각 기능의 변화와 골밀도에 대해 다시 살펴보자.

감각 기능의 변화 15장에서 언급한 바와 같이 중년기가 시작되며 눈의 수정체는 더욱 굳어지고 노안으로 이어진다. 이 변화는 백내장과 녹내장 같은 시력 장애를 유발할 수 있다.

백내장(Cataract)은 눈의 수정체를 흐리게 하여 시력을 저하시킨다. 오늘날 외래에서 많이 행하는 백내장 교정 수술을 변화가 너무 진행되기 전에 하게 되면 우수한 시력 회복을 기대할 수 있다.

녹내장(Glaucoma)은 안구 내부에 체액이 축적되어 압력을 가하는 것이다. 녹내장은 터널 시야(주변 시야 결손)나 실명으로 이어질 수 있다. 40세 이전에는 거의 발생하지 않고 40세 이상에서는 250명 중 1명의 발생률을 보이지만, 80세 이상은 25명 중 1명에게 나타날 수 있다.

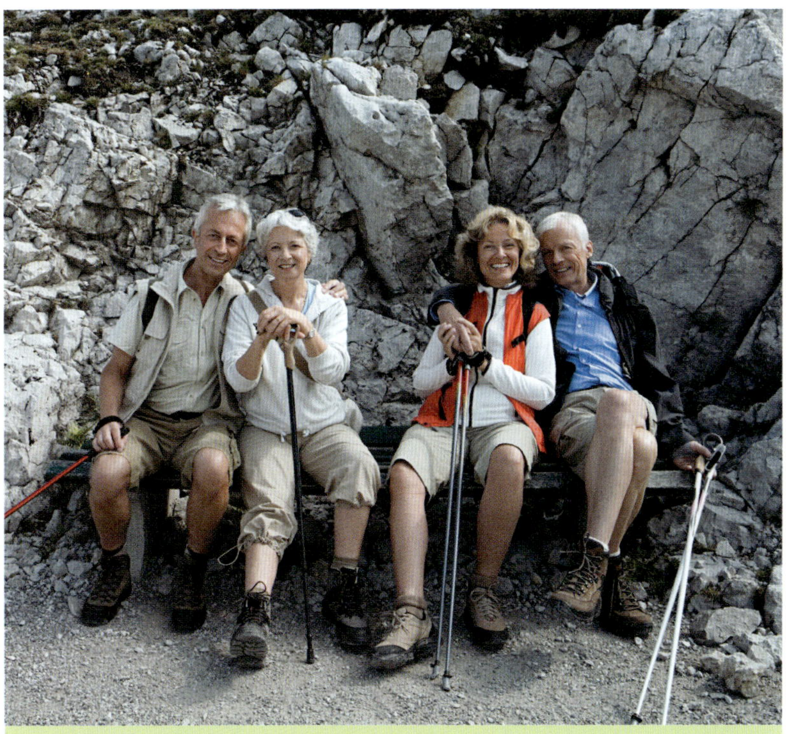

Image Source/Getty Images

20대에 육체적 정점에 도달하면 생물학적 기능이 점차 감소하기 시작한다. 예외적으로 중년기 또는 노년에 근력 운동의 유산소 활동을 시작하기로 결정한 이전에는 이 사람들은 소파에 앉아 TV만 보며 많은 시간을 보내던 사람들의 모습이다.

연령차별 나이로 인해 받는 사람들에 대한 편견

백내장 수정체가 흐려지는 것을 특징으로 하는 눈의 상태

녹내장 비정상적으로 높은 체액 압력이 있는 눈의 상태

비당뇨병 환자보다 당뇨병 환자에서 발생률이 높다. 녹내장은 약물이나 수술로 치료한다.

청각 특히, 더 높은 주파수를 들을 수 있는 능력 또한 나이가 들면서 감소한다. 노인성 난청은 65세 이상 3명 중 약 1명에게 영향을 미치는 질환으로 나이와 관련된 청력 상실이다(Parham et al., 2011).

청력은 남성이 더 빨리 감퇴하는 경향이 있다. 보청기는 소리를 확대하고 청력 손실을 보상할 수 있다.

그림 17.1에 있는 국립 청각 및 커뮤니케이션 연구소(NIDCD)의 10가지 청력 손실 확인을 위한 설문지는 청력 손실을 감지할 수 있도록 돕는다.

미각과 후각은 나이가 들어감에 따라 덜 예민해진다. 우리의 후각능력은 중년기에 이르기까지 9배 가량 감소한다. 또한, 노화와 함께 혀의 미뢰를 잃게 된다. 결과적으로 동일한 맛을 내기 위해서는 음식에 더 강한 양념을 넣어야 하는 것이다.

골밀도(Bone Mass Density, BMD) 뼈는 성인기 중반부터 골밀도가 떨어지기 시작하여 더 부서지기 쉽고 골절에 취약하게 된다. 척추, 엉덩이, 허벅지 및 팔의 뼈는 나이가 들어가면서 골밀도가 가장 많이 낮아진다.

골다공증(Osteoporosis)은 뼈가 칼슘을 너무 많이 잃어 부서지기 쉬울 정도로 위험해진 질환이다. 여성의 약 25%와 65세 이상 남성의 5%가 골다공증을 갖고 있다(질병통제예방센터, 2016).

난청 귀의 노화와 관련된 퇴행성 변화로 인한 청력 상실

골다공증 칼슘 및 기타 미네랄의 손실로 인해 뼈가 더 다공성이 되고 부서지기 쉬우며 골절되는 질환

그림 17.1 청력 손실을 인식하는 10가지 방법

국립 청각 및 커뮤니케이션 연구소(NIDCD)의 다음 질문은 의료 전문가가 청력을 평가해야 하는지 결정하는 데 도움이 된다.

예	아니오	
Y	N	전화로 듣는 데 문제가 있는가?
Y	N	두 명 이상의 사람이 동시에 이야기 할 때 대화를 따라 가는데 어려움이 있는가?
Y	N	사람들은 당신이 TV 볼륨을 너무 높게 설정한다고 불평하는가?
Y	N	대화를 이해하기 위해 긴장해야 하는가?
Y	N	시끄러운 배경에서 듣는 데 문제가 있는가?
Y	N	사람들에게 말을 되풀이 해달라고 요청하는가?
Y	N	당신은 말하는 사람들이 중얼거리는 것처럼 보이는가(또는 명확하게 말하지 않는 것 같은가)?
Y	N	다른 사람들의 말을 오해하고 부적절하게 대응하는가?
Y	N	여성과 어린이의 말을 이해하는 데 어려움이 있는가?
Y	N	사람들이 말하는 것을 오해하기 때문에 사람들이 짜증을 내는가?

이러한 질문 중 세 개 이상에 대해 '예'라고 답한 경우 청력평가를 위해 귀, 코 및 인후 전문가 또는 청력학자를 만나 상담을 받아보는 것이 좋다.

출처: National Institute on Deafness and Other Communication Disorders (NIDCD). (2011). 청력 상실을 인식하는 10가지 방법 http://www.nidcd.nih.gov/health/hearing/10ways.asp에서 검색함 (Accessed August 12, 2016).

골다공증으로 미국에서 매년 100만 건 이상의 골절이 발생하며 가장 심각한 골절은 고관절 골절(즉, 고관절 바로 아래의 허벅지 뼈가 부러짐)이다.

고관절 골절은 종종 입원, 움직임 손상, 그리고 노년기로 갈수록 합병증으로 인한 사망을 초래한다.

골다공증 예방 : 국립골다공증재단(National Osteoporosis Foundation)의 메시지

뼈 건강을 증진하기 위해 평생 동안 해야 할 일은 다음과 같다.

- 생선, 과일, 녹황색 채소, 콩 및 현미 등 균형잡힌 식단을 통해 음식을 고루 섭취한다.
- 저지방 유제품 먹기 등 매일 정상적인 식단의 칼슘과 결합하여 충분한 칼슘을 섭취한다.
- 비타민 D를 섭취한다. 충분히 비타민 D를 섭취할 수 없는 경우 햇빛, 강화식품 및 비타민 보충제가 결핍을 보완하는 데 도움이 될 수 있다.
- 규칙적인 운동을 한다. 하루에 최소 30분의 신체 활동, 근력 및 체중 부하 활동은 골량을 만들고 유지하는 데 도움이 된다.
- 흡연을 피하고 알코올 섭취를 제한한다. 알코올의 경우 대부분의 건강 전문가들은 하루 한 잔이 성인에게 좋다는 데 동의한다.

출처: 발췌 예방: 건강한 뼈, 생명을 위해 구축하십시오. (2018). 국립골다공증재단. https://www.nof.org/preventing-fractures/prevention/에서 검색 함(2018년 5월 7일)

그림 17.2 노화 과정

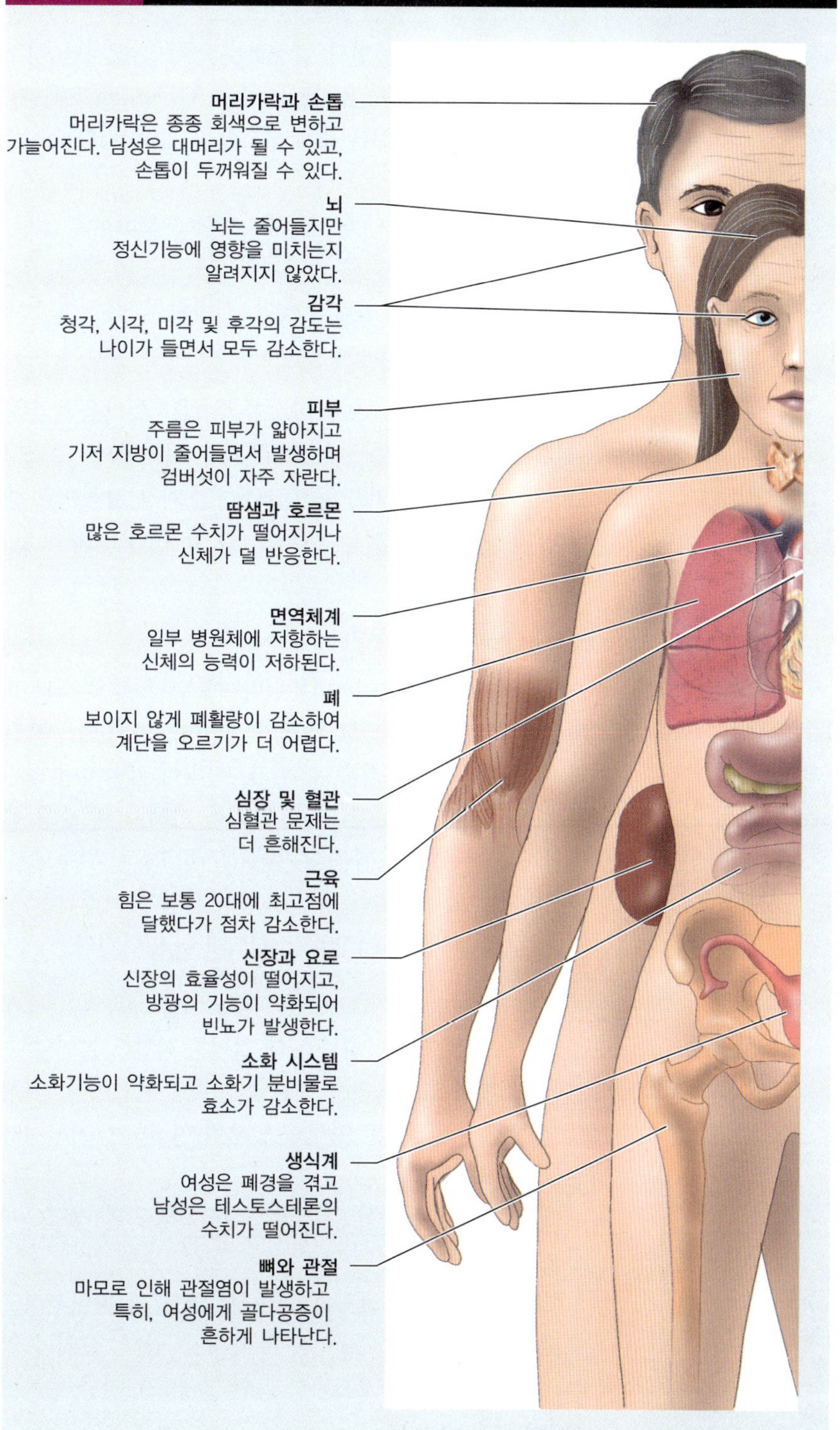

고관절 골절을 앓는 노인의 27%가 1년 이내에 사망한다(Panula et al., 2011).

골다공증은 키를 작아지게 하고 자세를 변형시켜 척추의 만곡, 즉, 척추 후만증을 유발할 수 있다. 남성과 여성 모두 골다공증의 위험이 있지만 여성에게 더 큰 위협이 된다. 남성은 일반적으로 더 큰 골질량을 가지고 있으며, 이것이 골다공증으로부터 보호 역할을 한다.

여성은 폐경 후 골밀도가 감소하여 고관절 골절 위험이 약 2배, 척추 골절 위험이 남성보다 약 8배 높아진다. 그러나 규칙적으로 걷기에 참여하는 노인 여성은 앉아있는 여성보다 고관절 골절을 겪을 가능성이 적다(국립골다공증재단, 2018).

3. 수면

노인들은 밤에 약 7시간의 수면이 필요하지만 불면증과 같은 수면 장애나 **수면 무호흡증**이 노년기에 많이 나타난다(Sleep apnea, 2017). 수면 무호흡증 환자는 밤에 반복적으로 호흡이 멈추는 것으로 고통을 겪으며, 결국 깨게 된다. 무호흡증은 단순한 수면 문제보다 더 심각할 수 있는데, 원인이 명확하지는 않지만 심장 마비 및 뇌졸중의 위험 증가와 관련이 있다.

성인 후기의 수면 문제는 불편함을 유발하기도 한다. 때로는 수면 문제가 있는 사람들은 우울증, 불안 또는 치매와 같은 심리적 장애가 나타난다. 전립선이 비대해진 남성은 일반적으로 밤중에 배뇨를 해야 하며 이것으로 수면이 중단된다.

그 밖에도 특히 가까운 친구, 배우자 또는 동거인의 죽음 이후 외로움이 수면장애를 일으킨다. 불면증에 대한 가장 일반적인 치료는 수면제이다(수면 무호흡증, 2017).

수면 장애에 대한 대안으로 규칙적인 수면 습관 유지하기, 잠들지 않고 깨어있는 것을 과도하게 걱정하지 말기, 운동과 이완법 사용 등이 있다.

수면 무호흡증 수면 중 일시적인 호흡 정지

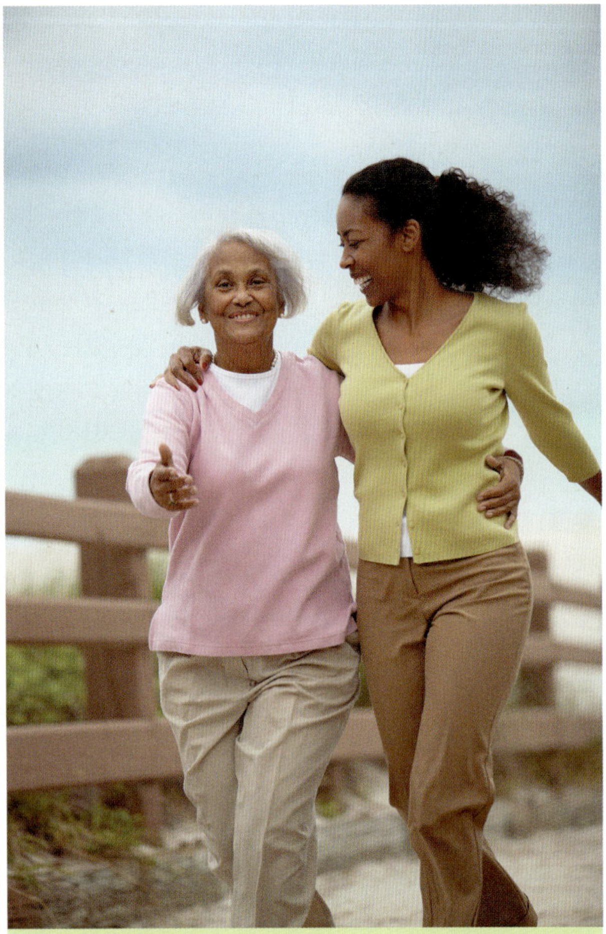

Masterfile

운동은 힘과 균형을 증가시킬 수 있다. 따라서 규칙적인 걷기운동을 하는 노인은 좌식 생활을 하는 노인보다 넘어졌을 때 고관절 골절을 겪을 가능성이 적다.

수면 무호흡증은 호흡을 차단하는 상기도를 넓히는 수술 또는 수면 중 기도 통로를 열어두기 위해 공기압을 유지하는 코 마스크와 같은 장치를 사용하여 치료할 수 있다(Sleep apnea, 2017).

4. 성생활(sexuality)

많은 사람들은 여전히 성을 생식과 동일시한다. 따라서 그들은 섹스가 젊은이들에게만 적합하다고 여긴다. 잘못된 문화적 신념은 노인은 무성적 존재이며 성적인 관심을 가진 노인은 '추한 노인'으로 취급당한다. 노인들이 이런 신념을 믿는다면 성관계를 포기하거나 성생활을 계속하면서 죄책감을 느낄 수 있다. 나이가 든 남성의 지속적인 성생활은 관용으로 바라보는 데 비해 나이 든 여성의 성생활은 이중 잣대를 적용하여 부자연스럽게 여기기도 한다.

사람들은 나이가 들어도 성생활을 잃지 않는다(Connaughton & McCabe, 2015). 몽정, 성욕, 성적 활동은 모두 나이가 들면서 감소하는 경향이 있지만 성적 만족도는 여전히 높게 유지될 수 있다(Griebling, 2011).

파트너가 있는 노인은 대개 성생활을 지속한다(Thompson et al., 2011).

대부분의 노인들은 섹스를 좋아한다고 보고하고 있다. 다른 그룹과 마찬가지로 노인들의 성행위는 신체적 구조와 변화뿐만 아니라 심리적 웰빙, 친밀감 및 문화적 기대의 영향을 받는다(Connaughton & McCabe, 2015).

많은 노인들이 성적으로 반응할 수 있는 능력을 보유하고 있음에도 불구하고 신체적 변화는 나타난다. 그러나 노인들이 기대치를 세밀하게 조정하면 가장 성적으로 충만한 시기를 경험한다는 것을 알 수 있다(Menard et al., 2015).

여성의 성적 변화 노인 여성의 신체적 변화는 대부분 에스트로겐 생산 감소에서 비롯된다. 에스트로겐 감소로 질벽은 탄력성이 저하되고 더 창백해지며 얇아진다. 그 결과 성행위가 고통스러울 수 있다. 질벽이 얇아지면 성관계 중에 방광과 요도에 더 큰 압력이 가해져 배뇨 중 절박함과 타는 듯한 느낌을 유발하기도 하고, 질 위축도 발생한다. 질 입구가 수축되어 음경의 삽입이 어려워질 수 있다. 대음순의 지방이 많이 소실되며 더 얇아진다.

폐경 후 여성은 에스트로겐 감소로 질 윤활액이 적게 생성되고 윤활액이 나타나는 데 걸리는 시간도 늘어날 수 있다. 이것이 고통스러운 성관계의 주요 원인이다. 여성의 젖꼭지는 성적으로 자극을 받으면 여전히 발기되지만 오르가즘의 경련은 덜 강력해지고 그 횟수가 줄어든다. 따라서 오르가즘 경험이 만족스러울지라도 덜 강렬하게 느껴질 수 있다.

이러한 변화에도 불구하고 여성은 고령의 나이까지도 오르가즘에 도달하는 능력을 유지할 수 있다. 그러나 일부 노인 여성에게는 오르가즘 동안 발생하는 자궁 수축이 실망스러울 수 있다.

남성의 성적 변화 나이가 들어감에 따라 발생하는 성적 변화는 여성보다 남성이 더 점진적으로 발생하는 경향이 있다. 청소년기의 남성은 몇 초 만에 발기를 할 수 있지만, 약 50세가 지나면 발기에 도달하는 데 점점 더 오랜 시간이 걸린다. 발기 시 음경은 덜 단단해진다.

FICTION

T (F) 여성은 70세가 지나면 오르가즘에 도달하는 능력을 잃는다.

여성이 70세 이후에 오르가즘에 도달하는 능력을 잃는다는 것은 사실이 아니다. 여성이 건강 문제가 없는 한 어떤 연령대에서도 오르가즘에 도달할 수 있다.

이런 변화의 원인은 테스토스테론 수치 감소이다(Besiroglu et al., 2015; Luo et al., 2015).

테스토스테론 생산은 약 40세에서 60세까지 점진적으로 감소한 다음 평준화되기 시작한다. 그러나 테스토스테론의 감소가 불가피한 것은 아니며, 남성의 전반적인 건강과 관련이 있을 수 있다. 정자 생산은 감소하는 경향이 있지만 70대, 80대, 90대 남성도 생존 가능한 정자를 생산할 수 있다.

야행성 발기의 강도, 지속 시간, 빈도는 나이가 들면서 감소하지만 사라지지는 않는다(Besiroglu et al., 2015; Luo et al., 2015).

청소년기 남성은 첫 오르가즘 후 다시 발기하여 재사정하는 데 몇 분 정도가 필요하지만 30대 남성은 30분 정도의 시간이 필요하다. 50세가 지나면 사정 후 다시 발기를 하기 위해 몇 가지 조건이 필요할 수 있다.

노년기 남성은 사정이 덜 되고 오르가즘의 수축이 약해진다. 그럼에도 불구하고 청년기와 같이 오르가즘을 즐길 수 있으며, 오르가즘 이후에 발기는 젊은 남성보다 더 빨리 가라앉는다.

성 행위의 패턴 신체 기능의 저하에도 불구하고 노인들은 만족스러운 성생활을 영위할 수 있다. 그간 수년간의 성적 경험은 신체적 반응이 감소하는 것을 보상하는 것 이상의 효과를 가질 수 있다(McCarthy & Pierpaoli, 2015; Menard et al., 2015). 성행위의 빈도는 호르몬 변화, 신체적 문제, 지루함 및 문화적 태도로 인해 나이가 들면서 감소하는 경향이 있다.

그러나 노인들의 성생활은 다양하다. 많은 노인들이 젊은 시절처럼 혹은 더 자주 성행위를 한다. 일부 노인은 성에 대한 혐오감을 느끼기도 하고 흥미를 잃기도 한다.

노년기 부부는 더 다양한 형태의 자극을 포함시켜 성적 레퍼토리를 확장함으로써 노화의 신체적 변화에 적응할 수 있다. 지지적인 태도를 갖고 있고 성적으로 관심이 있는 파트너와 함께 하는 것은 성행위를 지속적으로 하는 데 가장 중요한 결정 요인이 될 수 있다(McCarthy & Pierpaoli, 2015; Menard et al., 2015).

많은 노인들이 윤활이나 발기의 문제를 해결하기 위해 쓰다듬기, 구강 생식기 자극, 성적 환상, 포르노, 항문 자극, 진동기 및 기타 기술을 사용한다고 보고한다.

수동 또는 구강 자극, 껴안기, 애무, 부드러움 — 모두 '충분히 좋은 섹스, 또는 GES(good enough sex)'(McCarthy & Pierpaoli, 2015) — 에서 오는 성적 만족도는 성교에서 오는 오르가즘과 유사하게 나타날 수 있다(Ménard et al., 2015).

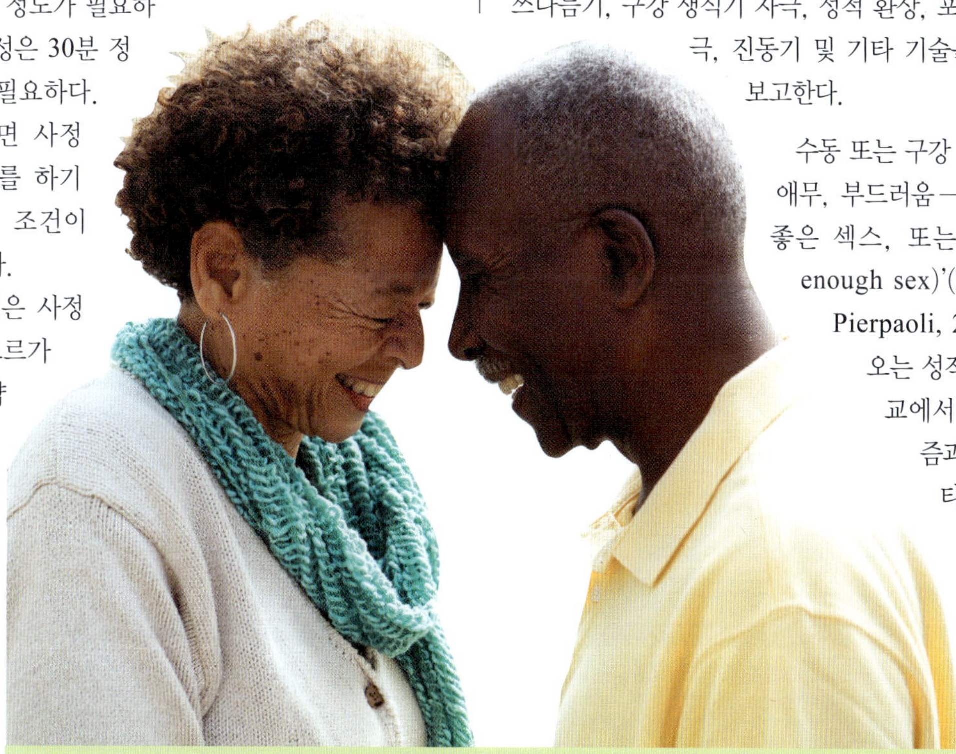

Image Source/Alamy Stock Photo

신체 기능의 저하에도 불구하고 노인들은 만족스러운 성생활을 할 수 있다. 일반적인 관계의 본질, 열린 의사소통 및 합리적인 기대는 모두 중요하다.

17-2 노화 이론

모든 사람은 나이를 먹는다. 이유는 명확하지 않지만 나이가 들어감에 따라 사람은 여러 가지 변화가 나타난다. 노화에 대한 이론은 크게 두 가지 범주로 나눌 수 있다.

- 노화를 유전자 설계의 결과로 바라보는 프로그래밍 이론
- 노화를 세포 손상의 결과로 간주하는 세포 손상 이론

1. 내부 프로그래밍 이론

내부 프로그래밍 이론(Programmed theories of aging)은 우리 몸에는 생물학적 시계가 노화와 수명을 결정하며, 이 시계는 유전자가 지배하는 속도로 움직인다는 것이다. 즉, 인간은 유전자를 통해 자신만의 죽음의 씨앗을 전달한다. 노화에 대한 유전적 연관성을 뒷받침하는 증거는 장수하는 인간의 특성이 가족 내에서 공통적으로 발생하는 경향이 있다는 것이다(Montesanto et al., 2011). 예를 들어, 100세 노인의 형제자매는 다른 사람들보다 100세까지 살 가능성이 더 높다(Sebastiani et al., 2017).

그러나 유기체는 왜 일정 시간이 되면 죽음의 프로그램이 작동하는 '자살 유전자'를 전달해야 하는가?

내부 프로그래밍 이론의 첫 번째 설명은 종(species)마다 자신의 유전자를 재생산하고 미래 세대에 전달할 수 있을 만큼의 시간을 생존하는 데 적응해 왔다는 것이다.

진화론적 관점에서 보면 생명을 무기한으로 유지하기 위해 세포 기계와 신체 조직을 수리하는 것은 제한된 식량 공급을 고려할 때 불리하며, 결론적으로 종(species)에게 유리하지 않기 때문이다.

두 번째 설명은 세포 분열의 내재된 한계에 초점을 맞춘다. 인간의 세포는 약 50번 분열한 후 분열을 멈추고 결국 죽는다(Goldsmith, 2016). 연구자들은 **텔로미어(telomeres)**에서 세포 분열의 한계에 대한 단서를 찾는다. 텔로미어는 염색체 끝에 있으며 DNA를 보호하는 역할을 한다. 텔로미어는 세포가 분열할 때마다 수축하는데, 여러 번 세포 분열한 후 텔로미어의 손실이 임계점에 도달하면 세포가 더 이상 기능하지 못할 수 있다. 종마다 텔로미어의 길이가 세포의 분열과 생존할 수 있는 횟수를 결정할 수 있다.

내부 프로그래밍 이론의 다른 설명으로는 호르몬을 혈류로 방출하는 내분비계에 초점을 맞추고 있다. 호르몬 변화로 사춘기나 폐경과 같이 생애주기에 따른 변화가 나타난다. 나이가 들면서 질병으로 인해 당질 스테로이드와 아드레날린 등 스트레스 호르몬의 수치가 높아지게 되고 우리 신체는 당뇨병, 골다공증 및 심장병과 같은 만성질환에 더 취약해진다(Banks et al., 2010). 시간이 흐르면서 나타나는 스트레스 호르몬의 변화는 유전자에 의해 사전 프로그램 될 수 있다.

면역학적 이론(Immunological theory) 면역학 시스템은 내부 생체 시계에 의해 점차 감소하도록 설정되어 있다(Jin, 2010). 또한, 노화와 관련된 면역 체계의 변화는 암의 위험성을 증가시키고 전반적으로 악화시킨다.

2. 노화의 세포 손상 이론

내부 프로그래밍 이론은 신체의 내적 변화 과정이 유전자에 의해 노화되도록 미리 설정되어 있다고 가정한다. 노화의 세포 손상 이론은 신체 내 변화와 외부의 환경적 공격(예 : **발암 물질 및 독소**)이 세포와 기관 시스템의 오작동을 일으켜 사망으로 이어진다고 설명한다(Veitia et al., 2017). 마모 이론, 자유 라디칼 이론, 가교 이론이 노화의 세포 손상 이론에 속한다.

마모 이론(wear-and-tear theory)은 우리의 몸을 기계적인 측면에서 바라본다. 수년, 수십 년 동안 기계를 사용해서 닳아 없어지면 기계를 스스로 수리할 수 있는 능력이 점차 떨어지게 되며 이것을 노화 과정으로 설명한다.

자유 라디칼 이론(free-radical theory)은 노화를 자유 라디칼로 불리는 불안정한 분자가 축적되면서 발생하는 손상으로 보고 있다. 자유 라디칼은 산화 과정에 의한 대사활동에서 생성되는데, 세포 단백질, 막 및 DNA를 손상시킬 수 있다. 대부분의 자유 라디칼은 항산화제로 불리는 영양소와 효소에 의해 자연적으로 해소된다.

프로그래밍 이론 노화의 과정은 적어도 부분적으로 유전적 요인에 의해 지배된다는 개념에 근거한 노화에 대한 견해

텔로미어(telomeres) DNA의 끝에 있는 보호 세그먼트 염색체

면역 이론 면역체계가 내부 생물학적 시계에 의해 감소하도록 미리 설정된 노화 이론

세포 손상 이론 노화 발암 물질과 독극물과 같은 신체 내부의 변화와 외부 환경적 자극이 세포와 기관 시스템의 오작동을 일으켜 사망에 이르게 한다는 개념에 근거한 노화에 대한 견해

마모 이론 시간이 지남에 따라 우리 몸이 스스로를 복구할 수 있는 능력이 감소한다는 것을 암시하는 노화 이론

자유 라디칼 이론 노화의 원인은 자유 라디칼이라고 하는 불안정한 분자의 축적에 의한 손상 때문이라고 보는 이론

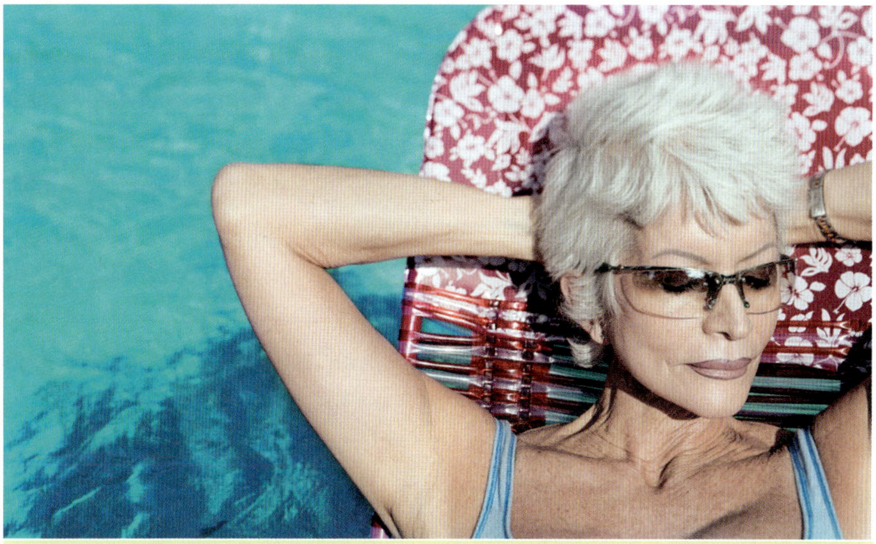
Tim Pannell/Corbis/VCG/Getty Images

노화에 관한 세포 손상 이론은 노화를 자유 라디칼이라고 하는 분자의 축적에 기인하는 것으로 본다. 자유 라디칼은 자외선, 극심한 열, 살충제 및 대기 오염과 같은 환경 요인에 노출되어 생성될 수도 있다. 그렇다고 실내에 숨어야 할까? 아니다, 햇빛은 필수 비타민 D도 제공하므로 철학자가 말했듯이 '모든 면에서 절제'가 필요하다.

나이가 들면서 우리 몸은 점점 적은 양의 항산화물질을 생성한다. 항산화제가 풍부한 식단을 섭취하는 사람들은 심장병과 일부 특정 암에 걸릴 확률이 낮을 수 있다(Park et al., 2018).

나이가 들면서 세포 단백질은 가교(cross-linking)라고 불리는 과정을 통해 서로 결합하는 방식으로 조직을 강화한다. 가교는 힘줄, 인대, 연골 및 뼈를 지지하는 결합 조직인 콜라겐을 강화시킨다. 그 결과 중 하나로 피부가 거칠고 건조하게 된다.

가교 이론(cross-linking theory)은 신체 단백질의 경직이 가속화되고 결국 신체에서 일어나는 여러 과정을 고장나게 하여 노화로 나타나는 일부 현상들을 초래한다고 주장한다(Saito & Marumo, 2010). 면역 체계는 가교와 대항하는 역할을 하지만, 나이가 들수록 그 능력이 저하된다.

노화에 대한 많은 이론을 고려할 때 노화는 단일 이론이나 원인으로 설명할 수 없는 매우 복잡한 생물학적 과정이라는 점에 유의할 필요가 있다. 노화는 여러 가지 복합적 요인이 함께 작용하여 발생한다.

17-3 노화와 건강 문제

노화는 우리 몸에 큰 피해를 주는 것은 분명한 사실이지만, 노화와 질병은 다르다. 질병은 불가피한 것이 아니다. 노화 과정은 **정상적인 노화**와 **병적 노화**로 구분할 수 있다. 정상적인 노화에서 생리적 과정은 나이가 들면서 서서히 감퇴하며, 우리는 성인 후기에 이르기까지 건강과 활력을 누릴 수 있다.

병적 노화(pathological aging)에서 심장 질환, 당뇨병 및 암과 같은 만성질환 또는 퇴행성 과정은 기능적 장애나 조기 사망으로 이어진다. 노인은 젊은 사람보다 많은 의료 서비스가 필요하다. 65세 이상의 인구 비율은 전체 인구의 약 12%에 해당하지만 전체 의료기관 침상의 25%를 차지할 정도로 의료 이용률이 높다.

FICTION

T (F) 대부분의 노인은 보호시설의 관리가 필요하다.

대부분의 노인들이 보호시설의 관리를 필요로 한다는 것은 사실이 아니다. 그러나 65세 이상 성인의 2/3 이상이 자신의 집에 살고 있다.

대부분의 노년층이 요양원이나 주거 요양 시설과 같은 제도적 관리가 필요한 것은 아니다. 65세 이상 노인 3명 중 2명 이상이 자택에 살고 있으며, 요양원이나 기타 장기 요양 시설에 거주하는 노인은 10% 미만이다. 실제 요양원에 거주하는 노인 연령대는 대부분 80세 이상이다. 그러나 노인이 충분히 오래 산다면 그 중 절반가량은 결국 어떤 형태든지 간호나 가정 건강 관리 서비스가 필요하다.

가교 이론 노화는 신체 단백질의 경화가 결국 신체의 과정을 분해하여 노화로 이어진다는 이론

정상적인 노화(normal aging) 시스템과 신체 기능의 점진적인 감소를 나타내는 노화 과정으로 사람들이 성인이 될 때까지 건강과 활력을 즐길 수 있다.

병적 노화 장애, 병적 상태나 조기 사망으로 이어지는 만성질환 또는 심장병, 당뇨병 및 암과 같은 퇴행성 과정

대부분의 노인들이 은퇴 후 실버타운에서 노년을 보내는 것도 아니다.

노인들은 은퇴 후에도 거의 자신의 지역사회에 남아 있다. 노인들은 가난하다는 인식이 자리 잡고 있지만, 65세 이상 노인들이 실제로 일반인보다 빈곤 수준 이하로 생활하는 경우는 흔치 않다.

1900년에 노인들은 인플루엔자나 폐렴과 같은 전염병으로 사망할 가능성이 더 높았으나, 오늘날 노인들은 심장병이나 암과 같은 만성질환으로 사망할 위험이 더 높다. 65세 이상 노인 5명 중 4명 이상이 최소 한 개 이상의 만성 건강 문제를 가지고 있다(Heron, 2007).

정맥류와 같이 경미한 질환도 있지만, 심장병과 같은 질환은 심각한 건강 위험을 초래한다. 그림 17.3은 65세 이상 노인의 만성질환들의 비율을 나타낸다. 수명이 늘어나면서 만성질환을 안고 살고 있는 사람의 수도 증가하고 있다.

1. 사망률(Mortality)

노년기의 주요 사망 원인은 암, 심장병, 호흡기 감염이다(표 17.3 참조). 그러나 사망 원인은 연령대에 따라 다르다.

먼저 심장병과 암을 살펴보자. 65세에서 74세 노인에게 주요 사망 원인 중 1위는 암이지만, 85세 이상은 암의 위협을 받는 시기가 지나서 심장병이 1순위가 된다.

알츠하이머 병은 암과 반대의 패턴을 보인다. 알츠하이머 병으로 인한 사망 위협은 남녀 모두 노년기에 눈에 띄게 증가하여 85세 이상이 되면 두 세 번째 사망 원인이 된다(표 17.3에서 참조).

뇌졸중으로 인한 사망의 위협은 심각하며 65세에서 85세 이상에 이르기까지 다소 증가하지만 큰 격차를 보이는 것은 아니다. 사고로 인한 사망 위협은 노년기를 겪으며 약 2~3% 정도 남아 있지만, 연령에 따라 약간 증가한다. 17-3의 4. 사고 부분에서 자세히 살펴보기로 한다.

자살, 살인 또는 HIV/AIDS는 노인의 주요 사망 원인으로 언급되지 않는다. 분명 이들에 대한 가능성은 존재하지만 노년기에는 개인적, 사회적, 건강 문제가 더욱 두드러지게 나타나는 것이다.

고혈압은 85세 이상 노인 여성의 사망 원인 10위다. 표 17.4는 노년기에 고혈압이 얼마나 흔한 질환인지 보여준다.

그림 17.3 65세 이상 노인들의 만성질환

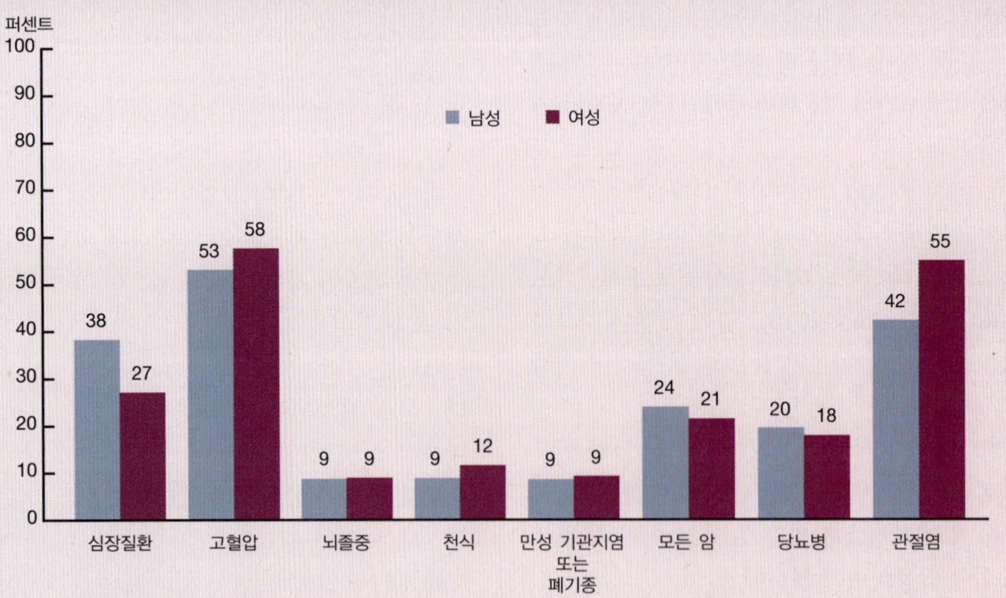

참고: 데이터는 2007년부터 2008년까지 2년 평균을 기준으로 하였다.
참조 인구 : 이 민간인 비 제도화 인구를 참조하였다.

출처: 질병통제 및 예방센터. (2010). 노화통계. http://www.agingstats.gov/Main_Site/Data/2010_Documents/docs/Health_Status.pdf

노인의 7가지 주요 사망 원인 중 6개는 만성질환이다.

표 17.3 성별 노년기 주요 사망 원인

여성						남성					
65~74세		75~84세		85세+		65~74세		75~84세		85세+	
암	34.4%	암	22.8%	심장병	28.4%	암	32.0%	암	25.2%	심장병	30.4%
심장병	18.3%	심장병	21.6%	알츠하이머병	10.1%	심장병	24.2%	심장병	25.2%	암	15.0%
만성호흡기 질환	8.7%	만성호흡기 질환	8.3%	암	10.1%	만성호흡기 질환	6.8%	만성호흡기 질환	7.3%	알츠하이머병	6.1%
뇌졸중	4.5%	뇌졸중	6.7%	뇌졸중	7.9%	당뇨병	4.0%	뇌졸중	5.2%	뇌졸중	5.8%
당뇨병	3.8%	알츠하이머병	5.9%	만성호흡기 질환	4.9%	뇌졸중	3.9%	알츠하이머병	3.4%	만성호흡기 질환	5.6%
사고	2.2%	당뇨병	3.0%	인플루엔자 및 폐렴	3.0%	사고	3.0%	당뇨병	3.2%	인플루엔자 및 폐렴	3.3%
신장질환	2.1%	사고	2.2%	사고	2.5%	만성간질환	1.9%	사고	2.6%	사고	2.9%
혈액중독	2.0%	인플루엔자 및 폐렴	2.2%	신장질환	1.8%	신장질환	1.9%	파킨슨병	2.3%	신장질환	2.5%
인플루엔자 및 폐렴	1.7%	신장질환	2.1%	당뇨병	1.8%	혈액중독	1.6%	인플루엔자 및 폐렴	2.2%	당뇨병	2.2%
알츠하이머병	1.7 %	혈액중독	1.7%	고혈압	1.8%	인플루엔자 및 폐렴	1.6%	신장질환	2.2%	파킨슨병	2.0%

출처: 질병통제 및 예방센터. (2018). 여성의 주요 사망 원인. https://www.cdc.gov/women/lcod/2015/all-females/index.htm에서 검색 함 (2018년 5월 5일); 질병통제예방센터. (2018). 남성의 주요 사망 원인. https://www.cdc.gov/healthequity/lcod/men/2015/all-males/index.htm에서 검색 함 (2018년 5월 5일).

표 17.4 고혈압 약물 복용 비율

나이	여성	남성
65~74세	66.7%	61.7%
75세 이상	79.3%	75.1%

출처: 노인 건강. (2016). 국립건강통계센터. http://www.cdc.gov/nchs/fastats/older-american-health.htm#

고혈압은 그 자체가 건강 문제이지만 심장병 및 뇌졸중과 밀접한 관련이 있다는 점에서 중요한 질환이다. 동맥과 정맥 혈관에서 혈액이 고동치는 것을 직접 느끼지 못할 수도 있으며, 이것이 바로 고혈압이 '침묵'의 위협이라고 불리는 이유이다.

나이가 들수록 고혈압을 피하는 것이 점점 더 어려워진다. 고혈압은 다양한 종류의 혈압약과 운동, 그리고 식이요법으로 관리된다. 그러나 식이 요법과 운동만으로는 노년기가 아닌 사람들에게도 충분한 치료법이라 할 수 없다. 자신의 혈압에 대해 측정하고 있는가? 고혈압이 있다면, 건강관리자와 고혈압 건강관리에 대해 상의해야 한다.

노화로 인한 건강 문제에는 만성 관절염으로 인한 신체 상태와 약물 남용도 포함된다. 각종 사고와 치매도 노인들에게 심각한 건강 위험 요소이다.

2. 관절염(Arthritis)

관절염은 관절 내부와 관절을 둘러싼 구조에 영향을 미치는 관절 염증이다. 관절염 증상은 부어오름, 통증 및 관절 강직이 나타나며 기능 상실로 진행된다. 소아도 관절염의 영향을 받을 수는 있지만 나이가 들면서 더 흔하게 발생한다. 관절염은 남성보다 여성에게, 유럽계 미국인보다 아프리카계 미국인에서 발생률이 높다. 골관절염과 류마티스 관절염이 가장 대표적인 관절염이다.

골관절염(Osteoarthritis)은 관절의 마모가 특징인 고통스러운 퇴행성 질환이다. 60세 이상 노인의 절반 이상이 질병의 징후를 보이고, 65세 이상에서는 3명 중 2명이 이 질환에 해당된다. 가장 일반적으로 영향을 받는 관절은 무릎, 엉덩이, 손가락, 목 및 허리이다.

골관절염은 뼈끝에서 완충 작용을 하는 섬유 조직의 패드인 연골이 마모돼서 발생한다. 연골이 마모되면 뼈가 함께 갈아지면서 통증을 유발한다. 골관절염은 비만한 사람에게 흔하게 나타나는데, 과도한 체중이 엉덩이와 무릎 관절에 압력을 더 부과하기 때문이다.

관절염 관절의 염증

골관절염 관절의 마모로 고통스러운 퇴행성 질환의 특징

칼로리 제한은 젊음의 원천인가?

칼로리를 약 30%로 제한하면 다음과 같은 경우 생존 가능성을 높이기 위한 노화 방지 반응을 유발할 수 있다. 칼로리의 제한은 인간과 비인간 영장류 및 기타 포유류에서 혈압, 콜레스테롤, 혈당 및 인슐린 수치를 낮추고, 면역체계를 강화하여 체지방을 낮추는 효과가 있다. (Everitt et al., 2010). 또한, 칼로리 제한은 붉은털 원숭이에게 알츠하이머와 유사한 증상을 막아준다.

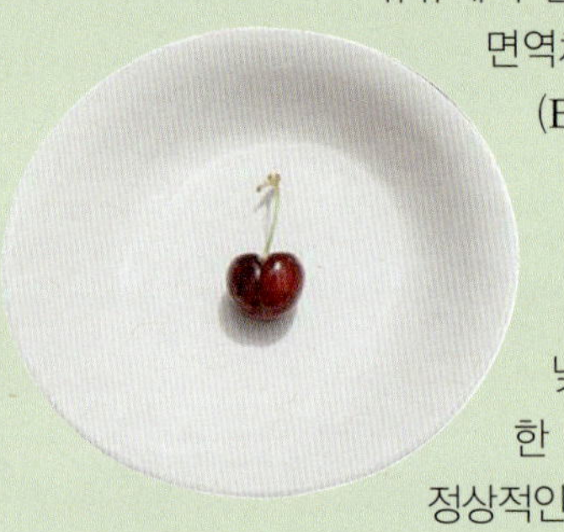

Image Source/Getty Images

실험에서 생쥐에게 정상보다 열량은 30~40% 낮추고 필요한 모든 영양소를 포함한 식단을 제공한 결과 만성질환과 암의 확산이 지연되었고, 생쥐는 정상적인 수명보다 50% 더 살았다.

호르몬 DHEAS(dehydroepiandrosterone sulfate) 수치를 높이는 것은 칼로리 제한이 암 위험을 줄이고 면역체계 기능을 향상시키는 한 가지 방법일 수 있다.

DHEAS 생산은 일반적으로 약 30세 이후에 감소하기 시작하여 60세까지 최고 수준의 5%에서 15%까지 떨어진다. DHEAS 수준은 수명이 긴 남성과 칼로리를 제한하는 식이요법을 하는 붉은털 원숭이에서 정상보다 높았다.

칼로리 제한이 오늘날 사람들의 수명을 연장하는지의 여부는 아직 밝혀지지 않았다. 또한, 많은 사람들이 체중을 정상 범위 내에서 유지하기가 어렵다. 따라서 칼로리 섭취량을 더 낮출 수 있을까? 연구자들은 칼로리 제한으로 인한 노화 방지 반응을 유발하는 다른 방법을 찾고 있다.

건강관리자는 고통과 불편감을 덜어주고자 일반 의약품인 항염증제(아스피린, 아세트아미노펜, 이부프로펜, 나프록센) 사용 및 항염증제를 처방 사용한다.

심한 경우 관절 교체 수술이 필요하며, 특별 운동요법을 처방하기도 한다.

류머티스성 관절염은 신체의 면역 체계가 자신의 조직을 공격하기 때문에 관절을 감싸는 막에 만성 염증이 나타나는 것이 특징이다. 류머티스성 관절염은 뼈와 연골뿐만 아니라 전신에 영향을 미치며, 끊임없는 통증을 유발하고 결국 심각한 장애로 이어질 수 있다. 대개 40세에서 60세 사이에 발병되고 항염증제 약물을 사용하여 치료한다.

류머티스성 관절염(rheumatoid arthritis) 관절을 감싸는 막의 만성 염증을 특징으로 하는 퇴행성 노화 질환

3. 약물 남용 (Substance Abuse)

의도하지 않은 약물(처방약 및 일반 의약품)의 남용 또는 오용은 노인에게 심각한 건강 위협이 된다. 처방약의 40%는 60세 이상이 복용하며, 그 중 절반 이상이 매일 2~5개의 약을 복용한다(Johnson-Greene & Inscore, 2005). 가장 많이 사용되는 약물은 혈압약, 수면제 및 항우울제 등이다.

약은 처방전에 의해 정확하게 복용하는 것이 필요하며 부정확한 사용은 건강에 해로울 수 있다. 많은 노인들이 처방약, 특히 마약성 약물을 포함한 진통제나 진정제에 중독되거나 중독될 위험에 노출되어 있다. 매년 약 25만 명의 노인이 약물 부작용으로 입원치료를 받고 있는데, 그 이유는 다음과 같다(Coffey et al., 2011) :

1. 약물의 투여량이 과도하게 높다. 나이가 들면서 신체의 처리기능(예: 간과 신장에서 약물을 제거하는 능력)이 느려지기 때문에 같은 양의 약물이더라도 노인에게 약물 효과가 더 강력하게 나타나고 오래 지속될 수 있다.
2. 복용법에 대해 잘못 이해하거나 약물 사용량을 계속 추적할 수 없다.
3. 많은 노인들이 여러 명의 의사에게 진료를 받는데, 치료에 대한 정보가 공유되지 않아 치료 계획이 조정되지 않을 수 있다.

알코올 섭취는 젊은 연령층이 노인보다 많음에도 불구하고, 많은 노인들이 알코올 중독으로 오랜 기간 고통을 받는다. 알코올 남용으로 발생하는 건강의 위협은 나이가 들수록 증가한다.

신진대사 속도가 느려지면 신체의 알코올 대사 능력이 감소하여 중독 가능성이 높아진다. 알코올과 다른 약물을 함께 사용하는 것은 위험하거나 치명적인 결과를 낳을 수 있다. 또한, 알코올은 처방약의 효과를 떨어뜨리기도 하고 효과를 과도하게 만들 수도 있다.

FICTION

T (F) 약물 남용은 성인 후기(노년기)에 드물다.

약물 남용이 노년기에 드물다는 말은 사실이 아니지만, 노인들 사이에서 약물 남용의 동기는 우리가 10대와 청년들 사이에서 발견하는 약물 남용의 동기와 다르다.

4. 사고

사고는 모든 연령대에서 발생할 수 있다. 노인에게 주로 발생하는 사고는 낙상, 자동차 사고, 상한 음식이나 잘못 복용한 약물 및 주택 화재 등으로 의도하지 않은 부상의 위험이 크다. 사고는 미국 노인 사망 원인 중 9위이다. 낙상 사고는 골다공증이 있는 노인에게 특히 위험한데, 골절 위험이 증가하기 때문이다(Schaap et al., 2017). 노년기의 운동은 근육량을 강화하고 낙상을 예방한다(Ferrari, 2017).

노인에게 발생하는 사고는 장비와 환경 관리로 예방할 수 있다. 난간, 미끄럼 방지 바닥과 같은 안전장치, 적절한 안경과 보청기를 사용하면 시력 또는 청각 문제로 인한 사고(교통 사고 포함) 위험을 줄일 수 있다. 노인 운전자는 젊은 운전자보다 반응 시간이 느리기 때문에 안전한 주행 속도를 준수하는 것이 특히 중요하다.

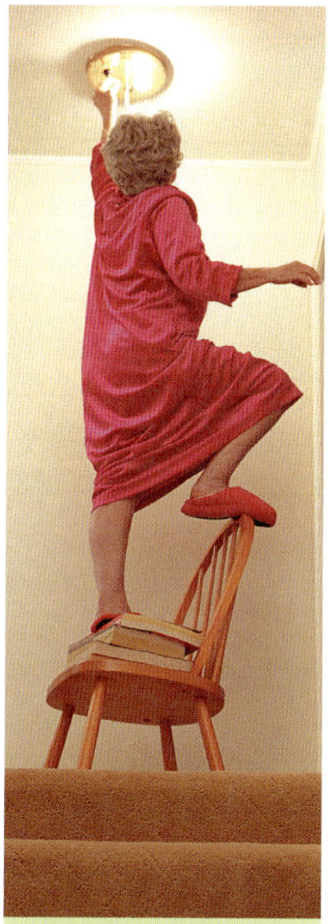
Sean Murphy/Getty Images

자주 넘어지는 노인, 특히 여성이 하지 말아야 할 것! 그들은 넘어졌을 때 엉덩이 뼈가 골절되어 1년 내로 사망하는 경우가 많다.

5. 치매와 알츠하이머

치매(dementia)는 사고, 기억, 판단 및 추론과 관련된 사고 능력의 급격한 저하가 특징이다. 치매는 정상적인 노화의 결과가 아니라 뇌 조직을 손상시키는 질병 과정의 결과이다.

치매의 원인으로는 뇌수막염, HIV 및 뇌염과 같은 뇌 조직의 감염, 만성 알코올 중독, 뇌졸중 및 종양 등이 있으며 가장 흔한 원인은 진행성 뇌 질환인 **알츠하이머 병(Alzheimer's disease, AD)**이다(그림 17.4 참조).

알츠하이머 병의 위험은 나이가 들어감에 따라 급격히 증가하며 앞으로는 속도가 더 빨라질 것이다(그림 17.5 참조). 65세 미만의 인구에서는 드물게 발생하지만 65세 이상의 미국인 10명 중 1명, 75~84세에는 2명 중 1명 이상이 알츠하이머를 앓고 있다(알츠하이머 병 통계, 2011). 일부 치매, 특히 종양 및 치료 가능한 감염 및 우울증 또는 약물 남용으로 인한 치매는 가역적이지만, AD로 인한 치매는 진행성이며 비가역적이다.

AD는 노인의 다섯 번째 주요 사망 원인이다. 몇 단계를 거치며 진행되는데, 처음에는 AD를 가진 사람들이 재정을 관리하고 최근 사건을 회상하는 데 어려움을 겪는 등 미묘한 인지 및 성격 변화가 나타난다. AD가 진행되면서 사람들은 일상적인 업무를 하거나, 옷 선택하기, 이름과 주소를 기억하고 운전하는 것을 점차 어려워한다. 나중에 그들은 화장실을 사용하고 위생을 유지하는 데 어려움을 겪는다. 그들은 더 이상 가족과 친구를 알아보거나 완전한 문장으로 말하지 못한다.

그들은 불안해 하고 동요하며, 혼란스럽고, 공격적이 될 수 있다. 그래서 다른 사람들이 자신을 해치려한다고 믿고 환각이나 편집증적인 망상을 경험할 수 있다. 상점, 주차장, 심지어 자신의 집에서도 길을 잃기도 한다. AD 환자는 결국 걷거나 의사 소통을 할 수 없게 되고 타인에게 완전히 의존하게 된다.

알츠하이머의 원인은 아직 명확하지 않지만 환경과 유전적 요인이 언급되고 있다(Hiltunen et al., 2011).

플라그가 축적되며 AD의 기억 상실과 기타 증상을 유발할 수 있지만, 동물 실험에서는 기억력 결핍이 플라그 형성보다 선행될 수도 있음을 시사한다(Jacobsen et al., 2006).

약물은 AD 환자가 기억하는 능력을 개선하는 데 도움이 될 수 있지만 그 효과는 미미하다. 항염증 약물과 항산화제를 정기적으로 사용하는 것이 AD와 관련된 뇌의 염증을 예방함으로써 알츠하이머 발병 위험을 낮추는지 연구가 진행되고 있다(Vina et al., 2011).

치매 인지 기능 저하를 특징으로 하는 상태

알츠하이머 병(AD) 기억력 감퇴로 특징지어지는 중증 치매, 혼란, 정서적 불안정 및 인지 기능의 점진적인 상실

그림 17.4 치매의 원인

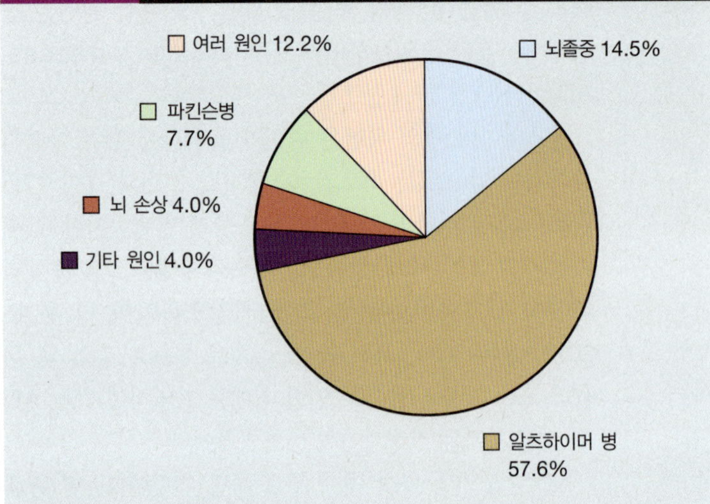

알츠하이머 병은 치매의 주요 원인이다.

출처: Heron, M. P. (2007). 국가생명통계보고서 56(5). Centers for Disease Control and Prevention. Retrieved from http://www.cdc.gov/nchs/data/nvsr/nvsr56/nvsr56_05

그림 17.5 미국의 나이별 알츠하이머 병의 예측 수치

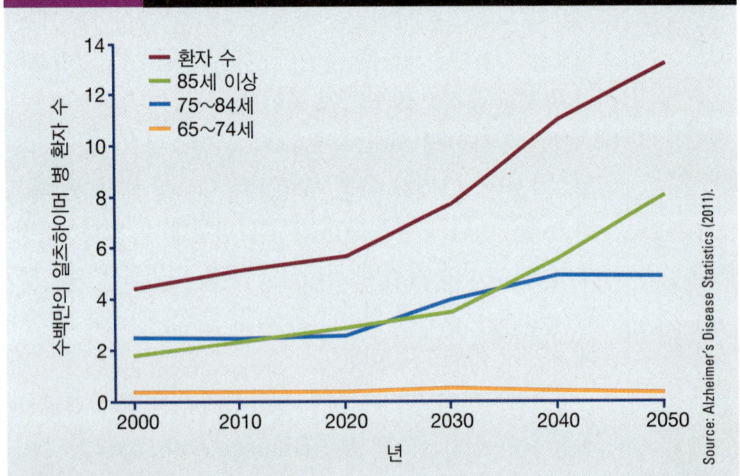

알츠하이머 병에 걸리는 사람의 수는 앞으로 수십 년 동안 급증할 것으로 예상된다.

생선이나 오메가3 지방산 보충제는 알츠하이머 병의 진행을 예방하거나 지연시키는 데 도움이 된다(Hooijmans et al., 2012).

다른 만성질환과 마찬가지로 적절한 식이 요법과 운동은 알츠하이머 병의 진행을 예방하거나 지연시킬 수 있을 뿐만 아니라 경미한 형태의 인지 장애를 예방할 수 있다(Baker et al., 2012).

17-4 인지 발달 (Cognitive Development)

예술가 잭 트월코프(Jack Tworkov)의 삶을 통해 인지 발달에 대해 이야기해 보자.

잭 트월코프가 30대였을 때 그는 사실적인 그림을 그렸다. 50대가 되자 트월코프는 잭슨 폴록(Jackson Pollock)처럼 작품에 추상적 표현주의를 담았다. 그의 60대 그림은 추상적인 특성과 함께 기하학적 느낌을 갖고 있었다.

트월코프가 죽기 2년 전인 79세의 나이에, 그는 대중에게 결코 보여주지 않았던 느슨하게 흐르는 붓글씨 스타일을 실험하고 있었다. 그것은 개발 초기 단계였다.

트월코프의 몸이 쇠약해졌지만 "매일 아침 열이 나서 이젤에 간다"고 말했다. 그는 티셔츠와 청바지를 입었고, 그의 모습에서 누군가는 10대 때 투영했던 자아를 떠올릴 수 있었다. 하지만 누군가의 16세 때보다 트월코프의 79세의 옷차림이 더 편해 보였다.

트월코프는 그의 인지 과정이 명확하다는 점에서 운이 좋았다고 말할 수 있다. 그의 작품들을 보면 노인이 된 상태에서도 일을 처리하는 속도가 충분히 좋았던 것으로 보여진다. 시각, 운동감각에 대한 기억력, 작업에 대한 집중력 모두 훌륭했다.

이 모든 기술은 우리가 15장에서 학습한 유동성 지능의 일부이다. 노년기는 전반적인 기능의 감퇴가 가장 두드러지게 나타난다(Salthouse, 2016).

결정적 지능은 나이가 들어서도 계속 개선될 수 있다(Salthouse, 2016). 그러나 모든 인지 능력은 평균적으로 고령이 되면 감소하는 경향이 있다.

'슈퍼 에이저(Superager, 좋은 두뇌 기능을 가진 80대 이상의 노인)'가 되는 방법

우리는 45세에 출산하는 사람에게 이 나이가 예전의 35세에 해당한다고 말하기도 한다. 의미있는 은퇴 시기라는 관점에서 75세를 새로운 65세나 마찬가지라는 말을 듣는다. 그러나 기억력이나 주의력 같은 신경학적 및 심리적 기능에서 65세가 새로운 25세라고 할 수 있을까?

노스 이스턴 대학의 심리학자인 리사펠드먼 바렛(Lisa Feldman Barrett, 2017)에 따르면 많은 사람들에게 대답은 '아마도' 일 것이다. 하루에 몇 시간씩 피아노나 또는 바이올린을 연습하는 청소년과 전문 음악가의 두뇌가 그들이 사용하는 대뇌피질 부분의 두께를 증가시킨다(Habibi et al., 2017; et al., 2018). 대뇌피질의 두께 증가는 우리가 생각과 감각 운동 활동에 참여할 때 뇌에서 메시지를 앞뒤로 전달하는 연관 뉴런인 회백질의 증가를 나타낸다.

수영과 같은 신체 활동이나 독서, 십자말 풀이, 토너먼트 브리지 플레이와 같은 심리적 및 사회적 활동에 자신을 투자하는 노인들에게도 비슷한 일이 발생한다. 자신을 활동 속으로 밀어 붙이는 노인들은 감정, 언어, 감각 조정, 내부 장기의 조절, 심지어는 스트레스 관리에서조차 뇌의 관리에 관여하는 대뇌피질이 더 두껍게 나타난다(Sun et al., 2016).

바렛(2017)은 어려운 일을 수행하는 노인들이 때로는 피곤함을 느낄 수 있다고 인정한다. 하지만 선명한 기억과 주의력을 얻으려면 다소 어렵다고 할지라도 밀어 붙일 것을 권장한다. 우리가 우리의 뇌를 사용하지 않을 때, 피질 조직의 두께가 얇아진다. 모든 연령대에서 인지 기능에 대한 가장 좋은 조언은 "뇌를 사용하던지 기억력을 상실하던지 둘 중 하나를 선택하세요"이다.

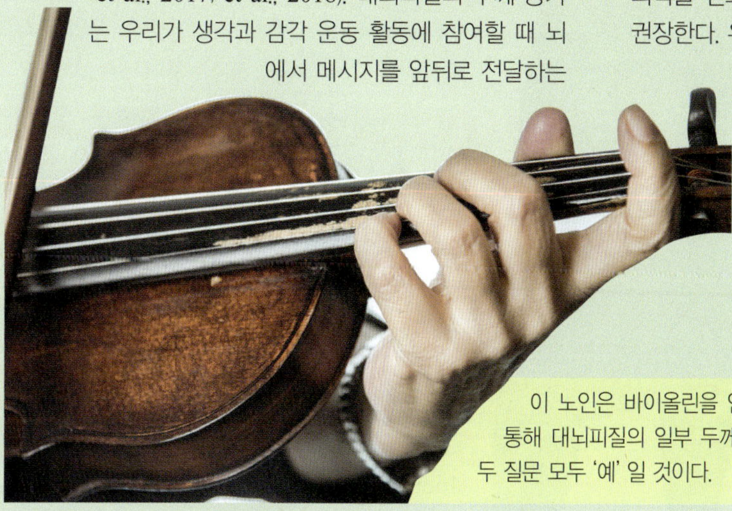

TeodorLazarev/Shutterstock.com

이 노인은 바이올린을 연주하며 음악 활동을 하는 것일까? 아니면 연주를 통해 대뇌피질의 일부 두께를 유지하여 기억력과 집중력을 강화하고 있을까? 두 질문 모두 '예' 일 것이다.

알츠하이머 병인지 어떻게 알 수 있을까?

나이가 들수록 약간의 기억 변화는 정상이지만 알츠하이머 병의 경고 징후는 단순한 기억상실 이상이다. 국립 노화연구소에 따르면 알츠하이머 병 환자는 다음 징후 중 하나 이상을 경험할 수 있다.

- 새로운 학습 및 새로 만들기에 어려움이 있다.
- 단어를 찾는 데 어려움이 있다-단어를 잊어 다른 단어로 대체하려 하거나 여러 단어로 조합하기도 한다.
- 삶에 대한 열정을 잃는다. 아무 것도 시작하지 않는다.
- 최근 이벤트에 대한 기억을 잃는다.
- 돈에 대한 판단력을 잃는다.
- 집중 시간이 짧고 활동을 지속하려는 동기 부여가 적다.
- 익숙한 장소로 가는 길을 쉽게 잃는다.
- 변화나 새로운 것에 저항한다.
- 논리적으로 조직하고 생각하는 데 어려움이 있다.
- 반복적인 질문을 한다.
- 철회하고, 흥미를 잃고, 짜증을 내며 타인의 감정에 민감하고, 좌절하거나 피곤할 때 특이하게 화를 낸다.
- 일상적인 집안일을 하는 데 더 오래 걸리고 서두르거나 예상치 못한 일이 발생하면 화를 낸다.

나열된 징후 중 일부 혹은 대부분이 있다고 해서 반드시 알츠하이머 병에 걸린 것은 아니다. 그러나 건강 전문가와 상담이 필요하다.

출처: National Institutes of Health's National Institute on Aging, About Alzheimer's Disease: Symptoms, Retrieved from http://www.nia.nih.gov/alzheimers/topics/symptoms

우리는 햄릿의 작가 이름을 기억하는가? 그것이 질문이다.

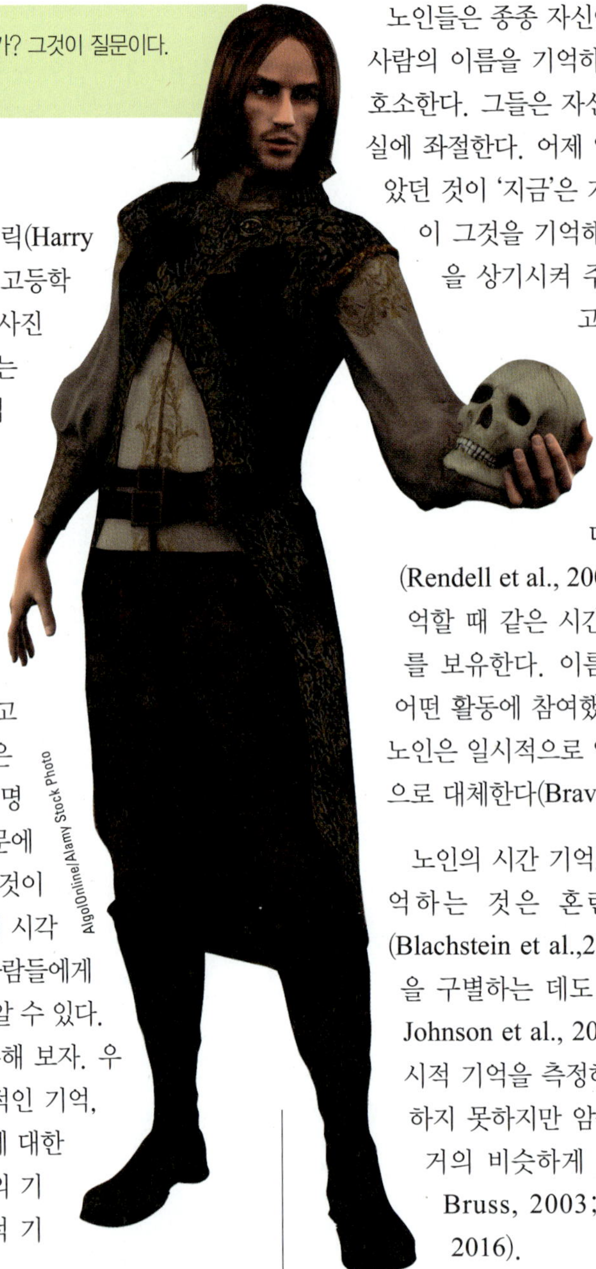

AlgolOnline/Alamy Stock Photo

1. 기억 : 과거와 미래의 기억

기억에 대한 연구에서 해리 배릭(Harry Bahrick)과 그의 동료(1975)는 고등학교 졸업생에게 그들의 동급생의 사진을 찾도록 했다. 참여자 중 일부는 15년 전에 졸업했고 50년 전 졸업한 사람도 있었다. 낯선 사람의 사진을 4배 더 많이 섞어놓고 그 안에서 동급생의 사진을 찾도록 배치했다.

15년 전에 졸업한 사람들은 주어진 시간 동안 친구였던 이들을 90% 정도 정확하게 인식했고 약 50년 전에 졸업한 사람들은 75% 정도를 기억하고 있었다. 5명 중 1명이 실제 동급생이었기 때문에 확률적으로는 20%를 인식하는 것이 기회수준이라 할 수 있다. 따라서 시각으로 인식하는 기억은 중년기 사람들에게 반세기 동안 지속되었다는 것을 알 수 있다.

기억을 일정 기준에 따라 분류해 보자. 우선 후향적인 기억(회고)과 전향적인 기억, 즉 과거의 기억과 미래에 할 일에 대한 기억으로 구분할 수 있다. 과거의 기억은 다시 명시적 기억과 암묵적 기억으로 나눌 수 있다.

명시적 기억(explicit memories)은 우리가 한 일이나 일어난 일, 한 가지 사건이나 추억, 햄릿의 저자를 기억하는 것과 같이 특별한 정보를 말한다.

암묵적 기억(implicit memories)은 어떤 행위에 대해 자동적으로 반응하거나 방법을 떠올리는 것으로, 알파벳이나 구구단을 낭독하는 것, 자전거 타기, 손잡이를 사용하여 문을 여는 것과 같은 작업의 수행을 기억하는 것이다.

명시적 기억 아침식사로 먹은 음식과 주도(state capitals)와 같은 일반적인 지식으로 자서전 정보를 포함한 특정 정보 기억

암묵적 기억 자동적인 반복을 기반으로 한 기억을 되찾는 데 의식적인 노력이 필요하지 않은 것

노인들은 종종 자신이 아는 사람, 심지어 잘 아는 사람의 이름을 기억하는 데 어려움을 겪고 있다고 호소한다. 그들은 자신이 어제는 알고 있었다는 사실에 좌절한다. 어제 알았던 이름, 30분 전에는 알았던 것이 '지금'은 기억에서 사라진 것이다. 그들이 그것을 기억해내거나 다른 사람이 그 이름을 상기시켜 주면 그들은 "맞다 그거야!"라고 생각한다.

젊은 청년들과 70대 노인을 대상으로 유명인의 사진을 보고 이름을 맞추도록 하였는데, 노인은 청년보다 이에 대해 어려움을 겪었다(Rendell et al., 2005). 노인들은 작업에 대해 기억할 때 같은 시간 동안 청년들보다 적은 정보를 보유한다. 이름을 잊은 사람을 상상하거나 어떤 활동에 참여했던 그 사람에 대해 생각할 때 노인은 일시적으로 잊은 이름을 그 사진이나 활동으로 대체한다(Braver & West, 2008).

노인의 시간 기억, 즉 사건이 발생한 순서를 기억하는 것은 혼란스러운 과정일 수 있다(Blachstein et al.,2012). 실제 사건과 환상 사건을 구별하는 데도 어려움을 겪을 수 있다(MK Johnson et al., 2012). 노년층은 일반적으로 명시적 기억을 측정하는 작업은 젊은 청년만큼 잘하지 못하지만 암묵적 기억을 평가하는 작업은 거의 비슷하게 수행할 수 있다(Mitchell & Bruss, 2003; Reuter-Lorenz & Lustig, 2016).

암묵적 기억은 자동적으로 수행되는 경향이 있으며 의식적인 노력이 필요하지 않다. 이는 오랜 기간 학습과 반복의 경험이 반영된다. 구구단이나 알파벳에 대한 기억을 가지고 알파벳 p 뒤에 오는 글자를 물어 보거나 알파벳을 암송할 수 있다.

한 가지 이야기를 통해 암묵적 기억을 이해해 보자. 기억상실증에 걸린 한 여성이 거리를 배회하다 발견되었다(Daniel Schacter, 1992). 경찰은 그녀를 데려와 집으로 보내주려 했지만, 그녀가 누구인지 또는 그녀의 삶에 대해 다른 어떤 것도 기억할 수 없다는 것을 발견했다. 게다가 여성은 신분증도 갖고 있지 않았다.

수차례 심문 끝에 경찰은 그녀에게 아무 번호나 전화를 걸도록 요청하는 아이디어를 냈다. 여성은 자신이 무엇을 하고 있는지 '알지' 못했지만 어머니의 번호로 전화를 걸었다. 그녀는 어머니의 번호를 명시할 수 없었지만 암묵적으로 전화를 거는 것은 습관이었고 기억했던 것이다. 이것이 바로 암묵적 기억이다.

연관된 기억(associative memory) 우리는 연관 학습과 연관된 기억을 사용하여 쓰여진 '문자 ㄱ'이 '기역'의 소리를 가지고 있음을 기억한다. 또한, 연관된 기억을 사용하여 시각 어휘를 개발한다. 즉, 쓰여진 단어를 연결하는 것이다. 예를 들면, 'the'라고 적힌 단어가 'the'라는 소리가 나고 '그만큼', '그'라는 뜻인 것을 알고 있다. 그러나 'the'를 읽으면서 해독하지는 않는다. 이런 경우 우리는 보통 암기적인 리허설이나 반복 학습을 통해 배운다.

노화는 단일 항목의 기억보다 연관 기억에 더 해로운 영향을 미친다(Naveh-Benjamin et al., 2007; Stark& Stark, 2016). 예를 들어, 노인은 연관성을 인식하는 작업에서 새로운 것, 이미 경험한 것과 같이 단일 항목보다 새 항목과 이미 경험이 있는 항목을 조합한 것을 구별하는 데 더 큰 어려움이 있었다(Light et al., 2004).

노화에 따른 연관 기억의 결핍을 설명하기 위해 몇 가지 가설이 있다. 하나는 개인이 정보를 부호화할 때(혹은 표현하고자 할 때) 각각의 정보 조각들을 처음 결합하는 것 또는 학습 단계에서 장애를 갖는다(Naveh-Benjamin et al., 2003). 결합 가설에 따르면 노인은 개별 항목의 기억에 대한 문제가 아니라 항목과 항목을 서로 연관시키는 데 장애가 있다(Cohn et al., 2008).

두 번째 가설은 개인이 정보를 검색하려고 다시 기억해내는 과정에서 특이한 손상이 있다는 것이다(Yonelinas, 2002). 이는 부호화 과정에서 결합이 잘 안되거나, 정보를 검색하는 전략적 프로세스의 사용 능력이 열악하다는 것을 의미하기도 하고, 혹은 둘 다 문제가 있을 수 있다는 것이다.

멜라니 콘(Melanie Cohn)과 그녀의 동료(2008)의 연구에 따르면 노인의 연관 기억 손상은 정보의 결합과 재수집, 검색을 위한 효과적인 전략의 문제이다. 예를 들어, 한 단어가 '남자'이고 다른 단어가 '담배'인 경우, 두 단어의 쌍을 기억하기 위한 정교한 전략은 "남자는 담배 피우기를 거절했다"라는 문장을 구성하는 것이다.

콘과 그녀의 동료들은 이러한 인지 발달이 뇌의 전두엽과 내측두엽에 초점을 맞춘 기억의 '신경 생물학적 모델과 일치'한다고 하였다. 뇌의 중추인 전두엽은 주의를 집중시키고 정보와 전략적 프로세스를 조직하는 데 관여한다.

내측두엽은 기억의 흔적을 만들기 위해 각 요소를 결합하고 적절한 단서를 사용해서 정보를 복구시키기 때문에 기억의 열쇠가 된다. 신경학적 연구에 따르면 노화 과정에서 퇴보는 전두엽에서 두드러지게 나타나고 내측두엽의 손실은 덜하다. 그리하여 정보 검색을 위해 효과적인 전략을 사용하는 것이 어려워 진다.

장기 기억(Long-term memory) 장기 기억에는 한계점이 없다. 추억은 일생 동안 간직될 수 있으며 적절한 단서와 함께 기억될 수 있다. 그러나 장기 기억은 왜곡, 편향, 심지어 쇠퇴되기도 한다.

해리 배릭(Harry Bahrick, 2008) 등은 졸업한지 1년에서 50년이 경과한 오하이오 웨슬리언 대학의 267명 동창들에게 설문조사를 실시했다. 피험자의 나이는 중년 초기부터 노인까지 다양했다. 그들에게 대학 성적을 회상하여 적게 한 후 실제 자료와 비교하였다. 그들이 회상한 3,967개의 성적 중 3,025개가 정확하게 기재되었다.

그림 17.6은 응답자의 연령과 정확성을 매칭한 자료이다. 정확한 응답수는 대상자의 나이에 따라 감소했는데, 일반적으로 나이가 많을수록 누락 오류, 즉 잘못된 등급을 입력하기보다는 빈 칸으로 두었기 때문이다. 사실 평균적으로 보았을 때, 학교를 졸업한지 40년 이상 지난 졸업생들이 8년 정도 지난 졸업생보다 성적 오류를 더 많이 입력하지는 않았다.

이 연구에서는 성적에 대한 편견이 발견되었는데, 잘못 기재된 성적의 81%는 실제보다 부풀려진 성적이었다.

장기 기억에 대한 전형적인 연구에서는 어린 시절부터 현재까지의 연령을 나열한 연대기를 노인에게 제시하고 주요 사건을 작성하고 당시의 나이를 표시하도록 요청한다. 이 기술을 사용하면 사람들은 자신의 20~30대 시절의 사건을 가장 자세하게 그리고 가장 정서적으로 강렬하게 회상하는 것을 알 수 있다(Gluck & Bluck, 2007).

젊은 시절의 로맨스, 고등학교 시절, 음악 그룹 및 연예인, 스포츠 영웅, '삶의 소망', 청소년기의 실망스러운 사건이 대표적인 기억들이다.

그림 17.6 1~50년 후 대학 성적에 대한 기억

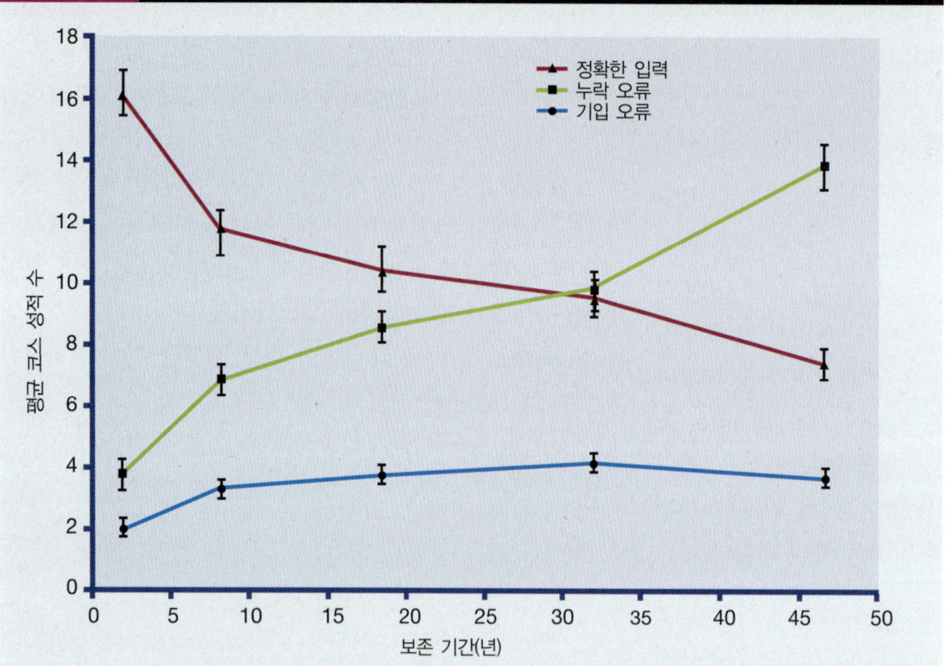

대학 졸업 1~50년 경과 후 성적에 대한 기억의 정확도, 누락 오류, 기입 오류의 내용이다.
출처: Bahrick, H. P., Hall, L. K., & Da Costa, L.A. (2008). Fifty 대학 성적 50년 기억 : 정확성과 외곡, 8(1), 13 - 22.

스위스에서는 65세에서 80세 사이의 361명의 기억 자료를 통해 정보처리 속도, 작업 메모리(한 사람이 한 번에 기억할 수 있는 정보의 양), 예상 기억과 회상의 관계를 조사했다(Zeintl et al., 2007).

나이가 들면서 정보처리 속도와 작업 기억(유동성 기억)의 감소는 과거를 기억하는 데 중요한 영향을 미쳤다. 그러나 정보처리 속도와 작업 기억과 무관해 보이는 전향적 기억(예상 기억)도 연령에 따라 쇠퇴되었다. 즉, 설령 유동적 지능이 그대로 유지되더라도 집중과 주의분산에 강력한 역할을 하는 전향적 기억은 감소할 수 있다.

많은 심리학자들은 이것을 심리적 측면에서 설명하는데, '성년이 되는 것'과 '정체성'의 발달이 20~30대의 공통적인 특징이라는 것이 그 이유이다. 그러나 성 호르몬은 청소년기와 성년 초기에 가장 강력한 영향을 미치며 이러한 호르몬의 분비는 기억 형성에 관여하는 신경 전달 물질의 방출과 관련이 있다(Lupien et al., 2007).

전향적 기억(예상 기억, prospective memory) 스마트폰 알림, 캘린더 및 쇼핑 목록이 필요한 이유는 무엇일까? 그것은 우리가 계획했던 일들을 기억하는 데 도움이 되기 때문이다. **회고 기억**은 과거의 정보를 검색하는 데 도움이 되고, **전향적 기억**은 우리가 미래에 해야 할 계획을 기억하는 데 도움이 된다.

우리는 시간이 흐르고 그 사이 여러 사건이 발생한다는 사실에도 불구하고 미래의 계획을 세운다. 전향적 기억을 위해 확실한 전략을 세우고 휴대 전화의 알람이나 알림에 주의를 집중해야 한다. 산만한 환경이나 습관은 우리가 목표에 도달하지 못하도록 만든다.

회고 기억(retrospective memory) 과거 사건의 기억과 일반적인 지식

전향적 기억(prospective memory) 미래를 위해 계획했던 것들에 대한 기억

또 다른 연구는 완료해야 할 과제가 그다지 중요하지 않고 기억을 떠올리는 데 사용되는 단서가 두드러지지 않다면 전향적 기억이 나이가 많을수록 가장 크게 감소한다는 것을 발견했다(Kliegel et al., 2008). 해야 할 일이 중요성이 높고 노인에게 두드러진 단서를 사용하여 기억을 상기시켜 줄 때, 나이에 따른 예상 기억의 감소가 사라지는 경향이 있다. 이것은 전략을 계획할 수 있을만큼 대상자가 충분히 인지적으로 온전해야 한다는 전제가 필요하다.

2. 언어 개발

75세 이상의 노인은 작업 기억력의 한계로 읽고 이해하는 능력이 감소할 수 있다(De Beni et al., 2007). 많은 노인들이 작업 기억력의 감소와 청각 손상으로 대화를 이해하기가 더 어렵다(Salthouse & Mandell, 2013). 그러나 말하는 사람이 속도를 천천히 조절하고 명확하게 표현하면 노인의 이해력이 증가한다(Gordon-Salant & Cole, 2016; Gordon-Salant et al., 2017).

노인들은 언어 만들기에 결함을 보일 수 있다. 답변하는 어휘는 유지할 수 있지만 표현 어휘, 즉 그들이 생산하는 단어의 수가 점차 감소하게 된다(Hough, 2007).

연상 기억과 작업 기억이 감소하면 생각을 떠올릴 때 사용하고자 하는 단어가 적절하게 떠오르지 않는다(Salthouse & Mandell, 2013). 노인들은 단어를 알고 있다고 확신하지만 일시적으로 혀 끝에서 맴돌 뿐 단어를 말할 수 없는 실망감을 경험할 수 있다(Salthouse & Mandell, 2013).

3. 문제 해결

그림 17.7은 문제 해결의 기술을 습득하기 위해 사용하는 소위 던커 촛불 문제(Duncker Candle Problem)이다. 이 작업의 목표는 표시된 물체만 사용하여 양초를 벽에 부착하여 제대로 타게 하는 것이다. 문제 해결 여부를 염려하기보다는 그림 속에 있는 물체를 탐색하면서 얻은 사고의 유형에 주목해야 한다. 아직 해결책에 도달하지 않았더라도 일어나는 일을 시각화하기 위해 정신적인 시행착오를 경험했을 것이다(그림 17.8에서 던커 촛불 문제에 대한 답이 제시되어 있다).

이러한 표준화된 문제 해결 방법은 전략을 선택하는 실행 기능, 문제의 요소를 염두에 두기 위한 작업 기억, 작업을 수행하는 처리 속도를 필요로 하며, 모든 요소는 나이가 들어감에 따라 감소하는 유동적인 특성이 있다(Hassing & Johansson, 2005).

청소년과 노인을 대상으로 한 실험은 노인이 복잡한 수학 문제를 풀 때 전략 사용이 낮고 더 느리게 처리한다는 것을 일관되게 보여준다(Allain et al., 2007; Lemaire & Arnaud, 2008).

그림 17.7 던커 촛불 문제

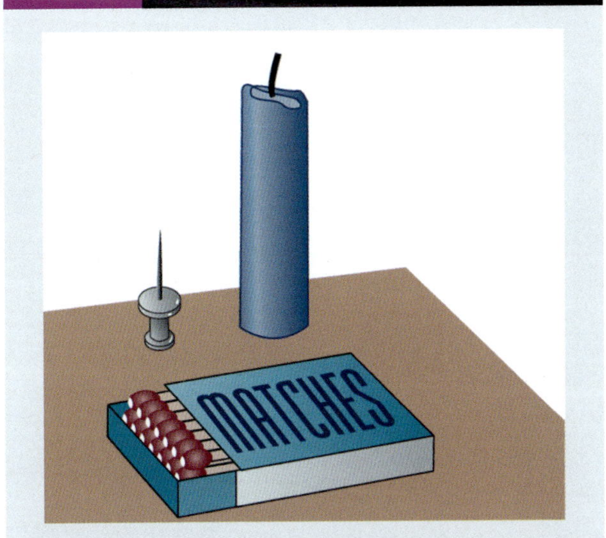

테이블에 표시된 물건을 사용하여 촛불을 방 벽에 부착해서 제대로 타도록 할 수 있을까? 그림 17.8에서 답을 찾을 수 있다.

복잡한 수학 문제를 풀거나 던커 촛불 문제와 같은 '티저(teaser. 어려운 문제)'를 푸는 것이 노인에게 중요한가? 그 대답은 사람들이 인생에서 무엇을 성취하려고 하는가에 달려 있다. 실제적이거나 일상적인 문제 해결 기술이 더 큰 관심사이다(Gilhooly et al., 2007).

더구나 노인은 청년이나 중년기와는 다르게 대인 관계 갈등을 겪을 때 감정적 반응을 조절하는 경향이 있다. 젊은 그룹은 비교적 분노 또는 좌절감을 표현하거나 다른 사람의 지원을 구하거나 대인 관계 문제를 해결하는 경향이 있는 반면, 노인은 침착함을 유지하고 방해받지 않는 데 집중할 가능성이 더 높다(Coats & Blanchard-Fields, 2008). 이는 노년층이 감정조절을 우선순위에 두고 분노를 표현하는 경향이 감소된 것이 일부 영향을 주었을 것이다. 아마 노인들은 갈등을 원하지 않는다고 할 수 있지만, 삶의 지혜이기도 하다.

4. 지혜(Wisdom)

스포츠 구단의 관리자로 20대 운동선수를 기용할 수도 있지만, 대개 나이 많은 코치를 선호한다. 최근 졸업한 고등학교 교사와 대학 교수를 고용하는 것이 바람직할 수 있지만, 우리는 다소 나이가 많은 고등학교 교장과 학과장을 채용한다. 에너지가 넘치는 18세가 대통령 후보로 도전할 수 있지만 우리는 대통령 후보가 더 나이가 있는 사람이길 바란다. 왜? 우리는 나이를 지혜와 연관짓기 때문이다.

노화의 수많은 인지적 위험들 중에서 노인은 젊은 청년보다 산만해지는 경향이 있다. 이것을 인지적인 손해라고 볼 수 있지만 발달 심리학자 린 하세르(Lynn Hasher, 2008)는 산만함이 오히려 노인이 다양한 상황에 대해 더 넓은 시야를 갖게 할 수 있다고 제안했다. "노인이 집중하는 주의력을 이 항목에서 저 항목으로 옮겨가면서 노인은 궁극적으로 상황에 대해 더 많이 알게 되고, 젊은 사람들보다 무슨 일이 일어나고 있는지 알게 된다. 이 특성은 우리가 노인들을 더 현명하다고 생각하는 데 중요한 역할을 할 수 있다."

쿤츠만(Kunzmann)과 발테스(Baltes)(2005)는 현명한 사람들은 삶의 의미를 다루는 방법으로 삶의 문제에 접근한다고 하였다. 그들은 현재뿐만 아니라 과거와 미래, 그리고 문제가 발생하는 상황을 고려한다.

그림 17.8 던커 촛불 문제에 대한 해답

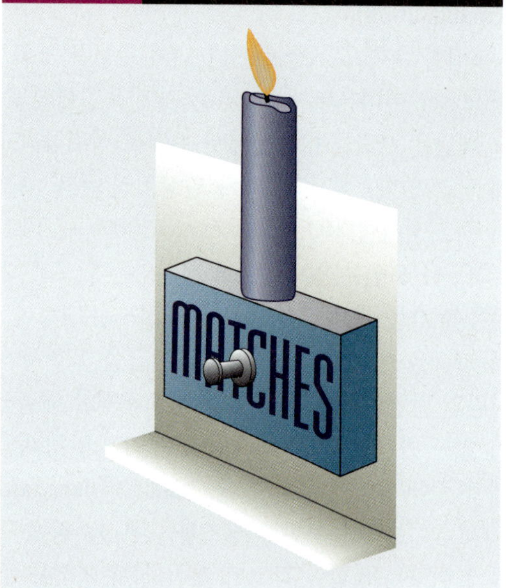

그들은 다른 사람들의 가치관에 대해 관대하고 삶에 불확실성이 있음을 알고 있으며, 불완전한 세상에서는 실행 가능한 해결책만을 찾을 수 있다는 것을 인정한다.

아르델트(Ardelt, 2008a, 2008b)는 지혜의 정의에 정서적, 철학적 차원을 추가하였다. 현명한 사람들이 타인에 대한 이타적인 사랑을 소유하고 죽음에 대한 두려움이 적은 경향이 있다고 제안한다.

다음 장에서는 노년의 사회성 및 정서 발달을 탐구할 것이다. 대부분의 노인들은 계속해서 풍요롭고 만족스러운 삶을 영위할 수 있다.

점검하기

빈칸 채우기

책 뒷편에서 답을 찾을 수 있습니다.

1. ________이란 사람이 속해 있는 환경과 인구 집단에서 앞으로 더 살 수 있을 것으로 기대하는 연수를 말한다.
2. 백내장은 눈의 ________를 흐리게 하고 시력을 감소시킨다.
3. 척추 후만증은 ________의 결과물이다.
4. DNA를 연구하는 연구자들은 한 종에 대한 ________의 길이가 그 세포가 분열하고 생존할 수 있는 시간을 결정할 수 있다는 것을 발견했다.
5. 면역체계를 연구하는 연구자들은 나이가 들면서 ________의 생산이 감소하여 인체가 감염과 싸우기 힘들게 된다는 것을 발견했다.
6. 항산화제는 ________ 라디칼의 부정적 영향을 막을 수 있다.
7. 관절염은 ________의 염증이다.
8. ________ 기억은 자동적으로 생기며 알파벳이나 곱셈 암기, 자전거 타기, 문 손잡이 사용과 같은 작업의 수행을 회상하는 것이다.
9. ________ 기억에는 한계가 없다.
10. 알츠하이머 병은 ________라고 불리는 인지 장애의 가장 흔한 원인이다.

선다형 문항

1. 기대수명이 가장 긴 나라는?

   a. 인도　　b. 북한
   c. 남아프리카 공화국　　d. 쿠바

2. 미국 남성들이 여성들보다 더 일찍 사망하게 되는 원인이 아닌 것은?

   a. 소득이 낮다.
   b. 규칙적인 치료를 위해 병원에 갈 의지가 덜하다.
   c. 술과 담배를 더 많이 한다.
   d. 전형적으로 심장병이 더 젊은 시기에 발병한다.

3. 골다공증으로 인한 가장 심각한 골절은 ________ 골절이다.

   a. 두개골　　b. 엉덩이뼈(고관절)
   c. 팔꿈치　　d. 다리

4. 성인 후기(노년기) 남성에게 나타나는 성적 변화가 아닌 것은?

   a. 정액의 감소
   b. 야간 발기의 강도가 떨어짐
   c. 오르가즘 이후 다시 발기하기까지 시간이 오래 걸림
   d. 성적 판타지가 없어짐

5. 성인 후기(노년기)의 성관계에 대한 가장 정확한 진술은?

   a. 다양하다.
   b. 고통스럽다.
   c. 빈도가 증가한다.
   d. 오르가즘의 강도는 증가한다.

6. 성인 후기(노년기)에 가장 흔한 만성질환은?

   a. 관절염　　b. 당뇨병
   c. 심장병　　d. 고혈압

7. 알츠하이머 병의 특징은?

   a. 고혈압　　b. 기억 상실
   c. 근육의 약화　　d. 암세포의 확산

8. 알츠하이머 병은 미국 노인의 사망 원인 중 ________로 선두를 달리는 질병이다.

   a. 1위　　b. 3위
   c. 5위　　d. 8위

9. 노인들은 ________ 기억 능력에서는 젊은이들과 유사한 결과를 나타낸다.

   a. 연관　　b. 암묵적
   c. 단기적　　d. 명시적

10. 노화 프로그래밍 이론에 해당하는 것은?

   a. 면역 이론　　b. 마모 이론
   c. 자유 라디칼 이론　　d. 가교 이론

18 Late Adulthood: Social and Emotional Development
성인 후기(노년기): 사회성 및 정서 발달

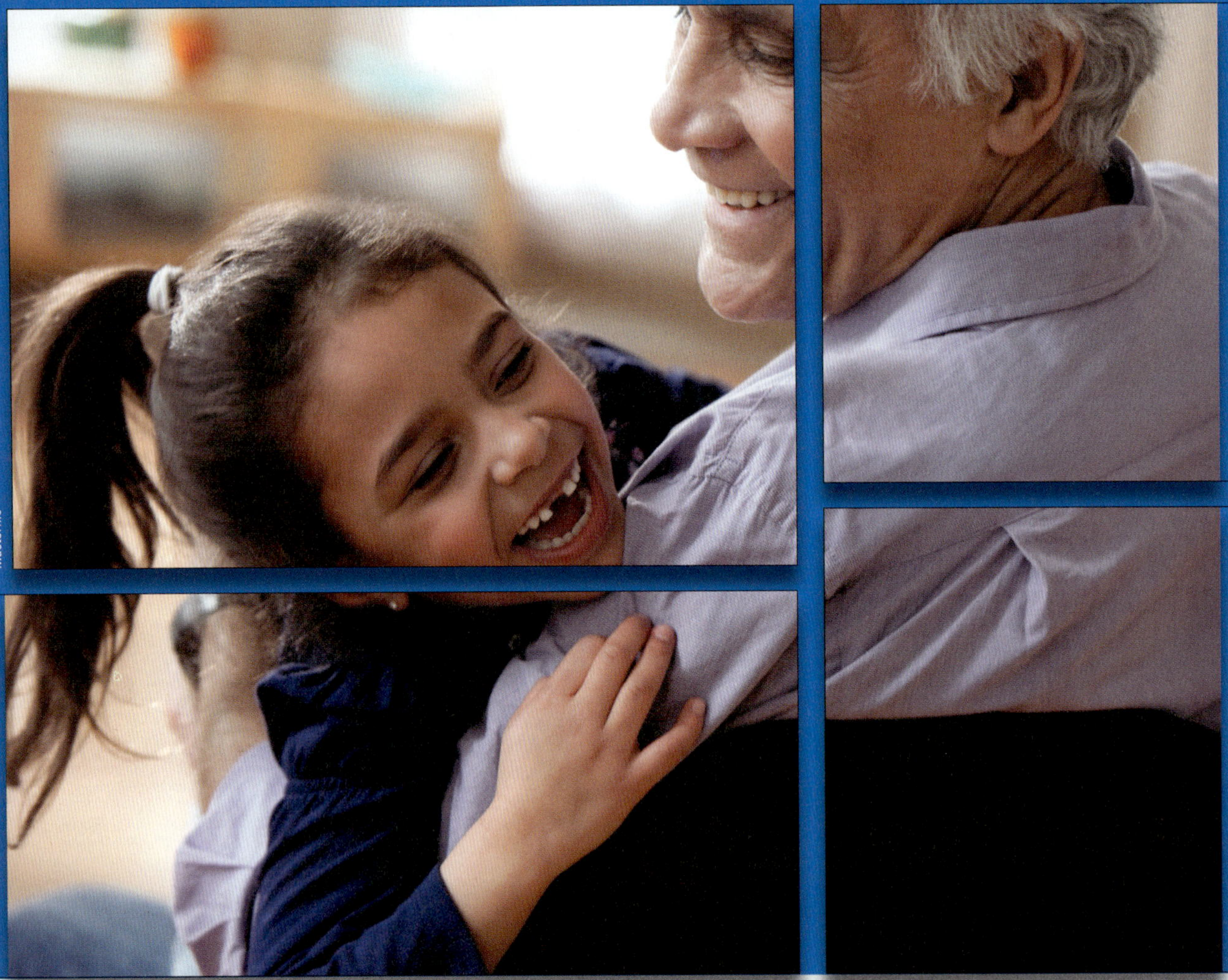
Masterfile

학습 성과

이 장의 성취 목표

- **18-1** 성인 후기(노년기)의 사회성과 정서 발달에 관한 다양한 이론을 평가할 수 있다.
- **18-2** 자존감과 독립성 유지를 중심으로 성인 후기(노년기)의 심리적 발달을 논의할 수 있다.
- **18-3** 거주지와 가족, 종교 생활과 관련된 성인 후기(노년기)의 사회적 맥락을 논의할 수 있다.
- **18-4** 은퇴 후 사회 적응에 기여하는 요인을 설명할 수 있다.
- **18-5** 성공적인 노화 요인에 대해 논의할 수 있다.

노년기가 의미있는 활동으로 충만하다면 이 시기는 아주 훌륭한 시기가 될 것이다. 경력을 쌓고 유지하며 배우자를 선택하고 자녀를 양육하는 스트레스는 줄었을 것이다. 또한 자신의 정체성에 대한 질문이 해결되었을 수도 있다.

우울증 및 불안과 같이 괴로운 감정들은 나이가 들어감에 따라 감소하는 경향이 있지만 긍정적인 감정은 상당히 안정적인 상태가 된다(Charles & Carstensen, 2010).

> 다수의 노년기 사람들이 그들이 의미있는 활동으로 충만하다면 다가오는 인생 후반기에는 아주 훌륭한 시간이 될 것이다.

전반적으로 미국의 노인들은 젊은 사람만큼 행복하다고 느끼며, 65세 이상의 많은 사람이 다른 연령대의 사람들과 비교할 때 자신이 전반적으로 건강 상태가 좋다고 생각한다(Charles & Carstensen, 2010).

그러나 노인들은 배우자와 친한 친구의 상실 등 노화 과정을 겪으면서 어려움을 겪는다. 또한, 건강 악화, 퇴직 및 직장 이전에 대처해야 할 수도 있다.

18-1 성인 후기(노년기)의 사회성 및 정서 발달 이론

성인 후기, 즉 노년기는 그 이전의 삶의 단계와 다르다. 이전에는 성장과 소득에 초점을 맞춘 단계이거나 적어도 안정성에 중점을 둔 시기였다면 노년기는 이제 쇠퇴와 죽음에 대처해야 하는 시기이다.

노년기의 발달 이론은 우리가 변화하는 신체와 정신적 능력, 친밀한 관계의 전환, 가족이나 지역사회에서 원하거나 원치 않는 역할로 변화하는데 접근할 수 있는 방법을 다룬다(Lange & Grossman, 2010).

1. 에릭 에릭슨의 심리사회적 이론과 교묘한 생각

에릭슨은 인생의 여덟 번째 또는 마지막 단계를 **자아통합성 대 절망**으로 분류했다. 에릭슨에 따르면 생의 전반기에서 위기를 긍정적으로 해결한 사람들(예 : 중년기에 침체성보다 생산적인 과업을 완수한 사람들)은 노년기에 절망보다 자아통합성을 얻을 수 있다.

자아통합성 vs 절망 에릭슨의 여덟 번째 삶의 위기는 육체적 쇠퇴와 죽음은 피할 수 없을지라도 삶은 의미있고 가치 있다는 믿음을 유지함으로써 정의된다.

자아통합성 대 절망(ego integrity versus despair) 자아통합성 대 절망의 위기에서 기본적인 도전은 육체적 쇠퇴와 죽음은 피할 수 없을지라도 삶은 의미 있고 가치 있다는 믿음을 유지하는 것이다. 자아통합성은 지혜에서 나오며, 인간의 수명이 제한적이고 인생의 어느 특정 시점에 종결된다는 사실을 받아들이는 데서 비롯된다.

우리는 삶의 대부분을 관계를 쌓고 물질을 축적하며 보낸다. 에릭슨은 노년기에 적응하려면 품고 있던 것들을 놓아주는 지혜가 필요하다고 주장한다.

TRUTH OR FICTION?

T	F	65세 이상 대다수의 사람들은 자신이 같은 연령대의 다른 사람들에 비해 건강상태가 좋다고 생각한다.
T	F	노년층이 친구와 파트너가 죽을 때 우울해지는 것은 정상이다.
T	F	80세 이상의 사람들은 다른 연령대의 사람들보다 범죄에 의한 희생 가능성이 더 많다.
T	F	일주일에 한 번 이상 교회에 참석하는 아프리카계 미국인은 참석하지 않는 아프리카계 미국인보다 13년 이상 더 오래 산다.
T	F	나이가 많은 부부는 젊은 부부보다 더 많이 논쟁한다.
T	F	성공적인 은퇴의 열쇠는 가능한 최소한으로 활동을 하는 것이다.

TRUTH

Ⓣ F 65세 이상 대부분의 사람들은 같은 연령대의 다른 사람들에 비해 건강상태가 좋다고 생각한다.

65세 이상 대다수의 사람들은 자신이 같은 연령대에 비해 건강하거나 건강하다고 생각하는 것은 사실이다.

로버트 펙(Robert Peck)의 발달 과제 로버트 펙(1968)은 사람들이 노년에 직면하게 되는 세 가지 발달 과제를 요약하여 에릭슨의 자아통합성 vs 절망의 단계를 확장시켰다.

▶ **자아 분화 vs 역할에 대한 집착**
은퇴 후, 사람들은 직장의 업적 외에 지역사회에서의 역할, 친구나 가족과의 활동 또는 영적인 관점에서 자신의 가치를 정의하는 새로운 방법을 찾아야 한다.

▶ **신체 초월 vs 신체 집착**
노년의 어느 시점이 되면 피할 수 없는 신체적 쇠퇴에 직면하게 되는데, 인지적 활동과 사회적 관계에 더 많은 가치를 부여함으로써 이를 받아들이는 것이 최선의 이익이다. 물론 더 이른 시기에 만성 질환이나 장애가 생긴다면 노인이 되기 전에 신체에 대한 집착을 초월해야 한다.

▶ **자아 초월 vs 자아 집착**
자아 초월은 자기 수명의 물리적 한계를 넘어설 준비를 하는 것을 의미한다. 죽음이 가까워지면서 일부 사람들은 자녀나 손자의 미래를 보장함으로써 죽음을 초월할 준비를 한다. 다른 사람들은 교회와 절과 같은 종교 단체를 위해 일하거나 그들이 경험한 세상보다 더 나은 세상을 물려주기 위한 의미있는 일을 하기도 한다.

사람들은 나이가 들어감에 따라 자신의 신체 상태나 신체적 한계를 더 잘 알게 되고 이것이 자아 초월로 이어질 수도 있다(Thomas & Wardle, 2014). 모니카 아르델트와 미셸 페라리(Monika Ardelt and Michel Ferrari)(2014)는 자아 초월은 자신과 가까운 사람들에 대한 사랑뿐만 아니라 일반적으로 인류의 안녕에 대한 관심도 포함한다고 하였다.

생애의 검토 의미있는 이야기를 구성하기 위한 노력으로 노년의 삶의 사건을 되돌아 보는 것

분리이론 노년층이 죽음에 가까워지면서 노인과 사회가 서로 멀어진다는 이론

로버트 펙의 세 가지 발달 과제

▶ 자아 분화 vs 역할에 대한 집착
▶ 신체 초월 vs 신체 집착
▶ 자아 초월 vs 자아 집착

생애의 검토(The life review) 다니엘 레빈슨은 '중년기 위기' 중 한 부분은 미래를 기대하는 것보다 후회할 일이 더 많다는 것을 깨닫는 것이라는 이론을 제시했다. 16장에서 우리는 중년 위기의 존재가 논쟁의 여지가 있음을 보았다. 그러나 중년기와 노년기 사람들이 앞날을 기대하는 것보다 후회할 일이 더 많다는 주장에 대해서는 논쟁하지 않는다.

젊은 사람들이 간혹 연로한 친척 노인들에게 불평하는 이유는 노인들이 먼 과거와 관련된 이야기를 너무 자주한다는 것이다. 때때로 일부 노인들은 과거에 살고 있는 것처럼 보일 수 있는데 이는 현재의 쇠퇴와 죽음의 접근을 부정하는 것이기도 하다.

회상은 한때 치매의 증상으로 여겨졌지만 현대 연구자들은 회상이 노화의 정상적인 측면이라고 생각한다(Achenbaum, 2017). 로버트 버틀러(Robert Butler, 2002)는 건강한 노인 자원 봉사자들과 개인 및 그룹으로 일하면서 인생에 대한 노년기의 회상을 정리했다.

생애의 검토(life reviews)는 복잡하고 미묘하고 일관성이 없으며 자기 모순적이거나 심지어 아이러니, 비극 및 코미디로 가득 차 있을 수 있다. 버틀러는 노인들이 자신의 삶을 의미있게 하고 동시대인들과 새로운 관계로 나아가며, 자아통합성을 찾고 삶의 끝을 받아들이기 위해 생애의 검토에 참여한다고 하였다(Achenbaum, 2017).

버틀러(2002)는 의료전문가들이 노인의 불편함을 쉽게 완화시키기 위해 약물을 너무 많이 사용한다고 지적했다. 시범 프로그램(Pilot program)은 치료사가 노인들이 자신의 삶을 회상하도록 도와줌으로써 우울증 및 기타 심리적 문제를 완화할 수 있다고 제안한다(Hyams & Scogin, 2015).

2. 분리 이론(Disengagement Theory)

분리 이론에 따르면, 죽음에 가까워짐에 따라 노인과 사회는 서로 멀어진다(Brown, 2016). 노인들은 피할 수 없는 것에 대비하면서 내면의 삶에 더 집중한다. 가족 구성원은 노인에게 기대하는 바가 적다. 은퇴로 인해, 정부나 산업은 거꾸로 연금이나 자선 단체를 통해 그들을 지원하고 있다.

이 이론은 정확할까? 아마도 그렇지 않을 것이다. 노인들은 보통 사회에서 벗어나지 않고 목표를 추구할 때 웰빙 수준이 증가한다(Carstensen, 2010; Heinz et al., 2017)

목표를 그 사람의 신체적, 인지적 능력과 일치하도록 조정해야 할 수도 있지만, 노년기에 사회와 분리되는 것은 조정의 경로라고 하기 어렵다. 부모가 노년기 후반에 접어들면서 자녀와 부모 사이의 관계가 변하지만, 오히려 중년인 자녀는 노령 부모와 긴밀하고 지지적인 관계를 유지하고, 고령 부모는 지혜의 원천이 될 수 있다.

3. 활동 이론(Activity Theory)

활동 이론은 분리 이론과는 달리 노인이 신체적, 사회적 활동에 더 적극적으로 참여할 때 노화에 더 잘 적응한다는 것이다(DeLiema & Bengston, 2017).

활동 이론은 노인들은 '쉬엄쉬엄 해야 한다'고 생각하는 사회적 태도나 개인의 의지와 관계없는 강제 퇴직 등 구조적 문제가 쉽게 생기지 않도록 배려한다.

연구에 따르면 노년기의 신체 활동은 사망률과 관련이 있다(Haber, 2010; Lin et al., 2011). 여가 생활이나 비공식적 사회 활동은 은퇴자들의 삶의 만족도에 기여한다(DeLiema & Bengston, 2017).

이스라엘의 한 연구에서는 다음 세대를 위한 일들과 시각 및 공연 예술, 영적 및 종교적 문제가 포함된 활동에서 삶의 만족도가 특히 상승하였다(Nimrod, 2007). 이 밖에 가정에서 독립적으로 수행하는 활동도 노인의 삶에 가치가 있다.

4. 사회 정서적 선택 이론 (Socioemotional Selectivity Theory)

사회 정서적 선택 이론은 노인의 소셜 네트워크의 발전을 다룬다.

로라 카스텐슨(Laura Carstensen)(English & Carstensen, 2015)은 나이가 들어감에 따라 정서적 경험이 점점 더 강조된다고 하였다. 결과적으로 우리는 감정적으로 만족스러운 경험에 더 집중하고 있다.

그림 18.1에서 카스텐슨과 동료(1999)의 실험은 20세에서 83세 참가자들의 정서적 경험을 보여준다. 인기 소설 중 두 페이지를 읽은 다음 한 시간 동안 의미 없는 활동을 하며 시간을 보내도록 하였다. 그 후 읽은 내용을 모두 회상하도록 하여 그 기억을 감정적인 것과 비감정적인 것으로 분류하였다.

회상되는 내용 중 정서적 내용의 자료는 연령대에 따라 비율이 증가했으며, 노인에게서 정서적 반응이 더 큰 것으로 나타났다.

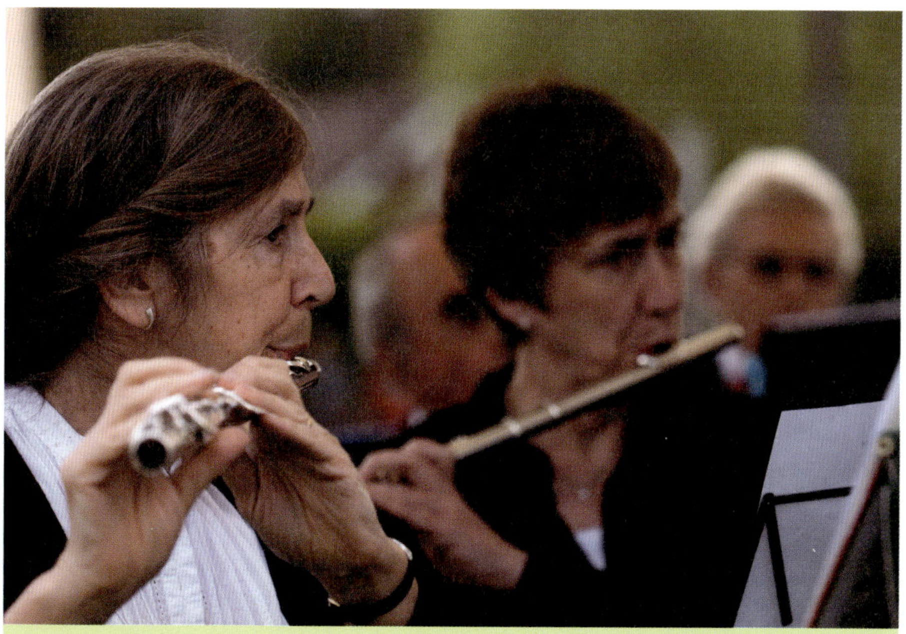

Paul Doyle/Alamy Stock Photo

활동 이론에 따르면 노인들은 사회적 활동에 참여하면 더 열심히 적응하고 활동한다.

활동 이론 노인들이 신체적 · 사회적 활동에 참여할 때 노화에 더 잘 적응한다는 이론

사회 정서적 선택 이론 나이가 들어감에 따라 정서적 경험에 점점 더 중점을 두지만 감정을 조절하기 위해 사회적 접촉을 제한한다는 견해

그림 18.1 정서적 경험의 회상 비율

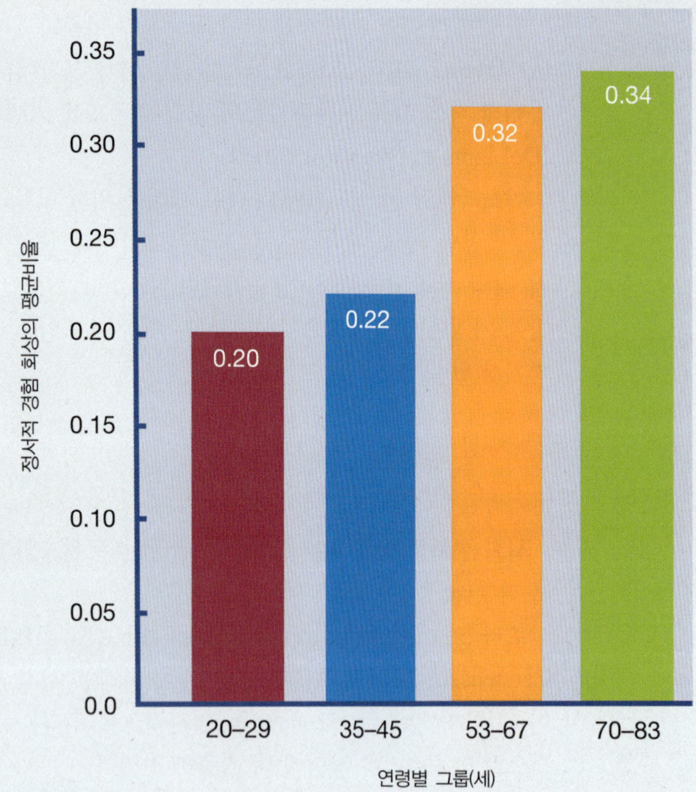

출처: Laura L. Carstensen, Derek M. Isaacowitz, & Susan T. Charles. (1999). Taking time seriously: A theory of socioemotional selectivity. American Psychologist, 54(3), 165–181.

나이가 들면서 정서적 삶을 조절하기 위해 그들에게 가장 중요한 소수의 사람들로 사회적 접촉을 제한한다(English & Carstensen, 2015; Sander et al., 2017).

고령자들이 80대가 되었을 때는 소수의 가족 구성원과 의미있는 몇 명의 친구로 사회적 관계망을 축소했을 가능성이 높다. 이것은 노인이 반사회적인 성향이 있다는 의미가 아니다.

오히려 의미없는 관계에 낭비할 시간을 줄이고 위험을 덜어준다는 의미이다. 즉, 그들은 고통스러운 사회적 상호작용에 자신을 관여시키고 싶어하지 않는다.

로라 카스텐슨 등(Scheibe et al., 2013)은 또한 노인의 미래 시간에 대해 느끼는 한계로 삶에 대한 감사를 높이고 긍정적인 감정을 불러일으킨다는 점에 주목한다. 노인들은 사람들을 밀어 내지 않고 고통스러운 감정을 피하기 위해 다른 방법으로 갈등을 피할 수도 있다(Oberhauser et al., 2017).

18-2 심리적 발달

노년기의 자존감과 이에 기여하는 요인을 포함하여 다양한 심리적 문제가 노인에게 영향을 미친다. 자존감은 독립성과 의존성에 영향을 받는다. 또한, 우울증과 불안의 심리적 문제는 나이에 관계없이 우리에게 영향을 미칠 수 있긴 하지만 성인 후기(노년기)에는 특별히 초점을 맞출 필요가 있다.

1. 자아 존중감(self-esteem)

자존감의 생애주기 발달의 연구를 위해 리차드 로빈스(Richard Robins, 2002) 등은 30만 명의 사람들에게 인구 통계 정보(연령, 성별, 민족 배경 등)와 자아 존중감을 설문조사했다. 응답자의 3분의 2는 미국 출신이고 57%는 여성이었다(그림 18.2).

일반적으로 남성의 자존감은 여성보다 높았다. 자존감은 어린 시절에 높다가(아마도 과장된 추정치일 수도 있음) 청소년기에 접어들면서 급격히 감소했는데, 이는 12장에 보고된 연구와 일치한다. 자존감은 중년기 동안 점차적으로 증가하고 노년기에 감소했는데 대부분 70세에서 85세 사이에 감소하는 경향이 있었다. 이 결과는 모두 상대적인 것으로 80대에서도 평균 이상의 자존감이 측정될 수 있다.

연구자들은 70대와 80대 사이에서 발견된 자존감 저하에 대해 몇 가지 가능한 이유를 제시했다(Shaw et al., 2010).

첫 번째는 은퇴, 배우자 상실, 사회적 지원 감소, 건강 악화, 사회 경제적 지위의 하락과 같은 삶의 변화가 자존감 하락의 원인이라는 것이다.

다른 가설은 낙관적인 해석인데 노인들이 더 현명하고 더 많은 콘텐츠를 가지고 있다는 것이다. 에릭슨(1968)과 다른 이론가들은 노년기에 자아 초월이 나타날 수 있는데, 이는 사람들이 자신을 있는 그대로 받아들이게 되고 더 이상 자존감을 부풀릴 필요가 없기 때문에 위의 결과가 나올 수 있다는 것이다.

세월이 지나면서 사람들은 점차 '신체상 존중감', 즉 외모와 신체의 기능에 대한 자부심 표현이 감소한다.

그림 18.2 나이에 따른 자존감의 평균수준

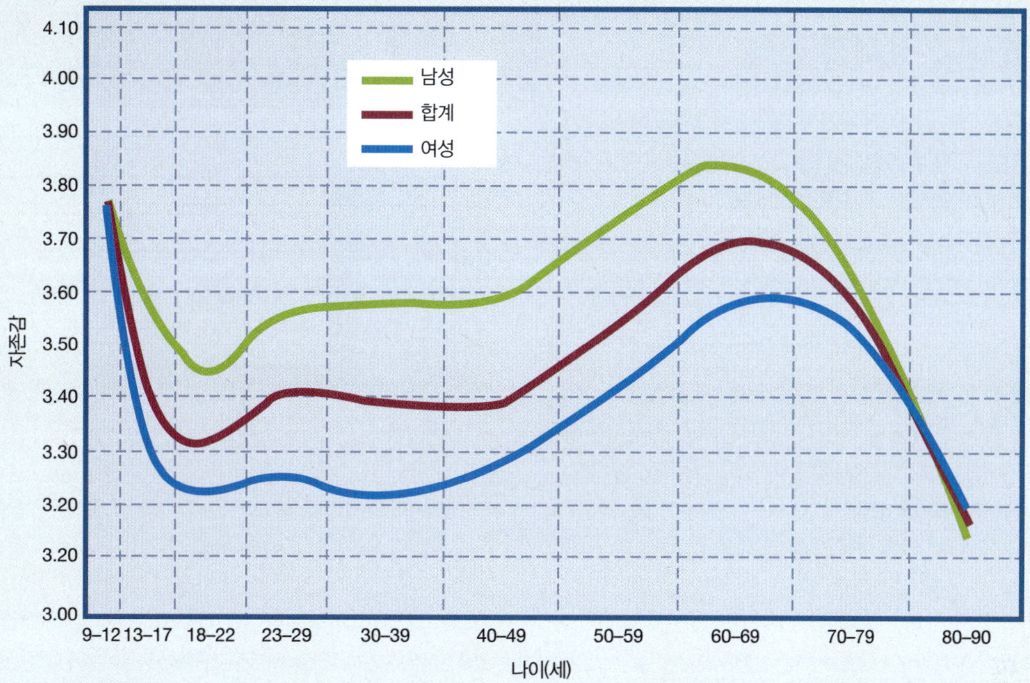

출처: Richard W. Robins, Kali H. Trzesniewski, Jessica L. Tracy, Samuel D.Gosling, & Jeff Potter. (2002). Global self-esteem across the lifespan. Psychology and Aging, 17(3), 423-434.

여기에는 성별 차이가 있는데, 나이 든 남성은 나이 든 여성보다 신체적 자존감이 낮다(Rocha & Terra, 2013). 남성은 복부에 지방이 축적될 가능성이 더 높고 여성은 엉덩이에 지방이 축적된다. 한편으로는 노인 남성이 젊은 남성보다 신체의 단점을 더 잘 받아들인다(Rocha & Terra, 2013).

2. 독립성 vs 의존성

'자신을 돌볼 수 있다'는 것은 성공적인 노화의 핵심 조건이다. 독립적인 노인은 자신이 '정상적인 삶'을 살고 있다고 생각하는 반면, 타인에게 의존하는 사람은 노화를 더 걱정하고 신체적 장애와 스트레스를 경험하게 된다(Krieger-Blake, 2010).

65~95세의 건강한 사람 441명을 대상으로 한 연구에 따르면 일상 생활 수행 의존도는 나이가 들면서 증가한다(Perrig-Chiello et al., 2006). 특히 민감한 문제는 뇌졸중 대상자 연구에서 볼 수 있듯이 화장실 사용 문제이다(Clark & Rugg, 2005). 노인들의 자존감이 무너지는 것을 피할 수 있도록 화장실에서의 독립성이 특히 중요하다.

3. 심리적 문제

노화에 대한 대처는 우울증과 불안을 포함한 심리적 문제와 관련이 있다.

우울증 우울증은 65~80세 인구의 약 10%에 영향을 미치고 81세 이상 인구의 약 20%에 영향을 미친다(Solhaug et al., 2012). 노인의 우울증은 생의 전반기에 시작된 우울증의 연속이거나 새로 시작된 것일 수 있다(Casey, 2012).

우울증은 신경증적인 성격(Grav et al., 2012), 뇌의 구조적 변화(Casey, 2012), 신경 전달 물질 노르에피네프린의 불균형을 일으키는 유전적 소인(Cohen-Woods et al., 2013)과 관련이 있다.

연구자들은 알츠하이머 병, 심장병, 뇌졸중, 파킨슨 병 및 암과 같은 신체적 질병과 우울증 사이의 연관성을 조사하고 있다. 동반자와 친구를 잃으면 깊은 슬픔에 잠기지만 정신적으로 건강한 사람들은 약 1년 이내에 다시 회복되어 새로운 즐거움과 옆에서 힘이 되어 줄 지지 자원을 찾는다. 이 때 일상으로 돌아오지 못하는 것은 우울증의 증상이다.

노년 레즈비언, 게이 그리고 양성애자에 대한 사회성과 정서적 상태

60~91세의 416명의 레즈비언, 게이 및 양성애자 성인을 대상으로 한 설문조사에 따르면 대다수가 높은 수준의 자존감과 양호하거나 우수한 정신 건강을 보고했다.

4명 중 3명(75%)의 참가자는 신체 건강도 양호하거나 우수하다고 응답했다. 연구에 참여한 대부분의 노인들은 성적 소수자 및 관련 스트레스 원인에 대한 편견에 대하여 회복력이 발달했다고 보고했다.

그럼에도 불구하고 고통에 대한 많은 과제가 남아 있다. 예를 들어, 그림 18.3에서 볼 수 있듯이 응답자의 27%는 외로움을 느낀다고 답했다. 10%는 때때로 자살을 고려했고, 17%는 자신이 이성애자라고 답했다.

그들의 성적 지향에 대한 만족도를 살펴보면 응답자의 6명 중 거의 5명(83%)이 과거와 마찬가지로 지금도 신랄한 공격에도 불구하고 게이나 레즈비언이 된 것에 대해 만족한다고 말한다. 코호트 효과를 고려해 본다면, 이 노인들은 동성애 성향과 관련된 낙인이 더 많았던 시기에 살고 있었던 것이다.

그림 18.3 외로움을 느끼거나 자살충동을 느끼거나 또는 이성애자가 되고 싶어하는 노년 레즈비언, 게이, 양성애자의 비율

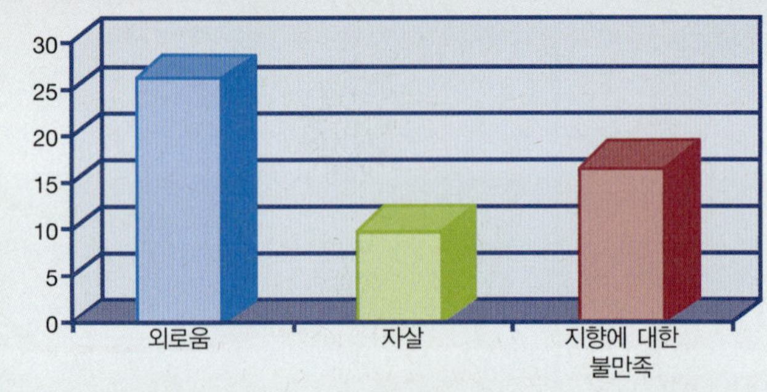

출처: Grossmann, A. H. (2006). Physical and mental health of older, lesbian, gay, and bisexual adults. In D. Kimmel, T. Rose, & S. David. (Eds.) Lesbian, gay, bisexual, and transgender aging: Research and clinical perspectives. (pp. 53–69). New York: Columbia University Press.

대부분 노인들은 우울증이 발견되지 않고 치료도 받지 않는다(Harris et al., 2017; Senadheera et al., 2017). 우울증은 낮은 에너지, 식욕 부진, 불면증과 같은 신체적 불만으로 인해 증상이 가려지고, 의사는 노인의 정신 건강보다 신체 건강에 더 초점을 맞추는 경향이 있기 때문이다. 많은 노인들은 심리적 문제에 대해 오래된 편견을 갖고 있어서 우울증을 인정하기를 꺼린다. 우울증은 기억상실 그리고 집중력 저하와 같은 기타 인지 장애와도 관련이 있다(Bowler et al., 2017).

일부 우울증 사례는 단순히 노화의 영향이거나 치매 또는 알츠하이머 병으로 잘못 진단된다.

노인의 우울증은 일반적으로 항우울제 및 인지행동 심리 치료와 같이 젊은 사람들에게 하는 같은 방법으로 성공적으로 치료할 수 있다(Haigh et al., 2018; Tunvirachaisakul et al., 2018). 때로는 저절로 사라지기도 한다.

치료되지 않은 우울증은 자살로 이어질 수 있으며 이는 노인들에게 가장 흔하다. 대부분 노인의 자살은 배우자의 사망, 사회적 네트워크의 부재, 신체적 질병과 자유의 상실로 인한 결과를 두려워하는 노인들에게 나타난다(Fassberg et al., 2012).

우울증으로 고통받는 노인 수는 젊은이보다 적지만 우울증으로 인한 자살은 노인(특히 유럽계 미국인 남성)에게 더 자주 발생한다(Szanto et al., 2012).

범 불안 장애 공포와 예감의 일반적인 감정

공포증 비합리적, 물건이나 상황에 대한 과장된 두려움

공황 장애 일반적으로 불안을 유발하는 외부 자극이 없는 상태에서 극심한 불안의 공격을 되풀이 하는 경험

광장 공포증 붐비는 장소나 개방에 대한 두려움

FICTION

T (F) 노년층이 그들의 친구나 파트너가 죽을 때 우울해지는 것은 정상이다.

노인들이 친구와 파트너가 죽을 때 우울해지는 것은 정상이 아니다. 우리가 손실을 입을 때 슬픔을 느끼는 것은 정상이다. 우울증은 흔히 정신적 장애로 정의된다.

불안 장애 불안 장애는 65세 이상 인구의 3% 이상에게 나타나지만, 노인의 약 8~9%는 우울증과 함께 불안 장애가 나타난다(Kvaal et al., 2008). 여성 노인은 불안 장애로 영향을 받을 가능성이 남성 노인보다 약 2배 더 높다.

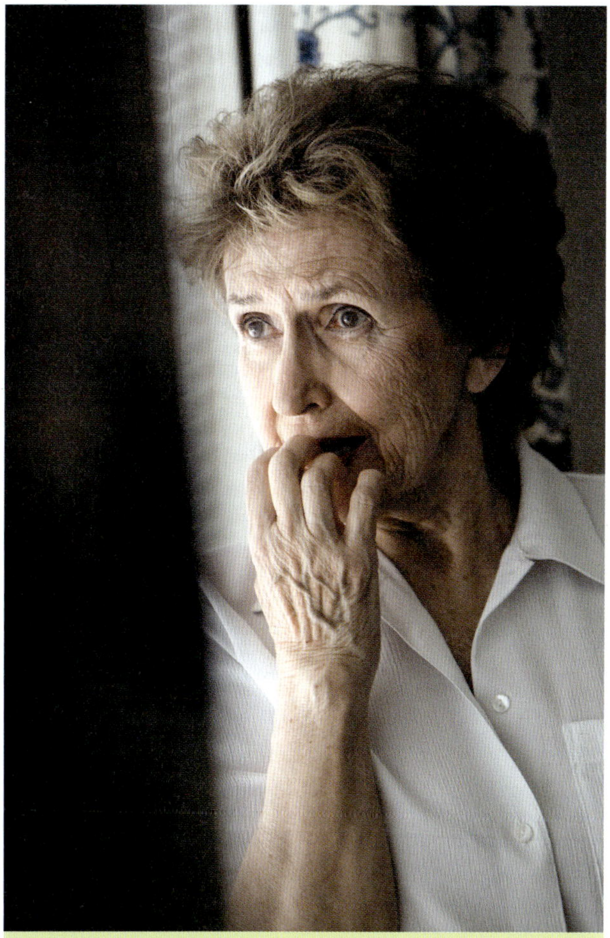

Golden Pixels LLC/Shutterstock.com

여성 노인은 특히 혼자 사는 경우 남성 노인에 비해 불안의 영향을 받을 가능성이 두 배 더 높다.

노인들 사이에서 가장 흔한 불안 장애는 **범 불안 장애**(generalized anxiety disorder)와 공포증 장애(phobic disorder)이다. 공황 장애(panic disorder)는 드물다. 대부분 노인에게 영향을 미치는 광장 공포증(agoraphobia) 장애는 최근에 나타나고 있는데, 배우자나 가까운 친구의 죽음으로 사회적 지원 시스템이 상실될 때 나타날 수 있다.

사실 연약한 노인들 중 일부는 거리에서 넘어질 수 있다는 실질적인 두려움을 가질 수 있다. 집에서 나가기를 거부할 경우 광장 공포증으로 오진될 수 있다. 범 불안 장애는 자신의 삶에 대한 통제력이 부족하다는 인식에서 발생할 수 있다.

불안 장애는 노인의 신체 건강에 해롭다. 불안 장애가 있는 노인이 스트레스를 받으면 스트레스 호르몬인 코티솔 수치가 상승하고 다시 원상태가 되기까지 많은 시간이 걸린다(Chaudieu et al., 2008). 코티솔은 면역 체계의 기능을 억제하여 사람들을 질병에 더 취약하게 만든다.

가벼운 진정제(예: 바륨)는 일반적으로 노인의 불안을 진정시키는 데 사용된다. 인지 행동 치료와 같은 심리적 중재는 유익성이 입증되었으며 부작용이나 잠재적인 의존의 위험이 없다(Helmes & Ward, 2017; Kishita & Laidlaw, 2017).

18-3 노화의 사회적 맥락

사람들은 생활 방식, 지역사회 시설과 서비스, 종교단체, 가족 및 사회적 관계를 포함한 사회적 및 공동체적 맥락에서 노화가 진행된다.

1. 커뮤니티 및 노인용 주택

집처럼 편안한 곳은 없다. 고령의 미국인들은 신체적, 정신적 조건이 허용하는 한 집에 남기를 선호한다(Scharlach, 2012). 재정 자원이 풍부하고, 자산이 많으며, 지역사회와 유대가 강한 노인들은 집에 남아있을 가능성이 더 높다. 반대로 건강 상태가 악화되고, 가족 구성이 변하고, 재산세와 의료기구 사용이 크게 증가하는 노인들은 거주지를 옮기는 것을 고려해야 한다(Ferreira, 2010).

예를 들어, 지역에 따라 교육 비용과 재산세가 치솟을 수도 있다. 고령자들은 교육 비용을 충당하기 어렵기 때문에 더 이상 학교에 자녀를 보내지 못하며, 결정적인 것은 인상된 세금을 낼만큼 충분한 수입이 없다.

도시 지역(특히 도심)에 거주하는 노인들은 종종 범죄, 특히 폭력에 대한 노출을 크게 걱정한다. 아이러니하게도 80세 이상 고령자는 다른 연령대보다 피해를 입을 가능성이 훨씬 적다(Beaulieu et al., 2008). 사회적 지원 체계는 노인들이 피해를 두려워하고 대처하는 데 도움이 된다(Beaulieu et al., 2008).

FICTION

T (F) 80세 이상의 사람들은 다른 연령대의 사람들보다 범죄에 의한 희생 가능성이 더 많다.

80세 이상의 사람들이 다른 연령대에 있는 사람들보다 범죄로 피해를 입을 가능성이 더 높다는 것은 사실이 아니다. 범죄 노출에 대한 우려가 높아졌음에도 불구하고 노인들은 일반적으로 위험이 낮다.

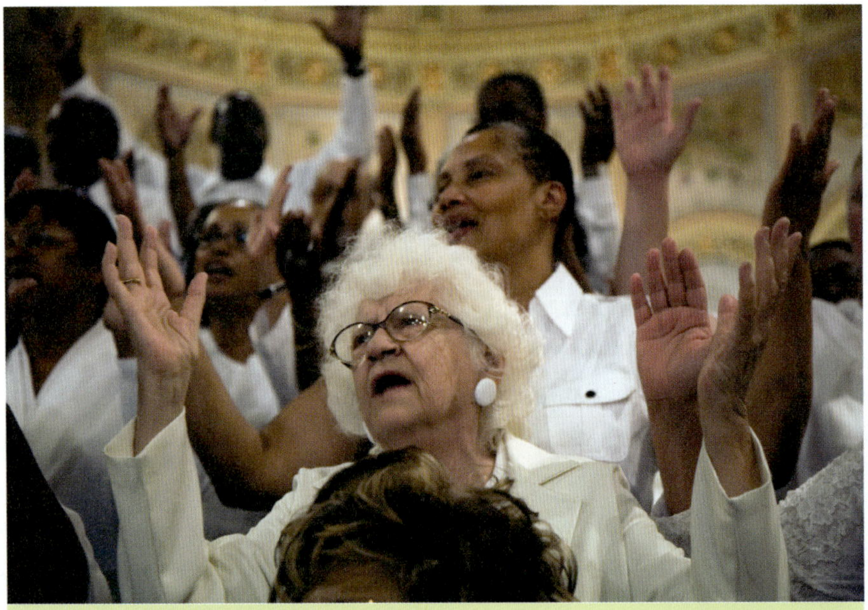

Jim West/Alamy Stock Photo

종교 활동은 노인의 인지 및 영적 가치 외에도 소셜 네트워킹을 위한 수단을 제공한다.

예를 들어, 그들이 피해를 입었다면 악몽과 같은 외상 후 스트레스 장애에서 벗어날 수 있도록 사회적 지원을 해 줄 수 있다(Sexton, 2008).

노년층이 더 이상 스스로 생활을 관리할 수 없는 경우, 가정 간호와 방문 간호 서비스를 활용하여 가정에 머무를 수 있도록 도울 수 있다. 부유한 노인들은 입주하여 간호를 제공할 사람을 고용할 수 있다. 고령 노인이 성인 자녀와 함께 지낼 수도 있다. 일부 노인들은 자신의 아파트, 공동 식당, 24시간 간호 지원 및 대기중인 의사가 있는 생활 보조 거주지로 이사할 수도 있다.

> 노인들은 요양원에 가는 것을 주저한다. 왜냐하면 요양원에 가는 것이 독립성의 손실을 의미하기 때문이다.

노인이 주거지를 변경하면 편의 시설과 관계없이 기존에 형성된 사회적 관계망은 무너지고, 새로운 친구를 찾아 관계망을 만들어야 한다(Bekhet, 2016). 인근 쇼핑 및 엔터테인먼트와 가까운 교통편이나 잘 구성된 여가 활동, 공동 식당 시설이 있는 거주지는 가치가 있다. 거주자들은 전형적으로 다른 사람들을 사회적으로 참여시키는 데 시간을 들이고 새로운 관계를 형성하는데 선택적이다(Bekhet, 2016).

노인 학대 특히 양로원에서 노인에 대한 학대 또는 방치

노인들은 요양원에 가는 것이 독립성의 손실을 의미하기 때문에 꺼릴 수 있다. 만약 가까운 가족이 요양원 근처에 산다면 자신의 건강이 좋지 않다고 인식하는 노인은 상대적으로 요양원에 들어가려는 의지가 높은 편이다(Bekhet, 2016).

요양원에서는 불미스러운 사건들이 일어나기도 한다. 때때로 노인 학대가 발생하고, 노인들에게 가혹하게 행동하는 직원도 있다. 직원에게 공격적으로 행동하는 인지 장애 거주자에게 물리적으로 대응한다는 이야기도 들린다(Holroyd-Leduc & Reddy, 2012). 그러나 적합한 훈련을 받은 직원은 방향감각을 잃고 두려워하며 장애가 있는 거주자들을 잘 다룰 수 있다(Bekhet, 2016).

2. 종교

종교는 일반적으로 의식, 종교법 및 기도를 말하며, 현실의 본질과 도덕적 행동에 대한 주장에 근거하여 신념과 관습을 포함한다. 또한, 문화적 전통과 신화, 신앙, 영적 경험, 공동 및 개인 예배도 종교 생활에 포함한다. 세계적으로 절반 정도의 사람들(종교 : 유대교, 기독교, 이슬람교)이 자신들을 "아브라함 족" 중 하나와 동일하게 생각한다.

종교는 죽음 이후의 삶이 있으며 도덕적 삶을 통해 사후 세상의 유익을 경험할 수 있다고 가르친다. 종교를 가진 노인들은 종종 교회의 사회적, 교육적, 자선 활동에 참여하고 예배에 참여하기 때문에 노인(및 다른 사람들)이 거주하는 사회적 맥락의 일부로 종교를 논의한다. 따라서 종교 및 종교 활동은 노인들에게 소셜 네트워킹을 위한 광대한 영역을 제공한다.

사람들이 삶의 마지막 순간에 다가가면서 종교는 특별한 매력을 갖게 된다. 신체적 쇠퇴를 겪는 대신 종교는 도덕적 행위, 그리고 영혼과 같은 영적 '실체'에 집중하라

고 요구한다. 이 세상에서 육체적 고통을 겪는 사람들은 다음 생에 안도감을 기대할 것을 권고한다.

따라서 노년에 종교적 참여가 일반적으로 우울증 감소와 삶의 만족도 증가와 관련이 있다는 연구 결과는 놀라운 일이 아니다(Blazer, 2012). 또한, 교회 활동에 참석을 많이 하는 노인들은 일상 생활 활동에서 문제를 더 적게 발생하는 것으로 보고된다(Miller et al., 2012). 여기서 우리는 교회에 참석하는 것이 사회적 네트워크의 이득을 가져온다는 것을 가정할 수 있다.

고령의 아프리카계 미국인 연구에서 정기적인 교회 출석과 관련된 몇 가지 이점이 발견됐다. 일주일에 한 번 이상 예배에 참석하는 고령 노인은 교회에 다니지 않는 사람보다 평균적으로 13.7년을 더 살았다(Marks et al., 2005).

심층 인터뷰에서 그들은 공격적인 행동과 음주 등 부정적인 행동을 회피하고 폭력에 의한 희생을 피하며 희망에 차고 사회적 지지를 받음으로써 상대적으로 장수하는 것으로 나타났다.

TRUTH

Ⓣ F 일주일에 한 번 이상 교회에 참석하는 아프리카계 미국인은 참석하지 않는 아프리카계 미국인보다 13년 이상 더 오래 산다.

사실이다. 물론 우리는 '선택 요소'가 관련되어 있는지 고려해야 한다. 다시 말해서 교회가 그 차이의 "원인"인 것일까? 아니면 교회에 정기적으로 참석하기로 선택한 사람들이 그렇지 않은 사람들과 근본적인 차이가 있었을까?

3. 가족과 사회관계

가족 및 사회적 관계는 노인의 사회 생활에서 가장 분명하고 중요한 요소이다.

결혼 미국에서 결혼의 약 절반이 이혼으로 끝나지만, 그 중 20~25%는 반세기 이상 결혼 생활을 지속하다가 배우자 중 한 명이 사망하는 것으로 끝난다(Maatta & Uusiautti, 2012). 결혼한 사람들은 청년, 중년, 노년에 매우 다양한 삶의 과제에 직면하게 되고, 이러한 과제를 수행하는 데 도움이 되는 관계의 질도 단계마다 다를 수 있다.

청년기의 핵심 문제는 파트너를 선택하고 그와 삶을 공유하며 정서적인 친밀감을 갖는 것이다. 이러한 요구를 감안할 때 부부간 성격의 유사성은 애착과 친밀감을 촉진하고 상호 관계에서 공평하다고 느낄 수 있다(Shiota & Levenson, 2007).

중년이 되면 파트너는 각자의 책임과 서로 공유해야 하는 책임이 적절하게 이루어지는지를 중요하게 생각한다(Musick & Bumpass, 2012). 재정, 가사, 육아 등 가정의 문제를 해결하기 위해 파트너십이 필요하다. 부부가 업무를 쉽게 나눌 수 없다면 분업으로 인해 갈등이 쉽게 발생할 수 있다(Claxton et al., 2012).

이 단계에서 성격의 유사성은 부부에게 불리하게 작용할 수 있으며 서로 동일한 작업을 처리하거나 회피하기 위해 경쟁한다. 예를 들어, 시오타(Shiota)와 레벤슨(Levenson, 2007)의 중년 및 노인의 '빅 5' 성격 요인과 결혼만족도에 대한 연구처럼, 성실성과 외향성 측면에서 유사성이 60대의 결혼 만족도를 예측하지만, 40대는 유사성보다는 차이점이 결혼 만족도의 영향 요인으로 작용한다.

시오타와 레벤슨(2007)은 중년이 되면 생활과 일에 있어 자신만의 스타일을 갖게 된다고 보았다. 가까운 곳에 있는 두 사람이 각자 자기 방식으로 작업을 완료하기를 원하면 충돌이 생길 수 있다. 한 명이 세부 지향적이라면 다른 한 명은 느긋한 편이 관계에 도움이 된다.

한 명이 워커 홀릭이라면 다른 한 명이 사람과 어울리기 좋아하고 사교성이 뛰어난 사람일 때 관계에 도움이 될 수 있다. 그들은 각자의 전문 영역을 가지고 있으며 충돌하지 않을 것이다.

부부가 60대가 되면 육아와 일과 같은 많은 중년의 책임이 줄어들어 파트너와 함께 더 많은 시간을 보낼 수 있게 된다. 그래서 친밀감이 다시 한 번 중요한 문제가 된다.

TRUTH

Ⓣ F 나이가 많은 부부는 젊은 부부보다 더 많은 논쟁을 한다.

나이가 많은 부부가 젊은 부부보다 더 많이 논쟁하는 것은 사실이다. 나이가 많은 부부는 함께 더 많은 시간을 보내므로 마찰이 더 쉽게 발생할 수 있다. 남성들보다 뒷자리만을 머물렀던 직장 출신의 여성들 또한 시간이 지남에 따라 더 자기 주장을 할 수 있다.

이 시기의 부부는 재정, 집안일, 육아(또는 조부모)에 대한 의견차는 적다. 그러나 부부 사이의 감정 표현과 관계가 문제가 되기도 한다(Hatch & Bulcroft, 2004). 중년 부부에 비해 노년 부부는 갈등을 논의할 때 더 애정어린 행동을 보이지만, 일반적으로는 상대방의 의견에 대해 동의하지 않는다(Driscoll & Driscoll, 2012).

성격의 유사성, 즉 서로의 성실성과 외향성이 비슷하다는 것은 더 이상 결혼생활의 불만족에 크게 영향을 주지 않기 때문에 중년 부부보다 갈등의 원인이 되지 않는다. 반면에 노부부는 함께 시간을 너무 많이 보낸다고 불평할 수 있으며, 특히 남편이 은퇴한 여성은 더 그럴 수 있다(Shiota & Levenson, 2007).

만일 성격의 유사성이 이 삶의 단계에서 문제가 되는 부부는 아마도 유사한 배우자와 서로 지루해지기 때문일 것이다(Amato & Previti, 2003).

120명의 이스라엘 노인 커플을 대상으로 한 연구에서 쿨릭(Kulik, 2004)은 서로 권력을 공유하고 가사일을 나누는 것이 부부 관계 만족도에 기여한다는 것을 발견했다. 과거 도움이 필요했던 시기에 배우자의 지원을 받은 경험도 결혼의 질과 부부 관계에 대한 삶의 만족도에 영향을 미쳤다.

이혼, 동거 및 재혼 오랜 시간 동안 대부분의 부부 문제를 해결하고 인생을 함께 사는 법을 배운 노인들은 젊은 청년들보다 이혼할 가능성이 적다. 평생 결혼 생활을 유지하는 것에 대한 이상(ideal)과 동경은 그 힘을 유지한다(Amato et al., 2007). 자산 손실, 가족 분열 및 이주에 대한 두려움 때문에 노인들은 가볍게 이혼을 하지 않는다. 만일 노인 부부가 이혼을 하게 된다면 가장 큰 가능성은 파트너의 외도이다(Bengston, 2018).

오늘날 고령자들의 동거 비율이 증가하고 있으며, 비혼 인구의 약 4%를 차지한다(Brown et al., 2006). 동거 노인의 거의 90%가 결혼을 한 경험이 있고, 젊은 사람들보다 재혼을 원할 가능성은 적다(Mahay & Lewin, 2007). 젊은 동거자들보다 파트너와 결혼할 가능성은 적지만, 나이가 많은 동거자는 더 친밀하고 안정적인 관계에 있다(King & Scott, 2005).

젊은 동거자들은 그들의 생활 방식을 결혼의 전초전으로 보는 반면, 나이가 많은 동거자들은 그들의 관계를 다른 생활 방식으로 볼 가능성이 더 높다. 상속이 우려될 수 있는 연금 문제 우려, 성인 자녀에 대한 거부감 등이 재혼을 기피하는 이유가 되고 있다(Osmani et al., 2018). 그러나 노년기 커플이 동거를 결정할 때와 마찬가지로 재혼을 할 때 서로에게 강한 헌신을 하고 안정적인 관계를 형성한다(Kemp & Kemp, 2002).

게이와 레즈비언의 관계 게이 남성과 레즈비언에 대한 대부분의 연구는 청소년과 청년에 초점을 맞추었다. 그러나 나이가 많은 동성애자에 대한 연구에서 보여주듯이 이성애자와 마찬가지로 장기적인 파트너십을 맺을수록 자존감이 높고 우울증이 적으며 자살 충동과 알코올 또는 약물 남용이 적다(Grossman et al.,2001). 또한, 오랜 기간 파트너십을 유지한 게이 남성들은 짧은 시간에 파트너가 여러 번 변하는

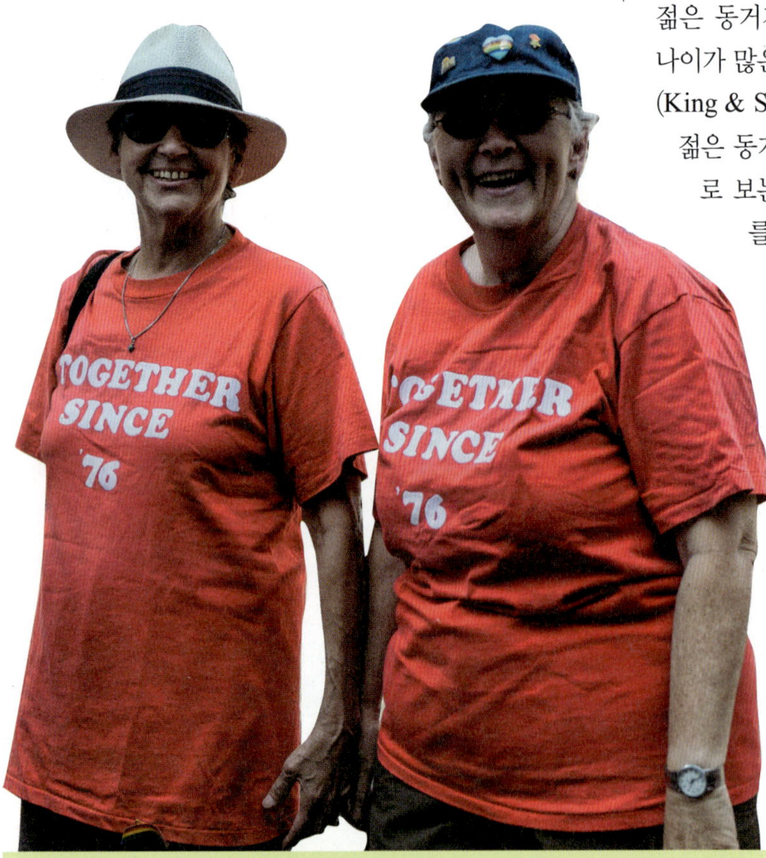

Brigette Supernova/Alamy Stock Photo

오늘날 노인들은 과거보다 동거할 가능성이 높아지고 있으며, 이혼한 노인들은 젊은 사람들보다 재혼할 가능성이 적다. 그럼에도 불구하고 나이가 많은 동거자는 젊은 동거자보다 더 안정적인 관계를 가지고 있다고 느낀다.

경우보다 성 매개성 감염이 덜 발생한다(Wierzalis et al., 2006).

게이 남성이나 레즈비언이 때때로 다른 성별의 이성애자와 오랫동안 친밀한 관계를 형성하는 흥미로운 경우도 있다(Muraco, 2006). 이러한 관계에는 성행위가 포함되지 않지만 부부는 그들을 '가족'으로 당당하게 여긴다.

사별 노년이 되어 배우자를 잃는 것은 인생에서 가장 충격적인 경험 중 하나이다. 부부는 반세기 이상 함께 있었을 것이고 서로의 관계가 많이 다듬어지고 익숙해졌을 것이다.

특히 은퇴하고 앞으로 몇 년 동안 아내와 더 많은 시간을 보낼 것으로 기대했던 70대 남성은 사별에 대처하기가 더 어려울 수 있다(Lee et al., 2017; Lund & Caserta, 2001). 대조적으로, 중년의 홀아비는 상대적으로 배우자의 빈 자리에 대처할 능력이 더 많다(Lund & Caserta, 2001).

원치 않은 사별은 이혼보다 사회적 고립으로 이어질 가능성이 훨씬 더 높다.

일단 사별하게 되면, 남녀 모두 자신의 개인 위생을 돌보고 그들의 배우자가 담당했던 책임을 맡아 일상 생활에 참여해야 하며 친척, 친구, 또는 같은 종교인이나 누구라도 더 큰 사회 공동체와 연결을 유지할 필요가 있다(Caserta & Lund, 2007).

그러나 사별은 비자발적으로 생기기 때문에 결혼이나 별거보다 사회적 고립으로 이어질 가능성이 훨씬 더 높다(Stafford et al., 2013). 고립은 신체적, 인지적, 정서적인 이유에서 생긴다. 남편과 사별한 여성 노인은 스트레스 호르몬 수치 증가와 관련되어 사망률 증가 및 기억 기능 저하를 포함한 신체적·정신적 건강의 저하를 초래한다(Stafford et al., 2013). 배우자의 상실은 노인의 우울증과 자살의 위험을 높이는데 특히 남성 노인이 그러하다(Ajdacic-Gross et al., 2008).

사별한 남성 노인은 재혼하거나 이성과 새로운 관계를 형성할 가능성이 여성 노인에 비해 높다. 여성이 남성보다 오래 사는 경향이 있기 때문에 노인 여성과 만날 기회가 더 많기 때문이다. 또 다른 이유는 여성이 남성보다 가족이나 친척과 가깝게 지내고 친구와 친밀한 관계망을 갖고 있기 때문이다. 또한, 남성 노인은 여성보다 여러 측면에서 자신과 가정을 돌보는 데 능숙하지 않기 때문에 새로운 파트너에게 도움을 구한다.

자녀가 없는 독신자 아이가 없는 독신, 미혼(동거 상태가 아닌 성인)은 미국 성인 인구에서 소수에 불과하다. 미국, 일본, 유럽, 호주 및 이스라엘의 데이터에 따르면 자녀가 없는 독신 노인도 자녀를 둔 사람들과 마찬가지로 사회적으로 활동하고 자원 봉사에 참여할 가능성이 높다(Wenger et al., 2007). 그들은 형제자매 및 오랜 친구와 긴밀한 관계를 유지하는 경향이 있다. 고령의 어머니(평균 93세)와 자녀를 갖지 않은 여성 모두 긍정적인 수준의 웰빙을 보고한다(Hoppmann & Smith, 2007).

반면에 자녀가 없는 기혼 남성은 특히 배우자에게 의존하게 된다(Wenger et al., 2007). 자녀가 있는 부모는 자녀가 없는 사람들에 비해 쇠약해졌을 때 양로원이나 요양 시설에 입소해야 하는 상황을 피할 수 있는, 일종의 소셜 네트워크를 가질 가능성이 더 높다(Wenger et al., 2007).

형제자매 대체로 나이가 든 형제자매는 정서적 지원으로 서로의 버팀목이 되어준다(Merz & Gierveld, 2016; Taylor et al., 2008). 특히 나이 차이가 많지 않고 가까운 거리에 사는 자매들(여성이 남성보다 감정에 대해 이야기 할 가능성이 더 높기 때문에)이 더 그렇다. 사별한 노인의 형제자매(및 자녀)는 사회적 접촉과 정서적 지원을 늘리는 경향이 있다(Guiaux et al., 2007).

사별한 사람의 형제자매, 특히 여자 형제가 종종 절친한 역할로서 배우자를 대신한다(Merz & Gierveld, 2016; Wenger & Jerrome, 1999).

다른 형제 관계에 비해 쌍둥이 관계에서는 접촉 빈도, 친밀감, 갈등 및 정서적 지원이 더 강하게 나타난다(Neyer, 2002). 연구 결과 접촉 빈도와 정서적 친밀감은 청년기에서 중년기까지 감소했다가 노년기(연구 당시 평균 연령 71.5년)에 다시 증가했다.

우정 친척, 혈족은 선택할 수 없지만 친구는 선택할 수 있다. 노인들은 종종 친구 관계를 자신과 비슷한 활동을 즐기는 친구들로 좁히기도 한다(English & Carstensen, 2014). 그들은 수년 동안 갈등을 겪어 온 '친구'들을 피하는 방법으로 감정을 조절한다. 노인에게 친구의 존재는 가족이나 다른 친구가 죽었을 때 소셜 네트워크를 제공하고, 동료로서 행동하고, 정서적 친밀감과 지원을 제공하는 역할로 노인의 삶에서 많은 기능을 갖는다.

성인 아동 및 손자 손자들이 자라서 성인이 되는 것은 일반적으로 조부모의 성인 후기, 즉 노년기이다. 그들은 자신의 자녀들과 하지 못했던 일들을 손자들과 함께 하기도 한다. 조부모와 성인이 된 손자의 관계는 각기 다르지만, 두 집단은 서로를 긍정적인 시각으로 보고 그들의 관계를 깊고 의미 있는 것으로 여긴다(Kemp, 2005).

그들은 무조건적인 사랑, 정서적 지원, 의무 및 존중을 포함하는, 부모-자녀 관계와는 또다른 느낌의 가족으로 개념화되어 있다.

조부모와 성인이 된 손자는 종종 친구가 되기도 하고 지지자의 역할도 한다. 함께 인생의 사건을 경험하면서 그들의 관계는 소중해질 수 있고 언제든지 단절될 수도 있다.

18-4 퇴직

퇴직 또는 퇴직 시기라는 개념 자체는 인간의 입장에서는 다소 새로운 것이다(Shultz & Wang, 2011). 역사적으로 사람들은 육체적으로나 정신적으로 일을 할 수 없을 때까지 일했다.

그러나 산업혁명, 기업 및 정부 연금, 기대수명 연장으로 많은 사람들이 인생의 후반기를 직장의 압박이 없는 상태로 여가를 즐기고 편안한 생활을 누리며 '황금기'를 보내도록 꿈꾸게 했다. 또한, 직장 일은 지루한 것이고 직장 생활이 어서 지나가기를 손꼽아 기다리던 시절에는 사람들이 여유를 가질 수 있도록 65세 정도에 은퇴를 하는 것이 적절하다고 생각했다.

국가생명통계보고서(2016년)에 따르면 65세 이후 평균적으로 20년을 더 살아간다(표 17.2 참조).

그리고 그 숫자는 앞으로 계속 증가할 것이다. 더욱이 의학의 발전으로 사람은 점점 더 강건해진다. 이에 많은 사람들, 특히 자기 분야의 전문가들은 65세를 넘어서도 하던 일을 잘 하고 있다.

그러나 대부분의 경우 '정해진 일정에 맞추어' 은퇴하기 때문에 어느 시기가 되면 은퇴를 경험한다.

은퇴 계획의 시작과 이행에 대한 몇 가지 이슈를 살펴보자.

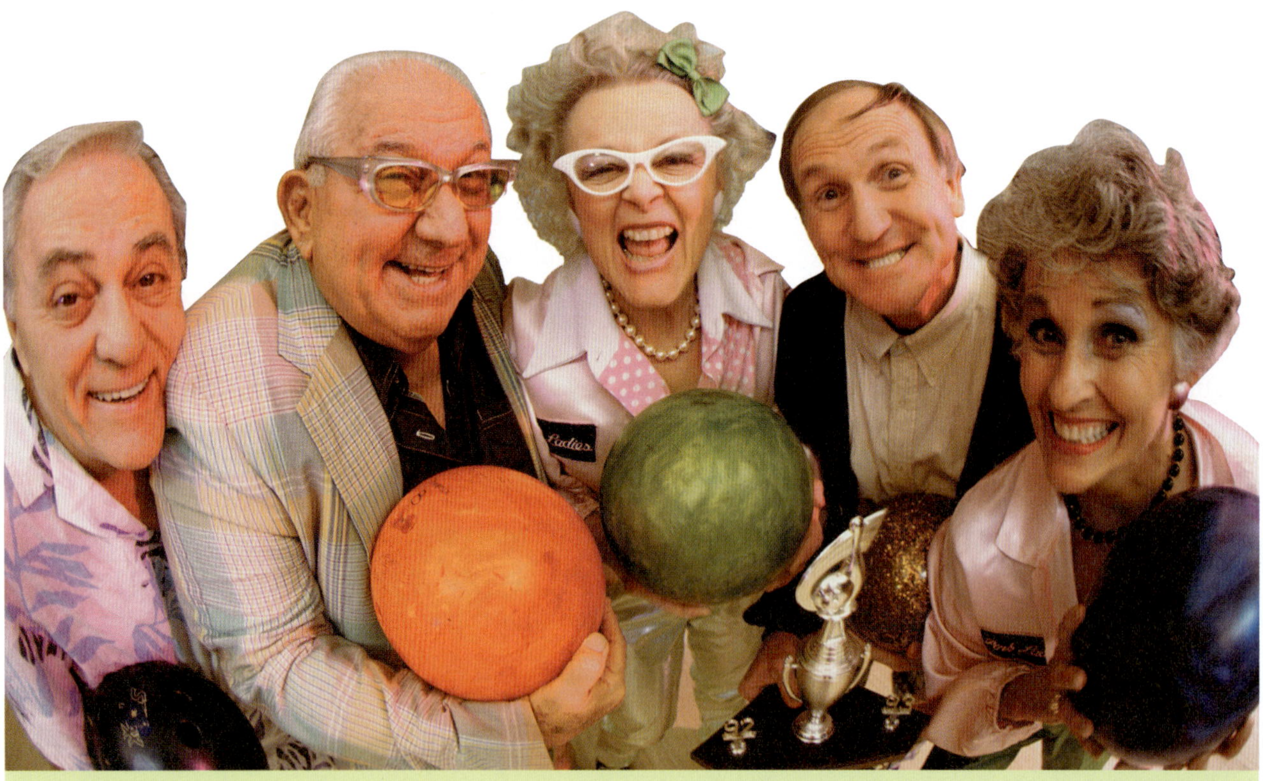

Purestock/Getty Images

친척은 선택할 수 없지만 친구는 선택할 수 있다. 나이가 들면서 친구들을 걸러내는 경향이 있지만 남은 친구들과 더 많은 공통점을 갖는다.

1. 은퇴 계획

성공적인 은퇴의 열쇠 중 하나는 계획이다(Adams & Rau, 2011). 심리학자인 게리 애덤스(Gary Adams)와 바바라 라우(Babara Rau, 2011), 다니엘 펠드먼(Daniel Feldman)과 테리 비어(Terry Beehr, 2011)에 따르면 은퇴 계획에는 다음과 같은 몇 가지 질문이 필요하다.

▶ **나는 무엇을 할 것인가?**
요즘 은퇴하는 사람들의 대다수는 일종의 "브릿지잡(bridge employment)"을 계획한다. 은퇴 후 일정기간 재고용되어 작업량을 줄인 상태에서 계속 일하거나 시간제로 고용 형태가 변경될 수도 있다. 새로운 직장을 소개 받을 수도 있다. 절반 정도는 자원 봉사를 계획한다. 대부분의 사람들은 취미나 특별한 관심사에 더 많은 시간을 할애할 것으로 기대한다. 사람들은 어떤 식으로든 자신의 정체성과 자기 개념을 유지하거나 그렇게 하기 위하여 노력한다(Wang et al., 2011). 그들은 은퇴를 자신의 라이프 스타일과 본질적인 사회적 관계에 대한 욕구를 지속시킬 수 있는 기회로 보고 있다.

▶ **나는 비용을 어떻게 감당할 것인가?**
적절한 재정은 은퇴 만족도와 밀접한 관련이 있다(Wang et al., 2011). 대부분의 사람들은 은퇴를 위해 돈을 저축하고, 주택에 자산을 쌓는 등의 방법으로 재산을 모으려고 계획한다. 그들은 연금과 정부 지원(예: 사회보장)을 받으면 괜찮을 것이라 기대한다. 그러나 최근 몇 년 동안 연금은 축소되고 해고는 다가오고 있고 재산 가치는 떨어져 많은 고령의 직원들이 은퇴 계획을 연기해야 했다.

▶ **나는 어디에서 살 것인가?**
대부분의 퇴직자들은 거주하던 곳에 그대로 남는다. 그들은 집을 팔거나 자연 환경이 좋은 곳으로 이사하지 않는다. 그러나 시간이 지남에 따라 물리적으로 몸이 말을 듣지 않아 많은 사람들이 보조 시설에 거주하거나 자녀들과 함께 생활한다.

▶ **내 은퇴 시기는 누구와 공유할 것인가?**
인생 파트너가 동의하지 않는 경우 퇴직 시기와 퇴직 후 활동, 그리고 거주지 등 원하지 않는 현실 상황은 지속적인 스트레스의 원인이 될 수 있다.

▶ **어떻게 결정할 것인가?**
은퇴 결정을 하기까지는 많은 단계가 있다. 퇴직 가능성을 예측하고, 오래 근무한 직장을 그만 둘 때가 되었는지, 언제, 그리고 어떻게 구체적인 퇴직 계획을 실행에 옮길지 결정한다(Feldman & Beehr, 2011).

퇴직 계획에는 개인연금(Individual Retirement Account, IRA), 국민연금 및 직장의 퇴직연금 등을 고려하여 정기적으로 돈을 저축하는 것(예: 주식, 채권 또는 부동산 투자)이 포함될 수 있다. 그리고 퇴직 이후 살기 원하는 지역을 검색하고 그 주변 환경과 의료 및 편의시설을 조사하는 것도 계획에 포함된다. 다른 지역을 고려한다면 날씨(알레르기에 미치는 영향 포함)와 범죄 통계에 대해서도 관심을 가져야 한다.

퇴직 의사 결정의 3단계

1. 은퇴 가능성의 예측
2. 직장을 언제 사퇴할지 결정
3. 구체적인 은퇴 계획을 실행하는 방법과 시기 결정

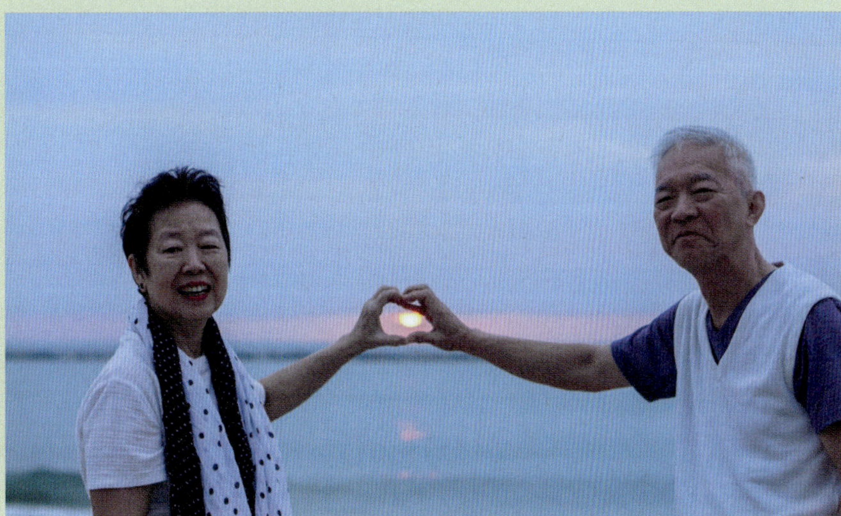

Glowonconcept/Shutterstock.com

혼자 사는 사람들은 은퇴 계획을 개인적으로 할 수 있다. 그러나 배우자가 있는 경우 대개 함께 은퇴 계획을 수립한다(Adams & Rau, 2011; Shultz & Wang, 2011). 부부 관계가 가까울수록 배우자가 은퇴 계획을 세우는데 참여하게 된다(Feldman & Beehr, 2011). 남편이 아내보다 은퇴 계획을 세우는 경우가 더 많지만 소득 수준이나 직종에 따라 다를 수 있다.

2. 은퇴에 대한 조정

성공적인 은퇴의 열쇠는 최소한으로 활동하는 것인가? 은퇴 적응은 퇴직으로 시작되는가? 두 질문에 대한 답은 '아니오'이다.

연구에 따르면 은퇴에 잘 적응한 노인들은 지역 사회 활동이나 여러 조직에서 다양한 활동에 참여하고 있다(Wang et al., 2011). 지역사회 활동에서 퇴직자의 경험과 헌신을 바탕으로 한 참여는 지역사회의 중요한 자산이 되고, 지역사회 활동은 노인이 은퇴에 적응하는 것을 돕는다.

핀쿼트(Pinquart)와 쉰들러(Schindler, 2007)는 은퇴에 대한 만족도 및 기타 다양한 요인에 따라 은퇴자를 세 그룹으로 분류했다. 퇴직에 가장 만족하는 그룹은 여가 활동과 같이 일과 관련 없는 활동을 삶의 만족으로 삼거나 일을 대신할 만족스러운 활동을 찾은 경우이다. 그들은 전형적인 은퇴 시기에 은퇴한 사람들로 나이가 많고 일이 차지했던 자리를 보상할 수 있는 자원이 풍부했다. 또한, 기혼자였고 건강했으며 사회 경제적 지위가 높았다.

두 번째 그룹은 대부분 노년에 은퇴했으며 여성이 많았다.

세 번째 그룹은 대다수가 젊은 나이에 은퇴했고 대부분 남성이었다.

두 번째와 세 번째 그룹은 은퇴에 그다지 만족하지 않았다. 건강 상태가 좋지 못했고 결혼한 사람이 적었으며 사회 경제적 지위가 첫 번째 그룹보다 낮았다. 세 번째 그룹은 고용 기록이 드물었다. 이 데이터에 대한 또 다른 시각은 은퇴 자체가 이 사람들의 삶을 크게 바꾸지 않았다는 것이다.

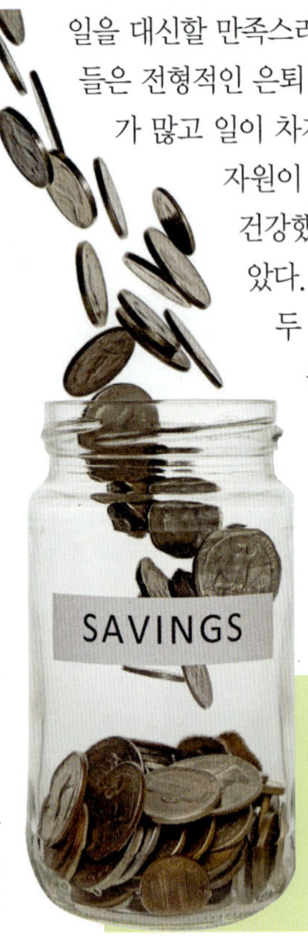

PhotoEdit/Alamy Stock Photo

노년기는 종종 앉아서 휴식을 취하는 시간으로 간주되지만 다시 학교에 입학하는 등 새로운 도전과 활동에 참여할 수 있는 좋은 기회이다.

FICTION

T (F) 성공적인 은퇴의 열쇠는 가능한 최소한으로 활동을 하는 것이다.

사실이 아니다. 연구에 따르면 가장 잘 조정된 은퇴자(노인)는 다양한 활동에 참여한다.

노년 퇴직자의 적응은 퇴직 전 직업 정체성에 영향을 받을 수 있다(Reitzes & Mutran, 2006). 예를 들어 고급 전문직 종사자들은 은퇴 후에도 계속해서 잘 적응하고 자존감이 높다. 그들은 단순히 '은퇴자'가 아니라 은퇴한 교수, 은퇴한 의사, 은퇴한 변호사들이었다. 반면 시간당 임금 근로자와 기타 생산직 근로자는 자존감이 다소 낮았고 스스로를 단순히 '퇴직자'라고 생각하고 있었다.

네덜란드와 미국 퇴직자들의 데이터에 따르면 은퇴 적응을 방해하는 요인에는 일에 대한 오랜 집착, 퇴직 전환에 대한 자율성 부족(예 : 65세의 강제 퇴직), 퇴직 전부터 있었던 퇴직 이후의 변화에 대한 걱정, 자신감 부족 등이 있었다(Reitzes & Mutran, 2004; van Solinge & Henkens, 2005).

그럼에도 불구하고 은퇴 직전에 일을 포기하는 것에 대한 감정은 다양하다. 어떤 사람들은 안도하고, 어떤 사람들은 재정적 상황이나 나의 역할이 사라지는 것, 혹은 둘 다 걱정하기도 한다. 하지만 대부분의 퇴직자들은 퇴직한 지 1년 후 복지가 증가했으며 퇴직하기 전에 느꼈던 스트레스가 많이 줄어들었다고 말한다(Nuttman-Shwartz, 2007).

3. 여가 활동과 은퇴

사람들이 은퇴하면 대부분의 하루 시간을 여가 활동으로 채울 수 있다. 여가 활동의 참여는 퇴직자의 신체적, 정신적 건강에 필수적이고(Hansen et al., 2008) 특히 노화의 인지적 측면에 도움이 된다.

콘케(Kohncke)와 동료들(2016)은 치매가 없는 80세 이상의 사람들에게 여가 활동이 뛰어난 지각 속도에 효과가 있음을 발견했다. 또한, 뇌 영상을 촬영한 결과 여가 활동이 백질 미세 구조(미엘린)의 감소를 지연시켰다.

여가 활동을 공유하는 것은 부부, 친밀한 파트너, 그리고 가족의 즐거운 삶에 기여한다(Ton & Hansen, 2001). 그리고 스트레스가 줄어들고(Lee et al., 2018) 생활이 지루하지 않도록 돕는다(Sonnentag, 2003). 시민 활동에 기여하거나 병원 등에서 자원 봉사를 하는 것도 퇴직자의 자존감을 높이고 자기 효능감을 고취시킨다(Siegrist et al., 2004).

표 18.1 은퇴자의 여가활동 요소 분석

요소 #	활동	아이템
I	운동–경쟁–야외 활동	어드벤처 스포츠, 팀 스포츠, 사냥 및 낚시, 개인 스포츠, 캠핑 및 야외 활동, 건축 및 수리, 카드 및 게임, 컴퓨터 활동, 수집
II	예술적–문화적–자기 표현 활동	쇼핑, 예술 및 공예, 엔터테인먼트 및 요리 예술, 문화예술, 춤, 문학 및 글쓰기, 사교, 정원 가꾸기 및 자연, 지역사회 참여, 여행
III	사회적인 활동	파티

출처: Hansen, Dik, & Zhou (2008).

여가는 은퇴 후에 특별한 중요성을 가지며 은퇴자의 정체성과 자기 수용의 중심이 될 수 있다. 퇴직자의 건강이 견고하면 근무를 위해 출근했던 것이 여가 활동으로 옮겨지며 퇴직으로의 전환을 용이하게 할 수 있다. 반면에 노화로 인한 신체 변화와 배우자의 사망은 활동의 선택에 변화를 가져오고 그들로부터 얻는 만족도를 감소시킬 수 있다.

평균 연령이 72세인 노인을 대상으로 한 영국 연구에 따르면 4명 중 3명(73%)이 여가 활동에 참여하고 있다(Ball et al., 2007). 이 중 23%는 "활동적인 여가"(항해, 걷기), 18%는 '수동적 여가'(음악 듣기, 텔레비전 시청), 24%는 사회 활동, 20%는 취미, 15%는 기타 활동에 참여한다. 여가 활동의 주요 동기는 즐거움과 휴식이다.

조 이다 한센과 동료들(Hansen et al.,2008)은 미드 웨스턴 대학에 취업한 평균 연령 72세의 퇴직자 194명을 대상으로 여가 활동 설문지를 실시했다. 이들의 여가 활동은 표 18.1에서 볼 수 있듯이 세 군집의 요소로 분류되었다.

요소 1에는 운동, 경쟁 및 야외 활동, 요소 II는 예술적, 문화적, 자기 표현 활동이 포함되었으며, 파티는 요소 III의 유일한 활동이었다. 파티와 같은 사교모임 활동은 젊은이만을 위한 것이 아니다.

18-5 성공적인 노화

'성공적인 노화'의 개념은 어떤 면에서 매우 다른 관점에서 노화를 다룬다. 에릭슨은 자신의 자리를 내려놓고 과거의 역사를 지워버린 상태에서 자신의 현재 자리를 받아들이는 데 집중했다. 반면, 성공적인 노화는 어느 나이에서나 자신의 삶의 경험을 극대화하는 데 중점을 둔다.

성공적인 노화를 연구하는 연구원들은 관절염 및 당뇨병과 같은 만성질환이 없거나 통제할 수 있는 상태, 신체 활동 참여, 소셜 네트워킹, 심각한 인지 장애 및 우울증이 없는 상태 등 전반적인 신체 건강과 같은 요소에 중점을 둔다(Baltes et al., 2014). 성적 활동은 일부 측면이 예전과 다르더라도 여전히 바람직한 활동이다(Brown, 2016).

마가렛 발테스(Margaret Baltes)와 로라 카스텐슨(Laura Carstensen)에 따르면, 성공적인 노화는 중요하고 의미있는 것에 집중하기 위해 삶을 재구성함으로써 정서적 성취를 추구하는 경향이 있다(Baltes & Rudolph, 2013; English & Carstensen, 2014).

또한, 성공적인 노화는 만족을 가져다주는 정서적 목표를 형성한다(English & Carstensen, 2014). 그들은 더 이상 특정 운동 또는 사업 활동에서 경쟁하지 않을 수 있다. 대신 자신의 삶에 대한 통제감을 유지할 수 있는 문제에 집중한다. 사회적 접촉을 유지하고 새로운 접촉을 구축하는 것이 긍정적인 관점에 도움이 된다.

1. 보상과 선택적 최적화

성공적인 노화에 대한 다른 견해는 노년기에 변화하는 신체적, 인지적, 사회적으로 적합한 환경을 만들고 더 나은 사람이 되기 위해 시도하는 과정에 초점을 둔다(e.g., Sims et al., 2015).

보상과 선택적 최적화 신체적 쇠퇴와 인지적 손상 가능성에 직면하여 중요하고 의미있는 것으로 생각되는 것에 집중하기 위해 삶을 재구성하는 것

U.S. DEPARTMENT OF HEALTH AND HUMAN SERVICES

NIH National Institute on Aging

'단순한 흥미나 게임보다 당신이 좋아하는 활동에 참여하기' 미국 국립 노화연구소에서 드리는 팁

우리는 훌륭한 노화를 위해 할 수 있는 일이 많다. 운동과 신체 활동, 건강한 음식 선택, 금연 등이다. 하지만 당신이 즐기는 활동에 참여하는 것 역시 건강한 노화에 도움이 된다

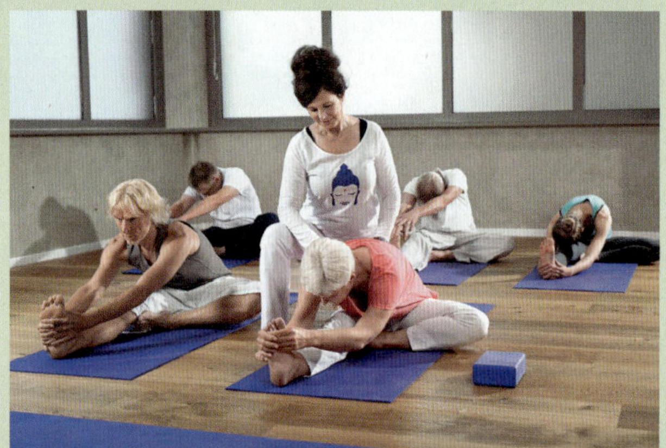

MITO images GmbH/Alamy Stock Photo

건강한 노화를 위한 활동

밖으로 나가 활동하기

- 노인 센터에 가입하고 행사에 참여 및 활동하기
- 친구와 카드 또는 기타 게임 즐기기
- 극장 영화 또는 스포츠 행사에 가기
- 퇴직자 그룹과 같은 노인 그룹과 함께 여행하기
- 친구 및 가족 방문
- 다른 레스토랑 가기
- 관심있는 그룹에 가입하여 뜨개질, 하이킹, 페인팅 또는 나무 조각과 같은 취미 갖기

새로운 것을 배우기

- 요리, 예술 또는 컴퓨터 수업
- 북 클럽 결성 또는 가입
- 요가, 태극권 또는 다른 활동
- 악기 연주 배우기

지역사회에서 좀 더 활동하기

- 노숙자들에게 식사를 제공하거나 의류 기부하기
- 해외주둔 병사에게 치료 패키지 보내는 단체 돕기
- 동물보호소에서 개와 고양이 돌보기
- 장애가 있는 사람들을 위한 자원 봉사하기
- 학교, 도서관 또는 병원에서 자원 봉사하기
- 커뮤니티 가든 또는 공원에서 원예 지원하기
- 지역 레크리에이션 센터 또는 커뮤니티 협회를 통해 공원 청소하기
- 커뮤니티 합창 그룹에서 노래하거나 지역 밴드 또는 오케스트라에서 연주하기
- 지역 극단에 참여하기
- 아르바이트 활동하기

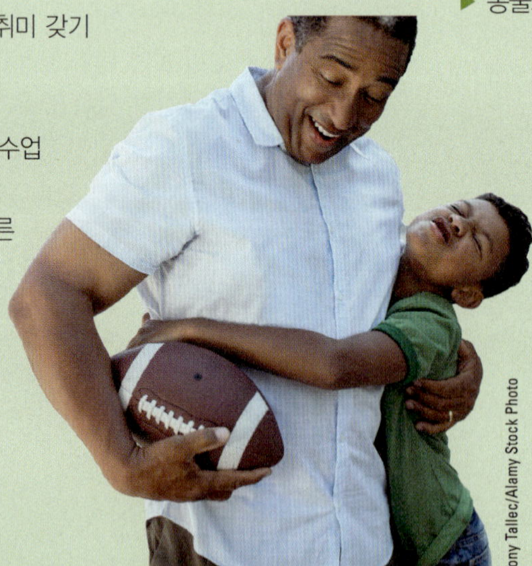

Tony Tallec/Alamy Stock Photo

출처: Adapted from USDHHS National Institute on Aging. "Participating in activities you enjoy—More than just fun and games." NIH PUBLICATION NO. 15-7411 (2015, April 15). https://d2cauhfh6h4x0p.cloudfront.net/s3fs-public/participating-in-activities-you-enjoy_0.pdf (Accessed April 18, 2016).

성공적인 노화의 세 가지 주요 주제

포커스 그룹과 커뮤니티에 거주하는 노인들과의 인터뷰를 바탕으로 켈리카와 패트리샤 위어(Kelly Carr and Patricia Weir, 2016)는 성공적인 노화와 관련된 세 가지 주요 주제를 확인했다.

- 라이프 스타일과 관련된 건강 유지와 '유전적 추첨의 행운'
- 활동적, 육체적, 사회적 그리고 인식적으로 활동 유지하기
- 삶에 대한 긍정적인 전망을 유지하기-유리잔을 볼 때 벌써 반이 비어 있다고 생각하지 말고 아직 반이나 남아 있다고 생각하기

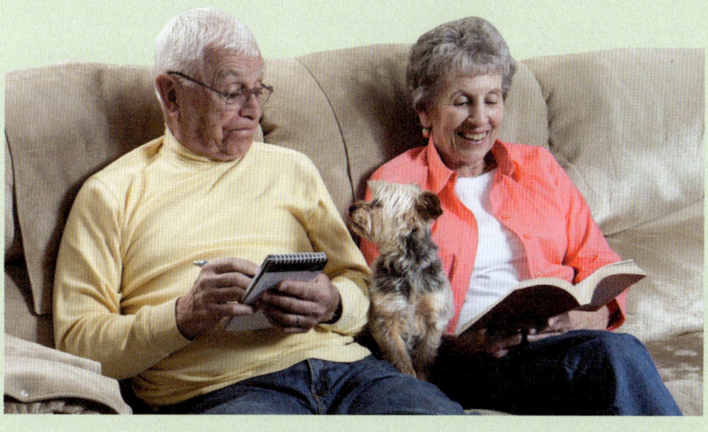

Jamie Hooper/Alamy Stock Photo

재정적 안정, 사회적 지원 및 지속적인 친밀한 관계도 성공적인 노화에 기여했다.

이 관점에서 보상이 있는 선택적 최적화는 노인에게 노화 손실을 최소화하면서 이익을 극대화할 수 있다. 성공적인 노화는 긍정적이고 낙관적인 경향이 있다. 낙관적인 관점은 자아 초월이나 영혼으로부터 나오거나, 때로는 유전적 유산이다(예 : 행복에는 유전적 요소가 있다(Lykken & Csikszentmihalyi, 2001).

노화에 대한 고정 관념은 은퇴자들이 인생의 도전에서 쉴 수 있는 시간을 고대한다는 것이다. 그러나 앉아서 세월이 지나가도록 내버려 두는 것은 삶을 최대한 만족하게 살기 위한 것이 아니라 우울증에 대한 처방이다.

샌드맨(Sandman)과 크리넬라(Crinella, 1995)는 평균 72세의 사람들을 신경학적 장애 아동을 위탁하는 조부모 프로그램에 참여하는 실험군과 대조군을 10년 간 추적 관찰하였다. 아이를 맡아 기르는 조부모는 매일 몇 마일(1마일: 1.6km)을 걷는 것과 같은 신체적인 어려움을 겪었고 새로운 종류의 사회적 상호작용에도 참여했다.

대조군의 사람들은 이러한 활동에 참여하지 않았다. 10년 후 아이를 맡아 기르는 조부모들은 대조군에 비해 기억 기능을 포함하여 전반적으로 인지기능이 우수했고 더 나은 수면 패턴을 보였다.

정상적인 과정 속에서 성공적인 노화를 이룬 많은 노인들은 그림, 사진 또는 글쓰기와 같이 새롭게 무언가 추구하고 취함으로써 스스로 도전한다. 일부는 새로운 목적지를 향해 여행한다. 학생으로 돌아가서 노인 학생을 위한 특별 과정을 수강하거나, 정규 대학 수업에 참여하기도 하고 관심있는 특별 주제에 대한 세미나에 참여한다.

노인들은 과거 세대보다 더 오래 살고 더 풍요로운 삶을 영위하고 있지만, 우리가 19장에서 볼 수 있듯이 이 길이나 혹은 선택하지 않은 다른 길에서 삶은 끝이 난다.

점검하기

빈칸 채우기

책 뒷편에서 답을 찾을 수 있습니다.

1. 에릭 에릭슨에 따르면, 성인 후기의 인지 발달 단계는 자아 초월 대 _________의 특징이 있다.
2. 65세에 은퇴하는 평균적인 사람은 앞으로 대략 _________의 삶을 더 살게 된다.
3. 요양원은 _________의 손실을 의미하기 때문에 노인들은 요양원으로 이전하는 것을 꺼릴 수 있다.
4. _________이론에 따르면, 은퇴에 더 잘 적응하는 사람들은 “쉬엄쉬엄” 보다는 많은 일을 할 것이다.
5. 상실에서 다시 회복할 수 없는 것은 _________의 징조이다.
6. 중년의 커플과 비교했을 때 노부부는 갈등에 대해 이야기할 때 애정어린 행동을 보이고, 그들은 대개 배우자와 의견이 (일치한다 / 일치하지 않는다).
7. _________이론에 따라, 성공적으로 노화하는 사람들은 의미있고 중요한 것을 찾아 집중함으로써 삶을 변화시키고 정서적인 충족감을 찾는다.
8. 자아 _________(은)는 자신의 수명이 갖는 물리적 한계를 뛰어넘기 위해 어떤 방식으로든 준비하는 것을 의미한다.
9. _________이론에 따르면, 노인과 사회는 죽음에 가까워질수록 서로 멀어진다.
10. 우울증은 성격의 5가지 요소 중 _________와(과) 연결될 수 있다.

선다형 문항

1. 로버트 펙이 제시한 성인 후기의 발달 과업이 아닌 것은?
   a. 자아 분화 대 역할 집착
   b. 은퇴 대 역할 집착
   c. 신체 초월 대 신체 집착
   d. 자아 초월 대 자아 집착

2. 생애의 검토(인생 리뷰)에 대한 설명으로 옳은 것은?
   a. 보통 치매의 징후이다.
   b. 장기 기억의 붕괴로 생긴 중요한 소실을 채운다.
   c. 자기 중심적이고 이기적이다.
   d. 노화의 정상적인 측면이다.

3. 사회 정서적 선택 이론이 노인들을 보는 관점은?
   a. 나이를 먹을수록 감정적 경험에 더 중점을 둔다.
   b. 불쾌한 경험의 기억으로 이어지는 감정을 걸러낸다.
   c. 성인 후기에 사회와 분리된다.
   d. 상황에 대한 그들의 감정적인 반응을 선택할 수 있다.

4. 성인 후기에 '신체적 존중감'의 설명으로 옳은 것은?
   a. 남성들은 성인 후기가 되면 성 파트너들의 신체에 흥미를 잃는다.
   b. 성인 후기가 되면서 신체적 존중감이 증가된다.
   c. 노인 남성은 노인 여성보다 신체적 존중감이 낮다.
   d. 남성과 여성은 성인 후기에 신체적 존중감을 동일하게 표현한다.

5. 연구 결과에서 정신 건강이 좋거나 우수하다고 보고된 60~91세의 레즈비언, 게이, 양성애자 비율은?
   a. 10% b. 25%
   c. 50% d. 75%

6. 성인 후기의 우울증에 대한 내용이 아닌 것은?
   a. 우울증과 슬픔은 거의 같다.
   b. 노인들의 우울증은 젊은 시절의 우울증이 계속되는 것일 수 있다.
   c. 우울증은 신경증적인 성격과 연관될 수 있다.
   d. 우울증은 신경전달물질 노레피네프린의 불균형의 유전적 성향을 반영할 수 있다.

7. 노인들이 일반적으로 선호하는 거주지는?
   a. 생활 보조 시설 b. 자신의 집
   c. 자녀들의 집 d. 농촌

8. 교회에 정기적으로 참석하는 아프리카계 미국인은 전혀 가지 않는 사람들보다 평균 13년을 더 산다는 연구 결과가 의미하는 것은?
   a. 교회 출석은 수명을 연장한다.
   b. 교회에 가지 않는 사람들은 너무 아파서 못 가는 것이다.
   c. 교회에 다니지 않는 사람들은 건강상 문제가 생기거나 건강이 악화될 수 있다.
   d. 교회에 가는 것을 선택하는 사람들은 다니지 않는 사람들과 다를 수 있다.

9. 60대 부부가 중시하는 이슈는?
   a. 재정 b. 친밀감
   c. 자녀 양육 d. 정치적 견해 차이

10. 오랜 기간 관계가 유지되는 동성애자의 성향이 아닌 것은?
   a. 음주와 알콜 남용 b. 높은 자존감
   c. 자살 충동의 감소 d. 우울감 저하

19 Life's Final Chapter
인생의 마지막 장

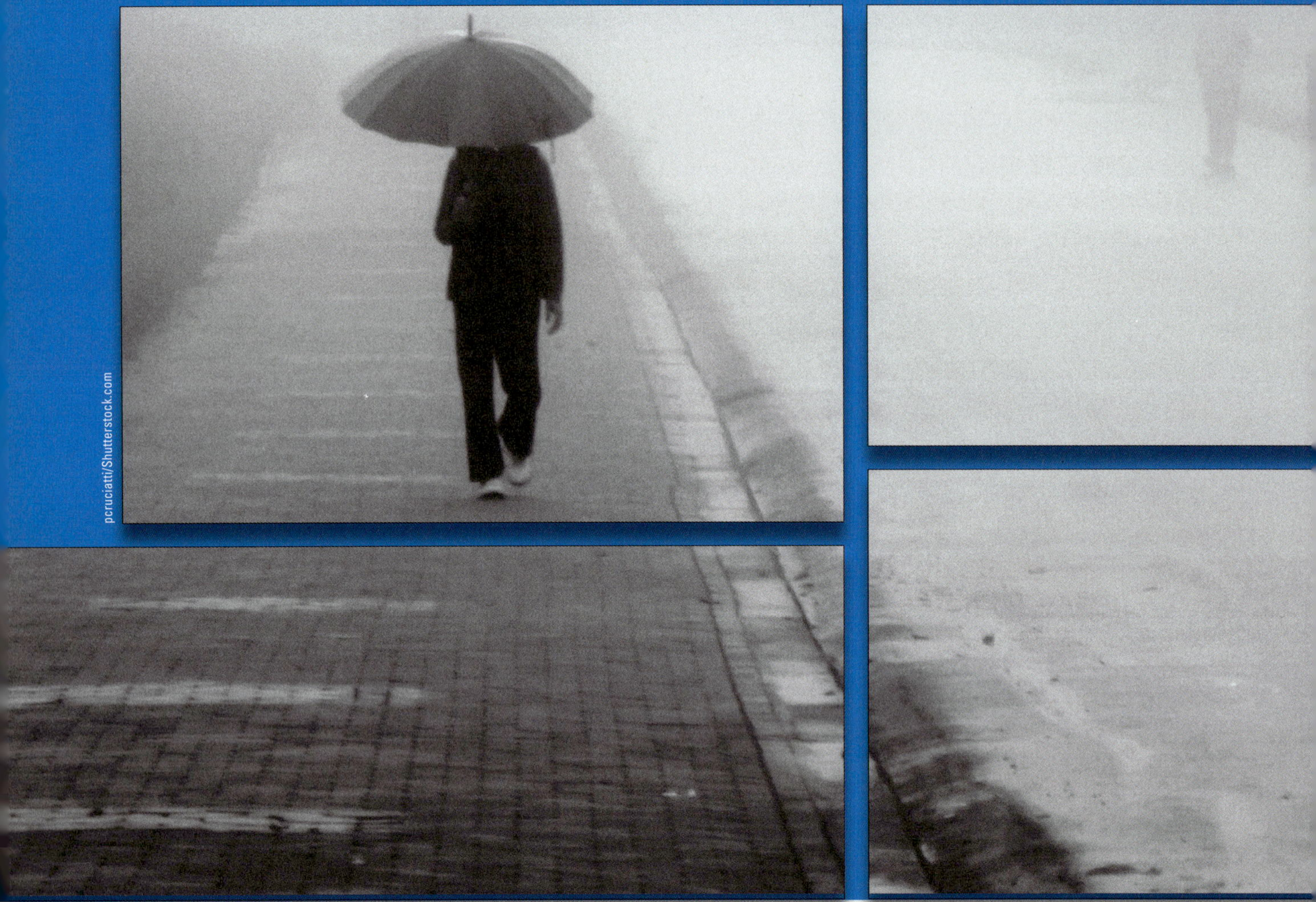

pcruciatti/Shutterstock.com

학습 성과

이 장의 성취 목표

19-1 죽음의 정의, 과정 및 단계를 설명할 수 있다.

19-2 병원 및 호스피스의 차이를 알고, 죽음을 맞이하는 환경을 확인할 수 있다.

19-3 안락사의 다양한 종류를 말할 수 있고, 논란의 쟁점에 대해 토의할 수 있다.

19-4 다양한 발달 단계에서 죽음의 관점을 논의할 수 있다.

19-5 장례식과 슬픔의 단계를 중점으로 슬픔에 대처하는 방식을 논의할 수 있다.

> "아름답고 점잖은 그 밤으로
> 들어가지 마오.
> 노년은 불타오르고 생의 마지막을 찬미하네
> 불타오르네, 불타오르네
> 빛의 마지막 죽음에 대하여"
> - 딜런 토마스

우리는 젊고 몸이 건강하고 튼튼할 때는 영원히 살 것 같이 느낀다. 우리가 해야 할 일은 좋은 식습관과 운동, 그리고 무모한 운전이나 흡연을 피하고 잘못된 사람들과 어울리지 않는 것이다.

우리는 우리 자신의 죽음에 대해 어렴풋이 알고 있을 뿐이다. 우리는 죽음과 죽음에 대한 생각의 꾸러미를 은퇴, 사회 보장 같은 항목들과 함께 나중에 열어볼 생각들을 보관한 정신 파일 서랍에 넣어 놓는다. 그러나 죽음은 사고, 폭력 또는 질병 등 모든 연령대에서 발생할 수 있다. 죽음은 또한 다른 사람을 잃음으로써 삶의 모든 단계에서 우리에게 깊은 영향을 미칠 수 있다.

죽음에 대한 거부는 우리 문화에 깊이 새겨져 있다. 마치 그것에 대해 생각하거나 계획하면 마술처럼 더 빨리 일어날 수 있다는 듯이, 많은 사람들은 죽음에 대해 생각하거나 죽음에 대해 미리 계획하는 것을 선호하지 않는다.

엘리자베스 퀴블러 로스(Elisabeth Kübler-Ross, 1969)는 다음과 같이 썼다. "우리는 죽음을 표현하기 위해 완곡한 단어를 사용하고, 죽은 사람이 잠든 것처럼 보이게 하고, 운이 좋아서 집에서 죽는다면 집 주변의 불안과 혼란으로부터 아이들을 보호하기 위해 아이들을 내보내고, 우리는 아이들이 병원에서 죽어가는 부모를 방문하는 것을 허용하지 않는다."

'죽음'과 '죽어가는 것'을 고려할 때 다음과 같은 질문을 할 수 있다.

- ▶ 우리는 사람이 죽었다는 것을 어떻게 알 수 있는가?
- ▶ 발달의 단계가 있는 것처럼 죽음에도 단계가 있는가?
- ▶ '죽을 권리'는 무엇을 의미하는가? (사람은 죽을 권리가 있는가?)
- ▶ 유언장은 무엇인가?
- ▶ 애도하는 적절한 방법이 있는가? 슬픔에도 단계가 있는가?

이 장에서는 이러한 질문 등을 다루게 된다.

19-1 '죽음(Death)' 그리고 '죽어가는 것(Dying)'의 이해

누군가가 92세 영화감독에게 장수하는 비법을 물었다. 그는 '죽지 않는 것'이 그 방법이라고 대답했다.

질문 : 죽음이란 무엇인가?

죽음은 일반적으로 삶의 소멸로 정의된다. 많은 사람들이 죽음을 삶의 일부로 생각하지만, 죽음은 삶의 일부가 아니라 삶의 종말이다. 그러나 **'죽어가는 것(Dying)'**은 삶의 일부이다. 그것은 신체 과정이 쇠퇴하여 죽음으로 이어지는 삶의 마지막 단계이다. 죽음에 임박해 있음에도 불구하고 삶은 여전히 의미를 지닐 수 있다.

죽음(Death) 돌이킬 수 없는 중요한 생명 기능의 중단

죽어가는 것(Dying) 신체적 과정이 감소하여 죽음으로 이끄는 삶의 마지막 단계

뇌사(brain death) 대뇌피질의 활동 중단

1. 삶과 죽음의 경계 도표 작성하기

사람이 죽었다는 것을 어떻게 알 수 있는가? 심장의 정지인가? 아니면 호흡의 정지? 뇌 활동의 정지?

의료 및 법률 전문가는 일반적으로 뇌사를 사람의 사망 여부를 결정하는 기준으로 사용한다(Ave & Bernat, 2016).

뇌사를 판정하는 데 가장 널리 사용되는 기준은 평평한 뇌파(EEG) 기록으로 표시되는 대뇌피질 활동의 소실이다.

TRUTH OR FICTION?

T	F	사람이 호흡을 멈추고 심장 박동이 멈춘다 해도 여전히 살아 있을 수 있다.
T	F	죽음은 예측 가능한 단계가 있다.
T	F	소수의 종교적 신념이 강한 의사들만이 의사의 도움을 받아 자살하는 의사 보조자살에 반대한다.
T	F	살아있는 의지를 가진 사람들은 그들이 스스로 말할 수 없게 되었을 때 자신의 소원에 의존할 수 있다.
T	F	가족이나 친한 친구의 죽음에 대처하는 사람을 돕고자 한다면 사망한 사람에 대해 이야기하지 않는 것이 좋다.

대뇌피질의 활동이 없으면 의식적 활동(분별력과 모든 심리적 기능)이 중단된다. 더 넓은 개념인 **전뇌사**(Whole brain death)는 호흡과 같은 반사 작용처럼 특정한 자동 기능을 담당하는 뇌간의 죽음이 포함된다(Lizza, 2018; Wijdicks, 2011).

따라서 '뇌사'인 사람은 계속 호흡할 수 있다. 한편 어떤 경우는 사람들이 호흡과 순환을 대신하는 생명 유지 장치에 의해 뇌가 완전히 죽었음에도 불구하고 '살아있는' 상태를 유지한다.

죽음은 법적 문제이기도 하다. 대부분 사망에 대한 법적 기준을 설정할 때 이러한 기준을 일부 조합한다. 대개는 호흡과 순환이 비가역적으로 중단되거나 호흡을 제어하는 뇌간 활동을 포함하여 비가역적으로 뇌 활동이 중단되면 사람은 법적으로 사망한 것으로 간주된다(Ave & Bernat, 2016).

TRUTH

Ⓣ F 사람이 호흡을 멈추고 심장 박동이 멈춘다 해도 살아 있을 수 있다.

사람이 호흡을 멈추고 심장 박동이 없지만 여전히 살아 있는 것은 사실이다. 심장과 폐가 기능을 멈춘 사람들은 때때로 심폐소생술(CPR)로 회복된다.

2. 죽음에는 단계가 있는가?

죽음의 과정에 대한 우리의 개요는 엘리자베스 퀴블러 로스(Elisabeth Kübler-Ross, 1969)의 작업에 영향을 받았다. 말기 환자에 대한 관찰에서 퀴블러 로스는 죽음이 임박했다는 소식을 접했을 때 공통적인 반응을 발견했다. 그녀는 죽어가는 많은 환자들이 겪게 되는 죽음의 다섯 단계가 있다고 가정했다. 그녀는 죽음이 가까웠다고 의심하는 노인들의 반응도 비슷할 것이라 추측했다.

1. **부정**(Denial) : 이 단계에서 사람들은 "내가 죽을 리가 없어. 진단이 분명히 잘못된 거야."라고 반응한다. 단순하게 부정하거나 절대적인 부정을 나타내기도 하고, 환자가 1분 동안 의학적 판결을 받아들였다가 그 다음에 미래 계획에 대해 활기차게 이야기를 시작하는 등 다양하게 나타난다.

전뇌사 대뇌피질과 뇌간 활동의 중지

2. **분노**(Anger) : 부정은 일반적으로 젊고 건강한 사람이나 의료 기관을 향한 분노와 적개심을 만든다., "이건 불공평해. 왜 나야?" 또는 "병원에서 제 때 알아내지 못한 거야, 저들이 놓친 거야!"
3. **협상**(Bargaining) : 사람들은 신과 흥정하여 죽음을 연기하고자 한다. "6개월 또는 1년이 더 주어지면 선행을 하겠습니다."
4. **우울**(Depression) : 우울증은 사랑하는 이들과 삶 자체를 떠나게 될 것이라는 생각으로 슬픔을 느끼고 상실과 절망을 가져온다.
5. **수용**(Final acceptance) : 결국 피할 수 없는 것에 대한 조용한 수용으로 내면의 평화가 올 수 있다. '평화'는 만족에서 오는 것이 아니라 느낌이 거의 없는 것이다. 환자는 여전히 죽음을 두려워 할 수 있지만 평화와 존엄성을 가지고 받아들이게 된다.

일부 기관에서는 '죽음에 대한 연습'을 교육하기도 한다. 이 연습으로 병원 직원과 가족은 그들이 겪고 있는 단계를 이해하고 환자들에게 기대를 강요하지 않고 환자가 준비가 되었을 때 최종적인 수용을 하도록 안내함으로써 죽어가는 사람들을 도울 수 있다고 얘기한다.

그러나 이런 연습이 죽어가는 환자들에게 퀴블러 로스의 기대를 강요한다는 비판도 있다. 최악의 경우, 일부 의대생과 의사는 말기 환자에게 일어나고 있는 일을 부정함으로써 '좋은 죽음'을 경험하도록 시도한다(Borgstrom et al., 2013). 이러한 전문가들이 임박한 죽음을 부정하는 것은 잘못된 일이며, 그런 인식에 대한 진단과 치료가 필요하다.

퀴블러 로스의 견해에 대한 다른 비판이 있다(Dennis, 2015; Retsinas, 1988). 예를 들어, 퀴블러 로스의 단계는 사람들이 말기 질환을 진단 받는 경우로 제한된다.

FICTION

T Ⓕ 죽음은 예측 가능한 단계가 있다.

죽음은 예측 가능한 단계가 있는가? 아마도 아닐 것이다. 퀴블러 로스는 죽어가는 개인이 일반적으로 경험하는 다섯 단계를 식별했지만 다른 연구자들은 이러한 감정이 반드시 보편적인 것은 아니며 이를 경험하는 사람들조차도 예상된 순서대로 그렇게 하지 않는다는 것을 발견했다.

뇌사자의 연명치료 중단 결정에 대한 논란

26세인 테리 시아보는 심장마비로 쓰러졌다. 호흡이 중지되었고 산소 공급의 결여로 뇌 손상이 발생하였으며 뇌파(EEG)는 의식을 담당하는 대뇌피질이 거의 활동하지 않는 것으로 나타났다.

손상 후 테리는 다시 스스로 호흡을 시작했지만 영양보급관으로 연명하였다. 15년 후 테리의 의사들은 보호권이 있고 영양보급관을 제거하기를 원했던 남편과 영양보급관이 남아 있기를 원했던 그녀의 부모 사이의 오랜 법정 싸움의 결과로 영양보급관을 제거했다.

법정 싸움은 주 및 연방법원에 도달했으며 심지어 의회는 테리만 관련된 특별법을 통과시켰다. 그럼에도 불구하고 영양보급관을 제거하고 2주 이내에 테리의 모든 생활 기능이 중단되었다. 테리의 경우에는 의료, 심리, 법률, 종교, 철학 등 많은 문제가 관련되어 있었다(Johnson, 2016).

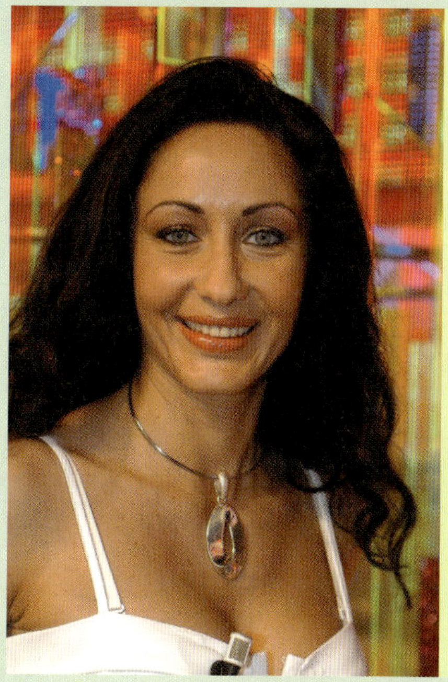

Marka/Superstock

테리 시아보는 26세의 나이에 심장마비로 인하여 뇌의 손상과 호흡정지가 일어났다. 검사 결과 그녀의 뇌는 산소 부족으로 인해 거의 활동하지 않는 것으로 나타났지만, 그녀는 스스로 호흡을 시작했으며 10년 이상 영양보급관으로 병상에서 생명이 유지되었다.
영양보급관을 제거하기를 원했던 남편과 그렇지 않은 부모 사이의 법정 싸움이 있은 후 남편은 마침내 영양보급관을 제거할 수 있게 되었고 그 결과 모든 삶의 기능이 끝났다. 이 사건은 죽음의 정의에 대한 수많은 종교적 갈등과 논쟁을 불러일으켰다.

- **의료**(대부분 의견) : 테리의 상태는 '지속적-식물 인간'(Span-Sluyter et al., 2018)으로 의식을 회복할 기회가 없다. 테리는 뇌사를 경험했지만 전뇌사를 겪지는 않았다.
- **의료**(소수 의견) : 테리가 고통을 겪을 수 있음. '최소한의 의식 상태'에서 벗어나 약간의 회복 가능성이 있다.
- **심리적** : 테리의 뇌파(EEG)는 인지 기능의 결여를 보여준다. 그녀의 지속적인 호흡은 뇌 하부의 기능에 의해 설명될 수 있다.
- **법률**(테리의 남편) : 주 및 연방법원에서 테리의 남편은 법적 보호권을 가졌다. 그는 "테리가 그런 상태에서 무기한 머물기를 원하지 않았을 것"이라고 주장했다.
- **종교**(테리의 부모 / 가톨릭 교회) : 모든 인간은 아무리 장애가 있더라도 삶은 소중하고 신성하다.
- **철학적**(아리스토텔레스) : 끊임없이 훼손당하는 사람은 없어야 한다.
- **철학적**(테리의 남편 / 데카르트) : 심리적 자기 인식 또는 의식은 우리가 식물에서 찾을 수 있는 생물학적 기능 자체보다 더 중요하다.

다음 중 당신에게 가장 의미있는 관점은?

레치나스(Retsinas)는 대부분의 사람들이 특별한 말기 진단 없이 고령으로 죽는다고 지적한다. 퀴블러 로스의 접근 방식은 말기 질환을 제외한 상황에서 나타나는 반응을 이해하는 데는 적합하지 않다.

에드윈 슈나이드먼(Edwin Shneidman, 2008)은 죽어가는 사람들에게 퀴블러 로스가 설명한 감정이 있을 수 있음을 인정한다. 하지만 그의 연구는 사람들이 어린 시절에 스트레스, 실패 및 위협을 경험한 후 했던 것처럼 거의 죽음에 직면할 때에도 행동한다는 것을 보여준다.

정서적 반응과 심리적 방어에는 전반적으로 특히 부정(denial)이 나타난다. 그러나 퀴블러 로스가 제안한 것처럼 죽음의 과정이 반드시 단계의 과정을 따르는 것은 아니다.

죽어가는 개인의 적응에 영향을 주는 주요 요인에는 생물학적 인지 장애의 특성과 범위, 고통과 약점, 개인의 삶의 시간 또는 단계, 개인의 삶(또는 죽음)의 철학 및 이전의 위기 경험이 포함된다.

19-2 삶의 마지막 장소

100년 전 대부분의 사람들은 가족들에게 둘러싸여 집에서 죽음을 맞이했다. 오늘날에는 소수(일반적으로 고령자이거나 중증 또는 불치병)만이 자택에서 사망한다. 한편 집에서 호스피스 치료를 받는 불치병 환자들은 계속 늘어나고 있다. 국립 호스피스 및 완화의료기구(NHPCO, 2016)에 따르면 호스피스 환자의 2/3가 자신의 집이나 친척의 집, 요양원 또는 다른 주거 시설에서 사망한다(그림 19.1 참조).

1. 병원에서의 죽음

오늘날 미국에서 사망자의 절반은 병원에서 생을 마감하고 5명 중 1명은 요양원에서 마지막 순간을 맞이한다(NHPCO, 2016). 그러나 병원은 죽음의 순간을 보내기에는 비인격적인 장소가 될 수 있다. 병원은 환자와 그 가족의 죽음을 준비하는 곳이 아니라 질병을 치료하는 기능을 한다. 가족과 친구들의 위로를 받고 자신이 익숙한 환경에서 죽는 대신 병원에 있는 환자는 종종 혼자서 죽음에 직면하고 평소 자신을 지지했던 사람들과 단절된다. 한편으로는 환자와 그 가족은 병원에 가는 것이 죽음을 피할 수 있는 가장 좋은 기회를 제공한다고 생각할 수 있다.

2. 호스피스 시설에서의 죽음

점점 더 많은 수의 죽음을 앞둔 사람과 가족들이 마지막 날을 가능한 한 의미있고 고통스럽지 않게 만들도록 돕기 위해 호스피스 간호로 눈을 돌리고 있다. 그림 19.2에서 볼 수 있듯이 150만 명 이상의 미국인이 호스피스 케어를 받고 있으며 그 수는 매년 증가하고 있다(NHPCO, 2016).

호스피스 환자의 3분의 1 이상이 암으로 사망하고 있으며 다음으로 많은 질환이 심장병이다(NHPCO, 2016). '호스피스'라는 단어는 라틴어 hospitium에서 유래되었다. 'hospitality(환대)'를 의미하며 hospital과 hospitable의 단어와 어근이 동일하다.

그림 19.1 호스피스 환자의 사망장소

사망 장소	2014	2011
환자의 거주지	58.9%	66.6%
개인(타인) 거주지	35.7%	41.7%
요양원	14.5%	17.9%
주거시설	8.7%	7.0%
호스피스 입원시설	31.8%	26.4%
급성치료병원	9.3%	7.0%

출처: NHPCO (National Hospice and Palliative Care Organization) (2016). NHPCO Facts and Figures: Hospice Care in America. Retrieved from http://www.nhpco.org/files/public/Statistics_Research/2016_Facts_Figures.pdf

그림 19.2 미국에서 호스피스 간호를 받은 연도별 총 환자수

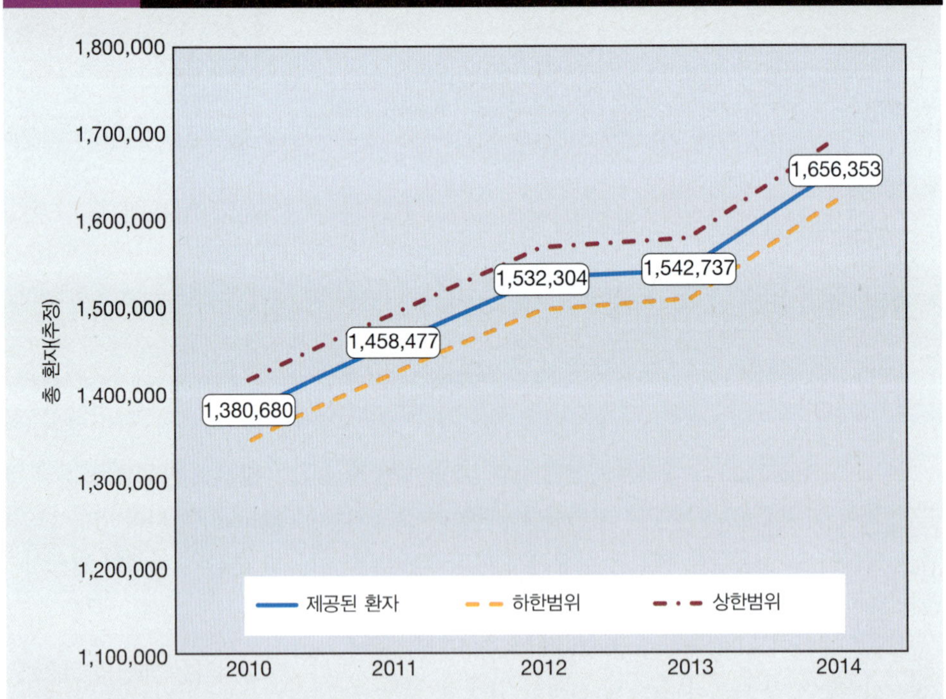

점선은 실제 숫자에 대한 가능한 경계를 보여준다. 호스피스 환자는 오늘날 모든 사망자의 약 절반을 차지한다.

출처: NHPCO's Facts and Figures: Hospice Care in America—2016 Edition. http://www.nhpco.org/sites/default/files/public/Statistics_Research/2016_Facts_Figures.pdf

호스피스(hospice) 치료보다는 완화 치료에 초점을 맞춰 죽어가는 환자를 치료하는 조직

호스피스 센터는 말기 환자가 최대한의 존엄성을 유지하고 고통과 불편감을 최소화한 상태로 죽음에 접근할 수 있도록 돕기 위해 가정과 같은 분위기를 제공한다. 호스피스 서비스는 병원, 요양 시설 또는 호스피스 센터와 같은 입원 환경에서 돌봄을 제공할 수도 있고 환자의 집에서 제공되기도 한다.

호스피스 직원은 일반적으로 의사, 간호사, 사회복지사, 정신 건강 상담 또는 목회 상담사, 가정 건강 보조원으로 팀을 구성하여 일한다(그림 19.3 참조). 팀원은 환자뿐만 아니라 온 가족에게 신체적, 의료적, 영적, 정서적 지원을 제공한다.

호스피스 팀은 가족의 상실에 대비하고 사망 후 애도를 통해 그들을 돕는다. 병원과 달리 호스피스는 환자와 가족에게 의사 결정을 최대한 통제할 수 있는 권한을 제공한다. 환자가 소생술을 원하지 않거나 생명 유지 장비에 의존하기를 원치 않는 것도 존중된다.

환자는 고통을 완화하기 위해 충분한 양의 마약성 진통제를 투여 받는다.

호스피스는 환자와 가족에게 더 많은 지원 환경을 제공할 뿐만 아니라 병원 치료, 특히 가정 기반 치료보다 비용이 적게 든다. 환자가 일부 비용을 지불해야 할 수도 있지만 대부분의 비용은 보험에서 부담한다.

호스피스 간호에는 다음과 같은 특징이 있다.

- 호스피스는 치료나 처치보다 **완화 치료**를 제공한다. 그들은 환자가 가능한 한 완전하고 편안한 상태에 있도록 통증과 증상을 제어한다.
- 호스피스는 질병이 아닌 **사람을 치료**한다. 따라서 호스피스 팀은 환자, 가족 및 친구의 의료적, 정서적, 정신적, 영적 요구를 다룬다.
- 호스피스는 삶의 연장보다는 **삶의 질**을 강조한다. 삶을 서두르거나 연기하지 않는다.
- 호스피스는 환자뿐만 아니라 가족 전체를 고려한다. **가족은 치료 단위**가 된다.
- 사망 후 **사별 상담**이 제공된다.
- 환자와 가족에 대한 도움과 지원은 **24시간** 내내 제공된다.

그림 19.3 호스피스 관련자들의 학제간 팀

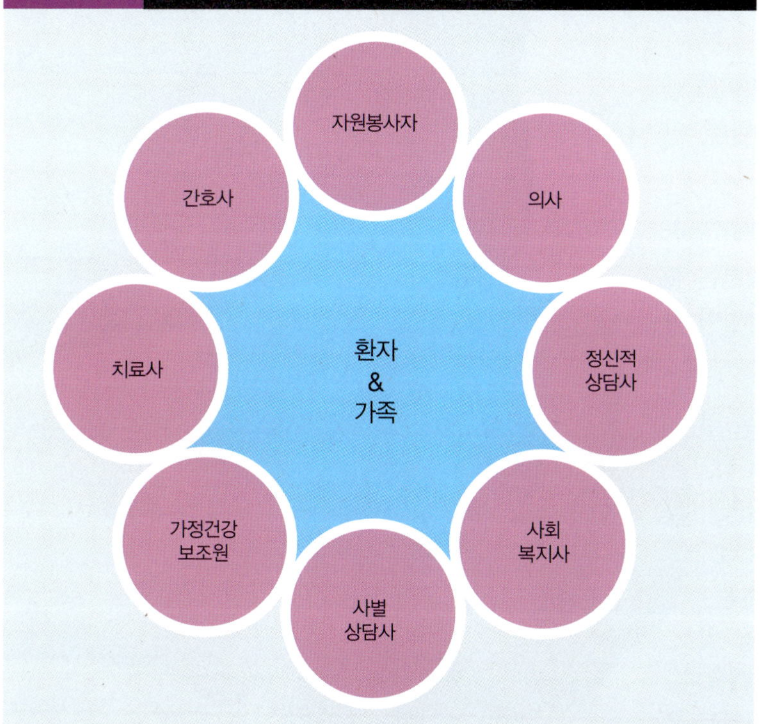

호스피스 관련자들은 환자와 가족을 팀의 일원으로 포함시켜 환자의 편안한 죽음을 지원한다.

출처: (NHPCO) National Hospice and Palliative Care Organization. (2016). NHPCO facts and figures: Hospice care in America. Retrieved from http://www.nhpco.org/files/public/Statistics_Research/2016_Facts_Figures.pdf

3. 죽어가는 사람을 돌부기

호스피스 직원이 죽음을 앞둔 사람들을 돕기 위해 교육 받고 수행하는 일은 다음과 같다.

우선, 대상자를 위한 장소에 있어야 한다. 같은 눈높이에 맞추고, 만지는 것을 자제해야 한다. 듣고, 말하고, 경험을 공유할 수 있어야한다. 대상자가 죽음에 대해 이야기하고 슬퍼할 기회를 주되, 그가 떠난 후 남은 사람들이 살아갈 삶에 대해서도 이야기하는 것을 두려워하지 않아야 한다.

죽어가는 사람들은 종종 죽음 이외의 것에 집중하며, 어떤 사람들은 유머러스한 사건을 즐기기도 한다. 그들은 당신의 삶의 경험, 즉 기쁨, 희망, 꿈뿐만 아니라 당신의 염려와 걱정을 들으며 위안을 받을 수 있다.

그날 그날마다 그 사람의 감정 상태를 인식해야 한다.

완화 치료(palliative care) 질병 치료보다는 통증과 고통의 완화에 중점을 두는 치료와 간호

안락사(euthanasia) 고통을 덜어 주기 위해 의도적으로 생명을 중단하는 것

어떤 날은 다른 날보다 나을 수 있다. 주제를 바꾸거나 알고 있는 것을 모른 척 함으로써 그 사람의 정서적 고통이나 슬픔을 최소화하려고 시도하지 않아야 한다. 그 사람의 감정에 민감해야 하고 위로와 지지를 제공해야 한다.

인지 장애가 있는 사람들은 특정 생각을 여러 번 반복할 수 있다(Lord et al., 2017). 이런 경우 당신은 그것에 대해 계속 반응해주거나 대화를 다른 방향으로 부드럽게 인도할 수 있다. 그들은 특정 작업이 처리되었는지 여부를 반복적으로 물을 수 있으며 매번 간단히 "예"라고 답하는 것도 괜찮다(Kelly et al., 2009).

19-3 안락사(Euthanasia): 죽을 권리

단어 **안락사**, 문자 그대로 '편안하고 좋은 죽음'을 의미하며 그리스어로부터 파생되었다. eu 는 '좋은'이란 의미이며 thanatos는 '죽음'을 의미한다. 또한 '자비사(Mercy killing)'는 고통을 없애거나 덜어주기 위해 부드럽고 고통 없는 수단을 통해 사람의 생명을 의도적으로 중단시키는 것을 의미한다.

1. 적극적 안락사: 자비사 또는 살인일까?

적극적 안락사(active euthanasia), 치명적 처치(일반적으로 약물)가 실행되어 빠르고 고통없이 사망한다. 일반적으로 배우자나 가족이 관리한다.

자발적인 적극적 안락사 환자의 동의하에 실행된 안락사를 말한다. 자발적인 적극적 안락사는 미국에서는 불법이지만, 네덜란드와 같은 다른 국가에서는 불법이 아니다. 우리나라는 불법이다.

의사 조력 자살 일부 자발적인 적극적 안락사의 경우, 의사는 사망을 원하는 불치병 환자에게 치명적인 용량의 약물을 제공하거나 투여함으로써 사망을 원했던 환자를 조력해왔다. 가장 잘 알려진 사례는 은퇴한 병리학자인 잭 케보르키안 박사(35명이 넘는 환자의 자살을 도왔다는 이유로 Dr. Death라고 불렸음)의 사례이다. 1998년 60분간 이 사건이 방송을 통해 방영되었고, 미시간에서 2급 살인죄로 유죄 판결을 받아 8년 징역형을 선고 받았다. 안락사 합법화 운동가인 케보르키안과는 달리, 환자 자살을 돕는 대부분의 의사들은 윤리적으로 반대하는 이들의 법적 기소와 의료 사회의 제재에 대한 두려움 때문에 공개에 대해 기피한다.

비자발적인 적극적 안락사 자발적인 안락사에 비해 도덕적, 윤리적, 그리고 법적 근거가 흔들리고 있다. 비자발적인 적극적 안락사는 환자의 승인된 동의서 없이 다른 사람에 의해 죽음이 야기되는 것이다. 이 경우 흔히 환자는 혼수 상태이거나 모든 기능이 동작하지 않는 상태이며, 가족들이 결정을 할 수 있는 능력을 가지고 있었다면 아마도 죽음을 선택했을 것이라고 판단하는 경우이다. 그러나 법의 관점에서 볼 때 이 역시 여전히 살인으로 간주될 수 있다.

말기 진정제 투여는 안락사의 대안이다. 일반적으로 진정제를 지속적으로 정맥 주사하여 생애 마지막 몇 시간 또는 며칠 동안 말기 환자의 고통을 덜어주는 관행이다.

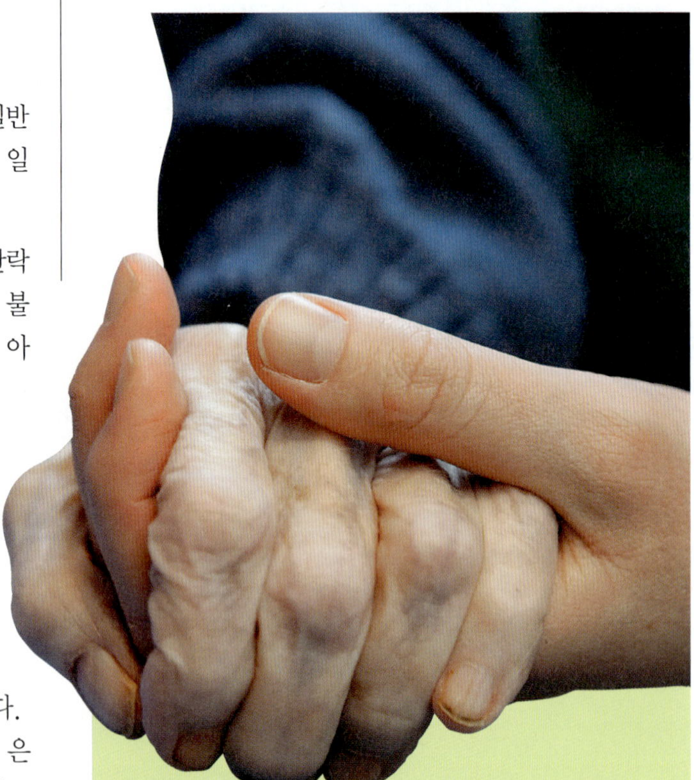

말기 고질병에 걸린 사람을 놔두는 것은 엄청난 고통을 겪을 수 있다.

iStock.com/leaf

적극적 안락사 빠르고 고통 없는 죽음을 초래하는 치명적인 치료. 일반적으로 약물의 투여

자발적인 적극적 안락사 환자의 사전 동의하에 치명적인 약물 또는 고통 없는 죽음을 초래하는 기타 수단의 의도적 투여

비자발적인 적극적 안락사 의도적인 환자의 사전 동의 없이 치명적 약물 투여 또는 고통 없는 죽음을 초래하는 기타 수단

죽음을 명상하는 로마의 황제

서기 121년부터 180년까지 살았던 로마의 마르쿠스 아우렐리우스는 로마의 군인 황제 및 철학자로서 역사상 독특한 위치를 차지한다. 그는 서기 170년에서 180년까지 군사작전으로 지속된 그의 통치 기간 동안 가장 잘 알려진 '명상록' 작품을 썼다(그 군사 작전 중 하나는 러셀 크로우(Russell Crowe) 영화 글라디에이터 시작 부분에 묘사되어 있다).

'명상록'은 많은 죽음을 목격한 한 남자가 자기 계발을 위해 쓴 영적 안내서이다.

그는 다음과 같은 위로의 말을 했다.

> 우리는 완전한 건망증과 무한한 시간의 공허함 속에 잠시 동안 삽니다.
>
> 인간의 삶에서 일정 시간은 끊임없이 흘러가는 물질 속의 한 지점에 불과하며, 지각은 흐려지고, 몸은 썩기 쉬우니, 영혼은 소용돌이며, 재산은 계산할 수 없고 명성은 불확실한 것에 불과할 뿐입니다.
>
> 한마디로 몸의 모든 것은 강과 같고 영혼이란 꿈과 수증기 같습니다.
>
> 그대 뒤에 있는 지루한 하품의 시간과 앞으로 다가올 또 다른 무한대의 시간을 보십시오.
>
> 이 영원함 속에서 3일을 산 아기의 생애와 300년의 기간은 하나입니다.

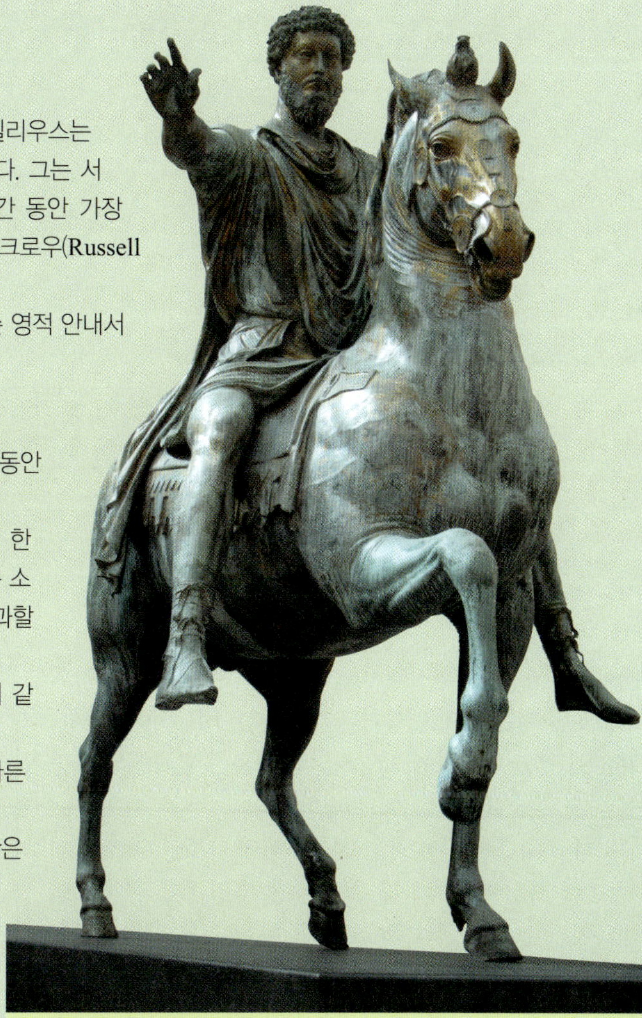

ImageBROKER/Alamy Stock Photo

마르쿠스 아우렐리우스 동상, 카피톨리네 박물관, 로마

의사 조력 자살에 대한 태도 의사 조력 자살 문제는 미국 의학 협회와 대다수의 의사가 반대하고 있지만 계속 논쟁이 되고 있다(Emanuel et al., 2016; Hains & Hubert-Williams, 2013).

한 연구팀(Bulmer et al., 2017)은 의사 조력 자살에 대한 사회적 요인과 성격 요인 및 태도의 관계를 연구했다. 그들은 의사의 도움을 받은 자살에 반대하는 사람들이 지지하는 사람들보다 더 종교적이고 보수적이며 권위주의적이고 외향적인 경향이 있다는 것을 발견했다.

안락사는 네덜란드, 벨기에, 룩셈부르크, 콜롬비아, 캐나다 및 미국 캘리포니아, 오리건, 몬타나, 버몬트 및 워싱턴 주에서 합법적이지만(Emanuel et al., 2016), 그것이 가볍게 수행된다는 의미는 아니다. 예를 들어, 환자나 환자의 가족이 말기 환자의 고통을 덜어주기 위해 안락사를 요청하면 의사 중 절반은 자신의 가치관 때문에 그것을 반대하거나 감정적으로 부담스러워서 문제를 피하려고 한다(Emanuel et al., 2016; Georges et al. al., 2008).

FICTION

T (F) 소수의 종교적 신념이 강한 의사들만이 의사의 도움을 받아 자살하는 의사 보조자살에 반대한다.

종교적 신념이 강한 의사 중 소수만이 의사의 도움을 받아 자살하는 것에 반대하는 말은 사실이 아니다. 최근 연구에 따르면 종교적 신념을 가진 의사의 대다수가 의사의 도움을 받는 자살에 반대하는 것으로 나타났다.

그림 19.4 종교적 신념에 따른 의사 조력 자살과 말기 진정제 투약에 반대하는 의사 비율

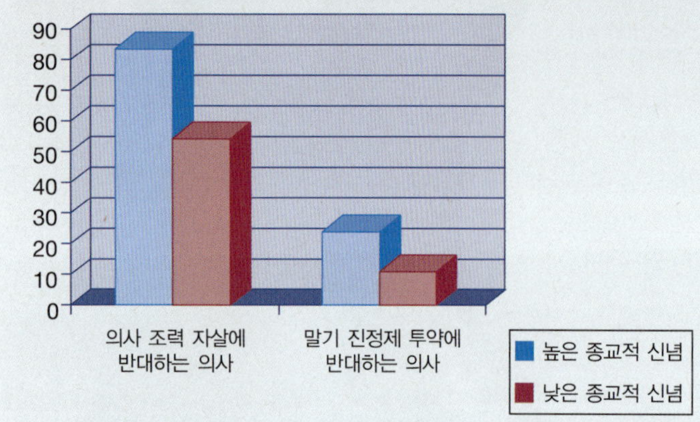

출처: Curlin, F. A., Nwodim, C., Vance, J. L., Chin, M. H., & Lantos, J. D. (2008). To Die, to Sleep: U.S. Physicians' Religious and Other Objections to Physician-assisted Suicide, Terminal Sedation, and Withdrawal of Life Support. American Journal of Hospice and Palliative Medicine, 25(2), 112-120.

이들 중 다수는 환자의 죽음을 서두르지 않고도 환자의 고통을 줄이는 것이 가능하다고 제안한다(Rietjens et al., 2008). 반면 안락사에 개방적인 의사들은 환자들의 고통을 약으로 줄일 수 없다고 설명한다.

미국 의사를 대상으로 한 설문조사에 따르면 69%는 의사 조력 자살에 반대하고 18%는 말기 진정제 투여에 반대하지만 인공 생명 유지 장치의 중단은 5%만 반대하는 것으로 나타났다(Curlin et al., 2008).

종교는 의사의 태도에 영향을 미쳤다(그림 19.4 참조). 종교적 신념이 없는 의사 중 55%가 반대한 것에 비해 고도로 종교적 신념이 있는 의사의 84%는 의사의 도움을 받아 자살하는 것에 반대하였다. 말기 진정제 투여에 대해서는 종교적 성향이 약한 의사의 12%와 비교하여 종교적 신념이 강한 의사의 25%가 반대했다.

988명의 말기 환자를 대상으로 한 설문조사에서 60.2%는 일반적으로 안락사나 의사 조력 자살을 지지한다고 답했지만, 자기 자신에 대해서는 10.6%만이 진지하게 고려한다고 답했다(Emanuel et al., 2000). 65세 이상이고 다른 사람들에게 인정받는다고 느낀 환자들은 안락사와 자살을 고려할 가능성이 적었다. 당연히 우울증, 통증 및 상당한 간병 요구가 모두 자살 고려에 기여했다.

소극적 안락사 사망을 앞당기기 위한 연명 치료의 보류 또는 철회

존엄사 유언 사람이 건강할 때 준비된 문서로, 의료 서비스 제공자가 무력화되어 말을 할 수 없는 경우 연명 치료를 종료하도록 지시함

다른 사람(예 : 의사)에 의한 사망 유도 행위의 수행으로 정의되는 안락사는 미국의 거의 모든 곳에서 불법이다(2015). 콜로라도 (2016), 하와이(2018), 오리건(1997), 버몬트(2013), 워싱턴(2008), 컬럼비아 특별구(워싱턴 DC, 2017)에서는 말기 환자가 의사에게 치명적인 약물 복용을 요청할 수 있도록 하는 존엄사가 제정되었다.

처방된 약물은 환자가 직접 투여한다. 주마다 법령이 달라서 2014년 뇌암환자인 브리타니 메이나드(Brittany Maynard)와 같이 약물로 삶을 끝낼 수 있는 오리건 주로 이사한 사례가 있다(Maynard, 2014).

2. 소극적 안락사(Passive euthanasia)

소극적 안락사는 호흡을 멈춘 불치병 환자를 소생시키지 않거나 혼수 상태 환자로부터 약, 음식 또는 생명 유지 장비(예 : 호흡기)를 제거하는 등 잠재적으로 생명을 구하는 치료를 보류함으로써 사망을 앞당기는 행동을 포함한다.

소극적 안락사의 법적 지위는 상황에 따라 다르다. 미국과 캐나다 전역에서 합법적인 소극적 안락사의 한 형태는 공격적이거나 영웅적인 치료로 생존하는 것을 원치 않는 불치병 환자에게 생명 유지 장치 또는 기술을 보류 또는 철회하는 것이다. 개인의 존엄사에 대한 선언은 환자가 연명 치료를 철회하거나 보류하기를 원하는 조건을 지정한 유언장의 형태가 될 수 있다.

3. 존엄사를 바라는 유언(The living will)

한 남성이 돌이킬 수 없는 혼수 상태에 빠지고 인공 생명 유지 장치(호흡을 유지하는 호흡기와 몸에 영양분을 공급하는 위관)에 의존하는 비극적인 사고를 겪었다. 그는 현대 의학의 모든 수단을 이용하여 자신의 생명이 유지되기를 원할까? 아니면 의사가 생명 유지 장치를 제거하여 자연적으로 죽는 것을 더 원할까?

말기 질환으로 매일 고통 속에 살고 있는 한 여성이 심장 마비로 인해 갑자기 심장이 멈추었다. 그녀는 의사가 며칠 또는 몇 주 동안 그녀의 생명을 연장하기 위해 필요한 모든 수단을 통해 그녀를 소생시키기를 원할까? 그녀가 죽는 시간이 언제인지 결정하는 것은 누구일까? 그녀 자신 혹은 치료했던 의사?

1990년 미국 대법원은 개인이 연명 치료를 종료할 권

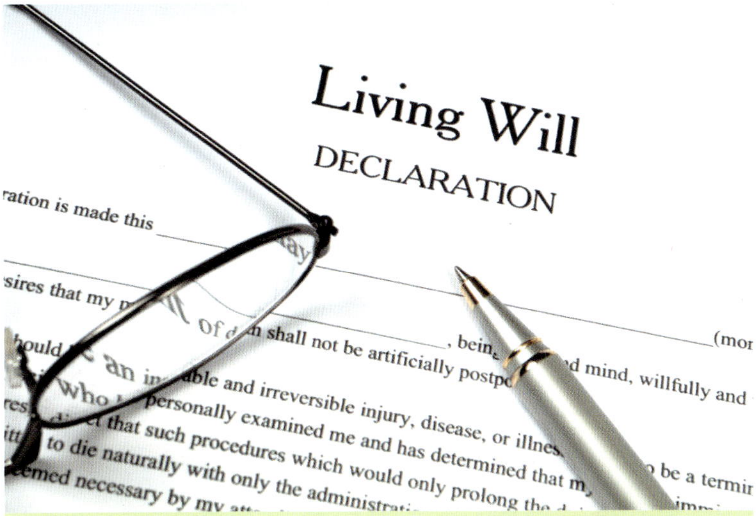

iStock.com/doublediamondphoto/John Cooke

미국 대법원은 환자가 사망하기 전에 자신이 서명한 생명 유언장에 환자가 회복의 기회가 없고 마지막에 자신의 의사를 구두로 전달할 수 없는 경우, 생명 유지 의료 장치로 무기한 살지 않도록 원하지 않는다는 것을 명시할 수 있다고 판결했다.

리가 있다고 판결했다. 이 결정은 존엄사 유언에 대한 법적 근거를 제공했다. 존엄사 유언은 사람들이 말기 질병 이전에 일반적으로 작성하는 법적 문서로, 영구적으로 무력화되어 자신의 의사를 전달할 수 없는 경우 의료 종사자가 식물 인간으로 생명을 연장하기 위해 공격적인 의료 절차 또는 생명 유지 장치를 사용하지 않도록 지시한다. 예를 들어 말기 환자는 "소생시키지 마십시오"라는 명령이 차트에 포함되도록 주장할 수 있다.

생명 유지 치료의 철회는 소극적 안락사의 한 형태이다. 적극적 안락사와는 달리, 죽음이 약물 투여나 의사의 자살 조력으로 나타나는 결과가 아니다. 미국 국민의 90% 이상이 존엄사 유언장을 승인한다.

존엄사 유언장은 법에 근거하여 작성되어야 한다.

FICTION

T Ⓕ 살아있는 의지를 가진 사람들은 그들이 스스로 말할 수 없게 되었을 때 자신의 소원에 의존할 수 있다.

살아있는 의지를 가진 사람들이 스스로 말을 할 수 없게 되면 자신의 소원에 의존할 수 있는 경우가 항상 있는 것은 아니다. 생명 유지가 수행되지 않는 데는 여러 가지 이유가 있지만 특정 사전 지시서가 일반 지침보다 수행될 가능성이 더 높다.

이것은 사람들이 스스로 말할 수 없는 경우에만 효력이 있다. 이러한 이유로 존엄사 유언장은 일반적으로 서명자가 의사 소통을 할 수 없는 경우 결정을 내리기 위해 친척과 같은 대리인을 확인한다.

여전히 많은 존엄사 유언이 인정받지 못한다(Lee, 2018). 일부는 대리인에 의해 무시된다. 종종 환자의 바람을 정확하게 판단하지 못하기 때문에 또는 '플러그를 뽑아버리는' 마음의 짐을 감당할 수 없기 때문이다. 의사도 사전 지시서를 준수하지 않을 수 있다. 아마도 필요할 때 사용할 수 없거나 명확하지 않기 때문일 수 있다. 의사는 일반적인 지침보다 특정한 사전 지시(예 : "소생시키지 마십시오")를 따르는 경향이 있다.

19-4 죽음의 관점으로 본 수명

심리학자들은 죽음에 대한 사람들의 이해와 반응에서 흥미로운 발달 과정을 발견했다. 예를 들어, 아이들은 가역성이 뒤바뀌긴 하지만 피아제의 경로를 따르는 것처럼 보인다. 즉, 처음에는 죽음을 되돌릴 수 있다고 생각하고, 학교에 입학하는 시기가 되면 죽음을 되돌릴 수 없다고 생각한다(Stevenson & Cox, 2017).

죽음이 무엇인지 진정으로 이해하는 사람들은, 심지어 '위험을 감수하는' 청소년들조차도 그것을 피하기 위해 몇 가지 합리적인 조치를 취하는 것으로 보인다(Mills et al., 2008).

우리가 종교적 측면을 제외하고 생각하더라도, 대부분의 연령대에서 많은 사람들이 죽음에 대한 생각에서 영적인 가역성을 가정하거나 그것을 장려한다는 사실을 알 수 있다(Balk et al., 2007; Lattanzi-Licht, 2007). 종교적 전통은 그들에게 세상을 떠난 사람의 영혼이 천국이나 낙원에 영원히 살거나 다시 이 세상에 환생할 것이라고 알려준다.

1. 어린이

많은 어린 아이들은 죽음의 영구적인 본질을 이해하는 인지 능력이 부족하다(Stevenson & Cox, 2017). 미취학 아동은 죽음이 되돌릴 수 있거나 일시적이라고 생각할 수 있다.

이는 죽었다가 다시 살아나는 만화 캐릭터로 강화된 믿음이다(Corr, 2010). 그럼에도 불구하고 죽음에 대한 생각이 4세에서 7세까지 진행되면서 점점 더 현실적이 된다(Corr & Balk, 2010; Gaab et al., 2013). 어린이가 인체의 생물학과 다양한 기관이 삶의 과정에 어떻게 기여하는지를 배우면서 죽음에 대한 이해가 높아지는 것으로 보인다(McGuire et al., 2013).

아이들에게 누구를 잃는 것은 참기 힘든 일이다. 특히 부모를 잃는 경우는 더 그렇다(Christ, 2010). 사랑하는 사람의 죽음은 아이의 안정감과 웰빙에 큰 충격이다. 성숙한 아이들은 한 번 그 사람이 죽기를 바랐던 것이 죽음을 가져 왔다는 잘못된 믿음 때문에 죄책감을 느낄 수 있다. 안정을 잃으면 화를 낼 수 있으며, 이는 살아남은 가족을 향하거나 공격적인 행동으로 표현될 수 있다. 또한, 아기처럼 이야기하거나 음식이나 주의를 더 많이 요구하는 퇴행적 또는 유아적 행동을 보일 수 있다. 아동 정신과 의사는 이것이 정상이라고 생각하지만, 죽음의 부정이 장기화되면 더 심각한 문제로 발전할 조짐일 수 있다(Corr & Balk, 2010).

아이들이 죽음에 대해 배우면서 죽음을 무서워하는 것이 정상이다. 그러나 동양 종교에서의 환생, 기독교에서의 영혼의 초월을 통해 다양한 문화권에서는 어린이들에게 죽음에서 살아남을 수 있다고 가르친다. 미국의 어린이들은 때때로 "너의 아버지는 이제 하늘에 계시고 그곳에서 아버지를 다시 만나게 될 것이다. 아버지는 너를 지켜보고 있다."고 말한다. 살아남은 죽음이란 개념은 많은 어린이와 성인에게 죽음을 덜 영구적이고 덜 두렵게 만든다(Moore & Moore, 2010).

자녀가 슬픔에 대처하도록 어떻게 도울 수 있을까? 우선, 겁에 질린 아이에게 장례식에 참석하도록 강요하지 않는다. 촛불을 켜거나, 기도를 하거나, 납골당을 방문하는 것과 같은 다른 종류의 예배나 의식이 그들에게 더 적절할 수 있다.

많은 전문가들은 아이들이 직면하는 현실을 부정하는 완곡한 표현(예 : "제인 이모는 지금 편안하게 자고 있어.")은 피할 것을 제안한다(Moore & Moore, 2010). 또한, 가능한 정직하고 공개적으로 아이들의 질문과 걱정에 대답해주어야 하지만 아이들이 상실에 대처할 수 있도록 도울 수 있다는 것을 확인해주는 방식으로 아이들을 안심시키는 것이 좋다. 그러나 물론 여기서 우리는 죽음의 실재가 무엇인지에 대한 문제에 다시 부딪힐 수 있다.

장기 기증 : 생명의 선물

사망 후 이식 수술을 위해 장기를 기증하면 도움이 필요한 다른 사람을 돕는 동시에 당신의 일부가 살아 있게 된다(Hyde & White, 2014).

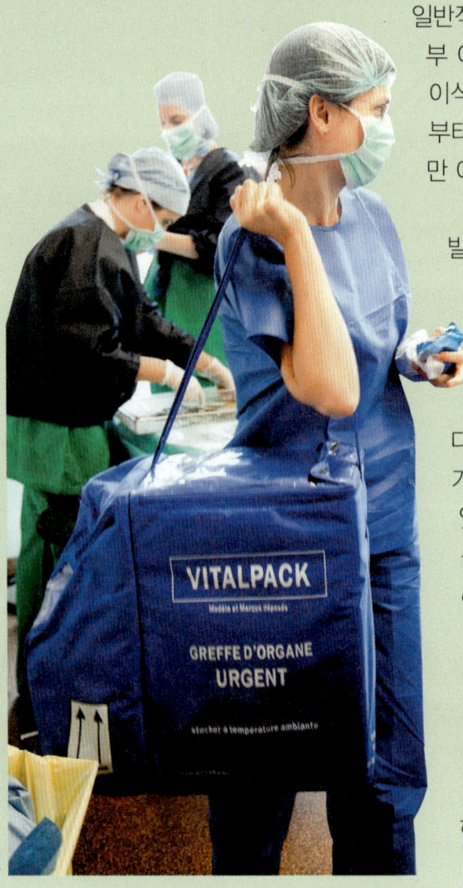

Aphp-St Antoine-Garo/Phanie/Superstock

일반적으로 가족 구성원이 살아있는 기증자는 일부 이식에 사용할 수 있다. 간, 심장, 폐 및 각막 이식과 같은 대부분의 경우 사망 직후 기증자로부터 장기를 채취해야 한다. 당시 건강했던 장기만 이식에 적합하다.

기증자는 또한 감염병이 없어야 한다. 의학 발전은 장기 이식의 성공률을 크게 향상 시켰다. 이식된 장기가 신체의 면역 체계에 의해 거부될 위험을 최소화하기 위해 수혜자는 면역 억제제가 평생 필요할 수 있다.

장기 기증 기관은 매우 부족한 실태이다(Hyde & White, 2014). 많은 환자들이 장기를 사용할 수 있다는 말을 애타게 기다리고 있다. 정부는 병원이 기증자의 친척에게 장기 공유를 위한 United Network (www.unos.org)에 대해 알릴 것을 요구함으로써 기증된 장기의 공평한 분배를 보장한다.

많은 사람들이 운전 면허증에 장기 기증자 신분을 표시한다. 그러나 면허증의 표시는 법적 구속력이 없기 때문에 예비 기부자는 가족 구성원과 자신의 기부 의사를 논의하는 것이 좋다.

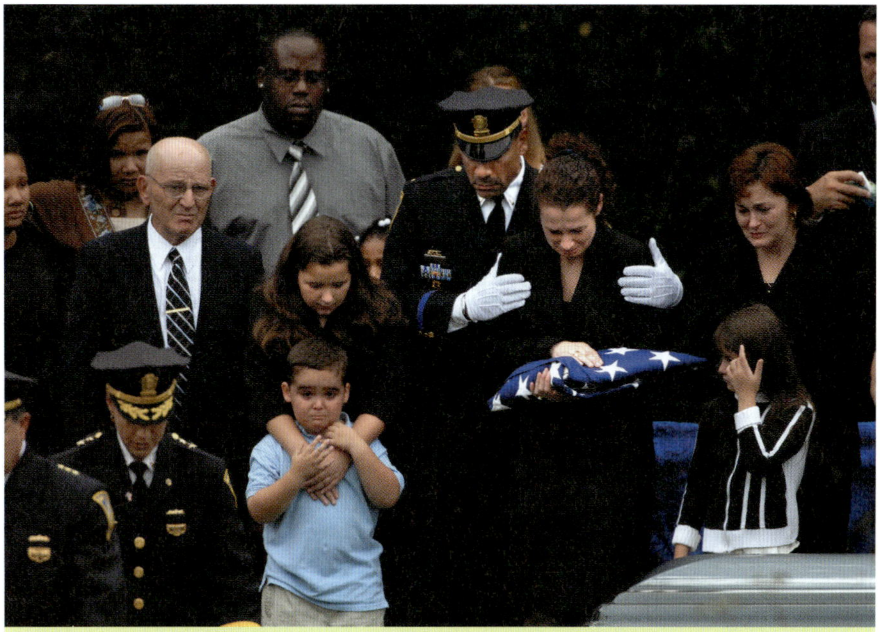

Peter Casolino/Alamy Stock Photo

어린이는 일반적으로 죽음을 성인과 다르게 경험한다. 아이들은 죽음을 두려워하지만 무슨 일이 일어났는지 잘 이해하지 못한다. 그들은 어른들과 또래들의 반응에서 죽음의 의미와 단서를 받아들이는 경향이 있다. 아이들이 장례식장에서 할아버지의 관 주변을 돌아다니며, 교회에서 장례식을 치르기 위해 떠날 때, 필자는 한 어린 아이가 다른 아이에게 "너는 어느 부분이 가장 좋았어?"라고 묻는 것을 들었다.

내세를 믿는 사람, 부활과 영혼의 세계관을 가진 사람, 무신론자는 죽음에 대해 모두 다른 견해를 가지고 있다.

아이들에게 비판에 대한 두려움 없이 자신의 감정을 공개적이고 자유롭게 표현할 수 있음을 알려주는 것이 좋다(Moore & Moore, 2010). 그들과 함께 시간을 보내면서 정서적 지지와 안심을 제공해야 한다. 또한, 수면이나 식욕의 상실, 몇 주 동안 우울한 기분, 과도한 두려움(예 : 혼자 있는 것에 대한 두려움), 친구들과 멀어짐, 학교 성적의 급격한 감소 또는 학교 출석 거부 등은 자녀에게 전문적인 도움이 필요할 수 있다는 것을 보여준다.

아이들이 죽은 사람과의 관계를 잊고 슬픔을 거두고 자신의 삶을 '진행'하도록 권장하는 것이 최선인지에 대한 논쟁이 있었다(Corr & Balk, 2010). 연구에 따르면 아이들은 계속 슬퍼하고 다른 관계와 새로운 활동에 투자하고 변화된 환경에서 사는 법을 배우는 동안에도 고인과의 유대감을 유지할 수 있다(Sasaki, 2007).

2. 청소년

청소년은 많은 부분에서 '중간'에 놓여 있다. 그들은 생명이 신체적으로는 기능이 끝난 후 회복될 수 없다는 것을 잘 알고 있지만, 삶이 어떤 형태로 지속되고 인간의 사고가 지속될 수 있는지 마법이나 영혼과 연계하거나, 혹은 사이비 과학의 이론을 구성하는 것 이상의 수준에서 아는 것은 아니다(Corr & Balk, 2010; Nader & Salloum, 2011). 또한 청소년들은 빛, 어둠, 전환, 무(無)와 같은 개념의 관점에서 죽음을 이야기하기도 한다(Corr & Balk, 2010; Stevenson & Cox, 2017).

어린 아이들과 비교할 때, 청소년들은 조부모와 같은 노년층 가족들, 심지어는 동료 청소년들 사이에서도 점점 더 많은 죽음에 노출되고 있으며, 그들 중 일부는 질병으로 사망하고 일부는 사고, 자살 또는 범죄로 사망한다. 청소년은 어린 아이들보다 장례식에 참석할 가능성이 더 높다. 이러한 경험에서 청소년은 11장(Corr & Balk, 2010)에서 논의한 개인 우화와 관련된 청소년의 불멸의 감각에 도전한다. 청소년은 죽음의 개념이 자신에게 적용된다는 것을 인식하지만 성인보다 더 위험한 행동을 계속한다.

청소년들은 죽음에 대한 인지적 왜곡의 희생양도 될 수 있지만, 상당한 통찰력을 갖기도 한다. 49명의 어린이와 청소년에게 사랑하는 사람이 죽어갈 때 그들과 의사 소통하는 방법에 대한 조언을 요청했다. 이들은 다음과 같이 제안했다(Keeley & Generous, 2014).

- 죽어가는 사람과 깊은 관계를 확인한다.
- 가능한 한 긍정적인 태도를 유지한다.
- 가족을 넘어서 외부 네트워크에서 지원을 구한다.

3. 성인

선진국 대부분의 청년들은 자신의 사망 가능성을 생각하는 데 많은 시간을 할애할 필요가 없다. 청년기의 주요 사망 원인은 사고, 자살 및 살인이다. 전쟁 지역과 같은 위험한 환경에 사는 사람들(여성의 경우 임신과 출산 중 산모 사망률이 높은 곳)에서는 젊은 청년의 사망 가능성이 높지만 도심에서는 자주 볼 수 없다.

미국에서는 심장병, 암, HIV/AIDS와 임신 합병증(여성의 경우)은 청년의 사망 원인에서 낮은 순위를 차지한다.

중년기에는 심장병과 암이 주요 사망 원인이다. 사람들은 심혈관 문제와 암을 선별하기 위해 예방적으로 행동한다. 암의 유형에 따라 성별 차이가 있지만, 나이는 심장병과 암 모두 위험 요소이며, 이 질병으로 '불시'에 사망한 중년기 사람들에 대한 소식을 듣게 된다.

심장병과 암은 노년에도 주요 사망 원인으로 남아있다. 노년기에 접어들면서 감각 둔화와 반응 시간 지연으로 인해 더 이상 운전을 하지 않아야 한다. 그들은 또한 넘어지기 쉽고, 알츠하이머 병과 기타 치매가 크게 증가한다. 일부 노인들은 죽음만큼이나 장애와 불편함을 두려워하게 된다.

노년기의 사회 심리적 발달 이론가들은 자아 초월 또는 인류의 안녕에 대한 전반적인 관심은 노인들이 내면의 평온함을 가지고 죽음에 직면하게 할 수 있다고 말한다(Ardelt & Ferrari, 2014). 한편으로는 신체적, 여가적, 비공식적 사교 활동을 계속하는 것은 노년층과 은퇴한 사람들 모두 삶의 만족도를 높이는 것과 관련이 있다(Kang & Ahn, 2014; Talbot et al., 2007). 신체적 쇠퇴와 죽음의 접근에 대처할 수 있는 단일 공식은 없다.

19-5 죽음에 대처하기

대부분의 사람들에게 죽음에 대한 대처는 복잡하고 고통스러우며 혼란스러운 경험이다. 배우자나 동거자를 잃는 것은 우리가 견딜 수 있는 가장 큰 스트레스 사건이다.

1. 누군가 죽으면 어떻게 해야 할까?

누군가의 사망 현장을 발견하면 병원 의사, 경찰 또는 119에 전화해야 한다. 사망 진단서를 작성하고 사망 원인을 확인하려면 의사가 필요하다. 의사가 환자의 시신을 검사하고 사망 진단서를 작성하면 장의사에게 연락하여 집에서 시신을 옮기거나 병원에서 행정 처리를 통해 화장하거나 매장하기 위한 준비를 할 수 있다.

예상치 못한 죽음이나 범죄가 의심되는 경우 사망 원인과 상황을 파악하기 위해 부검을 수행할 수 있다. 부검을 통해 얻은 지식이 의학에 도움이 되는 경우 부검은 가족들의 동의가 필요하다.

장례식 장례식은 죽음에 대응하는 체계적인 방법을 종교적 관습과 문화적 전통과 관련지어 제공한다. 가족과 지역 사회에 공개적으로 슬퍼하고 죽은 사람에게 작별 인사를 할 수 있는 의식인 것이다. 장례식은 일종의 "종결" 과정으로 남은 사람들이 자신의 삶을 계속 진행할 수 있게 한다.

고인의 가족들은 장례식을 간단하게 할지 정교하게 할지, 사체에 대한 방부 처리를 원하는지, 고인의 시신을 매장할지 화장할지 등을 결정한다. 이러한 문제는 종교나 가족 관습에 따라 진행되고 때로는 가족 구성원들과 다툼이 생기기도 한다.

장례식은 가정의 큰 비용 부담이 될 수 있다. 아래의 사항을 고려하여 예산에 맞추어 장례식을 준비할 필요가 있다.

1. 장례식 준비를 함께 할 수 있는 좋은 친구와 함께 간다. 감정이나 죄책감보다는 합리적인 판단과 센스있는 결정을 내릴 수 있는 사람을 데려가야 한다.
2. 장례식장을 아직 선택하지 않았다면 주위에 서비스와 비용에 대해 알아봐야 한다.
3. 일부 장소는 바가지 요금을 부과한다. 무료로 표시해 놓은 후 엄청난 유지 보수 비용, 개장 및 폐쇄 비용, 기념비 및 기타 비용을 부과하여 이익을 얻으려 할 수 있다.
4. 재향 군인은 국립 묘지에 묻히지만 시신 운반 비용은 가족이 부담한다.
5. 관이나 수의는 주요 매장 비용이다. 가격이 천차만별이다. 선택한 관의 유형이 고인에게 아무런 차이가 없음을 인식하고 장의사에게 귀하가 지불하기에 편한 가격대에 속하는 모델을 보여 달라고 말한다.

법적 · 재정적 문제 많은 법적 · 재정적 문제는 일반적으로 사망 후 주의를 요한다. 재산, 상속, 미결제 부채, 보험 및 장례 비용에 대해 문제가 있을 수 있다. 슬픔에 빠진 가족이 이러한 문제에 집중하는 것은 어려울 수 있다. 의문이 있는 경우 법률 자문을 구해야 한다.

고인의 업무를 처리하고 자신의 재정적 이익을 보호하는 방법에 대해 염려가 될 때는 상담이 필요하다. 보통 유산을 해결하기 위해 변호사가 필요하다. 특히 유산의 규모가 크거나 고인의 업무를 분류하는 데 복잡한 문제가 발생하는 경우 더욱 그렇다.

2. 슬픔과 사별

친한 친구나 가족의 죽음은 충격적인 경험이 될 수 있다. 일반적으로 사별 상태로 이어지는데, 갈망과 박탈의 감정적 상태에서 고통과 깊은 상실감이 나타난다. 애도는 사람의 죽음에 대한 슬픔과 동의어이지만 슬픔의 표현을 문화적으로 설명하기도 한다.

> 죽음에 대처하기 위해서는 상실을 받아들이고 자신의 삶으로 나아갈 수 있는 시간과 능력이 필요하다. 이러한 부분을 지지해주는 소셜 네트워크를 갖는 것 또한 도움이 될 것이다.

문화에 따라 슬픔을 표현하기 위한 애도 기간과 의식이 다르다. 애도를 위해 장식하지 않은 검은 옷을 입는 전통은 적어도 로마 제국으로 거슬러 올라간다. 멕시코, 이탈리아, 그리스의 시골 지역에서 과부는 평생 동안 여전히 검은 옷을 입기도 한다. 영국과 미국에서는 검은 색 복장이 감소하고 있다.

죽음에 대처하기 위해서는 상실을 받아들이고 자신의 삶으로 나아갈 수 있는 시간과 능력이 필요하다. 이러한 부분을 지지해주는 소셜 네트워크를 갖는 것 또한 도움이 될 것이다.

슬픔 슬퍼하는 올바른 방법은 없으며, 슬픔이 지속되어야 하는 정해진 기간도 없다. 특히 자녀를 잃은 부모의 경우 슬픔은 시간이 지남에 따라 줄어들지만 결코 끝나지 않는다. 사람들은 다른 방식으로 슬퍼한다(Nseir & Larkey, 2013). 어떤 사람들은 더 공개적으로 슬퍼하고 다른 사람들은 개인적으로만 감정을 드러낸다.

슬픔은 일반적으로 감정, 특히 우울증, 외로움, 공허함, 불신과 무감각, 미래에 대한 염려("나는 지금 무엇을 할 것인가?"), 죄책감("내가 더 할 수 있는 일은 없었을까?"), 심지어 분노("그들은 이것을 더 잘 처리할 수 있었다")를 포함한다. 또한, 고인이 더 이상 심한 고통을 겪지 않는다는 안도감과 자신의 죽음에 대한 인식이 높아지기도 한다.

슬픔은 또한 면역 체계를 손상시켜 사람을 질병에 더 취약하게 만든다. 연구원들은 사랑하는 사람의 죽음은 다른 이를 자살의 위험에 빠뜨리며, 특히 죽음 이후 첫 주 동안 상실감이 가장 크게 나타났다(Pitman et al., 2016).

3. 슬픔의 단계 이론

애착 이론가인 존 보울비(John Bowlby, 1961)는 사별에 대처하기 위한 슬픔의 단계 이론을 최초로 제안했다. 충격–무감각, 갈망–탐색, 무질서–절망, 그리고 재조직의 네 단계이다. 엘리자베스 퀴블러 로스(1969)는 죽음에 임박한 말기 환자의 5단계 반응을 설명하는 데 보울비의 단계 이론을 적용했다. : 고립–부정, 분노, 협상, 우울, 수용.

슬픔의 단계 이론은 부모의 별거에 대한 아동의 반응, 혼인 별거에 대한 성인의 반응(Gray et al., 1991), 입원 환자의 사망에 대한 병원 직원의 반응을 포함하여 다양한 종류의 상실에서 적용이 가능하다. 현재 의료 교육에서 퀴블러 로스의 슬픔의 모델(Maciejewski et al., 2007)을 많이 사용하고 있다.

제이콥스(1993)는 무감각–불신, 분리의 고통(갈망–분노–불안), 우울증–애도–회복 단계를 포함하도록 슬픔의 단계 이론을 수정했다. 이전에 나온 것과 마찬가지로 제이콥스의 이론은 주로 일화와 사례 연구를 기반으로 한다.

제이콥스의 이론을 테스트하기 위해 폴 마키예프스키(Paul Maciejewski)와 그의 동료(2007)는 죽음 후 1개월에서 24개월 사이에 233명의 유족에게 불신, 갈망, 분노, 우울증, 죽음 수용을 측정하는 5가지 항목을 조사했다(그림 19.5). 불신은 죽음 직후 가장 높았고 2년에 걸쳐 점차 감소했다.

죽음의 수용은 거꾸로 처음에는 나타나지 않았다가 점차적으로 성장하며 2년 후 정점을 찍었다. 그리고 예측대로 그리움, 분노, 우울증은 갑자기 증가하다가 점차적으로 약해진다.

4. 슬픔의 이중 프로세스 모델

이중 프로세스 모델(dual process model)은 슬픔의 단계에 대해 이론화하기보다는 유족의 상실에 초점을 맞추는 것과 자신의 삶에 다시 참여하는 데 초점 맞추기를 분리하는 방법을 설명한다(Neimeyer & Harris, 2016; Strobe & Schut, 2016).

사별(bereavement) 가족이나 친구의 죽음으로 인한 박탈 상태

비탄(grief) 죽음으로 인한 감정적 고통

애도(mourning) 슬픔을 표현하는 관습적인 방법

그림 19.5 사별한 사람들의 슬픔의 지표 변화

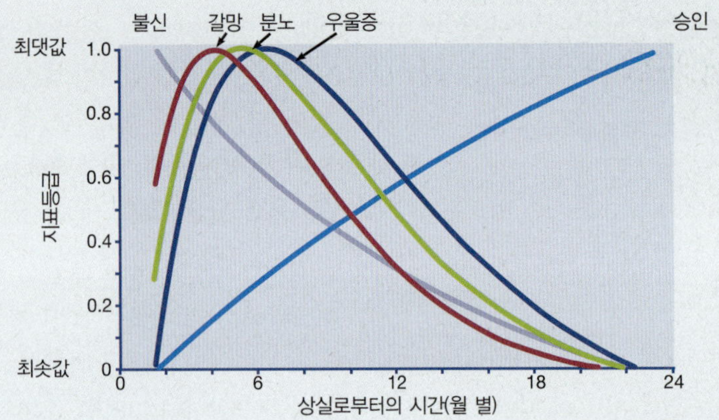

출처: Maciejewski, P. K., Zhang, B., Block, S. D., & Prigerson H. G. (2007). An empirical examination of the stage theory of grief. Journal of the American Medical Association, 297, 716–723.

넷째, 극복하라고 자신을 몰아세우지 말아야 한다. 스스로에게 시간을 주어야 한다. 슬픔이 진행되는 데 정해진 시간표는 없다. 당신이 그렇게 할 준비가 되어 있지 않다면 다른 사람들이 당신을 '다음 단계'로 나아가도록 밀어 붙이지 않도록 해야 한다.

다섯째, 사별자의 모임에 가입하는 것도 좋다. 고통 속에서 혼자가 아님을 알게 될 것이다. 경험을 공유하는 것은 지지적인 환경에서 슬픔을 잘 이겨나가고 대처하는 데 도움이 될 수 있다(Worden, 2018).

각 관점이 슬픔에 잠긴 사람을 돕는 전문가에게 어떻게 정보를 제공할 수 있는지 생각해 보면, 단계 이론은 사람들이 슬픔의 단계를 통과하여 최종 수용으로 이끄는 데 도움을 줄 수 있다.

이중 프로세스 이론은 사람들이 죽음(상실)을 완전히 받아들이고 이해하도록 돕는 동시에 누구와 무엇이 남아 있으며 어떻게 삶을 앞으로 나아갈지에 대해 생각할 것을 제안한다(Neimeyer, 2016).

5. 대처를 위한 조언

가까운 사람이 죽음에 직면하면 우리가 할 수 있는 것은 무엇인가? 다음의 몇 가지 사항을 살펴보자.

첫째, 자기 자신을 돌보아야 한다. 슬픔에 잠긴 사람들은 자신의 상실에 너무 몰두하여 자신에게 필요한 것에 부응하지 못할 수 있다. 스스로 일하는 것에 죄책감을 느끼고 즐거운 경험을 피하기도 한다.

둘째, 상실을 느끼도록 자신을 허용해야 한다. 어떤 사람들은 자신의 감정을 꼭꼭 숨기는 것을 선호하지만 감정을 은폐하거나 진정제로 잠재우려 하면 시간이 오래 걸릴 수 있다. 때가 적절하다고 느낄 때 믿을 수 있는 친구나 상담사에게 문의하면 감정을 파악하는 데 도움이 될 수 있다.

셋째, 친구와 가족의 도움을 거절하지 말아야 한다. 그들이 어떻게 도울 수 있는지 모르면 필요한 것을 말하면 된다.

이중 프로세스 모델 사랑하는 사람을 잃은 사람들이 집중하는 대상 사이에 흔들린다는 견해. 즉 죽음에 대해 이야기하고 자신의 삶에 다시 참여하는 데 집중한다.

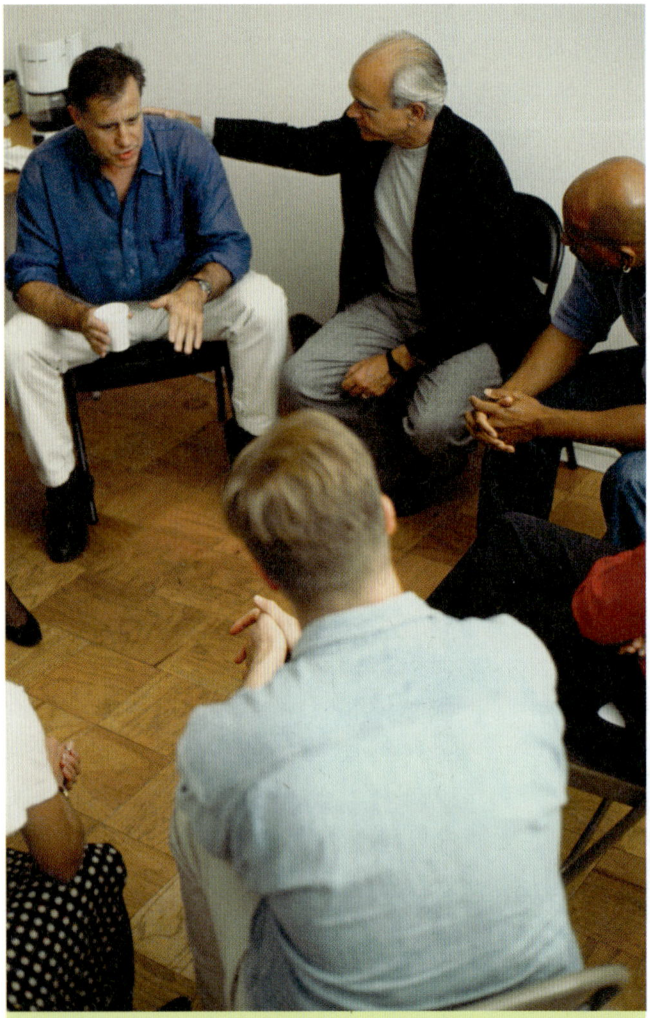

David Harry Stewart/The Image Bank/Getty Images

슬픔의 이중 과정 모델에 따르면, 상실을 겪은 사람들은 죽음에 집중하는 것과 자신의 삶에 다시 몰입하는 것 사이에서 갈등을 느끼는 경향이 있다.

신부가 아니었던 사별 여성

법적 결혼상태가 아닌 사별한 여성을 뭐라고 부를까? 샤츠(Shatz, 2006)에 따르면 문제의 일부는 죽은 남성과 동거한 여성이 수십 년 동안 함께 했더라도 그녀에 대해 지칭하는 단어가 없다는 것이다.

박사 학위 논문에서 샤츠는 파트너를 잃은 후 '슬픔'을 경험한 9명의 여성의 경험을 설명한다. 유족 여성들은 사회에 소외감을 느끼고 동거 남성의 친자녀와 단절됐다. 사망한 동거 남성들은 동거인을 제외하고 자신의 유언에 따라 자녀들에게 재산을 분배하고 과거에 돌아가신 이전 배우자 옆에 묻히도록 명시해 놓고 변경하지 않는다. 분명히 사망한 그들의 파트너는 그들의 친자식들에게 나쁘게 생각되기를 원하지 않았다.

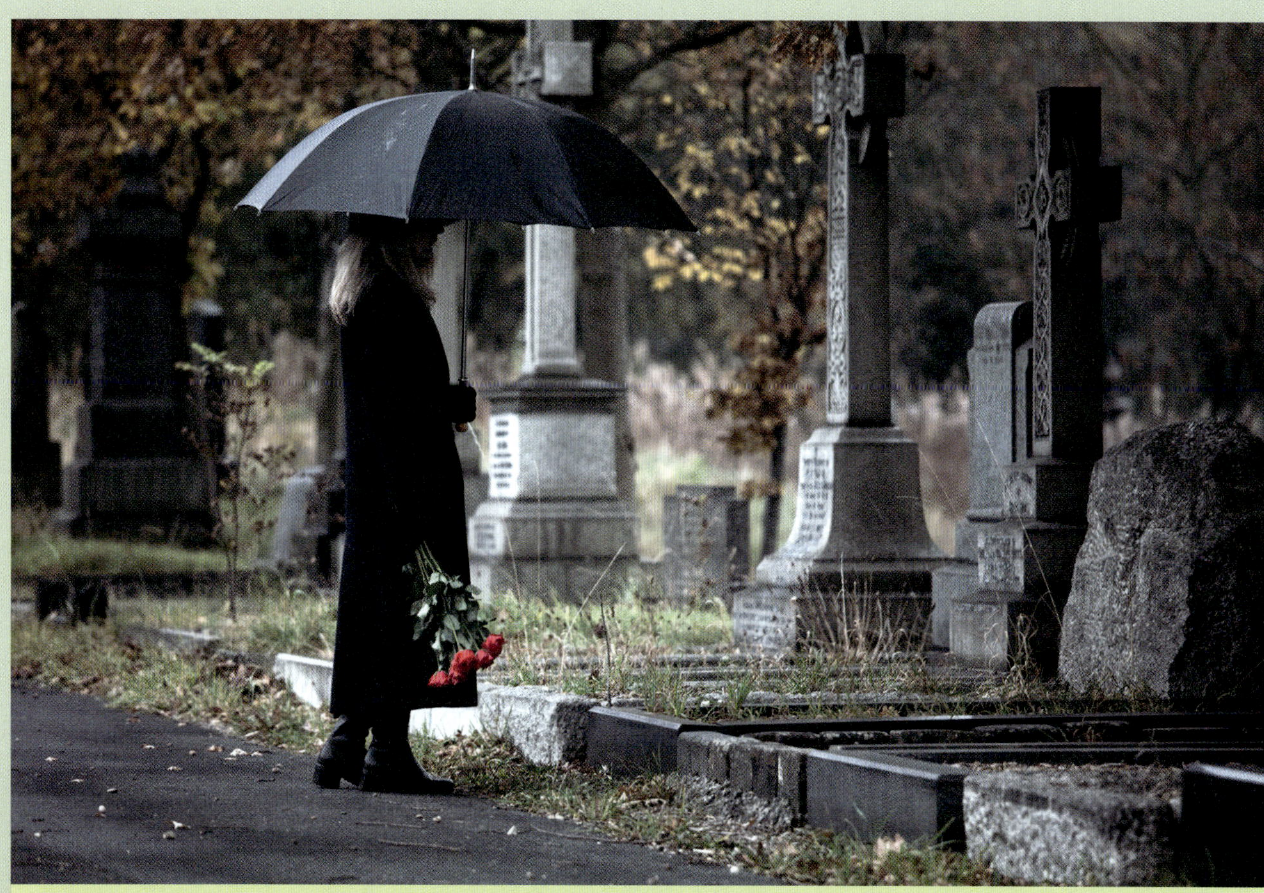

Andrew Bret Wallis/Photolibrary/Getty Images

그녀는 어디에 속할까? 그녀는 슬퍼하지만 죽은 파트너(동거남)와는 법적으로는 관련이 없다. 그들은 10년 동안 동거했지만 파트너가 첫 번째 아내와 이혼이나 사별한 후 법적으로 결혼하지 않았다. 종종 그러한 여성에게는 공식적인 자리가 없다. 그들은 종종 파트너의 자녀들과 상충하고 있으며, 남자의 무덤은 언젠가 그가 이혼이나 사별한 여자와 공유하게 될 수도 있다.

사별한 친구 또는 친척을 돕기 위한 조언 지인이 사랑하는 사람을 잃었을 때 그 사람에게 연락하고 싶은 것은 당연하다. 하지만 어떻게 도와야할지 모르거나 잘못된 말을 할까 봐 두려울 수 있다.

무슨 말을 해야 할지 걱정하지 마라. 그들과 시간을 보내는 것만으로도 도움이 될 수 있다. 당신이 모든 답을 가지고 있다고 기대해서는 안 된다.

FICTION

T (F) 가족이나 친한 친구의 죽음으로 인한 슬픔에 대처하는 사람을 돕고자 하는 경우 죽은 사람에 대해 말하지 않는 것이 좋다.

가족이나 친한 친구의 죽음에 대처하는 사람을 돕고자 할 때 사망한 사람에 대해 이야기하는 것을 피해야 한다는 것은 반드시 사실이 아니다.

답이 없을 수도 있다. 때로는 좋은 경청자로서 가만히 들어주는 것만으로도 충분하다(Rosenblatt, 2018).

고인에 대해 이야기하는 것을 두려워하지 마라. 유족에게서 이야기에 대한 단서를 얻을 수 있다. 떠난 사람에 대해 이야기하지 않으면 침묵의 장막이 무너져서 유족이 슬픔을 겪으면서 일하기가 더 어려워질 수 있다.

마찬가지로 유족에게 자신의 감정에 대해 이야기하도록 강요해서도 안 된다. 정기적으로 연락하되, 전화를 받지 못하기 때문에 상대방이 말하고 싶어하지 않는다고 가정할 필요는 없다.

유족은 너무 우울하거나 지쳐서 전화를 받을만한 에너지가 부족할 수 있다. 쇼핑, 심부름, 아기 돌보기와 같은 집안일을 돕겠다고 제안하는 것도 하나의 방법이다(Benkel et al., 2009; Brown et al., 2008).

상실을 작게 만들려고 노력하지 말아야 한다. 그리고 "너는 어려서 더 많은 자녀를 가질 수 있어." 또는 "넌 최선을 다했어."와 같은 진부한 표현은 피하는 것이 좋다.

19-6 누워서 즐거운 꿈을 기다린다.

미국의 시인 윌리엄 컬렌 브라이언트(William Cullen Bryant)는 18세에 작곡한 시 'Thanatopsis'로 가장 잘 알려져 있다. 'Thanatopsis(죽음의 고려)'는 에릭 에릭슨의 자아통합성의 목표, 즉 우리가 평생 신뢰감을 유지할 수 있다는 낙관주의를 표현한다.

어른들의 삶의 도전들을 정면으로 받아들임으로써, 우리는 존엄성을 가지고 삶의 여정을 마치는 휴가를 떠날 수 있을 것이다. 우리보다 먼저 죽은 수십 억 명이 타고 있는 '무수한 여행 행렬에 합류'할 때 쯤이면 아마도 우리는 통합성을 지니고 삶을 떠날 수 있을 것이다.

브라이언트는 85세에 사망했다. 그 나이에 그의 감정과 구절은 'Thanatopsis'를 쓴 청년의 감정과 다를 수 있다. 그러나 문학과 시는 과학과 달리 현실을 반영할 필요가 없다. 그들은 우리에게 영감을 주고 따뜻하게 해줄 수 있다.

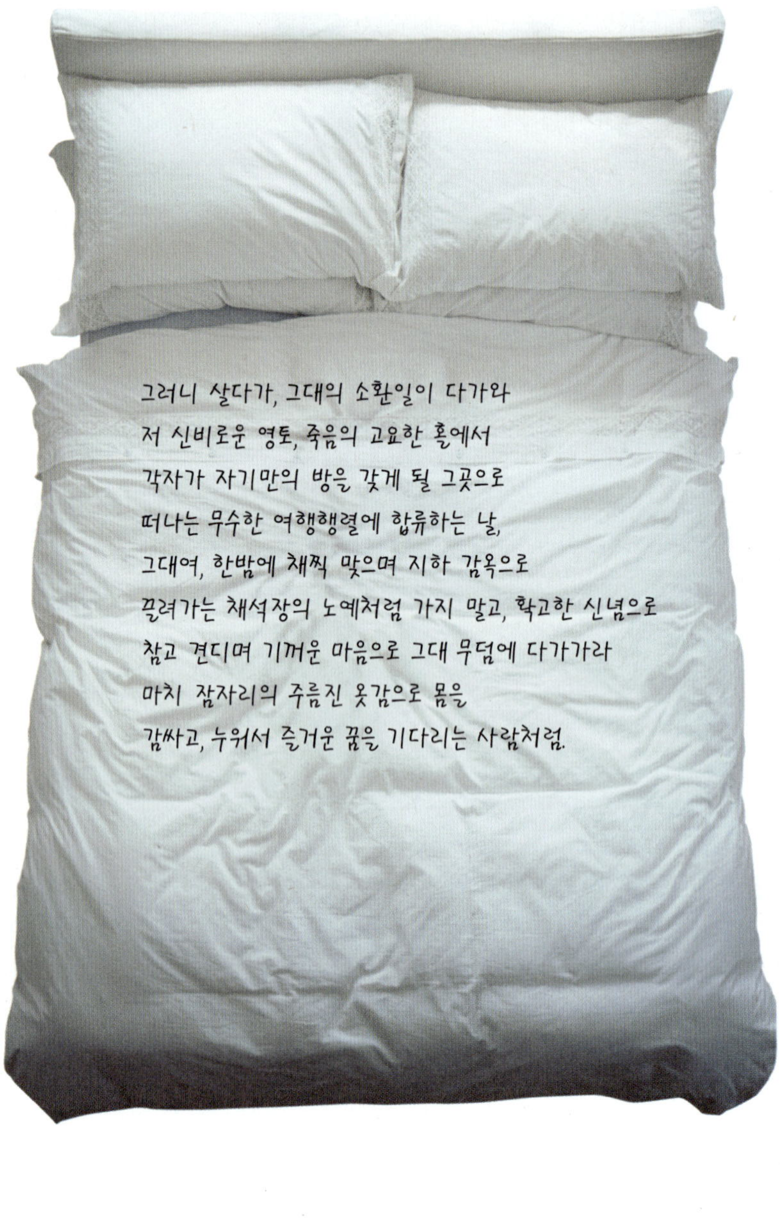
그러니 살다가, 그대의 소환일이 다가와
저 신비로운 영토, 죽음의 고요한 홀에서
각자가 자기만의 방을 갖게 될 그곳으로
떠나는 무수한 여행행렬에 합류하는 날,
그대여, 한밤에 채찍 맞으며 지하 감옥으로
끌려가는 채석장의 노예처럼 가지 말고, 확고한 신념으로
참고 견디며 기꺼운 마음으로 그대 무덤에 다가가라
마치 잠자리의 주름진 옷감으로 몸을
감싸고, 누워서 즐거운 꿈을 기다리는 사람처럼.

Corbis/VCG/Getty Images

죽은 자를 위한 축제

전 세계에는 세상을 떠나는 사람들과 그들을 기억하고 종종 그들을 축하하기 위해 남겨진 사람들이 있다. 많은 문화권에는 죽은 자를 축하하는 축제나 휴일이 있다.

- 라틴 아메리카에서 사람들은 죽음의 날(Dia de los Muertos)에 설탕, 금잔화 및 고인이 좋아하는 음식으로 만든 두개골을 사용하여 떠난 사람들을 위한 제단을 쌓는다.
- 다른 많은 유럽 국가에서 로마 가톨릭 신자들은 모든 성인의 날과 모든 영혼의 날에, 꽃과 촛불이 있는 묘지를 방문하고 아이들에게 사탕과 장난감을 보여주도록 한다.
- 일본에서 불교도들은 조상의 영혼을 추모하고 기리기 위해 Bon 축제를 축하한다. Bon은 고향을 방문하고, 가족과 재회하고, 무덤을 청소하고, 춤을 추는 시간이다.
- 추석 명절에 한국인들은 그들의 영혼을 위해 무덤을 방문하고 먼 조상을 숭배한다. 그들은 음식과 술을 직계 조상의 무덤 앞에 차린다.
- 전통적인 칭밍 축제를 따르는 중국인은 떠났던 영혼이 봄에 묘지로 온다고 믿는다. 중국 달력의 일곱 번째 달은 유령의 달로, 많은 중국인이 죽은 자의 영혼이 지하 세계에서 지구를 방문 한다고 믿는다.
- 필리핀의 휴가 기간 동안 Araw ngmga Patay(죽음의 날)에, 유족은 무덤 근처에서 하룻밤 동안 야영하며 꽃을 가져오고 무덤을 수리하고 촛불을 밝힐 수 있다. 가족은 먹고 마시고 노래하고 춤추고 카드 놀이를 한다.

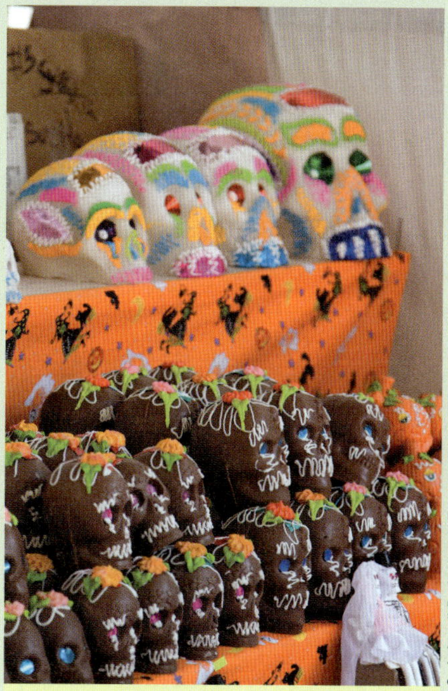

Craig Lovell/Eagle Visions Photography/Alamy Stock Photo

초콜릿 해골은 멕시코 과나후아토에서 죽은 자의 날에 판매된다.

멕시코와 멕시코계 미국인들의 죽음의 날(Dia de los Muertos) 축하 행사는 2,500~3,000년 전으로 거슬러 올라갈 수 있으며, 유럽인이 식민지화하기 전에 멕시코에 살았던 문화로 거슬러 올라간다. 고고학적 증거에 따르면 아즈텍과 다른 사람들은 조상의 두개골을 간직하고 삶과 죽음을 상징하는 의식 중에 그것을 보여주었다.

죽음의 날(Dia de los Muertos)에, 멕시코인들은 죽은 자의 영혼과 소통하기 위해 묘지를 방문한다. 그들은 제단을 쌓고 음식, 음료(데킬라, 메스 칼, 펄크 등)와 사진을 제공하여 영혼들이 방문하도록 격려한다. 이것은 반드시 암울한 경우는 아니다. 유족들이 떠난 사람들에 대한 많은 이야기나 유머를 이야기하면서 웃음소리를 들을 수 있다.

유족들이 고인이 지하 세계에서 지친 여행을 마치고 쉴 수 있도록 베개와 담요를 제공할 수 있다. 죽음의 날(Dia de los Muertos) 행사에 참석한 그리고 전 세계의 비슷한 축제에서 어떤 종류의 영적 일들이 이루어지고 있다고 믿는다. 살아있는 조상과 떠나간 조상 사이에 어떤 종류의 특별한 친교가 이루어지고 있다. 그들은 아마도 자신이 떠날 때 젊은 세대가 자신의 영혼이 세상과 자신의 후손과 계속 연락할 것이라고 기대한다.

최소한 이러한 축제는 유족에게 위안을 제공하고 삶의 끝에 대한 자신의 고민을 즐거운 요소가 있는 문화 축제로 전달할 수 있게 한다.

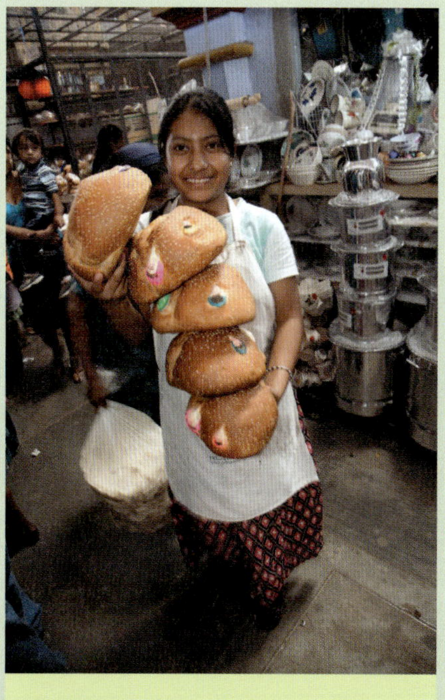

John & Lisa Merrill/The Image Bank/Getty Images

특별 판매 pan de muertos(죽은 자의 빵): 멕시코에서 죽은 자의 날에 제물로 바쳤다.

점검하기

빈칸 채우기

책 뒷편에서 답을 찾을 수 있습니다.

1. 의료 및 법률 전문가들은 일반적으로 사람의 사망을 결정하는 판단 기준으로 _________ 죽음을 사용한다.
2. 엘리자베스 퀴블러 로스는 죽음에는 _________ 단계가 있다고 하였다.
3. 테리 시아보처럼 영양보급관에 의해서만 삶의 지탱이 가능한 상태를 의학적으로 _________이라고 한다.
4. 말기 _________는 보통 진정제를 지속적으로 정맥 주사를 통해 주입하여 말기 환자의 마지막 몇 시간 또는 며칠 동안 환자의 고통을 덜어주는 관행이다.
5. 잭 케보키안은 의사 조력 _________을 시행하여 2급 살인죄로 유죄 판결을 받았다.
6. 마키예프스키와 그의 동료들은 슬픔의 단계를 연구했다. 상실 직후 _________이(가) 가장 강도가 높았으며 그 후 2년에 걸쳐 점차적으로 줄어든다.
7. _________은 사람들이 일반적으로 말기 질환 전에 작성하는 법률 문서로서, 의료 종사자들이 그들이 영구적으로 무력화되고 그들의 소망을 전달할 수 없는 경우에 식물 기능을 연장하기 위해 공격적인 의료 절차나 생명 유지 장비를 사용하지 않도록 지시하는 것이다.
8. 호스피스는 고통과 고통의 완화에 초점을 둔 _________ 치료를 제공한다.
9. _________라는 용어는 사람의 죽음에 대한 슬픔과 동의어이지만, 문화적으로 슬픔을 표현하는 방법을 나타내기도 한다.
10. _________는 슬픔의 단계 이론을 제안한 최초의 연구자였다.

선다형 문항

1. 전뇌사의 개념은 두뇌와 ________의 죽음을 의미한다.

a. 뇌량　　b. 두뇌의 중역
c. 미엘린 초　　d. 뇌간

2. 퀴블러 로스의 죽음의 마지막 단계는?

a. 우울　　b. 슬픔
c. 수용　　d. 분노

3. 퀴블러 로스가 연구한 사람들은?

a. 40세 미만의 사람들
b. 말기 환자
c. 심각한 질병에서 회복된 사람들
d. 비인간 포유류 종

4. 잠재적으로 생명을 구하는 치료를 철회함으로써 죽음을 앞당기는 안락사의 유형은?

a. 의사 조력 자살
b. 수동적 안락사
c. 비자발적인 능동적 안락사
d. 자발적 능동적 안락사

5. 호스피스 환자들의 대다수가 사망하는 장소는?

a. 병원　　b. 호스피스 시설
c. 요양원　　d. 개인 거주 공간

6. 2010년부터 2014년까지 약 ________명의 미국인들이 매년 호스피스 관리를 받는다.

a. 5만　　b. 25만
c. 75만　　d. 150만

7. 죽어가는 사람을 지지할 때 도움이 되는 제안이 아닌 것은?

a. 눈높이를 맞추는 것
b. 죽음의 단계에 맞추도록 권하는 것
c. 죽음과 슬픔에 대해 말할 기회를 주는 것
d. 남은 사람들의 향후 삶에 대해 이야기하기

8. 죽음에 대해 아이들이 갖는 생각 중 어른과 다른 것은?

a. 되돌릴 수 있다　　b. 고통스럽다
c. 사후 세계의 문　　d. 잘못에 대한 처벌

9. 사춘기 청소년에게 죽음을 경험하는 도전은 _____와 관련된 불멸감에 있다.

a. 지적 결핍　　b. 개인적인 우화
c. 형식적 조작기　　d. 이원적 사고

10. 깊은 상실감이 있는 갈망과 박탈감의 정서적 상태는?

a. 애도　　b. 우울
c. 사별　　d. 부정

장 별 정답
ANSWERS TO STUDY TOOLS QUESTIONS

Chapter 1

FILL-INS

1. Locke
2. superego
3. psychosocial
4. bladder
5. assimilation
6. species
7. exosystem
8. Terman
9. positive
10. sequential

MULTIPLE CHOICE

1. b
2. d
3. a
4. d
5. b
6. a
7. a
8. c
9. d
10. c

Chapter 2

FILL-INS

1. Genes
2. 50
3. XYY
4. Sickle
5. calcium
6. endometriosis
7. trophoblast
8. placenta
9. Preeclampsia
10. oxygen

MULTIPLE CHOICE

1. d
2. b
3. a
4. a
5. c
6. d
7. c
8. b
9. a
10. b

Chapter 3

FILL-INS

1. Braxton-Hicks
2. epidural
3. vernix
4. Europe
5. hormones
6. bonding
7. Apgar
8. rooting
9. underarm
10. postpartum psychosis

MULTIPLE CHOICE

1. c
2. a
3. d
4. c
5. c
6. b
7. a
8. c
9. d
10. b

Chapter 4

FILL-INS

1. critical
2. second
3. cradle board
4. canalization
5. antibodies
6. multiple sclerosis
7. neurons
8. visual cortex
9. toddler
10. face

MULTIPLE CHOICE

1. c
2. a
3. a
4. d
5. c
6. a
7. c
8. d
9. c
10. c

Chapter 5

FILL-INS

1. assimilation
2. secondary
3. object
4. deferred
5. Babbling
6. recognition
7. fifth
8. mirror
9. echolalia
10. overextension

MULTIPLE CHOICE

1. b
2. a
3. b
4. d
5. b
6. a
7. d
8. d
9. b
10. d

Chapter 6

FILL-INS

1. ambivalent/resistant
2. preattachment
3. Harlow
4. critical
5. Asperger's
6. 24
7. referencing
8. rouge
9. difficult
10. goodness

MULTIPLE CHOICE

1. a
2. b
3. a
4. d
5. d
6. a
7. c
8. c
9. d
10. d

Chapter 7

FILL-INS

1. cognitive
2. three
3. deep
4. 5 years, or any answer between 60–71 months
5. pictoral
6. 50
7. transductive
8. rehearsal
9. symbolize
10. 1,400

MULTIPLE CHOICE

1. b
2. a
3. d
4. a
5. d
6. c
7. d
8. b
9. d
10. b

Chapter 8

FILL-INS

1. memories
2. initiative
3. categorical
4. testosterone
5. authoritative
6. functional
7. Prosocial
8. reject
9. dramatic
10. Bandura

MULTIPLE CHOICE

1. a
2. d
3. b
4. a
5. a
6. c
7. c
8. c
9. b
10. d

Chapter 9

FILL-INS

1. conventional
2. sensory
3. mental
4. performance
5. Spanish
6. word-recognition
7. g factor or general intelligence
8. transitivity
9. dyslexia
10. objective

MULTIPLE CHOICE

1. a
2. a
3. d
4. c
5. c
6. b
7. c
8. d
9. d
10. a

Chapter 10

FILL-INS

1. latency
2. industry
3. perspective
4. coregulation
5. depression
6. self-fulfilling
7. conduct
8. global
9. caregiving
10. inner, personality, psychological

MULTIPLE CHOICE

1. b
2. b
3. c
4. c
5. d
6. d
7. b
8. c
9. a
10. d

Chapter 11

FILL-INS

1. Testosterone
2. endometrium
3. accidents, injuries
4. child, sexual
5. asynchronous
6. formal
7. Nocturnal
8. visual–spatial
9. absence
10. secular

MULTIPLE CHOICE

1. a
2. d
3. b
4. d
5. c
6. d
7. a
8. b
9. c
10. b

Chapter 12

FILL-INS

1. authoritative
2. Intimacy, Closeness, Self-disclosure
3. love, trust, commitme
4. 17
5. sex
6. heterosexual
7. half, 50%, 52%
8. attraction to members the same gender
9. peer pressure
10. depression, hopelessn low self-esteem

MULTIPLE CHOICE

1. a
2. c
3. d
4. b
5. d
6. d
7. d
8. b
9. a
10. c

Chapter 13

FILL-INS

1. money
2. emerging
3. thermogenesis
4. dualistic
5. accidents
6. 35
7. formal
8. cognitive–affective
9. 30
10. relativistic

MULTIPLE CHOICE

1. c
2. d
3. a
4. a
5. c
6. b
7. c
8. a
9. d
10. b

Chapter 14

FILL-INS

1. isolation
2. dream
3. red
4. Evolutionary
5. infatuation
6. Boomerang
7. monogamy
8. homogamy
9. Being single, Singlehood
10. jealousy

MULTIPLE CHOICE

1. d
2. d
3. a
4. c
5. d
6. c
7. a
8. b
9. c
10. b

Chapter 15

FILL-INS

1. integumentary
2. melanin
3. elasticity
4. fat
5. cancer
6. diet
7. arteriosclerosis, atherosclerosis
8. plasticity
9. procedural
10. Flynn

MULTIPLE CHOICE

1. c
2. b
3. a
4. d
5. c
6. b
7. d
8. a
9. c
10. a

Chapter 16

FILL-INS

1. empty nest
2. neuroticism
3. conscientiousness
4. agreeableness
5. identity
6. stagnation
7. transition
8. 50–62
9. sandwich
10. depressed

MULTIPLE CHOICE

1. d
2. d
3. a
4. c
5. d
6. a
7. b
8. c
9. d
10. b

Chapter 17

FILL-INS

1. expectancy
2. lenses
3. osteoporosis
4. telomeres
5. antibodies
6. free
7. joints
8. Implicit
9. Long-term
10. dementia

MULTIPLE CHOICE

1. d
2. a
3. b
4. d
5. a
6. d
7. b
8. c
9. b
10. a

Chapter 18

FILL-INS

1. despair
2. 20 years, two decades
3. independence
4. activity
5. depression
6. less
7. socioemotional selectivity
8. transcendence
9. disengagement
10. neuroticism

MULTIPLE CHOICE

1. b
2. d
3. a
4. c
5. d
6. a
7. b
8. d
9. b
10. a

Chapter 19

FILL-INS

1. brain
2. five
3. vegetative
4. sedation
5. suicide
6. disbelief
7. living
8. palliative
9. mourning
10. John Bowlby

MULTIPLE CHOICE

1. d
2. c
3. b
4. b
5. d
6. d
7. b
8. a
9. b
10. c

Index

ㄱ

ㄴ

ㄷ

ㄹ

ㅁ

ㅂ

ㅅ

ㅇ

ㅈ

ㅊ

ㅋ

ㅌ

ㅍ

ㅎ

기타

심리학자명

HDEV[6] HUMAN LIFESPAN DEVELOPMENT

인간의 성장과 발달

2022년 4월 10일 초판 인쇄
2022년 4월 15일 초판 발행

저 자 Spencer A. Rathus
역 자 정소영 · 김민경 · 손 민 · 김지현
박수아 · 이상미 · 지은선 · 허보윤

빌행인 주병오 · 주민기

발행처 메디시인

경기도 파주시 회동길 209
파주출판문화도시

마케팅팀 (031) 955−7566 · 7577
편집디자인팀 (031) 955−7731
FAX (031) 955−7730

독자의견 전화 (031) 955−7577
홈페이지 www.ji-gu.co.kr
이메일 jigupub@hanmail.net
등록번호 2005년 2월 16일
제 406−2005−000045호

ISBN 979−11−90839−40−2 값 28,000원

Cengage

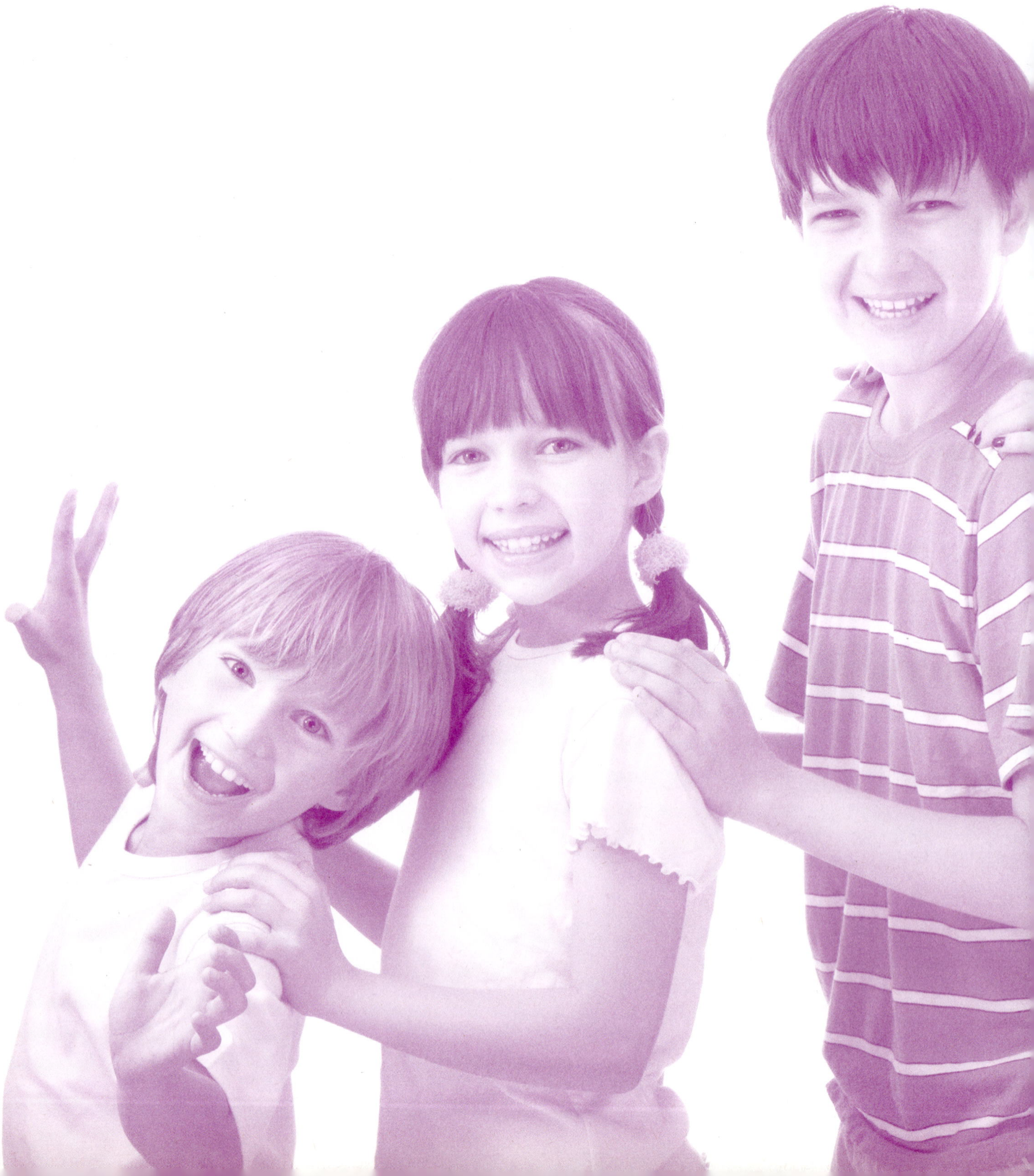

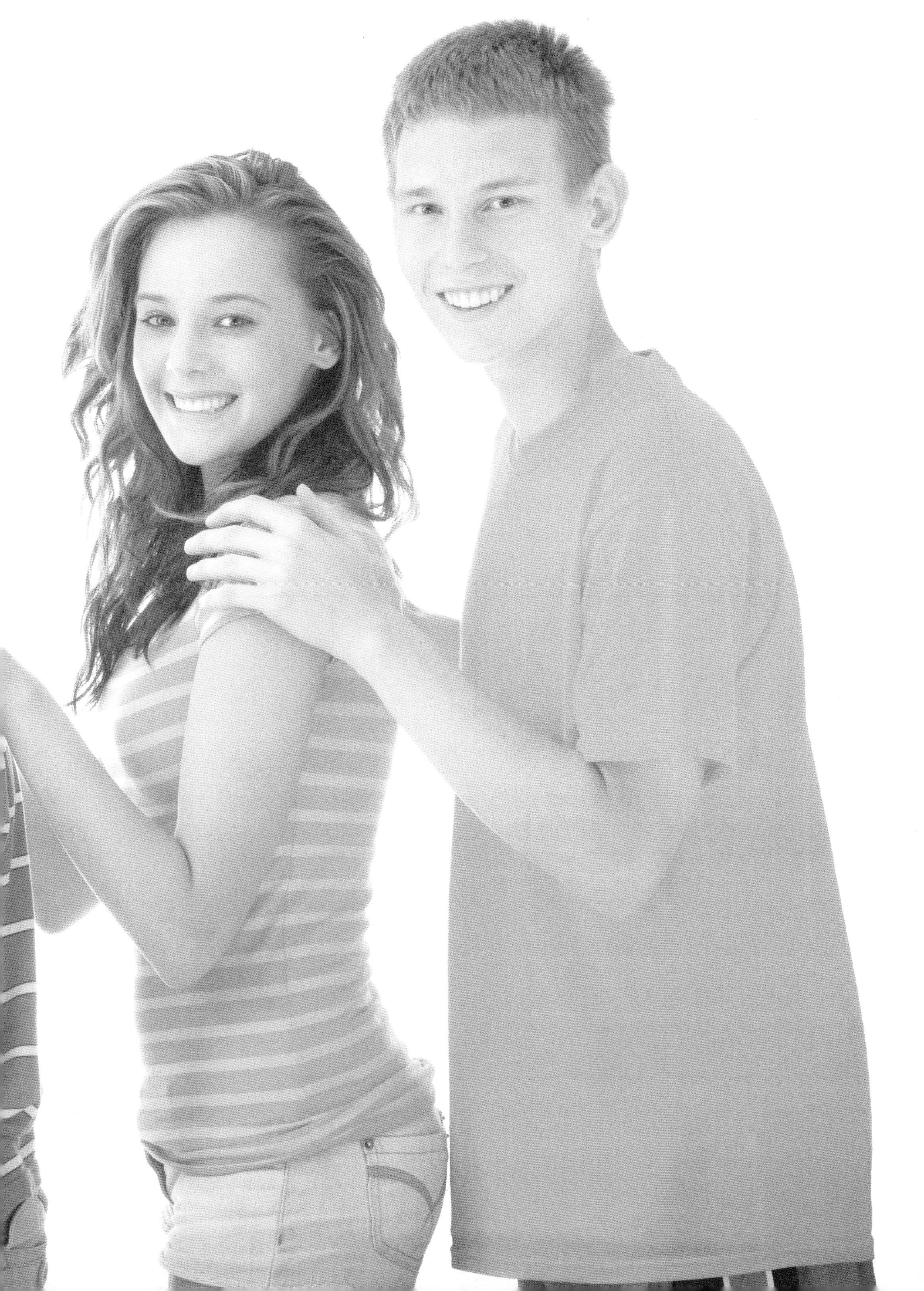